国家卫生健康委员会全科医学规划教材

供全科医生学历继续教育、转岗培训、农村订单定向医学生培养使用

# 全科老年病临床实践

主　编　方力争　杜雪平

副主编　迟春花　郭　媛　王留义　严春泽　朱文华

编　委（按姓氏笔画排序）

王胜煌　王留义　方力争　冯　玫　边立立　朱文华

严春泽　杜雪平　李肖肖　迟春花　张　静　武　琳

胡宏鸳　顾申红　徐国焱　郭　媛　廖晓阳　戴红蕾

秘　书　夏国庆　王　倩

人民卫生出版社

·北京·

**图书在版编目（CIP）数据**

全科老年病临床实践/方力争，杜雪平主编. —北京：人民卫生出版社，2024.7

ISBN 978-7-117-35897-2

Ⅰ. ①全…　Ⅱ. ①方…②杜…　Ⅲ. ①老年病－诊疗－教材　Ⅳ. ①R592

中国国家版本馆 CIP 数据核字（2024）第 024522 号

| 人卫智网 | www.ipmph.com | 医学教育、学术、考试、健康，购书智慧智能综合服务平台 |
| 人卫官网 | www.pmph.com | 人卫官方资讯发布平台 |

**全科老年病临床实践**

Quanke Laonianbing Linchuang Shijian

主　　编：方力争　杜雪平
出版发行：人民卫生出版社（中继线 010-59780011）
地　　址：北京市朝阳区潘家园南里 19 号
邮　　编：100021
E - mail：pmph @ pmph.com
购书热线：010-59787592　010-59787584　010-65264830
印　　刷：三河市宏达印刷有限公司
经　　销：新华书店
开　　本：710×1000　1/16　印张：41
字　　数：897 千字
版　　次：2024 年 7 月第 1 版
印　　次：2024 年 8 月第 1 次印刷
标准书号：ISBN 978-7-117-35897-2
定　　价：118.00 元

打击盗版举报电话：010-59787491　E-mail：WQ @ pmph.com
质量问题联系电话：010-59787234　E-mail：zhiliang @ pmph.com
数字融合服务电话：4001118166　E-mail：zengzhi @ pmph.com

# 出版说明

为了贯彻落实党的二十大精神，充分发挥教育、科技、人才在全面建设社会主义现代化国家中的基础性、战略性支撑作用，全面推进健康中国建设，加快全科医学人才培养，健全公共卫生体系，加强重大疫情防控救治体系和应急能力建设，加强重大慢性病健康管理，提高基层防病治病和健康管理能力，在对上版教材深入调研和充分论证的基础上，人民卫生出版社组织全国相关领域专家对"全科医学规划教材"进行第三轮修订。

本轮教材的修订和编写特点如下：

1. 旨在为基层培养具有高尚职业道德和良好专业素质，掌握专业知识和技能，能独立开展工作，以人为中心、以维护和促进健康为目标，向个人、家庭与社区居民提供综合性、协调性、连续性的基本医疗卫生服务的合格全科医生。

2. 由国内全科医学领域一线专家编写，编写过程紧紧围绕全科医生培养目标；注重教材编写的"三基""五性""三特定"原则；注重整套教材的整体优化与互补。

3. 为积极应对人口老龄化的国家战略，结合全科医学发展、全科医生能力培养、重大传染病防控等方面的需求，本次修订新增2种教材（社区卫生服务管理、全科老年病临床实践），共计11种教材。

4. 充分发挥富媒体优势，配备电子书，通过随文二维码形式与纸质内容紧密结合，满足全科医生移动阅读的需求；同时，开发中国医学教育题库子题库——全科医学题库，满足当前全科医生多种途径培养和考核的需求。

5. 可供全科医生学历继续教育、转岗培训、农村订单定向医学生培养等各类全科医生培训使用。

本轮教材修订是在全面实施科教兴国战略、人才强国战略，培养和建设一支满足人民群众健康需求和适应新时代医疗要求的全科医生队伍的背景下组织编写的，力求编写出符合医学教育规律、服务医学教育改革与发展、满足基层工作需要的优秀教材，希望全国广大全科医生在使用过程中提供宝贵意见。

# 新形态教材使用说明

■ 本套教材以新形态教材形式出版，即融合纸书内容与数字服务的教材，读者阅读纸书的同时可以通过扫描书中二维码阅读电子书。

## 如何激活电子书?

### 第①步: 扫描封底蓝色二维码

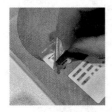

1. 找到图书封底的蓝色二维码贴标
2. 揭开第一层，扫描底层二维码

### 第②步: 微信扫一扫,点击"立即领取"

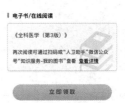

1. 微信"扫一扫"扫描二维码
2. 在新页面点击"立即领取"

### 第③步: 授权并登录

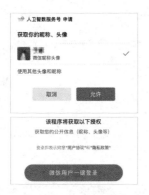

1. 根据页面提示，选择"允许"，允许人卫智数服务号获取相应信息
2. 在新页面点击"微信用户一键登录"
3. 新用户需要输入手机号、验证码进行手机号绑定

### 第④步: 点击"查看"开始阅读

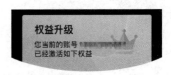

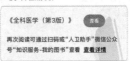

1. 点击"查看"即可阅读电子书
2. 再次阅读电子书可通过"人卫助手"微信公众号、微信小程序、App，在"我的图书"查看

# 主编简介

**方力争**　　　主任医师，教授，硕士研究生导师，现任浙江大学医学院全科医学科学术带头人，浙江大学全科学位点负责人。兼任中华医学会全科医学分会副主任委员，中国医师协会全科医师分会副会长，浙江省医学会全科医学分会主任委员，中国医师协会毕业后医学教育专家委员会委员，中国医师协会全科医生教育培训专家委员会副主任委员，《中国毕业后医学教育》常务编委，《中华全科医学》《中华全科医师杂志》《中国全科医学》《全科医学临床与教育》《英国家庭医学》等多个期刊编委。

主编及副主编国家卫生健康委员会全科医学规划教材，近5年来连续4次主持省医药卫生重点科研项目，发表SCI及核心期刊论文60余篇。荣获浙江省教学成果奖一等奖、浙江省科学技术进步奖二等奖、浙江省医药卫生科技奖二等奖、浙江大学医学院教学成果奖一等奖、浙江大学教学成果奖一等奖、中国医师协会"住院医师心中的好老师"称号等荣誉。

---

**杜雪平**　　　主任医师，教授，博士研究生导师，现任首都医科大学全科医学与继续教育学院副院长、首都医科大学附属复兴医院月坛社区卫生服务中心教授。兼任国务院深化医药卫生体制改革领导小组专家咨询委员会委员，中国社区卫生协会副秘书长，《中华全科医师杂志》副总编辑，曾任第三届和第四届中国医师协会全科医师分会会长（任职期间中国医师协会全科医师分会成为WONCA会员单位）。

长期从事全科医学临床及教育培训工作，主编多部全科医学相关教材，承担国家卫生健康委员会《全科医生规范化培养标准（试行）》、北京市卫生健康委员会《全科医学基层服务临床技能规范》主编工作。荣获2017年度"最受关注医改专家"、世界卫生组织2010年度世川卫生奖、2015年获全国卫生系统先进工作者、2009年获中国医师奖等荣誉。

# 副主编简介

迟春花　　主任医师，教授，博士研究生导师。现任北京大学第一医院全科医学科主任，北京大学医学部全科医学学系主任，北京大学医学部全科医学发展研究中心主任，北京大学健康医疗大数据国家研究院基层健康大数据研究中心主任。兼任第九届中华医学会全科医学分会主任委员，吴阶平医学基金会全科医学部主任委员，中国老年保健协会全科整体医疗健康专业委员会名誉主任委员，中国研究型医院学会医学科普专业委员会常务副主任委员兼秘书长等职。担任《中华全科医师杂志》副总编辑，《中华全科医学》副总编辑，《中国全科医学》编委。发表论文100多篇，其中SCI收录11篇。主编教材6部，副主编教材4部。

郭　媛　　主任医师，教授，博士研究生导师。任山东大学齐鲁医学院首届全科医学系主任，齐鲁医院首任全科医学科主任、全科医学学科带头人，山东省卫生健康委员会住培质控专家组全科组组长，国家卫生健康委能力建设与继续教育中心全科专业委员会副主任委员，中国医师协会全科医师分会副会长等。从事临床医教研工作40余年，培养硕博士研究生、博士后40余名，主编、副主编国家级规划教材5部。荣获全国"住培十佳管理者""优秀全科专业指导医师""吴阶平全科医生奖"等称号。

**王留义**

主任医师，教授，博士生研究生导师。现任河南省人民医院全科医学科主任。兼任中华医学会全科医学分会副主任委员，中国医师协会全科医生教育培训专家委员会委员，中国医师协会全科医师分会常务委员，河南省医学会全科医学分会主任委员。从事教学工作20余年，发表SCI和国内核心期刊论文100余篇，获省部级科技进步奖二等奖6项，国家发明专利8项，主编专著10部。获全国十佳全科专业带教老师、河南省优秀青年科技专家等称号。

**严春泽**

主任医师，现就职于首都医科大学附属复兴医院月坛社区卫生服务中心。兼任中国医师协会全科医生教育培训专家委员会委员，北京医学教育协会理事、住培指导委员会全科专业委员会秘书。作为执笔人向国家卫生健康委员会及北京市卫生健康委员会提交多个全科医生培训及继续教育相关政策性文件。承担北京市级及首都医科大学全科医学教育相关课题3项。发表论文10余篇，参与编写全科医学相关专著12部，其中副主编2部。获得2016年中国医师协会"住院医师心中的好老师"称号。

**朱文华**

主任医师，现就职于浙江大学医学院附属邵逸夫医院全科医学科。兼任中华医学会全科医学分会信息学组委员，浙江省医学会公共卫生学分会常务委员，浙江省健康管理学会慢病学组委员，浙江省健康管理学会预防学组委员，浙江省医学会老年医学分会委员。从事全科医疗及教学工作30余年，擅长慢性病评估与干预、健康评估与全程管理、老年综合评估与常见病干预管理。主持省部级及厅局级研究课题10余项，发表SCI及国内核心期刊论文30余篇，副主编全科医学教材1部，获浙江省医药卫生科学技术进步奖。

# 前　言

人民健康是民族昌盛和国家富强的重要标志，完善国民健康政策、为人民群众提供全方位全周期的健康服务、大力发展全科医学已成为实施健康中国战略、增进人民健康福祉的重要战略决策。

随着社会老龄化日益加重，我们需要一批具备全科老年医学亚专科照护理念、临床能力及职业素养的高层次全科医学人才，维护老年人健康。本教材以提高全科医生的老年病诊疗水平及健康照护能力为重点而编写，主要特色如下：

第一，创新教材内容。围绕全科医学高层次人才培养目标，结合新时期老龄化疾病谱的改变及对全科人才培养的新要求，以老年医学概论为起点，结合全科医学的理念，科学地呈现老年人健康问题、全科综合评估方法和社区老人照护技巧。

第二，增加拓展内容。引导住院医师、研究生及社区全科医生进一步探索全科老年医学亚专科发展难点、老龄化社区照护模式、风险评估及医患共同决策等内容，鼓励全科医生在临床实践中主动发现问题，培养其查阅文献、设计课题的能力，有效解决社区老龄化存在的健康问题。

第三，强化理论引领。本书编委均为全科医学领域从业多年的专家，他们将理论与社区实践融合，为全科医生熟练掌握全科老年医学亚专科知识、增加临床实践经验提供了思路，更好地实现了全科医学领域的知识传承。

本教材适用于临床医学本科生、全科医学规范化培训住院医师、全科医学研究生、全科老年医学亚专科培训医生、在岗全科医生等，读者对象广泛，实用性强。在编写过程中，各位编委付出了辛勤的汗水，在此表示最诚挚的感谢和衷心的敬意！由于我们的学识和经验有限，难免存在不足，望使用本书的全科医生提出宝贵意见。

方力争

2024 年 5 月

# 目 录

# 第一篇

# 概　　论

# 第一章 绪 论

绪论

重要知识点　1. 全科医学定义、特点及发展历程
　　　　　　2. 老年人生理特征与疾病关系
　　　　　　3. 全科医学在老年人健康中的作用
　　　　　　4. 健康老年人的标准

## 第一节　全科老年病学

### 一、全科医学的概述

#### （一）定义

全科医学（general practice），亦可称为家庭医学（family medicine），是对个人及家庭提供持续的、综合的医疗照护的医学专科。在广度上，它整合了生物学、临床医学以及行为科学；在范围上，它涵盖了所有年龄、性别、每个器官系统和所有存在的疾病。其主旨强调以人为中心、以家庭为单位、以整体健康的维护和促进为方向的长期负责式照护，并将个体和群体照护融为一体。

#### （二）全科医学的发展历程

全科医学诞生于20世纪60年代，是西方国家通科医生在长期实践的基础上，综合了现代生物医学、临床医学、行为科学和社会科学的学科成果。1968年美国家庭医疗委员会（American Academy of Family Physicians，ABFP）成立，次年成为美国第20个医学专科委员会，家庭医学专业学科诞生，其后家庭医学成为与内科、外科并列的临床二级学科。

这一新兴学科20世纪80年代后期传入中国，1993年11月中华医学会全科医学分会成立，标志着我国内地全科医学学科的诞生。1995年8月，中华医学会全科医学分会正式成为世界家庭医生组织成员。1997年1月，中共中央、国务院发布《关于卫生改革与发展的决定》，明确提出"要加快发展全科医学，培养全科医生"。2000年1月，卫生部发布了《关于发展全科医学教育的意见》，提出了我国全科医学教育发展目标，并陆续出台了全科专业住院医师规范化培训和岗位培训大纲。2011年7月正式出台《国务院关于建立全科医生制度的指导意见》。2017年，党的十九大报告特别指出实施健康中国战略，要加强基层医疗卫生服务体系和全科医生队伍建设。2018年1月，国务院办公厅发布了《关

于改革完善全科医生培养与使用激励机制的意见》，随后国家卫生健康委组织制定了《住院医师规范化培训基地（综合医院）全科医学科设置指导标准（试行）》，各地住院医师规范化培训基地（综合医院）均应独立设置全科医学科，并加强全科医学学科建设，提升全科医生培养水平。国家卫生健康委同步出台了《全科医生转岗培训大纲（2019年修订版）》，扩大全科医生转岗培训实施范围，鼓励二级及以上医院有关专科医师参加全科医生转岗培训。2022年3月15日国家卫生健康委等六部门联合印发《关于推进家庭医生签约服务高质量发展的指导意见》，提出要进一步强化家庭医生培训体系，通过加大全科医生培训力度积极扩充家庭医生队伍的同时，注重业务培训，优化家庭医生的临床诊疗服务能力和全科理念、知识、技能培训体系。国家的政策支持大大推动了全科医学学科发展与全科医生队伍建设，使得全科医学在各方面得到了长足的进步并取得了一定成绩。

### （三）全科医学的专业特点

1. 以人为中心的健康照护　全科医疗更强调以人为中心，将患者置于其家庭背景和社区环境之中，强调运用家庭力量、人际关系、咨询以及心理治疗等方面的知识技能处理其医疗问题。在"生物-心理-社会-环境"医学模式下，全科医学强调对患者要有同情心、同理心，了解他们的生活、工作、社会背景和个性特点，提供个体化全人照护。全科医生在治病的同时更注重关爱患者，重视人胜过重视病。

2. 综合性医疗照护　全科医疗有其独特的知识、技能和理念。①全科医疗服务的对象：不分性别、年龄和疾病类型；②全科医疗的服务内容：包括医疗、预防、康复、健康促进；③全科医疗的服务层面：生理、心理、社会文化；④全科医疗的服务范围：个人、家庭和社区。全科医生必须经过综合训练以获得大多数疾病所需要的全部医疗技能，在面对大量未经选择、病情未明确的患者时，具有长时间维系治疗的综合医疗照护能力，这也是全科医疗的一种独特技能。

3. 持续性照护　全科医疗服务于人生各个阶段：从围产期保健到临终关怀，从健康到疾病发展的各个阶段，解决新、旧、急、慢性等健康问题，还包括疾病预防和医疗协调，提供民众的健康责任是连续性照护。全科医生对于患者的承诺不随疾病治愈后终止。无论是在健康状态还是在疾病进展中，持续的照护是全科医学的一个核心特质。医患关系维持时间的延长，也将进一步促进医疗质量的提高。

4. 可及性照护　全科医生提供及时、可靠、便利的基本医疗服务；全科医生和患者建立固定的医疗关系，通过有效的预约，给予及时的医疗服务；地理位置和患者接近，关系似朋友，病情熟悉，心理上亲密；全科医生在医疗保健网中利用各种资源，包括利用医疗机构和专家的信息、社区各类保健人员的信息、家庭和社区支持服务的信息，协调处置在患者可承受的经济范围。

## 二、全科医疗中老年人群的特点

### （一）老年人群的流行病学特点

我国是世界上老龄人口规模最大的国家，也是世界上老龄化速度最快的国家之一。

据统计2020年我国65岁及以上老年人口比例达11.70%，即将步入深度老龄化，预计2040年我国65岁及以上老年人口比例超过20%，进入超老龄化社会。我国老龄化有以下6个特点：①规模巨大，目前我国老龄人口相当于日本人口（1.9亿）；②增长迅速快，我国≥65岁老年人占总人口的比例从7%提升到14%，只用了27年的时间就完成了大多数发达国家至少用45年的历程；③地区失衡，老龄化程度东部地区明显快于西部地区；④城乡倒置，分布不均衡，农村老龄化发展趋势比城市更迅猛；⑤女性多于男性，>60岁人口男女性比例为1∶1.058；⑥未富先老。人口老龄化对社会经济发展、居民生活方式、健康与疾病流行模式均带来巨大影响。

由于增龄所致的生理功能变化，老年人身体各系统功能均呈退行性改变，健康水平和躯体功能下降，失能和残疾的风险增大。研究表明，我国老年人群慢性病的发病率不断上升，65岁及以上人群的慢性病患病率为64.5%，老年多病共存的患病率为55%～98%。围绕国民经济和社会发展目标，优化老年医疗卫生资源配置，加强宣传教育、预防保健、医疗救治、康复护理、医养结合和安宁疗护工作，建立覆盖城乡老年人的基本医疗卫生制度，构建与国民经济和社会发展相适应的老年健康服务体系，持续提升老年人健康水平已成为国家战略。

### （二）老年人的生理特点及疾病特点

老年人生理功能出现退行性改变，主要器官的功能储备也随之减退，是人体衰老过程的反映。随着年龄增加，老年人的慢性病逐渐累积，并且容易急性进展甚至陷入死亡。

1. 老年人的生理特点　老年人的生理特点表现为各系统、器官功能衰退。

（1）循环系统：随着年龄增大心肌细胞减少，间质增多，导致心脏硬度增加、心输出量下降、顺应性下降、传导功能障碍；血管内皮功能改变，动脉硬化引起总外周阻力升高，收缩压升高，脉压增大。

（2）消化系统：吞咽功能欠佳，食欲下降，食管、胃和肠肌肉萎缩、蠕动功能减弱，消化不良和便秘的发生率增高；胃壁血流量下降，黏膜及腺细胞萎缩、退化，消化液及消化酶分泌减少，消化吸收及防御功能下降；微量元素、维生素$B_{12}$和维生素D、叶酸等吸收下降。

（3）呼吸系统：气道黏膜和腺体萎缩，使气道整体防御功能下降。肺实变和弹性减退；胸壁顺应性减退；呼吸系统机化；肺功能下降，$FEV_1/FEV$每年降低约0.25，肺呼吸能量消耗高于正常成人。

（4）泌尿系统：从30岁后肾小球滤过率每10年下降10%，肾血流量下降，健康老年人到了80～90岁，肾小球滤过率只有年龄40岁时的一半；肾小球数量逐渐减少，单位面积毛细血管祥数量也相继减少；尿浓缩与稀释能力降低；肾小管分泌功能下降，膀胱松弛，老年男性前列腺增大。

（5）中枢神经系统：脑组织萎缩，脑细胞数较少，致脑室扩大，脑膜增厚。动脉硬化致脑供血减少致脑软化，神经递质能力下降，导致老年人健忘、认知功能损害、性格改变、动作迟缓；自主神经功能减退，易出现直立性低血压和平衡功能下降；感觉、神经反射及传导减退，反应迟钝，协调性差，容易发生跌倒。

（6）内分泌与代谢：内分泌功能减退主要表现在神经内分泌调节改变、下丘脑-腺垂体-性腺系统活动减弱、肾上腺皮质功能下降等，可导致机体对胰岛素敏感性降低和葡萄糖耐量下降、性功能失调、对变化的环境适应能力下降等。

（7）其他：肌肉质量40岁开始减少，体内总水量减少，骨密度降低，脂肪含量增加；皮肤腺体数量减少，皮肤干燥、变薄、易瘙痒；视力下降，暗适应下降；听力下降，对声音分辨能力下降；牙齿脱落、龋齿增多、不合适义齿引起咀嚼功能下降，唾液腺减少分泌造成口干、吞咽困难。

2. 老年人群疾病的特点

（1）老年人群患病率高，起病隐匿，临床表现不典型，不容易被发现；老年人感觉不敏感，诊断困难，容易延误。

（2）多种疾病共存：老年人群常常多种疾病共存，互相影响，并发症、后遗症多，药物治疗复杂，疾病康复、护理困难。如肺部感染会诱发心力衰竭，而心力衰竭后肺淤血又会加重肺部感染；老年患者行动不便、长期卧床，常出现压力性损伤、深静脉血栓、精神异常、意识障碍、多器官功能障碍等。

（3）合并心理疾病多：老年人心理调节能力下降、离退休后失落感、空巢家庭缺乏温暖、对疾病及死亡的恐惧等多种原因，使其往往广泛存在心理疾病。心理疾病又常常引发或促进共生疾病发生、发展。

（4）老年人群疾病预后差：老年患者大多病情复杂、病程进展快，治疗效果往往不佳、预后不良、病死率高。

（5）老年人遵医行为较差：由于生理功能下降以及疾病认知方面的欠缺，老年患者有意或无意的不遵医行为往往多于其他人群。不遵医行为往往对老年人自身存在的疾病治疗、功能康复、预防效果产生不良的影响。

以上临床特点都给全科医生带来很大挑战，在老年患者管理中需要对他们作出全面的身心评估，同时还应包括其对自身疾病的认知、获得医疗资源的途径、家庭及社区的支持等。

（三）全科医学对老年人群的管理特点

1. 全科医疗对老年人群的作用

（1）老年健康人群的管理：全科医疗通过提供社区卫生保健服务，提高老年人群的健康水平。针对性开展社区老年人健康教育、健康保健，提倡健康的生活方式，积极乐观的心理状态，定期健康体检，及时发现问题，及时干预。

（2）老年患者的管理：相较于专科单一疾病的管理，老年患者的管理难度更大。全科医疗在尊重和理解患者的基础上，主张以签约服务的模式，正确认识和评价老年人的疾病问题，与患者及家属共同商定处理方案，动员和利用各种资源为患者提供综合性、连续性、可及性和个体化的健康照护、疾病治疗和临终关怀。

2. 全科老年病学　老年人是社区中需要医疗照护的重点人群。全科老年病学是针对社区老年人群健康照护而设置的全科医学的亚专科。它不同于综合医院的老年医学科。后者主要承担的是老年急危重症患者的救治工作，提供的医疗照护大多需要住院治疗。全科老年病学是针对老年人患病特点，重点开展老年人群的综合评估、疾病预防、早期筛查、早期治疗、急性病控制后的康复、慢性病相对稳定期的治疗以及终末期的姑息疗法和临终关怀。全科医学老年病亚专科继承全科医学的理念和专业特色，提供针对老年人群的连续性、责任式的照护，体现了全科医疗中的全人全程照护和人文关怀。

# 第二节　老年人健康标准

## 一、积极健康老龄观

人体衰老是一个渐进的过程，很难明确从几岁开始进入老年期，尤其是人体器官的衰老进度不一，存在个体差异，很难确定。法国学者皮撒（Pichat）等1956年出版的《人口老龄化及其社会经济后果》中设定65岁为老龄起点。该书聚焦于西方发达国家，老年定义基本上是与当时这些国家退休和社保的政策标准相一致，延续了德国老年救济法令的思路。1982年联合国老龄问题世界大会又提出了60岁的起点设定，20世纪60—70年代发展中国家人口老龄化态势显现是该定义兴起的重要背景，60岁起点比65岁起点更有效地反映发展中国家经济社会发展状况，为老龄问题的国际比较提供了可能。老年分期，一般以49～59岁为老年前期（或45～64岁），60岁或65岁及以上为老年期，90岁及以上为长寿期。

日常生活中，人们多数会重视和尊重自己爱戴或特别熟悉的老人，但在一些特定情况下，如高龄老人因行动能力受限、身体虚弱或其他生理或精神卫生问题丧失独立生活能力时，他们需要某种形式的长期护理、需要家人的悉心照护与守护，更需要社会加大对老年群体的经济及其他类型资源的投入。这些资源的倾斜照护可能使部分群体产生并宣扬"年老即无用""老年人是社会的累赘"等歧视老年人的错误观点，片面地否定了老年人在社会中发挥的积极影响与作用，甚至导致部分老年群体也倾向于完全否定自身的价值和生存意义，严重影响了他们的未来生活质量。因此在全社会建立起积极、健康的老龄观不仅是亟待解决的现实需要，更是针对我国当前人口老龄化社会进程应进行的理念教育。

建立积极健康的老龄观：①积极看待老年人。老年人是社会构成群体的一部分。社会经济发展所取得的成就，凝聚着老年人过去的辛勤劳动，他们为国家发展作出了重要贡献。积极看待老年人，大力消除年龄的歧视，引导全社会增强接纳、尊重、帮助老年人的关爱意识，形成敬老、爱老、助老的良好氛围；又重视发挥老年人的作用，引导他们保持老骥伏枥、老当益壮的健康心态和进取精神，发挥正能量，作出新贡献。②积极面对老年生活。老年期是每个人在生命过程中都必将经历的自然阶段，人人都应积极面对老年生活，做到老有所学、老有所为、老有所乐，保持身心健康，保持积极向上的生活态度。与此同时，支持老龄事业发展和养老体系建设，为广大老年人创造良好的外部环境和条件，帮助老年人增强自尊、自立、自强、自爱意识。③积极应对人口老龄化。人口老龄化是经济社会发展进步的必然结果。推动老龄工作向主动应对转变，向统筹协调转变，向加强人们全生命周期养老准备转变，向同时注重老年人物质文化需求、全面提升老年人生活质量转变。树立和培育积极老龄观，需要全社会的共同努力，需要各方的共同协作。坚持满足老年人需求和解决人口老龄化问题相结合，才能不断满足老年人日益增长的美好生活需要，推动我国老龄事业全面协调可持续发展。

## 二、健康老年人

### （一）健康老龄化

世界卫生组织（WHO）对健康的定义为：健康不仅是指没有疾病和身体缺陷，还要有完整的生理、心理状况和良好的社会适应能力。健康老龄化是20世纪80年代后期，由于世界人口老龄化的发展而产生的一个新概念。健康老龄化是从生命全过程的角度，从生命早期开始，对所有影响健康的因素进行综合、系统的干预，营造有利于老年健康的社会支持和生活环境，延长老年人健康预期寿命，维护老年人的健康功能，提高老年人的健康水平。健康老龄化的目标：

1. 老年人个体健康　老年人生理和心理健康，以及良好的社会适应能力。
2. 老年人群体的整体健康　健康预期寿命的延长以及与社会整体相协调。
3. 人文环境健康　人口老龄化社会的社会氛围良好，发展持续、有序、合规律。

因此，老年人健康状况可以由全科医生、护士、社会工作者、精神科医生等组成的核心团队进行综合评估，以确定个体在生活质量、躯体健康、心理健康、功能状态以及已患疾病的病情轻重等多维度的健康状况。全科老年病学应以健康老龄化为基准，针对社区中的老年人群分层制定目标及策略，构建关爱老年人的社区环境、建立长期的照护系统，努力实现中国老年人的健康标准。

### （二）老年人的健康标准

2013年中华医学会老年医学分会制定的中国健康老年人的标准中提出健康老年人的标准：

1. 重要脏器的增龄性改变未导致功能异常；无重大疾病；相关高危因素控制在与其年龄相适应的达标范围内；具有一定的抗病能力。
2. 认知功能基本正常；能适应环境；处事乐观积极；自我满意或自我评价好。
3. 能恰当地处理家庭和社会人际关系；积极参与家庭、社区和社会活动。
4. 日常生活活动正常，生活自理或基本自理。
5. 营养状况良好，体重适中，保持良好生活方式。

（方力争）

# 第二章　衰老与延缓衰老

**重要知识点**
1. 衰老的概念
2. 衰老的生理功能与病理生理变化
3. 衰老的分子水平、细胞水平及整体水平的三方面机制
4. 基于衰老的机制，进一步研究延缓衰老的策略

## 第一节　衰老的生理功能及病理生理改变

### 一、衰老的概念

衰老（senescence）指机体对环境的生理和心理适应能力进行性降低和紊乱的综合表现，是一种不可逆的生命过程。机体进入衰老期后，从分子到细胞、再到组织器官发生一系列变化，全身各系统储备力及功能下降。衰老可分为生理性衰老和病理性衰老。前者指成熟期后出现的生理性退化过程，后者是由于各种外来因素（包括各种疾病）导致的老年性变化。

### 二、衰老的生理功能改变

衰老是一种自然现象和客观规律，从中年进入老年，人的身体各器官功能逐渐衰退，出现衰老的变化，在生理上发生了一系列变化，对内外环境的适应能力也相应地发生了变化。生理功能改变主要表现为以下几方面：

#### （一）外形特征变化

1. 身高及体型改变　35岁以后每10年身高减少1cm，老年人身高和体重随着年龄的增长逐渐变矮和减轻，身体会出现弯腰、弓背的现象。

2. 皮肤与毛发改变　30岁开始头发变白、脱落，面部皱纹增多；50岁开始眼睑、耳及面部皮肤逐渐向下松垂，皮肤干燥、皱纹增多，表面缺乏弹性，可出现棕褐色圆心形扁平斑点。

3. 肌肉改变　老年人体内的水分减少，脂肪含量增加，组织细胞减少。表现最明显的为肌肉细胞数量减少、肌肉萎缩。75岁以上老年人肌肉细胞数量减少30%，肌肉强度仅相当于30岁时的一半；由于肌肉萎缩，肌纤维变细失去弹性，导致老年人无法承受大

幅度的剧烈运动。

4. 骨骼改变　老年人的关节活动范围变小，机敏度和持久力也下降，运动能力下降。骨骼会逐步变脆，骨髓的再生能力降低。因此，老年人摔倒容易发生骨折且恢复期长。

## （二）感知能力下降

感知能力是指对周围物理环境和社会环境信息的知觉接收能力。65岁左右老年人的各项感知器官会衰退，感知能力会退化，影响对周围环境的信息接收。最先出现的表现是视力和听力下降，以及触觉、味觉、嗅觉减退。

1. 视力下降　视觉是最先获得外界环境感知的器官，老年人的眼角膜逐渐变厚，晶状体混浊变黄，出现视力模糊，对明暗度感觉能力降低；对色差的识别能力下降，鲜艳的色彩变得灰暗。

2. 听力下降　老年人出现经常性的短时间内听力丧失和对高频声不敏感，使其在交谈时喜欢靠近交谈者，并经常通过触摸、品尝、闻味来辨别事物，作为听觉的补充。

3. 触觉、味觉和嗅觉减退　由于新陈代谢减缓以及肌肉反应能力减退，老年人在触觉、味觉和嗅觉等方面的感知能力均明显下降，表现不敏感。

## （三）神经系统功能衰退

由于脑细胞减少，老年人反应迟钝，常表现为思考能力降低、记忆力衰退、思维活动减慢、对外界环境信息认知和储存能力减弱。

1. 反应能力下降　老年人脑细胞开始减少，脑组织开始萎缩，神经传导的速度也较年轻时大幅降低，普遍存在动作缓慢、状态不稳、运动障碍、反应能力下降的行动特征，对新环境的适应能力减弱。

2. 思维及记忆力衰退　由于老年人脑细胞减少，大脑重量也随着年龄增加而减低，脑组织萎缩，其思维及认知能力较年轻时有很大变化，主要表现为思维功能、注意力和记忆力的衰退。

## （四）脏器功能减退

随着年龄的增长，老年人各脏器功能出现多种变化，心血管、胃肠道、肺与呼吸道、肾脏等脏器功能逐渐减弱，有功能的组织细胞减少、萎缩、变性，组织退化导致无功能的纤维组织增生，引起器官结构改变、血供减少、功能失调、生理功能减退等一系列内部脏器功能退化的改变，影响机体的寿命。

## （五）抗病能力衰退

老年人新陈代谢减缓，体内激素分泌减少，对温度、湿度等气候环境变化的反应不敏感，适应能力变差，其健康状况容易受到环境变化的影响，导致老年人常患有慢性病。同时，老年人的疾病不容易根治，极易在诱因影响下复发。

## （六）心理特征改变

由于生理功能的退化，老年人心理特征表现为心理安全感下降，适应能力减弱，出现失落感、自卑感、孤独感和空虚感等。由于生活社交变窄、社会角色转变、社会事务参与度低、与家人沟通缺乏，精神上会感到孤独和空虚，老年人经常感到自己被忽视，并产生特殊的情感态度，希望得到家庭、社会的关怀和认同。

### 三、衰老的病理生理改变

#### （一）心血管系统

1. **心脏功能减退**　由于机体老龄化，有功能的心肌细胞逐渐减少，心脏的大小及重量减小，呈褐色萎缩状态；由于各瓣膜退行性变和钙化等情况，心脏顺应性下降，主动脉顺应性减低、左心室壁压力增加，影响心脏的收缩与舒张功能。由于心肌收缩力减弱，心脏后负荷增加，同时与衰老相伴随的机体交感神经功能下降，心输出量明显降低。老年人心肌细胞排列紊乱、电活动不同步、钙转运异常，进一步影响舒张期的顺应性和充盈参数，舒张功能减退，甚至心力衰竭。

老年人全身钙磷代谢紊乱、高机械压力造成内皮细胞损伤以及炎性反应，进而引起细胞外基质重构、瓣膜处脂质异常聚集沉积、肾素-血管紧张素系统活化、组织促纤维系统活化等，因此其主动脉瓣及二尖瓣等厚度增加等心脏瓣膜退行性改变表现明显。

2. **易出现心律失常**　由于心肌细胞逐渐减少、冠状动脉血流量减少以及毛细血管密度降低，心肌出现缺血性损伤，心肌细胞常呈代偿性肥大，心肌间质的胶原和弹性硬蛋白增多，甚至发生淀粉样变，心脏传导系统房室结及各束支出现不同程度的纤维化或钙化，可出现期前收缩、心动过缓、心内传导阻滞或心房颤动等心律失常。

3. **形成动脉粥样硬化**　随着年龄增加，血管结构和功能的明显改变，大动脉和中等大小动脉壁弹性纤维进行性伸直、分叉和断裂，动脉内膜平滑肌肥大以及胶原增多造成内膜明显增厚，易出现动脉粥样硬化，包括冠状动脉血管及外周血管粥样硬化、血管腔变窄、斑块易破溃脱落，导致动脉血管粥样硬化的程度逐渐加重，动脉血管壁变硬，弹性降低，周围血管阻力增加。老年人血管硬度增加，收缩压增加，而舒张压降低，从而造成脉压增大，增大的脉压引起动脉血流剪切力和压力的增加，容易造成动脉内皮细胞的进一步损伤。

#### （二）呼吸系统

1. **胸廓弹性降低及胸壁顺应性降低**　衰老时，由于骨骼、韧带和胸部肌肉萎缩、硬化，胸廓前后径增大，胸壁僵硬，心胸比例增大，导致胸腔容积减少，胸廓弹性降低及胸壁顺应性降低，胸式呼吸减弱，腹式呼吸相对增强。

2. **肺功能下降**　呼吸道黏膜逐渐萎缩变薄，润化气体的功能减弱，呼吸肌、膈肌以及韧带萎缩，肋软骨钙化，使肺及气管的弹性降低，呼吸功能减退；肺组织的弹性纤维减少，结缔组织增加使肺弹性回缩能力减退，肺泡和细支气管扩张，肺泡总面积减少。肺小动脉硬化，血管内膜胶原增生，促使肺循环血流灌注减少。大气道黏膜及腺体萎缩，对气流的过滤功能减退，使整体气道防御功能下降；小气道的弹性蛋白和胶原蛋白减少，纤维组织增生。肺组织萎缩、肺泡及肺泡表面积减少，呼吸运动效率减退，通气功能指标异常，导致老年人肺活量、最大通气量和肺总容量减少。

3. 反射性咳嗽能力下降　呼吸肌、膈肌以及韧带萎缩，肋软骨钙化，使肺及气管弹性降低，呼吸功能减退，反射性咳嗽功能下降；因此老年人易发生肺部感染、肺气肿、阻塞性肺病等健康问题，严重者发生呼吸衰竭。

### （三）消化系统

1. 食管与胃的功能减退　随着年龄增长，食管黏膜上皮萎缩、黏膜固有层弹力纤维增加，食管扩张，排空延迟；胃黏膜腺体萎缩，肠上皮化生，主细胞和壁细胞减少，胃液分泌减少，黏液-碳酸氢盐屏障形成障碍，致胃黏膜易被胃酸和胃蛋白酶破坏；促胰液素释放减少，导致胃黏膜糜烂、溃疡、出血；胃肠道血流量减少，平滑肌张力不足，蠕动减弱，食欲减退。

2. 肠道功能病变　肠道绒毛的退化会影响消化吸收，且小肠表面积的髓鞘丛神经细胞数量减少会导致营养吸收减弱，胃肠血流量减少，结肠黏膜及肌层萎缩，造成老年人结肠平滑肌张力不足，蠕动减弱，食物在结肠内停留时间延长，水分被过度吸收。同时，老年人存在胰岛细胞变性，胰腺组织发生纤维化，胰蛋白酶和脂肪酶分泌减少，影响消化和吸收，且肠壁顺应性减小，直肠功能障碍，易患肠易激综合征，便秘与腹泻交替出现。

3. 肝、胆、胰等器官病变　老年人肝脏重量减轻，肝细胞数目减少，肝脏功能明显减退，合成和储备蛋白质的能力下降，肝细胞酶活性降低，解毒功能下降；肝的结缔组织增生，易形成肝纤维化和硬化。肝脏对低血压或缺氧的耐受性差，且易引起药物性肝损害。老年人易发生蛋白质等营养物质缺乏，肝脏脂肪沉积。胆囊收缩素、瘦素、生长激素释放肽、胰岛素等激素在食物摄入过程中释放，进而控制食物摄入，使老年人饥饿感减少。

### （四）泌尿系统

1. 肾脏萎缩　40岁以后肾脏的重量和体积逐渐减小，肾脏开始萎缩，以皮质部变薄为主。肾功能的肾小球数目逐渐减少，单位面积毛细血管袢的数量减少，而系膜成分相对增多，基底膜增厚，小动脉玻璃样变，形成局灶型肾小球硬化；同时肾小管萎缩、数目减少，上皮细胞萎缩，基底膜增厚，远端小管管腔扩张，周围间质发生纤维化。

2. 肾小球滤过率下降　随着年龄增加，肾血管逐渐缩窄，血流量降低，肾血管硬化，管腔缩小，致使肾血流量减少，导致肾小球滤过率（GFR）下降。老年人尿液浓缩与稀释能力降低，易导致体液潴留、容量负荷增加，肾小管吸收功能减退，对水电解质调节功能降低，尿液渗透压降低。肾脏肌酐、尿素氮的清除能力下降，尿中常可检到微量蛋白质、红细胞。

3. 膀胱容量减少　因排尿收缩能力减弱，膀胱残余尿量增多，老年人易发生脱水、钠潴留，导致心力衰竭及肺水肿；还易出现夜尿、尿急、尿频甚至尿失禁等健康问题。

### （五）神经系统

1. 神经系统结构改变　神经系统老化是指随年龄增加大脑萎缩、退化，脑细胞数量减少，衰老时，中枢神经、外周神经及自主神经系统均呈退行性改变。大脑体积逐渐变小，重量减轻，脑回缩小，以额叶和顶叶为主，脑沟增大，神经细胞数量逐渐减少。脑膜增厚，脂褐素沉积增多，硬脑膜变厚，蛛网膜出现纤维化和钙化。脑血管硬化、血流阻力增加、血流缓慢、血流量减少，脑部可发现缺血性病灶。

2. 神经系统功能改变　老年人神经突触数量及递质释放减少，神经传导速度减慢，反射迟钝，脑血流量及脑耗氧量逐渐减少，儿茶酚胺含量减少，老年人易出现记忆和认知功能损害、判断力下降、动作协调能力下降、睡眠欠佳、抑郁、表情淡漠、动作缓慢、非自主性震颤或麻痹等症状和体征等。负责血压调节的压力感受器和化学感受器敏感性下降，且交感神经系统反应能力下降，导致老年人容易发生直立性低血压。

（六）内分泌系统

1. 靶腺系统的活动减弱　随年龄的增加，下丘脑神经元受体的数量减少，垂体中纤维组织和铁沉积增多，下丘脑-垂体轴的反馈敏感性降低。甲状腺功能降低、肾上腺皮质功能下降，性激素分泌减少、性功能失调等。

2. 胰岛素敏感性降低　胰岛功能随增龄而减退，胰岛素分泌减少，葡萄糖耐量降低；老年人肝细胞膜上胰岛素受体与胰岛素的结合能力及反应能力下降，对糖皮质激素和血糖的反应减弱，对负反馈抑制的阈值升高，糖尿病发生率增高。

3. 继发性改变　甲减，血中胆固醇含量增加，易加重动脉粥样硬化程度。老年人的甲状旁腺释放甲状旁腺激素增加，而25-羟维生素D释放减少，致使骨钙流失，易患骨质疏松症。老年人肾上腺皮质功能减退，对应激的反应能力较差，保持内环境稳定的能力也降低；老年人基础代谢率降低，体温调节功能减退，产热减少，散热增加，因而易出现怕冷、皮肤干燥、心率缓慢、倦怠等症状。

（七）血液系统

老年人骨髓造血功能减退，因此血红蛋白、红细胞减少，有一定程度的贫血表现；粒细胞功能降低、淋巴细胞减少。血浆蛋白总量、血浆白蛋白量和凝血因子均减少；总血容量减少，对出血、失液的耐受力降低。

（八）生殖系统

女性进入老龄阶段，由于脑、垂体、肾上腺的退行性改变，生殖系统的变化明显，卵巢功能下降，排卵渐趋停止。由于脑垂体功能退化，雌激素分泌随之减少。由于阴道萎缩，腺体分泌减少，性生活也受影响。男性老龄阶段阴茎、睾丸出现进行性萎缩，生精小管纤维化逐渐加重，精子逐渐减少，逐渐丧失生精能力；睾丸间质细胞发生退行性改变，数量逐渐减少，睾酮分泌逐渐减少，性功能降低。

（九）免疫系统

随增龄，免疫系统的功能逐渐下降，自身免疫稳定性削弱或失调；免疫系统的构成组分和功能发生改变，包括T细胞亚型构成比的改变、T细胞数目下降、B细胞及树突状细胞功能的下降、B细胞制造抗体能力不足、胸腺及性腺等其他免疫器官的功能降低；感染以及免疫综合性疾病的发病率增加，加速了人体衰老的进程；免疫活性细胞的突变，出现自身抗原的免疫活性细胞，导致自身免疫反应，进一步促使人体衰老。

# 第二节 衰老机制与延缓衰老

衰老是人体的一种客观规律，人体成年后，器官和功能随着年龄的增长会产生进行性的衰退，直至死亡。

## 一、衰老的机制

衰老的机制至今尚不明确，现有资料可分为分子水平、细胞水平及整体水平三方面。

### （一）分子水平的理论

1. 端粒缩短学说　端粒是一类具有封闭染色体臂的末端并维持基因组稳定性功能的DNA-蛋白质复合体结构。人类体细胞端粒最初长度约为17 000bp，细胞每分裂一次，端粒缩短50～200bp，当端粒缩短到2 000～4 000bp时，体细胞失去分裂能力，开始衰老和死亡。

（1）端粒的功能：①端粒是染色体DNA两臂末端的保护性结构，保护染色体臂的末端免受不适当的DNA修复机制的影响；②端粒是由特定DNA构成的结构，可防止由于DNA复制不完整而导致染色体臂末端附近基因的降解，使正常染色体端部间不发生融合。

（2）端粒缩短的效应：在人类和其他动物的细胞分裂过程中，随着DNA不断地复制，端粒为保护染色体末端而不断地被消耗，长度逐渐变短，因此每次DNA复制均伴有端粒的缩短；当端粒缩短到一定程度，细胞会停止分裂，最终衰老与死亡；端粒缩短被认为是细胞分裂的生物钟。

2. DNA损伤修复学说　DNA损伤是复制过程中发生的DNA核苷酸序列永久性改变，并导致遗传特征改变的现象。DNA损伤导致细胞停止分裂或诱导细胞凋亡，从而进一步加速细胞衰老。

（1）DNA损伤积累：研究发现线粒体DNA（mtDNA）损伤可能是细胞衰老与死亡的分子基础。mtDNA的氧化损伤也随年龄增加而增加，氧化损伤使mtDNA发生突变。已有研究发现人心肌、骨骼肌和脑线粒体随年龄增加的DNA片段丢失。

（2）mtDNA突变：mtDNA有三种突变可引起衰老。①缺失突变：主要发生在D环区，往往造成线粒体功能下降；②点突变：主要发生在编码蛋白质和tRNA区；③串联重复：是指碱基序列的串联重复。其中mtDNA点突变和缺失突变发生频率最高。

（3）DNA损伤应答：是一种进化上保守的信号级联反应，由DNA损伤激活，指导细胞进行DNA修复、衰老或凋亡。为了减弱DNA损伤的有害影响，细胞已经进化出多种DNA修复机制，其中核苷酸切除修复（NER）是最通用的DNA修复途径之一，同时细胞中多种酶可保持DNA的相对稳定性，因此增强基因修复能力可延缓衰老。

3. 遗传程序学说　包括基因控制表达及表观遗传调控。衰老是一个多元化的过程，其特征在于基因组中的遗传和表观遗传变化，而表观遗传机制现已成为衰老的基因组结构和功能改变的关键因素。

（1）基因控制表达：生物遗传信息表达正确与否，既受控于DNA序列，又受制于表观遗传学信息。人类寿命主要取决于表观遗传调控，而不是基因预测，同时饮食和其他环境影响可以通过改变表观遗传来影响寿命。

（2）表观遗传调控：表观遗传改变是指在不影响碱基对水平的DNA序列的情况下实现的基因表达调控，包括DNA甲基化、染色质重塑和非编码RNA。表观遗传的改变可影响绝大多数分子进化过程，包括基因转录和沉默、DNA复制和修复、细胞周期进展、端粒和着丝粒结构和功能等。

（二）细胞水平的理论

1. 细胞衰老分类

（1）复制性衰老：指细胞分裂达到一定的代数后出现的衰老现象；其中祖细胞可能是损伤和衰老细胞更替中的最重要的组织单位，参与细胞损伤和修复引起的细胞分裂。在没有外界干扰，理想状态下，人的细胞分裂次数是50次，从细胞学角度上看，细胞分裂次数与寿命成正比。在低温状态下，细胞分裂速度可变慢，新陈代谢将减缓，寿命可延长。

（2）早熟性衰老：细胞经过诱导处理后在很短的时间内出现衰老，导致细胞在海弗利克（Hayflick）极限之前就发生衰老现象，可能与有害诱导物积累逐渐损伤细胞密切相关，使组织细胞自我更新能力降低。常见诱导物为射线、过氧化氢、毒物、癌基因等。

（3）发育性衰老：指在胚胎发育过程中，衰老细胞参与器官形成的状况。哺乳动物从受精卵发育成胚胎期间，多处都发生了衰老。因此母体子宫的胚胎时期，就已经能检测到衰老的发生。发育性衰老程序属于生理而非病理过程，该过程被发育信号指挥，发育信号通路致组织发生更新，形成发育编程的衰老。

2. 细胞衰老学说

（1）体细胞突变学说：突变引起的细胞形态变化及功能失调或丧失是人体衰老的重要原因。由于细胞多次受损，细胞产生突变，细胞分裂次数降低，机体累积受损，机体寿命降低，引起衰老。主要机制为某些突变因素击中二倍体细胞中两条染色体上等位基因，子代细胞会很快发生功能的改变，甚至死亡，其中二倍体细胞的衰老性改变与等位基因被击中的概率以及所造成缺陷的水平密切相关。

（2）细胞凋亡学说：细胞凋亡指机体为更好地适应环境而主动死亡。细胞凋亡是细胞的一种基本生物学现象，在生物体的进化、内环境的稳定以及多个系统的发育中起着重要作用。细胞凋亡的结果使具有重要功能的体细胞数量减少，引起相应的重要器官功能障碍。细胞凋亡的过程大致可分为以下几个阶段：接受凋亡信号→凋亡调控分子间的相互作用→蛋白水解酶的活化→进入连续反应过程。

（3）干细胞与衰老干细胞学说：干细胞是一种还未完全发育成熟的细胞，自身具有超强的优势和特点，可以进行单独的分化、分裂，可以分化成人体需要的各种功能的细胞，还能分化成人类的各种器官。干细胞可以分为胚胎干细胞、胎体干细胞、围产期干细胞和成体干细胞。干细胞的功能和数量随增龄下降，可能是引起机体衰老的机制之一。干细胞是保持未分化状态、具有自我更新和多向分化潜能的细胞，发挥维护组织器官的重要作用。

### （三）整体水平的理论

1. 自由基学说　自由基是细胞正常代谢过程中产生的外层轨道中具有奇数电子的原子、原子团。生物体内主要的自由基是氧自由基，占人体内自由基总量的95%以上。自由基不稳定、活性强，主要作用包括：①可使细胞中的多种物质发生氧化；②对组织细胞有很强的攻击性；③与细胞膜上的不饱和脂肪酸形成过氧化物，损害生物膜。因此，过度产生的自由基引起蛋白、核酸和脂类损伤，不断积累的自由基能损伤生物大分子（如质膜蛋白质和DNA），进而引起细胞结构和功能损害，最终导致生物体的衰老。

根据产生来源不同，人体内自由基包括内源性自由基和外源性自由基。内源性自由基主要由体内酶反应和非酶反应产生；体内氧分子与多种不饱和脂类（如膜磷脂中的不饱和脂肪酸）直接作用后也可生成自由基。外源性自由基由体外理化因素影响而产生，如吸烟、电磁波辐射、环境污染以及化学物质损害（药物、食品添加剂、残留农药、酒精等）；外来致病微生物侵入人体时，机体产生炎性反应，在白细胞中出现大量自由基。

在正常情况下，人体中存在两类自由基清除系统：①抗氧化酶（超氧化物歧化酶、过氧化氢酶和谷胱甘肽过氧化物酶）；②抗氧化剂（如谷胱甘肽和维生素C等）可维持自由基代谢平衡，使人体处于健康状态。但抗氧化系统的功能往往随增龄而下降，从而引起氧化应激水平增加，加速衰老。

在人体衰老过程中，产生不可降解的损伤大分子或细胞结构，如晚期的糖基化产物，导致产生过量的自由基，而清除自由基的物质减少，清除能力减弱，过多的自由基在体内蓄积，当其对机体的损伤程度超过修复代偿能力时，组织器官的功能就会逐步发生紊乱，发生衰老。

2. 免疫学说

（1）免疫功能退化学说：机体免疫功能退化是衰老的重要原因。随着年龄的增长，首先是免疫器官（胸腺）发生明显的退化和萎缩，胸腺依赖性的免疫功能下降、其细胞免疫功能、体液免疫功能逐步下降，特异性免疫功能降低，最终导致免疫衰老。

（2）自身免疫学说：与自身抗体有关的自身免疫在衰老过程中起着决定性作用。免疫系统随增龄出现自身免疫功能加强；可见于病毒感染、药物、电离辐射等因素作用于机体后，体内发生轻度的组织不相容性反应，即自身免疫系统与自身组织成分发生免疫反应，免疫系统将自身某些组织作为抗原发生自身免疫反应。

（3）神经内分泌学说：随着年龄的增长，神经系统退化会引起衰老的多种表现，大脑神经细胞数量减少，神经细胞轴突分支减少及萎缩，导致大脑的各种思维能力下降，可出现反应迟钝、听力下降、步态不稳、忧郁孤独和视物障碍等。同时，内分泌系统不仅对生理功能有主导调节作用，还对衰老过程的调节有重要影响。下丘脑是调节衰老的"生物钟"，通过激素调节生长发育与衰老过程；随年龄增长，内分泌系统的下丘脑-垂体-肾上腺轴发生衰老，人体内分泌系统合成、分泌及调节功能逐渐降低，整个内分泌系统功能紊乱，加速机体衰老。

3. 炎性衰老学说　炎性衰老是指在自然衰老进程中机体内出现促炎性反应状态升高的现象。炎性衰老被视为机体衰老进程速率和寿命的一个决定因素，与阿尔茨海默病、帕金森病、动脉粥样硬化和心脏病等老年病密切相关。

目前炎性衰老的机制主要有应激论和细胞因子论。应激论认为自然衰老进程中机体长期处在应激原微环境中，应激原是导致和维持慢性促炎性反应状态的原因。过度持续的应激反应引起的高促炎性反应状态能导致炎性衰老。细胞因子论认为促炎细胞因子在炎性衰老发生发展中起着核心作用。老年人血清中CRP、IL-6和TNF-α水平的升高与疾病残疾和死亡率有关。因此，有学者提出血清IL-6水平可作为炎性衰老的预测指标。

## 二、延缓衰老的机制和策略

延缓衰老是指基于衰老的机制、运用延缓衰老的科学基础研究、采用有效的方法干预衰老进程。

### （一）延缓衰老的机制

1. 热量限制作用　在延缓生物整体衰老的研究中，热量限制（calorie restriction，CR）是被证明除遗传操作以外最强有力的延缓衰老的方法。热量限制是指限制热量供给，采用低热量、保持足够优质蛋白和微量元素食物，可降低氧化应激，提高对不良应激的适应能力，激活乙酰化酶的信号通路和降低胰岛素受体底物-1的信号通路活性，从而达到延缓衰老、延长寿命的目的。

美国国家衰老研究所（National Institute on Aging，NIA）、威斯康星大学和马里兰大学采用灵长类动物（恒河猴）分别开展了3项长期的热量限制研究。研究结果显示热量限制具有良好的延缓衰老的作用，并发现热量限制能延长灵长类动物的平均寿命，包括改善氧化应激状态、上调糖代谢能力、增加胰岛素敏感性以及延缓老年性疾病（如糖尿病、骨质疏松和心血管疾病等）的发生发展。

2. 自噬作用　细胞自噬是依赖溶酶体途径对胞质蛋白和细胞器进行降解的一种过程。自噬参与细胞的多种生理过程，如糖代谢、应激反应、物质运输。

在饥饿状态下，胞质中可溶性蛋白和部分细胞器被降解成氨基酸等用于供能和生物合成，属于长期进化过程中形成的一种自我保护机制。细胞自噬具有清除变性或错误折叠的蛋白质、衰老或损伤的细胞器等功能，有利于细胞内稳态的维持。衰老过程中，自噬功能下降，引起大分子积累，细胞受损，进一步加重衰老过程。因此，加强自噬功能，有助于发挥延缓衰老的效应。

3. 线粒体低促效应　线粒体是细胞内的重要细胞器，是与细胞共生的原核物质，主要负责产生腺苷三磷酸（ATP），确保人体生理功能所需的能量供应。在应激状态中，线粒体通过激活相关的信号通路，改善自身健康状态，减少自由基的产生，发挥延缓衰老的作用。

## （二）延缓衰老的策略

1. 清除衰老细胞 由于衰老细胞的大量积累，引起组织和器官功能障碍，机体进入各种不健康的状态。清除衰老细胞可能改善健康，延缓衰老。有研究者发现，清除体内的衰老细胞能明显改善老年病的症状；清除衰老细胞可延长小鼠寿命20%～30%；用药物清除小鼠体内的衰老细胞后，能够清除动脉粥样硬化早期病变，缓解晚期粥样硬化斑块；在骨关节病和骨质疏松小鼠模型中，清除衰老细胞可以阻止甚至是逆转骨质疏松，为新的软骨细胞生成提供了条件。

2. 限制饮食疗法 限制饮食是目前最为有效的可靠方法，其机制可能为限制饮食可减少线粒体衰老。消化吸收的代谢需要在线粒体内进行氧化磷酸化，以ATP形式来供给机体活动需要的能量，但在产生ATP过程中有内源性自由基生成，在细胞内氧化防御体系不足的情况下对线粒体产生积累性伤害，导致线粒体衰老。针对总能量摄入的限制，常用的实施方法为间断禁食（包括限制高蛋白食物），通常缩减能量的幅度为30%～40%，能起到较好的延缓衰老的作用。

3. 改善饮食质量 过多摄取脂肪或增加脂肪的不饱和度，增加内源性自由基产生，不饱和脂肪酸上的双键会增加过氧化的机会，大量摄取不饱和脂肪酸可导致细胞损伤，特别是引起线粒体老化。抗氧化剂（维生素E、胡萝卜素、抗坏血酸）的食物的增加，可能会减少对亚细胞结构、蛋白、DNA、RNA的损伤机会，延缓机体的退行性疾病。

4. 药物延缓衰老 许多药物通过作用于衰老相关的信号通路发挥延缓衰老作用，代表性的药物包括西罗莫司、二甲双胍、白藜芦醇等。西罗莫司是一种新型免疫抑制剂，通过作用于mTOR抑制mTOR信号通路，使其下游的mTORC1和S6K生成减少，从而发挥延缓衰老作用。二甲双胍是临床治疗2型糖尿病的常用药，长期服用该药还可降低心血管疾病和癌症的发病率，可能与其可激活AMPK通路有关，有待于进一步临床试验证实。白藜芦醇是一种多酚类化合物，可提高沉默信息调节因子（SIRT1）的活性，维护线粒体呼吸链的正常功能。

5. 补充干细胞和活性因子 干细胞决定着细胞的衰老和更新，人体早期的干细胞增殖分化能力强，新生的细胞数量大于死亡的细胞数量，使人体处于生长发育的最佳状态。美国干细胞科学家发现生长分化因子11能有效改善老年小鼠的心肌功能，恢复肌肉干细胞的基因稳定性，改善功能，提高运动能力；改善大脑皮质血管，促进神经再生；改善认知功能，增加神经突触的可塑性。因此，干细胞能及时分化出新的细胞替代衰老的细胞，保证了体内细胞的稳态更新，维持各系统的功能稳定，使人体处于成熟阶段。

6. 心理、运动与环境 加强运动有利于人体健康，有学者证实跑步能够延长运动失调模型小鼠的寿命并改善其大脑损伤情况。良好的心理调节有助于提高机体的免疫能力，预防衰老的发生与发展。持续的光照环境可加速衰老，而恢复规律的明暗循环有助于恢复健康的生理状态。因此，改善生活方式、适当运动、改善环境有利于延缓衰老。

## 全科医生在衰老机制与延缓衰老策略中的关注点

衰老机制及延缓衰老策略是全科医生需要重点研究的内容。衰老过程中常伴随发生各器官系统的疾病，其产生机制及延缓衰老策略有待于进一步研究。衰老的机制研究包括分子水平、细胞水平及整体水平三方面，需要采取综合研究与干预方法。全科医生需要采用全人的理念及早期预防的策略，在进一步研究延缓衰老机制的基础上，以人为中心、以预防为导向，以促进健康为目标，关口前移，早期预防、早期干预。

## 拓展内容

1. 研究进展　衰老的机制。

（1）非酶糖基化致衰老学说：晚期糖基化终末产物（AGE）是人体内的还原糖与蛋白质或脂质发生不可逆反应所形成的，是非酶糖基化（NEG）反应的最终产物。AGE与衰老有着紧密的联系，在人类和动物的多种组织中随着年龄的增长不断积聚，是衰老的一项重要指标，有待进一步研究。

（2）自由基对免疫系统的抑制作用：自由基可能引起老年人的细胞免疫及体液免疫功能减弱，自身免疫增强，导致许多老年病的发生并且促进衰老。但随着研究的深入，发现自由基学说有许多牵强之处，许多实验结果并不支持这一学说，且抗氧化药物推迟人体衰老仍缺乏有力的证据。因此有关自由基对衰老的影响，有待今后进一步研究。

2. 研究方向　延缓衰老的机制及策略。

热量限制作用通路：参与热量限制调节作用的可能有四条信号通路，即胰岛素/胰岛素样生长因子-1（IGF-1）、SIRT1-PGC-1c、氧化还原以及西罗莫司靶标（TOR）信号通路，但有关机制有待于进一步研究。

【思考题】

1. 在整体水平层面，衰老的发生机制有哪些？
2. 根据延缓衰老的机制，简述相关策略。
3. 针对衰老的生理功能改变，如何对其进行早期干预？

（朱文华）

# 第三章　老年综合评估

老年综合评估

**重要知识点**　1. 老年综合评估的内容及对象
　　　　　　　　2. 老年人躯体功能评估的内容及方法
　　　　　　　　3. 老年人精神心理评估的内容及方法
　　　　　　　　4. 老年人社会经济及环境评估的内容及方法

老年综合评估（comprehensive geriatric assessment，CGA）是指针对老年人生理、认知、心理情绪及社会适应情况多学科团队合作进行多方面、多层次的评估，比较准确地判断老年人的各种功能状况，发现老年人是否存在失能、失智、失明、失聪、失社会参与和失居家安全等情况，制订计划以保护和维持老年人的健康功能状态，实施干预，最大限度地提高老年人的生活质量。CGA具体包括五个维度的评估：①躯体疾病状态，通过病史采集、体格检查、实验室检查等，对老年人的疾病作出全面的诊断；②躯体功能评估，出现功能改变，如跌倒、上下楼梯困难、吞咽困难等，是最早的患病信号；③精神心理评估，包括认知功能、情感状态、人格、压力等，认知评估是心理评估的重点；④社会经济评估，包括社会支持、经济状况、人际关系、医疗保障、照护人员等；⑤环境评估，包括居住环境、文化环境等。

我国老年病学专家建议，CGA适合60岁及以上，已出现生活或活动功能不全（尤其是最近恶化者）、已伴有老年综合征、老年多病共存、多重用药、合并有精神方面问题、合并有社会支持问题（独居、缺乏社会支持、疏于照护）及多次住院者。对于合并有严重疾病（如疾病终末期、重症患者）、严重痴呆、完全失能的老年人及健康老年人酌情开展部分评估工作。

## 第一节　老年人躯体功能评估

躯体功能评估主要包括对老年人感觉器官和运动系统完成的日常生活活动能力、平衡能力、运动功能、视力、听力、吞咽功能等状况的评估。

### 一、日常生活活动能力评估

日常生活活动（activities of daily living，ADL）能力评估包括基础性日常生活活动

（basic activities of daily living，BADL）能力评估和工具性日常生活活动（instrumental activities of daily living，IADL）能力评估，是指对老年人穿衣、移动、洗漱、沐浴、如厕、进食、上街购物能力、外出活动能力、自行处理财务能力、家务维持能力及用药管理能力等方面进行评估。

1. BADL能力评估　包括生活自理活动和开展功能性活动的能力，可通过直接观察或间接询问的方式进行评估。BADL能力评估方法中临床应用最广、研究最多、信度最高的是Barthel指数。

评估标准：100分，能力完好；65～95分，轻度受损；45～60分，中度受损；≤40分，重度受损。

注意事项：①在适当的时间和安全环境中进行，评估从简单、容易的项目开始，逐渐过渡到较复杂、困难的项目；②尽量以直接观察法为主，在评估一些不便完成或较难控制的动作时，可询问患者或家属；③评估患者的真实能力，应记录"患者能做什么"，只要患者无须他人帮助，即使用辅助器也可归类为自理；④评估结果反映患者24小时内完成情况。

2. IADL能力评估　社区老年人IADL能力评估多采用Lawton IADL指数量表。

评估标准：8分，能力完好；6～7分，轻度受损；3～5分，中度受损；≤2分，重度受损。

注意事项：①评估前应与评估对象充分交谈，强调评估目的；②评估时按表格逐项询问，或可根据家属、护理人员等知情人的观察确定；③如果无从了解，或从未做过的项目，另外记录；④评估应以最近1个月的表现为准。

## 二、平衡与步态评估

平衡与步态评估对于评估老年患者躯体功能恢复的程度和预测跌倒风险具有重要的意义。

（一）平衡试验

1. 并足站立　两足紧贴并行站立。

2. 半足距站立　两足紧贴差半足站立。

3. 全足距站立　两足前后站成一条直线，前一足的足跟紧贴后一足的足尖。

正常参考值为"站立时间均应大于10秒"，小于10秒者有跌倒的风险，应做进一步平衡、步态和跌倒风险评估。

（二）功能性的前伸测试

受试者双足分开站立与肩同宽，手臂前伸，肩前屈90°，在足不移动的情况下测量受试者前伸的最大距离。前伸距离<17.78cm（7英寸）提示跌倒风险高。

（三）5次起坐试验

要求受试者双手交叉放置胸前，从椅子（座高46cm）上站立并坐下5次，尽可能快且不用手臂支撑。本试验可反映患者的下肢肌力与关节的活动能力。

正常参考值<10秒，如≥10秒，发生跌倒的可能性较大，应做进一步跌倒风险的评估。

### （四）Berg平衡量表

Berg平衡量表（Berg balance scale，BBS）是平衡功能评估的金标准。该量表要求受试者做出由坐到站、独立站立、独立坐下、由站到坐、床椅转移、双足并拢站立、闭眼站立、上臂前伸、弯腰拾物、转身向后看、转身1周、双足前后站立、双足交替踏台阶、单腿站立14个项目，每个项目根据完成情况评定为0～4分，满分为56分。得分越低表明平衡功能越差，跌倒的可能性也越大。

### （五）计时起立-行走测试

计时起立-行走测试（time up and go test，TUGT）主要用于评估老年人的移动能力和平衡能力。让患者坐在有硬靠背的椅子上，保持其双臂弯曲不用力。让患者从椅子上站起向前走3m、转身并回到椅子所在处、转身、然后坐回到椅子上。可使用辅助工具，但不能搀扶，可综合评估患者的下肢肌力、平衡以及步态。

### （六）Tinetti量表

Tinetti量表是国际上广泛使用、信效度更高、可更好评定受试者平衡功能的量表，该量表包括平衡与步态两部分。

评估前准备：①评估环境干净、明亮，行走的路面防滑平整；②一把结实无扶手的椅子；③测评表、笔、秒表、步态带等工具；④提前告知患者穿舒适的鞋子和轻便的衣服，测评前要先将整个流程告知患者，测试时尽可能紧跟患者，以便提供必需的支持。

评估注意事项：①始终站在患者的身边，准备好随时帮助患者稳定身体，防止跌倒，一旦患者跌倒，应及时扶住他并帮助他坐在椅子上；②根据患者的情况适当使用步态带；③每个项目测评过程中尽量不使用步行辅助器。

## 三、老年跌倒风险评估

跌倒已经成为我国65岁及以上老年人因伤致死的首位原因。因受伤到医疗机构就诊的老年人中，一半以上是因为跌倒。老年人跌倒是可以预防的，跌倒干预的前提是对老年人跌倒风险的评估，根据评估结果采取相应的干预措施。常用的跌倒风险评估量表如下：

### （一）Morse跌倒风险评估量表

该量表包括近3个月有无跌倒史、超过一个医学诊断、接受药物治疗、使用助行器具、步态和认知状态6个条目的评分，总分125分。得分越高，表明受试老年人发生跌倒的风险越高。跌倒风险评定标准：<25分为低度风险，25～45分为中度风险，>45分为高度风险。评估过程简单，完成该量表耗时2～3分钟，应用广泛。

评估注意事项：①询问跌倒史时，患者不愿叙述，合并认知功能障碍下降、精神障碍者，应询问与患者长期一起生活的家属或照护者；②询问现病史和既往史时，可按照老年常见系统疾病询问，或通过查阅患者病案，了解疾病和服药史；③行走辅具的使用，可通过观察和询问结合的方式了解。

### （二）老年人跌倒风险评估工具

老年人跌倒风险评估工具（fall risk assessment tool，FRA）包括对运动、跌倒史、精神不稳定状态、自控能力、感觉障碍、睡眠状况、用药史和相关病史8个方面35个条目的评估，每个条目得分为0～3分，总分53分。分数越高，表示跌倒的风险越大。结果评定标准：1～2分为低危，3～9分为中危，10分及以上为高危。完成该量表耗时10～15分钟。

## 四、衰弱评估

目前被广泛接受的衰弱（frailty）是指"一种多因多果的医疗综合征，其特点是力量、耐受性减弱，生理功能下降，个体易损性增加，逐渐发展为依赖性增加和/或死亡"，该定义由2013年Morley JE等学者提出。

1. 衰弱的基本特征　在近期的综述文献中，有专家指出衰弱不是一个综合征，而是老年人很难维持机体稳态的一种易损状态；将衰弱看成一种多维储备功能衰退积累的危险状态，能够用数量衡量。衰弱老年人存在多种功能异常，功能异常越多，他们衰弱的可能性就越大，不良结局的危险性也越大。根据这个定义，衰弱是由多个系统功能衰退引起，这使机体对来自外界或内部的（如代谢、呼吸、炎症）（包括基因诱导）的损伤修复能力减弱。衰弱、多病共存和失能常在老年人群中共存并相互作用。多病共存可促进衰弱进展，衰弱也可影响多病共存，衰弱和多病共存均可导致失能，同时失能又可进一步加重衰弱和多病共存。研究发现，老年人一旦出现失能和多病共存，则很难预防或逆转衰弱。因此，衰弱的早期识别和干预对预防老年人衰弱、失能和改善多病共存状态有重要意义。

2. 衰弱主流的理论模型　衰弱并不是全或无的关系，衰弱的等级是有差别的。目前有两种主流的理论模型量化衰弱，即衰弱表型理论和累积健康缺陷理论，分别产生了衰弱表型（frailty phenotype，FP）和衰弱指数（frailty index，FI）这两种主要评估工具。

（1）衰弱表型：根据5种明确的指标进行评估：非意愿的体重减轻、疲惫、行走速度减慢、肌无力和久坐行为。表型分为三个连续时期，即健康（无上述指标）、衰弱前期（1～2项指标）和衰弱期（存在3个或以上指标）。衰弱表型主要通过探索老年人身体情况来获取不良结局的总体风险。从症状和体征上看，创建了临床前期危险性的评价体系，主要目的是筛选需要CGA的个体。

（2）衰弱指数：是用一种数学的方法来检测增龄的功能衰退累积，是个体所经历的功能衰退（如体征、症状、疾病、失能）的数量和所知晓的功能衰退总数的比值（如：某人有20种功能衰退，除功能衰退总数40，衰弱指数为20/40=0.5）。衰弱指数是连续的（范围从0到1），评分越高，越有可能发展为不良健康结局。目前变量的数量无统一标准，实际应用中通常为30～70个。随着电子健康档案在高收入国家初级保健机构中的广泛应用，由电子健康档案等自动生成的电子衰弱指数（EFI）可用来识别衰弱患者。

国际老年营养学会提出FRAIL量表包括5项：①疲劳感；②耐力减退，上一层楼梯即感困难；③自由活动度下降，不能行走1个街区；④多病共存，≥5个；⑤体重下降，1年内体重下降>5.0%。这种评估方法较为简易，可能更适合进行快速临床评估。

## 五、肌少症评估

肌少症的定义为一种增龄相关的肌肉量减少、肌肉力量下降和/或躯体功能减退的老年综合征。肌少症会引起机体功能障碍，增加老年人跌倒、失能和死亡风险。

《中国老年人肌少症诊疗专家共识（2021）》推荐社区医疗机构对60岁及以上的社区老年人使用"筛查—评估—诊断—干预"的肌少症诊疗流程。对小腿围减小（男性<34cm、女性<33cm）的老年人群进行肌肉力量、躯体功能及肌肉量的进一步评估。评估肌肉力量最常用的指标为上肢握力；膝关节屈伸力量是评估下肢肌肉力量最精确的方法，5次起坐试验可作为下肢肌肉力量评估简便的替代方法。步速是评估躯体功能最简便的方式，而简易体能状况量表（SPPB）、计时起立-行走测试（TUGT）更全面综合评估躯体功能。四肢骨骼肌肉量是测量肌肉量的关键指标，双能X射线吸收法（DXA）是测量的金标准，生物电阻抗分析（BIA）简单便捷，更适用于社区和医院广泛筛查和诊断。若四肢骨骼肌肉量（ASM）减少（BIA：男性<7.0kg/m$^2$，女性<5.7kg/m$^2$；DXA：男性ASM<7.0kg/m$^2$，女性ASM<5.4kg/m$^2$），同时肌肉力量降低（最大握力：男性<28kg，女性<18kg），或躯体功能下降（5次起坐试验时间≥12秒，6m步速<1.0m/s），即可诊断为肌少症。

## 六、视力与听力障碍评估

视力障碍评估：可使用斯内伦（Snellen）视力表，也可用简便筛检方法检查，要求受试者阅读床边的报纸标题和文字，进行简单的初评；建议询问视力障碍病史，评估双眼视力障碍情况，询问有无配镜史；在CGA中只是初筛有无视力障碍，评估是否会增加跌倒等老年综合征发生的风险；需要明确引起视力障碍的疾病时，可进一步专科诊治。

听力障碍评估：检查前排除耳垢阻塞或中耳炎；用听力简易评估法；建议询问听力障碍病史，评估双耳听力障碍情况，询问有无佩戴助听器；需要明确引起听力障碍的病因时，可进一步专科诊治。

## 七、口腔问题与吞咽功能评估

口腔问题评估：检查患者牙齿脱落、义齿的情况；检查缺牙情况，评估义齿佩戴的舒适性；评估是否影响进食；口腔问题评估重点在于是否影响进食、情绪、营养摄入等；若需要明确口腔疾病状况，建议口腔科进一步诊治。

吞咽功能评估：对于卒中患者，吞咽功能评估非常重要，常用的评估方法有洼田饮水试验、医疗床旁吞咽评估量表等。

# 第二节　老年人精神心理评估

老年人精神心理评估包括认知功能、情绪情感、精神行为等方面的评估。

## 一、认知功能评估

老年人认知障碍包括轻度认知功能损害（mild cognitive impairment，MCI）和痴呆。认知功能评估是老年人精神心理评估的重点，诸多因素均可影响评估结果，如痴呆、谵妄、合作不佳、受教育水平低、抑郁、语言障碍和精神不集中等。目前国内外应用最广泛的认知筛查量表为简易精神状态检查（mini-mental state examination，MMSE）、简易智力状态评估量表（Mini-Cog）和蒙特尔认知评估表（MoCA）。

1. MMSE　MMSE广泛用于痴呆的筛查，其缺点是缺少执行功能的检查项目，缺少情景和语义记忆或视空间的任务，且易受年龄、种族及教育的影响，缺乏执行功能和视空间功能的评估。评判标准：文盲组（未受学校教育）≤17分为失智；小学组（教育年限≤6年）≤20分为失智；中学或以上组（教育年限>6年）≤24分为失智。

2. Mini-Cog　评判标准：2～3分，无失智；1分，可疑失智；0分，失智。

3. MoCA　包括注意与集中、执行功能、记忆、语言、视结构技能、抽象思维、计算和定向力8个认知领域的11个检查项目，总分30分，≥26分正常。MoCA可以弥补MMSE的缺陷，广泛用于筛查轻度认知功能损害和轻度阿尔茨海默病。评分异常的患者到神经内科或痴呆门诊进行专科诊治。

4. 评估时注意事项　①检测环境应安静、通风、舒适、光线良好。②室内通常只有主试和受试两人，即使在床边也要注意避免旁人和家属的干扰。③面对受试者，主试人员应态度和蔼、语气温和，以消除患者的不合作情绪。④严格按照各套量表的手册执行检测，使用统一的指导语，有时间限制的要严格执行，按照规定提供一定范围的帮助；同时，主试者使用的语言应能让受试者充分理解；避免超过指导语和规定内容的暗示，也不要敷衍了事，减少应该告知受试者的信息。⑤整个评估过程不限时，可计时。⑥言语障碍、情绪激动欠合作、视觉听力严重受损、手不灵活者，不适宜进行该评估。

## 二、情绪情感评估

1. 抑郁评估　老年人常因伴随慢性疼痛、合并多种慢性内科疾病（如糖尿病、心血管疾病、胃肠疾病）、存在各种难以解释的躯体症状，或近期合并明显的心理社会应激事件，临床上合并抑郁症。在老年患者中抑郁症高发，抑郁症严重者有自残或自杀倾向，需要引起足够重视。

量表评估在筛查或评估老年抑郁症状的严重程度方面发挥重要作用。老年抑郁的初筛（尤其是在门诊或社区就诊的患者）可用简化的老年抑郁量表（GDS）-5，如果评分≥2分，则可做进一步临床评估，必要时到专科进一步诊治。老年抑郁量表（GDS）-15是专为老年人设计的抑郁自评筛查表，评分≥8分为有抑郁问题，评分越高表明抑郁程度越高，可在社区卫生服务中心或养老机构应用。

2. 焦虑评估　焦虑症状可以是某些躯体疾病的临床表现，也可以是由于精神心理因素、社会因素或环境因素导致的一种情感障碍，是老年人中最常见的情感障碍之一。焦虑自评量表（SAS）可用于评估有焦虑症状的成年人，目前尚无专用于筛查老年焦虑的自评量表。量表评估时，可用口述或书面回答两种方式；严重痴呆或失语患者不适宜本量表。

### 三、精神行为评估

谵妄是一种急性或亚急性、波动性神经精神综合征，其特征是存在意识水平异常，以及伴有认知障碍的注意力障碍；还包括思维、行为、情绪和知觉等方面的症状，如幻觉、妄想、情绪不稳定、思维紊乱、运动性迟滞或激越。谵妄的某些原因是致命的，医护人员应把谵妄视为危重情况对待。美国精神病协会建议老年人谵妄的评估采用意识障碍评估法，该方法简洁、有效，诊断的敏感度和特异度均较高。

失智老人常存在攻击行为，可以用攻击行为简易评估法评估，如可疑有问题者，应转诊至精神科。

# 第三节　老年人社会经济及环境评估

社会经济评估是指对老年人的社会支持、自给能力（即经济状况）、交流沟通能力、人物定向力、社会参与能力以及老年虐待等方面进行的评估。对于虚弱的老年人，尤其是依赖性强的老年人，应该给予尽可能详细的评估，因为他们可能会受歧视或受虐待。

环境评估包括对老年人居住环境（即躯体所处环境，如楼梯、噪声、走廊、窗户、门宽、地板、桌椅等）、社会环境（如人际互动、隐私、社会隔绝、拥挤、交通、购物等）、精神环境（即心理所处的环境，如喜好、记忆、反应、图形、敏感刺激物）和文化环境（如传统、价值标准、图腾象征）等的评估。

### 一、社会经济评估

目前国内应用最广泛的、更适应我国人群的评估社会支持的量表为社会支持评定量表（social support rating scale，SSRS），其适合神志清楚且认知良好的老年人。该量表有3个维度共10个条目：包括客观支持（即患者所接受到的实际支持）、主观支持（即患者所能体验到的情感上的支持）和对支持的利用度（支持利用度是反映个体对各种社会支持的主动利用，包括倾诉方式、求助方式和参加活动的情况）3个分量表，总得分和各分量表得分越高，表明社会支持程度越好。

老年人经济状况的评估多采用问答的形式进行，评估的内容主要包括对其个人收入情况、家庭负担、子女赡养、医疗保险、养老保险和长期照护保险等方面的评估，亦可用简易量表评估。交流沟通能力、人物定向力、社会参与能力均可用简易量表评估。

由于年龄的增长，老年人逐渐从单位或家庭中的主导地位变成次要地位，且身体逐渐衰弱、依赖性逐渐增强，受歧视、受虐待或被遗弃的现象逐渐增多，应对老年人进行老年歧视或老年虐待的评估，及时发现并解决问题。

## 二、环境评估

在CGA服务中应重点进行老年居家环境评估，即对老年人生活环境、居住条件等安全性进行评估，这在筛查老年跌倒风险等方面具有重要意义。居家环境只针对接受居家护理的低危老年患者，评估重点在于预防而不是康复。环境危险因素评估内容包括但不限于（可用居家安全简易评估量表评估）：

①照明：照明不充足，跌倒风险增加；②路面、地面：路面、地面不平整、不干燥、不防滑，跌倒风险增加；③通道障碍物：老年人活动通道有障碍物，跌倒风险增加；④楼梯、台阶：楼梯、台阶增加老年人跌倒风险，楼梯和台阶不平整、不干燥，跌倒风险增加；⑤门槛：门槛增加老年人跌倒风险；⑥扶手、栏杆：扶手、栏杆缺失，跌倒风险增加；⑦家具（如桌椅、沙发、衣柜、床等）摆放：家具摆放在老年人行走必经通道，增加跌倒风险；⑧常用物品放置：常用物品未放置到老年人方便取用的位置，增加跌倒风险；⑨浴室防滑垫、扶手：浴室缺少防滑设施、扶手，跌倒风险增加；⑩卫生间地面、扶手：卫生间地面不防滑、不干燥，增加跌倒风险，卫生间缺少扶手增加跌倒风险。

---

**全科医生在老年综合评估中的关注点**

全面的疾病评估和管理是CGA的重要内容。与传统的内科诊治过程不同，CGA除了评估高血压、糖尿病、冠心病等老年慢性病的程度，更注重老年综合征的筛查（如记忆障碍、视力和听力下降、牙齿脱落、营养不良、骨质疏松与跌倒骨折、疼痛和尿便失禁等），这些问题常被误解为"正常衰老现象"未得到应有的处理。在传统的医疗模式中，老年患者常辗转多个专科就诊，普遍存在的问题是"该用的药未用，该停的药未停"，形成"处方瀑布"，引起药物副作用。全科医生需重视应用CGA筛查出有老年综合征及老年照护问题的患者，综合评估，积极干预及诊治。

---

## 拓展内容

老年综合征（geriatric syndrome, GS）是指由于年龄增加，功能衰退，各种损伤效应累积影响机体多个系统，表现出对外界刺激应激性差、脆弱性明显，进而出现一系列临床症状的症候群。常见的老年综合征有衰弱、跌倒、步态异常、痴呆、尿失禁、晕厥、谵妄、抑郁、疼痛、失眠、帕金森综合征和多重用药等。常见的老年照护问题有压力性损伤、便秘、深静脉血栓、肺栓塞、吸入性肺炎、营养不良、物质滥用、肢体残疾和终末期生活质量差等。

在社区与养老机构推广应用简易CGA初筛普查，能更快速准确地发现老年综合征，识别功能受损或易患人群并及时采取干预，以达到早发现、早预防、早干预、早恢复的目的。CGA可有效解决老年患者的多病共存、多重用药、治疗不连续、过度医疗等难题，有助于多病共存管理。通过对老年患者进行全方位多系统疾病的综合评估，可充分考虑多病共存间的相互影响，制定综合治疗方案，并进行用药指导、护理指导、营养干预、行为干预等措施，预测风险及治疗效果，指导临床专科决策。目前CGA在临床工作中的应用缺乏标准化路径，无论是针对老年群体还是某种老年病，尚无统一的标准或通用量表，未来应制定统一标准、通用量表，促进分级诊疗与连续性健康管理，推进建设新型老年医疗服务体系。

【思考题】

请结合一例实际病例，通过细致的老年综合评估，总结临床问题，并发现可干预的老年问题，结合躯体、功能、认知、精神、社会环境方面因素，制定全面、可行的干预方案。

（朱文华）

# 第四章　老年人营养与代谢

| 重要知识点 | 1. 老年人的宏量营养素需求 |
| --- | --- |
| | 2. 老年人的微量营养素需求 |
| | 3. 营养与老年慢性病 |

## 第一节　老年人的营养需求

营养素是指人类为了维持正常生长发育、防病、保健所需的外源性物质，主要由碳水化合物、蛋白质、脂肪、矿物质、维生素及水六大类组成。根据人体对各种营养素的需要或体内含量的多少，又可分为宏量营养素和微量营养素。蛋白质、脂肪和碳水化合物的摄入量较大，所以称为宏量营养素；维生素和矿物质的需要量相对较小，称为微量营养素。食物中碳水化合物、脂肪和蛋白质在体内代谢可产生能量，满足人体的需要，故称三大能量营养素。老年人是个特殊的年龄群体，因衰老会影响营养素的吸收、利用、排泄，导致其对营养素及能量的需求与其他年龄群体有所不同。

### 一、能量

老年人因基础代谢降低、体力活动减少、脂肪组织增加，且能量平衡调节能力低于青年人，故对能量的需要及消耗均比青年人低。适宜的能量摄入是老年人饮食的特点。在临床应用中，应根据老年人的个体体重情况，结合生理状态、日常生活进行相应调整，将BMI维持在20～26.9kg/m²。如果BMI超出范围，应当在饮食和身体活动方面进行适度调整，使体重逐渐达到正常范围。《老年人营养不良防控干预中国专家共识（2022）》指出，一般老年人每日能量摄入量推荐为20～30kcal/kg，营养不良、低体重、应激状态的老年患者可提高至30～40kcal/kg。《中国居民膳食营养素参考摄入量（2022版）》推荐50岁以上各年龄段能量需要量见表4-1-1。

表4-1-1　中国居民膳食能量需要量　　　单位：MJ/d（kcal/d）

| 人群 | 能量 | | | | | |
|------|------|------|------|------|------|------|
| | 轻体力活动 | | 中体力活动 | | 重体力活动 | |
| | 男 | 女 | 男 | 女 | 男 | 女 |
| 50～64岁 | 8.79<br>（2 100） | 7.32<br>（1 750） | 10.25<br>（2 450） | 8.58<br>（2 050） | 11.72<br>（2 800） | 9.83<br>（2 350） |
| 65～79岁 | 8.58<br>（2 050） | 7.11<br>（1 700） | 9.83<br>（2 350） | 8.16<br>（1 950） | — | — |
| 80岁及以上 | 7.95<br>（1 900） | 6.28<br>（1 500） | 9.20<br>（2 200） | 7.32<br>（1 750） | — | |

注："—"表示未制定参考值。

## 二、宏量营养素

### （一）蛋白质

由于老年人蛋白质的代谢大于合成，且胃蛋白酶及胃酸分泌减少，对蛋白质的消化吸收能力减弱，降低了蛋白质的利用率。根据我国膳食结构模式，《中国居民膳食营养素参考摄入量（2022版）》推荐，65岁及以上老年人蛋白质摄入量为每日1.0～1.2g/kg，日常进行抗阻训练的老年人蛋白质摄入量为每日≥1.2～1.5g/kg。蛋白质提供的能量占总能量的10%～15%，且优质蛋白质（主要是动物蛋白及豆类蛋白）的摄入量不少于50%。但过多的蛋白质会加重肝肾负担，故有肝肾功能不全的老年人，应注意控制蛋白质的摄入量，选择生物利用率高的优质蛋白。

### （二）脂肪

老年人胆汁酸分泌减少，酯酶活性降低，对脂肪的消化功能下降，因此脂肪的摄入不宜过多。但脂肪摄入过少影响脂溶性维生素的吸收及饮食平衡分配。另外，应选择含胆固醇少富含多不饱和脂肪酸的食物。《中国居民膳食指南（2022）》推荐，推荐65岁及以上老年人膳食脂肪适宜摄入量占总能量的20%～30%，同时应控制饱和脂肪酸的摄入量，饱和脂肪酸供能比<10%。

### （三）碳水化合物

老年人由于体力活动减少，消耗能量不多，且胰腺分泌胰岛素减少，对糖类代谢率降低，对血糖的调节作用减弱，故不宜食用含蔗糖高的食物。另外，随年龄的增长，胃肠黏膜细胞数目减少，消化功能减弱，且肠道肌肉的紧张性降低，故老年人应注意摄入足够的膳食纤维防止便秘。《中国居民膳食指南（2022）》推荐65岁及以上老年人碳水化合物应占膳食总能量的50%～65%，并应将纯糖限制在糖类总量的10%以内，膳食纤维摄入量为25～30g/d。

## 三、微量营养素

### （一）矿物质

#### 1. 常量元素

（1）钙：因消化功能减退、户外运动活动减少，老年人对钙的吸收能力下降。老年人膳食钙摄入量不足致钙的负平衡，体力活动减少钙在骨骼沉积，骨质疏松较多见。另外，老年女性因雌激素水平下降，骨代谢呈负平衡状态，骨质疏松在老年女性中更为突出。因此，老年人需相应增加钙摄入量。《中国居民膳食指南（2022）》推荐60岁及以上老年人膳食钙的推荐摄入量（RNI）为1 000mg/d，可耐受最高摄入量（UL）为2 000mg/d。

（2）钠：钠是细胞外液中主要的阳离子，构成细胞外液渗透压，调节细胞外液和血浆容量。在维持体内酸碱平衡、血压正常及增强神经肌肉功能等方面起着重要作用。但摄入过多钠可引起高血压或加重肾脏功能负担，故老年人钠的摄入量不宜过多。在膳食中，钠的来源主要为食盐、酱油、盐渍或腌制肉或烟熏食品、酱咸菜及咸味零食等。《中国居民膳食指南（2022）》推荐老年人钠的参考摄入量如下：50～64岁，适宜摄入量（AI）为1 400mg/d，预防慢性病的建议摄入量（PI-NCD）1 900mg/d；65～79岁，AI为1 400mg/d，PI-NCD为1 800mg/d；80岁以上，AI为1 300mg/d，PI-NCD为1 700mg/d。

（3）钾：钾为细胞内液重要的阳离子，钾和钠共同参与维持体液平衡、渗透压平衡和酸碱平衡。另外，钾具有神经肌肉调节及促进细胞增殖的作用。在摄入高钠而导致高血压时，钾具有降血压作用。膳食中，钾的主要来源是肉类、蔬菜、水果。《中国居民膳食指南（2022）》推荐，60岁及以上老年人膳食钾AI为2 000mg/d，PI-NCD为3 600mg/d。

（4）磷：成年人磷大约80%存在于骨骼中，其余在软组织、细胞内。另外，磷也是核酸、蛋白质、磷酸和辅酶的重要组成成分，参与重要的代谢过程。由于磷广泛存在于动植物食物中，一般不因膳食摄入不足而缺乏。《中国居民膳食指南（2022）》推荐，老年人磷的参考摄入量：50～64岁，RNI为720mg/d，UL为3 500mg/d；65～79岁，RNI为700mg/d，UL为3 000mg/d；80岁以上，RNI为670mg/d，UL为3 000mg/d。

（5）镁：镁是继钾之后的在人体细胞内第二丰富的阳离子。镁有60%～65%存在于骨骼、牙齿中，27%存在于肌肉、肝、心、胰等软组织中。镁的主要功能是在ATP依赖性酶的反应中稳定ATP的结构，是许多酶的辅助因子。同时，镁还具有促进骨骼生长、调节神经肌肉兴奋性及促进胃肠道功能的作用，并对激素具有调节作用。在膳食中，镁主要来源种子、坚果、豆类、碾磨的谷物，以及深绿色蔬菜。《中国居民膳食指南（2022）》推荐：50～64岁、65～79岁、80岁以上老年人，镁的RNI分别为330mg/d、320mg/d、310mg/d。

#### 2. 必需微量元素

（1）铁：铁是血红蛋白和肌红蛋白的成分，并且在氧的转移中起重要作用。因食欲下降，蛋白质合成减少，维生素$B_{12}$、维生素$B_6$及叶酸缺乏等原因，老年人对铁的吸收利用能力下降，造血功能减退，易出现缺铁性贫血。为保证铁的摄入量，在食物选择上，尽量选择富含铁且利用率高的食物，如各种动物血、内脏（尤其是肝脏）、红色瘦肉等。同时，为促进铁的吸收，应多摄食富含维生素C的蔬菜和水果。《中国居民膳食指南（2022）》推荐：60岁及以上老年人膳食铁的RNI为12mg/d，UL为42mg/d。

（2）锌：锌是体内许多金属酶的组成成分或激活剂。老年人缺锌主要影响中枢神经系统活动和免疫功能，可有认知行为改变、食欲减退、皮肤改变及免疫功能障碍等。锌的来源较广泛，贝壳类海产品、红色肉类和动物内脏是锌的极好来源，大豆制品也富含锌。总之，锌的摄入与蛋白质摄入相关。《中国居民膳食指南（2022）》推荐：60岁及以上老年人膳食锌的RNI为男性12.5mg/d、女性7.5mg/d，UL均为40mg/d。

（3）碘：碘是甲状腺合成$T_4$和相关化合物的组分之一。膳食中碘的主要来源是海产品，如海带、紫菜、淡菜、海参、干贝、蛤干、海蜇等。《中国居民膳食指南（2022）》推荐：60岁及以上老年人膳食碘的RNI为120μg/d，UL为600μg/d。

（4）硒：硒参与人体脂肪代谢，与维生素E协同，起抗氧化剂作用。老年人硒营养状况直接影响机体健康。膳食中硒的主要来源是海产品和动物内脏，如鱼子酱、海参、牡蛎、蛤蛎和猪肾等。《中国居民膳食指南（2022）》推荐：60岁及以上老年人硒膳食RNI为60μg/d，UL为400μg/d。

### （二）维生素

维生素（vitamins）是维持机体正常生理功能及细胞内特异代谢反应所必需的一类微量低分子有机化合物。但大多数维生素不能在体内合成和在组织内储存，必须由每日膳食提供。老年人由于进食量减少，容易出现维生素摄入不足，同时，有许多老年病又常导致继发性维生素缺乏。因此，老年人应摄入充足的维生素。维生素分为脂溶性维生素及水溶性维生素。

#### 1. 脂溶性维生素

（1）维生素A：维生素A有促进细胞分化，维持皮肤黏膜层完整，维持正常视觉、维护免疫功能、抗癌等作用。因老年人的生理功能降低，进食量减少，对食物的消化吸收及利用能力减弱，但考虑老年人肝脏对维生素A的廓清能力降低，故不建议过量摄入，避免体内蓄积中毒。膳食中维生素A主要来源于各种动物肝脏、鱼卵、奶油、蛋黄等，胡萝卜素主要来源于有色蔬菜和一些水果中，如胡萝卜、红心甜薯、菠菜、韭菜、苋菜、芒果、杏与柿子等。《中国居民膳食指南（2022）》推荐：60岁及以上老年人维生素A的RNI男性800pg/d、女性为700pg/d；UL为3 000μg/d。

（2）维生素D：维生素D是正常钙磷代谢的重要调节因子，利于钙的吸收及骨质钙化。老年人因户外活动减少，通过阳光将皮肤内7-脱氢胆固醇合成体内维生素D的量降低，且肝肾功能减退，影响1，25-（OH）$_2$-$D_3$活性形式的合成减少，外加胃肠吸收欠佳，老年人易出现维生素D缺乏。因此，应当增加老年人的维生素D摄入量。膳食中维生素D

的主要来源是鱼肝油、奶油、鸡肝、鸡蛋等。同时，可鼓励老年人多参加户外活动，通过皮肤接触阳光来获取维生素D。《中国居民膳食指南（2022）》推荐：50～64岁、65岁及以上老年人维生素D的RNI值分别为10μg/d、15μg/d，UL均为50pg/d。

（3）维生素E：维生素E具有抗氧化作用，可防止脂质过氧化物质的产生、降低低密度脂蛋白胆固醇含量、抗动脉粥样硬化，对延缓衰老、预防心脑血管疾病和癌症有益。膳食中维生素E的主要来源是植物油、麦胚、硬果、种子类、豆类及其他谷类。《中国居民膳食指南（2022）》推荐：60岁及以上老年人的维生素E的AI为14mg/d，UL为700mg/d。

2. 水溶性维生素

（1）维生素$B_1$（硫胺素）：维生素$B_1$的主要功能是作为辅酶参与细胞中糖类的中间代谢，对维持神经系统传导功能和心脏功能起着重要作用。膳食中富含维生素$B_1$的食物较多，一是谷类的谷皮和胚芽、豆类、坚果和干酵母，糙米和带麸皮的面粉比精白米面中含量高；二是动物内脏（肝、肾）、瘦肉和蛋黄。《中国居民膳食指南（2022）》推荐：60岁及以上老年人维生素$B_1$的RNI男性1.4mg/d，女性1.2mg/d。

（2）维生素$B_2$（核黄素）：维生素$B_2$的主要功能是参与体内生物氧化与能量合成，并参与蛋白质、脂肪与糖类的代谢，还作为辅酶参与体内的抗氧化防御系统，以及参与药物代谢，提高机体对环境应激的适应能力。维生素$B_2$来源广泛，动物性食物（肝、肾、心）、蛋黄、乳类尤为丰富。植物性食物中则以绿叶蔬菜（如菠菜、韭菜、油菜）及豆类含量较多，而粮谷类含量较低，尤其是精磨过的粮谷类。《中国居民膳食指南（2022）》推荐：60岁及以上老年人维生素$B_2$的RNI男性为1.4mg/d，女性为1.2mg/d。由于目前尚无维生素$B_2$毒性的报道，故维生素$B_2$的UL还无法确定。

（3）维生素$B_6$：维生素$B_6$为氨基酸转移酶和氨基酸脱羧酶的组成成分，参与神经、氨基酸及脂质代谢。因细胞的代谢变化，老年人维生素$B_6$需要量高于年轻人。另外，维生素$B_6$来源广泛，其中动物来源的维生素$B_6$具有较高的生物利用率。《中国居民膳食指南（2022）》推荐：60岁及以上老年人维生素$B_6$的RNI为1.6mg/d，UL为60mg/d。

（4）维生素$B_{12}$：维生素$B_{12}$是重要的造血原料之一，同时，在体内以辅酶的形式参与生化反应。老年人中有10%～30%对食物维生素$B_{12}$吸收不良，可通过强化食品或维生素$B_{12}$的营养素补充剂给予。维生素$B_{12}$主要来源于动物性食品，如肉类、动物内脏、鱼、禽及蛋类，乳及乳制品含量较少。植物性食品基本不含维生素$B_{12}$。《中国居民膳食指南（2022）》推荐：60岁及以上老年人维生素$B_{12}$ RNI均为2.4pg/d。

（5）维生素C：维生素C可促使胆固醇排出体外，防止老年血管硬化，增强机体免疫力，故老年人膳食中应供给充足的维生素C。维生素C主要来源于新鲜的蔬菜和水果，植物种子基本不含维生素C。《中国居民膳食指南（2022）》推荐：60岁及以上老年人膳食维生素C的RNI为100mg/d，PI-NCD为200mg/d，UL为2 000mg/d。

# 第二节　老年人膳食指导及营养策略

## 一、中国老年人膳食指导要点

1. 食物多样，谷类为主，粗细搭配

（1）食物多样指每日要吃到5大类食物（谷类及薯类，动物性食物，豆类和坚果，蔬菜、水果和菌藻类，纯能量食物）中的多种食物，不偏食、不挑食。

（2）建议老年人每日最好能吃谷薯类及杂豆200～350g，其中粗粮50～100g。

2. 多吃蔬菜水果和薯类

（1）每日吃蔬菜300～500g，最好深色蔬菜约占一半；水果200～400g；肥胖老人一天可吃蔬菜水果1kg左右。

（2）保证每餐有1～2种蔬菜，每日吃2～3种水果，注意蔬菜、水果不能互相替代。

3. 每日吃奶类、大豆或其制品

（1）提倡每人每日喝鲜牛奶300g及其相当量的奶制品，多用大豆或豆制品，每日吃大豆或坚果30～50g。

（2）建议老年人牛奶、豆浆都喝。对于患有心脑血管疾病的老年人或围绝经期妇女，建议多用豆浆和低脂牛奶；而对于体质虚弱和血脂不高的老年人，建议多用奶及奶制品。

4. 常吃适量的鱼、禽、蛋和瘦肉

（1）中国营养学会推荐每日摄入鱼虾类50～75g，畜禽肉类50～75g，蛋类25～50g。

（2）肉类食物应分散到每餐中，不宜集中食用，与谷类、豆类食品一起发挥最佳的互补作用。

（3）不宜连续、大量食用动物内脏，建议每周食用1～2次，每次50g左右。

（4）要坚持每日一个鸡蛋，胆固醇轻微升高者可吃半个，注意定期检测血清胆固醇水平。

5. 减少烹调用油，吃清淡少盐膳食

（1）每日烹调油摄入量不要超过25g，植物油和动物油搭配吃为好。老年人，尤其是患有动脉粥样硬化、高血压、冠心病、糖尿病、肝炎者，宜吃植物油，少吃动物油，少吃油炸食物。

（2）建议食盐摄入量是每日5g，除烹调用食盐外，还包括酱油、咸菜、味精等高钠食品及含钠食品。

6. 食不过量，天天运动，保持健康体重

（1）"食不过量"意味着每餐少吃几口，吃七八分饱，不要吃到十分饱，更不要因偏食或吃剩食使自己吃得过分饱。

（2）老年人的健康体重标准与成人一样，即体重指数（BMI）为 $18.5\sim23.9kg/m^2$，宜维持在偏高的一侧（$21.0\sim23.9kg/m^2$）。

（3）建议老年人每日进行累计相当于步行 6 000 步以上的身体活动，最好达到 10 000 步。

7. 三餐分配要合理，零食要适当

（1）早餐要吃饱，午餐要吃好，晚餐要适量，不暴饮暴食，不经常在外就餐，尽可能与家人共同进餐，并营造轻松愉快的就餐氛围。

（2）适当吃点零食有益于老年人健康，选择营养价值高、对身体安全无刺激的零食，不宜饮用冷饮、碳酸饮料，不宜吃含盐分高的零食。

8. 每日足量饮水，合理选择饮料

（1）在温和气候条件下生活的轻体力活动的成人每日最少饮水 1 200ml（约 6 杯），在夏季和运动前后应适当多喝水。

（2）老年人适宜饮用白开水或淡茶水，晨起一杯白开水，要主动少量多次饮水，不要感到口渴时再喝水。

9. 如饮酒，应限量

（1）老年人应尽量不喝酒，如饮酒，应限量；尽可能饮用低度酒，提倡先吃菜后喝酒；不劝酒，服药期间不饮酒，尤其不饮烈性酒，更不能酗酒；严禁酒后驾车。

（2）建议成年男女一天饮酒量分别不超过 25g、15g 酒精量，这应是老年人饮酒的最高限量。

（3）患肝炎、肝硬化、食管炎、胃炎、胃溃疡、胰腺炎的患者要忌酒。

10. 吃新鲜卫生的食物

（1）要注意购买新鲜卫生的食品，烹调加工过程中，注意保持食物加工环境卫生、个人卫生，餐具及时消毒，生熟分开，避免食物交叉污染。

（2）流水反复冲洗是清除蔬菜水果上污物、微生物的基本方法，现做现吃、尽量不吃剩食。

11. 食物要粗细搭配、松软、易于消化吸收

（1）粗杂粮富含维生素 $B_1$、维生素 $B_2$、烟酸、泛酸、吡哆醇、膳食纤维、植物化学物（如木酚素、芦丁、类胡萝卜素）等，具有抗氧化、预防动脉硬化、降低心血管疾病风险性的作用。

（2）老年人的牙床萎缩，牙齿松动、脱落，食物咀嚼能力下降，故饮食宜松软、易消化吸收，不宜粗糙、生硬、块大、油腻。

（3）老年人吃饭时应细嚼慢咽，这样可将食物嚼细磨碎、有利于食物消化吸收，还可防止因食物吞咽过快误入气管，造成呛咳，也可使咀嚼肌经常得到锻炼。

## 二、营养与老年慢性病

### （一）营养与骨质疏松

骨质疏松是老年人骨折的常见原因。骨质疏松是多因素共同作用的结果，如遗传、

内分泌、生活方式及膳食营养等。在膳食营养中，与骨质疏松关系较为密切的有钙、磷、维生素D及蛋白质等，其中研究较多的是钙。

多数研究认为，老年人对钙的需要量大于年轻人。我国营养学会制定成人每日钙推荐摄入量为800mg，绝经后妇女和老年人每日钙推荐摄入量为1 000mg。而实际上我国老年人平均每日从饮食中获钙约400mg，而且有许多因素影响膳食钙的吸收，故每日应补充的元素钙量为500～600mg。因此，建议老年人多喝牛奶，多食用豆制品、虾皮等含钙量多的食品，以及其他经过钙强化的食品或饮料。但补钙量也不宜过大，以免造成结石。

除了钙以外，其他营养素也会影响骨健康，其中最为重要的是维生素D。维生素D有利于增加肠道钙吸收，并减少尿钙排出，同时又是骨骼更新和矿化所必需的营养素。老年人每日维生素D推荐摄入量为10μg，宜选用活性维生素D。

### （二）营养与心血管疾病

随年龄增加，肌肉组织萎缩，脂肪增加，血脂水平逐渐升高，同时机体对脂肪的合成、分解及排泄功能下降，导致中老年人的血管和组织中脂类堆积，容易引起动脉硬化、高血压、冠心病等心血管疾病。因此，老年人饮食上要减少碳水化合物和脂肪的摄入。大量流行病学资料显示：盐的摄入量与高血压的发生呈正相关，日均每增加1g，则收缩压增加2mmHg，舒张压升高1.7mmHg。《中国居民膳食指南（2022）》建议，成人每日摄入盐量控制在5g以下。老年人进食量减少，常用利尿药和通便药，因此易发生低钾血症。钾在神经冲动传递、骨骼收缩、正常血压的维持上均发挥重要作用，老年人饮食中应重视摄入钾含量较高食物。同时，老年人肾功能不全发生率高，应注意可能发生的高钾血症和低钾血症。膳食中钙不足可使血压升高，流行病学研究表明，每日摄钙<300mg者的平均血压比每日摄钙>800mg者高20～30mmHg。

### （三）营养与糖尿病

老年人胰岛素受体敏感性下降，导致胰岛素抵抗，糖耐量降低，易发生血糖上升和高脂血症，同时也易发生低血糖。应增加膳食纤维（如杂粮、薯类、蔬菜等）的摄入，这类食物既能增加机体对胰岛素的敏感性，又能降脂和防止便秘。铬是胰岛素的辅助因子，可控制血糖水平及降低血胆固醇、甘油三酯。老年人组织中铬含量随年龄增加而下降，因此其对铬的需要高于年轻人。铬的食物来源为肉类、动物肝脏、整粒谷物及豆类。

### （四）营养与慢性阻塞性肺疾病

不同的饮食模式与慢性阻塞性肺疾病（COPD）恶化风险存在一定关联，研究显示健康饮食模式与降低COPD恶化风险密切相关。COPD患者健康饮食模式需要保证充足的蛋白质摄入［1.5g/（kg·d）］、增加ω-3脂肪酸、膳食纤维、维生素和矿物质摄入，具体可从五类食物（蔬菜及豆类，水果，谷类食品，瘦肉和禽肉、鱼、蛋、坚果和豆制品，奶制品）中选择，并按适当的比例进食；同时，限制食用饱和脂肪酸、糖和钠含量高的食物（如深加工食品、外卖食品、红肉）；特别需要限制加工红肉的摄入，因为加工红肉含大量硝酸盐，会损伤肺组织，增加再入院的风险。由于受传统饮食习惯、地域文化、经济水平的影响，我国部分老年患者喜食腌制肉类，且奶类、豆制品、水果摄入普遍过低，不利于疾病预后。

### 三、老年人营养不良

#### （一）营养不良的定义与诊断标准

营养不良（malnutrition）是指营养物质摄入不足、过量或比例异常，与机体的营养需求不协调，从而对机体形态学和功能及临床结局造成不良影响的综合征，包括营养不足和营养过剩（本章主要讨论营养不足）。

2015年，欧洲临床营养与代谢协会（ESPEN）《营养不良诊断标准的专家共识》提出营养不良的诊断标准。经过营养筛查（NRS-2002、MNA-SF或MUST均可用）发现有营养不良风险的患者，满足下述2个条件中的1条，即可诊断为营养不良：①BMI<18.5kg/m$^2$。②非意愿性体重下降与平时体重相比，在任何时间内体重下降>10%；或在近3个月内体重下降>5%，且符合以下2项中1项：BMI<20kg/m$^2$（<70岁）或22kg/m$^2$（≥70岁）；去脂BMI<15kg/m$^2$（女性）、<17kg/m$^2$（男性）。

#### （二）营养不良的筛查与评估

1. 营养筛查　营养筛查（nutritional screening）是用于发现患者是否存在营养不良或营养不良风险，以决定进一步进行全面营养评估的过程。

（1）快速简易筛查：①是否有非意愿性体重下降？与平时体重相比，6个月内体重下降≥10%或3个月内体重下降≥5%；②与平时进食相比，经口摄食量是否减少？

询问以上两个问题，符合其中任意一条，就需要使用微型营养评定简表（mini-nutritional assessment short-form，MNA-SF）（表4-2-1）进行营养不良筛查，或使用营养风险筛查2002（nutrition risk screening 2002，NRS-2002）（表4-2-2）进行筛查。

表4-2-1　微型营养评定简表

| 项目 | 筛查内容 |
| --- | --- |
| A | 既往3个月内，是否因食欲下降、咀嚼或吞咽等问题导致食物摄入减少？<br>0分=严重的食欲减退；1分=中等程度食欲减退；2分=没有食欲减退 |
| B | 最近3个月内体重是否减轻？<br>0分=体重减轻超过3kg；1分=不知道；2分=体重减轻1～3kg，3分=无体重下降 |
| C | 活动情况如何？<br>0分=卧床或长期坐着；1分=能离床或椅子，但不能出门；2分=能独立外出 |
| D | 在过去3个月内是否受过心理创伤或罹患急性疾病？<br>0分=是；2分=否 |
| E | 有无神经心理问题？<br>0分=严重痴呆或抑郁；1分=轻度痴呆；2分=无心理问题 |

| 项目 | 筛查内容 |
|---|---|
| F1 | BMI是多少？<br>0分=小于19kg/m²；1分=19～21kg/m²；2分=21～23kg/m²；3分=大于或等于23kg/m² |
| F2 | 小腿围（cm）是多少？<br>0分=小腿围小于31.0cm；3分=小腿围≥31.0cm |
| 合计 | 筛查分值（14分） |

注：1. 由于老年患者的特殊性，常存在不易测得BMI的情况，如卧床或昏迷患者，可用小腿围代替。具体测量方法如下：卷起裤腿，露出左侧小腿，取仰卧位，左膝弯曲90°，测量最宽的部位，记录值须精确至0.1cm，重复测量3次，取平均值，误差应在0.5cm以内。

2. 结果判定：≥12分，无营养不良风险；8～11分，为营养不良风险；≤7分，为营养不良。

### 表4-2-2 营养风险筛查2002

| 项目 | 评分/分 |
|---|---|
| **疾病状态** | |
| 髋部骨折或慢性病有急性并发症者：肝硬化、慢性阻塞性肺疾病、长期血液透析、糖尿病、一般恶性肿瘤 | 1 |
| 腹部大手术、卒中、重症肺炎、血液恶性肿瘤 | 2 |
| 颅脑损伤、骨髓移植、APACHE评分>10分的ICU患者 | 3 |
| **营养状况（单选）** | |
| 正常营养状态 | 0 |
| 3个月内体重减轻>5%或最近1周进食量（与需要量相比）减少20%～50% | 1 |
| 2个月内体重减轻>5%或BMI 18.5～20.5kg/m²或最近1周进食量（与需要量相比）减少50%～75% | 2 |
| 1个月内体重减轻>5%（或3个月内减轻>15%）或BMI<18.5kg/m²（或血清白蛋白<35g/L）或最近1周进食量（与需要量相比）减少75%～100% | 3 |
| **年龄** | |
| ≥70岁加算1分 | 1 |
| 总分 | |

注：APACHE，急性生理与慢性健康状况评分；ICU，重症监护病房。结果判定及处理：评分≥3分，表明患者有营养风险，需要制定营养支持计划；评分<3分，需要每周对患者进行评估；如果患者将进行大手术，则需要考虑预防性的营养干预计划以避免相关的危险状态。

（2）营养筛查：微型营养评定（mini-nutritional assessment，MNA）共包括18个条目，前6个条目，即饮食改变、体重改变、应激、神经精神因素、运动能力及BMI（若不能获得BMI，可使用小腿围代替），可作为营养不良筛查，这是目前指南推荐且使用最广泛的针对老年人营养不良的筛查工具。

NRS-2002包括三个部分，即营养状态评分、疾病严重程度评分及年龄评分。评分≥3分提示有营养风险，有进一步制定营养支持计划或进行营养评定的指征。当营养状态评分单项≥3分时，不仅可直接确认营养风险，同时可直接诊断营养不良，需进行营养支持。总分<3分，需要每周对患者进行评估；如果患者将进行大手术，则需要考虑预防性的营养干预计划。

2. 营养评估 通过营养筛查发现存在营养不良或营养不良风险的患者，需要进行全面综合的营养评估。①膳食调查：了解患者饮食习惯、每日饮食摄入情况；②识别非生理性危险因素，评估疾病状态；③体格检查：除常规体格检查外，重点关注与营养缺乏的相关体征；④人体测量和人体成分分析：既可评价营养状态，也能对干预效果进行监测，人体测量包括身高、体重、BMI、上臂围、小腿围、皮褶厚度等，人体成分分析可采用生物电阻抗分析、双能X射线吸收法或MRI，包括瘦组织、脂肪组织、身体水分及其分布等指标；⑤实验室指标：包括血浆白蛋白、转铁蛋白、前白蛋白和视黄醇结合蛋白，当处于感染和炎症期时，建议同时检测C反应蛋白；⑥其他指标：如握力、躯体功能等，明确是否存在肌少症和衰弱。

住院患者经筛查和评估后确认无营养支持指征者，需定期（一般为1周）再评估。

3. 营养干预

（1）营养干预指征：存在以下情况之一者应进行营养支持。①预计3～5日不能经口进食或无法达到推荐目标量的60%以上；②6个月内体重丢失>10%或3个月内下降≥5%；③BMI<20kg/m$^2$（<70岁患者），或BMI<22kg/m$^2$（≥70岁老年患者）；④已确定存在营养不良的指征或表现。

（2）计算能量及营养素

1）能量：维持20～30kcal/（kg·d），应激状态30～40kcal/（kg·d），可根据其营养状态、体力活动量、疾病状态及耐受性进行个体化调整。总能量的20%～30%来自脂肪（同时限制饱和脂肪和反式脂肪酸的摄入量），45%～60%来自碳水化合物，15%～20%来自蛋白质。

2）蛋白质：健康老人推荐蛋白质摄入量为1.2g/（kg·d），根据其营养状态、体力活动量、疾病状态及耐受性进行个体化调整。患有慢性病、衰弱和进行透析的老人，蛋白质摄入量为1.5g/（kg·d），有严重疾患、损伤或营养不良的老人则建议蛋白质摄入量最多可达2.0g/（kg·d）。无证据表明对轻中度慢性肾脏病患者［eGFR>30ml/（min·1.73m$^2$）］需要限制蛋白质摄入量；重度慢性肾脏病患者非替代治疗期，摄入蛋白质的目标量在0.6～0.8g/（kg·d）。

3）膳食纤维：肠内营养者的膳食纤维摄入量为25～30g/d。

4）微量营养素：老年人患有胃肠道疾病时，往往伴随营养素生物利用度降低，如萎缩性胃炎伴随着维生素B$_{12}$、钙和铁的吸收障碍。在不明确是否有微量营养素缺乏的情况下，应按照健康成年人标准补充，疾病应激或创伤时需增加供给量。

（3）途径和方法：营养支持途径包括肠内营养、肠外营养以及肠内联合肠外营养支持。肠内营养包括口服营养补充和管饲。老年人首选的营养方式是肠内营养。

1）口服营养补充：可以在只靠进食不足以满足日常能量需求的时候作为补充，当患者进食量不足目标需要量的80%时推荐使用，应在两餐间使用，摄入量至少400kcal/d，蛋白至少30g/d。

2）管饲

①管饲适应证：有昏迷、吞咽困难经口摄入不能或不足；经口摄入<目标量的50%～60%。②管饲的选择：通常短期肠内营养可使用鼻胃管；当预计肠内营养时间超过4周或需长期置管进行营养支持，尤其需要入住长期照护机构，且预计寿命>3个月的老年患者推荐使用经皮内镜下胃/空肠造口术；严重胃食管反流、胃潴留或胃瘫者则考虑空肠喂养；接受了腹部外科手术需要进行肠内营养的老年患者，可在术中放置空肠造瘘管或鼻胃管。③注意事项：根据患者情况可选择分次注入（4～6次/d，每次250～400ml）、间歇重力滴注（每次输注30～60分钟）和连续滴注；对于连续滴注的速度，建议从10～20ml/h开始，根据肠道耐受情况逐渐增加。管饲时抬高患者头部30°～45°可以减少吸入性肺炎的发生率，输注结束后至少30分钟方可平卧。④并发症：患者不耐受鼻饲管、堵管、消化道不耐受（胃潴留、腹胀或腹泻）、误吸及消化道出血风险增加等，应做好相应预防工作，并经常进行评估。

3）肠外营养：当患者肠道不耐受或因各种原因不能进行肠内营养（如消化道大出血、严重消化吸收障碍、顽固性呕吐、严重应激状态等），或肠内营养不能达到目标量的60%时，可考虑肠外营养。短期（1周内）肠外营养可通过外周静脉输注，长期肠外营养或需全肠外营养（TPN）支持时，则建议采用经外周静脉穿刺的中心静脉导管（PICC）或经皮穿刺中心静脉导管（CVC）或输液港。

4. 营养监测　营养干预方案强调个体化治疗，以获得最佳疗效，因此在营养支持过程中应随时监测，定期再评估，以监测是否达到治疗目标，调整治疗方案。监测内容包括：

①临床症状和体征：包括生命体征、胃肠道耐受性等。②营养参数：包括能量是否达标，体重、BMI等的变化，生化指标如前白蛋白、白蛋白等的变化。③实验室安全性指标：常规监测肝肾功能、电解质、血糖、血脂（尤其肠外营养时）；心肺功能障碍者还需要严密监测液体平衡，防止加重心脏负荷；有神经系统疾病者需要评估吞咽功能。④并发症监测：肠内营养的常见并发症包括胃肠道并发症（如恶心、呕吐、腹胀、腹泻、便秘等）、机械性并发症（如喂养管异位、堵塞、脱出等）、感染性并发症（如误吸和吸入性肺炎、喂养管周围瘘或感染等）、代谢性并发症（如电解质紊乱、血糖异常）、精神心理并发症。肠外营养的并发症包括机械性并发症（如气胸、血胸、血管损伤、胸导管损伤等）、代谢性并发症（如糖脂代谢异常、电解质失衡等）、导管相关性感染等为主的感染性并发症。

## 全科医生在老年营养策略中的关注点

运用全科医学的理念及整体方法，针对老年人营养状况进行详细评估：

1. 因衰老会影响营养素的吸收、利用、排泄，老年人对营养素及能量的需求与其他年龄群体不同，应结合个体情况进行相应调整。

2. 老年人往往存在多病共存的情况，而不同的慢性病对营养的要求不尽相同，需根据具体情况制定个体化营养策略。

3. 营养不良是常见的老年综合征之一，与衰弱和功能减退、急性病恢复有密切关联，在疾病的不同时期，营养干预原则不同，应积极筛查、评估、合理干预。

## 【拓展内容】

1. 老年人营养不良的流行病学及发病机制　老年人营养不良患病率较高，国外流行病学调查报道，欧洲约1/4的65岁及以上的老年人存在营养不良高风险。此外，不同生活环境中老年人群营养不良患病率不同，社区中老年人群最低（8.5%），而医院或养老院中老年人患病率相对较高，分别为28.0%及17.5%。中华医学会肠外肠内营养学分会老年营养支持学组发起的覆盖全国18个大城市34家三甲医院的"中国住院患者营养状态动态调查研究（MOMENT）"显示，住院患者营养风险患病率超过40%，值得关注的是，58%的营养风险患者未得到任何形式的营养支持，其中老年患者占主要部分。此外，老年人营养不良患病率在出院时较入院时并未发生明显的改善，甚至略微增加，提示仍需加强对老年人营养不良的防控管理，改善老年人营养不良的患病现状。

营养摄入减少、高消耗状态及营养素生物利用度下降是老年人营养不良的核心发病机制。多种危险因素通过以上3种机制增加老年患者发生营养不良风险，治疗、改善潜在危险因素是老年人营养不良防控干预的重要靶点。

2. 老年人营养教育及运动康复　我国老年人群营养不良负担重，同时其营养知识水平及健康素养现状普遍不理想，对营养风险、膳食营养、营养治疗等知识的了解仍十分匮乏。多地流行病学调查数据显示，社区老年人群对"中国居民膳食宝塔"知晓率不足一半，对"中国居民平衡膳食指南"知晓率仅为四分之一。营养健康教育有助于提高老年人群营养知识知晓率、营养态度正确率和饮食习惯合格率，改善长期预后及生活质量。广泛开展营养教育、宣传营养知识对我国老年人营养不良综合防控工作十分重要。在未来的工作中，应加强老年人群尤其是慢性病人群及其家庭的营养教育，强化正确的营养观念，提高健康素养，改善营养管理现状。

运动康复训练有助于维持或改善肌肉质量和功能。研究显示，与单独给予营养支持比较，运动和营养联合干预更有利于改善老年人的营养状态、肌肉质量和身体功能，鼓励有营养风险或营养不良的老年人在充足营养支持基础上进行体育锻炼。

**【思考题】**

1. 老年人对蛋白质的营养需求要点有哪些？
2. 老年人营养不良的诊断标准及营养干预的指征是什么？

（冯　玫）

# 第五章　老年人患病特点与全科诊治策略

老年人患病
特点与全科
诊治策略

**重要知识点**　　1. 老年人患病的特点

　　　　　　　　2. 老年综合征的种类及特点

　　　　　　　　3. 老年患者的全科诊断要点

　　　　　　　　4. 老年患者的治疗与干预方法

## 第一节　老年人患病特点

老年人的生理功能下降，组织器官发生老化；年轻时期所患的慢性病持续到老年阶段，同时可能新发各种老年病，出现多种老年问题；这些疾病都可能引起靶器官功能衰竭，最终影响老年患者的日常生活活动能力。与年轻患者相比较，老年患者具有以下特点：

### 一、衰老

衰老是个体发生的与增龄相关的生物学改变，是一个生理过程，并非疾病状态，但受到环境、生活方式和疾病状态的影响。在器官水平，衰老是指随着年龄增长，器官功能逐渐降低或丧失的假象，不过即使在同一个体中，不同组织器官的功能随增龄变化的速度也不完全相同。而在细胞水平，衰老是指"逐渐丧失复制能力的过程"。疾病可以加速衰老，出现"病态老化"。老年人的生理衰退与老年病的病理变化容易混淆，需要及时鉴别，以决定是否需要处理。如老年性健忘是衰老的表现，多不影响日常生活，也缺乏痴呆的进行性进展的病程；而痴呆患者会出现包括记忆力在内的2种及以上的认知功能明显下降，影响日常生活活动能力。

### 二、慢性病与多病共存

慢性非传染性疾病（noninfectious chronic disease，NCD），简称"慢性病"，指长期的、不能自愈的、几乎不能被治愈的疾病，主要指心脑血管疾病、恶性肿瘤、糖尿病、慢性阻塞性肺疾病、精神心理性疾病等一组疾病，也成慢性病。多数慢性病与增龄相关。

目前更倾向于用强调慢性病既包括躯体疾病，也包括精神疾病，以及痴呆、物质滥用等老年综合征或老年问题，都会导致失能且需要长期治疗。据WHO报告，老年人主要的死亡原因是缺血性心脏病、脑血管病（卒中）和慢性阻塞性肺疾病；老年人残疾的4大原因是视力损害、痴呆、听力障碍和骨关节炎，低、中等收入国家和高收入国家相同。

老年病又称年龄相关性疾病，指随增龄而发病率增加的慢性病，年龄本身就是显著的疾病危险因素。同时，其他因素，如炎症、环境污染、辐射及不良生活方式，均可促发老年病，许多疾病具有共同的发病因素，如肥胖、少活动、吸烟与糖尿病、代谢综合征、高血压、心脑血管疾病。

多病共存指1个人同时患有2种或2种以上慢性病，形式上包括并发症和合并症。多病共存的表现形式既可以是躯体-躯体疾病共存，也可以是躯体-精神心理疾病共存、精神心理疾病叠加，或疾病-老年综合征共存。随着人均寿命的延长，高龄老年人的多病共存情况更加突出。

### （一）多病共存发病率

老年人慢性病和多病共存的发生率都很高，特别是在高龄女性中。在美国，约90%老年人患有1种慢性病，约半数老年人患有3种或3种以上慢性病，超过80岁的老年人中约70%的女性及53%的男性多病共存。国外的一项研究显示，65岁及以上老年人平均患7种疾病，最多者可高达25种。患病数随增龄而增加，据报道，60～69岁组平均每人患有独立疾病7.5种，70～79岁组为7.8种，80～89岁组为9.7种，≥90岁组为11.1。对北京市东城区60岁及以上老年人的调查数据显示，心血管、骨关节、神经系统疾病为老年人最常见的三大类慢性病，同时患两类慢性病的老年人占32.7%、患三类慢性病者占19.8%。北京市3个社区的调查结果显示，老年人慢性病的患病率达91.7%，多病共存率达76.5%，患慢性病≥3种者占54.9%。

### （二）多病共存分类

1. **相互有某种关联的多病共存** 同一个危险因素可以引起多种慢性病，这些慢性病之间有一定的关联性，诊疗方案的方向一致。如糖尿病、高血压、肥胖症相互关联，引起的血管硬化带来多个器官损害。有糖尿病和高血压的患者到心内科就诊，医师处方降压/降脂复合制剂，其成分与在内分泌科处方的降脂药和降压药完全相同。再如肺癌与肺炎，如果不针对肺癌进行治疗，则肺炎难以治愈。

2. **互无关联的多病共存** 互无关联的多病共存，权重相当或不同。如胃癌伴幽门梗阻，近期接受过冠状动脉支架植入术；同一脏器也可发生多种疾患，如冠心病与肺心病共存；同时出现多个脏器功能不全。在这些情况下，各个疾病的诊疗方案之间常有冲突，单病诊疗指南作用有限。

### （三）多病共存结局

多病共存增加了疾病诊断和治疗的复杂性和难度，需要考虑各个疾病的权重，显著增加老年人不良结局的风险，主要表现为以下几个方面：

1. **生活质量下降** 老年人患有慢性病的种类越多，病情越重，功能状态越差，生活质量也越差，尤其是心血管系统疾病与呼吸系统疾病并发的人群，生活质量下降十分明显。

2. 医疗决策变得复杂和困难　现有专科诊疗模式往往使多病共存老人去多个专科就诊，医务人员按各科疾病的指南制定临床决策，可能造成用药重复、药物不良反应增多、过度检查、治疗不连续及过度医疗等医源性问题。

3. 临床干预效果减弱　多病共存导致患者的疾病表现不典型，诊断更复杂；治疗上，多病共存、多重用药导致药物与药物、药物与疾病之间相互作用，最终常导致患者的疗效、预后更差，生存率降低，死亡率、残疾率及再入院率均增加。

4. 增加医疗资源消耗　目前，国内对治疗负担的研究较少，治疗负担受文化程度、医疗体系、年龄等多种因素的影响，但老年多病共存患者治疗负担组成尚不明确。

## 三、临床表现不典型

多病共存之间的相互影响造成病理机制和临床表现不一致，一因多果、多因一果或多因多果，难以通过临床表现来诊断单一疾病和估测病情程度。如衰弱高龄老人肺部感染时，并不表现为发热、咳痰，而是出现食欲缺乏和谵妄。另外，与中青年人相比，老年人的反应性下降，自觉症状通常比较轻，所以疾病表现得比较隐匿，临床表现不典型，经常容易造成误诊和漏诊。

## 四、老年综合征

老年综合征是指发生在老年患者，由多种因素造成的一种临床表现或一组症候群，是躯体疾病、心理、社会及环境等多种因素累加的结果，即"多因一果"。

国内外多项老年人群的调查均显示：老年综合征在老年人群中有较高的发生率，社区老年人患有老年综合征的比例高达60%，住院老年人患有老年综合征的比例可达到90%以上。老年综合征不仅发病率高，而且危害大。以跌倒为例，每20位跌倒的老年人中就有1位老年人出现骨折，每5位髋部骨折的老年人就有1位会因此死亡。各种老年综合征之间可以互为因果，相互诱发促进，所以无论哪一种老年综合征均可引起严重不良后果。如慢性疼痛可引起活动受限、跌倒、骨折、卧床，卧床后可引起一系列并发症，如肺部感染、尿路感染、压力性损伤、深静脉血栓形成，后者可引起肺栓塞，危及生命。老年综合征不仅影响老年人生活质量，还会影响其心理状态，导致逐渐失能，增加照护负担。

1. 衰弱　衰弱是指一种由于机体退行性改变和多种慢性病引起的机体易损性增加的老年综合征，是指身体的功能、精力衰退。其核心是老年人生理储备功能的下降，外界较小的刺激即可引起负性临床事件。最常见的衰弱定义是年龄相关的生物学综合征，其特征在于几种生理系统的失调而导致生理储备功能下降，个体对内源性或外源性打击的易损性升高，并且与住院和死亡等不良结局相关。衰弱患病率随年龄增加，女性高于男性，低收入者高于高收入者。衰弱与慢性病、不良结局和死亡密切相关。筛查衰弱有助于预测失能、住院及死亡等不良临床结局，以及判断急性病或应激后出现并发症的风险、患者的恢复情况。因此，对衰弱的早发现、早干预，制定并实施针对高龄衰弱患者的诊疗方案，能够逆转衰弱或延缓失能进展。

2. 肌少症　肌少症（sarcopenia）是指因持续骨骼肌肉量流失、强度和功能下降而引起的综合征。按程度分为：肌少症前期，仅有肌肉质量减少，而肌肉力量和肌肉功能尚正常；肌少症，肌肉质量减少，伴肌肉力量或肌肉功能下降；严重肌少症，指肌肉质量、肌肉力量和肌肉功能均下降。肌少症在中老年中常见，研究发现骨骼肌衰老的发病率随年龄增大而升高。约从40岁起，骨骼肌就开始衰老，数量和质量平均每年减少8%，到70岁以上其减少比例增加，减少到一定的程度就会影响健康。如果年轻时缺乏锻炼，肌肉储备不足，年老后肌肉会比常运动的人衰得更快。

3. 痴呆、抑郁、焦虑与谵妄　痴呆、抑郁、焦虑与谵妄是常见的老年综合征，特定情况下，老年人可同时存在两种或三种，此类患者的预后更差。对住院的老人，应常规筛查谵妄，由多学科团队制定干预方案；在谵妄控制后，评估认知功能和情绪，制定个性化的干预方案。对社区或养老机构/康复机构的老人，应积极开展老年综合评估，及早发现认知功能障碍和情绪障碍，纠正可逆性因素，预防不良事件，最大限度维持患者的功能和生活质量。

4. 步态异常与跌倒　步态异常是使行走、站立的运动形式或姿势的异常，包括步速减慢，身体运动的平衡性、对称性或同步性丧失。步态异常是老人跌倒最常见的原因，经常导致受伤、失能、生活不能自理以及生活质量下降。步态异常对老年人群的生命安全和生活质量有着不同程度的危害，严重者导致活动减少，生存质量下降，甚至造成跌倒、严重骨折、头部外伤和寿命缩短。

跌倒为身体突然不自主地摔倒在地面或其他较低的平面或物体上，是有独立生活能力并在社区居住的老年人最常见、最易发生的意外事件，是威胁老年人功能独立的重要因素，通常发生在多个系统受损且失代偿的个体。跌倒与老年人群的死亡率及患病率密切相关，也是导致老年致死/非致死外伤的重要原因。因此，预防老年人跌倒意义重大。跌倒发病率随年龄的增长而增加，因生活状态的不同而有所变化。每年65岁及以上的社区老人30%～40%会发生跌倒，跌倒以及跌倒所致的损伤在女性中更常见。

5. 睡眠障碍　睡眠障碍是指睡眠的始发和/或维持发生障碍，即睡眠-觉醒过程中表现出来的各种功能障碍，导致睡眠时间或睡眠质量不能满足个体的生理需要，并且影响日间功能的一种老年综合征。随年龄增长睡眠障碍患病率增高，我国约有半数老年人存在各种形式的睡眠障碍。广义的睡眠障碍应该包括各种原因导致的失眠、过度嗜睡、睡眠呼吸障碍以及睡眠行为异常，后者包括睡眠行走、睡眠惊恐、不宁腿综合征等。老年人睡眠障碍可由多种因素引起，长期睡眠障碍可导致焦虑抑郁情绪、认知功能下降、跌倒，影响老年人的日常生活活动能力。

6. 营养不良　营养不良包括营养不足和营养过剩。营养过剩表现为超重，进而肥胖，与多种慢性病发病相关，在青老年和中老年期较多见。在高龄老人和住院老年患者中，营养不良多属于营养不足，表现为能量-蛋白质缺乏或微营养素缺乏。营养不良涉及摄入失衡、利用障碍、消耗增加三个环节。

7. 多重用药 多重用药指同时使用多种药品（也包括非处方药物、中药和保健品），目前一般认为大于或等于5种药品时即为多重用药。多重用药增加了药物不良反应的风险，是老年人不适当用药的主要原因之一，但不完全等同于不适当用药。老年患者多重用药的问题普遍存在，我国老年人多病共存，平均患有6种疾病，治疗中常多药合用，平均9.1种，多者达36种。

8. 感官功能障碍

（1）视力损伤：包括低视力和盲。低视力是指双眼中相对好的眼最佳矫正视力≤0.3（国际通用视力表）。双眼中相对好眼的最佳矫正视力<0.05（国际通用视力表）或残存的中心视野半径≤10°，称为盲。增龄相关的视觉功能降低主要与眼结构及功能改变有关。表现为瞳孔直径较非老年小（瞳孔开大肌纤维增厚），光照下更明显；晶状体老化使进入视网膜的光减少；对紫光线的感知减弱及视力调节功能减退；对参照物的区分能力、辨色、暗适应功能下降及有效视野的缩小。由于增龄所致的眼生理功能下降称为老视，表现为眼近距离工作的调节能力不足，近距离视力下降，而远距离视力尚好，常有眼疲劳。其发病机制是随着增龄、晶状体硬化、弹性减弱、睫状肌功能下降，导致调节能力下降。可酌情验配老视单光眼镜（老花镜）、双光眼镜、渐进多焦点眼镜矫正，间隔1～2年重复验光，必要时换配眼镜。屈光不正和白内障是老年人视力损伤的最常见原因，其早期可出现症状，因此推荐在初级保健中进行筛查。此外，老年性黄斑变性、青光眼、糖尿病视网膜病变也是视力损伤的常见原因，需要引起关注。

（2）听力损失：是最常见的公共健康问题之一，是老年人常见的感觉器官功能障碍，可影响老年人的活动能力、认知功能和情感社交，是常见的重要老年综合征之一。老年听力损失是指随着增龄，双耳呈进行性、对称性的听力下降，表现为高频范围听力下降为主的感音神经性聋，以纯音阈值提高及语言识别能力下降为特征。突发性聋指突然发生的原因不明的感音神经性聋，是一组病因不明的症状。

双重感觉损伤指听力损失和视力损伤共存。耳鸣是指在无外界刺激或电刺激时，人耳或颅内所感受到的、超过一定时程的声音感受。90%听力损失的老年人为年龄相关的感音神经性聋，少数为传导性听力损失和混合性听力损失。

9. 尿便问题

（1）尿失禁：尿失禁指各种原因导致尿液不受主观控制从尿道口溢出或流出。尿失禁可发生于各年龄段，多见于老年患者，尤其以老年女性居多。与中青年相比，老年人的膀胱容量及功能逐渐下降，常出现膀胱逼尿肌不自主收缩，其中老年女性由于盆腔肌肉松弛，导致尿道阻力下降，老年男性由于前列腺增生引起膀胱逼尿肌不稳定和尿失禁。常见的尿失禁种类有压力性尿失禁、急迫性尿失禁、充溢性尿失禁、功能性尿失禁、混合性尿失禁。

（2）便秘与粪便嵌塞、大便失禁：慢性便秘是指排便费力、肛门堵塞感、排便不尽感，排便次数每周少于3次，每次便量小于35g，症状至少持续6个月。便秘是老年人常见的病症，约30%的65岁及以上老年人受便秘困扰，女性高于男性。老年人便秘分为功能性便秘和继发性便秘，其中继发性便秘较常见，与基础疾病、药物、功能状态有关。便秘的直接危害：可引起粪便嵌塞、干硬粪便压迫直肠，导致直肠黏膜局部糜烂、溃疡，甚至直肠穿孔。便秘间接危害：可因腹压升高，导致心脑血管疾病，甚至猝死的危险，还可引起食欲缺乏、焦虑和抑郁等。大便失禁是指反复发生不能控制的粪质排出，症状持续至少1个月，功能性胃肠病的罗马Ⅳ标准将大便失禁时间定为3个月。

## 五、失能

失能（disability）是指一个人在日常生活中基本活动能力或生活能力的丧失或受限，从病损、失能和残障三个层次反映身体、个体及社会水平的功能损害程度。按照国际通行标准，吃饭、穿衣、上下床、上厕所、室内走动、洗澡6项指标，1～2项"做不了"的定义为"轻度失能"，3～4项"做不了"的定义为"中度失能"，5～6项"做不了"的定义为"重度失能"。

衰老、慢性病、老年综合征等医源性问题均可导致老年人部分失能或失能，最终丧失在社区独立生活的能力，增加照护需求。在高龄老年人中，功能正常者不足10%。在老年综合征中，步态异常与跌倒、视力障碍、抑郁、疼痛、痴呆和睡眠障碍对功能的影响最突出；衰弱被认为是失能前的窗口期，需要引起高度重视。对于部分失能的老年人，良好的居家和社会环境可以帮助其延长在社区生活的能力。

# 第二节　老年人全科诊治策略

临床决策包括诊断、治疗和预期结果。医生根据老年患者的临床情况作出医疗决策，目标包括治愈、改善、对症处理、观察、随诊，或这些目标的综合应用。对于成年患者，依据症状、体征及检查异常通常可作出诊断，多数疾病可以用病理生理机制解释其临床表现，并制定相应治疗方案，而老年患者的临床特点使医疗决策变得独特而复杂。在老年医疗健康服务中，全科医生要始终牢记的三个关键词，即维护功能、提高生活质量和提高死亡质量。全科医疗强调以人为中心、以家庭为单位，以预防为导向、以社区为范围、以促进健康为目标，采用全人全程的服务理念，在老年疾病的诊治中，可充分发挥优势。

## 一、诊断策略

### （一）熟悉老年患者的临床表现特点

1. 老年疾病起病隐匿，通常与生理老化难以区分，或两者重叠，容易延误诊断。

2. 临床表现不典型　多种慢性病之间的相互影响造成病理机制和临床表现不一致，

难以通过临床表现来诊断单一疾病和估测病情程度。

3. 诱因不同　如脑梗死可以在入量不足、水分丢失增加时发生；肺部感染常与呛咳、误吸有关。

4. 检验与检查的参数不同　如血肌酐值不能反映老年人实际肾功能情况；体重指数不能准确反映老年人的营养状况；老年患者的血压、血糖管理的达标值均较成年患者宽松。

5. 易发生并发症或多器官功能衰竭　重症感染或恶性肿瘤易造成营养不良、蛋白消耗增加，纠正低蛋白血症治疗时容易出现心脏负荷加重、诱发心功能不全，心功能不全致肺循环障碍，引起肺部感染、呼吸衰竭。

### （二）作出完整诊断

诊断应包括疾病诊断、老年综合征和功能状态。不同疾病有不同结局，目前采用WHO国际疾病分类（ICD）描述疾病诊断和转归。对于老年患者还需要加上功能诊断，采用国际功能、残疾和健康分类（ICF）指导康复，或采用日常生活活动能力和工具性日常生活活动能力作为反映个体生活能力受限及需要外界帮助程度的评价指标。

### （三）考虑患者的意愿及家庭、社会的支持

老年患者的治疗意愿因不同的文化背景、宗教信仰、价值观和世界观而不同，直接影响医疗决策的制定。同时，由于老年患者感官功能下降、理解力和判断力下降，沟通难度增加。另外，家庭支持、社会支持、保险的差异和变化，均影响诊疗行为、干预方案制定与治疗依从性。

### （四）诊断思维模式转变

由于多病共存和老年综合征叠加的特点，在诊断分析上也由"一元论"转为"多元论"，这在病史采集、病历书写中也应有所体现。除了分析本次就诊目的，还要分析缩短寿命、损害功能和影响本次就医目的的主要医学问题，分析主要疾病或老年综合征的诱因及危险因素，预测可能发生不良事件的风险，并采取相应的干预措施。在诊断及评估过程中，应用全科医疗的生物-心理-社会的思维模式，在问诊上力求全面了解老年人医学情况、功能和支持情况以及本人意愿，对疾病和治疗进行全面评估，同时进行老年综合征、心理状态、功能状态以及社会支持的评估。

## 二、治疗与干预策略

### （一）老年患者的管理要点

1. 预防　运动减少、高热量饮食、高盐、烟酒、睡眠不足等不良行为方式与肥胖症、糖尿病、动脉硬化、高血压、痴呆、肌少症、骨质疏松等密切相关，所以健康生活方式和药物一级预防或二级预防对于多数老年疾病的管理都是有益的。慢性病是不可治愈的，最好的干预就是预防，培养健康生活方式、强调终身健康管理，有效预防慢性病的发生。

2. 早发现、早干预　除了积极预防老年疾病的发生，早发现、早干预对于老年健康

也格外重要。建议老年人进行年度体检，除了疾病筛查，还要评估营养状态、跌倒风险、视力、心理、记忆，以及家庭关系、经济来源等社会因素。早发现并纠正危险因素可以降低老年疾病的发病率，延缓其发展，减轻其严重程度。

3. **维持机体功能**　老年疾病多数不可治愈，在疾病管理中始终要注意预防和治疗并发症、保护靶器官功能、监测重要脏器的功能，同时用康复和营养的措施维护机体功能，避免失能和社会隔离。

4. **个体化治疗**　老年患者的复杂性和异质性，决定了在医疗决策中应将"以疾病为中心"的专科化、片段式的诊疗模式转变为"以患者为中心"的个体化、连续性、集医护照料为一体的医疗模式。急性疾病以治愈为目标，慢性病不可治愈，以控制、缓解症状、维持器官功能为目标，总体目标是维持老年患者的功能、改善生活质量、提高满意度，同时降低医疗负担。

### （二）多病共存的管理原则

多病共存的管理不是单病治疗的叠加，而是根据老年患者的具体情况综合考虑。美国老年医学会（American Geriatrics Society，AGS）在总结了关于多病共存的文献和专家意见后，于2012年提出了老年人多病共存管理的指导原则，包括制定原则的依据、内容及处理流程，参考AGS的多病共存管理流程，结合国内情况，提出建议如下：

1. **考虑患者意愿**　面对老年疾病，医生会根据患者具体情况决定哪些问题是需要优先处理的，但是在同时有多个疾病或问题需要处理，或者不同的治疗方案之间有冲突，或者不同的治疗方案会导致不同的结局的情况下，首先要考虑患者的意愿，如老年恶性肿瘤晚期患者，选择保守对症支持治疗还是针对肿瘤进行放化疗，需考虑患者意愿，只有根据具体情况制定出符合患者愿望的治疗方案，才会得到患者及其家属的认可。在预计两种及以上方案的获益风险比相当的情况下，在缓和医疗中更多地采用"以患者意愿为目标的医疗"。

2. **老年综合评估**　只有全面了解患者的疾病情况、目前治疗方案实施情况、患者的意愿和依从性等，才能保证所制定的诊疗方案的合理性。

3. **查询循证证据**　目前发布的诊疗指南、共识等几乎都是针对单种疾病，其相关临床研究往往不包括超过75岁的老年患者或多病共存患者，因此，单病种指南对于多病共存的老年患者的指导作用有限。针对老年患者的主要疾病，查询相关诊治指南，同时参考一些专科学会或老年医学会发布的针对老年人的建议，如老年高血压患者的降压治疗、老年糖尿病患者的血糖分层管理等，为诊疗方案的制定和实施提供重要的依据。

4. **考虑综合因素**　诊疗方案的制定需要考虑获益、风险、预后、负担等综合因素，结合所患疾病、功能状态、预期寿命、个人意愿等情况，制定个体化的诊疗方案。慢性病从开始干预到能够使患者获益，需要相当一段时间，具体过程还需要结合患者的依从性。对于多病共存的患者，要考虑诊疗方案的获益与风险及负担比，考虑老年患者的干预获益时间与预期寿命，从而大致判断干预方案能否最终让老年人获益。

5. 权衡利弊 对于一些多病共存老年患者，常常难以一次性解决所有健康问题，需要权衡利弊、合理取舍。优先解决患者所关注的影响功能和生活质量的问题，分清主次，分步解决，把次要健康问题放在以后分次处理。这种"以目标为导向的治疗"常用于老年患者的急性或亚急性治疗。

6. 加强沟通，确保诊治方案实施 确定了干预方案后，应与老年人或其照护者进行沟通，确定干预方案能够被老年人所接受，诊治方案能够得到实施；尤其对于慢性病、多病共存患者，只有让老年患者明确了解治疗的近期和远期目标、获益与潜在不良反应的风险比、预期可能出现的不良反应及应对措施，才会有较高的依从性。

7. 定期随访，调整方案 实施干预方案后，除了给予具体指导，还需要进行实时监督、随诊评估，并根据评估结果调整治疗方案。同时应用全科医疗的全人全程的连续性服务方法，必要时，还要通过双向转诊医疗措施，保障对老年患者治疗的连续性。

### （三）急危重症识别与处理

老年疾病起病隐匿、临床症状不典型，容易出现并发症及重要脏器功能衰竭，对于急危重症患者，首先应进行病情评估和严重程度判断，了解疾病是否致命，同时要横向思维与降阶梯思维相结合，抓住主要矛盾与次要矛盾，强调病情观察中的预见性思维。及时、早期干预可以改善预后，如诊疗条件受限，抢救同时也应该积极做好转运工作。临床常见的急危重症有休克、心搏骤停、急性心肌梗死、高血压急症、卒中、癫痫、急性肺栓塞、急性感染等。

1. 休克 休克是一个有着复杂病理生理过程的临床综合征。虽然休克病因各异，类型不一，临床表现也不尽相同，但其本质相同，即休克发生后机体重要器官微循环处于低灌注状态，导致细胞缺血缺氧，细胞代谢异常，继续发展可导致细胞损害、代谢紊乱，组织结构损伤，重要器官功能失常，最终出现多器官功能障碍综合征（MODS）。常见的有低血容量性、心源性、感染性、过敏性、神经源性、内分泌性休克。

休克不同时期可有不同临床表现，如早期患者神志清醒，但烦躁不安、焦虑或激动、面色及皮肤苍白、口唇和甲床略带发绀、出冷汗、肢体湿冷，可有恶心、呕吐、心跳加快、脉搏尚有力，收缩压可偏低或接近正常，亦可因儿茶酚胺分泌增多而偏高但不稳定；舒张压升高，故脉压减低，尿量亦减少。中期神志尚清楚，但软弱无力、表情淡漠、反应迟钝、意识模糊，脉搏细速，按压稍重即消失，血压下降，口渴、尿量减少至每小时20ml以下。重度休克时呼吸急促，可陷入昏迷状态，收缩压低于60mmHg以下甚至测不出，无尿。结合老年人生理特点，临床表现可能不典型或者出现较晚，需要认真分析、及时诊断、尽快治疗。

处理原则：①紧急处理。积极处理引起休克的原发病，如止血、抗感染、镇痛、去除变应原、清除毒素等。②一般处理。生命体征监测、吸氧、建立有效静脉通路；休克体位：头部及躯干抬高10°～15°，下肢抬高20°～30°；液体复苏：先快后慢，先盐后糖，先晶后胶，见尿补钾，适时补碱；发绀改善，体温升高，意识转清，收缩压≥90mmHg，脉压≥40mmHg，尿量>30ml/h，提示微循环功能改善；泵功能改善，缩血管药物：小剂量、低浓度开始；控制炎症反应。

2. **心搏骤停** 指心脏射血功能的突然终止，大动脉搏动与心音消失，重要器官（如脑）严重缺血、缺氧，导致生命终止。常见原因有心脏疾病、大血管病变、呼吸疾病、电解质及酸碱平衡紊乱、药物过敏或中毒、麻醉与手术意外等。

处理原则：①紧急处理。早期识别并进行积极、及时胸外心肺复苏及复律治疗。早期评估：10秒内完成，判断呼吸状态及有无大动脉搏动；体位：平卧坚固平面上；心肺复苏、电除颤；药物治疗：肾上腺素（对于电除颤无效的室颤、心脏静止、无脉性电活动为首选），胺碘酮（抗快速性心律失常为首选），异丙肾上腺素（适用于心动过缓需安装起搏器患者）。②复苏后处理。维持血液循环心脏复苏后常有低血压或休克，应适当补充血容量并用血管活性药，维护血压在正常水平；维持有效通气功能，继续吸氧；心电监护发现心律失常酌情处理；积极进行脑复苏；保护肾功能密切观察尿量及血肌酐，防治急性肾衰竭。

3. **急性心肌梗死** 根据典型的临床表现、特征性的心电图改变和实验室检查发现，诊断本病并不困难，无痛的患者诊断较困难，凡老年患者突然发生休克、严重心律失常、心力衰竭，上腹胀痛或呕吐等表现而原因未明者，或原有高血压而血压突然降低且无原因可寻者，手术后发生休克但排除出血等原因者，都应考虑心肌梗死的可能。此外，老年患者有较重而持续较久的胸闷或胸痛者，即使心电图无特征性改变，也应考虑本病的可能，都宜先按急性心肌梗死处理，并在短期内反复进行心电图观察和血清心肌酶测定，以确定诊断。

处理原则：①一般处理。休息，氧疗，一般生命体征监测，保持大便通畅，及时发现和处理心律失常、心力衰竭；抗血小板治疗：如无禁忌证，立即嚼服阿司匹林300mg，氯吡格雷300mg或替格瑞洛180mg，质子泵抑制剂防止消化道出血；抗凝治疗：低分子量肝素抗凝；缓解疼痛：哌替啶或吗啡（注意呼吸功能抑制），可待因或罂粟碱（疼痛较轻），硝酸酯类（观察心率、血压），β受体阻滞剂（减少室颤发生）；其他药物：他汀类。②再灌注治疗。非ST段抬高心肌梗死（NSTEMI）：极高危患者（血流动力学不稳定或心源性休克、再发性或药物治疗难以缓解的持续胸痛、危及生命的心律失常或心搏骤停、心肌梗死的机械并发症、急性心力衰竭ST-T动态改变，特别是一过性ST段抬高）应在2小时内立即经皮冠脉介入术（PCI）治疗；高危患者（肌钙蛋白水平升高或降低与心肌梗死一致，或动态ST段或T波改变或GRACE评分>140分）应在24小时内尽快行早期PCI治疗；中危患者（糖尿病、肾功能不全、梗死后早期心绞痛、LVEF<40%、近期PCI史、早期冠状动脉搭桥术史、GRACE评分>109分且<140分）要求在72小时内PCI治疗；低危患者在进行侵入性检查前，应先行非侵入性检查（首选影像检查）。ST段抬高心肌梗死（STEMI）：早期、快速和完全地开通梗死相关动脉是改善STEMI患者预后的关键。在不具备PCI条件的医院或因各种原因使首次医疗接触至PCI时间明显延迟时，对有适应证的STEMI患者，静脉内溶栓仍是较好的选择。

4. **高血压急症** 指原发性或继发性高血压患者，在某些诱因作用下，血压突然和明显升高（收缩压≥180mmHg和/或舒张压≥120mmHg），伴有进行性心、脑、肾等重要靶器官功能不全的表现。高血压亚急症指血压显著升高但不伴靶器官损害。二者合称高血压危象。

处理原则：①一般治疗。吸氧、卧床、心理护理、环境安静、维持水电平衡、防治并发症、酌情镇静药物。②控制性降压。第一目标：30～60分钟内将血压降至安全水平。1小时内平均动脉压下降不超过降压治疗前的25%，建议1小时内血压下降约10%，随后2～4小时进一步降低10%～15%（主动脉夹层例外），静脉途径给药；第二目标：放慢降压速度，减慢静脉给药速度，增加口服药物。2～6小时内血压至160/（100～110）mmHg，根据基础血压和具体病情调整；第三目标：24～48小时内逐渐降低血压至正常水平。③合理选择降压药物。起效迅速，作用持续时间短，不良反应小（硝普钠、硝酸甘油、尼卡地平、乌拉地尔等）。④避免使用的药物。利血平：起效慢，短时间反复注射导致严重低血压、嗜睡；强力利尿药：除非有心力衰竭或明显体液容量负荷过度；硝苯地平：舌下含服可导致脑、心、肾血流减少。

5. 卒中　①突然出现以下任一症状时应考虑脑梗死的可能：一侧肢体（伴或不伴面部）无力或麻木；一侧面部麻木或口角歪斜；说话不清或理解言语困难；双眼向一侧凝视；一侧或双眼视力丧失或模糊；眩晕伴呕吐；既往少见的严重头痛、呕吐；意识障碍或抽搐。②"FAST"方法：F（face）：面部表情僵硬、麻木，一侧无力，或视觉出现障碍；A（arm）：肢体无力、肢体麻木、走路困难；S（speech）：口齿不清、词不达意；T（time）：时间是至关重要的。如果有上述三项中任何症状，应立即拨打急救电话，把握好最佳治疗时机。

处理原则：对于卒中，应在出现神经功能缺损症状时尽早就医，完成脑部影像学检查，判定卒中类型。出血性卒中，应卧床、控制血压，结合出血量、出血部位、并发症等情况确定是否手术及手术方式；缺血性卒中，如在溶栓时间窗内，符合溶栓适应证且排除禁忌证、患者或家属知情同意的情况下，进行溶栓治疗，可以大大降低致残率。因此关于卒中健康知识、救治的宣教尤其重要，发病后应直接拨打急救电话，送至具备卒中救治绿色通道的医疗机构。

6. 癫痫　是多种原因导致的脑部神经元高度同步化异常放电所致的临床综合征。脑部神经元异常放电是癫痫发作的根本原因。癫痫不是独立的一个疾病，而是指一组疾病或综合征。癫痫持续状态是指癫痫连续发作之间意识未完全恢复又频繁再发，或癫痫发作持续30分钟以上未自行停止。

处理原则：①癫痫，防止损伤、防止窒息、及时终止临床发作。②癫痫持续状态，及时终止临床发作，减少对脑部的损伤；维持生命体征平稳，进行呼吸、循环功能支持及水电解质平衡；尽可能寻找病因、诱因并根除；处理并发症。

紧急处理：多数的癫痫发作有自限性，不需要特殊处理；可扶助患者缓慢卧倒，置于安全环境，保持呼吸道通畅侧卧位或平卧位，头偏向一侧，及时取出义齿，清理呼吸道分泌物，防止窒息；应用牙垫或包裹好纱布的压舌板避免舌咬伤；对于肢体抽搐发作的患者，需适当地扶住患者肢体，在关节部位垫上软垫防止发作；严重抽搐或频繁抽搐的患者可给予地西泮10mg缓慢静脉注射（每分钟不超过2mg）。

7. 肺栓塞　是指嵌塞物质进入肺动脉及其分支，阻断组织血液供应所引起的病理和临床状态。常见的栓子是血栓，其余为少见的新生物细胞、脂肪滴、气泡、静脉输入的药物颗粒甚至导管头端引起的肺血管阻断。在老年人中，肺栓塞常常被漏诊，只有对此病高度警觉，才能提高诊断率、缩短诊断所需时间和改善预后。肺栓塞的临床表现无特异性，在老年患者中，呼吸急促（呼吸频率>16次/min）、胸膜炎性胸痛、心动过速是最常见的症状和体征，在所有患者中均单独或并存。肺栓塞受累的动脉数目、栓塞程度、有无造成肺组织坏死决定了患者的症状。只有20%的老年人表现为呼吸困难、胸痛、咯血。

处理原则：肺栓塞的主要治疗措施为对症处理和溶栓、抗凝治疗。对症处理的目的是维持血流动力学的稳定，防治休克和心力衰竭，严重胸痛者可给予镇痛剂。抗凝治疗应尽早实施，它虽不能直接溶解血栓，但可以防止血栓进一步发展或再发。常用的药物是肝素和华法林。老年人抗凝剂的剂量随增龄和给药时间的延长应有所减少。主要根据凝血时间和凝血酶原时间调整。凝血时间控制在正常的1.5～2倍，凝血酶原时间为正常的1.5～2.5倍。低分子量肝素可能比普通肝素更安全和有效。外科处理：为了防止下肢深静脉血栓脱落再度造成肺栓塞可放置伞型滤过器。

8. 急性感染　在遵循一般抗菌药物使用原则的基础上，对老年患者（特别是衰弱、高龄）的急性感染应及时治疗，在确定致病菌、药敏结果前结合感染部位、常见菌群给予经验性治疗。需要根据合并症及脏器功能情况选择合适抗菌药、确定合适剂量，如合并肾功能不全的患者应避免选择肾毒性药物，并根据肌酐清除率确定剂量；如合并神经系统疾病的患者应慎用喹诺酮类药物。对于可预见、高发的感染仍以预防为主，如提高流感疫苗接种率，口腔、尿路有创操作前预防性使用抗菌药物，康复训练和营养治疗预防吸入性肺炎等。

## 全科医生对老年病临床特点的关注点

1. 老年人生理功能下降、组织器官老化，老年疾病多为慢性病，且具有多病共存的特点，掌握老年人患病特点，有助于作出合理的医疗决策。

2. 肌少症、痴呆、抑郁、焦虑、谵妄、睡眠障碍、营养不良、感官功能障碍等老年综合征及失能在老年人群中有着较高的发生率，如何尽早识别，有助于综合评估、提供个体化的诊疗服务。

3. 诊疗思维模式转变，除了对老年性疾病进行评估和治疗，还应包括对老年人功能状态、社会支持、自主意愿的评估，以及对老年综合征、心理状态的评估和治疗。

**【拓展内容】**

1. 增龄是机体衰老的一个过程，随着年龄增加，机体各个系统都会出现细胞衰老现象导致老年相关性疾病。各系统衰老发生发展也存在相互作用。如何通过抑制细胞衰老缓解、治疗老年相关性疾病，提高老年人生活质量，是目前老龄化社会面临的一个重大难题。衰老的过程依靠基因程序的调控，衰老是人体基因与外部环境共同作用的结果。现代生物医学研究已证实，遗传程序在衰老当中起着至关重要的作用，个体的最高寿命很大程度取决于其基因遗传背景。现代医学手段已引领我们对于衰老的研究及治疗从宏观水平到基因水平，通过已发现的长寿相关基因来延长人类寿命，抵御老年相关性疾病。由于衰老相关性通路的复杂，并与多个正常细胞生长、分化的机制相互作用，如何精准定位衰老相关基因，避免严重不良反应，仍是临床医疗面临的难题。

2. 据统计，截至2021年末，我国60岁及以上老年人口达2.67亿，占总人口的18.9%。"十四五"时期我国将进入中度老龄化社会，预计到2035年进入重度老龄化社会，到2050年左右老年人口将达到峰值4.87亿，占届时全国总人口的1/3、全球老年人口的1/4。人口老龄化已成为人类社会共同面临的重大课题，也是我国的基本国情。党的二十大报告明确提出"实施积极应对人口老龄化国家战略"。人口老龄化牵动全局，关系国计民生，关系社会稳定。目前，我国人均预期寿命达到78.2岁，而健康预期寿命仅有70.6岁。2.67亿老年人中超过1.9亿患有慢性病，失能、部分失能老年人约4 000万，完全失能老年人约1 200万。推进健康老龄化就是从全生命周期角度，持续性维护和发展个人健康生活所需功能，对所有相关影响因素进行综合、系统干预，以延长健康预期寿命，促进老年人发挥能力，最大程度降低人口老龄化对社会发展产生的消极影响。将科学、规律运动理念和康复技能融入老年人和慢性病的管理中，可有效预防慢性病的发生、提高治疗效果、延缓并发症的出现，减少药物治疗的种类，避免药物不良事件的发生，减轻个人经济负担及国家医保费用的支出，对实现"健康中国"有重要意义。

**【思考题】**

肌肉对健康的益处有哪些？如何保持肌肉健康，预防肌少症的发生？

（冯 玫）

# 第六章　老年人合理用药

老年人合理
用药

## 第一节　老年人药物相互作用与不良反应

### 一、老年人药动学和药效学改变

老年人随着年龄的增长，相应的机体器官和系统功能减退，各种生理调节功能降低，机体内环境稳定机制下降，这些改变导致药动学和药效学改变。

（一）药动学改变

药动学包括药物在体内的吸收、分布、代谢和排泄等过程，随年龄增加药动学发生显著的变化。老年人药动学的改变体现在以下几方面：

1. 胃肠道功能影响药物吸收　老年人存在胃黏膜、胃腺萎缩，胃壁细胞功能减退，胃酸分泌减少，胃内pH升高，弱酸性物质在胃液中的解离增加，从而使吸收减慢，比较常见的为巴比妥类药物。另外，胃排空速度可影响药物吸收，影响药物开始作用时间、血药浓度达峰时间以及作用强度。老年人胃排空速度减慢，药物进入小肠的时间延迟，血药浓度达峰时间延迟，药物有效浓度降低，作用强度下降。老年人机体功能改变较多、存在消化腺腺体萎缩、消化液分泌减少、蛋白酶分泌不足、胃肠蠕动减慢等因素，都会影响药物吸收。

2. 机体成分、血浆蛋白结合等改变影响药物分布　随年龄增长，机体的构成成分发生变化，如脂肪组织在体重中所占比例增加，非脂肪组织如肌肉、体液所占比例相对减少。这些改变会影响许多药物在体内的分布，比如脂溶性药物更容易分布至周围脂肪组织内，使分布范围增大，可导致药物蓄积，药物清除减慢；水溶性药物则分布范围减小。

老年人血浆蛋白随年龄增长而减少，蛋白结合率减弱，游离药物浓度升高，同时肝微粒体代谢酶活性下降，对某些药物的代谢能力减弱，药物分布范围增大，易导致药物不良反应。因此，对于血浆蛋白结合率高的药物，如华法林、地西泮、苯妥英钠、口服降糖药物等，老年人应从小剂量开始用药，防止出现药物不良反应。

3. 肝脏功能改变影响药物代谢　肝脏是药物代谢的主要器官，随年龄增长发生诸多变化，主要表现为肝血流量和功能性肝细胞减少、肝微粒体代谢酶活性下降、血浆白蛋白减少等。因此，许多药物在老年人体内表现为代谢程度的变化，有可能导致药物不良反应。对经肝脏代谢率高和首过效应明显的药物，如硝酸甘油、利多卡因、洋地黄类药物等，会因血药浓度升高及消除延迟而易出现药物不良反应，应用时应注意监测血药浓度，适当调整药物剂量；而对于需经肝脏代谢活化的前体药物，对老年人产生的药效可能下降。

4. 肾脏功能改变影响药物排泄　大多数药物及其代谢产物都经肾脏排泄。随年龄增长，肾小球滤过率及肾小管重吸收能力降低，影响药物在肾脏的排泄速度减慢，半衰期延长，导致药物作用蓄积或不良反应的发生率增加。因此，要特别注意根据肾脏肌酐清除率调节药物剂量或给药间隔，尤其是地高辛、万古霉素、氨基糖苷类药物等更应严格控制药物剂量，必要时进行血药浓度监测。

（二）药效学改变

药效学指的是药物对机体产生的效应。由于药物作用的靶器官（靶组织）的功能变化以及靶细胞和受体数目、亲和力的改变，老年人对一些药物的反应性发生改变。同时，老年人药动学的改变、疾病状态及多药合用，进一步影响老年人对药物的反应性。多药合用的药效学方面存在疗效的相加、协同或拮抗作用，或存在不良反应的相加作用。因此，临床用药时需充分考虑老年人的药效学特点。老年人药效学的变化主要体现在以下几方面：

1. 老年人神经系统药效学变化　老年人血流量减少，脑内酶活性减弱，一些受体数量及亲和力发生变化均会影响药效。老年人对中枢神经系统药物的敏感性增加而耐受性降低，小剂量即可引起治疗作用，常规剂量可出现较强药理效应，出现耐受性降低的现象。如老年人对抗抑郁药、抗惊厥药、镇静催眠药等都敏感，同时药物在老年人体内的半衰期延长，不良反应增加，因此，老年人在使用该神经精神类药物时要从小剂量开始。

2. 老年人心血管系统药效学变化　老年人心脏对刺激的反应性下降，压力感受器的反射调节功能降低，心脏和自主神经反应障碍，老年人心脏β受体数量或密度减少，对β受体敏感性降低，对α受体敏感性升高，导致心脏对儿茶酚胺最大效应降低，经β受体介导的功能减弱，因此，老年人对β受体激动剂或阻滞剂的反应降低。

老年人常同时患有多种慢性病，存在多重用药情况，由于老年人生理状态、药动学、药效学的改变，以及可能存在药物相互作用，这种不良的药物相互作用导致老年人在用药时更容易发生药物不良反应。因此，需要关注老年人多重用药风险，避免减少多重用药时药物相互作用带来的损害。同时，根据老年人的生理特点、药动学、药效学特点选择最佳药物，确定最适合老年人生理状态的剂量，监测药物的不良反应，保证用药的安全性。

## 二、老年人药物相互作用与不良反应

药物不良反应（adverse drug reaction，ADR）指合格药物在正常用法用量下出现的与用药目的无关的有害反应。药物不良反应是药物固有的特性，任何物品都有可能引起不良反应。

药物相互作用是指两种或两种以上的药物合用或先后序贯使用时，所引起的药物作用和效应的变化。即一种药物受另一种药物的影响，或由于其与人体的作用，改变了药物原有的性质、体内过程和组织对药物的敏感性，从而改变药物的疗效和毒性。不良的药物相互作用本质上是由于药物相对过量或剂量相对不足而导致的药物疗效和毒性发生变化，而药物不良反应是在适当剂量情况下发生的。因此，与药物不良反应相比，不良的药物相互作用通常是可以避免的。

药物相互作用根据作用方式可分为体外药物相互作用、药动学方面药物相互作用、药效学方面药物相互作用。体外药物相互作用可以表现为药物配伍的相互作用，如引起理化反应使药物出现浑浊、沉淀、变色和活性降低等。药物相互作用的结果可使治疗效果增强或不良反应减弱，也可使治疗效果减弱或出现不应有的不良反应。不良的药物相互作用是引起老年人药物不良反应的重要原因。

老年人常同时患有多种慢性病，多重用药在老年患者中非常普遍且难以避免。多重用药会增加药物相互作用的风险，甚至导致严重的药物不良反应。

### （一）多重用药的药物相互作用机制

1. 老年人生理功能减退，导致药动学和药效学改变　老年人机体功能减退，各种生理调节功能降低，代偿速度减慢，对药物反应的适应性和应变能力减弱。因此，老年人在药动学及药效学方面都会发生显著的变化。

2. 老年人多种药物合用影响药动学过程　药物在体内吸收、分布、代谢和排泄各环节均可能发生药动学相互作用，最终影响血药浓度，改变其药理作用和毒性强度。参与药动学相互作用的主要影响因素包括：①药物代谢酶，Ⅰ相代谢酶（如肝脏微粒体混合功能氧化酶，称为肝药酶）、Ⅱ相代谢酶（如二磷酸尿苷葡糖醛酸转移酶）、谷胱甘肽S-转移酶和甲基转移酶等，抑制或诱导代谢酶的活性会导致药物在体内的代谢速度发生改变，从而导致药效改变，以及产生药物不良反应；此外药物代谢酶的基因多态性也会造成药物代谢速度不同，从而影响药效及导致不良反应。②药物转运蛋白，如有机阴离子转运体、P-糖蛋白和有机阳离子转运体等，抑制或诱导这些转运蛋白活性会改变药物在体内的分布和排泄，导致药物不良反应。

肝药酶主要指细胞色素P450酶（CYP450），CYP具有许多同工酶，如CYP1A2、CYP3A4、CYP2C9、CYP2C19、CYP2D6等。肝药酶的活性可受遗传、年龄、机体状态、疾病等多种因素的影响，同时肝药酶活性可被部分药物增强或减弱。凡能增强肝药酶活性的药物称为肝药酶诱导剂，如苯巴比妥、苯妥英钠、卡马西平、利福平等。由肝药酶代谢的药物（即酶的底物）与肝药酶诱导剂合用时，底物代谢加快，因此肝药酶诱导剂与酶底物合用时，即产生酶诱导相互作用，底物剂量应适当增加。凡能抑制或减弱肝药酶活性的药物称为肝药酶抑制剂，如咪唑类和三唑类抗真菌药、大环内酯类抗菌药、环孢素、异烟肼、西咪替丁等。肝药酶抑制剂与酶底物合用时，底物代谢减慢，即产生酶抑制相互作用，底物剂量应减量。临床常见的酶抑制剂/诱导剂及P-糖蛋白抑制剂的药物如表6-1-1所示。

表6-1-1　临床常见的酶抑制剂/诱导剂及P-糖蛋白抑制剂的药物

| 抑制剂/诱导剂类别 | 药物名称 |
| --- | --- |
| CYP3A4/5强抑制剂 | 伊曲康唑、伏立康唑、克拉霉素、替利霉素、阿他那韦、利托那韦、胺碘酮 |
| CYP3A4/5中抑制剂 | 地尔硫䓬、红霉素、氟康唑、维拉帕米、葡萄柚汁 |
| CYP2C9抑制剂 | 氟康唑、胺碘酮 |
| CYP2C19抑制剂 | 奥美拉唑、氟伏沙明、氟西汀 |
| CYP2C8抑制剂 | 吉非罗齐、氯吡格雷葡糖苷酸代谢物 |
| CYP2D6抑制剂 | 胺碘酮、帕罗西汀、西咪替丁、氟西汀 |
| CYP3A4强诱导剂 | 利福平、卡马西平、苯巴比妥、苯妥英、地塞米松 |
| CYP2C8诱导剂 | 利福平 |
| CYP2C9诱导剂 | 卡马西平、利福平、巴比妥类 |
| CYP2C19诱导剂 | 利福平、苯妥英 |
| P-糖蛋白抑制剂 | 维拉帕米、环孢素、克拉霉素 |

3. 老年人多种药物合用影响药效学　多药合用在药效学方面存在药效的相加、协同或拮抗作用，以及存在药物毒副作用的相加或相减作用。药效学的相互作用可以体现在：作用在不同靶点，产生协同作用；受体激动剂和拮抗剂竞争受体结合，产生拮抗作用；减少不良反应或者导致不良反应相加等。

**（二）常见的药物相互作用及不良反应**

根据老年患者常见的疾病、药物种类，从药动学及药效学方面对老年患者常见的药物相互作用及潜在不良反应总结如下：

1. 老年人多重用药在药物吸收过程中的相互作用及潜在不良反应

（1）多重用药在药物吸收过程中可能会发生的药物相互作用：影响药物血药浓度，导致药效学变化或可能产生毒性作用。口服药物的吸收主要在小肠，在肠道中药物吸收不仅是通过简单的自由扩散，还通过胃肠道中转运体来实现转运吸收。口服药物在胃肠的吸收决定了口服药物的生物利用度。因此，在药物吸收方面导致药物相互作用的机制包括改变胃排空速度或改变肠细胞功能以及竞争或诱导肠道黏膜上药物转运体，从而影响另一种药物的吸收。

如老年人常使用的降糖药物阿卡波糖，研究认为，服用阿卡波糖后，一方面可以通过抑制肠壁细胞抑制地高辛的吸收，同时阿卡波糖引起的腹泻也能减少地高辛的吸收，从而使曲线下面积（AUC）减少，达峰浓度（$C_{max}$）显著降低，达峰时间（$T_{max}$）延长，会导致心律失常发生。阿卡波糖与华法林合用，国际标准化比值（INR）升高，出血风险增加，需要监测INR值并及时调整华法林剂量。在药物吸收方面，与其他药物联用容易产生药物相互作用的还有左甲状腺素，该药物口服吸收容易受到药物、食物的影响，需空腹服用；合用大豆蛋白（豆浆）、咖啡因、碳酸钙、硫酸亚铁、氢氧化铝/氢氧化镁等均影响左甲状腺素的吸收，长期合用可导致甲减。碳酸钙或其他钙补充剂中的钙离子能够和氟喹诺酮类药物（如莫西沙星）发生络合，导致药物吸收障碍，降低药物AUC，容易造成抗感染治疗失败。降脂药物中胆酸螯合剂具有非选择性吸附作用，影响一些酸性药物的吸收，如氢氯噻嗪、华法林、地高辛等药物的肠道吸收，降低其AUC，影响此类药物的药效，因此应避免使用或谨慎合用。

（2）由转运体介导的药物相互作用对药物吸收的影响：常见的为对P-糖蛋白的诱导或抑制而产生的药物相互作用。分布于肠道中的P-糖蛋白主要功能是减少其底物的吸收，从而降低口服药物的生物利用度；同时，P-糖蛋白也可减少毒性物质的吸收而起到保护作用。P-糖蛋白因具有广泛的底物、诱导剂及抑制剂，故临床在联合用药时可表现对P-糖蛋白的竞争或抑制，从而产生一定程度的药物相互作用。P-糖蛋白的典型底物包括免疫抑制剂、地高辛、西咪替丁、抗肿瘤药物等；利福平为其主要诱导剂；主要抑制剂包括维拉帕米、环孢素、红霉素、利托那韦、酮康唑、奎尼丁等。当作为P-糖蛋白底物的药物与其诱导剂或抑制剂联用时，则会提高或降低P-糖蛋白底物的血药浓度，从而产生药物不良反应。

2. 老年人多重用药在药物分布过程中的相互作用及潜在不良反应　老年人多重用药在药物分布过程中发生药物相互作用主要表现为竞争血浆蛋白的同一结合部位，血浆中的药物一部分与血浆蛋白可逆性结合，另一部分呈游离型，只有游离型药物才能发挥作用。当同时应用2种及以上与血浆蛋白同一部位结合的药物时，结合力弱的药物可能被结合力强的药物从血浆结合部位上置换出来变为游离型药物，其药理作用增强甚至引起毒性。如华法林的血浆蛋白结合率为98%～99%，与保泰松合用时可被药物置换，其抗凝作用成倍增加，容易造成出血等不良反应。老年人常合并多种疾病，如在血浆蛋白过低时应用血浆蛋白结合率高的药物，由于其游离型药物增多，容易出现不良反应，要特别注意。

3. 老年人多重用药在药物代谢过程中的相互作用及潜在不良反应　肝脏是药物代谢的主要器官，肝脏的微粒体酶可催化代谢反应。由于药物对肝药酶的活性具有诱导或抑制作用，当几种药物合用时可通过影响肝药酶的活性改变其代谢速率，影响药效。主要体现在两方面：一方面与肝药酶诱导剂合用，加速药物代谢分解，减弱药理活性；另一方面与肝药酶抑制剂合用，使药物代谢分解减慢，血药浓度增加，半衰期延长，作用增强，甚至引起不良反应。

老年人常用的降糖、降压、调脂、抗凝药物、镇静催眠药物等多通过酶代谢，因此与多种药物合用时易产生药物相互作用，发生严重不良反应。

（1）降糖药物二肽基肽酶4（DPP-4）抑制剂中沙格列汀主要通过CYP3A4/5代谢，与CYP3A4/5强抑制剂（如酮康唑、阿扎那韦、克拉霉素、茚地那韦、伊曲康唑、奈非那韦、利托那韦、沙奎那韦和泰利霉素）合用时，能显著升高沙格列汀血浆浓度，合用时沙格列汀日剂量应≤2.5mg。而沙格列汀与卡马西平（CYP3A4/5诱导剂）合用时，可通过加快沙格列汀的代谢，显著降低其降糖活性。西格列汀少量经CYP3A4和CYP2C8代谢，临床意义的相互作用少见。西格列汀是P-糖蛋白的底物，与地高辛合用可升高地高辛的$C_{max}$，两者合用时需谨慎。如果不能停用西格列汀，则需监测地高辛药物浓度。阿格列汀、利格列汀和维格列汀在人体内基本不经CYP450代谢，无药物代谢酶相关的相互作用。

磺酰脲类降糖药物（如格列本脲、格列美脲、格列齐特、格列吡嗪和格列喹酮）主要经CYP2C9代谢，合并使用CYP2C9抑制剂（如氟康唑、胺碘酮等）能减慢其代谢，增加低血糖风险。合用CYP2C9诱导剂（如卡马西平、利福平、苯巴比妥）能加速其代谢，导致血糖升高。

（2）降压药物中，钙通道阻滞剂（CCB）（如硝苯地平、非洛地平、氨氯地平）主要经肝脏CYP3A4代谢，CYP3A4强抑制剂（如伊曲康唑、氟康唑、克拉霉素等）能够显著减慢这类药物的代谢，从而增强降压效果，可能导致严重低血压；CYP3A4强诱导剂（如利福平、卡马西平、苯巴比妥、苯妥英钠等）能加速此类药物的代谢，会造成血压升高或波动，临床应避免使用或谨慎合用。

血管紧张素转换酶抑制药（ACEI）和血管紧张素Ⅱ受体拮抗剂（ARB）大多数不经CYP450代谢，药动学相互作用较少见。但是这类药物与保钾利尿剂合用可导致高血钾，应避免合用。

β受体阻滞剂（如普萘洛尔、美托洛尔等）在体内主要经CYP2D6代谢。CYP2D6抑制剂（如普罗帕酮、氟西汀、帕罗西汀等）可能减慢其代谢，导致严重心动过缓，联合应用时应注意调整剂量。比索洛尔主要经CYP3A4代谢，与CYP3A4强抑制剂可能存在药物相互作用，合用时要注意减量应用。

（3）降脂药物中辛伐他汀、洛伐他汀和阿托伐他汀为脂溶性他汀类药物，在体内主要通过CYP3A4代谢，与CYP3A4强抑制剂（如伊曲康唑、酮康唑、泊沙康唑、伏立康唑、克拉霉素、红霉素）合用显著减慢其代谢，增加横纹肌溶解风险，应注意避免使用或谨慎合用。此外，他汀类药物均为有机阴离子转运多肽1B1（OATP1B1）底物，与OATP1B1抑制剂（如环孢素）合用时，增加横纹肌溶解风险，临床应避免合用。瑞舒伐他汀、普伐他汀和匹伐他汀在体内较少被代谢，但与环孢素合用仍存在严重的相互作用。

（4）抗凝药物中，华法林在体内主要经CYP2C9代谢，能显著抑制CYP2C9活性的药物（如卡培他滨、氟尿嘧啶、氟康唑等）都可能影响华法林的抗凝活性，导致出血或血栓风险，应避免或谨慎合用。

抗血小板聚集药物中，氯吡格雷在体内经CYP3A4和CYP2C19代谢活化后的代谢产物具有抗血小板聚集作用。而奥美拉唑、艾司奥美拉唑能与其竞争CYP3A4和CYP2C19，导致氯吡格雷的代谢活化作用受阻，影响其抗血小板聚集作用。如必须合用质子泵抑制剂，可选择主要经非酶类代谢的雷贝拉唑或泮托拉唑。另外，氯吡格雷的葡糖酸苷代谢物经CYP2C8代谢后显著抑制CYP2C8的活性，因此能减慢瑞格列奈的代谢，增强其降糖作用，临床应谨慎合用。替格瑞洛主要经CYP3A4代谢，CYP3A4强抑制剂（如克拉霉素、伊曲康唑、酮康唑等）能减慢其代谢，增强抗血小板聚集活性；利福平能诱导CYP3A4和P-糖蛋白降低其生物利用度，加快其代谢，显著减弱其抗血小板聚集活性。

（5）老年人常使用的镇静催眠药物，其中苯二氮䓬类药物（如阿普唑仑、三唑仑、咪达唑仑）经CYP3A4代谢，与CYP3A4强抑制剂（如伏立康唑、红霉素、克拉霉素等）合用时显著减慢其代谢，镇静催眠作用增强。非苯二氮䓬类药物唑吡坦经CYP3A4代谢，CYP3A4强抑制剂（如伊曲康唑）能显著升高唑吡坦的浓度，增强镇静催眠作用。而CYP3A4强诱导剂（如利福平和圣约翰草提取物）能显著降低其血药浓度，减弱催眠作用。

4. 老年人多重用药在药物排泄过程中的相互作用及潜在不良反应　老年人多重用药在药物排泄过程中发生药物相互作用主要表现为两方面：一方面，竞争肾小管分泌，使其他需经肾小管分泌排泄的药物排泄受到抑制，致使药物浓度升高，药效增强或作用时间延长。另一方面，在肾小管重吸收过程中发生药物相互作用。肾小管内尿液pH是影响药物排泄的重要因素，分子型药物易被肾小管重吸收，而离子型药物则相反；弱酸性药物在碱性尿中或弱碱性药物在酸性尿中主要以离子型存在不易被重吸收而排泄较快；如阿司匹林、保泰松等与碳酸氢钠同时服用，因后者使尿pH升高促进阿司匹林、保泰松等弱酸性药物排泄。此外，在肾小管的分泌和重吸收过程中，阿司匹林能与甲氨蝶呤竞争肾脏有机阴离子转运体，可能减慢甲氨蝶呤的排泄，增加其毒性反应。

此外，还要注意药物对肾脏功能的影响。老年人肾脏功能的变化会影响药物在肾脏的排泄，排泄速度减慢，半衰期延长，导致作用增强或毒性增加。因此，老年人在应用经肾脏排泄的药物时，要特别注意根据肾脏肌酐清除率或肾小球滤过率来调节药物剂量或给药间隔。对于肾脏疾病的老年患者，更要注意根据肾功能来调整药物剂量或给药间隔，以免引起严重的药物不良反应或药源性疾病。血管内注射含碘对比剂可能诱发急性肾损害，对于肾功能正常和轻度不全者［eGFR>60ml/（min·1.73m$^2$）］，在接受含碘对比剂检查当天暂时停用二甲双胍即可。对于eGFR 45～60ml/（min·1.73m$^2$）的中度肾功能不全患者，在静脉注射碘化造影剂48小时前停用二甲双胍。已接受含碘对比剂检查患者，建议在造影完成至少48小时后检测肾功能情况，如果没有恶化即可恢复二甲双胍应用。

老年患者还要避免使用具有肾脏毒性的药物。抗菌药物中的氨基糖苷类抗菌药物，如庆大霉素、阿米卡星等，可能引起肾脏直接损伤，有肾功能不全的患者尽量避免使用；抗肿瘤药物中的顺铂、卡铂、多柔比星等在肾功能不全患者中尽量避免使用，如果确实需要，应根据肾功能调整剂量。对于老年患者，还要特别注意非甾体抗炎药（NSAID）、造影剂、利尿剂、具有肾毒性的中药制剂的使用，需要权衡利弊以及评估肾功能，根据肾功能状况调整药物剂量。

5. 老年人多重用药在药效学方面的相互作用及潜在不良反应  老年人合用2种及以上药物时，可通过作用于同一部位、同一机制，也可通过作用于不同部位、不同机制产生药理上相似或相反的效应从而影响药效。氨基糖苷类抗生素与筒箭毒碱均能阻断神经肌肉接头处的神经受体，两药合用能增强松弛骨骼肌的作用；利福平与异烟肼都有肝毒性，两药合用可使肝脏损伤加重。抗凝药与其他不同作用机制的口服或注射用抗凝药、抗血小板聚集药，如普通肝素、低分子量肝素、磺达肝癸钠、华法林、达比加群酯、替格瑞洛等，合用可增加出血风险；长期合用NSAID会增加出血风险。此外，降压药物中的ACEI/ARB与以下药物存在药效学相互作用：与保钾利尿药合用可导致高钾血症；与脑啡肽酶抑制剂沙库巴曲合用增加血管神经性水肿风险；糖尿病患者合用阿利吉仑，双重阻断肾素-血管紧张-醛固酮（RAAS）系统，增加低血压、高血钾和肾功能恶化的风险，应避免合用；与NSAID合用，可因水钠潴留而减弱降压效果，增加肾损伤风险。

由于老年人易罹患多种疾病，治疗药物种类繁多，因此药物相互作用是老年患者用药安全的重大隐患。因此，要关注老年人生理状态、药动学、药效学变化，以及老年人常用药物的相互作用，为老年患者选择最佳的治疗方案，保证用药安全。

## 三、案例分析

案例1

（1）患者：男性，75岁。

（2）临床诊断：冠状动脉粥样硬化性心脏病（PCI术后）；2型糖尿病；慢性非萎缩性胃炎。

（3）处方用药：

阿司匹林肠溶片：100mg，1次/d，口服，共14日

硫酸氢氯吡格雷片：75mg，1次/d，口服，共14日

阿卡波糖片：50mg，3次/d，口服，共14日

阿托伐他汀钙片：20mg，1次/晚，口服，共14日

奥美拉唑肠溶片：20mg，1次/d，口服，共14日

（4）处方分析：该患者的用药方案中存在不良药物相互作用，主要体现在药物代谢方面。抗血小板药物中的氯吡格雷在体内经CYP3A4和CYP2C19代谢活化后的代谢产物具有抗血小板聚集作用；而奥美拉唑在体内主要通过能CYP3A4和CYP2C19代谢为无活

性的代谢产物。因此，当奥美拉唑与氯吡格雷联用时，奥美拉唑与氯吡格雷竞争CYP3A4和CYP2C19，导致氯吡格雷的代谢活化作用受阻，影响其抗血小板聚集作用，长期联用会导致不良临床结局。在此病例中，该患者合并慢性胃炎，合用质子泵抑制剂时，可更换为主要经非酶类代谢的雷贝拉唑或泮托拉唑。

案例2

（1）患者：男性，65岁。

（2）临床诊断：慢性阻塞性肺疾病；高血压2级；消化性溃疡。

（3）处方用药：

地尔硫䓬片：50mg，3次/d，口服，共14日

茶碱缓释片：0.1g，2次/d，口服，共14日

布地奈德福莫特罗粉吸入剂（160μg：4.5μg）：1吸，2次/d，吸入共14日

西咪替丁片：400mg，2次/d，口服，共14日

（4）处方分析：该患者的用药方案中存在不良药物相互作用。西咪替丁和地尔硫䓬是P450酶的底物，茶碱需通过P450酶进行代谢，西咪替丁和地尔硫䓬可干扰茶碱在肝脏内代谢，长期合用会增加茶碱的血药浓度，从而产生不良的药物相互作用，使药物不良反应发生率增高。

# 第二节　老年人用药原则

## 一、老年人用药原则

### （一）明确用药指征

老年人在选择药物时要有明确的适应证，权衡用药的获益和风险。老年人的药物不良反应与年龄、疾病状况、多重用药等因素密切相关，且较成年人严重。因此，老年人在用药时要权衡利弊，要求用药的获益/风险>1，而对于获益/风险<1者可以考虑不用药，同时选择疗效确认毒副作用小的药物。例如：无危险因素的非瓣膜性心房颤动患者，若用抗凝治疗，并发症出血风险每年约为1.3%，而不抗凝治疗每年发生卒中仅为0.6%，故该类患者通常不需抗凝治疗。对于老年人的心律失常，当无器质性心脏病且无血流动力学障碍时，长期用抗心律失常药可使致死率增加，因此，尽可能不用或少用抗心律失常药。选择药物时要考虑到既往疾病及各器官的功能情况。对有些疾病可以首先考虑非药物治疗，如失眠，可通过运动、情绪调节达到治疗作用。总之，老年患者用药要明确药物适应证、充分权衡、遵循个体化及最佳受益原则，确保用药合理性。

### （二）简化用药品种

老年人常患有多种疾病，需要接受多种药物治疗，即多重用药。多重用药不仅加重

了经济负担，影响用药依从性，还增加了药物相互作用和不良反应发生率。联合用药品种越多，发生药物相互作用的机会增加，药物不良反应发生的可能性增加。此外多重用药还会增加出现"处方瀑布"的可能性，即将一种药物不良事件误以为一种新的疾病，并开具另一种药物对其进行治疗。多重用药还将增加失眠、便秘、衰弱、疼痛等老年综合征相关症状的发生。因此，为减少老年人药物不良反应/事件的发生，根据患者同时使用的药物数量与药物不良反应发生率的关系，目前国内外提出"5种药物"应用原则，即同时用药建议不超过5种，当病情需要使用超过5种药物时，应评估是否所有药物都是必需的，是否有多重治疗作用的药物替代，是否可以停用疗效不明显、耐受性差或本身未按医嘱服用的药物。

为减少联合用药种类，临床药物治疗应注意以下几点：①掌握药物的适应证，了解药物的局限性，许多老年疾病无相应有效的药物治疗，若用药过多，药物不良反应的危害反而大于疾病本身。②抓住主要矛盾，选择主要药物治疗，对于疗效不明显、耐受性差或本身未按医嘱服用的药物应考虑终止。③选择具有多重治疗作用的药物，比如高血压合并心绞痛可选用β受体阻滞剂和钙通道阻滞剂；高血压合并前列腺增生患者可选用α受体阻滞药。④重视非药物治疗，老年人并非所用症状、慢性病都需要药物治疗，如轻度消化不良、睡眠欠佳等，可考虑首先通过饮食、运动、情绪调节进行治疗。⑤减少控制服用保健品。

（三）选择适当剂型和给药途径

对老年患者要根据个体特点选择适当的药物剂型和给药途径。老年慢性病患者需要长期用药时，应尽可能口服给药。对于有吞咽困难的老年人，可选用颗粒剂、口服液或喷雾制剂。尽可能首选控释制剂，该剂型在单位时间内释放固定量的药物，不受胃肠动力和pH的影响，且每日服药次数少，有利于提高用药依从性。尽可能不选用缓释制剂，因老年人胃肠动力下降，会使药物吸收增加而产生不良反应。急性患者可选用注射用药，如静脉注射、静脉滴注、肌内注射或皮下注射，但老年人尽量少选用肌内或皮下注射，因为老年人的肌肉对药物的吸收能力较差，注射后疼痛较显著且易形成硬结。

（四）小剂量原则

老年人除维生素、微量元素和消化酶等相对较安全的药物可以应用成年人剂量外，其他药物原则上应按照成年人剂量酌情减量，尤其是地高辛、华法林、茶碱等治疗窗比较窄、容易出现药物不良反应的药物。老年人用药量规定为成人量的3/4，一般在开始用药时应根据患者年龄、健康状况、体重、肝肾功能、病情严重程度等，以成人用量的1/2、2/3、3/4顺序用药，然后根据临床反应调整，缓慢增量，直至获得满意疗效的剂量。而对于使用负荷剂量的药物，首次用药可给予成年人剂量的下限，小剂量用药主要表现在维持剂量上。

（五）个体化给药

随着增龄，老年人发生各器官功能的改变，特别是代谢和清除药物的器官肝脏和肾脏功能的下降。因此，老年人用药后的个体差异比其他年龄的人更加突出，药物在体内药动学及药效学的变化较成年人变化明显，药物不良反应发生率增高。老年人不良反应80%由药动学方面的原因所致，并且具有剂量依赖性。同时，老年人由于衰老进程、代谢变化和疾病状态不同，导致药效的个体差异突出，因此，考虑到药物的有效性和安全性，适宜的给药方法是结合药物的药动学特点、血药浓度监测和老年人肝、肾功能情况适当调整用药剂量，遵从剂量个体化原则。

对于主要经肾脏排泄的药物，对肾脏功能有一定要求，临床治疗时需要特别注意。老年患者在肾功能状况很差时，尤其是慢性肾脏病（CKD）4期［eGFR<30ml/（min·1.73m$^2$）］后，患者的全身状况可能以多种方式影响药物的吸收、分布、代谢、排泄过程。因此，临床上对老年患者经肾脏排泄的药物进行药物剂量调整时，需要首先了解拟使用药物的药动学，同时评估者肾功能和全身营养状况，最后根据肾功能状况决定用药剂量和方法，如减少剂量、延长给药间隔等。

老年人肝细胞数量减少，肝脏血流量减少，肝脏的新陈代谢和解毒功能降低；并且常伴有低蛋白血症，血浆蛋白结合能力也有所下降，导致血液中游离型药物浓度增加。因此，老年患者在使用经肝脏代谢及排泄的药物时，需要进行个体化药物调整。但是肝功能受损患者，没有统一的评价肝功能的方法来调整给药剂量，需根据实际情况，参照药物说明书酌情减量或选择其他药物。

### （六）择时原则

老年人用药应选择最佳服药时间。根据时间生物学和时辰药理学的原理，选择最合适的用药时间进行治疗，以提高药效，减少不良反应。如降压药选在早晨服用，这与血压的一般节律特点有关。降糖药如格列吡嗪、格列喹酮、格列齐特在餐前半小时服用，阿卡波糖与食物同嚼服，这与药物的作用机制有关，增加药效而降低不良反应。糖皮质激素常于上午6～8时给药，主要是根据糖皮质激素分泌的节律性，其每日清晨分泌达高峰，此时给予糖皮质激素对下丘脑-垂体-肾上腺轴（HPA）的抑制作用较弱，不良反应较小。有些药物要求空腹服用，如甲状腺素，空腹服用有利于促进其吸收，增加生物利用度；另外，有些特殊剂型的药物，如肠溶制剂，需要空腹服用，这是因为此类药物与食物同服时，食物会改变胃部的酸性环境，造成肠溶制剂提前在胃内释放药物，增加药物不良反应。有些药物要求在餐前服用，如促进胃动力药、抗酸药、胃肠解痉药、利胆药等。多数药物可在餐后服用，尤其对消化道有不良反应的药物，如铁剂、某些抗菌药物等。只有按照药物要求的时间按时服药，才能达到保证药效和减少毒副作用的目的。

### （七）疗程适宜原则

老年人应该按照治疗学原则，根据推荐的药物治疗周期，正确选择停药时机和停药方法。

合理延长用药时间，从而巩固疗效和防止复发：如丙硫氧嘧啶和甲巯咪唑治疗甲状腺功能亢进，抗结核药物治疗结核病，碳酸锂治疗躁狂抑郁型精神障碍，阿托品治疗急性有机磷类农药中毒，糖皮质激素治疗免疫性肾病，以及抗菌药物治疗各种严重感染性疾病。

对骤然停药后常出现停药综合征的药物，应该选择不同的停药方法。比如β受体阻滞药必须逐渐减量，减量过程以2周为宜；长期使用糖皮质激素，必须逐渐减量停药，不宜骤停，而短期（1周内）使用糖皮质激素无须逐渐减量，可以直接停药。对治愈后易复发的疾病，如十二指肠溃疡、癫痫、结核、类风湿关节炎，为巩固疗效，防止复发，需要进行维持治疗。

### （八）及时停药、就诊原则

凡是疗效不确切、耐受性差、未按医嘱使用的药物都应该及时停药。在治疗过程中，一旦出现药物不良反应，比如皮疹、瘙痒、肝肾功能异常等，应警觉可能与药物相关，需要及时停药并调整用药方案，保障用药安全。

为了避免发生蓄积中毒、依赖性和成瘾性，某些药物如巴比妥类、地西泮、阿普唑仑、氯硝西泮等药物应及时停药。治疗感冒、肝炎等疾病时，在症状及各种检查指标正常后即可停药，长期用药会增加肝脏负担，引起不良反应。

### （九）协助原则

老年人由于记忆力减退，容易忘服、多服、误服药物，导致难以获得疗效或加重病情。照护者需定期检查老年患者用药情况，协助老年患者提高用药依从性，并帮助老年患者分类进行整理所需要服用的药物，分装在药盒中，贴上标明药物名称、剂量、用法的标签，防止在阴凉、干燥的环境中，交代药物服用的剂量、方法，促使老年患者做到按时、按规定剂量服药。

此外，要避免老年患者根据自我监测指标（如血压、血糖），自行停药或更换药物，造成药物不良反应或疾病进展。照护者要识别并提醒老年患者进行必要的自我监测，定期到医院复诊，咨询医生或药师来调整用药方案。

### （十）科学应用药物，不轻信保健品

保健品不是药物，通常对治疗疾病效果不大，且有些保健品成分不明，甚至有些不良厂家为提高疗效，在其中添加廉价且副作用大的西药成分，导致出现严重的不良反应。因此，老年患者应提高认识，科学应用药物，不依靠保健品或者偏方。

## 二、案例分析

案例1

（1）患者：女性，81岁。

（2）临床诊断：慢性肾脏病；高血压；高脂血症。

（3）检验结果：血肌酐111μmol/L。

（4）处方用药：

瑞舒伐他汀钙片：10mg，1次/晚，口服，共14日

酒石酸美托洛尔缓释片：47.5mg，1次/d，口服，共14日

（5）处方分析：该患者的用药方案要特别注意根据肾功能调整药物剂量，遵循个体化给药原则。患者血肌酐111μmol/L，计算得eGFR 40.1ml/（min·1.73m$^2$），诊断为慢性肾脏病4期，在该肾功能状态下要注意药物的选择及剂量的调整。根据说明书推荐，瑞舒伐他汀在该肾功能状态下，禁用。而美托洛尔在肾脏病中任何分期都可以使用。在此病例中，需要将瑞舒伐他汀更换为对肾脏功能无要求的阿托伐他汀。

案例2

（1）患者：男性，67岁。

（2）临床诊断：2型糖尿病；高血压2级（高危）；头晕。

（3）处方用药：

盐酸二甲双胍片：500mg，3次/d，口服，共14日

格列本脲片：5mg，3次/d，口服，共14日

硝苯地平控释片：30mg，1次/d，口服，共14日

酒石酸美托洛尔缓释片：23.75mg，1次/d，口服，共14日

盐酸氟桂利嗪胶囊：10mg，1次/晚，口服，共14日

（4）处方分析：该患者的用药方案中要特别注意老年人药物选择以及用药剂量的适宜性。依据老年人不适当用药标准（Beers标准），格列本脲引起低血糖的风险较高，老年患者应避免使用。按说明书要求，65岁及以上老年人，在使用氟桂利嗪时，适宜剂量为5mg，避免出现抑郁、锥体外系等不良反应，还应注意老年人用药的小剂量原则。同时，还要明确该患者头晕的原因，氟桂利嗪的使用是否有明确的指征。

# 第三节　老年人多重用药管理

老年患者多重用药率高，发生药物不良反应及药源性疾病的风险增加。医生、药师、患者及其照护者均应提高对安全用药的认识，最大限度减少多药联合治疗的药源性损害。因此，老年患者在用药时应优先选择获益最大、损害最小且可以改善生活质量的用药方案，强化安全意识，避免不合理用药及药物滥用，减少或防止药物不良反应发生，保障老年患者用药安全。

## 一、综合评估及多重用药评估

对患者的机体功能状态、认知能力、心理状态、社会和家庭支持情况及自我服药管理能力等，进行综合评估。同时对老年患者多重用药进行评估，主要评估多病共存情况，存在多病共存的种类、严重程度以及之间的优先关系；评估多重用药情况，首先剔除不

必要的药物，其次对治疗药物进行评估，评估是否存在不适当用药，为老年人个体化治疗提供支持。

## 二、团队协作提高老年人用药安全性

老年多病共存患者由于患多种慢性病，在就诊中会面临单一专科医生不能全面满足患者的就诊需求、多个专科医生制定治疗方案存在重复和矛盾的问题。因此，针对多种疾病共存、多重用药的老年患者，需要整合多学科、团队合作的优势，提倡组建有药师参与的全科诊疗团队，对患者进行全面评估综合治疗，减少不合理用药，降低多重用药风险，保证用药安全。

1. 医生方面

（1）老年患者用药要注意有明确的适应证，根据具体疾病状态及用药情况，综合考虑用药风险及获益，保障老年患者用药的疗效和安全。

（2）联合用药应注意剂量个体化。老年人用药反应的个体差异比年轻人更为突出，用药要遵循从小剂量开始，逐渐达到适宜的个体最佳剂量；同时还要注意根据肝肾功能调整药物剂量，制定更加符合老年人特点的个体化药物治疗方案。

（3）联合用药应"少而精"。能单药治疗不联合用药；在保证疗效的情况下，尽量减少用药数量并优先选择相互作用少的药物，充分降低老年人药物不良反应及药源性疾病的风险。临床医生应详细询问患者目前正在服用的药物，并且判断哪些是治疗疾病的主要药物，哪些是辅助治疗的药物，哪些是不必要的药物，同时识别潜在的药物相互作用，进行定期监测并调整用药方案，保证老年患者用药安全。

（4）根据各种药物时间生物学和时辰药理学的原理，选择药物各自最佳服药剂量和时间，延长联合治疗中各药的给药时间间隔，在保证疗效同时，降低不良药物相互作用（ADI）风险。

（5）告知患者所有处方药物的不良反应及发生ADI的可能性，提醒患者注意甄别并进行有效的应对、处理。

2. 药师方面

（1）推广有药师参与的临床治疗团队模式，鼓励药师参与临床查房、会诊和药物治疗工作。药师在充分知晓患者病情前提下，参与制定药物治疗方案，监测疗效与安全性及患者教育。

（2）强化药师对用药安全共同负责的理念。在临床实践中，临床药师应进行药物重整、医嘱审核，并根据患者的病情、药物代谢、潜在药物相互作用、药物不良反应和药物浓度监测等综合制定用药方案，识别潜在的用药风险或错误，减少老年患者的药源性损害。同时加强对临床医生的宣传和教育，临床医生在开具处方时需考虑患者的疾病状态和相关用药规范，谨慎为老年患者选择药物，将老年患者潜在用药风险降至最低。

（3）向患者讲解药物相关知识，对药物正确的服用方法进行教育，以及药物可能发生的药物不良反应，注意识别并进行有效的处理。

（4）对患者进行用药宣教，提高患者服药及就诊的依从性，避免盲目停药、增减药量以及更换药物，减少用药风险。

3. 患者及照护者方面

（1）鼓励老年患者按时到门诊随访，知晓自己健康状况，一旦出现药物治疗相关不良事件，及时就诊。有条件者设立个人用药记录本，记录用药情况及不良反应/事件。

（2）照护者要协助患者提高用药依从性。老年人容易漏服、多服、误服药物，照护者必须定时检查老年患者用药情况，做到按时、按规定剂量服药。

（3）老年人及其照护者避免随意自我治疗。不宜凭自己经验随便联合用药，包括处方药、非处方药、中草药、食品添加剂和各类保健品。不轻信民间"偏方""秘方"，以免造成ADI。

## 三、政府加强多重用药管理

政府部门应重视老年多重用药的预防和管理。开展老年患者多重用药流行病学研究并建立流行病学数据库，了解老年人发生率高及不良反应多的多重用药，加快制定符合老年人特点的临床指南；结合患者年龄、健康状况等进行分层、分类管理；同时，还要加大力度培养多学科医疗团队，在临床药师、临床医生、患者等的共同参与下积极开展老年患者多重用药的预防和管理。

### 全科医生在老年人合理用药中的关注点

运用全科医学的理念及整体方法针对老年人合理用药进行评估：

1. 老年人多病共存种类多，多重用药率高，发生潜在不良药物相互作用的风险增加，应尽可能综合评估，制定系统用药方案。

2. 老年人的生理特点、药动学/药效学等发生改变，在制定用药方案时应予以考虑。

3. 老年人在用药过程中，应根据个体化用药特点，遵循合理用药原则，尽可能做到规范、合理用药。

4. 关注老年人多重用药风险，提倡团队合作，共同促进老年人用药的有效性、安全性。

【拓展内容】

1. 老年人多重用药现状

（1）老年人多病共存，联合用药比例高：我国42%的老年人患有两种以上疾病。研究显示，30%的中国糖尿病患者伴发高血压，12.2%伴发血脂异常，29.8%为高血糖伴发高血压及血脂异常患者。因此，多病共存的老年人多重用药情况非常普遍。据文献报道，美国老年患者平均用药10种，65岁及以上女性患者中有28%的人群用药超过5种，12%超过10种；欧洲半数80岁的老年人群用药超过6种；韩国86.4%老年人服用6种及以上药物；我国老年人平均用药9种，多者达36种；50%的老年患者同时使用3种药物，有25%服用4～6种药物。

（2）老年人多药联用，药物不良反应风险增加：老年人药物不良反应发生率比年轻患者增高。研究显示，随着处方药物数量的增加，潜在有临床意义的ADR发生率也随之增加。有调查数据显示，合用5种药物时ADR发生率为4.2%，6～7种为7.4%，11～15种为24.2%，16～20种为40%，而合用21种药物以上时为45%。大量研究显示，与用药数<5种的老年患者相比，接受5～7种药物治疗的老年患者发生严重ADR的风险增加约1.58倍，而接受≥8种药物治疗的患者发生严重ADR风险增加约4倍。

2. 避免多重用药，保障老年人用药安全的措施

（1）目前我国的全科医学的发展已经取得了阶段性成果，政府投入力度不断增大，人才队伍数量不断增加，服务模式不断完善。但同时也面临一定挑战，全科医生的资源和数量仍然不足，全科医生需要不断提高知识和技能，来满足日益增长的医疗服务需求。未来应大力发展全科医学，将各类慢性病的防治关口前移，预防慢性病发生；同时对于老年多病共存患者，发挥全科诊疗团队的优势，为老年患者提供连续性、综合性、协调性、个体化和人性化的医疗保障服务。

（2）使用评估老年人合理用药的辅助工具：推荐参考美国老年医学会发布的老年人不适当用药标准（Beers标准）、老年人不适当处方工具（IPET）、老年人潜在不适当处方筛选工具（STOPP）、中国老年人潜在不适当用药目录等。这些参考工具为临床医生提供了很好的参考，但仍存在某些缺陷而不能完全满足临床的需要，临床工作中仍需要进一步探索中国多病共存老年人的用药安全性数据。

（3）避免"处方瀑布"现象：当新的临床问题出现时，首先应考虑药物因素，尝试能否减药，避免采用增加药物以对抗新的症状，避免"处方瀑布"现象。尽可能简化用药是合理、安全用药的基础。

3. 研究方向 老年人常同时患有多种慢性病，多重用药情况非常普遍，如何促进合理用药，提高老年人用药的安全性，是需要长期探索努力的方向。

在了解老年人生理特点、药动学/药效学特点的理论基础之上，选择纳入符合多重用药标准的老年人作为研究对象，对老年人的疾病及用药情况进行评估、审核，制定较为合理的用药方案。同时，对老年人进行用药教育，并定期随访，监护老年人用药依从性以及药物的有效性、安全性。在此过程中，选择潜在药物不良反应和不良药物相互作用的发生率作为指标，以此评价老年人用药的安全性。最终目标是通过药物调整，提高老年人用药安全性，促进合理用药。

**【思考题】**

结合老年人多重用药这一特点，谈一谈老年人多重用药管理中，药师在团队中的作用。

（郭　媛）

# 第二篇

# 老年人全人全程照护

# 第七章　老年人危险因素

老年人危险
因素

**重要知识点**　1. 老年人危险因素分类及常见危险因素评估
　　　　　　　　2. 老年人常见疾病风险评估
　　　　　　　　3. 老年人急危重症的识别及处理

## 第一节　老年人危险因素分类及评估

### 一、危险因素的概念

危险因素是指根据流行病学资料认为与健康及其相关状态有关联，并有重要预防意义的一些个人行为或生活方式特征、环境暴露或一些先天性或遗传性特征。2009年，WHO发布了一份名为《全球健康危险因素——主要健康危险因素导致的死亡率和疾病负担》的卫生统计报告，报告中明确将健康危险因素定义为：一种增加不良健康后果发生概率的因素。简单说，危险因素就是与疾病发生有关的因素。

### 二、危险因素的分类

危险因素可以从多个角度进行分类。按照在因果链上与不良健康后果的关系远近，可将其分为直接的健康危险因素和间接的健康危险因素。按暴露水平情况，危险因素可分为个体健康危险因素和群体健康危险因素。按危险因素的来源，还可分为机体内在危险因素、外在和环境及社会危险因素。最常使用的分类方法是从干预效果分类，一种是可干预的危险因素，即可改变的危险因素；另一种是不可干预的危险因素，即不可改变的危险因素。可干预的危险因素占比更大。

随着年龄增长、生理功能减退、器官功能退化，老年人群中各类疾病的患病率明显增高，因此年龄本身也是疾病中最常见的危险因素。充分了解疾病的危险因素，在发病前落实主要危险因素的一级预防，可以有效地延迟或避免疾病发生，是最经济有效的疾病控制手段。

### 三、常见的危险因素及评估

不同疾病由于发病机制不同，相应的危险因素也不尽相同，本节介绍常见的危险因素。

（一）不可干预的危险因素

1. 遗传因素　一些疾病存在某些特定的致病基因、易感基因，如*APP*、*PS1*、*PS2*基因是阿尔茨海默病的致病基因，约95%的遗传性甲状腺髓样癌由*RET*基因突变导致。某些疾病存在特定的家族史，如一级亲属肺癌家族史就是肺癌的危险因素，部分单纯性肥胖也与家族遗传因素有关。

2. 性别　某些疾病的发病风险在不同性别有明显差异，如老年女性跌倒的风险高于男性，男性卒中的患病率、发病率和死亡率高于女性。

3. 种族　不同种族某些疾病的发病风险有明显差异，如与白色人种相比，45～74岁中国人（黄色人种）卒中的发病率稍高，其中出血性卒中的比例也相对较高。

（二）可干预的危险因素

1. 吸烟　年龄在55～74岁，吸烟≥30包年［吸烟包年=1天吸烟多少包（1包20支）×烟龄（年）］，仍在吸烟或者戒烟<15年，即可被认定为肺癌的高危人群。同时，吸烟也是心血管疾病、卒中、慢性阻塞性肺疾病等慢性病的危险因素。

2. 体重　最常用的衡量体重的指标是体重指数（BMI），BMI=体重（kg）÷身高（m）$^2$，BMI<18.5kg/m$^2$为消瘦，18.5～23.9kg/m$^2$为正常，>24kg/m$^2$为超重，>28kg/m$^2$为肥胖。体重过低或过高均对健康产生影响，肥胖是心血管疾病的重要危险因素，同时也是骨关节炎等疾病的危险因素；消瘦、肌少是跌倒、骨质疏松的危险因素。

3. 其他生活方式

（1）久坐的静态生活方式，被认为对健康有害，常见的身体活动强度评价方式有代谢当量（MET），1MET=每千克体重每小时消耗1kcal能量的活动强度，低、中、高强度的身体活动对应的MET值为1～<3、3～<6、≥6。每日4MET或更高强度的身体活动可使心血管疾病风险降低。

（2）不合理的膳食模式，如高盐饮食（食盐量>5g/d）被认为与高血压、心血管事件及骨质疏松发生有关。反式脂肪酸的摄入会加重炎症反应、增强胰岛素抵抗等。

4. 高血压　高血压是卒中最重要的独立危险因素，是动脉粥样硬化性心血管疾病（ASCVD）的重要危险因素，血压为正常高值（130～139mmHg/85～89mmHg）时即可增加ASCVD的风险。建议普通高血压患者应将血压降至<130/80mmHg；≥80岁的老人血压目标值是<150/90mmHg，但所有的研究均不包括虚弱老人，虚弱老人的血压管理应避免降压过度致不耐受。

5. 糖尿病　2型糖尿病的发生发展与众多危险因素相关，如肥胖、吸烟、体力活动不足、不健康的膳食模式等，但同时2型糖尿病也是众多老年病的危险因素。如与非糖尿病人群相比，糖尿病人群ASCVD、认知障碍、跌倒、某些肿瘤及感染的风险均明显增加，糖尿病是ASCVD独立的危险因素。糖化血红蛋白（HbA1c）是反映血糖控制状况的最主要指标，HbA1c每下降1%可使所有糖尿病相关终点风险和糖尿病相关死亡风险降低21%、心肌梗死风险降低14%。虽然中国2型糖尿病的综合控制目标中HbA1c的目标值为7.0%，但HbA1c的实际控制目标应更加个体化，高龄、病程长、预期寿命短、有严重并发症者可采取相对宽松的控制目标。

6. 血脂异常 《中国居民营养与慢性病状况报告（2015年）》显示2012年中国成人血脂异常总体患病率高达40.40%。其中以低密度脂蛋白胆固醇（LDL-C）或总胆固醇（TC）升高为特点的血脂异常是ASCVD重要的危险因素，TC和LDL-C升高也会增加缺血性卒中的风险。降低LDL-C水平，可显著减少ASCVD的发病及死亡危险，同时有研究表明使用他汀类药物可以明显降低糖尿病患者的卒中风险。有研究表明，高血脂可能促进乳腺癌、卵巢癌、子宫内膜癌等恶性肿瘤的发生与发展，而肿瘤相关治疗亦可诱发或加重血脂异常，肿瘤患者脂代谢的主要改变为血浆脂蛋白乳糜微粒、极低密度脂蛋白（VLDL）和甘油三酯（TG）升高。恶性肿瘤患者尤其是老年肿瘤患者，合并高脂血症会进一步增加心血管事件风险，肿瘤患者如不及时纠正血脂异常，长期脂类代谢异常会诱发或加重肿瘤恶病质，是肿瘤恶病质的重要相关因素之一。《中国成人血脂异常防治指南（2016年修订版）》提倡将降低LDL-C水平作为防控ASCVD危险的首要干预靶点，而非HDL-C可作为次要干预靶点。调脂治疗需要设定目标值：ASCVD极高危者LDL-C<1.8mmol/L；高危者LDL-C控制在<2.6mmol/L；中危和低危者LDL-C控制在<3.4mmol/L。

7. 虚弱 虚弱是一种普遍存在的老年综合征，随着年龄的增长机体逐渐出现退行性改变，或由多种慢性病所引起的神经、肌肉、代谢和免疫系统的生理储备减少，导致机体易损性增加、抗应激能力减退的状态。临床表现包括跌倒、失能、认知障碍、自主活动减少、非自主体重下降以及疲劳等。随年龄增长患病率增加，≥85岁的高龄人群中四分之一到一半身体虚弱。研究表明，虚弱与年龄、各类消耗性疾病（如心力衰竭、慢性阻塞性肺疾病、肿瘤等）相关，高龄、教育水平低、抑郁、吸烟、多病共存、厌食等都是造成虚弱的危险因素。同时虚弱也可导致各种不良结局的发生，如残疾、住院时间延长、死亡率上升等，在心血管疾病中，虚弱是有额外价值的预后判定指标，严重影响老年人的生存质量，增加家庭和社会的经济负担，需要格外重视。

8. 肌少症 肌少症是指老年人随年龄增长出现的进行性骨骼肌减少，伴有肌肉力量和/或肌肉功能减退的疾病。生理因素（包括年龄增长、性别、生长发育、遗传、体重指数）、某些疾病（如糖尿病、住院、认知障碍）、不良的生活行为方式（如不合理的膳食结构、久坐静态）、抑郁等心理因素都可成为肌少症的影响因素。肌少症常发生在虚弱之前，与虚弱共存，是跌倒明确的危险因素，可导致残疾、生活质量下降和死亡风险增加。

9. 多重用药 由于老年人特殊的生理功能状况，多病共存情况非常普遍，因此治疗时需要服用多种药物的现象也很常见。衰老本身也会引起老年人机体器官结构和功能的衰退，与药物代谢密切相关的肝肾功能随年龄均会有不同程度的功能减退，使老年人更易受药物毒性作用的损伤。使用药物的种类越多，发生药物不良事件的概率越大。多重用药也是老年人衰弱、跌倒、骨折、认知障碍、谵妄及再入院等不良健康结局的危险因素。因此，在对老年人，特别是高龄老年人处方时，应强化用药安全意识，进行全面评估后，选择获益最大、损害最小、最精简的用药及用药组合。

10. 心理问题 身心健康是老年人健康的完整内涵，大多数老年期慢性病（冠心病、高血压、糖尿病等）均可归为身心疾病。有观察表明，乐观的老年人寿命比消极的老年人长10年，同时慢性病、痴呆的发病率更低。抑郁、认知障碍等都是老年人常见的心理问题。有研究发现，随着年龄的增长，抑郁症状检出率有上升趋势，慢性病患者中抑郁症多病共存发病率很高，糖尿病与抑郁症存在明确相关。老年抑郁患者经常表现为临床症状不典型但躯体不适症状明显，常引发频繁就医，并与跌倒、失眠、认知功能损害等相互影响，常伴随易激惹、幻觉等症状，加速生活质量、家庭支持下降，抑郁症严重时可导致自杀行为。

11. 其他　高同型半胱氨酸血症、睡眠呼吸暂停、心房颤动、听力损失、经济社会因素等都可能成为疾病的危险因素，需要根据不同的疾病进行评估及干预。

# 第二节　老年人疾病风险评估

## 一、老年人患病的特点

由于年龄的增长，老年人生理功能出现减退，各器官功能逐渐退化，老年人多病共存现象非常普遍，而且由于机体衰老逐渐累积，老年人患病还存在起病缓慢、临床表现不典型、变化迅速、并发症多的特点，一旦起病无法根治。由于多病共存，老年人需要服用更多种类的药物，多重用药情况普遍。

## 二、老年人常见疾病的危险因素及评估

心脑血管疾病、慢性肾脏病、癌症、跌倒等均是老年常见疾病，这些疾病发病率高、致残率高，会给患者及其家庭、社区带来沉重的负担。不同的疾病有不同的危险因素，同时也会有相同的危险因素存在，如高血压、糖尿病、血脂异常不但是心脑血管疾病的危险因素，同时也是慢性肾脏病发生、进展的常见危险因素；不良的生活方式会造成心脑血管病、肿瘤、慢性肾脏病的发生；不良的心理状态会导致心脑血管疾病、跌倒的发生等。通过了解疾病的危险因素并加以及时有效的干预，能够预防或减缓相关疾病的发生、进展，有利于维护老年人的健康状况。

### （一）心脑血管疾病

心脑血管疾病是我国人群首位的死亡原因，其中最常见的是ASCVD，包括急性冠脉综合征、稳定型冠心病、血运重建术后、缺血性心肌病、缺血性卒中、短暂性脑缺血发作及外周动脉粥样硬化疾病等，实践证明通过控制吸烟、高血压、血脂异常和糖尿病等心脑血管疾病的主要危险因素，可以降低心脑血管临床事件发生的风险，从而降低心脑血管疾病的发病率和死亡率。

1. 老年人心脑血管疾病主要危险因素　包括不良的生活方式（特别是吸烟）、

BMI≥28kg/m²、糖尿病、高血压、血脂异常、慢性肾脏病和心脏病（特别是心房颤动）等，其中无症状性颈动脉粥样硬化还会增加卒中的风险，高同型半胱氨酸血症与缺血性脑血管病的发生具有明显的相关性。

2. 评估流程

（1）心血管疾病高危人群：糖尿病患者、LDL-C≥4.9mmol/L或TC≥7.2mmol/L或CKD 3～4期。

（2）10年ASCVD发病风险：根据《中国成人血脂异常防治指南（2016年修订版）》进行ASCVD发病风险的评估（表7-2-1）。表中的危险因素为吸烟、低HDL-C（<1.0mmol/L）、年龄≥45（男性）/55岁（女性），故所有老年人均具备一个危险因素。

**表7-2-1　10年ASCVD发病风险评估**

| 危险因素数量 | | 血清胆固醇水平分层/（mmol/L） | | |
| --- | --- | --- | --- | --- |
| | | 3.1≤TG<4.1（或）1.8≤LDL-C<2.6 | 4.1≤TG<5.2（或）2.6≤LDL-C<3.4 | 5.2≤TG<7.2（或）3.4≤LDL-C<4.9 |
| 无高血压 | 0～1个 | 低危 | 低危 | 低危 |
| | 2个 | 低危 | 低危 | 中危 |
| | ≥3个 | 低危 | 中危 | 中危 |
| 有高血压 | 0个 | 低危 | 低危 | 低危 |
| | 1个 | 低危 | 中危 | 中危 |
| | 2个 | 中危 | 高危 | 高危 |
| | ≥3个 | 高危 | 高危 | 高危 |

注：ASCVD，动脉粥样硬化性心血管疾病；TG，甘油三酯；LDL-C，低密度脂蛋白胆固醇。

（3）血压为正常高值（130～139mmHg/85～89mmHg）且合并吸烟、低HDL-C，或高血压1级合并吸烟或低HDL-C，或高血压2级时，总心血管疾病的10年发病风险≥10%，均为高危。

（4）心房颤动的筛查和评估：对于首次就诊年龄>65岁的患者，推荐主动进行心房颤动筛查，对卒中高危患者长时程心电监测可提高心房颤动检出率；对于确诊的心房颤动患者应进行进一步评估，推荐对所有心房颤动患者进行卒中风险评估（CHA2DS2-VASc评分）。

（5）卒中筛查：要求对>40岁的人群进行卒中危险因素（高血压、血脂异常、糖尿病、心房颤动、吸烟史、明显超重或肥胖、缺乏运动和卒中家族史）筛查；对于年龄>40岁的高危人群（危险因素≥3个）或既往有卒中或TIA病史的人群，依据个体危险程度不同，选择性进行相关实验室和影像学检查，并对其进行生活方式和适宜性技术干预。

3. 生活方式相关危险因素

（1）膳食结构

1）可能增加卒中、冠心病及全因死亡风险的食物：包括糖、人工甜味剂、过高或过低碳水化合物饮食、精制谷物、反式脂肪、钠（盐）、红肉、加工红肉制品。

2）建议的膳食结构：强调食物多样化，并注意能量平衡，可增加纤维素、维生素、钾等摄入量，降低血脂、改善心血管健康。同时有证据表明、主要由全谷物、坚果、蔬菜和水果组成并辅以橄榄油、鱼类和红酒等，包括较少的家禽和奶制品、红肉和肉制品的地中海饮食也可以降低人群心肌梗死、卒中或心血管疾病病死率。

（2）身体活动：久坐等静态生活方式可能增加心血管疾病风险，但老年人还应选择适当的活动方式，活动的形式、强度和时间应结合具体情况进行个体化选择。

（3）控制体重：肥胖及超重人群心血管疾病风险增加，研究发现通过限制热量、增加身体活动等方式减轻并维持体重，有利于降低心血管疾病风险，建议的体重下降的速度为6～12个月下降5%～10%，老年人建议在专业人员的指导下进行体重干预。

（4）戒烟：吸烟及二手烟暴露于心血管病、肺癌或慢性呼吸道疾病、肝癌及其他肿瘤的发病及风险直接相关。吸烟者无论年龄，何时戒烟均会获益。戒烟1年后，冠心病患者死亡及再发心脏事件的比例即可下降50%。

（5）控制酒精摄入：摄入酒精量（g）=饮酒的酒精含量%（V/V）×饮用量（ml）×0.8（g/ml），《中国居民膳食指南（2022）》建议每日酒精摄入量男性不超过25g，女性不超过15g，过量饮酒增加心血管疾病风险。普通人群也不建议通过少量饮酒预防心血管疾病。

（6）健康睡眠：失眠与心血管疾病的发病率和死亡率增加相关，睡眠时间过短增加高血压、冠心病及心力衰竭的风险。习惯性打鼾是缺血性卒中的独立危险因素。睡眠呼吸障碍可以增加卒中的发病率、复发率和致死率。每日保证7～8小时良好质量睡眠的人群心脑血管疾病风险明显降低。

（7）良好的心理状态：抑郁、焦虑、创伤后应激障碍等精神心理异常与心血管疾病发生有关。良好的精神心理状态，有助于降低心血管疾病发病及死亡风险。

（二）跌倒

中国疾病预防控制中心发布的《全国死因监测数据集》显示，跌倒是我国65岁及以上老年人的首位伤害致死原因，占所有伤害致死的40.88%，死亡率达67.74/10万人。跌倒还会导致老年人骨折、残疾、恐惧行走、抑郁、住院时间延长等后果，严重影响老年人生活质量，给个人、家庭和社会增加负担。各种研究表明，跌倒危险因素很多，包括内在的年龄、生理功能减退、合并的各种慢性病、使用的药物、心理因素，以及外在的不良的居家环境、社会因素等都可导致跌倒的发生。评估老年人跌倒的风险，采取相应的干预措施，可以预防跌倒的发生。不仅是有跌倒史的老人，所有老年人都需要进行跌倒风险的评估。

1. 跌倒风险的既往史评估

（1）详细评估老年人既往跌倒史，包括有无跌倒史，跌倒发生的时间、地点和环境状况，跌倒时的症状，跌倒损伤情况以及其他后果，有无害怕跌倒的心理。

（2）既往史，特别要关注帕金森病、痴呆、卒中、心脏病、视力障碍和严重的骨关节病等疾病，同时详细了解服用药物情况，包括用药总量、种类，尤其关注与跌倒有关的药物服用，如某些降压药、扩张血管药、精神类药、镇静催眠类药等。

2. 综合评估　应全面综合评估引发老年人跌倒的危险因素，目前常用的综合评估量表包括老年人Morse跌倒风险评估量表（MFS）以及老年人跌倒风险评估工具（FRA），还有一定的局限性，更偏重关注老年人跌倒的内在因素。

3. 躯体功能评估　随着年龄增长，老年人生理功能逐渐减退，感觉、运动能力下降，可根据老年人的个体情况，选择适当的评估工具，如日常生活活动（ADL）能力评估量表、评估移动平衡能力的计时起立-行走测试、评估平衡功能的Berg平衡量表（BBS）等。

4. 环境评估　不良的环境因素是引起老年人跌倒的重要危险因素。我国老年人的跌倒有一半以上是在家中发生的，对家庭环境进行有针对性的老化改造可有效减少老年人跌倒的发生。有老年人的家庭都需要进行家庭环境的评估，建议使用居家危险因素评估工具（HFHA）进行评估。该评估工具对居室内的灯光、地面（板）、厨房、卫生间、客厅、卧室、楼梯与梯子、衣服与鞋子、住房外环境等9个方面共计53个危险因素进行评估。

5. 心理评估

（1）国际版跌倒效能量表（FES-I）：该量表主要测定老年人在不发生跌倒的情况下，对从事简单或复杂身体活动的担忧程度。包含室内和室外身体活动两个方面，共16个条目。采用1～4级评分法，总分为64分。总分越高，跌倒效能越强。

（2）特异性活动平衡自信量表（ABC）：该量表是一份平衡自信调查问卷，共16个条目，既包括日常生活中的基本任务，如在房间里散步、上下楼梯、扫地、在室内取物等，又包括在社区中难度较大的任务，如一个人到拥挤的商场去、在室外冰面行走等。每项0～100分，共11个等级，每个条目的得分对应不同程度的自信心。

（三）癌症

据《2016年中国癌症发病率和死亡率》显示，我国平均每日有超过1.11万人被诊断为新发癌症，年龄在60～79岁的人群，无论是新发癌症人数或癌症死亡人数均最多。因此，癌症是老年人群所需面临的重要的健康问题。烟草、病毒和细菌感染、饮酒、紫外线、电离辐射和电磁场、膳食和营养因素、肥胖、缺乏运动、食物致癌物、环境污染、特殊职业、药物致癌物是已知主要的癌症病因或危险因素。减少致癌物暴露是预防癌症最有效的方法。肝癌是我国最常见的恶性肿瘤之一，包括肝细胞癌和肝内胆管癌。WHO国际癌症研究署2020年12月发布的全球最新癌症负担数据显示，近5年全球原发性肝癌平均年发病例数为99.5万例，其中中国42.3万例，占全球42.5%，其中60～69岁年龄组成为我国肝癌高发人群。我国肝癌的病因学相对比较明确，主要的病因包括慢性病毒性肝炎、黄曲霉毒素、蓝藻毒素、吸烟、饮酒、肥胖、糖尿病和代谢综合征等，实施肝癌病因的一级预防措施是降低我国肝癌诊治负担的重要途径。本节以肝癌为例，介绍癌症的相关预防。

1. 慢性病毒性肝炎　慢性病毒性肝炎包括乙型肝炎病毒（HBV）、丙型肝炎病毒

（HCV）感染，其中慢性HBV感染是我国肝癌的最主要原因。乙型肝炎疫苗的接种是预防HBV最具性价比的方式。慢性乙型肝炎治疗的目标是最大限度地长期抑制HBV复制，减轻肝细胞炎性坏死及纤维化，延缓和减少肝功能衰竭、肝硬化失代偿、肝细胞癌发生和其他并发症的发生；慢性丙型肝炎抗病毒治疗的目标是清除HCV，获得治愈，清除或减轻HCV相关肝损害。

2. 黄曲霉毒素  黄曲霉毒素（AF）是国际公认的 I 类人类致癌物。AF主要污染粮油食品、动植物食品等，花生、玉米、发酵食品（如豆豉、酱油等）等均可能存在AF污染。采用正确的粮油食品储存方式，避免竹木制厨餐具霉变等，均可避免AF产生，减少个体暴露风险。对AF既往高暴露人群，可考虑口服西蓝花等化学预防食物。

3. 蓝藻毒素  常规水处理工艺及食物烹制方法均难以有效去除蓝藻水华产生的微囊藻毒素，一旦污染水体，人类可经饮水及食用水生食物（鱼、贝、鸭）受到暴露。个人应避免食用水华发生水域的水产品；家用饮水机和桶装水避免阳光直射，避免桶装水长时间储存，防止绿藻生长。

4. 生活方式

（1）吸烟：可加重肝纤维化程度，增强HBV和HCV的致癌作用。故慢性病毒性肝炎患者中，吸烟者推荐戒烟，不吸烟者也要注意避免被动吸烟。

（2）饮酒：饮酒与肝癌风险之间存在显著剂量反应关系。

（3）饮食模式：我国上海人群队列研究显示，以蔬菜为基础的膳食模式可显著降低肝癌发病风险。慢性病毒性肝炎患者尽早戒烟、戒酒，选择适当的膳食模式，有利于肝癌的预防。

5. 肥胖和糖尿病  国际上多项研究确定了肥胖与肝癌的相关性，2017年一项荟萃分析结果提示，在亚洲人群中，与正常体重者比较，男女性的肝癌发病风险均因肥胖（BMI≥30kg/m²）而增加。2013—2018年中国3项10万人以上的大型队列研究结果均提示，糖尿病可增加肝癌发病风险。

有肝癌发病风险者应定期检测血糖，糖尿病患者应通过合理服药、控制饮食、加强体育锻炼等方式严格控制血糖水平；超重肥胖者应通过改善生活方式等措施减轻体重。通过避免致癌物质的暴露、改变高危致癌风险相关的生活方式等、积极进行慢性肝炎的治疗，将有效地预防和延缓肝癌的发病，降低肝癌的疾病负担。

（四）老年慢性肾脏病

我国成人慢性肾脏病（CKD）发病率逐年升高，有研究发现，我国60岁及以上老年人群患病率可高达19.25%，远高于60岁以下的人群。如果慢性肾脏病不能及时发现并得到有效干预，最终将发展成为终末期肾病，给患者、家庭及社区带来沉重的负担。

肾脏病家族史、糖尿病、高血压、心血管疾病、高尿酸血症、高龄（>65岁）、肥胖，以及罹患可能继发CKD的疾病（如系统性红斑狼疮、乙型病毒性肝炎）、长期服用可能造成肾损害的药物、有急性肾损伤病史等，都是慢性肾脏病的危险因素。

为控制慢性肾脏病的进展，可以通过控制相关危险因素进行有效干预。

1. 生活方式　①参加可耐受的体育锻炼；②保持正常体重：BMI控制在 18.5～24.0kg/m²；③戒烟；④其他：避免疲劳、预防呼吸道感染、避免情绪紧张。

2. 蛋白尿　糖尿病CKD患者尿蛋白控制在：尿白蛋白/尿肌酐（UACR）<30mg/g，非糖尿病CKD患者尿蛋白控制目标为UACR<300mg/g。

3. 高血压　高血压是CKD常见并发症，其本身也可促进CKD的发生、进展，血压的控制目标：无论是否合并糖尿病，UACR≤30mg/g时，维持血压≤140/90mmHg；UACR>30mg/g时，控制血压≤130/80mmHg。

4. 糖尿病　无论是1型还是2型糖尿病，25%～40%患者可出现肾脏受累。血糖的控制目标HbA1c目标值为7.0%以下；糖尿病患病时间短、预期寿命长、无心血管并发症并能很好耐受治疗者，可更加严格控制HbA1c<6.5%；预期寿命较短、存在合并症多或低血糖风险者，HbA1c目标值可放宽至8.0%。

5. 血脂异常　需要根据疾病的风险评估（CKD分期，患者年龄，是否透析，有无肾移植、冠心病、糖尿病、缺血性卒中病史）来确定血脂控制的目标。有ASCVD史或eGFR<60ml/（min·1.73m²）等极高危患者的低密度脂蛋白胆固醇（LDL-C）水平应<1.8mmol/L，其他患者LDL-C水平应<2.6mmol/L。

6. 高尿酸血症　高尿酸血症是肾功能损害的独立危险因素。尿酸盐肾病患者，血尿酸控制目标为<360μmol/L；对于有痛风发作的患者，血尿酸控制目标为<300μmol/L，但不应<180μmol/L。CKD继发高尿酸血症患者，血尿酸>480μmol/L时应开始干预治疗。

7. 药物

（1）注意应根据eGFR水平调整CKD患者的用药剂量：eGFR<45ml/（min·1.73m²）的患者发生急性肾损伤风险会增高，故应暂停或减量有潜在肾毒性和经肾排泄的药物；使用含碘对比造影剂时应更加慎重，eGFR<30ml/（min·1.73m²）患者不建议使用含钆造影剂。

（2）CKD患者应在医师或药师的指导下使用非处方药或蛋白营养品，避免自行服用。

（3）某些中药有肾毒性（如含有马兜铃酸的中药），还有部分中药长期服用可致高钾血症，CKD患者使用时应引起重视。

# 第三节　老年人急危重症识别

## 一、老年人常见急危重症

急危重症通常是指紧急、濒危的病症，重点病种包括心搏骤停、呼吸骤停、急性冠脉综合征、严重心律失常、高血压急症与危象、急性心力衰竭、卒中、癫痫持续状态、急性呼吸衰竭、重症哮喘、咯血、急性肾衰竭、内分泌危象、急性中毒、上消化道出血、急性多脏器功能障碍综合征、各种类型休克、水电质酸碱平衡紊乱、慢性病急性发作需要急诊处理者、重症感染、严重创伤（原发性创伤需要止血、清创、包扎、固定、手术者）、创伤致命性并发症（气道梗阻、血气胸、创伤失血性休克等）、急腹症、蛇犬等咬伤、中暑、电击伤、淹溺等。

在不同的研究中，老年人急诊就诊的疾病谱略有差别，急诊内科疾病谱居前三位的疾病主要是心血管系统疾病、神经系统疾病、呼吸系统疾病，急诊外科年龄>65岁的老年患者则集中在胆管疾病、骨折（特别是股骨粗隆间骨折）和肠梗阻；其中，心血管系统疾病中急性冠脉综合征比例较大。可以看出，老年人的急危重症多是由于既往疾病急性加重或创伤等原因引发。

## 二、老年人急危重症识别

### （一）老年人急危重症特点

由于老年人特殊的生理特点，老年人急危重症患者经常存在临床表现不典型、主诉与病情不完全符合、病情变化迅速、多病共存易引起多脏器衰竭、容易出现意识障碍等特点，因此在早期识别老年人急危重症时会存在相应的困难。早期判断急危重症与快速处置直接影响患者预后，因此需要掌握相关急危重症的识别方法。

### （二）老年人急危重症临床思路

全科的诊疗多处在院前，可使用的检查手段有限，准确迅速判断院前急危重症患者病情危重程度以及潜在风险，有助于做好院前和院内急救连接，从而降低患者发生意外事件的概率，改善患者的结局。

急危重症的临床思路：以胸痛为例，首先应排除危及生命的疾病，如急性冠脉综合征、主动脉夹层、心包炎、肺栓塞、气胸等疾病，尽早完善相关检查，如生命体征监测、心电图、心肌酶、血糖、血氧饱和度等，在最短的时间内作出最准确的诊断，及时启动紧急转诊，避免延误急危重症的诊断治疗；除外危重情况后，按由近及远的顺序排查其他疾病，如胸壁、神经肌肉、骨骼关节、纵隔、呼吸系统、心血管系统、消化系统等，并根据情况，通过转诊的方式完善相关检查；在除外器质性疾病后再考虑可能的心因性疾病。

急危重症的快速识别要特别关注患者的生命体征，可应用MEWS评分法识别潜在的危重症患者。此方法主要观察患者的呼吸频率、心率、体温、收缩压及意识，根据不同的情况记录相应评分（表7-3-1）。评分<5分，可继续观察或常规转诊；评分≥5分，需要做好急诊转诊各项准备，以便转诊过程无缝对接。

表7-3-1　MEWS评分法

| 项目 | 评分/分 | | | | | | |
|---|---|---|---|---|---|---|---|
| | 3 | 2 | 1 | 0 | 1 | 2 | 3 |
| 呼吸频率/(次·min) | | <9 | | 9～14 | 15～20 | 21～29 | ≥30 |
| 心率/（次·min） | ≤40 | 41～50 | 51～100 | 101～110 | 111～129 | ≥130 | |

续表

| 项目 | 评分/分 | | | | | | |
|---|---|---|---|---|---|---|---|
| | 3 | 2 | 1 | 0 | 1 | 2 | 3 |
| 体温/℃ | | ≤35.0 | | 35.1～38.4 | | ≥38.5 | |
| 收缩压/mmHg | <70 | 70～80 | 81～100 | 101～199 | | ≥200 | |
| 意识 | | | | 清楚 | 对声音有反应 | 对疼痛有反应 | 无反应 |

### （三）常见急危重症识别及院前急救

1. **胸痛** 胸痛是最常见的临床症状，急性冠脉综合征、急性肺栓塞、肺部感染、主动脉夹层等疾病均可能表现为胸痛。初次接诊患者应了解的情况：明确患者的个人资料；尽快评估生命体征情况（神志、体温、呼吸、血压、心率及心律、氧饱和度），完善心电图；快速了解胸痛情况，包括发病时间、诱因、部位、性质、有无放散、持续时间、缓解方式、伴随症状等。

2. **呼吸困难** 肺源性疾病、心源性疾病、中毒、血液系统疾病及神经精神因素等均会表现为呼吸困难，其中，肺源性及心源性疾病是临床最常见的两种类型。最危急的是气道阻塞，急性左心衰竭、哮喘急性发作、自发气胸都是常见的导致呼吸困难的急危重症情况。老年人肺部感染时如出现呼吸困难，则提示病情危重。以上情况均应在紧急处理的同时及时转诊。严重的呼吸困难须尽早处理，而积极的病因治疗是综合治疗的基础。对发病急骤、进展快、可迅速导致死亡的呼吸困难疾病须立即抢救；对过敏引起的呼吸困难，可皮下注射肾上腺素治疗；对张力性气胸，急救时须立即排气；对肺栓塞或急性心肌梗死，可抗凝治疗，并及时开通绿色通道转诊、及时行介入手术等。

3. **休克** 休克是指机体在严重失血失液、感染、创伤等强烈致病因子的作用下，有效循环血量急剧减少，组织血液灌流量严重不足，引起细胞缺血、缺氧，以致各重要生命器官的功能、代谢障碍和结构损害的急性全身性危重病理过程。老年患者急性心肌梗死（尤其累及右心者）、右心衰竭、严重过敏、创伤大量出血等均可导致休克的发生。老年患者的低血容量还可见于衰弱导致的入量显著不足。休克的临床表现包括血压下降、面色苍白、四肢湿冷、肢端发绀、脉搏细弱、全身无力、尿量减少、烦躁不安、反应迟钝、神志模糊甚至昏迷等，老年人常表现为淡漠。休克是紧急转诊的指征，应尽快开放静脉通道，增大补液量，维持血压及内环境稳定，保持气道通畅的同时急诊转诊。

4. **昏迷或意识障碍** 糖尿病急性并发症、卒中、肝性脑病、严重感染、药物不良反应、严重外伤等均可能出现意识变化，表现为轻微意识障碍、嗜睡、躁动、谵妄直至昏迷，出现上述情况，均应紧急处理，保持气道通畅、监测生命体征、完善血糖、心电图等相关检查，同时开通静脉通道，紧急转诊。

5. **心搏骤停** 心搏骤停是指心脏突然停止射血，造成循环停止而产生的一系列症状和体征，包括意识丧失、晕厥、大动脉搏动消失等，是猝死的主要原因。导致心搏骤停的原因包括：①各类器质性心脏疾病，如冠心病、陈旧性心肌梗死、缺血性心肌病，各种心肌病（扩张型、肥厚型、限制型心肌病，致心律失常型右心室心肌病等），心肌受累疾患（心肌致密化不全、心肌淀粉样变），各种瓣膜病，急性重症心肌炎，急性肺栓塞等；②离子通道疾病或心肌电活动异常，如Brugada综合征、长QT或短QT综合征、短联律间期室性心动过速、儿茶酚胺敏感型室性心动过速、预激合并心房颤动、严重缓慢性心律失常等；③其他，如严重电解质或酸解平衡紊乱、严重心肌缺血或心力衰竭加重、严重应激或情绪波动均可能诱发恶性心律失常。

心搏骤停时，患者会出现突然意识丧失，可伴抽搐，心音消失，脉搏触不到，血压测不出；呼吸断续，呈叹息样，随后停止；昏迷，瞳孔散大。导致心搏骤停的心律失常可有室性心动过速、心室颤动、电机械分离和心脏停搏的心电图表现。心搏骤停发生后4分钟内是抢救的最佳时机，这一时间内，如果给患者实施有效的心肺复苏（CPR），或识别心律失常，尽早除颤，患者极有可能挽救生命，故及时发现、识别心搏骤停患者是最关键因素。在进行CPR的同时应第一时间联系急诊转诊。心搏骤停院前处理流程见图7-3-1。

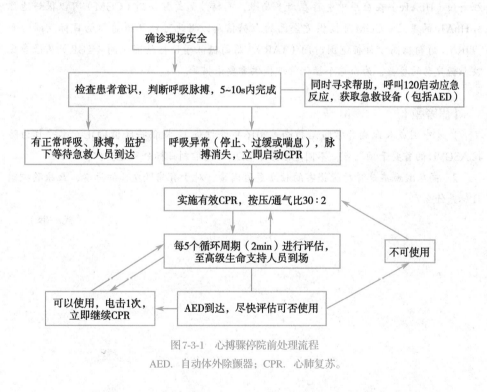

图7-3-1　心搏骤停院前处理流程
AED. 自动体外除颤器；CPR. 心肺复苏。

## 全科医生在老年危险因素中的关注点

1. 不同疾病危险因素不同，应注意完整掌握患者情况，识别相关危险因素，特别是可干预的危险因素。

2. 明确社区疾病谱，积极对人群可干预危险因素进行干预，降低常见疾病事件发生率。

3. 在管理老年患者过程中，对患者存在的危险因素进行整体评估，设立个体化管理目标。

4. 在日常管理老年患者时，应识别急危重症情况，出现转诊指征时及时转诊。

## 【拓展内容】

1. 危险因素的控制目标愈加个体化，除需根据患者的年龄、病程、健康状况、药物不良反应风险等因素实施分层管理，也要评估疾病控制的风险/获益比、成本/效益比等方面，同时要结合患者的主观意愿及社会资源实际情况，以期达到最合理的平衡。

2. 评估危险因素的新指标不断推出，需不断学习。如血糖控制的"金标准"糖化血红蛋白（HbA1c）在应用中也存在诸多局限，而持续葡萄糖监测（CGM）可以很好地弥补HbA1c的不足。CGM可提供更全面的血糖信息，据此可计算出葡萄糖目标范围时间（TIR）、葡萄糖高于目标范围时间（TAR）、葡萄糖低于目标范围时间（TBR）及很多反映血糖波动的参数，为血糖个性化管理提供重要依据等。

【思考题】

1.《中国成人血脂异常防治指南（2016年修订版）》提倡将降低LDL-C水平作为防控ASCVD的首要干预靶点，不同危险分层LDL-C的控制目标分别是多少？

2. 高尿酸血症是肾功能损害的独立危险因素，对于有痛风发作的患者，血尿酸控制目标是什么？

（武 琳）

# 第八章 老年人全科诊治技能

**重要知识点**　1. 老年人问诊内容
　　　　　　　 2. 老年人常见临床问题
　　　　　　　 3. 与老年人沟通技巧

## 第一节　老年人全科问诊技能

### 一、问诊

问诊是医生通过对患者或相关人员的系统询问获取病史资料，经过综合分析而作出临床判断的一种诊法，问诊是全科医生获取病例资料的主要来源，也是全科医生必须掌握的基本技能。老年患者存在多病共存、多重用药、病史复杂、疾病进展快、缺乏典型的症状和体征、多器官功能减退等特点，详细的问诊对于老年患者的诊治更为重要。全科医疗以门诊为主，辅助检查资料较少，问诊是获取患者病史资料重要手段。

问诊是医患沟通的重要方式，是建立良好医患关系的重要时机，全科医生可以通过详细、专业的问诊技巧取得患者的信任，这是社区慢性病长期管理的第一步。良好的医患关系不仅可以帮助医患双方完成诊疗过程，也能增强患者的依从性，良好的沟通本身就是一种治疗，可以帮助患者缓解紧张，树立治疗疾病的信心，减轻疾病带来的痛苦。全科医疗是生物-心理-社会医学模式的最好体现，全科医生不仅具备较高自然科学知识水平，更应该具备相应的人文和社会科学知识，树立良好的人文关怀道德素养，提供更好的社区、家庭和居民服务。

#### （一）一般项目

一般项目包括姓名、性别、年龄、籍贯、出生地、民族、婚姻、通信地址、电话号码、紧急联系人及联系方式、工作单位、职业、记录日期、病史陈述者及可靠程度。上述内容可以通过建立电子健康档案进行记录，患者信息变动需及时进行调整。老年患者存在认知功能障碍者，不能自行回答上述内容，可由家属或主要照护者帮忙回答。联系方式需留存患者本人及其家属的联系方式，当诊疗过程中出现紧急情况或需要与家属沟通时，能及时联系到患者及家属。

#### （二）主诉

主诉为患者感受最主要的或最明显的症状或体征及其持续时间，也是本次就诊最主要的原因。全科门诊中很多患者为慢性病随访患者，无明确的不适症状及体征，可以用以下方式描述，如"发现血糖升高5年，定期复诊""1年前体检发现血脂升高"。患者也可能同时因多个慢性病复诊，可以根据此次就诊的主要问题选择1～2个进行描述，例如：①发现血压升高4年，定期复诊；②发现血脂升高2年，定期复诊。老年患者疾病多病程长，多种慢性病共存，存在多种不适症状，不容易将患者所有的不适症状作为主诉，需要结合患者的病史和此次就诊的主要原因进行整合，归纳出能反映其疾病特征的主诉。

（三）现病史

现病史是病史的主体部分，记录患者患病后的全过程，即发生、发展、演变和诊治经过。一般按以下内容和程序询问：

1. 起病情况与患病时间　有些疾病起病急骤，如脑梗死、心肌梗死、肺栓塞、动脉瘤破裂等，危及生命，在老年患者中发病率高，在问诊过程中如考虑有上述问题应重点询问，快速处置，避免漏诊、误诊。老年患者病史复杂、病程较长，治疗过程变化较大，对于慢性病应详细询问病程、疾病控制情况，以评估患者的危险因素及靶器官损伤情况，以协助制定下一步的诊疗计划。

2. 主要症状特点　包括主要症状出现的部位、性质、持续时间和程度，缓解及加剧的因素。老年患者因机体反应能力下降，如糖尿病患者神经功能受损，对疼痛的感知能力下降，认知功能下降对疼痛部位的描述缺乏准确性，可能影响医生的判断。例如：心肌梗死患者仅表现为消化不良、恶心、无明显胸痛，或表现为牙痛，疼痛部位与实际病变部位不一致。老年脑梗死患者仅表现为嗜睡，精神差。全科医生需掌握疾病的不典型症状，耐心细致地询问，结合患者的病史、辅助检测及实验室检查结果综合作出判断。

3. 病因与诱因　了解疾病的病因可以帮助疾病诊断，制定更好的治疗方案。例如：发现患者的血压波动是因为情绪波动引起的，应详细询问引起情绪波动的原因，如果患者存在明显焦虑情绪，适当给予抗焦虑治疗；再如，发现患者心绞痛发作与受凉有关，应指导患者避免冬季晨练，减少心绞痛的发作。在对老年患者进行问诊过程中因认知能力问题，患者会将一些因素描述为所谓的诱因，需要医生进行归纳总结，经过思考后再进行记录。

4. 病情的发展与演变　病情的发展与演变包括患病过程主要症状的变化或新症状的出现。如骨折卧床的患者出现气短、胸闷症状，症状逐渐加重，不能平卧，应考虑肺栓塞可能。再如慢性胃炎的患者出现疼痛加重，黑便、消瘦，要求警惕严重溃疡或消化道肿瘤的发生。老年患者免疫差，机体器官功能减退，疾病进展快，如上呼吸道感染患者，可能快速进展为肺炎，出现咳嗽咳痰加重、精神差，反复低热，需要快速完善相关辅助检查明确疾病的严重程度。

5. 伴随症状　伴随症状是在主要症状的基础上又同时出现一系列其他的症状，这些伴随症状常常是鉴别诊断的依据，或提示出现了并发症。例如：患者出现肢体活动不利，是否伴有视力改变、意识丧失、言语不利等症状，可以帮助进行疾病定位诊断。高血压伴有低钾血症可以帮助进行鉴别诊断。老年慢性病患者可出现多种并发症，如糖尿病患者伴有视物模糊、肢体麻木，肾功能不全患者伴有贫血、皮肤瘙痒等，可出现多个阳性症状和体征，需要临床医生有清晰的诊疗思路，通过耐心细致的询问，将获取的临床资料进行整合，最终得到合理的临床诊疗方案。

6. **诊治经过**　诊治经过包括患者在本次就诊前已经接受过其他医疗机构对疾病的诊断和治疗措施以及治疗转归等情况，应详细询问。老年慢性病患者大多病程较长，治疗过程曲折复杂，常在就诊前已接受多种药物治疗。因此，问诊过程中应详细询问并记录患者使用过的药物名称、剂量和疗效，为本次治疗提供参考。避免出现重复用药及用药配伍禁忌等问题。询问既往治疗效果有利于更好地制定下一步治疗方案。如患者曾出现过某种药物不良反应，在此次治疗过程中要避免再次使用。

7. **病程中的一般情况**　一般情况指患者患病以来的精神、体力状态，食欲及食量的改变，睡眠与大小便情况等。此内容可以帮助判断病情轻重、预后以及有效治疗措施。很多老年人患病后常出现精神差，食欲不振，甚至难以进食，这往往预示患者病情较重，需要快速作出处置或者转诊。

### （四）既往史

既往史包括患者既往的健康状况和确诊疾病（包括各种传染病）、外伤史、手术史、预防接种史、过敏史等，特别是与目前疾病密切相关的病史。如突发脑梗死患者需要询问既往是否有高血压、糖尿病、血脂代谢异常等基础疾病，是否接受了规律治疗，疾病控制情况如何，还需要询问患者既往是否有心房颤动病史，是否接受抗凝治疗等。在全科诊疗过程中需要将患病情况及时记录到健康档案当中，以便在今后的治疗过程中能够快速准确地获得患者的病历资料。

### （五）系统回顾

根据系统收集病史资料，避免问诊过程中患者或医生忽略或遗漏的内容。可在每个系统询问2～4个症状，如有阳性结果再全面深入地询问该系统的症状。

### （六）个人史

1. **社会经历**　了解患者的社会经历有利于掌握地方性疾病及传染性疾病相关信息，同时了解患者经济状态、受教育程度及居住生活条件，明确形成疾病的社区相关因素，也有助于进一步为患者提供健康指导。

2. **职业及工作条件**　包括工种、劳动环境、工业毒物的接触情况及时间。

3. **习惯与嗜好**　起居与卫生习惯、饮食的规律与质量。不良的生活方式是导致某些疾病的危险因素，如吸烟可导致动脉硬化，长期熬夜可导致免疫力低下，摄入食盐量大可引起血压升高。

4. 老年患者也应该关注性传播疾病问题，应该询问有无冶游史，但应该注意交谈方式，注意保护患者隐私。

### （七）婚姻史

婚姻史帮助了解老年患者的生活状态及家庭支持情况，配偶去世/独居可能导致老年人产生焦虑、孤独情绪，进而出现躯体症状，表现出多种不适症状，因此需询问老年患者的婚姻史并在健康档案中进行记录。

### （八）月经史与生育史

月经史包括月经初潮年龄、月经周期和经期天数、绝经年龄。生育史包括妊娠与生育次数及年龄，人工或自然流产次数，有无死产、剖宫产等。绝经后老年女性激素水平发生变化，与骨质疏松、心血管疾病的发生相关，多次生产、生育巨大儿对老年女性健康有重要影响，在病历中应详细记录。

### （九）家族史

包括询问双亲、兄弟、姐妹及子女的健康与疾病情况，询问家族内有无与遗传相关的疾病，直系亲属是否与患者患有相同疾病，对已死亡的直系亲属要问明死因与年龄，可在家庭档案中绘制家系图显示详细情况。

系统问诊可以帮助全科医生获得患者较为完整的疾病资料，建立健康档案，完成SOAP病例的书写，为建立长期连续慢性病管理打下一个良好的基础，也是良好医患关系的开始。

## 二、全科问诊特点

全科医生常常面对不是为了某个具体疾病而就诊的患者，患者只是因为解决某个健康问题而就诊，如慢性病的定期随诊，或为了咨询个人及家庭健康管理知识、寻求心理帮助、咨询体检结果、咨询药物使用等。因此，全科问诊特点不仅仅是围绕某个疾病进行的，应该通过有效沟通了解患者主要的健康需求，更应该关注患者的心理、家庭及社会情况。全科问诊具备以下特点：

### （一）以问题为导向的问诊

通过有效沟通了解患者此次就诊的主要健康问题：是有关疾病诊治、健康咨询、心理帮助，还是寻求出诊服务或转诊服务。了解患者的主要健康问题后逐渐深入展开问诊。如患者因糖尿病定期随诊就诊，糖尿病慢性病管理是患者此次就诊的主要健康问题，需要询问患者上次随访至此次就诊的血糖控制情况，有无低血糖的发生，有无新的并发疾病症状的出现，有无药物不良反应，患者的服药依从性如何，并询问患者在糖尿病自我管理中存在的问题，以便更好地向患者进行健康知识宣教。这种问诊与专科问诊存在一定的差别，是围绕某个健康问题展开的一些相关的询问，不只是围绕某个疾病某个症状展开的系统问诊。

### （二）以需求为导向的问诊

选自1～2个主要的健康问题，通过与患者沟通，了解患者需要全科医生为其提供何种医疗帮助。全科医生只有真正了解患者的需求才能有针对性地帮助患者解决健康问题。这些健康问题可能关于疾病、关于心理问题，或关于家庭健康咨询。全科医生对患者健康需求进行整理，借助家庭医生团队以及社区资源帮助患者解决健康问题。

### （三）询问患者的个人管理及家庭支持情况

慢性病的诊疗除了医疗管理外还需要长期连续的个人管理和家庭支持，在全科诊疗过程中要详细询问患者的用药情况、慢性病的自我监测情况、定期复诊的依从性等。询问家庭护理及同伴支持情况，询问患者的家庭关系情况，以便在后续的健康管理中有针对性地制定管理方案。

### （四）询问患者心理状态

患者心理状态直接影响治疗的依从性及治疗效果，全科医生应该予以关注，应掌握常用心理评估量表的使用，对考虑存在心理问题的患者进行心理评估，有针对性地进行心理疏导；对存在较为严重心理问题的患者需进行转诊，寻求心理医生及神经科医生的帮助。

### （五）老年人问诊特点

老年患者机体功能下降，常伴有听力、视力、认知能力下降，交流存在一定的困难，问诊时语言要缓慢、清晰、声音要适当提高，语言要通俗易懂，态度要和蔼，必要时要与照护者进行沟通。老年患者病情复杂，往往同时存在多种疾病，需要详细询问患者的既往史、治疗情况及疾病控制情况。老年患者往往主诉较多，需要抓住重点，详细进行问诊。对于患者描述不清的问题要借助详细的查体和辅助检查协助诊断。老年患者机体反应能力下降，很多疾病缺乏典型的症状和体征，需要仔细询问非典型症状和体征来帮助作出诊断。

# 第二节　老年人全科临床问题决策

## 一、老年人常见临床问题

老年患者在全科医疗中所占比例最高，老年疾病谱以慢性病为主。常见的慢性病包括高血压、糖尿病、慢性颈/腰椎疾病、心脏病（冠心病、心律不齐）、慢性阻塞性肺疾病、卒中、抑郁症、慢性胃/十二指肠溃疡及癌症等。多病共存是老年人的患病特点，在临床工作中常会遇到老年患者同时患有几种慢性病于一身。这些疾病之间有的相互影响、存在共同的病因，如脑梗死与冠心病共同的病因是动脉硬化，导致动脉硬化的危险因素可能有血脂代谢异常、糖尿病、高血压、吸烟、肥胖等；在治疗时两个疾病也存在共性，如积极控制危险因素，给予降脂治疗、抗血小板治疗等。也有些疾病之间并没有直接关系，如冠心病和胃溃疡。但两者在治疗时存在冲突，冠心病急性期需进行抗血小板治疗，而抗血小板治疗可能导致胃溃疡加重，引起严重的消化道出血，两者均可能危及患者生命。多病共存给老年患者的治疗带来困难，增加医疗花费，使患者的生存率下降。目前的临床指南大多针对单一疾病，关于多病共存的参考文献有限。专科医生的治疗也多参照各自的指南进行治疗，容易造成多重用药、不良反应增多、过度检查、不连续性治疗等。

失能老人长期居家，需要专业的护理指导，定期进行专业的评估；长期鼻饲患者需要定期更换胃管；留置导尿管患者需要定期膀胱冲洗、更换导尿管，这些都是老年患者常见的临床问题。

## 二、老年人全科临床问题决策

随着我国人口老龄化，老年医疗问题也逐渐成为国家和家庭的压力。全科医疗制度是目前认为解决老年医疗问题最为经济有效的制度，已在美国、英国等国家逐渐实施并完善。目前我国全科医疗制度逐渐趋于完善，如何通过全科医疗解决老年患者的临床问题是全科医疗的重点和难点，现阶段的研究和探索形成以下几项主要策略。

### （一）发挥家庭医生团队作用

通过签约家庭医生，老年患者可以与其信任的家庭医生建立一对一的服务模式。家庭医生团队负责为患者建立健康档案、定期随访，随时掌握患者的疾病进展情况，可利用团队内部资源（家庭护士、家庭医生助理、营养师、预防保健医师、康复师等）为老年患者提供持续、个性化的医疗照护。全科医生利用自己的专业知识与患者共同制定个体化诊疗方案，避免了因多个专科间缺乏沟通导致多重用药、过度检查等问题。家庭医生团队也可以对老年患者及其照护者提供个性化的健康指导，帮助家属、社会工作者、家政人员或家庭照护者为老年人提供更好的家庭护理。对行动困难的老年患者，家庭医生团队在评估病情后可提供出诊服务，为患者提供长期连续性的居家护理指导，在确保患者安全的前提下开展家庭治疗，如静脉采血、吸痰、放置胃管、导尿、膀胱冲洗、压力性损伤护理等。

### （二）跨专业团队的沟通与协作

家庭医生团队必要时可以为老年患者提供专科会诊及转诊服务。在全科诊疗过程中如果患者病情出现加重、在疾病诊治过程中需要进一步的实验室检查和辅助检查，全科医生会向患者提出转诊建议或请专科医生协助会诊，在治疗决策复杂时，多学科沟通与协作可以达到互补。患者经过专科治疗后回到社区，继续由家庭医生团队为老年患者提供连续性服务，并对各个专科的治疗方案进行综合评估，与患者共同制定下一步的治疗及随访方案。

### （三）以患者为中心的服务模式

全科医疗提供以患者为中心、以家庭为单位的服务模式，在治疗过程中全科医生会充分考虑患者的医疗需求及患者与其家庭的承受能力，与患者共同制定出个性化治疗方案及随访计划。在治疗过程中要充分尊重患者的意愿，并将其意愿整合到治疗方案当中。既往的调查研究结果显示，80%以上的老年患者希望能够真实地了解自己的病情，50%以上的老年患者希望对自己的疾病作出医疗选择。在诊疗过程中要充分考虑临床证据的局限性，并谨慎使用，充分考虑干预措施的风险、负担与获益以及干预后患者的生存质量。例如：老年患者存在冠心病，但在服用他汀类药物时出现肌肉疼痛不能耐受，影响睡眠及外出活动，患者不愿继续接受治疗，在告知患者治疗的利弊之后，可以为患者选择其他种类的降脂药物替代。

### （四）帮助患者制定自我管理方案

慢性病的治疗中自我管理起到非常重要的作用。如糖尿病患者饮食管理、肥胖患者运动方案实施、高血压患者家庭血压监测等。家庭医生团队可根据患者的健康需求为患者提供个性化的健康教育，帮助患者建立慢性病自我管理意识，逐渐改变生活方式，提高自我教育能力。例如：存在肾功能不全的患者在服用药物之前应阅读药物说明书，对于存在肾损伤的药物在咨询医生后再服用，就诊过程中应告知医生自己的肾功能情况，避免应用肾毒性药物。糖尿病患者在进餐前了解食物的热量，通过食物交换份来控制总热量，在服用药物前阅读说明书，对于有糖尿病禁用或慎用的药物要咨询医师后再选择。

### （五）进行老年综合评估

老年综合评估除了对患者疾病的评估，还包括记忆障碍、视力和听力下降、牙齿脱落、营养不良、骨质疏松、跌倒、骨折、疼痛和尿便失禁等内容的评估，同时包括目前治疗方案的实施情况，患者依从性如何以及依从性欠佳的原因。进行老年综合评估可以使全科医生对患者的疾病及生存状态有更加准确的认识，更加清楚地了解老年患者的生存质量，帮助患者制定合理的诊疗计划。避免单方面地给予治疗而忽略了患者的承受能力。

### （六）考虑获益、风险及负担

在疾病的治疗、干预过程中要考虑治疗方案的获益、风险及负担。采取干预措施前要充分考虑老年患者的预期寿命，干预措施是否能够使其获益，要考虑治疗方案的负担，包括患者的身体负担及经济负担，谨慎对待治疗的风险。如身体基础好、无明显靶器官损害的低龄老年患者，要积极治疗基础疾病，建议采取健康的生活方式，延缓靶器官损害；对于高龄肿瘤患者，要侧重于器官功能的保留，避免过度治疗。

### （七）充分发挥非专业照护者的作用

老年人的子女、家政人员、社会工作者、养老机构的护理人员在老年人照料中发挥着非常重要的作用，积极有效的家庭护理可以提高患者的生活质量，延长寿命，减少并发症的发生，反之可能导致老年患者的病情恶化，发生跌倒、意外伤害。在治疗计划的实施过程中，非专业照护者也起到了非常重要的作用，包括老年人药物的管理、服药方案的执行、胰岛素的注射、餐饮的照护等。家庭医生团队可以对非专业照护者进行健康知识宣教，提升能力，协助家庭医生团队共同管理老年患者。

### （八）处方合理化

老年患者对药物的代谢及排泄能力下降，药物使用应从小剂量开始缓慢加量，使用药物前要反复审查药物种类的适宜性。认真询问患者目前的用药情况，包括保健品，询问患者既往用药禁忌，避免药物重叠、药物过量，避免应用禁用药物给患者带来伤害。

全科医疗侧重于患者的整体性，全科医生面对的是一个人，一个家庭，而不是一种疾病，在治疗和预防疾病的过程中始终要把老年人的生存质量放在第一位，要考虑疾病给患者及家庭带来的负担；不盲目参考循证医学、临床指南的标准，要结合老年人自身特点，制定个性化的临床干预方案。

# 第三节 与老年人沟通的技巧

良好的沟通是建立医患关系的第一步，也是医生对患者进行诊治的有效手段。有效的沟通可充分了解患者的需求，使患者明确共同制定的治疗方案，并坚持实施。老年患者往往存在多种慢性病，认知能力下降，听力、视力下降，沟通能力下降，这使医患沟通变得非常困难。常用的沟通技巧包括语言沟通、非语言沟通、倾听等，医务人员要有良好的医德和爱伤观念，要对老年人持有关爱、真诚、温暖、接受和尊重的态度。

沟通过程中要注意了解老年人的文化背景、思维方式、价值观念、宗教信仰、表达习惯和社会经验。根据患者不同的文化、社会背景选择不同的沟通方式，这样既能提升沟通效果，也能体现对患者的尊重，可以达到事半功倍的效果。

非言语沟通在与老年人的沟通中非常重要，应借助动作、手势、眼神、表情来表达对老年人的关心和理解，避免面无表情、生冷的表达方式。

## 一、仔细观察，认真倾听

老年患者表达能力下降，在沟通过程中要给老年患者充分的时间去表达，不要随意打断或插话，认真倾听，并表示接受、理解和思考老人讲的话，不能表现出不耐烦或者嫌弃。尽量鼓励老年人自我描述病情，这样可以更准确地获得疾病的资料，避免因家属或照护者代诉造成的信息偏差。老年患者是治疗的直接接受者，尽可能遵循老年人对疾病治疗的意愿。

老年患者无法直接用语言表达时，全科医生要认真观察患者的表情、肢体语言等，通过细致观察理解老年人的问题。

## 二、放慢语速，发音清晰

老年人大多存在不同程度的听力障碍、理解能力下降。在与老年人对话时，需要放慢语速，发音尽量清晰。在交谈中避免应用专业术语，多应用关怀语句，使老年人感到温暖。如患者听力减退，谈话时要与患者面对面，让患者看到自己的口型，适当提高音量（但不要大声喊叫），贴近患者耳边说话，也可以用书写的方式提示重要的内容。对于关键性的治疗方案也可与患者用文字交流，避免患者因没有听清楚造成用药错误。必要时要告知患者家属，监督患者治疗。

当患者存在理解困难时，需要用不同的词语重复关键信息，必要时可借助图片、实物、绘画、文字等方式帮助老年患者理解。避免因患者的理解能力下降就不与患者交流，由家属或照护者替代患者进行交流。

## 三、重点确认，避免错误

对老年人说话的重点内容要进行重复和确认，避免因表达或理解原因导致对谈话内容的错误理解。老年人说每日服用降压药，需要重复确认内容，如"您这种降压药是每日都服用1次吗""是每日服用1粒吗"，每次确认一个内容，避免同时确认多项内容导致混淆。

## 四、多给予老年人鼓励和信心

老年人因视力或听力下降会出现脾气急躁、自卑等不良情绪，有些老年人在表达过程中会突然忘记一些内容，比如记不清楚自己服用的药物名称，这时候医生要给予鼓励，"不用着急，您慢慢想！"，或者给予提示，帮助老年人进行思考。

全科医疗要充满心理关爱和人文关怀，在与老年患者沟通过程中，全科医生要充分发挥全科医疗的优势，充分展现全科医疗水平，展示全科医务工作者的医德风貌。

### 全科医生在问诊和临床问题决策中的关注点

全科医生应掌握老年患者问诊内容，能够熟练应用与老年患者的沟通技巧，了解老年患者常见的临床问题，充分发挥自己的专业特长帮助其解决医疗问题。老年患者存在多病共存、长期患病等问题，全科医生要特别关注治疗依从性问题，要有充分的耐心，为其提供更多的人文关爱。

## 【拓展内容】

老年患者临床问题多涉及多病共存、联合应用多种药物、器官脏器功能下降等问题。病情复杂的患者往往需要多学科联合会诊，这也是老年医学需要面对的问题。随着老龄化进程的加剧，医疗模式需要逐渐转变，从单系统单病种诊疗模式向综合学科转变，加强三级医院综合科、老年科、全科医学科建设；逐步提升全科医生诊疗能力，通过开展多学科培训，采取专科、全科联合查房等方式提升全科医生解决临床问题的能力。

对于老年人疾病管理可采取智能化监测，如应用可穿戴设备记录患者的疾病情况；通过建立健康档案，详细记录就诊经过，对长期管理的老年患者避免反复多次询问相同的问题，也能避免遗漏重要的医疗问题，解决老年患者沟通不良问题。

## 【思考题】

如何开展老年患者专科全科联合管理，整合医疗资源为辖区内老年患者提供优质的医疗服务？

（边立立）

# 第九章 老年人慢性病管理

**重要知识点**
1. 慢性病定义及老年人慢性病特点
2. 老年人病史采集、健康体检、健康问题综合评估、健康问题综合处理及健康教育等管理技能
3. 老年人慢性病管理路径
4. 居家照护是老年医疗保健的重要内容
5. 家庭访视是为老年人提供居家照护的有效手段

## 第一节　老年人慢性病特征

### 一、定义

慢性病指慢性非传染性疾病，是一类起病隐匿、病因复杂、病程长、病情迁延不愈的疾病总称。慢性病需要长期持续治疗，对患者生活质量有明显影响，多数慢性病与增龄、老化相关，多在中老年发病，但病变的积累往往起始于青少年，慢性病既包括躯体疾病如高血压、糖尿病、冠心病、慢性呼吸系统疾病，也包括焦虑、抑郁等精神疾病。

老年流行病学调查发现，老年人慢性病患病率为76%～89%，明显高于中青年（23.7%）；其中46%有运动功能障碍，17%生活不能自理。

### 二、老年人慢性病特征

#### （一）多因素致病

老年人由于机体老化、免疫功能下降、器官和组织功能衰退，多种因素可导致慢性病的发生。随着年龄增长，机体老化，易发生如高血压、冠心病、脑血管病、糖尿病等疾病，还有与老化直接相关的老年特有疾病，如痴呆、退行性骨关节病、白内障等，此类老年慢性病最大的特点是病因复杂，与多因素相关，多数情况下并不能明确病因，有时甚至难以分清是自然衰老还是独立的疾病，或者两者叠加。

#### （二）起病隐匿，发展缓慢

老年慢性病与老年退行性疾病共存，其生理变化与病理变化很难区分，且疾病发展

缓慢，有时在很长一段时间可无症状，无法确定其发病时间；当病情演变到一定阶段，器官功能濒临衰竭边缘，一旦出现应急反应，病情可在短时间内迅速恶化。

### （三）症状不典型

老年人由于机体衰老，各器官的反应性、敏感性减退，使疾病症状不典型，多病共存之间相互影响，造成病因病理与临床表现不一致，有时生理变化与病理变化很难区分，一因多果、多因一果或多因多果。如老年糖尿病患者多无典型症状，多因皮肤瘙痒、乏力或视力模糊等症状就诊，甚至有的老年人出现酮症酸中毒时才发现血糖问题，如果不注意很容易漏诊。

### （四）多病共存

指同一老人同时患有2种及以上慢性病。北京市的一项调查结果显示，老年人慢性病的患病率达91.7%，多病共存率达76.5%，患有≥3种慢性病占54.9%。多病共存之间的关系可以是相互关联，也可以是互不干扰，在个体中每种疾病的轻重不同，治疗方案之间也常有冲突，多病共存使得医疗决策变得复杂和困难，在单病专科诊疗模式下，可能会造成重复检查、多重用药、过度医疗等问题。全科医生在管理多种慢性病共存患者时，需要全面了解和掌握老年人所有健康问题，考虑各个疾病的权重和相互关系，抓住主要矛盾，制定个体化的综合治疗方案，以控制、缓解症状、维持脏器功能为目的，为老年人提供连续的健康照护。

### （五）并发症多

各种慢性病容易引起脏器功能不全或衰竭，且老年人器官功能自然衰退、免疫功能降低、应激能力减退，常可发生多种并发症，如水电解质紊乱、感染、血栓和栓塞及多脏器衰竭等。

# 第二节　老年人慢性病管理适宜技术

随着年龄增加，老年人器官的各项功能逐渐下降，生理性衰老与多种疾病改变叠加，特别是出现多种老年慢性病问题，影响老年人的生活质量。全科医生在老年人慢性病管理过程中，根据老年人的特点，全面评估老年人的健康状况，熟练掌握老年人病史采集、健康体检、健康问题综合评估、健康问题综合处理及健康教育等技能，为老年人提供连续性的健康照护。

## 一、主观资料采集

主观资料是指由就医者或陪伴者所提供的主诉、症状、患者对不适的主观感觉、主要的担心忧虑、疾病史、生活行为习惯等。因老年人听力、视力、反应能力、理解能力的自然衰退，老年人对主观症状的描述可能与疾病的严重程度不符，在老年人慢性病管理过程中，全科医生需要掌握主观资料采集技术。

### （一）问诊的全面性

在老年人慢性病管理过程中，首先，全科医生应注意问诊的全面性，特别是首次接诊时，应详细询问患者的现病史、既往史、用药史、过敏史、疫苗接种史等，要体现全科医学连续性管理的特点，全面了解信息，全面评估并更细致地掌握患者的情况，从而更有效地进行治疗。其次，需要全面了解患者的饮食、运动等行为习惯，了解患者家庭居住条件、照护者情况、医疗保障情况、家庭支持度等，为老年人慢性病管理提供支持依据。

### （二）重视以症状为主的问诊

在老年人慢性病管理过程中，每次随诊时要注意症状管理。详细询问老年人所患慢性病可能出现的症状及伴随症状，如高血压患者，需要询问是否伴有不适症状，如头痛、头晕、恶心、呕吐、心悸、胸闷、四肢发麻、下肢水肿等，评估慢性病控制情况、评估是否存在危急情况、评估并存的临床情况。还需要关注老年人的认知状态及情感状态，综合评判生理、心理问题。

### （三）掌握问诊技巧

在主观资料采集过程中，要注意沟通的技巧，可以从患者主诉开始，适当采用开放式和引导式提问方式，引导患者尽可能陈述一个连续的病史，通过具体提问明确患者就诊的主要原因。在沟通过程中，医生尽可能地与患者保持眼神交流，用表示关注的表情或姿势鼓励患者交流，当患者叙述不流畅或不清楚时，医生可以有技巧地使用质疑的语言描述患者想要表述的内容，帮助患者恢复交流的信心。熟练的问诊技巧，可以帮助医生全面掌握患者健康状况，了解患者就诊目的或是否故意隐藏真实就诊原因等，为医生处理健康问题提供最直接的资料。

## 二、客观资料采集

客观资料是指医生用各种方法获得的各种真实的资料，包括体格检查、实验室及辅助检查、心理行为测量结果等。在老年人慢性病管理过程中，全科医生需掌握规范的体格检查技术，熟悉老年人辅助检查结果的特点，同时也要关注老年人认知及情感状态评估。

### （一）规范的体格检查

随着医学技术飞速发展，一些高新诊断技术应运而生，使医生能更及时、更准确地诊断疾病，制定出正确的治疗方案。但扎实全面、系统的体格检查，仍是每个临床医生应该具备的基本功。特别是在基层工作的全科医生，因缺乏辅助检查设备，过硬的体格检查技术显得尤为重要。针对不同的慢性病，全科医生每次随访都需要熟练地进行体格检查，正确地找出相关的特定体征。

（二）老年人辅助检查结果特点

辅助检查对老年人慢性病管理中健康状况的评估、新发疾病的诊断及鉴别诊断等非常重要。但是随着增龄，老年人辅助检查正常参考值有所变化。实验室检查结果出现差异有三种可能：①正常老年期变化；②疾病引起血液生化指标异常改变；③受所服用的某些药物的影响。因此，正确解读实验室检查结果，确认实验室检查值是属于生理性老化或病理性改变，对诊断和治疗非常重要，也有助于帮助在老年人慢性病管理中正确评估管理效果。

在判读检查结果时需注意以下几点：①开具各项检查时要考虑到是否有必要；②老年慢性病患者因衰老及多病共存，临床情况复杂，检验指标异常往往为多因素所致；③实验室检查结果应结合临床具体情况，而非单一或过度依赖检查结果；④检验指标的动态变化，更具有临床意义；⑤要考虑年龄增长对部分参考值范围的影响，综合考虑是否需要进一步检查明确原因；⑥要进一步明确异常原因，特别是要采用有创性检查手段时，需要进行综合评估，与患者共同决策。

（三）认知及情感状态筛查

在老年人慢性病管理过程中，除了对疾病进行干预外，还需要对老年人的认知及情感状态进行筛查。

老年人因自然衰老导致体力衰弱、行动迟缓、反应力减退、记忆力下降、视力减弱、听力障碍等问题，常与疾病症状重叠，特别是出现轻度认知及情感障碍时，会干扰医生对其临床情况的判断，所以在采集客观资料时也需要采集老年人的躯体功能及心理行为资料，评估老年人躯体功能状态、社会功能状态、认知功能及情感状态等。

全科医生需要掌握以下技能：①老年人健康状态自我评估；②老年人生活自理能力评估量表；③老年人认知功能评估量表；④老年人情感状态评估量表。

## 三、健康问题综合评估

在老年人慢性病管理过程中，全科医生要掌握如何综合分析所采集到的主观资料和客观资料，把患者作为完整的个体进行全面评价，而不只是对疾病的评价。评价内容包括目前患者存在的健康问题（即生理疾病、心理问题、躯体功能和社会功能状态问题、生活方式问题）、健康问题控制情况、并发症或相关临床情况、患者依从性、家庭可利用资源、社会压力、心理问题等，为健康问题的处理提供依据。

例如：一例老年男性患者，对其目前健康状况进行综合评估。

1. 目前诊断　高血压3级（很高危组）、2型糖尿病、血脂代谢异常。

2. 老年男性，超重，向心性肥胖，饮食喜肉类、食盐量15g/d，缺乏运动。

3. 高血压、2型糖尿病规律治疗，血压、血糖控制尚可；血脂代谢异常未规律治疗。

4. 尚未发现其他不适症状及相关并发症。

5. 患者依从性尚可，退休在家，享受城镇居民医疗保险，未发现心理问题及其他不良因素，家庭和睦。

6. 患者具有慢性病相关知识，有意愿改变不良生活习惯。

7. 家庭支持度好，爱人可督促其运动，并帮助患者改变饮食习惯。

## 四、制定健康问题处理计划

健康问题处理计划是针对健康问题综合评估结果而提出的，充分了解患者对健康的想法、顾虑和需求，再有针对性地制定健康问题处理计划，体现"生理-心理-社会"模式下综合性、连续性、协调性的全方位个体化服务；目的是最大限度解决患者的健康问题，从而提高患者的获得感和满意度，达到慢性病的规范管理。处理计划内容一般包括诊查计划、药物治疗计划、生活方式干预计划等。

### （一）诊查计划

在老年人慢性病管理过程中，全科医生需根据患者具体情况，针对未分化或未明确诊断的健康问题，或对诊断明确的慢性病是否存在并发症或伴随临床情况，或规范管理慢性病需定期复查等情况，制定诊查计划，以明确健康问题。在制定诊查计划时需全面评估患者整体情况，尊重患者意愿，要考虑对患者是否有必要。

例如：某患者，明确诊断高血压、2型糖尿病，未规律治疗。为评估患者慢性病情况，制定诊查计划：复查空腹和餐后2小时血糖，糖化血红蛋白，血脂，肝、肾功能，尿常规，尿微量白蛋白；复查心电图、完善24小时动态血压监测或家庭自测血压；复查眼底；必要时可复查血管超声等。

### （二）治疗计划

治疗计划包括药物治疗计划和生活方式干预计划。

1. 药物治疗计划　对患者进行综合评估，给予药物处方。在制定药物治疗计划时，全科医生需对老年患者的健康状况进行整体评估，特别是多病共存时，需权衡用药利弊，而不是只着眼于疾病本身和某个受损的器官，确保对患者所患的各种疾病均能作出全面的诊断和合理的治疗方案。

老年人选择及使用药物的原则：明确用药指征，减少用药种类，从小剂量开始，选择最合适的给药方法及最佳的给药时间，掌握停药原则，密切观察和预防药物的不良反应，重视老年人的依从性，重视临床观察和护理。

2. 生活方式干预计划　在任何时候生活方式干预对老年慢性病患者都是合理、有效的治疗，目的是治疗慢性病、控制其他危险因素和临床情况。主要包括：①合理膳食，如高血压患者减少钠盐摄入，糖尿病患者控制总热量等；②控制体重；③不吸烟，彻底戒烟，避免被动吸烟；④不饮酒或限制饮酒；⑤增加运动，中等强度有氧运动，每周4～7次，每次持续30～60分钟；⑥减轻精神压力，保持心理平衡和良好睡眠。

在制定生活方式干预计划时需结合患者实际和个人意愿，初始干预目标的设定应是近期容易达到的。

# 第三节　老年人慢性病管理路径

## 一、老年人慢性病管理路径标准

### （一）纳入标准

1. 65岁及以上老年人。

2. 具有一种或一种以上慢性病明确诊断，且病情相对平稳，可进入管理路径。

### （二）排除标准

1. 诊断不明确者。

2. 患有严重的、致命的疾病，需要优先处理者。

3. 发生急性疾病或严重并发症者。

## 二、老年人慢性病管理路径

### （一）患者筛查

1. 已明确诊断者。

2. 诊疗过程中发现。

3. 高危人群定期筛查。

### （二）首次评估

对于65岁及以上老年人，明确诊断具有一种或一种以上慢性病，且病情相对平稳，可进入管理流程，进行首次评估，评估内容包括：

1. 建立健康档案　按照国家基本公共卫生服务规范的要求，为进入老年人慢性病管理路径的老年人建立健康档案。

（1）个人基本情况：包括姓名、性别、婚姻、职业等基础信息，以及既往史、家族史、药敏史、遗传病史等基本健康信息。

（2）健康体检情况：包括一般健康检查；生活方式情况，老年人健康状态、老年人生活自理能力、老年人认知功能、老年人情感状态等评估，健康状况及疾病用药情况、健康评价等。

2. 健康问题综合评估

（1）评估目前存在的已明确诊断的慢性病及其他健康问题，特别需要关注老年人是否存在心理健康问题。

（2）评估目前疾病控制情况，是否存在疾病突然恶化的风险。

（3）评估家庭支持度，是否有利于慢性病管理。

（4）根据综合评估，结合家庭医生签约服务，制定随访计划。

### （三）随访监测

1. 随访频次　根据患者综合评估情况制定随访频次，一般1～3个月门诊随访一次，如病情变化可增加随访频次。

2. 随访内容

（1）首先判断是否存在危急情况：如血糖≥16.7mmol/L或≤3.9mmol/L、血压≥180mmHg和/或110mmHg、意识或行为改变、剧烈头痛或头晕、恶心、呕吐、心悸、胸闷、喘憋不能平卧或存在不能处理的其他疾病，如存在以上危急情况，紧急处理后尽快转诊，2周后随访。

（2）常规随访

症状：通过问诊及老年人健康状态自评了解其是否存在慢性病相关症状或药物不良反应。

体格检查：包括体温、脉搏、呼吸、血压、身高、体重、腰围、皮肤、浅表淋巴结，以及肺部、心脏、腹部等常规体格检查或与慢性病相关的重点体征。

辅助检查：要求老年慢性病患者每年至少进行一次辅助检查，包括血常规、尿常规、肝功能（血清谷草转氨酶、血清谷丙转氨酶和总胆红素）、肾功能（血肌酐和血尿素氮）、空腹血糖、血脂（总胆固醇、甘油三酯、低密度脂蛋白胆固醇、高密度脂蛋白胆固醇）、心电图和腹部超声。根据患者具体情况，可增加检查频次和内容，如糖尿病患者，每1～3个月需监测血糖、糖化血红蛋白、尿微量白蛋白，每年需检查眼底等。

生活方式：饮食、运动、吸烟、饮酒情况等。存在不良生活方式时需重点评估是否有改善，并根据患者存在问题进行指导。

依从性：是否遵医嘱规律用药。如患者依从性差，需详细询问患者的真实想法，加强沟通，尽可能与患者达成一致，共同进行健康管理，必要时借助家庭支持。

3. 分类干预　根据随访评估结果进行分类干预。

（1）原有慢性病控制良好，无药物不良反应，未发现新发疾病，则按期随访。

（2）初次出现慢性病控制不佳情况或出现药物不良反应，则调整药物，2周时随访。

（3）连续2次随访慢性病控制不满意，或连续2次随访药物不良反应没有改善，或有新的并发症出现，或原有并发症加重，建议转诊，2周内主动随访转诊情况。

4. 健康指导　告知评价结果并进行相应健康指导。

（1）开展相应的慢性病健康管理，告知患者慢性病大多无法治愈，管理应对疾病过程采取综合干预措施，使疾病得到全面、连续的治疗和管理，加强自我管理能力，纠正不良的生活习惯，建立健康、科学的生活方式，包括合理饮食、戒烟限酒、生活规律、适量运动，从而延长健康年龄时间，推迟和缩短患病年龄，达到有效提高健康水平的目的。

（2）对需要转诊的老年人应告知其转诊目的，并获得老年人及家属知情同意，办理转诊手续。

（3）进行健康生活方式、疫苗接种、骨质疏松预防、防跌倒措施、意外伤害预防和自救、认知和情感等健康指导。

（4）告知或预约下一次健康管理服务的时间。

（四）转诊指征

1. 连续2次随访慢性病控制不满意，全科医生处理困难。

2. 出现严重药物不良反应。

3. 出现新的临床问题诊断不明确者。

4. 原有临床问题病情加重。

出现以上严重情况或临床处理困难者，需要转诊至上级医院进一步诊治，暂时退出管理路径（图9-3-1），待病情平稳或诊断明确后再重新进入路径，继续规范管理。

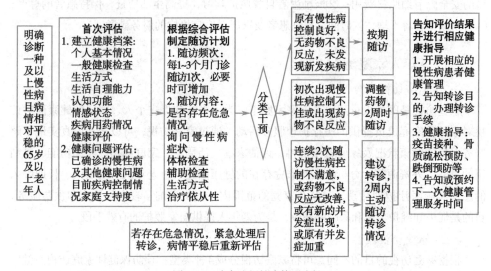

图 9-3-1　老年人慢性病管理路径

# 第四节　老年人居家照护及家庭访视

## 一、老年人居家照护

随着年龄增加、慢性病的发展，老年慢性病患者的某些功能部分或全部丧失，正常的活动能力受到限制或缺失，称为失能老人。居家照护就是为行动不便的老年人、慢性病患者、术后需要恢复的患者在家中提供的服务，由家庭内外的照护资源提供的一种照护服务模式。

居家照护可以维持或恢复个人健康，或将残障、疾病的影响减至最低，并尽可能让患者达到能独立自主生活的能力。全科医生、社区护士、社会工作者和志愿者及家庭照护者共同为老年人提供居家照护。具体包括：帮助患者从事日常生活活动，如行动、洗澡、洗头和更换干净衣服等；家务劳动如购物、清洁环境、清洗衣服等；提供家中烹调或送餐服务，提供喂饭或其他方式的进食服务；医护人员提供上门的医疗、康复和护理服务等。

全科医生和社区护士整合各类医疗资源，主要为居家的老年慢性病患者提供健康照护，为居家老人的医疗需求和问题提供支持，并对需要专科或综合医院治疗的老年患者提供转诊服务。健康照护包括：疾病和危险因素、失能失智的预防；筛查和早期识别疾病、功能障碍，帮助患者及时进行医疗决策；治疗慢性病，维持或改善健康状况；肢体、语言、吞咽等功能康复及心理康复；专业护理评估及指导等，为老年慢性病患者提供可及的、连续性、协调性、综合的健康照护。

居家照护具有以下获益：①为患者及其家庭提供连续性的医疗照护，增进患者和家属的安全感节约照料费用；②鼓励患者自我照护学习，提高生活质量，保持患者的尊严；③可以减少患者平均住院时间，提高患者及家属对医疗机构的服务满意度。

## 二、老年人家庭访视

### （一）家庭访视概念

家庭访视是医务人员到服务对象家庭里，为了维持和促进个人、家庭的健康而对访视对象及其家庭成员提供的医疗护理服务活动。通过家庭访视，可以客观、真实地了解服务对象的健康状况及家庭背景资料，评估家庭生活周期、家庭结构、家庭功能、可利用的家庭内外资源等，分析个人及家庭存在的健康问题，对老年人、残疾人、长期卧床的患者实施医疗护理活动，在整个家庭的范围内，提供咨询、教育、治疗和预防服务，目的是促进和维护个体和家庭的健康，是为老年人提供居家照护的有效手段。

### （二）家庭访视内容

根据家庭访视的目的不同，可将家庭访视分成4种类型：预防保健性家庭访视、健康评估性家庭访视、连续照护性家庭访视、急诊性家庭访视。老年人家庭访视多为后3种类型，主要访视内容包括：

1. 健康评估性家庭访视 以评估老年人个体、家庭的健康问题，制定干预计划为目的的家庭访视。主要是开展社区基线调查、家庭结构和功能评估、全科医疗研究和教学等。

2. 连续照护性家庭访视 为有居家照护需求的老年人提供连续性的医疗护理服务。主要对象是社区内年老体弱、行动不便者，提供出院后继续治疗及康复、慢性病连续管理、临终患者必要的医疗护理服务和临终关怀等。

3. 急诊性家庭访视 解决老年人临时的、紧急的健康问题。

### （三）家庭访视注意事项

1. 家庭访视要有明确的目的，提前做好充足准备，同时与需要家庭访视的老年人及其家属充分沟通，达成一致的访视目的，既能满足服务对象的要求，又在全科医生的能力范围之内，这样才能产生一定的效果和效益。

2. 家庭访视时不仅要了解服务对象个体情况，还需注意家庭其他成员健康水平、对健康问题的理解和认知，家庭成员关系的亲密性，家庭权力中心，为解决患者健康问题必要的经济资源、医疗形式、医疗护理环境等，优化最佳解决问题的方法。

3. 家庭访视时医护人员应穿着合适得体的工作服，注意沟通技巧，沟通时既要关注对方，保持倾听状态，又不能过于热情或亲热，不能与某个家庭成员长时间独处，如果需要单谈可预约到诊室来。

4. 家庭访视时，服务对象个体及其家庭在有关自身的健康决策时有自主权，医护人员在服务对象的家庭中是客体，要充分尊重家庭的决策，在为患者采取医疗护理行为之前要详细告知，征得同意后再进行。

---

### 全科医生在老年人慢性病管理中的关注点

全科医生应关注老年人慢性病的患病特点，老年人生理性衰老与慢性病共存；应熟练掌握老年人慢性病管理适宜技术，按照慢性病管理路径规范管理，对有需求的老年人提供家庭访视和居家照顾，运用全科医学健康管理理念为老年慢性病患者提供规范性、连续性、综合性管理。

---

## 【拓展内容】

1. 研究进展

（1）医养整合照护服务：WHO在2017年公布了《老年人整合照护：社区采取干预措施处理老年人内在能力下降问题指南》，2020年，中国正式成为WHO老年人整合照护（ICOPE）全球试点国家之一。ICOPE是以患者和家庭为中心将老年医学的医护服务与患者家庭的居家康复护理相整合的模式，一方面确保医护照料的连续性，另一方面使社区的医护服务可以在上级医院的支持指导下开展，实现社区居家的"医养结合"。

（2）预立医疗照护计划：有研究指出，老年人若无预先表达治疗意愿，容易导致过度治疗，造成医疗资源的浪费。在这一背景下，预立医疗照护计划（advance care planning，ACP）应运而生。欧洲姑息治疗协会在2017年发布了一项国际共识指出，ACP是任何年龄或健康阶段的成年人与家庭成员、医疗保健提供者讨论并定义未来医疗和护理目标、偏好的过程。ACP在老年人群中的作用包括促进共同医疗决策的制定、提高医疗资源的有效利用率和促进安宁疗护的发展等。

2. 研究方向

（1）ICOPE的本土化：需要借鉴和总结其他国家ICOPE实施的成功经验、阻碍、获得的成果等，形成符合中国基本国情的医养整合照护评估及实施路径，并探索构建跨部门沟通、跨机构整合资源、多学科协同配合的整合照护体系。

（2）ACP的实践运用：在中国老年患者中普及ACP非常重要且必要，特别是在罹患严重不可逆的疾病、临近生命终末期的情况下。作为医护人员，如何有效地执行ACP是未来需要致力的方向。

## 【思考题】

1. 简述老年人慢性病的主要临床特征。
2. 如何进行老年人慢性病评估与管理？
3. 老年人家庭访视的主要内容是什么？需要注意哪些问题？

（武　琳）

# 第十章　老年人健康管理

**重要知识点**　1. 老年人常见疾病的预防与筛查
2. 老年人健康照护内容
3. 老年人健康管理流程

## 第一节　老年人疾病预防与健康照护

### 一、老年人疾病预防

老年人疾病预防的目的不仅是保持身体健康、延年益寿，同时也是最大限度地提高老年人的生活质量，防止病残。老年人的疾病预防是涉及多学科的综合干预，包括营养学、运动医学、心理学、健康教育、慢性病管理、康复医学等。目前有相关理论提出"四级预防"对策：

一级预防：为病因预防，如预防感染、积极干预慢性病危险因素等。

二级预防：早期诊断、治疗老年人新发生的疾病，终止新发生疾病的发展，采取适当措施延缓衰老。

三级预防：采取适当的治疗和康复手段，尽可能缩减各种伤害、疾病引起的致残，保护好残余性能并使其发挥功能。

四级预防：重视症状治疗，减少伤害感觉，减缓心理压力，安乐人生。

心脑血管疾病、恶性肿瘤和呼吸系统疾病是我国60岁及以上老年人主要死亡原因，不同的疾病需要采取不同的预防措施，对于病因明确的疾病，积极采取一级预防，提高疾病的知晓率，加强健康教育，促进居民采取健康的生活方式。对于危害性严重、致残性疾病，要加强二级预防，做好疾病的早期筛查早期治疗，避免因病致残、老年人生活质量下降。对于已有严重疾病的老年患者做好三级预防，以减轻痛苦，提升生活质量为主，平衡治疗与获益。老年人疾病预防要以老年人生活质量提高为最终目标。

### （一）老年人心脑血管疾病的一级预防

心脑血管疾病在老年人群中发病率高，致残率高，尤其是卒中，给患者、家庭和社会带来了沉重负担。已有研究证明积极控制血压、血脂、血糖，戒烟，控制肥胖，对心脑血管疾病能起到积极作用。目前我国老年患者高血压的发病率高、知晓率低、控制率低，糖尿病的控制也存在类似现状。

全科医生应积极发挥"守门人"作用，做好心脑血管疾病的一级预防，我国已将高血压、糖尿病规范化管理纳入我国基本公共卫生服务，也是全科绩效考核的重要内容。目前我国社区卫生服务体系已基本建成，心脑血管疾病的一级预防重点应在社区。全科医生可通过诊室内干预、家庭干预、互联网+等多种方式进行慢性病管理，如应用可实时上传血压监测系统对患者进行诊室外血压监测，提高患者对自身血压控制情况的认知，提升血压达标率。

### （二）老年人恶性肿瘤的筛查

恶性肿瘤在老年人中发病率高，癌症筛查是重要的二级预防措施，肺癌、肝癌、胃癌、食管癌、结直肠癌、乳腺癌、宫颈癌及鼻咽癌筛查是我国癌症防治工作的重点。癌症筛查应考虑经济成本效益，如乳腺癌和宫颈癌在老年人中的发病呈下降趋势，目前不推荐进行65岁及以上老年人进行乳腺癌及宫颈癌筛查。近年来结直肠癌的发病率呈上升趋势，且无年龄上限，在老年患者中应该加强筛查，加强便潜血、乙状结肠镜、直肠镜筛查方法的推广及应用。CT对于肺癌的筛出率高，可早期发现肺癌，尽早采取治疗措施，降低肺癌的死亡率。老年前列腺癌采取前列腺特异性抗原进行筛查，但是其阳性预测值及获益不高，目前尚未发现其他有效的前列腺癌筛查方法。

全科医生可通过健康宣教提高老年患者对肿瘤的认知，在社区推广癌症筛查适宜技术，例如：为老年患者进行便潜血检查，对全科医生进行培训，提高全科医生直肠镜的使用率；督促老年患者进行定期体检，选择CT进行肺部检查等。

### （三）老年人感染性疾病预防

老年感染性疾病增加死亡率，不影响功能，应一级预防为主，积极治疗。全科医生应加强疫苗接种宣传教育、提高疫苗接种率；加强体质锻炼健康宣教，改善老年人营养状态，防止营养不良发生；降低重症感染的发生率。

流感及肺炎是老年人重要的死亡原因，流感疫苗接种是目前最有效的预防措施之一。目前我国老年患者流感疫苗接种率较低，全科医生应积极倡导老年患者接种流感疫苗，在社区卫生服务机构设置良好的接种条件，方便老年患者进行接种。接种流感疫苗一般在每年流感季节开始前进行，一年接种一次，在北方9、10月份是最佳接种时机，一般接种疫苗后6～12个月后抗体水平明显降低。目前国内上市的有7价肺炎球菌结合疫苗和23价肺炎球菌疫苗，老年人一般接种23价肺炎球菌疫苗。

### （四）老年人跌倒的筛查和预防

跌倒是65岁及以上的老年人伤害死亡的首要原因，多数情况下跌倒的发生不是意外，而是多种危险因素共同作用的结果，包括生理、病理、心理的及药物因素，以及环境和社会因素。全科医生要做好老年人跌倒筛查及预防工作，主要包括：

1. 通过健康教育增强老年人防跌倒意识，加强防跌倒知识和技能学习。

2. 指导老年人坚持锻炼，增强肌肉力量、协调性、平衡能力、步态稳定性和灵活性，减少跌倒的发生。

3. 合理用药，减少因药物引起的跌倒事件发生。

4. 选择适当的辅助工具，如拐杖、助行器等。

5. 衣服要舒适、穿宽松合身的衣服。

6. 营造良好的生活环境，如灯光明亮、开关方便触到、通道避免堆放杂物。

7. 避免走过陡的台阶、上楼梯、如厕尽量使用安全扶手，避免踩凳子爬高等危险动作。

8. 佩戴眼镜、助听器，避免因视听障碍导致跌倒。

9. 积极防治骨质疏松。

### （五）老年人营养不良的防治

营养不良（malnutrition）是指能量、蛋白质及其他营养元素缺乏或过剩，对机体功能乃至临床结局产生不良影响。老年人常见的营养不良可分为原发性或继发性。原发性营养不良多因进食不足所致，继发性营养不良多因器质性疾病导致能量和蛋白质摄入不足引起。营养不良可导致免疫力低下、伤口不愈合、躯体功能下降，住院时间延长，医疗花费增加，甚至导致死亡风险增加，因此需要早期评估、早期干预。

全科医生应对高危老年人进行营养状况评估，加强对可能存在营养不良的老年人随访和观察，早期开展营养干预，避免营养不良加重引起严重后果。

《中国居民膳食指南（2022）》建议老年人膳食要丰富多样，符合老年人饮食特点；还要为老年人营造良好的进餐环境，让老年人享受食物带来的快乐。

1. 食物种类丰富，多选动物类食物，多吃奶制品和大豆类。食物种类要丰富多样，以谷类为主，多选深色蔬菜（如油菜、菠菜、紫甘蓝等，）尽可能选择不同种类的水果，每种吃的少一些，但种类多一些；尽可能常吃畜肉、禽肉、鱼虾类及蛋类食物；建议老年人多吃奶制品和大豆类食物；食物烹饪要粗细搭配、松软易消化、少油、口味清淡，要选择新鲜卫生的食材。

2. 营造良好的就餐环境，鼓励共同进餐，享受美食。无论在机构还是在家庭，鼓励大家共同进餐，多人进餐能够增加食物的种类，轻松欢乐的就餐环境能够激发老年人的食欲，让老年人进餐的同时享受食物带来的快乐。

3. 积极户外活动，延缓肌肉衰减，保持适宜的体重。老年人要在自己能承受的能力范围内多参加户外活动，有效的锻炼能够增强肌肉力量，延缓肌肉减少。在享受美食的过程中要防止食物过量，减少肥胖，维持正常体重。

4. 定期进行营养状况评估，预防营养不良。老年人消化功能下降，食量减少，饮食结构简单，容易导致营养不良，定期营养状况评估可以尽早发现不合理的饮食结构，尽早采取干预措施，预防老年营养不良。

对于80岁以上高龄老年人，建议其多吃鱼、禽肉类、蛋类、奶制品及大豆类等营养价值和生物利用度高的食物，同时配以适量的蔬菜和水果。对咀嚼功能下降、吞咽困难的患者可采用鼻饲或将食物制作成糊状，以补充充足的营养成分。

## 二、老年人健康照护

我国是世界上老年人口最多的国家，随着老龄化速度加快，老年人照护给家庭、经济、医疗和社会带来的沉重负担。到2050年，我国60岁及以上的老年人口将超过4亿，80岁以上的老年人口将占到老年人总人口的21.78%。随着人口老龄化程度的加剧，失能和半失能老年人数量也急剧增加，我国对老年人日常照料、心理支持、康复、护理、紧急救助、临终关怀等方面的需求日益增长，亟须完善养老、医疗保险制度，并建立和完善长期照护服务体系。

各个国家因自身经济条件和社会文化背景不同，采取的养老服务体系和措施也不尽相同，目前我国主要的养老服务模式有居家养老、社区养老、机构养老三种模式，每种模式均有优点和不足。①居家养老：居家养老花费整体不高，老年人可以感受到较好的亲情关爱，但是需要家庭有较好的支持度，如果老年人严重失能，家庭中的主要照护者又需要外出工作维持家庭的经济来源，居家养老的家庭负担就会比较重。②社区养老：社区养老是老年人在家居住，可享受亲情和熟悉的社区环境，由社区服务机构和社区卫生服务机构为老年人提供生活和医疗照护，相对机构养老，社区养老的医疗花费较低。③机构养老：老年人在养老院、老年公寓机构，由机构提供专业的生活照料和医疗照护，安全系数较高；老年人可享受集体生活，不感到孤单和寂寞。机构养老的花费相对较高，老年人需要离开家庭环境，得到家人的温暖和关爱较少。

老年人健康照护是在国家政策支持下，由家庭和社会共同完成，一般包括医疗照护和生活照护两方面。为了提高老年患者的生活质量，还需要有心理照护，心理照护可由专业团队提供心理支持服务，也可由家人沟通照料。

### （一）老年人医疗照护

老年的医疗照护需要由多学科团队协作完成，由全科医生、老年科医师、专科医师、护士、康复师、营养师、临床药师、社会工作者等团队成员共同为老年人提供专业的健康照护。老年人的疾病谱以慢性病较多，多无法治愈，需要长期连续的医疗照护，需要多学科间相互配合共同完成。医养结合的服务模式可以为老年人提供可及、连续性的、较为经济的医疗照护，为老年人提供医疗照护的团队主要包括4方面。

1. **社区医疗服务**　主要由辖区社区卫生服务机构提供，由全科医生、护士、康复师、中医科医师、营养师、心理师、预防保健医师、社会工作者等成员组成。一般以全科医护人员组成的家庭医生团队为主，根据不同的老年人的需求为其提供个性化的医疗照护。

对于居家养老、生活能够自理的慢性病患者，社区卫生服务机构可以为其提供慢性病随访管理、老年健康体检服务。当患者出现病情波动，可由接诊医生为其提供转诊服务，借助医联体资源帮助其获得专科诊治，病情平稳后转回社区由全科团队继续管理。

对于居家养老的失能老年患者，家庭医生团队可提供上门医疗服务，进行病情评估、家庭环境评估、家庭护理指导、留置管道护理、家庭康复指导、营养指导等服务。

目前我国养老服务机构的医疗资源配备不足，缺乏专业的医疗护理团队长期为机构内的老年人提供医疗照护。结合现有资源，养老服务机构可与辖区的社区卫生服务机构联合，保障机构内的老年人得到专业的医疗照护。辖区内的社区卫生服务机构可以通过出诊服务为机构内的老年人提供服务。

2. 专科医疗服务　老年病急性期医疗服务主要有专科团队提供，可以是老年医学科也可以是其他任何一个专科。一般75岁以上、3种以上严重疾病、需要人员照护，建议入住老年医学科。如果此次发病单一需要某个专科完成诊治则可入住专科，如急性心肌梗死需要介入治疗、急性骨折需要手术治疗、肺部感染需要急性抗感染治疗等。当患者的专科治疗结束，度过急性期后则由专科团队转回到社区卫生服务机构进行随访管理。专科医生应向全科医生提示患者出院后需要重点关注的健康问题以及随访管理的周期等。

专科和全科的协助联动，可以为老年患者提供长期连续的医疗照护，解决绝大多数老年患者的医疗照护问题。这种医疗模式能够做到分级诊疗、节省医疗资源、减少医疗花费。

3. 养老机构内医疗团队　在部分条件较好的养老院或老年公寓会配有一定比例的医护人员，满足机构内老年人的日常医疗需求，完成慢性病管理、用药护理、留置管道护理、压力性损伤的皮肤护理、病情评估等。

4. 社会医疗服务团队　随着养老服务需求的增长，一些新型的养老医疗服务机构诞生，包括私立医疗机构、互联网形式的医疗服务等，补充家庭养老人员在医疗方面的需求。社会医疗服务花费相对较高，但是能够提供更为全面、快捷的医疗照护，也得到了社会的认可。

（二）老年人生活照护

我国目前主要的养老模式有居家养老、社区养老和机构养老3种，选择哪种养老方式取决于自身状况和老年人的依赖程度。生活照护是老年人最基本的、最重要的需求之一，是老年人生活中必需的、自己不能胜任需要他人代劳的各种服务需求。

1. 居家养老照护　居家养老老年人生活照护主要由自己、子女、保姆和其他照护者完成，对于基本生活能自理的老年人，可自行安排吃穿住行，外出就医、经济管理等较为复杂的事情可由子女帮助完成。居家养老的花费较低，老年人可享受与自己同住的亲情照护，容易被老年患者所接受。

对于空巢老年人，居家养老困难相对较多，需要借助社区养老资源帮助其获得更好的生活质量。失能和半自理老年人居家养老生活照护需要家庭成员全程照护，或者需要雇佣照护者一对一照护，这种生活照护模式人力资源成本较高。

居家养老需要家庭和社会共同为老年人提供宜居的居住环境、足够的居住空间，室内和居住小区要有符合老年人居住的无障碍设施，便于活动和出行。环境要整洁，防止老年人跌倒，要有适合老年人使用助行器、轮椅等辅助器具的通道。对失能老年人，需要为其配备居家护理床，必要时配备吸氧、吸痰装置等。照护者提供适合老年人食用的营养餐，营养搭配合理，食物多样化，食物尽量软，方便咀嚼，同时照护老年人的口味，保证其有足够的食物摄入量；对于存在咀嚼及吞咽困难的老年人，可将食物做成糊状，或者采用鼻饲的方法，避免因食物烹饪处理不当造成老年人营养不良。

对于生活半自理的老年人，个人卫生需要有人照护，定期为其修剪指甲、理发、洗澡。衣服、床上用品需要定期更换、清洗，对于尿、便、呕吐物、痰液污染的衣服、床上用品需要及时更换，保证环境卫生。

失能老年人的家庭照护负担较重，并且需要照护者有一定的护理知识，可由经过培训的护理员完成。

老年人居家过程中也需要一定的精神慰藉，需要子女多花一些时间陪伴，帮助老年人减少孤独、焦虑的情绪。

2. 社区养老照护　社区养老服务是对居家养老照护的重要补充。对于生活半自理的老年人或失能老年人，子女没有足够的精力对其进行全程照护，需要借助社区资源的帮助。如白天子女需要工作，可由社区养老机构为老年人提供午餐；可以借助于社区家政服务机构为老年人定期进行理发、洗澡、修剪指甲等服务；生活不能自理老年人，在工作日也可由社区日间照护机构托管照护，夜间由下班后的子女照护。

社区养老照护在很多城市开展并逐渐完善，能够帮助家庭解决很多养老问题，老年人的生活照护由家庭和社区共同完成，方式比较灵活，花费较低。目前很多社区设立了图书馆、健身设施、老年活动中心等丰富社区老年人的生活，帮助老年人度过一个高质量的晚年。

3. 机构养老照护　随着我国家庭结构的转变，空巢老人数量增加，年轻的子女工作和家庭负担较重，没有足够的精力照护年迈的父母，机构养老也成了越来越多老年人的选择。不仅是失能老年人，很多生活部分自理的老年人也愿意选择在养老机构度过自己的晚年。

养老机构有专业的护理员可以进行老年人生活照护，专业的营养师为老年人配备营养餐，还有丰富的文娱活动；老年人在一起可以摆脱孤单情绪，享受集体生活；养老机构居住有24小时看护，老年人的安全可以得到很好的保障。

养老机构是失能老年人长期照护较好的选择，失能老年人需要有一定护理能力的专业人员进行照护，照护时间较长，在家庭中很难由一个人独立完成。在养老机构内失能老年人可以得到全程的专业照护，很好地缓解子女的精神压力和时间压力，虽然花费较高，但是老年人自己及其子女的生活质量都能得到提升。

# 第二节　老年人健康管理方法

老年人健康管理包含健康教育、疾病防治、心理健康与关怀服务、居家失能老年人长期照护；老年人健康管理需要多领域多部门参与，如基本养老保障、对贫困及残疾老年人医疗救助等社会保障制度的支持，以及老年健康产业、信息技术、老年宜居环境建设的参与，并且需要加强老年健康相关科研、老年健康服务人员队伍建设等。

目前老年人健康管理主要有居家老年人健康管理和机构养老健康管理两种模式。居家老年人健康管理主要依靠辖区内社区卫生服务机构完成，机构养老健康管理可由机构内的医务人员完成。

## 一、老年人健康管理内容

根据《国家基本公共卫生服务规范》（第三版），社区老年人健康管理内容由三部分组成，即健康信息采集、健康状况评估、健康指导（图10-2-1）。

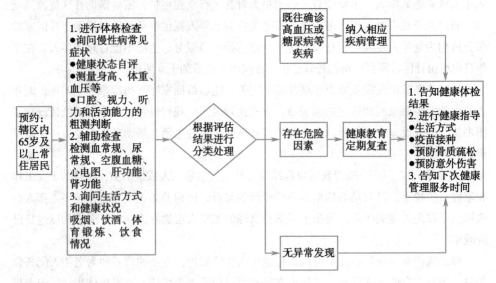

图10-2-1　社区老年人健康管理流程

（一）健康信息采集

对于第一次来社区卫生服务机构并同意加入老年人健康管理的居民，应了解其一般情况、生活方式、既往疾病等。并对居民的健康状况、情感、情绪状态、生活质量等方面进行全面评估，注意早期发现常见慢性病及危险因素。

（二）健康状况评估

老年人健康管理的重点是通过对老年人健康状况的动态观察和综合评估，早期发现常见慢性病、常见肿瘤、损伤的危险因素，做到慢性病和常见肿瘤的早期诊断；积极开展健康教育活动，保障老年人的生活质量。

（三）健康指导

对于加入管理的老年人要告知其定期进行健康体检，出现不适症状及时就医，对其进行基本的健康教育和疾病预防知识宣传。对不同的老年人进行不同的健康指导；对已明确诊断的慢性病患者，要根据相应的疾病诊疗规范进行管理；对存在危险因素者，要进行有针对性的健康教育和危险因素干预。

## 二、老年人健康管理适宜技术

### （一）老年人认知功能筛查

老年人认知功能的粗筛方法：告诉被检查者"我将要说三件物品的名称（如铅笔、皮球、树木），请您立刻重复，过1分钟后再重复"。如患者无法立即重复或1分钟后无法完整回忆三件物品名称，为阳性。

认知功能粗筛阳性的老年人，在知情同意后，可由经过培训的医务人员对其进行简易精神状态检查（MMSE）。MMSE是较适合老年人的认知功能筛查工具，筛查过程要有安静的环境，要注意保护患者隐私，直接向被检查者直接询问，不要让家属干扰检查。对筛查认知功能障碍的老年人，全科医生可根据情况进行社区干预或转诊。

### （二）老年人情感状态

老年人情感状态粗筛方法：

问被检查者两个问题：你经常感到伤心或抑郁吗？你的情绪怎么样？如果回答"是"或"不是十分好"，提示老人情感状态粗筛阳性。对于粗筛阳性的老年人可使用老年抑郁量表（GDS）进一步评估情绪状态。

### （三）老年人生活自理能力评估

应用老年人生活自理能力评估量表进行评估，包括进餐、梳洗、穿衣、如厕、活动5方面。

### （四）健康教育

1. 定期随访　65岁及以上老年人应每年进行一次健康评估；每年更新健康档案，纵向比较健康状况变化；对有高血压、糖尿病等慢性病史的患者按相应慢性病管理规范实施管理；每3个月随访存在危险因素的老年人和未被上级医院诊断的可疑慢性病的老年人，了解目前情况、症状变化、危险因素干预情况等；与患者建立良好的关系，多交流，了解患者目前的不适、服用药物及保健品、对健康状况的困惑等，第一时间了解他的健康变化。

2. 健康饮食指导　根据老年人饮食特点，为老年人进行个体化的膳食指导，老年人的消化代谢功能下降，消化液分泌减少，胃肠蠕动缓慢，对营养成分的吸收利用下降，故老年人必须从膳食中获得足够的各种营养素，尤其是微量元素。指导老年人增加膳食纤维的摄入，膳食纤维能增加肠蠕动、预防便秘，改善肠道菌群、使食物容易被消化吸收，改善血糖、血脂代谢。全科医生还可以应用中医理论为老年人提供饮食疗法和养生保健指导。

3. 饮酒　对老年人进行健康饮酒教育，告知居民过量饮酒的危害，过量饮酒可导致食欲下降，食物摄入减少，严重者可发生营养缺乏，长期过量饮酒可导致酒精性肝硬化，还增加高血压、卒中的风险。过量饮酒还可导致暴力事件和危险事故的发生，对个人健康和社会安定都是不利的。建议老年人不饮酒或少量饮酒，每日不超过啤酒1杯

（200ml）或红酒1小杯（50ml），不喝烈性酒。有慢性肝病的患者严禁饮酒，有过量饮酒习惯者应戒酒（图10-2-2）。

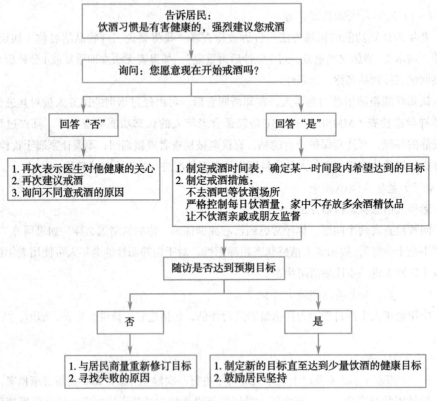

图10-2-2 戒酒流程

4. 戒烟 开展吸烟有害健康的宣教活动，告知老年人吸烟不仅是冠心病、脑血管病、慢性阻塞性肺疾病等常见慢性病的重要危险因素，也与肺癌、食管癌等常见肿瘤明确相关。全科医生可根据社区自身条件进行戒烟咨询（图10-2-3）。

鼓励居民将戒烟计划告诉家人、朋友、同事，得到支持和帮助，让居民了解在戒烟初期可能出现的戒断症状。戒断症状在戒烟后最初几周出现，多在第一周最重，但很快会消失。常见阶段症状有头晕、头痛、口干，甚至发生溃疡、咳嗽、多痰、胃肠功能紊乱。

让所有与吸烟有关的东西（烟、打火机、烟灰缸等）从生活环境中消失，尽量少停留在别人吸烟的地方。在戒烟过程中随时为患者提供帮助，如患者烟瘾程度较重，建议采取"尼古丁替代疗法"。

5. 肥胖 随着我国居民生活水平的提高和生活方式的改变，老年人超重和肥胖的发生率日益增加，老年人肥胖不仅给日常生活带来不便，还会诱发很多慢性病，如高血压、糖尿病、高脂血症、高尿酸血症、冠心病、脂肪肝等。因此，对健康管理的老年人要进行体重评估，并指导其进行体重控制。

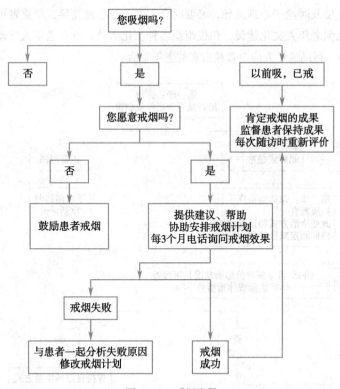

图10-2-3 戒烟流程

减重处理流程（图10-2-4）：

第一步：评价患者是否肥胖。BMI≥24kg/m² 为超重，BMI≥28kg/m² 为肥胖；向心性肥胖：男性腰围≥90cm，女性腰围≥85cm。

第二步：对于肥胖或超重患者进行非药物治疗。

（1）热量控制：在原有热量摄入基础上减少每日总热量，肥胖者多数能耐受减少500～600kcal/d的饮食。对于BMI≥30kg/m²者，可酌情给予1 000kcal/d的低热量饮食。

（2）食物的选择：少食用高热量的食物，如油炸食品、巧克力、肥肉等，鼓励进食新鲜的水果和蔬菜，同时注意戒酒，限制食盐摄入量。

（3）每日运动：根据自身情况，每日进行轻至中等强度的体力活动30～60分钟。

（4）制定一段时间内的体重控制目标：安全的体重下降，每周不超过0.5kg，不提倡饥饿减重。

第三步：对于3个月后体重仍上升或减重效果不明显者，建议请营养师或专科医生协助诊治。

6. 心理健康指导与家庭社会支持　随着老龄化程度的加快，老年人孤独、焦虑、抑郁等心理问题逐渐显现出来，老年人心理健康问题越来越引起社会的关注。对于有心理问题风险的老年人，如独居、丧偶、罹患慢性病的老年人，要加强心理健康评估。对有问题的老年人要及时给予心理疏导，必要时介入专业的心理辅导，严重者可给予药物治疗。社区要加强老年人文化建设，积极组织多种文化活动，成立老年人活动小组，形成互帮互助团体，帮助老年人应对孤独寂寞的老年生活。

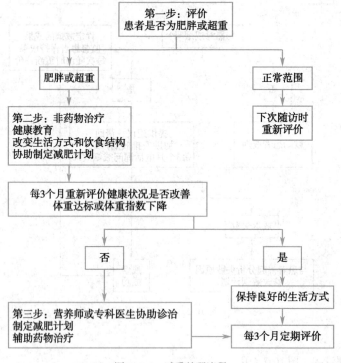

图 10-2-4　减重处理流程

7. 疫苗接种　无接种禁忌证的老年人建议每年接种流感疫苗和23价肺炎球菌疫苗。

## 全科医生在老年人健康管理中的关注点

1. 关注老年常见疾病的危险因素，在老年人健康管理过程中采取积极的干预措施，掌握常见疾病的筛查方法，做到疾病早发现、早诊断。对老年人进行综合评估，防治老年人功能丧失，注重老年人生活质量的提升。

2. 积极发挥全科医学的优势为辖区老年提供经济可及的医疗照护，协调专科医院、社区和家庭的力量，共同为老年人提供全方位的健康照护。

3. 掌握社区老年人医疗照护的内容，积极规范地为老年人提供健康管理服务。

## 【拓展内容】

老年照护需要多学科、多部门、家庭和社会的共同参与，同时还需要有良好的经济支持，完善的养老服务体系建设，优化的养老、社会及医疗保险政策。

1. 老年人照护经济支持 老年人长期照护经济负担较重，需要家庭、社会和政府的多重投入。国家需要建立健全养老保险制度，尤其是对贫困地区和低收入人群，有条件的个人也可以通过购买补充保险进行保障。随着保险制度的不断完善，除基本医疗保险外，目前很多国家已经设立老年照护保险，帮助老年人减轻经济负担。

2. 老年人评估 随着评估手段的不断丰富，医生可以早期发现老年人的健康问题，及早进行干预，防止老年人功能的丧失，老年照护也更加具有科学性。

3. 老年人心理照护 老年人孤独、焦虑、抑郁等心理问题较为突出，越来越受到社会的关注，需要更多有专业心理知识的照护者投入老年人心理关爱的工作中。相关部门应该加强照护人员心理服务意识和专业知识的培养，为老年人提供更为规范的心理照护。

【思考题】

1. 如何利用辖区内的医疗资源为老年人健康照护提供医疗帮助？
2. 您所在的社区有几种养老模式？存在哪些问题？如何改进？

（边立立）

# 第十一章　老年人社区康复

**重要知识点**　1. 老年人社区康复的定义及内容

2. 老年人社区康复评定的方法

3. 老年人社区康复治疗的方法

## 第一节　老年人社区康复概念和特点

### 一、残疾和社区康复

国际功能、残疾和健康分类指出残疾包括损伤、活动受限和参与限制，是健康问题和环境因素（如自然环境、社会态度）以及个人因素（如年龄或性别）之间相互作用的结果。由此可见，残疾并不仅指伤残，还包括由于各种疾病所导致的功能障碍，如老年人所患慢性病、精神疾病、先天性发育问题等。近年来，随着人口老龄化的加剧，慢性病患病率逐年增高，残疾人的比例也逐年增加。残疾人广泛分布在社区，存在各种各样的功能障碍，是社区康复的主要对象。

WHO在1978年国际初级卫生保健大会及阿拉木图宣言之后，提倡社区康复（community-based rehabilitation，CBR）。1994年国际劳工组织、联合国教科文组织以及WHO共同制定了《社区康复联合意见书》，2004年对《社区康复联合意见书》进行更新，并重新定义了社区康复是"为残疾人康复、机会均等、减少贫困和社会包容的一种社区发展战略"，需要"通过残疾人自己、他们的家庭、组织及社区、相关的政府和公共机构，教育、职业、社会和其他服务的共同努力"以促进社区康复项目的完成。

我国对社区康复的定义：社区康复是社区建设的重要组成部分，是指在政府领导下，相关部门密切配合、社会力量广泛支持、残疾人及其亲友积极参与，采用社会化方式，使广大残疾人得到全面康复服务，以实现机会均等、充分参与社会生活的目标。

老年人社区康复的定义：是社区建设的重要组成部分之一，应在当地政府领导下，相关部门密切配合、社会力量广泛支持、老年残疾人及其亲属积极参与，使广大老年残疾人得到全面康复服务，以实现机会均等、充分参与社会生活的目标。

## 二、老年人社区康复原则

老年人社区康复原则是指导社区康复的基础，WHO 2010年发布的《社区康复指南》中对于社区康复基本原则的描述可以总结为"尊重、平等、持续"。为进一步落实社区康复的实施，我国对于社区康复原则进一步细化，包括社会化，以社区为本，低成本、广覆盖，因地制宜，技术实用，强调康复对象主动参与。老年人参与社区康复要得到尊重、理解和扶植。

## 三、老年人社区康复内容

目前，社区康复已形成五个关键部分，即健康、教育、谋生、社会、赋能（图11-1-1）。前四个部分与关键性发展层面相关，反映了社区康复的多层面的重点；最后一部分是关于残疾人、家庭和社区的赋能增权，这是保证残疾人无障碍地参与发展的各个层面、提高生活质量、分享人权的基础。

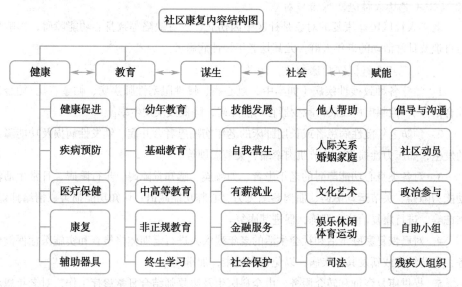

图11-1-1 社区康复内容结构图

老年人社区康复内容包括以下几个方面：

1. 普查 普查社区老年残疾人的基本情况（包括残疾种类、原因、人数及分布、需求等），作为制定康复预防和计划的资料。

2. 预防 开展预防接种、营养卫生、环境卫生、精神卫生、安全防护等卫生宣传教育，如早期发现、早期干预等工作。

3. 训练 采取康复训练，改善老年残疾患者的生活自理和劳动能力。

4. 培训 老年残疾人的教育、就业辅导，并协助解决有关就业问题。

5. 社会康复 积极组织老年残疾人参与群众性文化生活或老年残疾人文体活动，进行广泛的正确对待老年残疾人的宣传教育，清除歧视心理，帮助老年残疾人回归社会。

# 第二节　老年人社区康复方法

## 一、社区医疗康复

社区康复往往由政府部门或者非政府组织启动，在充分调动社区资源并进行有效管理的基础上维持项目运行。在社区老年人康复项目中，社区卫生服务机构承担着"健康"这一部分的内容，并从医疗角度配合社会各部门展开教育、谋生、社会、赋能等方面的工作。因社区卫生服务机构提供康复服务主要涉及医疗范畴，因此又称社区医疗康复或者基层康复，是为老年残疾人及其家属在健康促进、预防、医疗保健、康复和辅助器具方面提供健康服务，以提高老年残疾人及其家属的健康知识，促使其积极参与各项健康活动，达到良好的健康状况，并积极参与家庭和社区生活，最终实现回归家庭回归社会。

### （一）老年人社区医疗康复对象

老年人社区医疗康复的对象是社区中因伤病、发育缺陷等致身心功能障碍，影响生活自理及日常活动的老年人群，尤其是老年慢性病患者。

### （二）老年人社区医疗康复工作范畴

1. 治疗各种致残性疾病（如卒中、冠心病、慢性阻塞性肺疾病、帕金森病/帕金森综合征等），控制疾病发展，减少器官功能障碍，降低残疾发生率。

2. 预防老年慢性病患者或长期卧床的老年伤病患者合并症、继发性病损及功能障碍的发生，如压力性损伤、关节肌肉挛缩、关节僵硬等。

3. 对各类身心功能障碍的老年患者，如瘫痪、感知觉障碍、步行障碍、日常生活活动能力障碍、关节运动障碍、肌肉萎缩无力、心肺功能减退、认知功能损害、情绪抑郁、焦虑等，进行康复治疗和训练，促进其康复。

4. 对已恢复家庭生活和社会生活的老年残疾人进行定期体格检查和实施医疗保健服务，预防继发或新发其他疾病，以免损害健康，加重残障。

5. 提供康复咨询和转介服务　由全科医生及康复师结合日常诊疗工作，对老年患者及家属提供康复方面的咨询、教育，解答有关残疾预防、功能锻炼、心理调适、生活方式、饮食营养、家庭护理、日常保健以及如何正确对待残疾及残疾人等问题。对需要使用特殊器械、用品、用具协助康复的患者，介绍其去康复用品中心购置；对复杂病例，转诊到区、县、市级以上康复机构做进一步的检查评估和康复治疗；对需要申请福利的老年残疾人员，要分别介绍给有关政府部门和残联协助全面康复。

6. 在社区开展老年残疾预防工作，如卫生宣传教育、执行预防接种、环境卫生监督指导；结合妇幼保健，开展饮食卫生、婚前优生教育、遗传咨询等，预防致残性疾病和损伤的发生。

### （三）老年人社区医疗康复流程

老年人社区医疗康复机构应为前来就诊的功能障碍者提供热情、及时、合理的服务，并在服务中关注老年患者的整体健康，结合全科医学理念，促进其健康。具体流程如下：

1. 初诊流程　老年患者首次来社区卫生服务机构接受康复治疗时，不论其是否做过康复治疗，不论其是否由上级医院或者其他社区卫生服务机构转诊而来，接诊的机构均应按照初诊流程图对老年患者进行管理（图11-2-1）。

（1）接诊：老年患者由全科医生或者社区康复医生首诊，接诊过程中应通过问候朋友式的语言，使患者放松、情绪稳定，取得老年患者信任之后再进行相应的有针对性检查。询问病史，了解老年患者病程、治疗过程、康复治疗措施、既往史、家庭环境；物理检查，进行详细的体格检查、了解其一般情况及功能障碍的部位及程度；辅助检查，通过必要的实验室检查及影像学检查进一步明确功能障碍。

（2）初期康复评定：一般由全科医生或康复医生完成，采用康复评定的方法，对老年患者进行首次康复评估，了解患者的功能状态。

（3）初期康复处方：全科医生或康复医生根据接诊时老年患者的一般状态评估及初期康复评定的结果，与老年患者一起制定合适的康复处方。

（4）初期病历记录：由全科医生或康复医生详细记录，初期社区康复病历内容包括老年患者的一般情况、体格检查、康复评定结果及康复处方。

（5）初期康复治疗：根据康复处方，由康复治疗师为老年患者实施康复治疗措施。

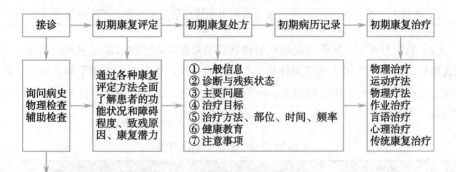

图11-2-1　老年人社区医疗康复初诊流程

2. 治疗流程 常规康复治疗适用于已经初期检查和评定，正在进行系统、规范、有目的的康复治疗的老年患者。常规康复治疗可以在社区卫生服务机构进行，也可以在家庭中进行。

## 二、康复评定

康复评定是制定康复治疗目标、评价康复治疗效果的依据，社区康复评定更注重独立生活能力和社会参与能力的评估。

1. 运动功能评定

（1）肌力评定：肌力是指肌肉主动收缩的力量，肌力的定量测定是评定肌肉功能的重要参数，可反映肌肉骨骼系统及周围神经系统受损的程度及范围，常采用徒手肌力评定法（MMT），对肌力进行Lovett分级（表11-2-1）。

### 表11-2-1 Lovett肌力分级评定标准

| 分级 | 标准 |
| --- | --- |
| 0级 | 肌肉无任何收缩 |
| 1级 | 触及肌肉收缩，不引起关节运动 |
| 2级 | 减重状态下能完成关节全范围的活动 |
| 3级 | 能抗重力作关节全范围运动，不能抗阻力 |
| 4级 | 抗一定阻力的情况下完成关节全范围活动 |
| 5级 | 抗充分阻力的情况下完成关节全范围活动 |

（2）肌张力评定：肌张力是肌肉松弛状态的紧张度和被动运动时遇到的阻力，可表现为肌张力降低、肌张力增高两种异常形式。通过视诊患者肢体或躯干异常姿态、被动运动、腱反射等检查，进行肌张力临床分级（表11-2-2），还可使用改良Ashworth痉挛评定量表进行评估（表11-2-3）。

### 表11-2-2 肌张力临床分级

| 分级 | 标准 |
| --- | --- |
| 0级 | 肌张力降低 |
| 1级 | 肌张力正常 |
| 2级 | 肌张力稍高，但肢体活动未受限 |
| 3级 | 肌张力高，肢体活动受限 |
| 4级 | 肌肉僵硬，肢体被动活动困难或不能 |

### 表11-2-3 改良Ashworth痉挛评定量表

| 等级 | 标准 |
| --- | --- |
| 0 | 无肌张力增高，被动活动患者肢体在整个范围内均无阻力 |
| 1 | 肌张力轻微增高，被动活动患者肢体在中末端有轻微阻力 |

| 等级 | 标准 |
|---|---|
| 1+ | 肌张力轻度增高，被动活动患者肢体在前1/2关节活动度（ROM）有轻微"卡住"感，后1/2 ROM有轻微阻力 |
| 2 | 肌张力中度增高，被动活动患者肢体时大部分ROM内均有阻力，但仍可活动 |
| 3 | 肌张力重度增高，被动活动患者肢体在整个ROM内均有阻力，活动困难 |
| 4 | 肌张力重度增高，患肢僵硬，被动活动十分困难 |

（3）关节活动度（range of motion，ROM）测定：是运动时关节活动的弧度（或转动的角度），分为主动关节活动度（active range of motion，AROM）和被动关节活动度（passive range of motion，PROM）。

①测量方法：应采取适当体位对被检测者进行检查，注意放置固定臂及移动臂。

②测量工具：通用量角器（关节角度尺）、指关节量角器、直尺、软尺等。

③测量注意事项：检查者应熟悉各关节解剖和正常活动范围，熟练掌握测定技术；测量时应裸露检查部位，每次测量应取相同位置，量角器的轴心必须与关节活动轴心一致，两臂与关节两端肢体长轴平行，测量旋转动作以肢体纵轴为轴心，中立位为0°进行测量；主动活动范围至最大限度时，加外力作被动运动，记录主动运动及被动运动时的关节活动范围，必要时与对侧进行比较；测量关节活动度时，应先测量健侧、后测量患侧，先测量主动运动活动范围、后测量被动运动活动范围；说明关节的功能状态，必须记录关节活动的起止度数，不应只记录活动的度数。

（4）协调功能评定：协调功能障碍是指笨拙的、不平衡的、不准确的运动为特点的异常运动，主要表现为共济失调、不自主运动等。共济运动检查方法包括指鼻试验、跟-膝-胫试验、轮替试验、Romberg试验。不自主运动包括痉挛、肌阵挛、肌束震颤、肌张力障碍、舞蹈动作、抽动、震颤。

（5）平衡功能评定：平衡是人体在特定可以感觉到的环境中（无论是静态或动态），控制其身体中心在身体支撑面上以保持身体直立姿势不至于跌倒的一种能力，分为静态平衡、自我动态平衡、他人动态平衡。可通过三级平衡评定法、Berg平衡量表、Fugl-Meyer平衡反应测试等方法进行评估。

（6）偏瘫运动功能评定：卒中患者出现偏瘫时往往出现肢体协同运动和共同运动，常采用的评定方法包括Brunnstrom偏瘫运动功能评定（表11-2-4）、Fugl-Meyer运动功能评估、上田敏评定表、卒中残损功能评估表（SIAS）。

（7）步态分析：用以评定老年患者是否存在异常步态及其程度和性质，为分析异常步态原因和矫正异常步态、制定康复治疗方案提供必要的依据，并可用于评定步态矫治的效果。常见异常步态包括偏瘫步态、脑瘫步态（包括马蹄内翻足步态、蹲位步态、剪刀步态、舞蹈步态）、共济失调步态、慌张步态、臀大肌步态、臀中肌步态、股四头肌步态、胫前肌步态、腓肠肌步态、疼痛步态、短腿步态、假肢步态、老年步态。

表11-2-4 Brunnstrom偏瘫运动功能评定

| 功能评定级别 | 上肢 | 手 | 下肢 |
|---|---|---|---|
| I | 无随意运动<br>仅出现协同模式 | 无随意运动<br>仅有极细微屈伸 | 无随意运动<br>仅有极少的随意运动 |
| II | 可随意发起协同运动 | 可作钩状抓握，不能伸指 | 坐和站位上，有髋、膝、踝协同性屈伸 |
| III | 出现脱离协同运动的活动；肩0°屈肘90°下前臂旋前旋后；肘伸直可屈90°；手背可触及腰骶部 | 患侧捏及松开拇指，手指有半随意的小范围伸展活动 | 坐位屈膝90°以上，可使足后滑到椅子下方，在足跟不离地时能使踝背屈 |
| IV、V | 出现相对独立的协同运动活动；肘伸直肩外展90°；肘伸直肩前屈30°～90°时前臂旋前旋后；肘伸直前臂取中间位 | 可作球状或圆柱状抓握，手指同时伸展，不能单独伸展 | 健腿站，患腿可先屈膝后伸髋，在伸膝下作踝背屈（重心落在健腿上） |
| VI | 活动协调近于正常，手指鼻无辨距不良，速度比健侧慢 | 所有抓握均能完成，速度和准确性比健侧差 | 在站立位可完成髋外展；坐位下伸膝可完成髋关节内外旋，合并足的内外翻 |

（8）反射评定：包括生理反射和病理反射，后者检查方法包括巴宾斯基征（Babinski sign）、奥本海姆征（Oppenheim sign）、查多克征（Chaddock sign）、戈登征（Gordon sign）、霍夫曼征（Hoffmann sign）。

2. 日常生活活动能力评定

（1）定义及分类：日常生活活动（ADL）是指老年人在每日生活中，为照料自己的衣食住行、保持个人卫生整洁和独立生活所必需的一系列基本活动。

基础性日常生活活动（BADL）：指在每日生活中与穿衣、进食等自理活动及与坐、行走等身体活动有关的基本活动，一般是比较粗大、无须利用工具的动作。

工具性日常生活活动（IADL）：指人们独立生活中常需操作卫生和炊事用具、使用家庭电器及一些常用工具，反映较精细的功能。

（2）评定方法：改良Barthel指数（MBI）是临床应用最广、研究最多的ADL能力评估方法（表11-2-5），不仅可用来评估患者治疗前后的功能状态，也可以预测治疗效果、住院时间及预后。改良Barthel指数包括10项内容，根据是否帮助及所需帮助的程度分为15分、10分、5分、0分四个等级，满分为100分。根据评分结果判断ADL能力缺陷，0～20分为极严重功能缺陷，25～45分为严重功能缺陷，50～70分为中度功能缺陷，75～95分为轻度功能缺陷，100分为ADL能力正常。

表 11-2-5　改良 Barthel 指数评定表

| 项目 | 评分 | 标准 | 评估日期 |
|------|------|------|----------|
| 大便 | 0 | 失禁或昏迷 | |
| | 5 | 偶有失禁（每周<1次） | |
| | 10 | 控制 | |
| 小便 | 0 | 失禁或昏迷或需由他人导尿 | |
| | 5 | 偶有失禁（每24h<1次） | |
| | 10 | 控制 | |
| 修饰 | 0 | 需要帮助 | |
| | 5 | 自理（洗脸、梳头、刷牙、剃须） | |
| 用厕 | 0 | 依赖他人 | |
| | 5 | 需部分帮助 | |
| | 10 | 自理（去和离开厕所、使用厕纸、穿脱裤子） | |
| 进食 | 0 | 较大或完全依赖 | |
| | 5 | 需部分帮助（切面包、抹黄油、夹菜、盛饭） | |
| | 10 | 全面自理（能进各种食物，但不包括取饭、做饭） | |
| 转移 | 0 | 完全依赖他人，无坐位平衡 | |
| | 5 | 需大量帮助（1～2人，身体帮助），能坐 | |
| | 10 | 需少量帮助（言语或身体帮助） | |
| | 15 | 自理 | |
| 活动 | 0 | 不能步行 | |
| | 5 | 在轮椅上能独立行动 | |
| | 10 | 需1人帮助步行（言语或身体帮助） | |
| | 15 | 独立步行（可用辅助器，在家及附近） | |
| 穿衣 | 0 | 依赖他人 | |
| | 5 | 需一半帮助 | |
| | 10 | 自理（自己系/开纽扣，关/开拉锁和穿鞋） | |
| 上下楼梯 | 0 | 不能 | |
| | 5 | 需帮助（言语、身体、手杖帮助） | |
| | 10 | 独立上下楼梯 | |
| 洗澡 | 0 | 依赖他人 | |
| | 5 | 自理（无指导能进出浴池并自理洗澡） | |
| 总评分 | | | |
| 评估人 | | | |

3. 言语与吞咽功能评定

（1）言语功能评定：言语障碍是指言语发音困难、嗓音产生困难、气流中断或者言语韵律出现异常，包括失语症和构音障碍。

失语症的临床表现主要包括口语理解障碍、口语表达障碍、复述障碍、命名障碍、阅读障碍、书写障碍。国际上常用的失语症评估包括波士顿诊断、西方失语症成套测验、Token测验、日本标准失语症检查；我国采用汉字标准失语症检查、汉字失语症成套测验、北京医院汉语失语症检查法、汉语波士顿失语症检查方法。

构音障碍是由于先天性或后天性构音器官的结构异常，神经、肌肉功能障碍所致的发音障碍，主要表现为完全不能说话、发声异常、构音异常、音调与音量异常、吐字不清等。构音障碍需要从呼吸功能、发声功能、共鸣功能、构音功能几个方面进行评估。

（2）吞咽功能评定：吞咽困难可表现为进食速度慢、吞咽费力、喘鸣、咳嗽、哽噎、流涎等，可导致吸入性肺炎、继发性营养不良等问题。目前评定吞咽困难的方法主要有反复唾液吞咽试验、洼田饮水试验。

4. 认知功能评定 认知功能指人通过感觉、经验、思考等获得知识、认识事物、解决问题的精神心理活动和过程，包括感知觉、注意、记忆、语言等，当这些功能出现异常时即认知障碍。简易精神状态检查（MMSE）是著名的精神状态检查法，应用较多，不仅可用于临床认知障碍检查，还可用于社区人群中痴呆的筛选，具有简单易行、效果较理想的优点。

5. 心肺功能评定 冠心病、慢性阻塞性肺疾病等慢性病可导致心功能、肺功能下降，进行心肺康复之前，需要对老年患者进行心肺功能的评定。

（1）常规评估：①一般检测与评估，包括静态心肺功能、一般性检查（生命体征、心脏节律等）、生活质量及精神心理评估、药物饮食评估等；②有氧运动能力评估，包括极量、次极量和症状限制性运动试验等；③骨骼肌力量评估；④其他，包括柔韧性评估、协调性评估、平衡能力评估等。

（2）6分钟步行试验：6分钟步行试验简便易行，可用于评估老年患者的心肺功能状态，同时预测患者心血管事件发生以及死亡风险。6分钟步行试验心肺功能评价等级为：1级，<300m；2级，300～374.9m；3级，375～449.5m；4级，>450m。

（3）心电图负荷试验：在运动的过程中观察患者心电图是否出现动态变化，用于评估老年患者的心脏功能。常用的方法包括运动平板试验、踏车运动试验、手摇车试验、等长收缩试验。

（4）心肺运动试验：根据老年患者在休息、运动、运动结束恢复期这三个时期的呼吸氧摄取量、二氧化碳排出量、通气量、心率、血压、心电图等指标，结合老年患者在运动中出现的症状，检测患者的运动反应、心肺功能储备及功能受损程度。

（5）Borg呼吸困难评分量表：通过6分钟步行试验、心肺运动试验、心电图负荷试验等有氧运动，在运动后由患者对自我呼吸困难或劳累程度进行评分（表11-2-6）。

### 表11-2-6　Borg呼吸困难评分量表

| 评分/分 | 评价标准 | 自我感觉 |
| --- | --- | --- |
| 0 | 没什么感觉 | 没有任何费力 |
| 0.5 | 刚刚感觉到 | 非常微弱，刚刚有感觉 |

| 评分／分 | 评价标准 | 自我感觉 |
|---|---|---|
| 1 | 非常轻微 | 很轻微的费力 |
| 2 | 轻微 | 微弱的呼吸困难 |
| 3 | 中等 | 有些但不是非常的困难，感觉继续进行是尚可的、不困难的 |
| 4 | 稍微严重 | |
| 5 | 严重 | 非常困难、劳累，但是继续进行不是非常困难。是"最大值"的一半 |
| 6 | 介于5～7分之间 | |
| 7 | 非常严重 | 能够继续进行，但是不得不强迫自己而且非常劳累 |
| 8 | 7～9分之间 | |
| 9 | 非常非常严重 | 几乎达到最大值 |
| 10 | 最大值 | 极其强烈的水平，对大多数人来说是他们以前生活中所经历的最强烈的程度 |

（6）肺功能评定：可用来评估老年患者的肺通气功能和弥散功能。

（7）营养状态评估：合理的营养管理是心肺康复的重要组成部分。营养评定内容包括人体测量指标（身高、体重、BMI、肱三头肌皮褶厚度、上臂围、腓肠肌围）和实验室生化指标（血红蛋白、总蛋白、白蛋白、前白蛋白等）。

6. 心理功能评定　心理功能评定是通过对患者进行病史询问、动作或行为的观察、神经心理测试作出相应功能诊断的系统方法，可采用汉密尔顿焦虑量表、汉密尔顿抑郁量表等进行情绪情感障碍的评定。

## 三、物理治疗

1. 定义　物理治疗（physical therapy，PT）是通过功能训练、手法治疗，并借助力、声、光、电、冷、热、磁、水等物理因子来进行预防、治疗、康复的方法。以生物力学和神经发育学为基础，采用主动运动和被动运动来提高和改善机体功能的治疗技术称为运动疗法。利用力、声、光、电、冷、热、磁、水等物理因子对患者进行康复治疗称为物理因子治疗。

2. 运动疗法分类

（1）常规运动疗法技术：主要包括扩大并维持关节活动度、增强肌力、增强肌肉耐力、增强肌肉协调能力、恢复平衡功能、恢复步行功能、增强心肺功能等方面的运动疗法。

（2）神经生理疗法：是主要针对中枢神经系统损伤引起的运动功能障碍的治疗方法，包括Bobath疗法、Brunnstrom疗法、本体促进疗法（PNF）、Rood疗法等。

（3）运动再学习法。

（4）其他：另有一些运动疗法技术也比较常用，如水中运动、医疗体操、牵引疗法、按摩疗法、麦肯基疗法等。

3. 常规运动疗法技术

（1）被动运动：由本人健肢或他人辅助，或者器械代替下进行的一种运动形式；适用于各种原因引起肢体功能障碍，同时起到缓解肌肉痉挛，恢复或维持关节活动度作用。

（2）主动辅助运动：在外力的协助下进行主动运动；运动中随着肌力的恢复，可不断改变外力的借助方法及借助量。

（3）主动运动：肌力达到3级时可采用以主动肌肉收缩形式完成的、临床治疗中最常采用的运动方法。

（4）抗阻运动：肌力达到4级时，在重力及外来阻力情况下进行的运动。

4. 运动疗法禁忌证

（1）处于疾病的急性期或亚急性期，病情不稳定者。

（2）休克、神志不清或有明显精神症状不合作者。

（3）全身情况不佳、脏器功能失代偿期。

（4）运动治疗过程中有可能发生严重并发症或不能耐受者。

## 四、作业治疗

1. 定义　作业治疗（occupational therapy，OT）是一门指导患者参与选择性活动的科学和艺术，目的是协助有需要的老年残障人士以及长期慢性病老年患者提高其生活起居、工作及社区生活方面的独立能力。通过实地评估、居家及社区内训练、改善家居环境设施、建议或与患者洽购合适的辅助用具，以及提供合适的信息服务等，帮助康复患者能够在不同方面独立生活，从而可以顺利融入生活。核心是使老年患者能成为生活中的主角，圆满地承担人生基本内容。

2. 作业治疗的内容　作业治疗包括日常生活活动、工作和娱乐三方面的治疗活动。日常生活活动包括个人卫生、梳妆打扮、更衣、进食、转移、大小便等；工作包括料理家务、照护他人、教育性活动、职业性活动；娱乐包括适合老年患者的各项娱乐活动。

3. 作业治疗的种类　作业治疗包括功能的作业治疗，ADL训练，假手的装配、操作训练及利手交换训练，矫形具、生活辅助用具的制作及装配，职业前评价、训练和职业训练，心理作业治疗，对家属的指导及环境改造等方面。

## 五、言语治疗

1. 定义　言语治疗是指言语治疗师对各类言语障碍进行治疗或矫正的一门专业学科，其对象是存在失语症、构音障碍、发声障碍和口吃等各类言语障碍老年患者。

2. 言语治疗方法

（1）训练、指导：是言语治疗的中心，包括对老年患者进行听觉的训练，促进语言的理解、口语表达，恢复或改善老年患者的构音功能，提高语音清晰度等。

（2）手法介入：对一些言语障碍的老年患者，可以利用传统医学的手法帮助其改善与语言产生有关的相关肌肉、关节等的运动功能，适用于运动性构音障碍的老年患者。

（3）辅助器具：部分老年患者因功能受限，需要装配辅助器具，如重度运动性构音障碍腭咽肌闭合不全时，可利用腭托改善鼻音化构音。

（4）替代方式：当重度言语障碍很难达到正常的交流水平时，可考虑使用替代交流方式，如手势、交流板、言语交流器等。

### 六、心理治疗

1. 定义　心理治疗又称精神治疗，是治疗师与老年患者之间通过表情、态度和行为等相互交往的过程，运用心理学的理论、方法、技术，去改变或影响患者的感受、认识、情绪及行为，调整个体与环境之间的平衡，从而消除或减轻导致老年患者痛苦的各种心理因素和异常行为。

2. 心理治疗常用方法

（1）分析性心理治疗：以精神症状分析为基础，探讨老年患者的深层心理，了解潜意识的心理动机、欲望及精神动态，协助老年患者增进对自己心理症状的了解，进一步改善适应困难的心理机制。常用技术包括自由联想、对移情的分析与解释、对阻抗的分析与解释、释梦、解释。

（2）认知性治疗：认知性治疗的原理认为，凡是情绪或行为反应均与其认知有连带关系。一个人对自己、对人、对事物的看法观念都会直接或间接地影响其心情与行为。因此，经过对认知的纠正或更改，便可连带改善其情绪与行为。常用技术包括驳斥非理性信念、完成认知家庭作业、改变个体的内在语言、心理教育方法、理性情绪想象、角色扮演。

（3）支持性治疗：运用治疗师与患者之间建立的良好关系，积极地应用治疗师的权威、知识与关心来支持老年患者，使老年人能发挥潜在能力，处理问题，渡过心理上的危机，或避免精神崩溃。常用技术包括倾听、解释、鼓励、指导、改善环境。

（4）行为性治疗：学习心理学认为，任何行为均可以通过适当的奖励或处罚得到操控，既可消除不适应的行为，也可建立所需要的新行为。因此，行为治疗不注重患者的过去以及不适应的行为问题来源，主要把着眼点放在要更改或消除的行为，研究如何策划有系统地、按程序和适当地给予赏罚，引发行为上的更改，产生治疗效果。常用技术包括系统脱敏疗法、满灌疗法、厌恶疗法、放松疗法。

### 七、中国传统康复治疗

1. 定义　中国传统康复治疗是采用药物、针灸、推拿、太极拳、情志调摄等传统的医学手段，以及社会、教育、职业的综合性措施，针对先天或后天因素所致的正气虚衰、形神功能障碍或身体形态异常进行治疗或训练，以使患者获得最大限度的恢复。

2. 治疗方法　中国传统康复治疗包括针灸疗法、拔罐疗法、推拿疗法、传统运动疗法（太极拳、五禽戏等）、调摄情志疗法等。

## 全科医生在老年人社区康复中的关注点

1. 老年人失能或基础性活动受限是全科医生常见诊疗内容。

2. 社区医疗要求全科医生、护士、营养师、社区康复医生、社区康复治疗师与患者及照护者多方合作，通过药物、营养干预、运动训练、辅助器具等帮助老年人缓解疼痛、改善失能状态。

## 【拓展内容】

1. 加速康复外科　《加速康复外科中国专家共识及路径管理指南》（2018版）中将加速康复外科（enhanced recovery after surgery，ERAS）定义为以循证医学证据为基础，以减少手术患者的生理及心理的创伤应激反应为目的，通过外科、麻醉、护理、营养等多学科协作，对围手术期处理的临床路径予以优化，从而减少围手术期应激反应及术后并发症，缩短住院时间，促进患者康复。社区康复在管理老年退行性病变导致的疼痛和功能障碍的过程中，将手术治疗后需要介入的康复内容，提前到术前进行，通过一系列康复评估确定疼痛和功能障碍的原因，进行有针对性地康复治疗，能够有效地缓解老年患者的疼痛和功能障碍情况，延缓手术治疗。

应提高全科医生与社区康复医务人员对加速康复外科理念的认识，通过继续教育培训等方式普及加速康复外科在针对老年退行性病变引起的疼痛或运动功能障碍方面的应用。提高社区康复医务人员的康复评估与康复治疗水平，促进老年人对社区康复诊疗的依从性，推动加速康复外科理念在社区医疗中普及性。

2. 心脏康复和肺功能康复　心脏康复和肺功能康复是全面评估后，根据老年人具体情况制定治疗方案的综合性干预措施，这些治疗包括但不限于运动训练、教育和行为改变，目的是改善老年人因心血管事件导致的心脏功能下降、慢性呼吸系统疾病等引起的生理和心理状况，并促使其长期依从促进健康的行为。老年冠心病患者是生活方式变化、多病共存、认知功能障碍、致残风险高的特殊人群，占心脏事件住院和手术的大多数，但心脏康复的研究传统上集中在中青年患者。对老年患者，适量运动可提高心功能并减少心肌做功，这与年轻患者类似，心脏康复对老年冠心病患者是安全有效的，因此医生应鼓励发生重大冠状动脉事件和冠状动脉血管重建术的老年人参与心脏康复。即使是年龄≥75岁的冠心病老年患者，在心脏康复和运动训练后，血脂水平也有适度改善，运动能力、行为特征和生活质量参数有显著改善。众多研究表明，即使是非常年长的冠心病患者，在重大冠状动脉事件发生后，也应鼓励其进行正式的门诊心脏康复和运动训练计划。

心脏康复和肺功能康复需要精准评估，但在评估和训练过程中存在一定风险性，全科医生实施社区心脏康复较少，因此便捷性、有效性和安全性是社区心肺康复未来的研究方向。

（1）在开展社区心脏康复前需要进行心血管综合评估：包括对疾病状态、心血管危险因素、生活方式、社会心理因素和运动风险的综合评估，是实施心脏康复的前提和基础。在心血管综合评估的基础上，根据《冠心病心脏康复基层指南（2020年）》推荐的冠心病患者危险分层量表进行分层，选择低危患者及一些健康状况尚好的中危患者作为康复对象。

（2）采用6分钟步行试验评估患者心肺功能，试验过程中记录6分钟步行距离和运动过程中的峰值心率，6分钟步行距离用于心肺功能分级。

6分钟步行试验过程中的峰值心率可用于运动处方的制定。代入心率储备法计算公式：靶心率＝（最大心率－静息心率）×运动强度百分比＋静息心率。其中，靶心率为运动训练需要达到的心率；运动强度百分比：60%～80%（80%为靶强度）；最大心率为6分钟步行试验中测得的最大心率；静息心率为清醒状态下、不活动、安静时每分钟心跳次数。心率储备法不受β受体阻滞剂等药物的影响，临床上较常用。运动强度由靶心率和运动时间决定，建议运动频率：每周3～5次，每次40～60分钟，包括热身和恢复运动，其中有氧运动时间为20～30分钟。有氧运动形式可为家庭用功率自行车等，配备血氧、心率监测设备。

在运动康复的同时，遵循心血管疾病相关指南，用有证据的心脏保护性药物；关注精神心理状态和睡眠质量，提高生活质量，促进患者回归社会和职业回归等，真正做到"双心健康"。

【思考题】

1. 结合社区康复内容，思考您所在的社区采取了哪些老年人康复措施？

2. 患者张某，男性，60岁，因"6个月前脑梗死，遗留右侧肢体乏力"前来社区卫生服务中心进行康复治疗，请问应如何对患者进行康复评定？

3. 常用的运动疗法有哪些？具体如何实施？

（杜雪平）

# 第十二章　失能老年人照护

**重要知识点**　1. 老年综合评估方法
　　　　　　　2. 失能老年人长期照护的概念
　　　　　　　3. 失能老年人服务流程

## 第一节　概　　述

有研究显示，到2050年我国失能老年人口将增长到9 140万，失能老年人照护的总费用激增，将给家庭和社会带来重大的经济负担。随着我国家庭结构的改变，传统的家庭养老模式难以承担失能老年人长期照护带来的经济和照护负担，传统的家庭照护缺乏专业的护理知识和护理工具，照护能力有限，老年人长期照护已经成为整个社会共同要面临的问题。

### 一、失能概念

失能是指一个人在日常生活中基本活动能力或生活能力的丧失或受限。生活或社交能力完全丧失，称为全失能；如果部分丧失，称为部分失能。包括失动（运动功能的丧失）、失智（认知功能丧失）、失禁、失明、失聪，感知觉与沟通能力的受损及社会参与能力的受损而引发的生活综合能力的丧失。

老年人多患有多种不可治愈的慢性病，慢性病可以无症状，如血脂异常、单纯的高尿酸血症等，也可导致功能受损，如卒中、类风湿关节炎、骨质疏松导致的脆性骨折等。随着年龄的增长、慢性病的进展，老年人可出现老年综合征，如肌少症、衰弱、听力/视力障碍、营养不良、慢性疼痛、睡眠障碍等，严重影响生活质量。

失能评估可以帮助了解老年人生活能力的下降情况，是反映老年人需要社会和医疗服务的重要参考。失能程度越重，代表老年人社会功能丧失越严重，需要更多的生活照护和医疗护理资源，照护需要的花费也越高。失能严重并不能直接体现患者疾病的严重程度，老年患者可以长期处于严重失能状态，但机体各项指标正常，患者的生命处于平稳状态。

## 二、老年综合评估

老年综合评估（comprehensive geriatric assessment，CGA）是以一系列的评估量表为工具，从医学问题、躯体功能及认知功能、情感问题、环境因素、经济因素、社会支持系统、信仰及医疗意愿对老年患者进行全面详细的评估，以明确可以干预和治疗的目标（图12-1-1）。

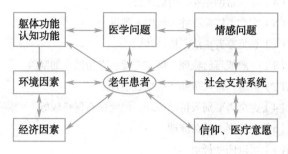

图12-1-1　老年综合评估内容

功能是指老年人完成日常生活的能力，主要包括日常生活活动能力，移动/平衡能力和理解/交流能力。临床诊断无法体现老年人内在能力和外在的行为表现，不能反映功能状态，也无法替代老年人评估在老年人健康管理中的重要性。

1. 日常生活活动能力评估　日常生活活动能力评估包括基础性日常生活活动能力（BADL）评估（表12-1-1）和工具性日常生活活动能力（IADL）评估（表12-1-2）。日常生活活动能力表示维持老年人基本生活所需的自我照护能力，如沐浴、穿衣、梳理、下床、大小便和进食6项，可用Katz指数、Barthel指数测定。工具性日常生活活动能力表示老年人在家独立生活的能力，如打电话、购物、煮饭、家务、洗衣、使用交通工具、理财、服药，可用Lawton量表测定。

### 表12-1-1　基础性日常生活活动能力（BADL）评估

| 项目 | 评分标准 | 评分/分 |
|---|---|---|
| 1. 上卫生间 | （1）完全能自理，无大小便失禁 | 1 |
| | （2）需提醒，或帮助洁身，或偶有渗便或尿裤（最多每周1次） | 0 |
| | （3）熟睡时发生渗便或尿裤（每周不止1次） | 0 |
| | （4）清醒时发生渗便或尿裤（每周不止1次） | 0 |
| | （5）大小便失禁 | 0 |
| 2. 进食 | （1）完全能自理 | 1 |
| | （2）吃饭需要一点帮助，或需流质饮食，或饭后需要人擦洗 | 0 |
| | （3）吃饭需要适当帮助，饭后不洁净 | 0 |
| | （4）吃饭需要特殊照护 | 0 |
| | （5）不能自己进食或抵抗别人喂食 | 0 |

| 项目 | 评分标准 | 评分/分 |
|---|---|---|
| 3. 穿衣 | （1）自己在衣柜中选择衣物，穿衣脱衣自理 | 1 |
| | （2）穿衣服需要一点帮助 | 0 |
| | （3）穿衣选择需适当帮助 | 0 |
| | （4）需人帮助穿衣，但能配合 | 0 |
| | （5）完全不能穿衣并抵抗别人帮助 | 0 |
| 4. 梳理（整洁、头发、手、脸、衣着） | （1）总是穿着整洁，梳理体面 | 1 |
| | （2）一般能自己梳理，偶尔需要一点帮助，如刮脸 | 0 |
| | （3）需适当常规帮助才能完成梳理 | 0 |
| | （4）完全需要别人帮助梳理，但完成后保持较好 | 0 |
| | （5）拒绝别人帮助梳理 | 0 |
| 5. 离床活动 | （1）可以四处行走 | 1 |
| | （2）可在社区内活动 | 0 |
| | （3）可在帮助下行走：a.陪护；b.栏杆；c.拐杖；d.助行器；e.轮椅 | 0 |
| | （4）可坐在无扶手的椅子或轮椅上，但需要人帮助 | 0 |
| | （5）大半时间卧床不起 | 0 |
| 6. 洗澡 | （1）能自己洗澡（浴盆、淋浴或擦洗） | 1 |
| | （2）能自己洗澡，但需要人帮助进出澡盆 | 0 |
| | （3）可自己洗脸或手，但不能清洗其他部位 | 0 |
| | （4）不能自己洗漱，但可与陪护配合 | 0 |
| | （5）从不打算洗漱，并拒绝别人帮助洗漱 | 0 |
| 评分 | | |

表12-1-2　工具性日常生活活动（IADL）能力评估

| 项目 | 评分标准 | 评分/分 |
|---|---|---|
| 1. 上街购物 | （1）独立完成所有购物需求 | 1 |
| | （2）独立购买日常生活用品 | 0 |
| | （3）每次上街购物都需要人陪伴 | 0 |
| | （4）完全不上街购物 | 0 |
| 2. 使用交通工具 | （1）能够独立乘坐公共交通工具或独自驾车 | 1 |
| | （2）能够独立乘坐出租车并安排自己的行车路线，但不能乘坐公交车 | 1 |
| | （3）在他人帮助或陪伴下能乘坐公共交通工具 | 1 |
| | （4）仅能在他人陪伴下乘坐出租车或汽车 | 0 |
| | （5）不能外出 | 0 |

| 项目 | 评分标准 | 评分/分 |
|---|---|---|
| 3. 食物烹调 | （1）能独立计划、烹煮和摆设一顿适当的饭菜 | 1 |
| | （2）如果准备好一切的佐料，会做一顿适当的饭菜 | 0 |
| | （3）会将已做好的饭菜加热 | 0 |
| | （4）需要别人把饭菜做好、摆好 | 0 |
| 4. 家务维持 | （1）能做比较繁重的家务或需偶尔协助（如搬动沙发、擦地板、擦窗户） | 1 |
| | （2）能做比较简单的家务，如洗碗、擦桌子、铺床、叠被 | 1 |
| | （3）能做比较简单的家务，但不能达到可被接受的整洁程度 | 1 |
| | （4）所有家务活动均需要在别人帮助下完成 | 1 |
| | （5）完全不能做家务 | 0 |
| 5. 洗衣服 | （1）自己清洗所有衣物 | 1 |
| | （2）只清洗小件衣物或部分衣物需协助 | 1 |
| | （3）所有衣物必须由别人清洗及晾晒 | 0 |
| 6. 使用电话的能力 | （1）能独立使用电话，会查电话簿、拨号等 | 1 |
| | （2）仅可拨熟悉的电话号码 | 1 |
| | （3）仅会接电话，不会拨电话 | 1 |
| | （4）完全不会使用电话或不使用 | 0 |
| 7. 服用药物 | （1）能自己负责在正确的时间服用正确的药物 | 1 |
| | （2）需要提醒或少许协助 | 0 |
| | （3）药物事先按照时间和剂量摆好，可自行服用 | 0 |
| | （4）不能自己服药 | 0 |
| 8. 处理财务能力 | （1）可独立处理财务 | 1 |
| | （2）可以处理日常的购买，但需要别人的协助与银行的往来或大宗买卖 | 1 |
| | （3）完全不能处理财务 | 0 |
| 评分 | | |

日常生活活动能力评估见表12-1-3。

表12-1-3 日常生活活动能力评估

| 依赖程度 | BADL | IADL |
|---|---|---|
| 生活自理 | 6分 | 8分 |
| 轻度依赖 | 6分 | <8分 |
| 中度依赖 | <6分 | <8分 |
| 重度依赖 | <3分 | <8分 |

失能老年人综合评估还包括移动/平衡能力评估、理解/交流能力等综合的评估，要了解老年人的器官功能情况，如听力、视力情况、肌肉力量等。

2. 评估的目的 老年人日常生活活动能力评估能够帮助早期发现老年人的功能受损情况，了解老年人的日常生活需求，尽早采取干预措施，避免老年人因日常生活活动能力下降导致意外的伤害，如不能自我清洁导致感染、财务管理能力下降导致财产损失等。老年人日常生活活动能力评估也是干预治疗的开始，明确老年人的功能受损后可以有针对性地进行专业的帮助，采取康复措施、辅助器具等，以更好地提高老年人生活质量，改善老年人的生存状态。

老年人失能评估要有经过培训的专业人员完成，通常需要多学科团队共同完成。评估过程不应受其他因素干扰，评估过程要公正，要坚持科学性，评估标准要一致，要注意保护患者的隐私。中重度失能老年患者不仅要根据家庭情况安排专门的照护者进行照护，社区、民政部门、社区卫生服务机构还要为老年人建立档案，根据具体情况给予相应的帮助。

老年人日常生活活动能力评估不能代替临床病史的采集和查体，在实际工作中因评估的目的不同可有所侧重，老年综合评估可作为干预前的评价。老年人在急性疾病稳定后要评估老年人的功能状态，制定康复计划；老年人回到家庭和社区环境后，要评估社会支持系统和居家环境；机构内的老年人要评估其生活自理能力、照护方案的制定等。老年人的健康状态不同，管理的侧重也不同，对生活自理的老年人，管理的重点在于慢性病的治疗、管理情况；对生活半自理的老年人，管理重点在于老年人的生活自理能力、居家环境及社会支持情况；对完全不能自理的老年人，要考虑患者长期照护的需求以及家庭经济支持情况。

# 第二节 失能老年人照护与服务

## 一、长期照护

长期照护（long term care）是由非专业护理者和专业人员进行的护理活动，以保证生活不能完全自理的人能获得更大可能的独立、资助、参与、个人满足及人格尊严。

### （一）长期照护的特点

1. 正规和专业 这是长期照护的特点，照护的场所可以是专门的机构，如护理院、医院和社区护理机构，也可以是家庭。以家庭为场所的照护服务应该由有组织的、经过专业培训的居家照护者提供。未经过培训的传统的家庭照护不能满足失能老年人维持正常的生活状态。

2. 持续时间长 长期照护持续时间长，失能老年人多有不能治愈的疾病或者长期处于失能状态。如果老年人照护居家，需要家庭成员做好充分的心理准备，多个家庭成员共同参与，避免因一个人精力有限而导致照护质量下降，同时给照护者带来严重的心理压力。

3. 具有连续性　失能老年人的照护是一个多部门多学科参与的连续性的照护，老年人在机构内或家庭照护过程中可能出现病情的变化，出现急性症状，这需要由专业的转运服务协助老年人进行住院治疗。急性期结束后还需要综合性的医疗、康复、护理服务，如果老年人处于终末期，还需要临终关怀和舒缓服务。

4. 医疗护理和生活照料相互结合　失能老人照护已经超出了医疗护理和单纯生活照护的范畴，需要两者有机的结合，更需要多部门的参与和支持，多人共同协作完成。

### （二）长期照护的内容

1. 医疗护理服务　帮助老年人正确的用药，实施留置管道的护理、进行居家康复训练、防止误吸、压力性损伤等医疗护理服务。

2. 个人卫生服务　帮助失能老年人进行洗漱、梳头、刮胡子、理发、洗澡、更换尿垫等。

3. 营养服务　包括膳食的准备和帮助老年人进食及餐后清洁。

4. 日常生活服务　帮助失能老年人上下床、如厕、穿脱衣服、散步、站立、上下楼梯和出行等。

5. 家务服务　帮助老年人购物、做饭、清洁环境、洗衣服等。

6. 社会服务　参加一些集体活动。

### （三）长期照护的模式

目前我国失能老年人长期照护主要有居家长期照护和机构长期照护两种模式，家庭根据老年人的失能状态、家庭劳动力及经济情况决定采取哪种方式。居家长期照护由家庭成员或专业的照护人员共同完成，轻度失能老年人可以在熟悉环境中享受家庭的温暖，花费较低。中重度失能的老年人居家长期照护需要家庭投入的人力较多，花费较高，家庭成员照护多缺乏专业性，较难满足老年人的照护需求。机构长期照护有经过培训的专业人员，设施相对比较完善，便于家庭成员足够的时间投入工作和学习，但是花费相对较高。

1. 居家长期照护　居家长期照护由家庭、社区和社区卫生服务机构协助完成，需要民政部门给予相应的经济和政策支持。

（1）家庭成员职责：失能老年人的生活起居可以由家庭成员协助完成，如协助准备饮食、帮助洗漱、代为采购等，当老年人出现病情加重，需要住院治疗时，由家人陪同。家庭成员还需要为失能老人长期照护准备相应的资金储备、给予心理关爱和陪伴，为失能老年人准备家庭照护环境及必要的辅助设备，如助行器、轮椅、家庭护理床等。家庭成员需要根据老年人的需求学习照护知识，以提高失能老年人的生活质量。如果家庭成员需要工作，可由家政服务人员照护老年人，也可由社区内的日间照护机构代为照护。

（2）社区服务：社区服务机构应该建立辖区内失能老年人档案，组织第三方机构定期为辖区内的老年人进行生活能力评估，及早发现失能老年人情况，了解其家庭需求情况，利用社区内的各种资源为其家庭提供帮助。社区要为失能老年人长期照护提供必要的生活家政服务，以减轻家庭成员负担，提高老年人生活质量；可为居民设立家政服务站点，公布服务电话及服务内容，如介绍保姆及家政人员、代买菜、打扫卫生、维修、搬运、理发、修脚等；提供老年人日间照护机构及服务，日间照护机构可以为社区内生活不能完全自理、日常生活需要一定照护的半失能老年人提供膳食供应、个人照护、保健康复、休闲娱乐等。

（3）社区卫生服务中心：建立失能老年人健康管理档案，制定失能老年人服务流程，为辖区内的失能老年人提供慢性病管理、健康评估、功能评估；为辖区内的失能老年人提供上门服务，对失能老年人进行护理指导、康复锻炼、留置管道护理、中医健康管理、心理健康服务等；老年人出现病情加重或出现新的病情需要上级医院协助诊治时，为其提供转诊服务，家庭转运困难者，可通过"120""999"等服务平台协助转运。

2. 机构长期照护

（1）环境设备要求：提供长期照护的养老服务机构有老年护理院、老年公寓、农村敬老院、社会福利院、光荣院、荣誉军人康复医院等。养老服务机构在设计上要符合养老服务标准，要设立有日间休息室、休闲娱乐室、图书阅览室、健身康复室和配餐室，坚持标准和实用相结合，建筑面积不低于200m²。环境要安静、明亮，尽量选择一层，方便老年人进出。要有必要的医疗辅助设施，如轮椅、理疗床、血压仪、血糖仪等。

在选址上尽量接近社区卫生服务中心，方便医务人员对老年人进行医疗照护。目前我国的养老院很多无专业医务人员，需要借助社区内的医疗资源为失能老年人进行长期医疗照护。

（2）人员配备要求：大量老年人因失能、残障，对日常生活照料的需求较高，日常生活照料是老年人长期照护的重要内容之一。目前我国从事失能老年人日常照护的人员数量不足，人员构成参差不齐，很多从业人员未得到正规的专业培训，这将影响老年人照护质量。因此长期照护机构应该严格从业人员的准入制度，加强现有人员的培训，以保证更多的、合格的养老照护人员参与到养老服务行业中。

日常照料服务内容主要为七大类：卫生清洁、饮食照料、排泄照料、安全保护、服药、家政辅助及社区暂托。从业人员应接受专业的培训，培训由老年人长期护理培训机构、地市级以上民政部门委托的学校、地市级以上民政部门授权的长期护理机构承担，培训时间4～6周，培训项目包括职业道德教育、基础生活照料操作、沟通交流技巧、老年人常见多发疾病知识、急救知识、老年人心理卫生知识。

除日常照护工作人员外，还应该有专职的养老服务机构管理人员、营养师、心理咨询师、社会工作者、会计、厨师、电工、维修工等专业人员。相关人员均应经过专业培训持证上岗。100张床以内的养老服务机构应设立医室，100张床以上养老服务机构的应设立医院。服务人员在提供服务时，行为应符合以下要求：仪表仪容端庄、大方、整洁；统一着装、配备工牌及相关设备工具；文明用语，语言简洁、清晰，能与老年人进行良好的沟通；主动服务，符合相应岗位的服务礼仪规范；按时往返工作岗位。

### 二、失能老年人服务

失能老年人服务是社区老年人管理的重要内容，各地应该将失能老年人服务纳入绩效考核，规范服务内容，卫生行政部门对管理过程进行监督和指导。目前我国各地的失能服务形式多样，社区卫生服务机构可根据自身特点为失能老年人提供服务，如建立家庭病床，定期上门随访失能老年人情况，根据老年人的医疗需求安排家庭治疗；与社区内的养老服务机构签订服务协议，定期为养老院、日间照护机构的失能老年人进行健康管理。部分地区还建立了无围墙养老院，通过社区与社区卫生服务机构协作，共同为辖区内的失能老年人提供长期照护服务。

失能老年人管理流程（图12-2-1）包括建立健康档案、能力评估、健康状况评估、健康管理、定期随访。

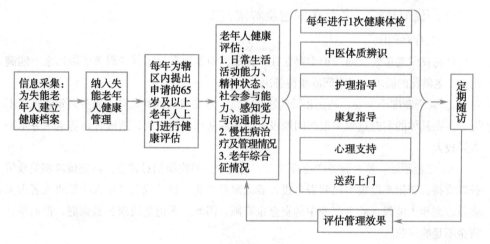

图12-2-1 社区失能老年人服务流程

1. **建立健康档案** 管理部门应该为服务对象建立健康档案，如养老机构需为机构内的服务对象建立健康档案，根据随访内容不断更新，详细记录服务内容，服务团队还应该有针对养老服务机构的服务计划，根据每个人的具体情况制定个体化的服务内容。如家庭病床应有家庭病床服务记录，详细记录患者的基础疾病情况、用药、医疗需求，以及每次查床记录及服务内容记录；记录形式可以是电子档案，条件较差的偏远地区可应用纸制健康档案。

2. **能力评估** 管理团队要每年为辖区内65岁以上的老年人进行能力评估，包括日常生活活动能力、精神状态、社会参与能力、感知觉与沟通能力，评估为重度失能的老年人纳入失能老年人健康管理，对能力正常及轻中度失能老年人进行健康指导，采取干预措施，防止老年人能力继续下降，并在1年后对老年人能力进行复评，动态掌握老年人能力下降情况。对于评估为失能的老年人也需要定期进行能力评估，了解老年人能力缺失的情况以及对管理效果进行评价。

3. 健康状况评估 包括老年人慢性疾病治疗及管理情况、老年综合征的罹患情况，对于老年人新发生的健康问题要及时在健康档案中更新，便于后期有针对性地健康管理。

4. 健康管理 医疗团队需每年为失能老年人进行健康体检，定期进行生化、血常规、尿常规等检查，了解患者的身体健康状况；根据老年人具体情况开展康复指导、护理指导、心理支持、中医体质辨识及健康指导；利用辖区内资源为失能老年人开展上门送药等便民服务措施。

5. 定期随访 通过电话、视频、上门访视等方式为老年人提供随访服务，了解老年人健康状况、开展健康教育。通过随访服务进一步评估健康管理效果，为今后进一步开展有效的健康管理提供依据。

## 三、我国社区养老存在问题及解决方案

### （一）存在问题

目前我国老年人长期照护主要在社区完成，但是现有社区养老服务资源远远不能满足人口老龄化的需求，很多问题亟待解决。

1. 管理制度不完善，缺乏相关的法律法规 目前我国的社区养老服务政策法规尚不完善，在具体的实施过程中很多问题没有明确的法律法规指引，造成各地养老服务水平差异较大。

2. 资金不足 养老服务产业投资大、利润少、回收期相对较长，需要政府相关政策长期支持，否则难以吸引民间资金投入养老服务产业。目前我国老年人中低收入者占大多数，老年人能投入养老服务中的资金也有限。因此，无论是政府还是家庭，都面临着资金不足的问题。

3. 服务质量不高，模式单一 目前多数养老服务中心提供的服务多局限于清洁、用餐等基本的日常照护，精神慰藉、康复理疗、休闲娱乐、临终关怀等内容较少。现有的服务模式不能满足日益增长的养老服务需求，需要不断挑战服务模式，丰富服务内容，提升老年人生活质量。

4. 养老照护人员专业水平不高，人员数量不足 社区养老服务机构雇佣的服务人员专业化水平不高，学历水平偏低，有部分从业人员未通过专业的培训及考试。老年人长期照护从业人员还面临着人员流动大、数量不足的问题，照护工作强度大、收入较低，难以吸引学历层次高的年轻人投入养老服务行业。很多居家保姆及养老机构服务人员存在学历低，无法完成专业技术培训及考核的现象。

5. 养老服务水平存在地区差异 我国养老服务还面临的地区差异大、城市和农村差

距大等问题。在偏远地区存在养老服务机构条件差、服务专业水平低、资金缺乏更明显等问题。

（二）解决方案

随着我国人口老龄化的加剧，养老服务产业发展是国家面临的重大问题，需要不断探索新模式，不断改革养老服务制度。

1. 逐步完善社会保障服务体系　随着我国经济水平的不断提升，居民的社区保障服务体系建设会越来越完善，目前我国医疗保险制度改革已经将失能老年人医疗照护的很多内容纳入医疗保险范围内，很多地区的家庭病床服务费及出诊服务费可由医疗保险报销。目前我国已实现了全面医疗保险政策，减轻了农村老年人的医疗负担。

2. 制定完善的法律、法规，规范养老服务政策　完善的养老服务政策能够指导各地民政部门、养老服务机构、医疗机构、社区服务机构规范服务流程及服务内容。应逐步完善社会监管机制，对参与养老服务的部门进行定期考核，以保证服务质量。

3. 建立多元化的社区养老资金筹集方式和机构　养老资金投入较大，需要社会团体、政府财政、个人等多方投入，鼓励建立多种形式的养老服务机制，鼓励社会各界以各种方式参与到养老服务中。

4. 转变观念　养老服务不是扶贫、帮困，是社会发展和进步必须去完善的部分，关系到每个人的健康和幸福。随着家庭结构和居民观念的转变，越来越多的居民能利用社区养老服务资源补充传统家庭养老的不足。

5. 加强养老服务人才队伍建设　养老服务机构不仅要吸引有能力的年轻人投入养老服务行业，也需要为服务人员提供良好的发展平台，在资金及保险制度方面给予保障，给优秀的参与人员提供良好的进步发展渠道，调动人员的积极性。

## 全科医生对失能老年人照护的关注点

全科医生应掌握老年人评估方法，能够协助民政部门完成辖区内失能老年人评估，为长期管理的老年人提供持续性评估，了解老年人失能状态；掌握失能老年人照护服务流程，能够为辖区内居家及机构内失能老年人提供可及的长期医疗照护服务，利用医联体资源为失能老年人提供转诊、会诊等医疗帮助，协同民政、养老机构、家庭等资源共同为辖区内的失能老年人提供长期的、可及的、优质的照护服务。

【拓展内容】

随着我国老龄化的加剧，老年人口数逐渐上升，失能老年人评估与照护引起广泛关注。老年人能力下降的评估和预防成为老年医学研究的重要方向，如何早期发现老年人能力的下降，采用有效的预防方案，提升老年人的内在能力，是预防老年失能的重要方法。目前我国逐步开始采用老年人整合照护（ICOPE）筛查工具对老年人进行多维度的内在能力评估，仍需不断地开拓和研究本土化的老年人内在能力评估工具，开展更科学的评估，探索更有效的干预措施，延缓老年人能力下降。

【思考题】

家庭医生团队如何做好辖区内失能老人评估与管理？

（边立立）

# 第十三章　老年人安宁疗护

老年人安宁
疗护

**重要知识点**　1. 安宁疗护的概念

2. 安宁疗护服务的内容和流程

3. 老年人死亡教育与临终生命质量

## 第一节　概　　述

临终关怀运动自20世纪60年代在英国开始兴起，迅速在全世界发展和实践，同时催生并推动了安宁疗护的发展，使人类从原始地对生命存在的关注逐渐开始向生命质量延伸，是医学进步和社会文明的标志。

### 一、安宁疗护概念

安宁疗护（hospice）是为疾病终末期或老年患者在临终前通过控制痛苦和不适症状，提供身体、心理、精神等方面的照料和人文关怀等服务，以提高生命质量，帮助患者舒适、安详、有尊严地离世。

安宁疗护的内涵：①肯定生命的意义，同时认知死亡是生命的必然终点，临终是生命正常历程的组成部分；②对于终末期患者的死亡终点，既不加速也不延缓；③帮助患者缓解疼痛及其他痛苦症状；④给予心理疏导和精神安抚，同时给予社会支持，尽可能地帮助患者顺利度过临终期，坦然面对死亡；⑤帮助家属能够应对患者的疾病历程，并顺利度过哀伤期；⑥提高患者及家属的生命质量，同时对整个疾病过程产生积极的影响；⑦安宁疗护在疾病的早期即可实施，并可与延长生命的化学治疗、放射治疗或是为了处理难治症状的临床治疗一起进行；⑧以整个多学科团队协作来满足临终患者及其家属的全方位需求。

### 二、安宁疗护起源及演变

#### （一）安宁疗护的起源

"hospice"一词最早始于中世纪的欧洲，原意为旅游途中休息的地方，是为长途旅行者提供休息的中途驿站，同时也会向穷人、孤儿、患者或濒死者提供帮助，给予照护。

主要是修道院及寺庙，因此早期安宁疗护的团队成员主要为宗教人员，他们为需要照护的人提供食物和服务，并为死者祈祷并将其安葬。

作为世界上第一所现代意义上的临终关怀机构，圣克里斯多弗临终关怀院始创于1967年，由英国的医学博士西西里·桑德斯女士创立，它的成立标志着安宁疗护的起源。此后，西方国家医学界普遍接受了圣克里斯多弗临终关怀院的理念。1974年加拿大最早引入并在温尼伯市创办该国第一所临终关怀院；1976年美国建立第一所康涅狄格临终关怀院；1981年英国设立儿童临终医院；1984年日本淀川基督教医院附设的临终关怀中心成立；1988年7月，我国第一家专业的临终关怀研究机构——天津医学院临终关怀研究中心成立。

### （二）安宁疗护的名词演变

英文的"hospice"原意是"客栈""小旅馆"，起源于拉丁语的"*hospitium*"。19世纪70年代末至80年代初，"hospice"的含义已经逐渐发生变化，开始用来指代社区内可以为贫困者、晚期患者以及临终者提供帮助的慈善收容、照护机构。英国的圣卢克济贫医院和圣约瑟夫收容院是近代"hospice"的代表，标志着"hospice"的含义已经演变成一种为晚期患者提供帮助的机构。1988年我国将"hospice"翻译成临终关怀，并开始正式使用。2016年4月，全国政协双周协商座谈会确定"安宁疗护"为专用名词，并代替"临终关怀"这一名词。

### （三）安宁疗护的发展现状

1. 中国安宁疗护现状　从安宁疗护所蕴含的观念来看，在我国古代可追溯到春秋战国时期成立的"庇护所"，不同时期所建立的各种慈善机构，都可见到安宁疗护的雏形。

1988年7月，我国第一家临终关怀研究机构——天津医学院临终关怀研究中心成立，该中心同时还建立了我国第一个临终关怀病房。1988年10月，我国第一家临终关怀机构——上海市南汇县老年护理院成立。1994年，"临终关怀科"被卫生部列入《医疗机构诊疗科目》。1997年，我国第一个社区临终关怀病房在上海市闸北区临汾街道社区卫生服务中心成立。2006年，以促进老年护理和临终关怀发展为己任的中国生命关怀协会成立。同年，卫生部、国家中医药管理局《城市社区卫生服务机构管理办法（试行）》将临终关怀作为可登记的诊疗科目。2011年3月，卫生部印发的《护理院基本标准（2011版）》明确指出临终关怀科是护理院必须设置的临床科室之一，并且要求临终关怀科应增设家属陪伴室。

2016年4月21日，全国政协双周协商座谈会首次在国家层面推进安宁疗护，依据会议精神，统一临终关怀相关名词术语为"安宁疗护"。同年10月，《"健康中国2030"规划纲要》明确提出，要建设融入安宁疗护的健康和养老服务。2017年1月，国家卫生计生委印发《安宁疗护中心基本标准和管理规范（试行）》《安宁疗护实践指南（试行）》，同年10月，首次在全国5个地区启动安宁疗护试点工作。2019年5月，在全国71个城市推进开展第二批安宁疗护试点工作，这标志着我国安宁疗护事业进入了一个新的发展时期。2021年海峡两岸医药卫生交流协会全科医学分会制定了首部《姑息治疗与安宁疗护基本用药指南》，填补了我国姑息治疗与安宁疗护学科发展的空白。

**2. 国外安宁疗护现状** 圣克里斯多弗临终关怀院强调对肿瘤终末期患者开展以患者为中心的连续性照护、通过专业间合作控制症状、引入义工的参与，同时提供家属的哀伤辅导等，而非采取以疾病为导向的延命性治疗，创办人西西里·桑德斯博士被誉为"点燃世界临终关怀运动灯塔的人"。20世纪70年代开始，临终关怀运动在世界范围内迅速发展，美国、加拿大、法国、澳大利亚、荷兰、日本、挪威及南非等诸多国家都相继开展了安宁疗护的研究，安宁疗护逐渐发展成为一门新兴的交叉学科。

1988年，英国将安宁疗护纳入医学专科领域，称为姑息医学，并确立了安宁疗护专科标准。1993年，英国实施《社区关怀法》，其关怀对象包括老龄人口、人类免疫缺陷病毒（HIV）感染者及其他无生活能力者。2004年，英国首先提出把10月的第一个周六作为世界安宁疗护及舒缓治疗日。英国国民对于安宁疗护有较高的认知度与参与度，且有较完善的制度，目前英国拥有临终关怀的相关医院220余家。

美国从1973年起开始重视安宁疗护，将其列为联邦政府研究课题。1978年美国统一的国家临终关怀组织成立。1980年，临终关怀被纳入美国国家医疗保险法案。1997年开始推进安宁疗护教育，目前美国从事安宁疗护的医护人员均由国家临终关怀和姑息治疗认证委员会进行资格认证。2000年，美国拥有3 368所安宁疗护机构，2004年美国临终关怀和姑息治疗联盟发布了《高质量安宁疗护实践指南》第1版，至2018年，指南已经更新至第4版，该指南对不同机构开展安宁疗护工作都具有实践指导性。

联合国提出的"享有安宁疗护服务是人的一项基本权利"，被视为国家和社会文明进步的标志。2014年5月WHO提出"安宁疗护包括威胁生命的慢性病管理和支持患者达到尽可能好的生活质量，是全世界范围内急迫需求"，并通过一项决议，194个成员国都承诺将安宁疗护服务列为国家卫生系统的重点工作。

## 第二节　老年人安宁疗护服务

老年人是安宁疗护的主要服务对象，老年人安宁疗护服务是以临终老年患者为中心，以其家庭为单位的整体照护，它不以延长患者的生存时间为目的，而是以提高患者的生存质量为宗旨；对临终老年患者采取姑息治疗、舒适护理、心理疏导、社会支持等，帮助患者和家属接受死亡，让患者有尊严地离世，让家属顺利度过哀伤期。

# 一、老年人安宁疗护服务概述

## （一）概念

老年人安宁疗护服务是指为疾病终末期或老年患者在临终前通过控制痛苦和不适症状，提供身体、心理等方面的照料和人文关怀等服务，以提高患者生命质量，帮助患者舒适、安详、有尊严离世，以及减轻家属心理哀伤的一种卫生服务。

## （二）服务理念

1. **以照护为主**　在现代医疗体系中，服务皆以治疗为主，以治愈疾病及延续生命为目的，安宁疗护服务则强调"五全照护"为主，即对临终患者和家属提供全人、全家、全程、全队、全社会的照护。

2. **尊重生命和权利**　在尊重临终患者权利的理念上，医护人员应以患者的需求为服务重点，并根据临终患者的年龄、价值观、阅历、宗教信仰等满足不同临终患者的安宁疗护要求。

3. **重视、改善和提高生命质量**　对生命质量的追求是为临终患者营造一个安宁、有意义、有尊严、有希望的生活，使濒死患者在可控制的病痛下，与家人共度最后的温馨生活，同时包括为患者家属提供哀伤辅导。

4. **普同一等的制度保证**　安宁疗护所服务的对象不分性别、年龄、社会地位、民族、籍贯、宗教信仰和经济状况等，一视同仁。

# 二、老年人安宁疗护服务内容

## （一）服务形式

老年人安宁疗护服务模式通常包括在医院中设立独立专门病房、独立的安宁疗护院和社区居家照护。如英国常见的是住院病房、居家照护及日间照护；美国常见的是常规居家照护、持续性的居家照护、入院临时照护和常规住院照护。在借鉴国外安宁疗护服务模式和经验的基础上，我国老年人安宁疗护的服务形式包括以下几种：

1. **门诊**　社区卫生服务中心、综合医院或其他医疗机构设立安宁疗护门诊，患者主要是晚期肿瘤老年患者。

2. **住院**　社区卫生服务中心、综合医院或其他医疗机构开设安宁疗护病房，患者以老年晚期肿瘤患者和老年衰弱患者为主。

3. **居家**　患者病情相对平稳，以设立家庭病床的形式开展居家安宁疗护，为终末期老年患者提供姑息治疗和舒适护理。

## （二）多学科团队

医生、护士、心理咨询师、营养师、药剂师、护理员、社会工作者和志愿者等个体为实现老年人安宁疗护目标，相互支持、组合成团队，并建立起分工明确、职责清晰、各司其职、团队协作的工作机制。

1. **医生**　对终末期老年患者的临床症状群实施全程诊疗管理，包括收治患者、动态评估疾病、制定诊疗计划、控制疼痛以及其他不适症状，提供咨询和适时的转诊服务，并对团队其他成员进行技术指导等。

2. 护士　协助医生开展终末期老年患者诊疗管理，对患者实施全程的护理照护，包括患者入院收治、动态的护理评估、制定照护计划、提供症状护理，缓解并支持患者和家属生理、情感问题，开展丧亲护理，包括尸体护理和家属情感支持等。

3. 社会工作者　负责协调终末期老年患者及家属与医护人员的沟通；参与医护团队的常规查房和病例讨论；为患者及家属提供人文关怀，帮助患者尽可能实现临终愿望；开展对患者及家属的生命教育，协助组织召开家庭会议，协助磋商与疾病相关的家庭问题；协助患者及家属申请其他公共服务，如贫困经济补助等；对家属开展哀伤辅导；指导和培训志愿者等。

4. 药剂师　负责终末期老年患者的用药管理；提供治疗和控制症状的用药指导。

5. 心理咨询师　负责对终末期老年患者及家属开展心理评估、心理疏导，帮助解决心理问题，舒缓压力；同时，评估安宁疗护团队人员的心理健康状态，及时给予干预。

6. 营养师　根据终末期老年患者的病情、年龄、身体等情况，制定饮食方案，推荐饮食搭配和营养供给；对患者及家属提供饮食营养知识教育和咨询。

7. 护理员　负责陪伴、照料终末期老年患者，陪同实施各项检查及治疗；生活照料包括食物准备与喂食，协助洗头、洗澡、口腔清洁等；为患者实施适宜的按摩，协助开展简易肢体运动。

8. 志愿者　负责关怀、倾听及陪伴终末期老年患者；为患者读报或代写书信；协助患者完成心愿；协助患者洗头、洗澡等；组织患者相互沟通、交流；鼓励患者参与适当的文化娱乐活动。

（三）服务对象

安宁疗护服务对象应同时符合以下情形：

1. 临终老年患者　经医疗机构执业医师明确诊断的疾病终末期老年患者或高龄衰弱者，经评估患者预期生存期在6个月以内。

2. 有安宁疗护服务需求，老年患者或家属同意接受服务约定或协议。

（四）服务内容

以多学科团队协作的模式，对老年患者及其家属进行身体、心理、精神等方面的照护，并给予一定的社会支持，帮助患者减轻痛苦，控制不适症状，提高其生命质量，使其能够舒适、安宁、有尊严地走完人生最后的旅程，同时帮助患者家属顺利度过哀伤期，尽快回归社会。

1. 症状控制　在具备常见晚期恶性肿瘤疾病诊疗照护技术及设备基础上，开展支持治疗技术，如三阶梯镇痛、镇静、抗惊厥、止呕吐、通便、利尿等服务项目，控制疼痛、呼吸困难、咳嗽、咳痰、咯血、恶心、呕吐、呕血、便血、腹胀、水肿、厌食/恶病质、口干、睡眠/觉醒障碍、谵妄等症状。

2. **舒适照护** 提供整体性、连续性的临终护理、临终护理指导与临终护理咨询服务。开展病室环境管理、床单位管理、口腔护理、肠内营养护理、肠外营养护理、静脉导管维护、留置导尿管护理、会阴护理、协助沐浴和床上擦浴、床上洗头、协助进食和饮水、排尿异常护理、排便异常护理、卧位护理、体位转换、轮椅与平车使用等照护措施。

3. **心理关怀和人文关怀** 开展心理、社会等多层面评估，做好医患沟通，帮助患者和家属应对情绪反应。尊重患者权利，做好死亡教育、生命回顾、哀伤辅导、公共服务链接等服务，鼓励患者和家属参与服务计划，引导患者保持顺应的态度度过生命终期，促进患者舒适、安详、有尊严离世。

### 三、老年人安宁疗护服务流程

**（一）登记**

由医生对前来咨询的终末期老年患者或家属进行登记。

**（二）识别**

由医生依据病史和收治条件对终末期老年患者进行判断，运用卡诺夫斯凯计分（KPS）初步评估患者功能状态，运用姑息功能量表（PPS）评估预期生存期。

1. **住院安宁疗护服务对象的收治标准** KPS不大于50分，PPS评估预期生存期不大于3个月。

2. **居家安宁疗护服务对象的收治标准** KPS不大于70分，PPS评估预期生存期不大于6个月。

**（三）收治**

经评估达到收治标准的，执业医师应综合评估患者及其家属的需求、家庭环境、经济状况等，确定安宁疗护服务的形式。

**（四）评估**

收治后由医生、护士、社会工作者等共同完成评估，具体内容包括临终患者病情（生存期）、疼痛、患者及家属的心理与社会需求、社会支持评估等。

**（五）照护**

包括疼痛及其他症状控制，舒适照护，心理、精神及社会支持等。

1. **制定计划** 医生、护士应制定诊疗、护理计划；居家安宁疗护服务，应结合家庭病床服务，制定出诊计划。

2. **照护内容** 包括症状控制、舒适照护、心理支持和人文关怀。

3. **药物** 使用麻醉药品和第一类精神药品的，应按《麻醉药品和第一类精神药品管理条例》，由家属签署《麻醉药品、第一类精神药品使用知情同意书》，并做好药品全过程管理。

4. **开展综合治疗** 发挥中医药特色优势，提供中药内服、中医外治法、食疗药膳等服务；开展中医药适宜技术项目，减轻患者疼痛、便秘、失眠、水肿、呃逆等疾病终末期症状；鼓励医护人员运用音乐治疗、芳香治疗、水疗等方法，提高患者生命质量。

### （六）转介

根据病情进展、患者及家属需求，经与患者及其家属进行沟通告知后，医护人员可提供机构内或机构间的转介服务。

1. 上级转介　KPS不大于50分，且预期生存期不大于3个月的老年临终患者，可由居家安宁疗护转为住院安宁疗护，也可转介至区域安宁疗护中心或相关医疗机构。

2. 下级转介　住院安宁疗护患者急性症状得到控制，经患者及其家属同意，可再次转为居家安宁疗护。

# 第三节　老年人死亡教育与临终生命质量

老年期是人生最成熟的时期，也是与死亡最接近的时期。针对老年人的死亡教育，要基于他们的身心特点及个性差异，通过良好的教育方式、内容和途径，确立正确的死亡观，缓解其对死亡的恐惧与焦虑，从而平静地面对死亡，提高终末期的生命质量。

## 一、老年人死亡教育

### （一）死亡教育的概念

死亡教育又称生死教育、生命教育等，是探索生与死的关系，从科学、伦理等不同角度指导人们正确理解与合理对待死亡的教育，是传播与死亡、临终、生死等相关理念、知识、态度、技能的教育，是利用医学死亡知识为医疗实践服务、推动社会文明发展的一种预防性教育。

死亡教育也是就如何认识和对待死亡而对人进行的教育，即帮助人们在面对他人和自己的死亡时寻求良好的心理支持，它是实施安宁疗护的前提，也是安宁疗护全过程的重要内容。

### （二）死亡教育的作用

1. 帮助老年人正确面对死亡　从死亡的角度出发，深刻反思人生的价值和意义，树立正确的人生观和价值观，从而更加珍惜和尊重生命。

2. 提升老年人对死亡的认识　帮助老年人以健康、正常的观点谈论生死，用有效的技术与策略处理内在的冲突和对死亡的恐惧，从而提升社会文明水平。

3. 帮助老年人正确看待生命　缓解老年人焦虑、恐惧等情绪，保持平衡的状态和健全的人格，提升其对生命质量和生命价值的认识。

4. 帮助老年人平静接受死亡 有利于老年人积极配合治疗，妥善安排身后事，自始至终保持生命尊严，帮助其安详、无憾地走向人生终点。

5. 提供家属情绪支持和安慰 给予家属安慰、关怀与支持，缓解悲痛，帮助其面对和解决老年人死亡带来的问题。

6. 提高安宁疗护工作人员的素质 能够提升安宁疗护工作者对临终老年人及家人身心照护的综合关怀能力，更好地帮助老年人有尊严的逝去，帮助家属度过哀伤阶段。

7. 有效预防和减少老年人自杀 树立科学文明的死亡观，提升责任感和价值观，正确对待荣辱得失，珍惜生命，预防老年人自杀行为及其不良后果。

### （三）死亡教育的内容

1. 科学地认识死亡 引导老年人勇敢地正视死亡，正确认识死亡的各种现象、情境和反应，了解死亡的原因、过程、预防和延缓死亡的措施，理解死亡是不可抗拒的自然法则，从而减轻死亡前的恐惧和临终前的痛苦、悲伤和绝望，从容、自然地面对死亡。

2. 正确地对待疾病 老年性疾病往往呈多器官性、多种疾病共存，常危及健康和生命，和疾病做斗争某种意义上就是和死亡做斗争。引导老年人意识到积极的心理活动有利于提高机体的免疫功能，良好的情绪和充足的信心有助于战胜疾病，且疾病在一定程度上会激励老年人在有生之年完善自己的人生。

3. 树立正确的生命观 任何人来到这个世界上都不是为了等待死亡，生活、学习、工作、娱乐等才构成了人生的意义。因此，要引导老年人树立正确的人生观、价值观，勇敢面对衰老、疾病和死亡，了解生命的优生、优活、优逝，提高生命质量，追求生命尊严和死亡尊严。

4. 做好充分的心理准备 步入老年期以后，要做到从心理上很平静地对待死亡、接受死亡和战胜死亡，并非易事。因此，要引导老年人充分认识到个人的局限性，促使其对各种死亡问题的思考，包括心愿、预嘱等，为处理自己和亲属的死亡做好心理准备。

5. 尊重临终的生命价值 对于临终的老年人非常重要，这也是死亡教育的真谛所在。要根据老年人的年龄、性格、职业、家庭背景等因人而异开展宣教，维护老年临终患者的尊严，为其提供全身心的关心和照护，减轻其孤独感、失落感，提高其临终期的生活质量。

### （四）终末期老年患者死亡教育的具体实施

1. 评估和观察

（1）评估患者对死亡的态度：了解终末期老年患者对死亡的初始看法，以及他们当前最恐惧、最担心、最忧虑的问题，并对患者和家庭做全面的评估。

（2）评估患者的个体和社会因素：可以请终末期老年患者及其家属一起评估患者的身体现状、心理状况、个性特征、宗教信仰、个人经历等方面的情况，为制定恰当的死亡教育目标与服务措施提供依据。

2. 操作要点

（1）尊重患者的知情权利，引导患者面对和接受当前疾病或衰老状况：寻找合适的时机告知终末期老年患者病情，使其能够掌握自己的状况，只有患者理性地了解自己的疾病，才能坦然面对死亡教育。同时，要注意不同的患者对"病情"的承受能力不同，需要把握时机因人因时而异。

（2）帮助患者获得有关死亡、濒死相关知识，引导患者正确认识死亡：使患者了解死亡的相关知识，知道死亡来临的预期事件，同时能理解预期结果。要注意，与终末期老年患者在交谈时，应给予支持，尽量少用"死"或"死亡"字眼，用其可以听懂的、并能理解的语言来谈论"死亡"。

（3）评估患者对死亡的顾虑和担忧，给予针对性的解答和辅导：站在终末期老年患者的角度，体察他们的需要，帮助、鼓励他们把恐惧、忧虑表达出来，运用生死学知识进行精神安慰和心理疏导，帮助他们针对性解决对死亡的焦虑、恐惧和各种思想负担，让其对人生最后旅程做事前规划。

（4）引导患者回顾人生，肯定生命的意义：选择终末期老年患者状态较好的时段进行，可根据不同的人生经历，引导回顾其各个年龄段的生活，回顾一些重要事件或回忆与所爱的人的难忘事件，回顾整个患病经历，让患者多欣赏自己及提升自我价值，对于一些负面的或者不够积极的方面和元素进行弱化处理，让老人认识自己一生存在的意义和价值，并感恩生命中的一切。

（5）鼓励患者制定现实可及的目标，并协助其完成心愿：与终末期老年患者深入沟通，让其意识到时间的宝贵，做好死亡前的准备，包括讨论照护计划、指导预备后事、完成未尽夙愿等。要充分利用社工、志愿者组织汇总社会资源，让老人在平和、安逸的心境中走完最后一程。

（6）鼓励家属陪伴和坦诚沟通，适时表达关怀和爱：鼓励家属多陪伴在患者身边，认真倾听患者的心理感受，尽量满足其需求，给予其更多的关爱、理解和宽容。

（7）允许家属陪伴，与亲人告别：引导终末期老年患者与其家人、朋友、同事相互道谢、道歉、道爱、道别，彼此交流分享；同时，引导患者理性处理身后事，引导家属以更有意义的方式纪念老人。

3. 注意事项

（1）建立相互信任的治疗性关系是进行死亡教育的前提。

（2）坦诚沟通关于死亡的话题，不敷衍、不回避。

（3）终末期老年患者对死亡的态度受到多种因素影响，应尊重。

（4）保持环境安宁，对老人始终保持热情和尊重，营造死亡教育的良好氛围。

（5）在控制老年患者躯体症状和减轻痛苦的同时，开展死亡教育。

## 二、临终生命质量

安宁疗护的宗旨是改善终末期患者的生命质量，为他们提供帮助，缩小期望与现实之间的差距，让患者获得和维持最大可能的躯体、心理、社会和心灵的安康。终末期患者的生命质量与安宁疗护的发展是密切相关的，在一定程度上反映了安宁疗护的质量和水平，是社会进步和精神文明的标志。

（一）生命质量的概念

生命质量（quality of life，QOL）又称生活质量、生存质量、生命质素，人们根据不同的社会、文化背景以及价值取向，对自身的生理、心理、社会功能等综合体验得出的主观评价。WHO把生命质量定义为不同文化和价值体系中的个体，对与其目标、期望、标准以及所关心事物有关的生存状态的体验，包括个体生理、心理、社会功能及物质状态4个方面。

生命质量概念被引入安宁疗护服务后，对于终末期患者的医疗、护理和人文关怀从观念和内容上都发生了重大变化。安宁疗护服务更多地从社会角度认识和尊重临终者的生活价值，维护和尊重他们的尊严，改善他们的生命质量。

（二）临终生命质量的主要内容

临终生命质量作为一个多维度的结构体，从六个方面得以体现。

1. 临终机体的生理状态　疼痛与不适、压力性损伤与水肿、精力与疲倦、睡眠与休息等。

2. 心理状态　自尊、相貌、消极感受、记忆力、定向及意识等。

3. 心灵状态　心灵的慰藉、精神痛苦感等。

4. 生活环境　居住环境、经济来源、医疗服务和维持日常的生活形态。

5. 社会人际状况　个人关系、社会支持和所需社会生活满足程度等。

6. 信仰和精神寄托

（三）终末期患者生命质量的影响因素

终末期患者因濒临死亡，身体、心理、精神等方面也进一步发生明显变化，影响生命质量的因素包括疼痛程度、日常生活活动指数、社会支持、生活满意度、焦虑抑郁等，以及疾病的种类、年龄、生活方式、工作状况、文化程度、医疗负担、体育锻炼、复发频率、治疗措施的选择等。

（四）终末期患者生命质量的评定量表

终末期患者的精神状态是整个生命质量的决定因素，评估此类人群需要用适当的工具。

1. Missoula-VITAS生命质量指数（MVQOLI）　它基于Byock的人生成长发展的理论概念，专门用于对疾病终末期患者生命质量进行评估。Byock描述了人在死亡之前完成目标和任务的概念（表13-3-1），并假定完成目标和任务即为生命质量的提高。换言之，疾病终末期患者的生命质量主要不是由身体或功能状态确定。

MVQOLI是为患者自我评估设计的问卷调查，收集与患者生命质量有关的五个方面中的三类信息：症状、功能、人际关系、情感幸福感与超越；在每个方面，患者被问到的问题包括评估他们的主观感受、对感受的反应和对生命总体质量的重要信息。独特计分方案的"权重"是根据每个方面的重要程度来确定的。在医疗护理计划过程中，MVQOLI已作为须优先考虑的工具，用于治疗护理过程中的周期性间歇期，其数据揭示在每个方面中的个别患者或群体的治疗结果。

表13-3-1　生命末期时感受和任务

| |
|---|
| 完成世俗事务的感觉 |
| 转移财政、法律和正式的社会责任 |
| 社会关系的成就感 |
| 停止了多重的社会关系（雇员、商业、组织、教会）。其中包括表达遗憾、表达感激之情和接受的宽恕 |
| 生命末期告别 |
| 关于个体生命的意义感 |
| 生命的回顾 |
| "个人故事"的讲述 |
| 知识和智慧的传输 |
| 自我的爱情经历 |
| 自我确认 |
| 自我宽恕 |
| 对他人的爱 |
| 接受的价值 |
| 结束与家人和朋友关系的感觉 |
| 在每个人之间重要关系的结束中得到充分的交流 |
| 任务包括表达遗愿，接受宽恕，感激和欣赏 |
| 告别，告别的话 |
| 接受生命的终结 |
| 确认个人死亡和消失的痛苦经历，代表个人整体的丧失 |
| 垂死代表个人悲剧深度的表达 |
| 从世俗事务和有持久连接的感情投入中撤出 |
| 接受依赖心理 |
| 超越个人失落的新自我（人格）的感觉 |
| 对一般生活意义的感受 |
| 实现敬畏感 |
| 超然境界的识别 |
| 发生/达到混沌的舒适感 |
| 对超越和未知的放弃 |

2. 疾病晚期患者生命质量的评估（QUAL-E） 是基于对患者、家属和卫生保健工作者的定性研究中，对"善终（good death）"的定义设计的。Karen Steinhauser 及其同事认为：疼痛和症状处理、对死亡的准备、实现完美的感觉以及被视为一个"整体的人"，对所有群体很重要。患者也意识到不成为他人的负担、安详地离世非常重要。

（五）改善老年人临终生命质量的主要方法

临终也是生活，是一种特殊类型的生活，为改善老年人临终生命质量，要尽可能设法缩小期望与现实之间的缺口。安宁疗护的目标就是要缩小期望与现实之间的差异，以便最大化地改善生命质量。改善老年人临终生命质量的主要方法包括：①疼痛及身体不适症状减至最低；②身体清洁完整；③有活动的空间；④有选择的自由；⑤解除恩怨情结；⑥准备交代后事；⑦可以选择不做急救；⑧体会自己的存在是有意义的；⑨有信仰，不畏死亡；⑩开展"四道人生"，道谢、道歉、道爱、道别。

### 全科医生在老年人安宁疗护中的关注点

1. 老年人安宁疗护是以临终老年患者为中心，以其家庭为单位的整体照护，它不以延长患者的生存时间为目的，而是以提高患者的生存质量为宗旨。

2. 全科医生作为安宁疗护多学科团队成员之一，对终末期老年患者的临床症状群实施全程诊疗管理，包括患者的收治、疾病的动态评估、诊疗计划的制定、控制疼痛以及其他不适症状；提供咨询和适时的转诊服务，并对团队其他成员进行技术指导等。

3. 老年人的死亡教育是为了帮助他们在面对死亡时能够建立良好的心理支持，是实施安宁疗护的前提，也是安宁疗护全过程的重要内容。全科医生须在与老年人建立相互信任的治疗性关系的前提下，为老年人开展死亡教育。

## 【拓展内容】

作为医学人文事业的重要组成部分，叙事医学开始逐渐渗透到安宁疗护领域，成为医护人员与患者建立联系的润滑剂。医护人员倾听终末期患者的内心感受、与患者面对面访谈沟通、给予患者心理上的支持和关怀，陪伴他们走过生命最后的旅程。对安宁疗护的患者，医护人员用叙事的方式谈论死亡，共情、倾听，帮助他们更好地度过人生最后的时光。叙事医学作为新兴的专业非常适用于安宁疗护，医学与人文相结合让医学更有温度。未来的研究方向包括：

（1）在完善安宁疗护政策保障基础上，借鉴有关国家和地区的立法经验，围绕终末期患者自主权利，加强我国安宁疗护立法研究。

（2）探索具有中医独特优势和鲜明特色的身体、心理、精神等方面的照料和人文关怀服务，构建具有本土化、中医药特色的安宁疗护服务体系。

1. 什么是安宁疗护？
2. 老年人安宁疗护服务的内容有哪些？

（张　静）

# 第三篇

# 老年人常见健康问题

# 第十四章 衰 弱

衰弱

## 第一节 概 述

### 一、定义

衰弱（frailty）是指老年人生理储备能力随着年龄增长逐渐下降导致机体易损性增加、抗应激能力减退而无法应对外界压力及保持自身稳态的非特异性状态。衰弱涉及人体多个系统的病理生理改变，包括神经与肌肉、代谢与免疫系统等，可有多种临床表现，如肌肉无力、骨质疏松、低体重指数、易跌倒、易受感染等，会影响患者的生活质量甚至导致其功能残疾，从而增加患者的再就诊率和死亡率。

衰弱老人经历外界较小刺激后即可出现一系列临床负性事件，不同于青壮年的亚健康状态，它是指一系列慢性病、一次急性事件或严重疾病的终点事件。衰弱、失能和多病共存也存在本质上的区别，它们是不同的概念，但三者关系密切、可相互转化且有一定的重叠，衰弱和多病共存可预测失能，失能可加重衰弱和多病共存，多病共存又会加剧衰弱和失能的发展。这些因果关系解释了疾病在老年人群中频繁同时发生的原因，全科医生应通过临床鉴别加以区分，以便采取有效的预防措施，对疾病进行适当的干预。

由于衰弱有多种诊断标准和评估方法，各文献报道的患病率不尽相同，但总的趋势是患病率随着年龄的增加而增加，且女性高于男性，医疗机构中老人衰弱患病率高于社区老人。目前，人口老龄化随着社会经济的发展逐渐呈全球趋势，中国作为世界人口大国之一，老龄化问题更为突出。全科医生如能早期识别老年人群中的衰弱并给予相应的干预和处理，可以降低失能、减少护理机构的入住率、降低长期照护的需求以及医疗和社会支出。

## 二、发病机制

衰弱的发病机制和病理生理目前尚未完全明确，机体复杂的生物学改变包括分子细胞水平、系统调节受损及系统功能破坏，主要涉及激素水平失衡、凝血纤溶系统活化、慢性炎症、免疫激活、代谢紊乱等，与多个系统而非单一系统的异常有关，这些多因素、多系统相互影响，最终演变为衰弱。

衰弱的标志性特点是在分子和生理水平存在的稳态失衡或通信系统失调，而免疫和神经内分泌系统失调可能是衰弱的生理基础。如线粒体产生的氧化应激增加会启动损害生理机制的许多进程，能量ATP的减少可能使多种细胞信号转导、蛋白质转录和翻译效率下降，导致机体生物系统改变。另外，自由基本身可以破坏线粒体DNA，使能量产生减少、氧化应激增加。这一过程损伤了更多的DNA和蛋白质，还会导致与衰弱直接相关的炎症介质转录。所以，衰弱机体存在复杂的生物学变化，主要表现在神经-内分泌失衡、免疫系统失调、炎症介质释放增加、凝血系统激活、代谢异常及相关系统的功能障碍。

1. 肌少症是衰弱的核心改变和发病原因。随着增龄，骨骼肌质量逐年下降，欧洲老年人肌少症工作组（EWGSOP）认为肌少症是进行性、广泛性的骨骼肌质量及力量下降，以及由此导致的身体残疾、生活质量下降及死亡等不良后果的综合征，其病理改变以Ⅱ型肌纤维减少为主。正常情况下，肌肉自稳态是通过肌细胞形成和分解来维持的，此平衡受到神经、内分泌和免疫系统的调控，也受营养状态和运动量的影响。肌少症导致步态异常、平衡障碍和失能。部分肥胖者的肌肉质量也是减少的，老化研究显示肥胖-衰弱的死亡和失能风险均会增加。

2. 衰弱同时也是运动单位重塑的过程，认知功能下降速度与衰弱正相关。随着年龄增长，大脑结构和功能变化，海马的锥体神经元的突触功能、蛋白转运和线粒体功能受损是认知功能下降和痴呆的重要病因。海马可感知升高的糖皮质激素浓度，并且对下丘脑发挥反馈作用，构成应激反应的重要环节。大脑的小胶质细胞老化后出现过度反应，容易发生谵妄和认知功能下降。支配Ⅱ型肌纤维细胞的运动神经元退化、缺失，神经肌肉接头轴突脱髓鞘，运动神经元的放电频率减少，致使所支配的肌纤维发生去神经性萎缩，并被相邻的支配Ⅰ型肌纤维的运动神经元接管。

3. 下丘脑-垂体轴与内分泌系统相联系，激素水平异常也是衰弱发病的重要因素。受年龄增长和疾病的影响，循环中激素水平减低，垂体分泌的生长激素减少，引起肝脏和其他器官的胰岛素样生长因子（IGF）产生减少，降低蛋白质的合成使骨骼肌质量降低。雌二醇和睾酮减少，反馈性黄体生成素和促卵泡激素的释放增加，同时会导致肌肉质量和力量下降，甚至正常的运动功能丧失。肾上腺皮质产生的性激素前体物质脱氢表雄酮减少，而皮质醇释放增多。

4. 老年人的免疫功能尚可应对平时生活，但无法对应激作出适合的反应，常表现为异常的炎症反应，包括对炎性刺激的过度反应，以及在炎症刺激清除后炎症反应仍持续较长时间。衰弱机体的免疫系统中B细胞抗体产生减少，中性粒细胞、巨噬细胞及自然杀伤细胞的吞噬活性降低。细胞因子IL-6、C反应蛋白（CRP）、肿瘤坏死因子（TNF）-α和细胞趋化因子等都与衰弱独立相关。炎症与骨骼肌和脂肪的分解代谢相关，引起衰弱的特征表现（厌食、肌少症和消瘦）。

5. 其他机制　①营养不良与衰弱的发生密切相关，衰弱与能量和蛋白质摄入不足明显相关。维生素和微量元素缺乏，如维生素E、维生素$B_{12}$、维生素D缺乏，衰弱发生率较高。②慢性病通过炎症和/或对心肺功能的影响诱发衰弱，如糖尿病、贫血、动脉硬化、心力衰竭、慢性阻塞性肺疾病、艾滋病、慢性巨细胞病毒感染、结核病等。③精神心理因素与躯体功能相互影响，起到关键性的驱动作用。如抑郁或社会隔离，既可以是衰弱的临床表现，也可以是衰弱的原因；痴呆导致整体功能下降，又称痴呆衰弱症。④社会环境，如经济条件、社交与宗教活动参与情况、邻里和朋友关系等，均与衰弱互为因果。

## 第二节　衰弱的评估

### 一、衰弱的临床表现识别

在临床实践工作中，如果发现老年患者近期出现跌倒、直立性低血压、尿失禁、抑郁、睡眠质量差、日常活动能力下降、不明原因体重减轻等，要高度怀疑患者存在衰弱。衰弱老人可出现一种或多种临床表现，而且常常是非特异性的，体现在各个系统。

1. 非特异性表现　肌肉关节系统可表现为肌肉失用性萎缩、异位骨化、骨折或关节活动度减少等；消化系统出现食欲减退、便秘、胃食管反流等；心血管系统表现为心率增快、急性冠脉事件或直立性低血压等；泌尿系统出现尿失禁、尿频、尿潴留等；内分泌系统表现为电解质紊乱、肾上腺功能减退等。

2. 跌倒　步态不稳和平衡障碍是衰弱的主要表现，衰弱老人在罹患轻微疾病时即可出现肢体平衡功能受损、不能维持步态完整而频繁发生跌倒事件。

3. 谵妄　衰弱状态下常伴有脑功能下降，在面对应激等外界刺激时会导致脑功能障碍加重从而出现谵妄。

4. 波动性失能　衰弱老人会突然出现功能状态的较大改变，临床表现为可独立自主生活和需要人照护交替出现。

### 二、衰弱的临床特征

评估衰弱的目的为早发现、早干预，可以逆转或延缓患者进入失能状态；维护患者安全，实施针对高龄衰弱患者的护理方案，预防不良结局；为个体化制定诊疗决策以及是否进入安宁疗护项目提供依据等。为了在早期阶段识别可能的衰弱人群，从而尽早采取防治措施，需识别以下临床特征：

1. 临床症状 虚弱、疲惫、活动量减少、厌食、进食减少、体重下降。

2. 体征 肌少症、骨量减少、步速减慢、平衡差、失用性肌萎缩、营养不良。

3. 对各系统的影响 在应激或急性病后、医疗干预后，易出现各种并发症，如跌倒、尿潴留、粪便嵌塞等。

4. 衰弱的不良结局 骨折、急性病、住院、进入长期照护机构、失能、死亡。

5. 其他 抑郁、痴呆既是衰弱的结局，也是促其发生的因素，均被纳入预测不良结局的衰弱多维度评估中。

6. 辅助检查 CRP、IL-6、IL-1β、TNF-α等水平升高，与自身免疫病无关的自身抗体水平升高。

## 三、衰弱的评估方法

衰弱的发展是一个动态过程，早期衰弱处于健康和功能的维持与缺损的平衡间期，其表现不易被发觉，在此阶段提供有效的干预，可以加强老年人机体的储备能力，减少对不良结局的易感性。医护人员根据评估的结果，可以为不同衰弱程度的老年人进行风险分级，并制定多学科个性化护理方案，及时给予相应的干预，避免或延缓衰弱的进展，从而减少不良结局带来的各种危害。由于衰弱普遍存在且预后不良，《老年患者衰弱评估与干预中国专家共识》推荐对所有70岁及以上人群，或最近1年内、在非刻意节食下出现体重下降（≥5%）的人群进行衰弱的评估和筛查。

衰弱工具测量的维度，根据不同的理论基础和概念而有所不同，一般包括生理、心理、社会，每一个维度可有多个分类。身体维度，包括营养状况、身体活动、行动能力、肌肉力量和能量；心理维度，包括认知、情绪、自我概念；社会维度，包括社会参与和社会支持。

衰弱的筛查和评估方法经常混用，但两者要求不同，筛查工具需要较高的简洁度和敏感性，临床工作者经过筛查量表能够获取较高的阳性衰弱患者，从而采取处理或将其转诊至全科医学科。而评估衰弱的工具则要求有较高的准确性和实用性，不仅能够精准地识别出老年人群中的衰弱患者，而且还能指导后续的治疗方案，避免临床负性事件出现，如失能和死亡等。目前尚无针对中国老年人群的衰弱评估量表和筛查方法，常用的衰弱评估方法有以下几种：

### （一）Fried衰弱评估法

Fried在2001年提出，衰弱症状符合不明原因的体重下降、疲劳感、无力、行走速度减慢和躯体活动降低5条标准中的3条及以上即可诊断为衰弱，该方法（表14-2-1）诊断的衰弱可独立预测3年内发生跌倒的频率、行走能力下降程度、日常生活活动能力受损和住院率及全因死亡率，便于指导临床医生采取措施进行干预。若症状符合其中的1

条或2条可诊断为衰弱前期。但该方法不是诊断衰弱的"金标准",它排除了帕金森病、卒中等部分其他疾病的患者,且未完全反映出衰弱的多维度定义,在实践中受到一些限制。

表14-2-1 Fried衰弱评估法

| 检测项目 | 判断标准 |
| --- | --- |
| 体重下降 | 过去1年体重下降>4.5kg |
| 疲劳感 | 握力低于平均水平20%以上 |
| 无力 | 抑郁症流行病学研究中心自我报告的乏力 |
| 行走速度下降(4.6m距离) | 行走时间低于平均水平20%以上 |
| 躯体活动降低 | 每周的体力活动消耗低于平均水平20%以上 |

（二）衰弱指数

衰弱指数(frailty index,FI)是一种基于个体在某个时点的不健康指标占所有测量指标比例的衰弱评定量表,又称缺陷累积评估方法。其选取的变量包含躯体、功能、心理、社会等多个维度的健康变量,选取变量时遵守的原则包括后天获得、与年龄相关、具有生物学的合理性、给健康带来不良后果、不会过早饱和。目前关于变量的选取数量无统一标准,实际应用中,通常选取30~70个。如老年综合评估包括约60项潜在的健康缺陷,在此情况下,若患者无任何健康缺陷,衰弱指数为:0/60=0;若患者有24项健康缺陷,其衰弱指数为24/60=0.4。通常,FI≥0.25,表示该患者存在衰弱;FI为0.12~0.25,表示该患者为衰弱前期;FI<0.12,可认为患者不存在衰弱症状。

FI着重强调个体健康缺陷的累计数量,能把多种复杂的健康信息整合为单一指标,因此可以更好地评估老年人的整体健康状态,同时能够预测老年人的衰弱程度、健康状况以及临床预后,在临床研究、社区调查中应用广泛。但该评估方法需要评估的项目较多,操作烦琐,耗时较长,使其应用范围受限。

（三）SOF指数

2008年根据骨质疏松性骨折研究(study of osteoporotic fractures,SOF)数据,研究者提出较为简单的评估老年人群衰弱的SOF指数。SOF指数包含三个问题:发现体重下降≥5.0%;在不用手臂的情况下,无法从椅子上起来5次;精力下降。评估对象满足≥2个条目可诊断为衰弱,满足1个条目视为衰弱前期,无以上任何一个条目则不存在衰弱症状。

（四）FRAIL量表

2012年国际老年营养学会提出了定义衰弱的五项标准,即为FRAIL量表,包括疲劳、耐力减退(爬一层楼即感困难)、自由活动度下降(不能行走一个街区)、多病共存(患有≥5个疾病)、体重下降(1年内体重下降>5.0%)。符合以上5条标准中的3条或以上可诊断为衰弱。这种评估方法非常简单,适合进行大范围快速的临床评估。

# 第三节　衰弱的干预

## 一、衰弱的预防

### （一）健康教育

健康教育包括针对全科医学科、各专科（如内科、外科、肿瘤科）医务工作者的医学继续教育，以及针对老年人及其家属和照护者的教育，内容包括积极应对老龄化、预防跌倒、良好的生活方式、运动、戒烟少酒等。

1. **重视生命早期质量**　受精卵形成后最初1 000日内的营养与环境因素，决定了人一生的健康状况和预期寿命。

2. **运动锻炼**　建议每日进行30分钟有氧运动，每周进行2次抗阻运动，运动锻炼对骨骼肌、神经-内分泌、免疫系统有益。老年人规律运动可改善肌力、活动耐力、平衡和躯体功能，并防止跌倒；同时也可延迟失能的发生，预防痴呆和抑郁，提高生活质量，减少慢性炎症介质水平升高。

3. **营养支持**　营养支持可以改善衰弱患者的营养不良和体重下降，但营养治疗对衰弱的有效性支持证据较少，只有加上运动锻炼，营养补充才有效。老年人体重控制要适度，需要保持蛋白质摄入量。

### （二）健康管理

每年进行老年人健康问题筛查，包括慢性病、多重用药、老年综合征（衰弱、肌少症、抑郁、痴呆、疼痛、跌倒、营养不良等）与社会环境因素等。同时，实行预防措施（如疫苗接种）以及连续性的管理。

### （三）慢性病管理与控制

发展以社区医疗为主，以家庭和小团体为单位的慢性病管理模式，控制糖尿病、血管硬化和高血压等疾病发生发展，避免慢性病发展到器官功能失代偿阶段。可穿戴装置和移动医疗可极大促进健康管理和慢性病管理的结合。

### （四）危险因素干预

高龄、女性、遗传等因素与衰弱的发生相关，在引起衰弱的其他危险因素中，全科医生需要关注可以避免的或可逆性因素。衰弱的危险因素包括：

1. **遗传因素**　*ApoE*基因多态性、胰岛素受体样基因-2（*daf-2*）、胰岛素受体样基因-16（*daf-16*）均可能与衰弱相关。

2. 生长发育期的营养供给、体力活动（劳动、体育锻炼）等非常重要。

3. **多病共存**　多种疾病共存是衰弱重要的危险因素之一，心血管系统疾病和血管异常与衰弱发生独立相关；恶性肿瘤、肾衰竭、HIV感染以及手术均可促进衰弱的发生；慢性病和某些亚临床问题与衰弱的患病率也有强相关性。

4. **营养不良和营养素摄入不足**　营养不良是衰弱发生和发展的重要生物学机制。营养评分较差和摄入营养素少于3种（包括蛋白质、锌、钙、叶酸、维生素A、维生素C、维生素 E）的老年人，衰弱发生率明显增加。

5. 生活方式、健康相关行为和社会经济学状态 女性、健康自评差的人群有较高的衰弱患病率。多重用药问题在老年人中较为普遍，也可能是导致衰弱的一个重要因素。

6. 人口学特征 衰弱受教育程度、职业、经济状况、经济是否独立、社会地位及婚姻状况等人口学特征的影响。

7. 精神心理因素 焦虑、抑郁心境等与衰弱密切相关。

## 二、衰弱的治疗

目前，衰弱的治疗尚处于初步探索阶段，特异性干预衰弱的临床试验较少，但其早期干预十分重要，中度衰弱的老年人对干预反应良好。衰弱对卫生资源的利用及老年人的心理负担有很大影响，积极预防和治疗衰弱可为老年人、家庭和社会带来很大益处，尽早干预有十分重要的意义。常用的衰弱干预方法包括以下 6 方面。

### （一）运动锻炼

运动锻炼是提高老年人生活质量和功能最有效的方法。老年人运动要求具有安全性、科学性、有效性、个体化等特点。其中，安全性是基石，科学性和有效性是核心，个体化是关键。运动锻炼可以增加活动灵活性和日常生活活动能力、改善步态、减少跌倒、增加骨密度及改善一般健康状况。抗阻运动及有氧耐力运动是预防及治疗衰弱状态的有效措施，耐力运动可以增加肌力、增加下肢肌容量和行走速度，这些变化与老年人灵活性及自发活动增加也有关。有针对性地进行柔韧性、平衡、力量和移动速度的锻炼可以减少躯体衰弱。

在衰弱患者中，任何衰弱程度的老年人均可以从可耐受水平的体力活动中获益。注意运动锻炼应在做好安全风险评估和对老人保护的前提下进行，应根据老年人的个人兴趣、训练条件和目的选择运动强度、频率、方式和运动时间。重度衰弱患者可以在康复师或护工的帮助下选择被动运动的康复方式。

### （二）合理营养

加强营养可以改善营养不良衰弱老年人的体重下降，但在非营养不良的衰弱人群中的应用尚缺乏足够的证据。

补充蛋白质特别是富含亮氨酸的必需氨基酸混合物可以增加肌容量进而改善衰弱状态。对老年人蛋白质摄入量的推荐仍未统一，老年人日常所需的蛋白质及氨基酸略高于年轻人。通常认为，老年人蛋白质需要量为约 0.89g/（kg·d），衰弱患者合并肌少症时需要量为约 1.20g/（kg·d）。

维生素 D（通常联合钙剂）可以提高神经、肌肉的功能，改善肢体力量和功能，预防跌倒、骨折。推荐当血清 25-羟维生素 D 水平<100nmol/L 时可考虑每日补充 800U 维生素 $D_3$。

### （三）激素治疗

对性腺功能减退的老年男性，补充睾酮可以增加肌力及肌容量，联合运动干预效果更明显，对症状改善可能会有一定作用。胰岛素样生长因子（IGF）分子家族对骨骼肌具有直接作用，对>75岁髋部骨折后发生衰弱的女性给予重组人生长激素，可以增加血清IGF-1和IGF结合蛋白-3的浓度，但IGF-1可能不能增加健康老年女性的肌力及骨密度。其他激素补充疗法，如脱氢表雄甾酮、生长激素、生长激素释放肽、甲状腺素及肌抑素等，对衰弱进程的影响仍不确定。

### （四）多病共存及多药共用管理

老年人常存在成为潜在因素的多病共存，如抑郁、心力衰竭、肾衰竭、认知功能障碍、冠心病、视力及听力障碍等，进而促进衰弱的发生与发展。衰弱的预防和治疗应包括积极管理老年人现患多病共存，尤其重视可逆转的疾病。此外，多药共用所导致的药物不良反应对老年人所带来的伤害也是衰弱的危险因素之一。评估衰弱老年人的用药、及时纠正其不恰当的药物使用不仅可以减少医疗费用，还可以避免药物不良反应对老年人的伤害。

### （五）综合管理模式

应以患者为中心，强调多学科团队合作，对衰弱老年人进行老年综合评估（CGA）和管理。老年综合评估对衰弱老年人具有十分重要的意义，包含专科、护理、康复、心理、营养等多个方面。护理模式强调个体化，需尊重老年人意愿、保持老年人自己的价值观，老年长期照护和老年住院患者的急性照护均应以提高功能为目标，使衰弱老人从中受益。

对于不同群体衰弱老年人需采取不同的侧重点，如对社区老年人，进行基于老年综合评估的综合干预，通过减少护理需求、减少跌倒，降低入住医疗机构风险及其他负性临床事件发生。

### （六）减少医疗伤害

许多有创检查和治疗会带来更多的并发症，可能会增加老年患者的负担并降低其生活质量。因此，避免过度医疗行为对衰弱老年人来说尤为重要，对中重度衰弱老年人应该仔细评估患病情况。

药物治疗目前尚无可靠的依据，涉及性激素受体调节剂、血管紧张素转换酶抑制药、胰岛素样生长因子等，使用时需根据患者的个体情况权衡利弊。

---

## 全科医生在老年衰弱诊治中的关注点

全科医生应运用全科医学的理念及整体方法详细评估衰弱：

1. 老年人衰弱具有连续性和表现不典型性，常合并多种老年综合征，如何在这些综合征中识别衰弱成为关键。

2. 推荐对所有70岁和以上人群或最近1年内，在非刻意节食下出现体重下降（≥5%）的人群进行衰弱的评估和筛查。

3. 强调早期干预，中度衰弱的老年人对干预反应良好，对衰弱老年人进行老年综合评估。

## 【拓展内容】

1. 因衰弱评估方法的不同，各文献报道的患病率也不尽相同，但总的趋势是患病率随着年龄的增加而增加，且女性高于男性，医疗机构中老年人衰弱患病率高于社区老年人。美国一项纳入近6 000例65岁及以上社区老年男性研究发现，衰弱患病率为4.0%，衰弱前期为40%；其中65～69岁的老年男性患病率为1.69%，而这一比例在80岁以上人群中升至11.1%。在平均4.6年的随访后发现健康人群中有1.6%进展为衰弱，25.3%进展成衰弱前期。

2. 既往流行病学研究证实，在稳定型冠心病、急性冠脉综合征、接受心脏外科手术和心脏导管治疗的患者中，衰弱使死亡的相对风险增加。

3. 建议结合国内外指南，查阅文献，采用循证医学的方法，运用全科医疗疾病管理的技能进行探索研究，建立衰弱干预管理路径的研究。

## 【思考题】

1. 老年人衰弱的常用评估方法有哪些？
2. 简述针对老年人衰弱的常见干预方法。

（戴红蕾）

# 第十五章 疼 痛

疼痛

## 第一节 概 述

### 一、定义

疼痛（pain）是与存在或潜在的组织损伤有关的一种不快的主观感觉或情感经历，具有感觉、情感、认知和社会成分，既作为某些疾病的症状之一，本身也是一种疾病。WHO将疼痛列为血压、呼吸、脉搏、体温之后的"第五大生命体征"。慢性疼痛是常见的老年综合征之一，老年人中慢性疼痛的发生率高，25%～50%的社区老年人、40%～50%的住院老年人曾经或正在经历慢性疼痛，45%～80%的养老机构老年人的疼痛未得到足够的处理。有慢性疼痛的老年人由于功能受限、抑郁和焦虑，出现社会交际能力降低、食欲下降和睡眠障碍等，严重影响生活质量，并增加治疗费用。

### 二、疼痛的分类

#### （一）按病程分类

按病程长短，可将疼痛分为急性疼痛和慢性疼痛，后者又称持续性疼痛。

1. 急性疼痛（acute pain） 通常指持续时间少于3个月的疼痛。起病急、病程短，常为某些疾病的重要症状之一，如创伤、急性炎症、急性缺血、急性梗阻、手术等。

2. 慢性疼痛（chronic pain） 至今尚未有统一定义，ICD-11将慢性疼痛定义为"持续或反复发作超过3个月的疼痛"。此外，如果疼痛持续时间比根据疾病或损伤而预期的时间延长超过1个月，也可称为慢性疼痛。

慢性疼痛常由持续存在的病因导致，如炎症、损伤、肿瘤、退行性变等。常见的引起慢性疼痛的疾病可分为以下几类：①骨骼关节退行性病变及慢性损伤，占社区老年人慢性疼痛的50%以上，如骨质疏松症、膝关节炎、肩关节周围炎、颈腰椎疾病、压缩性骨折、股骨头坏死等；②肌肉、筋膜炎性痛，如多肌痛、肌筋膜疼痛综合征；③神经病理性疼痛，如三叉神经痛、疱疹后神经痛、顽固性头痛、糖尿病周围神经病变、卒中后中枢性疼痛、坐骨神经痛、放化疗神经病变、酒精中毒等；④癌性疼痛，晚期肿瘤痛、肿瘤转移痛，以及手术、放化疗等均可引起疼痛；⑤血管性疾病，如缺血性肠病、动脉硬化闭塞症、下肢深静脉血栓形成、血栓性脉管炎等；⑥炎症与结石，如慢性胃炎、慢性胰腺炎、类风湿关节炎、胆石症、尿路结石、痛风等。

慢性疼痛可持续存在，患者常伴有焦虑、失眠、抑郁等精神心理改变，进而影响生理功能和生活质量。急性疼痛如不能及早控制，可能迁延不愈而发展为慢性疼痛。慢性疼痛治疗期间，很多患者会经历短暂、骤然发作的剧烈疼痛，称为暴发性疼痛。典型的暴发性疼痛常突然发生，持续约1小时，性质与原有的慢性疼痛相似，但更严重。暴发性疼痛因人而异，常难以预料。

慢性疼痛可使神经系统对疼痛更加敏感，通常不引起疼痛的刺激也会引起疼痛，而疼痛刺激会使疼痛更加严重。疼痛反复发作时，患者可能出现的恐惧、焦虑情绪可刺激机体产生前列环素等使神经细胞对疼痛信号更加敏感的物质，还可减少内啡肽等可降低神经细胞对疼痛敏感性的物质的产生，从而使疼痛感觉更加强烈。

（二）按机制分类

按形成机制可分为神经病理性疼痛（如坐骨神经痛）、伤害性疼痛（如外科手术后疼痛和由癌症引起的疼痛）以及心因性疼痛。

1. 神经病理性疼痛　神经病理性疼痛是由神经、脊髓和大脑受损或功能异常而引起，可以是烧灼感或刺痛感，也可表现为对触摸和寒冷过度敏感。病因包括神经受压（如肿瘤、椎间盘破裂、突出，腕管综合征）、神经损伤（如糖尿病周围神经病变）、脑和脊髓疼痛信号转导异常或受阻。幻肢痛、带状疱疹后神经痛和复杂性区域性疼痛综合征都是由疼痛信息处理异常引起的。幻肢痛：常出现在身体某个已被切除的部位，多为肢体；疼痛性质类似压榨、烧灼或碾压样感；部分患者随着时间推移，幻肢痛发作次数越来越少，但有些患者持续存在。带状疱疹后神经痛：由带状疱疹引起，但疼痛仅出现于水痘-带状疱疹病毒感染已经痊愈后，发病机制尚不明确；疼痛可为持续的深部酸痛、烧灼痛、间歇性锐痛或对触摸和寒冷超敏。复杂性区域性疼痛综合征：常继发于外伤，表现为局部持续性烧灼痛伴该处出汗增多或减少、水肿、肤色改变、皮肤损害、头发脱落、指甲裂纹或增厚、肌萎缩和无力、骨质流失。

2. 伤害性疼痛　伤害性疼痛由机体组织受到伤害引起，包括切割伤、挫伤、骨折、挤压伤、灼伤或其他任何可造成组织损害的伤害。典型表现为酸痛、锐痛或跳痛。外科手术后疼痛几乎都是伤害性疼痛，癌症引起的疼痛大部分也是伤害性疼痛。

3. 心因性疼痛　心因性疼痛是一种与心理因素有关的疼痛。持续性疼痛并有心理障碍的证据，却没有引起疼痛或引起如此严重疼痛的器质性疾病的证据时，可考虑此诊断。任何疼痛都可被心理因素复杂化。例如：慢性疼痛患者知道疼痛会复发，因而产生的恐惧、焦虑等情绪会使患者对疼痛更为敏感。心理因素可引起或加重疼痛并不意味着疼痛就不是真实的。因心理因素而复杂化的疼痛也需要治疗，建议心理医师或精神科医师参与治疗。治疗目的是提高舒适度，改善躯体和心理功能，可应用药物治疗和非药物治疗（如生物反馈治疗、放松训练、注意力分散技术、催眠术、经皮神经电刺激（TENS）及物理治疗），必要时进行心理咨询。

慢性疼痛对自主神经系统的影响比急性疼痛更明显，且常表现为精神抑郁、失眠、食欲下降、生活活动兴趣低落等。老年慢性疼痛与抑郁之间有着明显的相关性，有研究显示，无论是慢性疼痛患者中主诉有抑郁症状的比例，还是抑郁症患者中主诉疼痛者的比例，老年人均高于其他年龄段成人。疼痛与抑郁症的因果关系，在不同人群间有所不同。例如：生活于社区环境中的老年人，如果因为慢性疼痛而使日常活动能力受限，可能产生悲观情绪，进而怀疑自身存在的价值，最终导致抑郁，即慢性疼痛—活动功能障碍—限制日常活动—抑郁；而生活在疗养机构等护理环境中的老年人，主诉疼痛多为表达抑郁或消沉情绪的替代方式，以获得更多人的关注和爱护。因此，对有慢性疼痛且有抑郁症的患者不仅应给予镇痛治疗，而且需给予更多的精神关注和抗抑郁药物的协同治疗。

### （三）按发病部位分类

根据发病部位的不同，可将疼痛分为躯体痛、内脏痛和非特异性疼痛。躯体痛是由浅表组织（皮肤、皮下组织、黏膜）或深部组织（肌肉、肌腱、筋膜、关节、骨骼）的疼痛感受器受到各种伤害性刺激所引起。内脏痛是由于内脏牵拉、压迫、扭转或肠管的扩张、组织渗漏所引起，常存在牵涉痛，如心绞痛时疼痛可牵涉到左上肢，胆囊炎时可出现右肩部疼痛。除躯体痛和内脏痛外，所有原因不明的疼痛可划为非特异性疼痛，这种疼痛的产生与心理因素关系密切，患者主诉较多，但无阳性体征，常伴有焦虑抑郁情绪。

## 第二节　疼痛的评估

很多老年人可能同时经受着慢性疼痛和剧烈疼痛，但评估和治疗率不尽如人意，约25%的患者从未接受过镇痛治疗，约50%的患者疼痛未得到满意的控制。老年人疼痛的规范评估和干预，对提升老年人生活质量，实现健康老龄化，具有积极意义。

### 一、疼痛特点及评估注意事项

#### （一）老年人疼痛特点

1. 对伤害刺激的感受性　目前无充分证据说明在对伤害刺激的感受性和对疼痛的感受方面老年人与其他年龄段成人间存在差异。因此，老年人疼痛应得到重视和及时有效的治疗。

2. 老年人的认知功能障碍及感觉、表达能力受损　在认知障碍的初期，尚未影响日常生活活动能力和社会活动能力，老年人可较准确地描述疼痛症状，治疗效果较好。认知功能明显减退者的疼痛评估及干预存在一定困难。老年人随着年龄增加，视力、听力、感觉及语言交流能力下降，也给准确评估疼痛带来一定困难。部分老年人存在抑郁或者错误地认为衰老的过程中疼痛不可避免，而影响疼痛的评估。

3. 多病、多病共存、代谢能力下降　老年人常多种疾病合并，容易出现多病因疼痛和多部位疼痛。由于药物代谢及多重用药等问题，老年人更容易发生药物不良反应，且不良反应更严重。部分老年人也会由于不了解药物和治疗设备的作用，担心成瘾、过量及副作用，而不愿接受相应的治疗。

（二）老年人疼痛评估注意事项

基于老年人疼痛特点，评估时应注意以下内容：①重视患者的症状，获得详尽的病史，包括病因、强度、性质；②进行全面的体格检查及神经系统检查；③重视评估患者的心理状况；④注重患者的年龄、性别、性格和文化背景；⑤评估感觉水平、认知因素、行为因素；⑥治疗过程中应动态评估、观察疗效，重视不良反应的监测；⑦还应评估患者及其照护者对疼痛知识的掌握情况。

## 二、疼痛的接诊及评估

老年人疼痛的发病率高，但部分医护人员因缺乏适当的疼痛评估与处理知识和技术，在工作中未常规地使用疼痛评估工具评估和记录疼痛，只在患者主诉疼痛及要求镇痛时才被动处理。医护人员应提高对疼痛的认知及干预技能，提升老年人疼痛的治疗率及控制率，减轻疾病负担。

（一）问诊

无论是体格检查还是辅助检查都无法证实患者是否确实有疼痛。因此，需要询问病史和疼痛特征。患者的描述有助于明确病因并制定治疗方案。问诊内容包括疼痛的部位、强度、性质、诱因、持续时间、加重或缓解因素、对患者的影响等，如：什么时候开始出现疼痛？是否有外伤？疼痛是如何开始的？疼痛是突然出现的，还是逐步发生的？是持续存在的，还是反反复复的？疼痛是否经常于某种活动或某个体位时出现？有什么因素可以加重或者减轻疼痛？疼痛是否影响日常活动、情绪或社会交往？是否影响睡眠、食欲和大小便功能？

（二）评估工具

1. 数字分级评分法（numerical rating scale，NRS）　用来评估疼痛强度。用数字 0～10 代替文字来表示疼痛的程度，将一条直线等分为 10 段，按 0～10 分次序评估疼痛程度。要求受试者从中选择代表他们疼痛的数字，0 分代表没有疼痛，10 分代表受试者能想象到的最剧烈的疼痛（图 15-2-1、表 15-2-1）。评分方式为：在描述过去 24 小时内最严重的疼痛程度的数字上画圈。

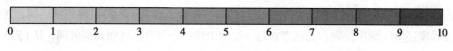

图15-2-1　数字分级评分法

表15-2-1　数字分级评分法评价标准

| 评分 / 分 | 疼痛评价 |
|---|---|
| 0 | 无痛 |
| 1～3 | 轻度疼痛（疼痛不影响睡眠） |
| 4～6 | 中度疼痛 |
| 7～9 | 重度疼痛（不能入睡或者睡眠中痛醒） |
| 10 | 剧痛 |

2. 语言分级评分法（verbal rating scale，VRS）　又称主诉疼痛程度分级法，用来评估疼痛强度。这种方法患者容易理解，但不够精确。具体方法是将疼痛划分为4级，即无痛、轻度疼痛、中度疼痛、重度疼痛（表15-2-2），让受试者根据自身感受进行描述。

表15-2-2　主诉疼痛程度分级法评价标准

| 分级 | 疼痛评价 |
|---|---|
| 0级 | 无痛 |
| Ⅰ级（轻度） | 有疼痛但可忍受，生活正常，睡眠无干扰 |
| Ⅱ级（中度） | 疼痛明显，不能忍受，要求服用镇痛药，睡眠受干扰 |
| Ⅲ级（重度） | 疼痛剧烈，不能忍受，需用镇痛药，睡眠受严重干扰，可伴自主神经紊乱或被动体位 |

3. 面部表情量表（faces pain rating scale，FPRS）　用来评估疼痛强度。包括一系列进行性痛苦的面部表情，要求受试者选择代表其疼痛强度的面部表情（图15-2-2）。此方法无年龄限制，没有特定的文化背景或性别要求，易于掌握，特别适用急性疼痛、老人、小儿、表达能力丧失者。

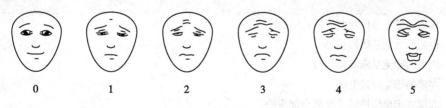

图15-2-2　面部表情量表

4. 麦吉尔疼痛问卷（McGill pain questionnaire，MPQ）　从感觉、情感、评价和其他相关类四个方面因素以及当前疼痛强度（present pain intensity，PPI）对疼痛强度进行较全面的评价，因而能够兼顾疼痛的强度与性质。评价表含有4类20组疼痛描述词，每组词按程度递增的顺序排列，受试者在每一组词中选一个与自己疼痛相同的词，从1到5依次使用轻度、不适、痛苦、恐惧和剧痛的词语来描述疼痛。MPQ可用于老年人及存在轻至中度认知损害者。

5. ID疼痛量表　是受试者对疼痛病程、程度、分布、类型进行自评的神经病理性疼痛诊断量表。先请受试者将疼痛部位在示意图（图15-2-3）中相应的位置涂上阴影作为标记。如果不止一个部位有疼痛，则圈出最受困扰的一个部位。之后通过6个问题，请受试者评价过去一周的疼痛（表15-2-3）。总分最高5分，最低-1分，分数越高说明病理性疼痛的可能性越大：非常有可能（评分=4分或5分）；比较有可能（评分=2分或3分）；可能（评分=1分）；不太可能（评分=0分或-1分）。

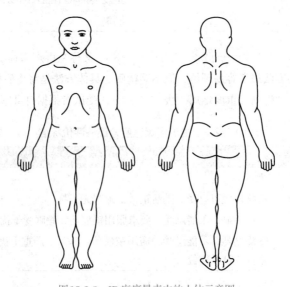

图15-2-3　ID疼痛量表中的人体示意图

**表15-2-3　ID疼痛量表评分方法及评分标准**

| 问题 | 评分 | |
| --- | --- | --- |
| | 是 | 否 |
| 1. 疼痛的感觉是像针刺或针扎样的吗 | | |
| 2. 疼痛的感觉是烧灼感吗 | | |
| 3. 疼痛的感觉是麻木样的吗 | | |
| 4. 疼痛的感觉像过电吗 | | |
| 5. 衣服或床单摩擦时，疼痛会加重吗 | | |
| 6. 疼痛只局限于关节吗 | | |
| 评分 | | |

6. 简明疼痛量表（brief pain inventory，BPI） 是常用的多维度疼痛评估量表，包括疼痛加重和缓解的因素，疼痛对躯体功能、睡眠、饮食、社会心理、生活质量的影响，有无暴发痛和事件性疼痛，患者疼痛治疗的目标，既往治疗用药及疗效等（附件1）。BPI是一种综合的疼痛评价工具，被证明有效并被广泛用于癌痛的评价。

7. 认知障碍患者的疼痛评估 轻中度认知障碍患者的疼痛可采用上述常规工具进行评估。重度认知障碍和无法交流的老年人的评估存在一定困难，疼痛常被严重低估，可通过特定的评估工具及家人或陪护人员平时对老人的观察来评估。国内常用的有中文版晚期老年痴呆症疼痛评估量表（C-PAINAD）、交流受限老年人疼痛评估量表（PACSLAC）等。

# 第三节 疼痛的治疗

## 一、急性疼痛的治疗

对于急性疼痛，不能单纯给予镇痛治疗，首先需要明确病因，除外危及生命的急症，以免因盲目镇痛掩盖病情，延误治疗。治疗基础疾病可减轻或消除部分患者的疼痛。如对急性缺血患者（急性冠脉综合征、肺栓塞、肠系膜动脉栓塞等）予抗凝、溶栓、开放血流供应，对骨折进行固定、对感染的关节给予抗感染治疗，对结石性疼痛给予取石或碎石治疗，对肠梗阻患者进行胃肠减压、灌肠通便等。但多数情况下，在治疗基础疾病的同时，仍需使用镇痛药来快速缓解疼痛症状。多数镇痛药对伤害性疼痛（由普通的组织损伤引起）有效，对神经病理性疼痛（由神经、脊髓或脑组织损伤或功能障碍引起）疗效较差。

急性疼痛的镇痛治疗可参照WHO三阶梯镇痛方案。治疗原则为按阶梯治疗、口服给药、按时给药、个体化给药。该方案要求镇痛药的选择应根据疼痛程度由弱到强按顺序提高。第一阶梯：轻度疼痛给予非阿片类镇痛药，常用的非阿片类镇痛药为对乙酰氨基酚及非甾体抗炎药（NSAID）；第二阶梯：中度疼痛可使用弱阿片类药物±非阿片类镇痛药；第三阶梯：剧烈疼痛需要使用强阿片类镇痛药±非阿片类镇痛药。以期通过合理用药，即正确的药物、正确的剂量、正确的时间，达到用最小的剂量取得最好的镇痛效果及最小的不良反应的目的。

## 二、慢性疼痛的治疗

目前，尚无彻底治愈慢性疼痛的方法。慢性疼痛的治疗是一个长期、持续的过程，对老年慢性疼痛患者主要采用综合治疗，包括药物和非药物治疗。非药物治疗包括物理疗法、微创介入治疗、心理干预等多种方法。药物治疗是慢性疼痛治疗的基础，对于老年人，可采用小剂量联合用药，往往可以达到更好的疗效并降低不良反应的发生率。治疗目的并非达到完全无痛状态，而是通过治疗使疼痛达到患者可耐受的水平，帮助其恢复正常的躯体功能和生活状态。

### （一）药物治疗

1. **阿片类药物** 阿片类药物通过作用于中枢与外周神经的阿片受体而发挥镇痛作用，是作用最强的镇痛药，且具有不引起脏器器质性病变等优点，是治疗急性、严重疼痛、由癌症及其他严重疾病引起的慢性疼痛的重要药物。常用阿片类药物可分为弱阿片类和强阿片类药物，前者包括曲马多、可待因，后者包括吗啡、羟考酮、芬太尼等。

阿片类药物在治疗慢性疼痛中的地位越来越受到重视，美国疼痛医学会、美国老年协会和英国老年协会均推荐对中重度慢性疼痛、躯体功能明显障碍或其他治疗无效的患者使用阿片类药物。有研究显示，在疼痛加重前规律服用阿片类药物，镇痛效果更佳，因此建议按时给药，而非疼痛发生时临时给药。治疗期间，阿片类药物的剂量应逐渐增加，直至疼痛缓解或出现不能耐受的副作用。

阿片类药物的常见不良反应有头晕、恶心、呕吐、便秘、瘙痒、嗜睡、呼吸抑制等。除便秘外，其他不良反应大多是暂时性或可耐受的。因此，在应用阿片类药物的同时，可以预防性给予通便药物；为防止恶心、呕吐等不良反应的发生，必要时对既往未服用过该类药物的老年患者，可预防性给予甲氧氯普胺。增加阿片类药物剂量时应谨慎，需从最小剂量开始，可使用即释剂型，滴定药物剂量至控制疼痛后，再改为控释或缓释剂型，以避免因药物过量引起的呼吸抑制风险。对于本身患有慢性呼吸系统疾病（如COPD）患者，应加强相关不良反应的监测。此外，由于大部分阿片类药物经肝代谢后由肾排出，因此对于肾功能不全、肝功能异常者应谨慎用药。当出现不能耐受的药物不良反应时，应减量、轮替或停用。

2. **非阿片类镇痛药** 非阿片类镇痛药包括对乙酰氨基酚、NSAID等。

（1）对乙酰氨基酚：通过抑制神经中枢环氧化酶发挥镇痛作用，对外周组织作用较弱。安全性高于NSAID。对乙酰氨基酚是治疗轻至中度疼痛时使用最广泛的药物，被欧美多个协会推荐用于老年慢性非癌性疼痛，尤其是慢性肌肉、骨骼疼痛的治疗；不易产生依赖和耐受，但长期大量使用，可能导致肾损害及不可逆的肝损伤，因此用于镇痛时日剂量不宜超过2g，疗程不宜超过10日。开具处方时需注意患者是否同时服用含有对乙酰氨基酚的复方制剂，如治疗上呼吸道感染的非处方药物。

（2）NSAID：对神经中枢及外周组织的环氧化酶均有抑制作用，进而减少炎性前列腺素合成发挥镇痛、抗炎作用，用于轻中度疼痛的治疗。相对于对乙酰氨基酚，NSAID对持续性疼痛的镇痛效果更好，不易产生依赖和耐受。根据对环氧化酶作用的选择性，可将NSAID分为非选择性NSAID及选择性NSAID，后者可选择性抑制环氧化酶-2。短期服用NSAID很少出现严重的不良反应，长期使用可产生消化道损伤、心脑血管疾病、肝毒性、肾毒性、肺毒性以及神经系统和皮肤的不良反应。NSAID有"天花板"效应，达到一定剂量后再增加使用量，疗效不再增加，而不良反应风险加大。

所有NSAID均对胃黏膜有刺激作用，引起消化道不适，甚至消化性溃疡和出血。选择性NSAID对胃黏膜的刺激相对较小，但与阿司匹林合用时，仍产生消化道黏膜的损伤；且所有非选择性NSAID都有防止血小板聚集的作用，可增加出血风险，叠加NSAID对胃黏膜的损伤作用，更易引起消化道出血。与食物同服或联用质子泵抑制剂或组织胺-2（$H_2$）受体拮抗剂也有助于减轻胃肠道的不良反应。除阿司匹林外，其他NSAID均可增加心血管疾病的风险，与剂量和用药时间呈正相关。

出现以下情况应停药：充血性心力衰竭，肾功能恶化，肝功能指标超过正常上限的1.5倍，原有高血压加重，出现胃肠道不适等。

3. 辅助性镇痛药　常用的辅助性镇痛药有抗抑郁药、抗惊厥药、糖皮质激素和外用麻醉剂。

（1）抗抑郁药：可在一定程度上提高患者的抗痛能力，常用于存在神经病理性疼痛者。优选三环类抗抑郁药，镇痛效果好，代表药物为阿米替林，主要不良反应为便秘和尿潴留，老年人应用时需监测其心脏毒性。其他抗抑郁药，如度洛西汀，为选择性5-羟色胺与去甲肾上腺素再摄取抑制药（SSNRI），有更好的药物耐受性，常用于治疗糖尿病周围神经痛。

（2）抗惊厥药：常用于缓解神经病理性疼痛。其中钙通道调节剂加巴喷丁和普瑞巴林是治疗神经病理性疼痛的一线用药。但处方时需注意夜间起始、逐渐、缓慢加量，以避免因出现嗜睡和头晕等不良反应而发生跌倒。钠通道阻滞剂卡马西平可作为三叉神经痛的一线用药，其不良反应有镇静、头晕、步态异常、转氨酶增高、低钠血症等。

（3）糖皮质激素：可用于缓解因炎症或神经受压缺血水肿而导致的疼痛。

（4）外用麻醉剂：如利多卡因贴剂，可用于带状疱疹后神经痛的治疗，其针剂也可用于神经阻滞以缓解疼痛；外用麻醉剂常限于短期使用。

（二）非药物治疗

1. 物理疗法　物理疗法可作为药物治疗的辅助方法，包括对疼痛部位的直接冷敷、热敷、光疗、电疗、磁疗、超声波、水疗、针灸、按摩等。如对于骨性关节炎和肌肉扭伤引起的疼痛，可采用透热疗法（经超声向深部导热）；针灸治疗对部分患者有较确切的缓解疼痛的作用等。

2. 微创介入治疗　微创介入治疗通过破坏传导痛觉信号的神经通路，治疗由神经损害引起的疼痛，一般用于其他治疗方案无效的慢性顽固性疼痛，如选择性神经根阻滞术、神经根或神经节脉冲射频疼痛治疗、椎体后凸成形术、鞘内镇痛装置植入术、神经毁损术等。

3. 心理干预　慢性疼痛的老年人常产生抑郁情绪，后者又会加重患者对疼痛的敏感性。因此，需注重对疼痛患者的心理干预。心理干预包括认知行为疗法、生物反馈治疗和其他认知治疗技术等。

认知行为疗法适用于没有精神疾患的任何年龄的患者，其目的不仅局限于减轻患者的疼痛，同时要减轻或消除造成与疼痛相关的不良行为倾向、不良想法，减少患者对医疗系统和镇痛药的过分依赖，从而提高患者的生命质量。生物反馈治疗和其他认知治疗技术（如催眠治疗、松弛训练、注意力分散治疗等），通过转移患者对疼痛部位的过度关注，减轻患者的焦虑抑郁情绪，帮助患者控制、减轻、处理疼痛。此外，医护人员、患者的家人及朋友均需对患者予以充分的心理支持。

## 全科医生在老年人疼痛防治中的关注点

1. 全科医生应发挥全科医学全生命周期照护的优势，加强对可能引起慢性疼痛的疾病的预防和管理，如积极预防骨质疏松，倡导科学运动避免关节损伤，避免可引起慢性炎症、结石等的不良生活方式，积极控制糖尿病并发症，对血管性疾病、肿瘤等疾病做到"早发现、早诊断、早治疗"等，避免和延缓由其引起的慢性疼痛的发生。

2. 长期的慢性疼痛常伴发焦虑、抑郁，后者又可加重患者对疼痛的感知，因此需发挥全科医学综合性全面照护的理念，对患者进行生理、心理综合干预。

3. 老年人常多病共存、多重用药，全科医生在处方镇痛药时需全面考虑患者现患疾病及现有用药，充分评估用药安全，统筹安排，合理用药。

## 【拓展内容】

老年人慢性疼痛管理是一个复杂而富有挑战的课题。有研究提出未来疼痛控制将更多依赖患者的自我管理，包括医疗管理、行为管理以及情绪管理。医务人员在患者自我管理的启动、实施等方面发挥着巨大作用，可对老年人进行有针对性的慢性疼痛知识教育和培训。自我管理中不仅要考虑老年人不同情况，还要考虑社会及家庭支持策略的制定，让老年人及家庭、社会支持成员参与到自我管理策略制定和其他相关护理目标中来，制定个性化的疼痛干预策略与方法，提高生活质量。

疼痛神经科学教育（PNE）是近年来的研究热点，其核心内容是描述疼痛神经生理学以及神经系统的疼痛过程。多项研究均证实，PNE可以降低患者的疼痛程度和疼痛灾难化水平，减少失能、焦虑，以及疼痛导致的周围神经敏感和中枢敏化。但专门针对老年疼痛患者的PNE研究暂未见报道。有研究指出，高龄老人对接受和理解PNE存在一定障碍。在将来的研究中，有必要通过对PNE的内容进行适应性修订，用老年人能够理解的方式对PNE进行本土化的实证研究。

有学者提出将疼痛纳入衰弱评估标准，有利于早期预测衰弱，但减轻疼痛可以减少衰弱的发生或发展缺乏相关纵向研究及干预性研究验证。此外，除抑郁外，目前关于疼痛是通过何种途径（如活动量、营养、睡眠等）导致衰弱的发生也是今后值得研究的方向。

### 【思考题】

简述老年人慢性疼痛的治疗方法及治疗目的。

附件1：

## 简明疼痛量表（BPI）

姓名：_____ 诊断：_____ 评估时间：_____ 评估人：_____

1. 大多数人一生中都经历过疼痛（如轻微头痛、扭伤后痛、牙痛），除这些常见的疼痛外，现在您是否还感到别的类型的疼痛？

（1）是        （2）否

2. 请您在下图中标出您的疼痛部位，并在疼痛最剧烈的部位以"×"标出。

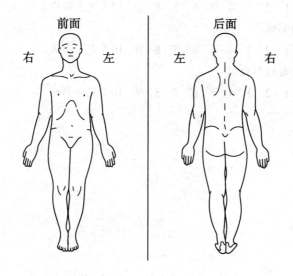

3. 请选择下面的一个数字，以表示过去24小时内您疼痛最剧烈的程度。

（不痛）0  1  2  3  4  5  6  7  8  9  10（最剧烈）

4. 请选择下面的一个数字，以表示过去24小时内您疼痛最轻微的程度。

（不痛）0  1  2  3  4  5  6  7  8  9  10（最剧烈）

5. 请选择下面的一个数字，以表示过去24小时内您疼痛的平均程度。

（不痛）0  1  2  3  4  5  6  7  8  9  10（最剧烈）

6. 请选择下面的一个数字，以表示您目前的疼痛程度。

（不痛）0  1  2  3  4  5  6  7  8  9  10（最剧烈）

7. 您希望接受何种药物或治疗控制您的疼痛？

8. 在过去的24小时内，由于药物或治疗的作用，您的疼痛缓解了多少？请选择下面的一个百分数，以表示疼痛缓解的程度。

（无缓解）0% 10% 20% 30% 40% 50% 60% 70% 80% 90% 100%（完全缓解）

9. 请选择下面的一个数字，以表示过去24小时内疼痛对您的影响。

（1）对日常生活的影响

（无影响）0  1  2  3  4  5  6  7  8  9  10（完全影响）

（2）对情绪的影响

（无影响）0 1 2 3 4 5 6 7 8 9 10（完全影响）

（3）对行走能力的影响

（无影响）0 1 2 3 4 5 6 7 8 9 10（完全影响）

（4）对日常工作的影响（包括外出工作和家务劳动）

（无影响）0 1 2 3 4 5 6 7 8 9 10（完全影响）

（5）对与他人关系的影响

（无影响）0 1 2 3 4 5 6 7 8 9 10（完全影响）

（6）对睡眠的影响

（无影响）0 1 2 3 4 5 6 7 8 9 10（完全影响）

（7）对生活兴趣的影响

（无影响）0 1 2 3 4 5 6 7 8 9 10（完全影响）

（李肖肖）

# 第十六章　头晕/眩晕

头晕/眩晕

## 第一节　概　　述

### 一、定义

头晕包括一般意义的头晕（dizziness）与眩晕（vertigo）。头晕主要表现为头重脚轻、站立或步态不稳，而无明显的旋转感，常见于系统性疾病或精神因素（如高血压、低血糖、贫血、抑郁等）；眩晕则主要指患者主观感觉自身或外界物体呈旋转、直线、倾斜或升降等运动，其实质是一种运动性错觉，有时为同一疾病不同病程的表现，主要与前庭器官或其相关中枢与通路的病损有关（如良性发作性位置性眩晕、梅尼埃病）。

头晕是中老年人常见的不适感觉之一。在65岁及以上的人群中大约有1/3的人会有头晕症状，80岁以上的老人中1/2会遭受显著眩晕的痛苦。轻者表现为头晕、眼花、视物不清并旋转、步态不稳、头重脚轻；重者如坐舟船，旋转不定，不能站立，或伴有恶心、呕吐、耳鸣、眼花、汗出、面色苍白、上肢或单肢麻木等症状，严重者可突然仆倒。

全科医生作为首诊医师，最大的优势在于连续性服务和整体观，因此，即便在缺乏辅助检查的基层，全科医生也能够通过患者的病史、疾病的特点作出初步诊断，并且能够通过手法给予治疗。

### 二、病理生理及分类

人体平衡主要依靠由前庭系统、本体感觉系统和视觉系统组成的平衡三联维持，其中前庭系统是维持平衡、感知机体与周围环境之间关系最重要的器官。大部分头晕/眩晕疾病主要由该系统通路病变损坏或受刺激后导致。而老年人头晕/眩晕往往反映机体不止一个系统功能的障碍。

（一）平衡三联

1. **前庭系统** 前庭系统主要维持人体在休息和加速时的空间定向。前庭系统及其连接路径包括半规管、椭圆囊、球囊、前庭神经、前庭神经核、前庭脊髓束以及前庭小脑路径。累及前庭系统产生头晕的疾病包括梅尼埃病、良性发作性位置性眩晕（BPPV）、复发性前庭病、迷路炎、前庭神经元炎、听神经瘤以及药物毒性（特别是氨基糖苷类）引起的疾病。半规管、球囊和椭圆囊的毛细胞感觉改变与年龄增加相关。

2. **本体感觉系统** 本体感觉系统由关节的机械感受器、周围神经、后柱以及多种中枢神经系统连接组成。本体感受器通过传递身体姿势变化的信息保持平衡，并且帮助调节身体的反应，从而改变姿势。常见的疾病包括周围神经病变，如糖尿病、维生素 $B_{12}$ 缺乏症和颈椎退行性疾病。

3. **视觉系统** 视觉系统给人体活动提供了空间、方向等重要信息，前庭和/或本体感觉受损时，人体活动尤其依赖视觉功能。与年龄有关的视觉变化包括视力下降、暗适应能力、对比敏感度和调节性减退。常见的眼部疾病有白内障、黄斑变性、青光眼。听觉也提供了空间线索，但是范围较视觉小。另外，听力损伤常见于老年人，可能继发于年龄相关的变化或疾病过程。

大脑皮质、小脑以及他们的突触网络整合信息，给肌肉骨骼系统提供适当反馈的信息。由于网络连接的多重性和复杂性，任何中枢神经系统紊乱几乎都可能导致不平衡，并可表现为头晕。

随着年龄增长，老年人前庭觉、视觉和本体感觉等多个系统均会发生不同程度的老化，代偿能力存在不同程度下降。同时，由于常合并一些基础疾病，老年人服用多种药物，有时还需鉴别药物不良反应的可能。因此，老年人头晕/眩晕的原因常是正常衰老生理过程中叠加特定疾病的过程，诊疗时应关注多因素共同的作用。

（二）病因及分类

在病因学诊断方面，国内较多采用既有解剖部位又有疾病性质的分类，即分为前庭性头晕/眩晕和非前庭性头晕/眩晕（表16-1-1）。前者包括周围性头晕/眩晕、中枢性头晕/眩晕；后者包括心血管系统性、精神心理性、药物副作用性、多感觉平衡障碍性、骨骼肌肉系统性。

表16-1-1 老年人头晕/眩晕的病因及分类

| 类别 | | 病因分类 |
| --- | --- | --- |
| 前庭性 | 中枢性 | 椎基底动脉短暂性脑缺血发作 |
| | | 卒中 |
| | | 神经退行性疾病 |
| | | 偏头痛相关眩晕 |
| | | 下跳性和上跳性眼震综合征 |

| 类别 | | 病因分类 |
|---|---|---|
| | 周围性 | 良性发作性位置性眩晕 |
| | | 老年前庭病 |
| | | 原发性/继发性膜迷路积水或代偿失调 |
| | | 迷路炎 |
| | | 前庭动脉闭塞 |
| 非前庭性 | 心血管系统性 | 直立性低血压/直立性心动过速综合征 |
| | | 心律失常 |
| | | 充血性心力衰竭 |
| | | 心脏瓣膜病 |
| | 骨骼肌肉系统性 | |
| | 精神心理性 | 躯体化症状 |
| | | 持续性姿势-知觉性头晕 |
| | 药物副作用性 | 降压药物 |
| | | 苯二氮䓬类催眠药物 |
| | | 抗抑郁、焦虑药物 |
| | | 抗癫痫药物 |
| | 多感觉平衡障碍性 | 认知功能障碍/步态障碍 |
| | | 本体感觉和躯体感觉缺失 |
| | | 脑白质病变 |

# 第二节　头晕/眩晕的评估

## 一、头晕/眩晕的接诊技能

### （一）问诊

在接诊老年头晕患者时，问诊内容主要包括发作频率、持续时间、诱因、伴随症状等；同时要注意了解患者对疾病的认知、担忧和困惑等心理问题，注意人文关怀；了解患者的家庭环境和社会背景，并根据问诊获得的病史进行整体相关分析（表16-2-1）。

表 16-2-1 头晕/眩晕问诊过程的初步评估

| 问诊要点 | 特点 | 相关疾病 |
|---|---|---|
| 发作频率 | 单次 | 前庭神经炎、伴眩晕的突发性聋、后循环卒中等 |
| | 反复发作性 | BPPV、前庭性偏头痛、梅尼埃病、前庭阵发症、TIA、惊恐发作、痫性发作、发作性共济失调Ⅱ型等 |
| | 慢性持续性 | 慢性进行性加重常见于颅内占位性疾病（如脑干、小脑肿瘤）、中枢神经系统退行性疾病和副肿瘤性亚急性小脑变性等 |
| | | 慢性稳定性常见于精神心理性头晕、双侧前庭神经病、慢性中毒、全身系统性疾病（如低血压、贫血、睡眠呼吸暂停综合征等）、药物源性等 |
| 持续时间 | 数秒 | BPPV、前庭性偏头痛、梅尼埃病晚期、前庭阵发症、外淋巴瘘、上半规管裂综合征、心律失常等 |
| | 数分钟 | TIA、前庭性偏头痛、惊恐发作等 |
| | 数十分钟至数小时 | 梅尼埃病、前庭性偏头痛、TIA等 |
| | 数天 | 前庭神经炎、迷路炎、伴眩晕的突发性聋、前庭性偏头痛、脑血管病或脱髓鞘病等 |
| | 数月至数年 | 精神心理性头晕、双侧前庭病、慢性中毒、中枢神经系统退行性疾病等 |
| 诱因 | 头位变化 | BPPV、颅后窝肿瘤、前庭性偏头痛等 |
| | 睡眠剥夺 | 前庭性偏头痛 |
| | 瓦尔萨尔瓦（Valsalva）动作（排便、屏气）、大声 | 外淋巴瘘、上半规管裂综合征 |
| | 病毒、细菌感染 | 前庭神经炎、迷路炎 |
| | 站立位 | 直立性低血压 |
| 伴随症状 | 恶心、呕吐 | 前庭神经炎、迷路炎 |
| | 耳聋、耳鸣或耳胀 | 梅尼埃病、听神经瘤、突发性聋、迷路炎、外淋巴瘘、大前庭水管综合征、前庭阵发症、耳硬化症、自身免疫性内耳病等 |
| | 外耳道、中耳分泌物 | 迷路炎 |
| | 畏光、头痛或视觉先兆 | 前庭性偏头痛 |
| | 复视、单眼黑蒙、视力下降、斜视 | 脑干、眼动神经、眼外肌或神经肌肉接头病变或提示眼球、眼内肌或视神经病变 |

| 问诊要点 | 特点 | 相关疾病 |
|---|---|---|
|  | 精神情绪症状：紧张、担心、坐立不安、情绪低落、恐惧、睡眠障碍（如入睡困难、易醒、早醒） | 焦虑或抑郁、PPPD |
|  | 局灶性神经系统体征 | 中枢性（血管性、炎症性、肿瘤或变性病） |
| 基础疾病 | 伴有各系统临床表现 | 血液病（白血病、贫血）、内分泌疾病（低血糖、甲状腺功能减退或亢进等）、心脏病导致的射血减少、低血压、体液离子或酸碱度紊乱、眼部疾患（眼肌麻痹、眼球阵挛、双眼视力不一致等）等 |
| 完整的用药史 | 正在用药情况 | 耳毒性药物或药物损伤前庭中枢 |
| 心理背景 | 家庭和社会关系 | 心理压力、心理状态 |

注：50%以上的老年患者描述症状时含糊不清，请家属或看护者协助询问病史是必要的。PPPD，持续性姿势-知觉性头晕；TIA，短暂性脑缺血发作；BPPV，良性发作性位置性眩晕。

## （二）查体

头晕/眩晕的临床诊断思路中，需要优先除外脑干或小脑病变所致恶性中枢性眩晕疾病，需要注意提示中枢病变的体征，当出现神经系统阳性体征时需转诊神经科。

1. 一般查体  应进行全面而有重点的检查，包括血压、脉搏、呼吸和体温等生命体征，心脏杂音听诊及心律检查在内的心血管查体，皮肤、黏膜查体等，目的是鉴别有无高血压、低血压、心律不齐、心力衰竭、贫血、全身感染等相关疾病。

2. 神经-耳科学查体  除提示中枢病变的典型体征外，还应注意神经-耳科学查体（表16-2-2），尤其注意眼球位置、眼球运动、眼球震颤的检查。

### 表16-2-2  神经-耳科学查体

| 检查部位 | 阳性体征 | 临床意义 |
|---|---|---|
| 眼部 | 自发性垂直下跳性眼震，其他一些少见的眼震，如跷跷板眼震、周期性眼震、分离性眼震、眼阵挛等 | 提示中枢性疾病，多见于前庭双侧小脑损害，或脑桥、延髓病变，如梗死、出血或小脑扁桃体下疝畸形等 |
|  | 固视抑制失败 | 提示中枢性损害 |
|  | 固视抑制成功 | 提示周围性损害 |
|  | 改变凝视方向后眼震类型和/或方向改变 | 提示中枢性损害 |
|  | 方向不变的水平（有时略带旋转）的眼震 | 提示周围性损害，眼震慢相侧常为病变侧 |
|  | 头脉冲试验阳性 | 常提示周围性损害，阳性侧常为病变侧 |

续表

| 检查部位 | 阳性体征 | 临床意义 |
|---|---|---|
| 耳部 | 粗测听力、Weber试验和Rinne试验 | 初步判断传导性聋或感音神经性聋 |
| 共济运动 | 指鼻试验、跟-膝-胫试验、快复轮替试验 | 指鼻试验、跟-膝-胫试验、快复轮替试验欠稳准常提示小脑半球病变Romberg |
| | Romberg征、反击征等 | Romberg征：睁目闭目均不稳，闭目明显提示小脑病变，蚓部病变常向前后倒，半球病变常向病侧倾倒；反击征阳性提示小脑半球病变 |
| 姿势步态平衡 | 1. 步基宽、醉汉步态<br>2. 跨阈步态<br>3. Fukuda原地踏步试验 | 1. 提示小脑病变<br>2. 提示深感觉障碍<br>3. 偏斜角度>30°为异常，偏斜侧也常为前庭功能减弱侧 |
| 位置检查 | Dix-Hallpike试验或仰卧滚转试验 | 多见于良性发作性位置性眩晕，有时为中枢性位置性眩晕 |

## （三）辅助检查

头晕/眩晕疾病的病因很多，辅助检查的选择应根据病史和查体而定（表16-2-3）。基层工作的全科医生需根据所在医院所配备的检查设备酌情选择，如不具备相应检查设备时，建议转诊上级医院。

1. 前庭功能检查 包括两部分，分别针对半规管和耳石器功能：冷热试验和视频头脉冲试验用于判断半规管的低频和高频功能；前庭诱发肌源性电位包括颈性前庭诱发肌源性电位和眼性前庭诱发肌源性电位，用于判断球囊和椭圆囊及其通路的功能。眼震电图描记（ENG）是目前研究眼球运动的一种比较精确的方法，可对前庭功能检查方法（如冷热试验等）进行记录和分析，以鉴别受检者前庭功能正常或异常，确定病变的部位。

2. 听力学检查 包括纯音电测听和脑干听觉诱发电位，前者用于了解听力下降的程度及类型，后者主要用于蜗后病变的筛查。

3. 影像学检查 MRI和CT等影像学检查用于诊断一些发生结构改变的中枢或周围前庭病变；经颅多普勒超声（TCD）用于检测脑血管病变；数字减影血管造影（DSA）用于检测心脏和脑血管的病变。

4. 其他检查 包括血常规、血生化、甲状腺功能、心肌酶谱、氧饱和度、血红蛋白、血药浓度测定、心电图、脑电图、眼科检查等，用于判断是否存在贫血、低血糖、甲状腺功能减退或亢进、严重的心肌梗死或心律失常、心力衰竭、体液电解质或酸碱度紊乱、眼肌麻痹和屈光不正等疾病。此外，对头晕/眩晕患者进行心理评估，主要包括焦虑及抑郁评估，采用焦虑自评量表（SAS）、抑郁自评量表（SDS）。

**表16-2-3　用于头晕/眩晕病因诊断的常用实验室或辅助检查项目**

| 检查项目 | 适用情况和/或具体内容 |
| --- | --- |
| 血常规 | 进行感染或血液疾病的辅助诊断 |
| 血生化检查 | 评估全身疾病相关性头晕，如电解质、血糖、血尿素氮、血肌酐、血钙、肝功能等 |
| 甲状腺功能 | 对甲状腺功能减退或亢进进行评估 |
| 冷热试验和视频头脉冲试验 | 用于判断半规管的低频和高频功能 |
| 前庭诱发肌源性电位 | 用于判断球囊和椭圆囊及其通路的功能 |
| 纯音电测听 | 用于了解听力下降的程度及类型 |
| 脑干听觉诱发电位 | 用于蜗后病变的筛查 |
| 脑电图 | 用于癫痫性眩晕的判断 |
| 头颅CT | 用于颅内病变的诊断，对出血和钙化敏感；疑肿瘤时需行增强CT |
| 头颅MRI | 用于颅内病变的诊断，适于脱髓鞘病变、肿瘤性病变及颅后窝病变，磁共振血管成像（MRA）可用于血管检查 |
| 经颅多普勒超声（TCD） | 诊断颅内血管病变 |
| 脑血管造影 | 诊断颅内血管病变、肿瘤性病变等，是颅内血管病变的最敏感精确的检查手段，属创伤性检查 |
| 心血管造影 | 诊断心脏血管病变 |
| 眼科检查 | 用于诊断或除外眼肌麻痹、屈光不正等疾病 |
| 心理评估 | 焦虑自评量表（SAS）、抑郁自评量表（SDS） |

**（四）诊断思路**

急性发作的头晕/眩晕患者，需要快速识别恶性眩晕，及时处置高风险人群，应注意重点查体（表16-2-4）。

**表16-2-4　急性发作的头晕/眩晕重点查体**

| 项目 | 内容 |
| --- | --- |
| 生命体征 | 血压、心率、呼吸、体温 |
| 神经系统检查 | 意识/精神状态 |
| | 脑神经检查：瞳孔、眼球运动、复视、眼震、面瘫、构音障碍、视野缺损、粗测听力 |
| | 重点检查：HINTS试验（凝视诱发性眼震、头脉冲试验、眼偏）、粗测听力 |
| | 评估运动功能：单侧/双侧肢体无力，反射不对称和上下肢运动不协调 |
| | 评估步态：走直线不能、共济失调步态 |
| 位置试验 | Dix-Hallpike试验、仰卧滚转试验 |

出现以下情况常提示中枢损害可能，应立即转诊至综合医院或上级医疗机构进行头颅MRI检查：①起病急骤，在几秒内即出现眩晕症状，并呈持续性；②急性眩晕并出现

头痛，尤其是位于单侧后枕部的新发头痛；③急性眩晕并出现明显耳聋症状者，其临床症状不符合梅尼埃病表现，考虑突发性聋伴眩晕需要排除小脑前下动脉供血区卒中时；④急性眩晕，头脉冲试验正常；⑤急性眩晕，体格检查发现任何中枢损害体征；⑥单侧听力进行性下降，临床需要排除听神经瘤时。

急性头晕/眩晕（包括常见的急性和发作性头晕/眩晕疾病）诊断流程见图16-2-1。

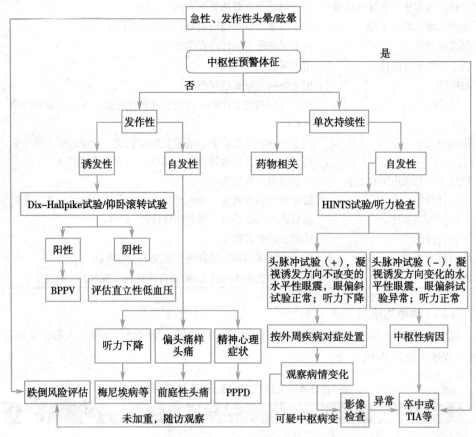

图16-2-1 急性头晕/眩晕诊断流程

PPPD.持续性姿势-知觉性头晕；TIA.短暂性脑缺血发作。

## 二、头晕/眩晕的诊断与鉴别诊断

### （一）前庭周围性病变

研究表明，与年龄有关的周围感觉结构的退化以及由此导致的感觉障碍常见于老年人，在70岁以上的人群中，15%存在症状性视觉障碍，26%存在症状性听力障碍。衰老对前庭感觉系统也产生重大影响，前庭功能损伤在老年人中也很普遍，超过60岁的老年人中，接近50%的可表现出某一形式的前庭功能损伤。老年人常见的前庭周围疾病中良性发作性位置性眩晕、梅尼埃病相对常见，而伴眩晕的突发性聋则需要警惕。

1. 良性发作性位置性眩晕（benign paroxysmal positional vertigo，BPPV）

（1）定义：BPPV是一种相对于重力方向的头位变化所诱发的、以反复发作的短暂性眩晕和特征性眼球震颤为表现的外周性前庭系统疾病，常具有自限性，易复发。通常40岁以后高发，且发病率随年龄增长呈逐渐上升趋势。

（2）临床表现：典型的BPPV发作是由患者相对于重力方向改变头位（如起床、躺下、床上翻身、低头或抬头）所诱发的、突然出现的短暂性眩晕（通常持续不超过1分钟）。其他症状可包括恶心、呕吐等自主神经症状，头晕、头重脚轻、漂浮感、平衡不稳感及振动幻视等。

（3）分类：目前尚无统一的分类标准，可按照病因和受累半规管进行分类。

按病因分类：①特发性BPPV，病因不明；②继发性BPPV，继发于其他耳科或全身系统性疾病，如梅尼埃病、前庭神经炎、突发性聋、中耳炎、头部外伤、偏头痛、手术后（中耳内耳手术、口腔颌面手术、骨科手术等）以及应用耳毒性药物等。

按受累半规管分类：①后半规管BPPV，最常见；②外半规管BPPV（水平半规管BPPV），可进一步分为向地性眼震型和离地性眼震型；③前半规管BPPV，少见类型；④多半规管BPPV，为同侧多个半规管或双侧半规管同时受累。

（4）诊断标准：①相对于重力方向改变头位后出现反复发作的、短暂的眩晕或头晕（通常持续不超过1分钟）；②位置试验中出现眩晕及特征性位置性眼震；③排除其他疾病，如前庭性偏头痛、前庭阵发症、中枢性位置性眩晕、梅尼埃病、前庭神经炎、迷路炎、上半规管裂综合征、后循环缺血、直立性低血压、心理精神源性眩晕等。

老年人常合并多种疾病，颈椎、腰椎病变，肥胖、直立性低血压、高血压、认知功能下降、心脑血管疾病、颈/椎动脉斑块及狭窄，复位治疗存在一定风险，特别是老年患者，需要血管超声或其他相关的检查。条件允许的话，应常规进行位置试验检查。

2. 梅尼埃病

（1）定义：梅尼埃病是一种原因不明的、以膜迷路积水为主要病理特征的内耳病，临床表现为发作性眩晕、波动性听力下降、耳鸣和/或耳闷胀感。女性多于男性（约1.3:1），40～60岁高发。

（2）临床表现：表现为发作性眩晕、听力下降和耳鸣及闷胀感。发作性眩晕多持续20分钟～12小时，常伴有恶心、呕吐等自主神经功能紊乱和走路不稳等平衡功能障碍，无意识丧失；间歇期无眩晕发作，但可伴有平衡功能障碍。双侧梅尼埃病患者可表现为头晕、不稳感、摇晃感或振动幻视。听力下降一般为波动性感音神经性听力下降，早期多以低中频为主，间歇期听力可恢复正常。随着病情进展，听力损失逐渐加重，间歇期听力无法恢复至正常或发病前水平。多数患者可出现听觉重振现象。疾病早期间歇期可无耳鸣和/或耳闷胀感，随着病情发展，耳鸣和/或耳闷胀感可持续存在。

（3）诊断标准：①2次或2次以上眩晕发作，每次持续20分钟～12小时；②病程中至少有一次听力学检查证实患耳有低到中频的感音神经性听力下降；③患耳有波动性听力下降、耳鸣和/或耳闷胀感；④排除其他疾病引起的眩晕，如前庭性偏头痛、突发性聋、良性发作性位置性眩晕、迷路炎、前庭神经炎、前庭阵发症、药物中毒性眩晕、后循环缺血、颅内占位性病变等；此外，还需要排除继发性膜迷路积水。

3. 伴眩晕的突发性聋

（1）定义：突然发生的、原因不明的感音神经性聋，并非一种独立的疾病。该病的发生率为（5～20）/10万，任何年龄均可发病，常见年龄在50岁左右。

（2）临床表现：多数患者发病前有过度劳累、精神抑郁、焦虑状态、情绪激动、受凉或感冒史。突发性聋通常在数分钟、数小时或一天内患者听力下降至最低点（少数病例在发病后第3日降至最低点）；耳闷胀感（50%）；可同时或先后伴有耳鸣（90%）或眩晕（30%），耳鸣可为始发症状，突然一侧或双侧耳鸣，音调较高，同时或相继出现听力下降，经治疗后，可长期不消失；在听力下降前或后可出现眩晕感，多为眩晕，少数出现颠簸、不稳感，可伴有冷汗、恶心、呕吐。

（3）诊断依据：①突然发生的，可在数分钟、数小时或3日以内。②非波动性感音神经性聋，可为轻、中或重度，甚至极重度听力损失（全聋）。至少在相连的2个频率听力下降20dB以上。多为单侧，偶有双侧同时或先后发生。③病因不明（未发现明确原因包括全身或局部因素）。④伴耳鸣、耳堵塞感。⑤伴眩晕、恶心、呕吐，但不反复发作。⑥除第八对脑神经外，无其他脑神经受损症状。

## （二）前庭中枢性病变

前庭中枢性病变多位于脑干和小脑，少数见于丘脑、前庭皮质或颅底高颈髓。前庭中枢病变大致分为三类：一类为存在解剖结构改变的病灶且常能被影像学等检查所证实，除头晕/眩晕之外，患者往往合并中枢损害的其他表现，主要见于血管性、炎症性、肿瘤或变性病等；另一类则没有解剖结构的改变，除头晕/眩晕和头痛之外，患者没有中枢损害的其他表现，见于前庭性偏头痛；最后一类极为少见，如癫痫性眩晕。

1. 存在解剖结构改变的前庭中枢性病变　老年患者常存在多病共存的状态，如高血压、糖尿病、动脉硬化、高脂血症等具有心脑血管风险的疾病，且随着年龄的增长血管的老化亦会加重中枢病变的可能。病因以脑梗死最多，其次为脑出血、多发性硬化、肿瘤、感染和变性病等。绝大多数的脑干和/或小脑病变同时伴随中枢神经系统损害的表现，神经影像等检查常能帮助确定病变的性质，极少部分表现为孤立性中枢性眩晕，一般见于病灶较小的脑梗死（表16-2-5）。

表16-2-5　常见的存在解剖结构改变的前庭中枢性病变

| 疾病名称 | 临床特点 | 诊断要点 |
|---|---|---|
| 椎基底动脉短暂性脑缺血发作 | 症状刻板反复发作，表现为持续数分钟的眩晕、平衡障碍，可有跌倒发作、短暂性全面性遗忘症、双眼视力障碍 | ①有脑血管病相关危险因素；②起病突然、不超过24h；③发作间期无神经系统损害体征，诊断主要靠病史 |

| 疾病名称 | 临床特点 | 诊断要点 |
| --- | --- | --- |
| 后循环梗死（脑干小脑为主） | 急性头晕/眩晕、言语欠清晰、肢体无力或面部肢体麻木、视物成双、行走或持物不稳、跌倒发作等 | ①有脑血管病相关危险因素；②安静休息时发病；③脑神经损害表现；④CT早期正常，24～48h后出现低密度灶 |
| 颅内肿瘤 | 头晕/眩晕可持续数周以上。小脑或脑干肿瘤主要表现为小脑性共济失调、脑神经和交叉性椎体损害，有时合并眩晕或头晕；桥小脑角肿瘤常见头晕发作，可见小脑性共济失调、病侧面部感觉障碍和展神经麻痹、面瘫等体征 | 主要依靠典型症状和体征，结合影像学诊断 |

2. 前庭性偏头痛（vestibular migraine，VM）

（1）定义：VM是临床上常见的具有遗传倾向的以反复发作头晕或眩晕、可伴有恶心、呕吐，伴或不伴头痛的一种可以诊断的独立疾病体。VM可发生于任何年龄，其男女比例为1:1.5～1:5，女性更多见。国内尚无VM流行病学调查数据，目前的一些数据显示VM是继BPPV之后，导致复发性眩晕的第二大常见病因。

（2）临床表现：表现为反复发作的自发性眩晕伴恶心，有时可有呕吐，发作时间可持续数十秒至数小时或数日，一般经过休息后或睡眠好转。发作时无或有明显头痛，头位变化时头晕加重，无特定方向性，可伴畏光、畏声、视觉先兆，可有视物模糊、偏盲，少数可出现短暂意识模糊。

（3）诊断标准

1）至少发作5次前庭症状，中到重度，每次持续5分钟至72小时。

2）现病史或既往史中存在符合国际头痛疾病分类（ICHD）标准的偏头痛。

3）至少50%的前庭症状发作合并下列症状中的一项：①头痛，至少符合2项，a.即位于头部一侧，b.呈搏动性，c.或疼痛达到中到重度，d.日常体力活动后加重；②畏光和畏声；③视觉先兆。

4）不能用其他诊断更好的解释症状。

除了1）之外，若患者只存在2）或3），则应诊断可能的VM。

（三）非前庭性疾病

在分析老年人头晕/眩晕原因时，除考虑前庭系统疾病外，还要考虑心血管系统、骨骼肌肉系统、多感觉平衡障碍、精神心理性、药物副作用等，这些因素可能会在老年人头晕/眩晕及平衡障碍形成中起到不同权重的作用。

1. **神经系统性疾病和精神因素**　感觉系统和运动系统受累时可导致头晕和平衡障碍，老年人的外周感觉传入和中枢信息整合功能的各个环节都有减退，除此之外老年人还可能有骨关节等运动系统功能的减退。老年患者发生的头晕/眩晕可能表现为进行性行走/站立不稳等形式，自周围神经至大脑的各个层面所发生的躯体运动或感觉障碍均可导致这些症状，常见的疾病有多发性周围神经病、脊髓病、小脑病变、帕金森病等。老年人因基本认知、记忆、情绪、社会交往等多方面的功能下降，存在一定的心理健康问题，如抑郁、焦虑、睡眠障碍等，也会导致老年人头晕/眩晕。

2. **全身性疾病**　在老年人群中，心血管疾病（如心律失常、心肌梗死、直立性低血压、心力衰竭等）、血液系统疾病（贫血等）也会出现头晕及平衡障碍症状。其中对于非眩晕性头晕的患者应重视全身疾病的病史采集、查体和辅助检查。而非眩晕性的体位性头晕在老年人群中需要考虑直立性低血压，患者在直立位时收缩压和/或舒张压下降超过20mmHg和/或10mmHg；临床表现为将要摔倒的不稳感，可能伴随黑矇或视物模糊、恶心出汗等，但患者的意识并未丧失，症状多持续数秒到数十秒，极少超过数分钟，有时也称为晕厥前状态。患者出现上述表现或疑诊本病时，应行三位血压监测、直立倾斜试验及必要的心脏检查。

老年人感觉系统、神经肌肉及骨骼关节等结构功能逐渐减退，如感觉缺失、多发性神经病变、视力下降，均会导致头晕及步态不稳。与青壮年相比，颈椎病可能是老年人头晕/眩晕的病因及机制中一部分，但由于目前缺乏充分的头晕/眩晕与颈椎病关系和形成机制的证据，因此诊断仍需谨慎，不可泛化，需要更多的临床和基础研究证实。

3. **药物性因素**　老年人多合并多种疾病，日常需要服用多种药物治疗，而部分服用的药物可能存在导致老年人头晕/眩晕的副作用，因此，应该对于常见导致头晕/眩晕的药物有所掌握。常见引起头晕/眩晕的药物包括：酒精；阿司匹林和水杨酸酯类；抗生素，如链霉素、庆大霉素、卡那霉素、四环素类；抗癫痫药，如苯妥英钠；抗抑郁药；降压药；抗组胺药；可卡因；奎尼丁；镇静催眠药，如苯巴比妥、地西泮；大剂量碳酸酐酶抑制药，如静脉注射呋塞米、依他尼酸；硝酸甘油。

**（四）诊断思路**

老年人头晕/眩晕病例以前庭周围性病变最常见，其次是全身疾病相关性头晕。有些全身疾病、前庭中枢性病变可能很严重，甚至危及生命。因此，全科医生在首诊时，需要熟练掌握这些疾病的临床特点，识别哪些头晕/眩晕是属于急危重，并予以及时处理。排除急性头晕/眩晕的情况后，老年人头晕/眩晕的诊断应区别前庭系统疾病和非前庭系统疾病，眩晕提示前庭系统疾患，而非眩晕性头晕则更倾向于非前庭系统疾患，明确是前庭系统疾病后还应进一步区分是周围性病变还是中枢性病变。临床实践中，将脑干、小脑神经核以及核上性病变所造成的眩晕称为中枢性眩晕，反之则称为周围性眩晕，周围性眩晕与中枢性眩晕的鉴别诊断见表16-2-6。总之，全科医生应根据病史、查体、实验室检查及影像学检查逐步缩小鉴别诊断的范围，结合所掌握的理论知识作全面而辩证的分析，找出其规律性以明确诊断及评估（图16-2-2）。

表16-2-6　周围性眩晕与中枢性眩晕的鉴别诊断

| 临床特征 | 周围性眩晕 | 中枢性眩晕 |
| --- | --- | --- |
| 病变部位 | 前庭感受器及前庭神经颅外段 | 前庭神经颅内段及以上相关联的结构 |
| 程度 | 发作性、症状重 | 持续性、症状轻 |
| 持续时间 | 较短，数小时至数日，最多数周 | 较长，可数月以上 |
| 眼球震颤 | 幅度小、多水平旋转型，眼震快相向健侧 | 幅度大、形式多变、验证方向不一致 |
| 神经系统体征 | 无或仅有听力改变 | 脑干、小脑及顶颞叶损害体征 |
| 前庭功能试验 | 减弱、消失 | 可正常 |
| 自主神经症状 | 恶心、呕吐、出汗、面色苍白 | 较少见 |

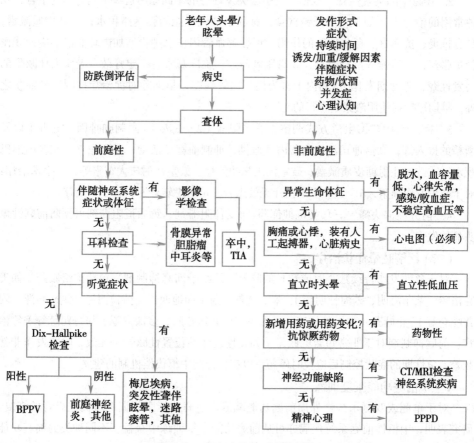

图16-2-2　老年人头晕/眩晕的评估

BPPV.良性发作性位置性眩晕；PPPD.持续性姿势-知觉性头晕；TIA.短暂性脑缺血发作。

# 第三节　头晕/眩晕的干预

## 一、干预原则

引起头晕/眩晕的病因各种各样。对于非前庭系统疾病，应给予相应的治疗；前庭系统疾病虽涉及多种疾病，但基本的处理有其共同性。

### （一）基础前庭系统疾病治疗

基础疾病的治疗往往可以缓解眩晕症状或改变疾病病程，如良性发作性位置性眩晕、前庭神经炎、梅尼埃病、多发性硬化、前庭性偏头痛、椎基底动脉缺血等。

1. 良性发作性位置性眩晕　①耳石复位：是目前治疗良性发作性位置性眩晕的主要方法，对于不同半规管类型选择不同的复位方法，以手法复位为主，手法复位操作困难的患者可采用耳石复位仪辅助复位。②手术治疗：对于诊断明确，1年以上规范耳石复位无效的难治性患者，可考虑转诊行手术治疗。

2. 伴眩晕的突发性聋　根据可能引起突发性聋的不同原因选择不同的药物组合，几种常用的治疗方法如下：①低钠饮食，有利于减轻可能的膜迷路积水；②糖皮质激素，具有抗炎、抗病毒、免疫抑制的作用，可缓解血管内皮水肿，增加内耳血液供应；③血管扩张药；④溶栓或抗凝药物；⑤高压氧治疗，临床观察有一定疗效。老年人伴眩晕的突发性聋，急性期发作（3周内）多为内耳血管病变，早期除对症治疗控制眩晕症状之外，早期短疗程使用激素是可行的。

3. 梅尼埃病　①生活方式调整：适当限盐（2～3g/d），限制咖啡因、尼古丁以及酒精的摄入等；②倍他司汀：改善内耳血供、抑制前庭核活动；③利尿剂：减轻内淋巴积水；④鼓室注射糖皮质激素、鼓室低压脉冲治疗、鼓室注射庆大霉素等；⑤手术治疗：对于眩晕发作频繁，6个月非手术治疗无效患者，可考虑转诊专科，手术治疗。

4. 前庭性偏头痛　三环类抗抑郁药、β受体阻滞剂、钙通道阻滞剂可预防前庭性偏头痛的发作。

### （二）缓解眩晕症状治疗

对于急性发作持续数小时或数日的眩晕，可给予前庭抑制剂，包括抗组胺药（如美克洛嗪、茶苯海明、苯海拉明等）、苯二氮䓬类药（如地西泮、劳拉西泮、氯硝西泮、阿普唑仑等）、止吐药（如丙氯拉嗪、异丙嗪、甲氧氯普胺、多潘立酮、昂丹司琼等）等治疗。前庭抑制剂对于非常短暂的眩晕（如良性发作性位置性眩晕）无效，除非发作非常频繁。急性期的症状控制后应及时停药，以避免抑制中枢代偿机制的建立。

### （三）前庭功能康复训练

对于单侧或双侧永久性外周前庭功能减退，前庭功能康复训练可促进患者的恢复。研究表明，中枢性前庭系统疾病亦可从前庭功能康复训练中获益。不同种类的前庭功能康复训练可作为各种眩晕疾病重要或辅助治疗的方式。如BPPV耳石复位无效以及复位后仍有头晕或平衡障碍的患者可以通过辅助治疗（如Brandt - Daroff习服训练）改善。如果患者拒绝或不耐受复位治疗，也可以进行前庭功能康复训练作为替代治疗。此外，前庭功能康复训练也可用于前庭神经炎、梅尼埃病稳定期、突发性聋伴眩晕患者的辅助治疗。临床上各种原因造成的前庭功能低下的慢性头晕/眩晕患者，前庭功能康复训练（如改良Cawthorne - Cooksey前庭训练）均可能使其受益。太极拳已用于前庭功能障碍患者的治疗，并有所成效。老年人通过太极拳训练，可增加远端肢体的运用意识，从而增加对远端肢体的感知。太极拳对有跌倒风险的老年人可能是一种有效的干预手段。还有一些设备可用来辅助进行平衡和步态锻炼，如游戏技术、视动鼓和虚拟现实系统。

### （四）防跌倒管理

跌倒后损伤可能造成的严重后果，防跌倒成为提高老年人生活质量的重要因素。①基础设施管理：一半以上的老年人是在家中跌倒的，最常见于卧室。因此，平衡障碍的患者，家庭装修方面要注意，如安装防滑地板、坐便器扶手，室内照明充足，不乱堆放杂物，地面无电线，家具不宜太低、太软、棱角分明，常用物品触手可及等。②充足的蛋白质摄入：推荐摄入量为$1.2 \sim 1.5g/（kg \cdot d）$。③肌肉力量和协调性训练：如参加舞蹈、太极拳等活动。④前庭功能康复训练：前庭功能康复训练时，无论在门诊还是家庭训练，都要考虑跌倒的因素，训练中尽量减少这些危险因素。另外，老年人进行家庭训练的主动性较差，有时需要在门诊训练，在门诊训练时尽可能有家庭其他成员参与，"监督者"能提高练习的安全性及动力；由于间断性训练可能促使已经代偿好的平衡状态重新失代偿，长期坚持训练很重要。

## 二、转诊原则

### （一）紧急转诊

1. 出现意识障碍或合并中枢神经系统受累的体征时，如复视、肢体无力或肌张力异常、肢体或躯干共济失调、严重平衡失调、交叉性或偏身感觉障碍、构音障碍、吞咽困难、饮水呛咳、视野缺损、霍纳综合征。如患者有血压过高、异常呼吸及意识变化等，需适当控制血压、稳定生命体征后尽快转诊神经科。

2. 急性眩晕伴随头痛，尤其是位于单侧后枕部的新发头痛，体格检查头脉冲试验正常，建议首先转诊神经科。急性眩晕伴随听力下降，考虑突发性聋伴眩晕，建议首先转诊耳鼻喉专科。

3. 头颅CT显示有可能需要手术治疗的脑干小脑出血的患者，应尽早转诊至上级医院神经科或神经外科治疗。

### （二）普通转诊

1. 怀疑有器质性疾病，需要较为复杂的专业检查设备或诊断评估，如单侧听力进行性下降，需要进一步影像学检查排除听神经瘤等占位性疾病时，建议首先转诊耳鼻喉科。

2. 慢性持续性头晕患者，如为双侧前庭病变所致，可转诊至康复科进行连续个体化的前庭康复方案治疗。

3. 患者病情迁延，头晕症状持续存在不缓解，对初步经验性治疗反应不佳，建议首先转诊神经科。

4. 合并严重精神或心理异常（如自伤、自杀倾向）建议转诊精神专科。

## 全科医生在老年头晕/眩晕诊治中的关注点

全科医生应运用全科医学的理念及整体方法针对头晕/眩晕进行详细评估：

1. 系统的病史采集非常重要，问诊时注意了解心理及社会背景、注意人文关怀，尽可能考虑到老年人头晕/眩晕的特征及相关因素等；同时根据系统的体格检查及专项检查结果分析并鉴别诊断。

2. 采用莫塔安全诊断策略，BPPV和脑血管病（尤其是卒中）作为常见的原因，应始终被考虑。

3. 老年人头晕/眩晕的诊断和治疗方法应针对视觉、本体感觉和前庭系统、精神心理等多维度进行，把以诊断为目的评估和以预后为目的评估放在同等重要的位置。

4. 病因可能无法查明，但一些干预措施或治疗仍能改善患者的临床不适。

## 【拓展内容】

1. 持续性姿势-知觉性头晕（persistent posture-perceptual dizziness，PPPD）PPPD是慢性功能性前庭病。PPPD的定义与其他医学领域中功能性疾病（如功能性胃肠病、纤维肌痛）的定义相似，均由其核心躯体症状定义，而非相关的精神心理学特征。尽管结构性和心理性因素影响它的演变，但PPPD是一种功能性疾病。临床中，头晕、不稳和非旋转性眩晕是PPPD的3个核心症状，PPPD既可单独存在，也可与其他疾病共存，PPPD的发病机制可能与影响平衡系统或引起眩晕、不稳及头晕的疾病（周围或中枢前庭病变、其他内科疾病或心理疾病）所触发有关。有研究表明，PPPD可能与躯体姿势控制、多感觉信息处理、危险评估系统与空间定向系统皮质整合的功能异常相关。如果临床医生没有捕捉到患者临床病史的动态改变，而是仅使用PPPD简化版诊断标准，就会夸大PPPD的发病率以及导致鉴别诊断细节的缺失。如果临床医生不能正确把握PPPD的动态演变，可能会混淆PPPD的本质特征及病理生理机制。

2. 梅尼埃病的治疗与管理 美国耳鼻咽喉头颈外科学会2020年发布了最新的梅尼埃病临床实践指南，首次提出16项关键行动声明，以标题形式提出声明和建议强度，每项关键行动声明后面都有一个行动声明简介，其中明确说明了质量改进机会、综合证据质量、证据置信度（高、中、低）、收益、危害、风险、成本以及收益-危害评估。其中，指南强烈建议临床医生对所有怀疑梅尼埃病的患者进行听力学检测，强调听力测验数据的重要性。同时指南不推荐临床医生为梅尼埃病患者开具正压疗法。

3. 研究方向 建议结合国内外指南、查阅文献、采用循证医学的方法、全科医疗疾病管理的技能进行探索研究，建立头晕/眩晕干预管理路径的研究。

**【思考题】**

1. 简述常见前庭周围性病变、前庭中枢性病变的临床表现、诊断与鉴别诊断。
2. 简述头晕/眩晕的治疗、管理与预防。

（方力争）

# 第十七章 睡眠障碍

睡眠障碍

**重要知识点** 1. 老年人睡眠障碍的病理生理机制及分类
2. 老年人睡眠障碍的全科问诊模式及相关辅助检查
3. 老年人睡眠障碍常见疾病的综合评估
4. 常见老年人失眠症、阻塞型睡眠呼吸暂停综合征的临床表现及相关干预策略

## 第一节 概 述

### 一、定义

睡眠障碍（sleep disorders）是由生理、心理、环境因素、药物、精神疾病等多种原因引起的睡眠始发与维持障碍，从而导致睡眠时长或质量不能满足机体生理需要且影响日间正常活动的老年综合征。主要表现为睡眠时间总量异常、睡眠中出现异常行为和睡眠-觉醒节律紊乱。

睡眠障碍是老年人群中常见的健康问题之一。国外研究发现约有60%老年人存在睡眠障碍问题，国内调研数据提示49.9%～64.9%老年人罹患睡眠障碍，且患病率随年龄的增长显著增加，呈女性高于男性、中部地区高于东西部地区、农村高于城市的特点。

老年期睡眠障碍的影响因素多且隐匿，长期慢性睡眠障碍可严重影响老年人的身心健康和生活质量，导致老年人情绪低落，出现焦虑、抑郁等心理问题，甚至出现自杀行为倾向。精神疲倦、躯体功能下降可致使老年人跌倒等意外事件发生概率增加，并可诱发某些躯体疾病。有研究认为，长期慢性失眠会增加阿尔茨海默病的患病率。另外，老年期睡眠障碍也会对陪护者造成一定程度的心理和躯体影响。

全科医生作为首诊医师，运用全人理念及全程连续性服务和整体观进行诊疗，即便在缺乏辅助检查的基层，全科医生也能够通过患者的病史、疾病的特点作出初步诊断，并且给予治疗。

## 二、病理生理及分类

### （一）病理生理机制

睡眠是人和动物的一种重要行为特征，也是一种有复杂的昼夜节律性的正常生理现象。睡眠和清醒的规律交替称为昼夜节律，是能够适应环境刺激，同时保持自身周期性的一个过程。睡眠昼夜节律由中枢神经系统及节律性功能共同调节，其中节律调节中枢由下丘脑室旁核（PVN）、视交叉上核（SCN）、上行网状激活系统以及松果体共同组成。

睡眠是一种复杂的生理现象，正常睡眠包含快速眼动睡眠（rapid eye movement sleep，REM sleep）与非快速眼动睡眠（non-rapid eye movement sleep，NREM sleep）两个时相，二者相互交替，一般每夜交替5~6次，其中非快速眼动睡眠占75%~80%，快速眼动睡眠占20%~25%。非快速眼动睡眠可分为4期：1期（入睡期）、2期（浅睡眠期）、3期（中度睡眠期）、4期（深睡眠期）。在非快速眼动睡眠期间，大脑以低消耗模式工作，脑电图呈慢波和宽波，心率、呼吸频率和血压绝对值下降，变异性减小，有利于精神和体力的恢复。而快速眼动睡眠期间与非快速眼动睡眠相反，大脑活动增加，出现眼球快速运动而脑电图呈快波，心率、呼吸频率增快，有利于学习与记忆。

目前有关睡眠障碍的确切发病机制尚不清楚，多认为其主要与生物节律受损、神经递质传递功能障碍和神经内分泌变化有关。研究表明，光照可以刺激SCN，同步生物钟，并通过突触调节同步输出如γ-氨基丁酸等神经递质，从而使SCN神经元产生和调节昼夜节律。昼夜节律基因在大部分脑细胞中得以表达，而SCN和昼夜节律基因的表达呈负相关，是睡眠障碍不可逆转的病理生理基础。国外一项动物模型研究显示，脑内5-羟色胺浓度和5-羟色胺能神经元兴奋性与睡眠-觉醒节律相关，脑内低浓度5-羟色胺和5-羟色胺能神经元兴奋性异常增高常导致失眠。另外，失眠、日间嗜睡等睡眠障碍可能与上行激活系统受损相关。

随年龄的增加，老年人机体新陈代谢减慢及体力活动减少，生理节律随之发生变化，在睡眠方面则表现为老年人睡眠结构、睡眠-觉醒节律的改变。与年轻人相比，老年人入睡时间延长、浅睡眠比例增高、慢波睡眠减少、夜间醒来次数增多、日间小憩时间增加、总睡眠时间减少、睡眠效率大大下降，严重影响到睡眠质量及日间功能。

### （二）病因

除老年人自身新陈代谢减慢、大脑皮质活动减弱及活动量减少等生理因素外，老年人睡眠障碍还与很多因素相关。丧偶、独居、失能、生活环境突变等生活不良事件，易使老年人产生情绪变化，引起睡眠障碍。噪声、强光、室温不宜等不良睡眠环境因素也会影响老年人的睡眠。白天睡眠过多，或睡前过度饮酒、饮用咖啡、浓茶等饮品，剧烈运动、吸烟等不良生活行为习惯，均会影响正常的睡眠节律，增加中枢神经系统兴奋性，影响夜间睡眠质量。焦虑症、抑郁症、阿尔茨海默病、帕金森综合征、心血管疾病、慢性阻塞性肺疾病、关节炎、癌性疼痛、前列腺增生等精神及躯体疾病是老年人睡眠障碍的常见病因。此外，老年人基础疾病多，常合并多重用药，部分药物也可引起睡眠障碍，如降压药（利血平等）、糖皮质激素（可的松等）、抗抑郁药物（特别是选择性5-羟色胺再摄取抑制药）、抗帕金森病药（左旋多巴等）、支气管扩张剂（氨茶碱、沙丁胺醇等）、利尿剂等。另外，长期滥用催眠镇静药，容易产生依赖，如停药会出现反跳性失眠；化学物质的使用亦可继发睡眠障碍。

（三）分类

1. 根据表现形式，老年人睡眠障碍可分为5类。

（1）入睡困难：指入睡时间大于30分钟。

（2）夜间觉醒次数增加：一般指睡眠浅，夜间易醒，觉醒次数大于3次。

（3）睡眠时间缩短：指在充足时间情况下夜间睡眠总时长不到5小时。

（4）早醒：早晨提前1小时觉醒且不能再入睡。

（5）日间疲劳：睡眠质量差，睡醒后白天易嗜睡及疲劳。

2. 根据《国际睡眠障碍分类》第三版（ICSD-3），睡眠-觉醒障碍可分为5类。

（1）失眠障碍：慢性失眠症、短期失眠症。

（2）过度嗜睡障碍：发作性睡病、特发性嗜睡症、克莱恩-莱文（Kleine-Levin）综合征等。

（3）睡眠相关呼吸障碍：中枢型睡眠呼吸暂停、阻塞型睡眠呼吸暂停、睡眠相关低通气或低血氧障碍等。

（4）睡眠-觉醒节律紊乱：睡眠-觉醒时相延迟障碍、睡眠-觉醒时相前移障碍等。

（5）睡眠相关运动障碍：不宁腿综合征、周期性肢体运动障碍及异态睡眠（非快速眼动睡眠-觉醒障碍、快速眼动睡眠相关异态睡眠）等。

3. 根据病因，睡眠障碍可分为2类。

（1）原发性睡眠障碍：指不明原因导致的睡眠障碍，包括睡眠相关呼吸障碍、睡眠-觉醒节律紊乱等。

（2）继发性睡眠障碍：指有明确病因所引起的睡眠障碍，如前列腺增生、心力衰竭、急性脑梗死等躯体疾病，焦虑症、抑郁症等精神疾病，利尿剂、糖皮质激素、抗抑郁类药物或其他化学物质使用等。

# 第二节　睡眠障碍的评估

## 一、睡眠障碍的接诊技能

（一）问诊

全科医生在接诊老年睡眠障碍患者中，应采用开放式问诊、应用BATHE（背景、情感、烦恼、处理及移情）的问诊方法，问诊内容主要包括总体睡眠情况、伴随症状、既往史、个人史、用药史等；同时，应特别注意了解患者对疾病的认知、担忧和困惑等心理问题，注意人文关怀；了解患者的家庭环境和社会背景；并根据问诊获得的病史进行整体相关分析（表17-2-1）。

表17-2-1　睡眠障碍的问诊过程的初步评估

| 项目 | 问诊内容 |
|---|---|
| 现病史 | 需求的睡眠时长，而实际平均每日睡眠时长 |
| | 睡醒后精神状态及工作效率 |
| | 是否为正常的睡眠节律 |
| | 睡眠时是否有打鼾和/或呼吸暂停情况 |
| | 是否存在焦虑、抑郁等表现 |
| | 伴随症状： |
| | 　宿醉反应（觉醒后仍疲乏、头晕等） |
| | 　日间残留效应（白天嗜睡、精神萎靡等） |
| | 　精神症状（思维迟钝、注意力不集中等） |
| | 　躯体不适（纳差、虚弱等） |
| 既往史 | 是否存在躯体疾病史、精神心理疾病史 |
| 个人史 | 吸烟、饮酒史 |
| | 家庭和社会关系 |
| | 睡眠环境、睡眠卫生习惯和行为 |
| 用药史 | 有无服用催眠镇静药、镇痛药、精神类药物等 |

注：50%以上的老年患者描述症状时含糊不清，请家属或者看护者协助询问病史是必要的。

（二）查体

睡眠障碍的临床诊断思路中，需要优先除外阻塞型睡眠呼吸暂停综合征（obstructive sleep apnea syndrome，OSAS）合并严重心脑血管疾病、呼吸衰竭等，夜间猝死风险极高，当出现严重并发症时需转上级医院专科就诊。

1. 一般查体　包括一般状态（精神状态、认知能力）、生命体征测定（体温、呼吸、血压、脉搏）、体重指数（BMI）测定等，其中对BMI≥25kg/m$^2$的患者，建议同时测量颈围、胸围、肘围、腹围及臀围。

2. 重点查体　①皮肤：是否有皮疹；②头部：检查颌面外形（有无下颌后缩及畸形）、鼻腔、咽喉（有无悬雍垂过长或过粗、扁桃体有无肿大及其程度）、口腔等，评估是否有可能阻塞呼吸的因素；③颈部：是否有甲状腺肿大；④心脏：有无心力衰竭体征；⑤肺部：有无哮喘、慢性阻塞性肺疾病的体征，双肺呼吸音，是否有啰音；⑥四肢：有无骨性关节炎或痛风等造成疼痛的因素；⑦神经系统：有无器质性脑病阳性体征。

（三）辅助检查

睡眠障碍的病因很多，辅助检查的选择应根据病史和体格检查而定。全科医生需根据所在医院所配备的检查设备酌情选择，如不具备相应检查设备时，建议转诊上级医院。

1. **多导睡眠图（PSG）** 是通过监测患者整夜睡眠过程中的呼吸、血氧饱和度、脑电图、肌电图、心电图、眼动电图等10余项指标了解患者睡眠过程中的生理活动和生物电变化，可用于睡眠障碍的病因诊断及治疗效果的评估，是确诊阻塞型睡眠呼吸暂停综合征及其严重程度分级的金标准。

2. **睡眠体动记录** 是通过佩戴睡眠体动仪记录患者睡眠过程中的身体运动情况，获得睡眠潜伏期、夜间觉醒次数及时间、睡眠总时长、睡眠效率等睡眠参数，用于鉴别昼夜节律失调性睡眠障碍，但其精确性较多导睡眠图差。

3. **睡眠日记** 患者需记录2周的睡眠日记，通过记录每日晚上睡眠的情况（就寝时间、唤醒时间、睡眠潜伏期、夜间觉醒频率等），有助于对患者失眠进行评估并指导治疗。另外，还可通过睡眠日记计算睡眠效率等，可量化治疗效果。

4. **睡眠质量评估** 可通过问卷评价患者失眠情况。临床上常用匹兹堡睡眠质量指数问卷（PSQI）评价患者睡眠质量。该问卷主要通过询问9道问题，了解患者近1个月睡眠情况，从而评价患者睡眠质量。须在5～10分钟内完成问卷，总分为0～21分，分数越高，提示睡眠质量越差。也可通过Epworth嗜睡量表（ESS）对嗜睡程度进行评估，总分为0～24分，>11分提示存在过度嗜睡，分值越高，提示嗜睡程度越重。

5. **精神心理评估** 睡眠障碍患者常合并焦虑/抑郁，可通过焦虑自评量表（SAS）及抑郁自评量表（SDS）对患者心理进行评估。

6. **睡眠环境评估** 安静、光线幽暗、空气流通、室内温度适宜等舒适的睡眠环境有助于提高睡眠质量，反之，嘈杂、明亮的睡眠环境会导致睡眠质量下降。

7. **睡眠卫生习惯和行为评估** 不良的睡眠卫生习惯和行为与老年人睡眠障碍相关，但许多老年人并未对这些行为引起重视，就诊过程中不会主动提及这些不良行为及习惯，临床医生应常规询问患者睡眠卫生习惯及行为情况。

8. **其他检查** 包括血常规、动脉血气分析、甲状腺功能、头部X线测量（包括咽喉部测量）、胸部X线等，用于判断是否有继发性红细胞增多、呼吸衰竭、甲减、下颌后缩及畸形、肺动脉高压等疾患。

### （四）重度阻塞型睡眠呼吸暂停综合征的评估

老年人长期严重的OSAS如未得到及时治疗，容易出现严重的心力衰竭、恶性心律失常、急性呼吸衰竭等危及生命，故需通过重点查体迅速识别重度OSAS的严重并发症，并及时处置。为了快速识别重度OSAS老年患者是否合并严重并发症，应注意重点查体，识别典型阳性体征（表17-2-2）。

除OSAS典型症状外，如患者出现以下情况常常提示合并严重并发症可能，应立即转诊至综合医院或上级医疗机构就诊：①有明显呼吸困难、发绀，出现精神错乱、意识障碍，合并循环、呼吸衰竭者；②有明显心悸，心绞痛发作者；③有急性肺水肿、少尿、腹胀、食欲减退等症状者。

表17-2-2　重度阻塞型睡眠呼吸暂停综合征老年患者严重并发症的阳性体征

| 疾病 | 内容 |
|---|---|
| 急性心力衰竭 | 肺部啰音；心脏杂音、肺动脉瓣第二心音亢进、奔马律；水肿；肝颈静脉回流征；肝大 |
| 心律失常（窦性停搏、严重窦性心动过缓、房室传导阻滞、期前收缩、心房颤动等） | 意识障碍，心脏听诊心音消失；心脏听诊心率小于60次/min；脉搏短绌、心律绝对不齐、第一心音强弱不等 |
| 急性呼吸衰竭 | 意识障碍、发绀、三凹征、呼吸节律改变、心动过速，严重者可出现血压下降、心音消失 |

## 二、睡眠障碍的诊断与鉴别诊断

在生命周期内，特别老年期发生睡眠障碍很常见。Rorberts等报道老年人中27.2%的人有失眠主诉，Bixler等在美国洛杉矶调查1 000余户有代表性的家庭，显示50岁以上人群中39.8%的人有失眠。睡眠呼吸暂停综合征在人群中患病率也较高（2%～4%），在65岁及以上患病率则高达20%～40%。老年人常见的睡眠障碍以失眠症、睡眠呼吸暂停综合征较为多见。

（一）失眠症

1. 定义　失眠症（insomnia）是老年人最常见的睡眠障碍类型，是指在患者拥有良好的睡眠环境及合适的睡眠机会，但睡醒后仍对睡眠的时长和/或质量不满足，并且影响其日间正常生活活动。

2. 临床表现　主要表现为入睡困难（入睡时间>30分钟）、睡眠维持障碍（夜间觉醒≥2次）、总睡眠时间缩短（一般<6.5小时）、早醒和睡眠质量下降，同时合并日间功能受损（包括疲劳、认知障碍、情绪低落/易激惹、躯体不适等）。

3. 分类

（1）按病程分类：①病程<3个月为短期失眠；②病程≥3个月为慢性失眠。

（2）按病因分类：可分为原发性失眠症和继发性失眠症。常见继发性原因：

1）精神障碍疾病：包括重度抑郁、慢性疼痛和广泛性焦虑等疾病。

2）躯体疾病：包括心血管疾病、呼吸衰竭、疼痛、皮肤瘙痒等。

3）药物：老年人基础疾病多，常多重用药，许多药物可引起失眠，如甲状腺素、利尿剂、糖皮质激素、氨茶碱、非甾体抗炎药等。

4）心理-社会因素：老年人，特别是空巢老人，其心理更加脆弱及无助，容易出现焦虑和抑郁。

5）其他：手术应激、疼痛、长期服用改善睡眠药物，或不恰当使用咖啡因、酒精、尼古丁等物质。

4. 诊断标准　失眠症包括慢性失眠、短期失眠，进行诊断时需结合患者睡眠异常的症状、与失眠相关的日间症状、上述症状持续的时间及睡眠环境进行综合评估。失眠症诊断流程见图17-2-1。

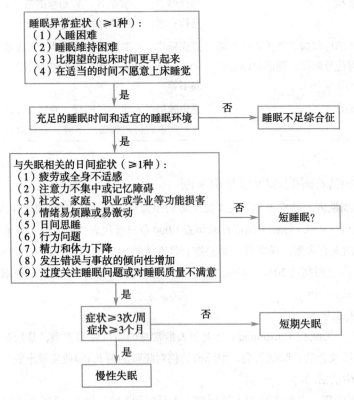

图17-2-1 失眠症诊断流程

### （二）睡眠呼吸暂停综合征

1. 定义 睡眠呼吸暂停综合征（sleep apnea syndrome，SAS）是一种以睡眠过程中出现习惯性打鼾、反复发作的呼吸暂停、白天嗜睡为主要临床表现的睡眠呼吸障碍，可出现夜间间断性低氧和/或高碳酸血症。

2. 临床表现

（1）典型症状：睡眠打鼾，鼾声大且不规律，并伴有呼吸暂停，夜间睡眠质量下降，多次觉醒，醒后仍觉疲乏、思睡。多数患者还可出现注意力涣散、记忆力减退、焦虑抑郁等神经精神症状。

（2）多系统表现：心血管系统（高血压、冠心病、心律失常、难治性心力衰竭）、内分泌系统（糖尿病、血脂代谢异常、代谢综合征）、呼吸系统（呼吸衰竭、肺动脉高压、难治性慢性咳嗽）、泌尿生殖系统（遗尿和夜尿次数增多、性功能障碍）、消化系统（胃食管反流，非酒精性脂肪性肝病）、神经与精神系统（认知功能损害和情绪障碍、脑血管疾病、癫痫）、血液系统（继发性红细胞增多，血液黏滞度增高）、眼部（眼睑松弛综合征、青光眼）、耳鼻咽喉（听力下降、鼻炎、咽炎）、口腔颅颌面（长面和下颌角增大、下颌后移、舌体和软腭长且肥厚）。

3. 分类与分度

（1）分类

1）阻塞型睡眠呼吸暂停综合征（OSAS）：中枢神经系统呼吸功能正常，是因上呼吸道阻塞而出现呼吸暂停，表现为口鼻气流消失，呼吸运动仍存在。

2）中枢型睡眠呼吸暂停综合征（CSAS）：多因疾病影响中枢呼吸功能引起，常见于脑血管疾病、慢性心力衰竭，表现为口鼻气流和呼吸运动同时消失。

3）混合型睡眠呼吸暂停综合征：OSAS与CSAS交替出现，即口鼻气流、胸腹式呼吸同步消失，数秒或数十秒后出现呼吸运动，但仍无口鼻气流。

（2）分度：按呼吸暂停低通气指数（AHI），结合夜间最低动脉血氧饱和度（$SaO_2$）分度。

1）轻度：AHI 5～<15次/h，$SaO_2$ 85%～90%。

2）中度：AHI 15～30次/h，$SaO_2$ 80%～<85%。

3）重度：AHI>30次/h，$SaO_2$<80%。

4. 诊断标准　　大部分老年人常常意识不到自己的打鼾、呼吸暂停及夜间觉醒，多由家属发现患者睡眠过程中出现打鼾、呼吸暂停、憋气等症状而就诊，需结合患者临床表现、体格检查、多导睡眠图等结果综合分析判断。OSAS是睡眠呼吸暂停综合征中最常见的，其诊断流程见图17-2-2。

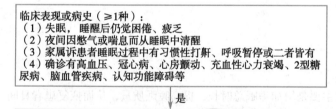

图17-2-2　阻塞型睡眠呼吸暂停综合征诊断流程

**（三）诊断思路**

老年人睡眠障碍以失眠症最常见，其次是OSAS。OSAS可并发多系统功能损害，甚至可造成夜间猝死。因此，全科医生在首诊时，需要熟练掌握睡眠障碍常见病因的临床特点，识别哪些睡眠障碍患者合并严重并发症，并予以及时处理，同时注意运用莫塔安全诊断策略，减少漏诊及误诊（图17-2-3）。

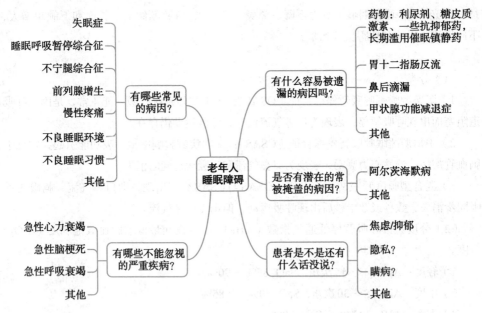

图17-2-3 老年人睡眠障碍莫塔安全诊断策略模式图

# 第三节 睡眠障碍的干预

## 一、干预原则

### （一）失眠症

治疗老年失眠症的目的主要是增加睡眠总时长，提高睡眠质量，从而恢复患者日间功能，提高生活质量，避免短期失眠转变为慢性失眠，同时降低与失眠相关躯体或精神疾病多病共存的风险，避免各种干预方式的不良反应。

1. 病因治疗　继发于其他原因引起的失眠症，首先应针对病因进行治疗，祛除病因或诱因。

2. 心理治疗　老年失眠症患者首选非药物治疗，包括睡眠卫生教育和认知行为疗法，是失眠症的基础性治疗，占据非常重要的地位，其他任何治疗都应在其基础上展开，尤其强调进行认知行为疗法。认知行为疗法能纠正患者错误的睡眠观念和不良的睡眠行为习惯，重新建立正确的睡眠-觉醒模式，缩短入睡时间，减少夜间觉醒次数，提升睡眠质量。患者应建立良好睡眠习惯，规律作息，白天适当活动，控制日间睡眠时长，维持运动和休息平衡；晚餐勿进食过饱，睡前避免剧烈运动、避免饮用含咖啡因的饮品及酒水；营造舒适的睡眠环境，避免强光、噪声，保证适宜的室内温度。

3. 药物治疗　大部分改善睡眠的药物长期服用容易产生依赖性，停药后容易出现反跳性睡眠，故老年人用药时需遵循以下原则：①最低有效剂量（通常为成人剂量的一半）；②间歇疗法（3～4次/周）；③短期给药（疗程一般不超过3～4周）；④缓慢减量和逐渐停药（每日减少1/4的用量）。目前常用于治疗老年人失眠症的药物包括：

（1）苯二氮䓬类受体激动剂（BZRA）和新型非苯二氮䓬类受体激动剂（non-BZD）：前者直接抑制中枢神经系统，减少入睡时间和夜间觉醒次数；推荐选用后者，如右佐匹克隆、唑吡坦等。

（2）褪黑素受体激动剂：褪黑素受体激动剂参与调节人体睡眠-觉醒周期，可缩短睡眠潜伏期，增加总睡眠时间，提高睡眠质量，如瑞美替昂（ramelteon）。

（3）促食欲素受体拮抗剂：促食欲素又称下丘脑分泌素，具有促醒功能，促食欲素受体拮抗剂则可以缩短老年患者的入睡时间，减少夜间觉醒次数，增加睡眠总时长，如苏沃雷生（suvorexant）。

（4）抗抑郁药物：因部分抗抑郁药物同时具有镇静作用，所以适用于失眠合并焦虑、抑郁状态的患者。常用药物包括选择性5-羟色胺再摄取抑制药、三环类抗抑郁药、5-羟色胺和去甲肾上腺素再摄取抑制药等。

4. 物理治疗　包括光照疗法、经颅磁刺激等。光线参与人体正常昼夜节律的调节，于适当的时机暴露于光线一定时间，可以使失眠患者重新调整昼夜节律，适用于睡眠-觉醒节律失调的老年失眠症患者，但如患者合并有视网膜疾病、偏头痛及有躁狂倾向，慎用光照疗法。

5. 中医治疗　从中医角度考虑，老年失眠症原因为心肾不交、阴虚火旺、思虑劳倦等，可通过中药、按摩、理疗、针灸等方式调理，从而改善睡眠。

失眠症治疗流程见图17-3-1。

（二）睡眠呼吸暂停综合征

OSAS治疗以病因治疗为主，同时可以服用普罗替林刺激呼吸中枢，增强呼吸肌运动，改善症状。治疗目的主要是通过扩人气道容积，增加气道压力、建立旁路通道，从而减少呼吸暂停次数甚至消除呼吸暂停，改善低通气、缺氧及二氧化碳潴留，缓解症状，提高生活质量。

1. 一般治疗　①戒烟、戒酒；②注意休息，避免劳累或睡眠剥夺；③超重和肥胖患者进行减重治疗；④慎用可引起或加重OSAS病情的药物；⑤体位治疗：特别适用于体位性睡眠呼吸暂停。

2. 无创正压通气（NPPV）治疗　为首选治疗方案。适用于：①轻度OSAS，但存在较明显的白天嗜睡、认知障碍等症状，合并心律失常、心力衰竭、慢性脑缺氧等心脑血管疾病并发症；②可作为中重度OSAS患者一线治疗方案；③经外科手术、口腔矫治器治疗后仍存在OSAS；④重叠综合征，OSAS合并COPD患者；⑤OSAS的围手术期治疗。

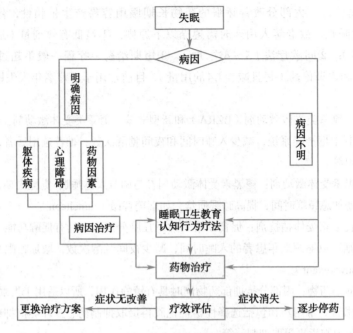

图17-3-1 失眠症治疗流程

3. 口腔矫治器治疗 为单纯鼾症及轻中度OSAS患者的一线治疗方案，还可联合外科手术或NPPV治疗重度OSAS患者。

4. 外科治疗 可进行扁桃体及腺样体切除术、悬雍垂腭咽成形术等手术，解除气道阻塞因素，改善症状；如伴有严重呼吸衰竭者可行紧急气管造口术。

OSAS是一个跨学科的疾病，建议根据患者病情特点，结合多学科意见个体化联合治疗（图17-3-2）。

## 二、转诊原则

### （一）紧急转诊

睡眠障碍出现以下情况需紧急转诊：

1. 难治性高血压。

2. 恶性心律失常。

3. 难以缓解的夜间心绞痛发作。

4. 急性心力衰竭。

5. 呼吸衰竭。

6. 新发卒中。

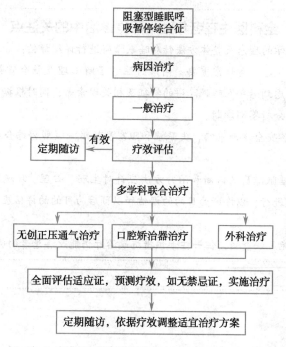

图17-3-2　阻塞型睡眠呼吸暂停综合征多学科联合治疗路径

7. 癫痫持续状态。

8. 难治性低血糖。

## （二）普通转诊

1. 临床怀疑失眠症，但不能明确诊断。

2. 患者罹患严重失眠且合并其他躯体疾病或精神障碍疾病。

3. 患者诊断明确，但经心理、药物、物理及中医等治疗效果不佳。

4. 除睡眠障碍外，患者其他躯体疾病或精神疾病有病情变化。

5. 根据患者症状、体征怀疑OSAS，但因单位条件有限不能明确诊断者。

6. 无法解释的白天困倦、思睡、疲乏。

7. 无法解释的红细胞增多及日间低氧。

8. 怀疑有肥胖低通气综合征。

9. 存在胰岛素抵抗。

10. 合并认知功能障碍、情绪障碍。

11. 合并性功能障碍。

12. 晨起口干或难治性慢性干咳。

13. 需进行无创正压通气、口腔矫治器或外科治疗，但本单位不具备条件。

## 全科医生在老年睡眠障碍诊治中的关注点

运用全科医学的理念及整体方法针对睡眠障碍进行详细评估：

1. 系统的病史采集非常重要，问诊时注意了解心理及社会背景、注意人文关怀，应尽可能考虑到老年人睡眠障碍的特征及相关因素等；同时根据系统的体格检查及专项检查结果分析鉴别诊断。

2. 采用莫塔安全诊断策略，失眠症和阻塞型睡眠呼吸暂停综合征作为常见的原因应始终考虑。

3. 老年人睡眠障碍的诊断和治疗方法应针对生理、心理、环境因素、药物、精神疾病等多维度进行，以诊断为目的的评估和以预后为目的的评估应放在同等重要的位置。

4. 病因可能无法查明，但一些干预措施或治疗仍能改善患者的临床不适。

## 【拓展内容】

1. 研究进展

（1）饮食营养对睡眠和睡眠障碍的影响：研究发现昼夜节律既受内部遗传因素（时钟基因）控制，同时也受营养、环境等外源性因素影响。饮食调节睡眠的机制非常复杂，主要通过以下三个途径：

1）饮食成分可直接影响睡眠：如含咖啡因的物质可导致睡眠时长及睡眠质量降低，并导致睡眠潜伏期延长。其可能机制为咖啡因通过拮抗大脑中诱导失眠的腺苷受体而发挥作用。另外含褪黑素的食物也可直接影响睡眠。

2）许多营养代谢产物可直接调节或通过调节其他相关因素起到调控睡眠的作用：如维生素D含量与睡眠质量、睡眠时间和嗜睡等因素都有关，且与阻塞型睡眠呼吸暂停综合征之间也存在关联。但上述作用机制仍尚不明确，可能与炎症和氧化应激相关。

3）长期的营养因素可改变机体炎症状态而影响睡眠：大量研究证实，睡眠障碍与循环中的促炎性细胞因子（特别是C反应蛋白和白细胞介素-6）及糖皮质激素有关。

（2）睡眠障碍与帕金森病的关系：帕金森病是常见的神经退行性病变，其发病率逐年升高，而睡眠障碍是帕金森病最常见的非运动表现之一，与机体神经退化关系密切。研究发现睡眠中断，尤其是OSAS，可能会加剧神经退行性改变，其可能机制为：

1）OSAS引起的睡眠碎片化与机体路易体的积累和黑质神经元的缺失相关，同时二者都参与了帕金森病的发生发展，提示睡眠碎片化可能对大脑老化产生影响，更容易出现帕金森病。

2）睡眠碎片化可导致胶状淋巴功能紊乱。胶状淋巴功能是一种在睡眠过程中活跃的中枢神经废物清除系统，其功能紊乱可导致神经毒性蛋白质的积累，导致阿尔茨海默病，并有学者推测帕金森病的发展过程中也有类似过程。

3）OSAS相关性间歇性低氧血症导致氧化应激和神经炎症，是帕金森病发病的重要机制。

4）OSAS还可通过血流动力学的改变和血脑屏障完整性的改变对胶状淋巴功能造成破坏。

2. 研究方向　建议结合国内外指南，查阅文献，采用循证医学的方法、全科医疗疾病管理的技能进行探索研究，建立睡眠障碍干预管理路径的研究。

【思考题】

1. 简述老年人睡眠障碍根据表现形式的分类。
2. 简述睡眠呼吸暂停综合征典型临床表现。

（顾申红）

第十七章　睡眠障碍

# 第十八章 认 知 障 碍

认知障碍

**重要知识点** 1. 老年人认知障碍的分类及可干预的危险因素
2. 老年人认知障碍的全科问诊模式及相关辅助检查
3. 老年人认知障碍常见疾病的诊断及鉴别诊断
4. 常见老年人认知障碍的相关干预策略

## 第一节 概 述

### 一、定义

随着人口老龄化程度逐渐增加，人们对认知障碍的关注正逐渐成为临床医疗过程中的重要主题。通过临床和神经心理学检查，认知障碍根据严重程度可分为痴呆（dementia）和轻度认知功能损害（mild cognitive impairment，MCI）。认知障碍最为严重的为痴呆，其定义是一种以获得性认知功能损害为核心，并导致患者日常生活活动能力、学习能力、工作能力和社会交往能力明显减退的综合征。MCI的患者在客观认知功能的检查中可发现异常，其定义是记忆力或者其他认知功能进行性减退，但不影响日常生活活动能力，且未达到痴呆的诊断标准。在美国精神病学会《精神障碍诊断与统计手册》第5版（DSM-5）中痴呆被描述为"神经认知障碍"。

我国是痴呆患者总数最多的国家，约占全球痴呆患病总人数的25%；60岁及以上老人的痴呆患病率约为6.0%，MCI患病率约为15.5%，即我国有超过1/5的老年人正受到认知障碍的困扰，产生了巨额的医疗照护费用。据测算，2015年我国阿尔茨海默病（Alzheimer disease，AD）患者的医疗照护费用超过万亿元，预计到2050年将超过十万亿元，经济和人力负担都十分沉重，成为老龄化背景下影响社会发展的重要因素。

认知障碍的疾病进程漫长，病理累积的发生远早于临床症状的出现，AD临床前阶段的提出更是将对认知障碍的关注前移到症状出现前，明确了"早发现、早诊断、早治疗"的优越性。若能通过早期干预将AD的发病延缓5年，将减少约57%的AD患者，极大减轻认知障碍导致的社会经济负担。因此尽早识别老年人认知障碍并进行有效干预，对预防、延缓认知障碍的进展具有非常重要的意义。全科医生作为健康守门人，直接面对广大的社区人群，尤其是社区老年人，对早期识别认知障碍意义重大，但往往缺乏认知障碍诊断能力和明确的转诊渠道，也是导致认知障碍漏检率高，错过最佳干预期的重要原因。

## 二、分类及危险因素

### （一）分类

认知障碍按严重程度分为MCI和痴呆两个阶段。2003年国际工作组将MCI分为4个亚型，即单认知域遗忘型MCI、多认知域遗忘型MCI、单认知域非遗忘型MCI和多认知域非遗忘型MCI。目前国内的指南对MCI分类尚无明确界定，故本节主要阐述痴呆的分类。

1. **按是否为变性病分类** 分为变性病痴呆和非变性病痴呆：前者主要包括阿尔茨海默病（Alzheimer disease，AD）、路易体痴呆（dementia with Lewy body，DLB）、帕金森病痴呆（Parkinson disease with dementia，PDD）和额颞叶变性（frontotemporal lobar degeneration，FTLD）等。后者包括血管性痴呆（vascular dementia，VaD）、正常压力性脑积水，以及其他疾病如颅脑损伤、感染、免疫、肿瘤、中毒和代谢性疾病等引起的痴呆。AD占所有类型痴呆的50%～70%。DLB发病仅次于AD，占痴呆的5%～10%。PDD约占痴呆的3.6%，FTLD占痴呆的5%～10%。VaD是最常见的非变性病痴呆，占痴呆患者的15%～20%。

2. **按病变部位分类** 可分为皮质性痴呆、皮质下痴呆、皮质和皮质下混合性痴呆以及其他痴呆。皮质性痴呆包括AD和FTLD；皮质下痴呆类型较多，包括VaD、锥体外系病变、脑积水、脑白质病变等；皮质和皮质下混合性痴呆包括多发梗死性痴呆、感染性痴呆、中毒和代谢性脑病，也见于DLB；其他痴呆包括脑外伤后和硬膜下血肿痴呆等。

3. **按发病及进展速度分类** 近年来病情发展较快的快速进展性痴呆（rapidly progressive dementia，RPD）备受关注。RPD通常指在数天、数周（急性）或数月（亚急性）发展为痴呆的情况，可能的病因归结为"VITAMINS"，即血管性（vascular）、感染性（infection）、中毒和代谢性（toxic-metabolic）、自身免疫性（autoimmune）、转移癌/肿瘤（metastases/neoplasm）、医源性/先天性代谢缺陷（iatrogenic/inborn error of metabolism）、神经变性（neurodegenerative）以及系统性/癫痫（systemic/seizures）引起的痴呆。另外，人类免疫缺陷病毒（HIV）和克-雅病（Creutzfeldt-Jakob disease，CJD）也引起发病较快的痴呆。

### （二）危险因素

作为认知障碍最严重的阶段，痴呆已经成为老年人群致死和致残的主要疾病之一。痴呆患者晚期丧失独立生活能力，完全需要他人照护，给社会和家庭带来了沉重的经济负担和护理负担。因此，明确痴呆发病的危险因素，并针对这些危险因素开展早期干预和预防，是降低或者延缓痴呆发病的可行方法之一。危险因素通常和疾病的病因或结局相关，可能参与到疾病的某个致病途径，但其灵敏度和特异度常常不足以成为疾病的诊断标志物。

危险因素分为不可干预的危险因素和可干预的危险因素。不可干预的危险因素为年龄、性别、遗传因素、家族史。考虑到在早期干预痴呆的意义，本节主要介绍可干预的危险因素。

1. **教育水平以及中年和晚年的脑力活动** 较高的儿童期教育水平及终身的高教育水平可降低痴呆的风险。总体的认知能力随着教育程度的提高而提高。研究显示，无论年轻人还是老年人，通过参加各种脑力活动，如打牌、阅读、学习新知识等，可以降低痴呆的发病风险。这种脑力活动还可以贯穿于其他多种日常活动中，如社交活动、针织、园艺、演奏乐器等也表现出对痴呆发病的保护作用。

2. **听力损害** 听力损害是老年人身体功能衰退的常见表现之一，近年国内外多项研究表明，老年听力损害与认知功能下降密切相关，听力每下降10dB，可导致认知损害的增加。

3. **脑外伤** 国际疾病分类（ICD）将轻度脑外伤（TBI）定义为脑震荡，将重度TBI定义为颅骨骨折、水肿、脑损伤或出血。TBI通常由汽车、摩托车和自行车意外事故、跌倒等引起。多项研究表明，TBI可显著增加痴呆及AD的风险。距离脑外伤的时间越近，患痴呆的风险越高。

4. **高血压** 中年期持续的高血压与老年期痴呆的风险增加有关。与无高血压的人群相比，血压高于130mmHg的中年患者，即使没有心血管疾病，其痴呆的风险也是增加的。这可能与脑体积减小和白质高强度体积增加有关，但与淀粉样蛋白沉积无关。

5. **体力活动减少** 体力活动的模式随着年龄、时代和发病率的变化而变化，并且在性别、社会阶层和文化中有所不同。一项对随访1～21年的纵向观察研究的荟萃分析表明，锻炼与降低痴呆症风险有关。

6. **糖尿病** 糖尿病是痴呆的危险因素。痴呆的风险随着糖尿病的持续时间和严重程度的增加而增加。然而，强化糖尿病控制不会降低痴呆症的风险。

7. **心血管疾病联合的危险因素** 目前的研究多聚焦于某一单独的心血管疾病危险因素，缺少多个危险因素同时存在时对认知功能产生的综合影响相关研究。一项英国的研究表明，根据多个心血管的危险因素对随访人群计算健康得分，在无心血管疾病的人群中，得分越高，患痴呆的风险越低。这一发现强调了心血管疾病危险因素聚类分析的重要性。

8. **大量饮酒** 一直以来，酗酒与大脑变化、认知障碍和痴呆有关。而一项包含45项研究的系统性综述报告，与不饮酒相比，轻度到中度饮酒可降低痴呆风险。

9. **超重和肥胖** 一项随访最长达42年的大规模研究表明，BMI增加与痴呆有关。一项包括130万样本的荟萃分析表明，可能的临床前痴呆和有前驱症状的痴呆均与体重增加有关。

10. **吸烟** 吸烟者比不吸烟者罹患痴呆的风险更高。即使老年人，停止吸烟，也可以减少痴呆风险。在5万名超过60岁的老年男性的研究发现，相较于未戒烟者，成功戒烟4年以上者，在接下来8年的随访中，痴呆风险明显降低。

11. 抑郁　抑郁与痴呆有关，同时抑郁也是痴呆的前驱症状和早期症状的一部分。一个包含32项研究的荟萃分析表明，抑郁是痴呆的危险因素。进一步的研究表明，晚年和早年的抑郁症状有所不同。在老年，抑郁症状会增加患痴呆的风险，但在年轻人不会。抑郁可导致痴呆发病风险增加1.5倍，这种关联往往发生在抑郁后5年内。

12. 社会活动　社会活动现在已经成为一种公认的保护因素，它可以增强认知储备或加强对认知功能有益的行为。多个研究证实，社会活动减少会增加痴呆的风险。一项新的荟萃分析发现，在长期研究中（≥10年），良好的社会参与度对认知功能具有适度的保护性。

13. 空气污染　高二氧化氮（$NO_2$）浓度、交通废气和木材燃烧产生的细小环境颗粒物（PM2.5）与痴呆发病率增加有关。

14. 睡眠障碍　与无睡眠障碍者相比，有睡眠障碍者与全因性痴呆和临床诊断AD的风险相关性更高。睡眠时间与MCI或痴呆风险之间存在U型关联，中年期失眠、老年期失眠及老年期睡眠时间大于9小时均与痴呆风险增加相关。

15. 饮食　近年发现，整体良好的饮食结构，尤其高植物摄入量，如地中海饮食（蔬菜、豆类、水果、坚果、谷物和橄榄油的高摄入量，饱和脂肪和肉类的低摄入量）或类似的北欧饮食，可能会降低认知功能下降和痴呆的风险。

# 第二节　认知障碍的评估

## 一、认知障碍的接诊技能

### （一）问诊

病史的完整性和准确性对认知障碍的诊断非常重要。首先，应了解患者的基本人口学资料，包括年龄、职业、受教育水平等；其次，应详细询问病史，病史应包括现病史和既往史、家族史等。由于患者本人有认知损害，而且可能存在自知力缺乏，因此向知情者询问病史非常重要。

1. 现病史　应覆盖4个方面，即认知障碍、日常和社会功能、诱因及伴随症状、诊治经过等。

（1）认知障碍：应全面了解各认知域的损害情况，病史记录中建议记录具体事例，而不是概括性描述，包括记忆障碍（近事遗忘、远事遗忘），语言障碍（听、说、读、写、命名及复述能力），定向障碍（时间、地点、人物），空间技能改变，失认、失用、人格改变，情绪症状（如焦虑、抑郁），精神病性症状（如幻觉、妄想等）。

（2）日常和社会功能：了解认知障碍是否对患者的社会功能、日常生活活动能力产生影响，早期往往出现社会功能减退，可表现为仅能完成简单或者程序化工作；逐渐出现工具性日常生活活动能力下降，如学习家用电器使用出现困难、购物和管理钱财出现困难等；基本的日常生活活动能力，如吃饭、穿脱衣服、洗漱、如厕等，早期尚正常，中后期出现困难。

（3）诱因及伴随症状：寻找认知障碍的诱发因素或事件，伴随的非认知和精神症状，如视觉症状、构音障碍、帕金森样症状、癫痫和肌阵挛、共济失调、痉挛性瘫痪、步态和行走障碍等。

（4）诊治经过：包括历次就诊时间、所做检查及结果、治疗和效果以及认知障碍的转归。

2. 既往史及个人史　应详细询问患者的既往史，尤其要注意询问可能导致认知障碍或痴呆的疾病，如脑血管病、帕金森病、癫痫等脑部疾患，精神分裂症、焦虑症和抑郁症等精神科疾病，外伤，长期腹泻或营养不良（维生素缺乏），甲状腺功能障碍，肝肾功能不全，输血或冶游史，酗酒，CO中毒，其他毒物或者药物滥用等。

3. 家族史　应强调询问认知障碍患者的家族史并详细记录。如家族中除患者外还有认知障碍的患者，应记录有几例认知障碍患者，与先证者的关系，每一例认知障碍患者的起病年龄及起病形式，主要临床症状，病程，存活或者去世，如已去世则记录去世时年龄和原因。同时，应绘制家系图进行说明。

（二）查体

包括一般查体和神经系统查体，对认知障碍的病因诊断、鉴别诊断以及伴发疾病具有重要作用。

1. 一般查体　应进行全面而有重点的检查，包括血压、脉搏、呼吸和体温等生命体征，心脏杂音听诊及心律检查在内的心血管查体，皮肤、黏膜查体等，目的是鉴别有无高血压、低血压、心律不齐、心力衰竭、贫血、全身感染等相关疾病。

2. 神经系统查体　应包括意识、高级皮质功能初步检查（理解力、定向力、远近记忆力、计算力、判断力等）、脑神经、运动系统（肌容量、肌张力、肌力、不自主运动、共济、步态）、感觉系统（浅感觉、深感觉、符合感觉）、反射（浅反射、深反射、病理反射）和脑膜刺激征等。

（三）认知和功能的评估

认知障碍可涉及记忆、学习、语言、执行、视空间等认知域，在病程某一阶段常伴有精神、行为和人格异常。因此，对此类患者的评估通常包括认知功能、社会及日常生活活动能力、精神行为症状。其中，认知功能评估又涉及上述的多个认知域。

1. 总体认知功能评估　总体认知功能评估工具包括多个认知域的测查项目，能较全面地了解患者的认知状态和认知特征，对认知障碍和痴呆的诊断及病因分析有重要作用。简易精神状态检查（MMSE）可用于痴呆的筛查。蒙特利尔认知评估量表（MoCA）可用于MCI的筛查。AD评估量表-认知（ADAS-cog）用于评估轻中度AD。血管性痴呆评估量表（VaDAS-cog）用于轻中度VaD药物疗效评价。临床痴呆评定量表（CDR）用于痴呆严重程度的分级评定和随访。

2. 记忆力评估　记忆力评估对痴呆诊断和鉴别诊断非常重要，应对所有患者进行记忆力评估。临床上，记忆力评估主要集中于情景记忆。情景记忆力评估应该尽可能包括延迟自由回忆和线索回忆，包括各种版本的听觉词语学习测验、韦氏记忆量表逻辑记忆分测验、非语言材料记忆测验等。

3. 注意/执行功能评估　注意是指把感知和思维等心理活动指向和集中于某一事物的能力。注意的评估工具包括韦氏记忆测验的注意分检验、简易注意测验等。执行功能指有效地启动并完成有目的活动的能力。执行功能测验分别针对执行功能不同的成分：

①抽象概括能力：韦氏成人智力量表相似性分测验、图片完成分测验；②精神灵活性：语音词语流畅性测验、语义词语流畅性测验等；③信息处理速度：连线测验A、数字符号测验等；④判断力：韦氏成人智力量表领悟分测验；⑤推理和转换能力：威斯康星卡片分类测验、连线测验B等；⑥对干扰的抑制能力：Stroop测验；⑦解决问题的能力：汉诺塔测验、伦敦塔测验等。

注意/执行功能是鉴别皮质性痴呆和皮质下性痴呆的重要指标，尽可能对所有痴呆患者进行注意/执行功能评估。

4. 语言功能评估　因脑部病变引起的语言能力受损有多种表现，患者的表达、理解、复数、命名、阅读和书写都可受到损害。对认知障碍患者应行语言功能检查。对语言障碍为突出表现的进行性非流利性失语、语义性痴呆、少词性进行性失语患者，应进行详细语言评定。卒中急性期语言障碍可采用简易筛查量表，如语言筛查测验（LAST）。针对额颞叶退行性变的语言障碍常用的检查方法包括波士顿命名测验（BNT）、词语流畅性测验（VFT）等。

5. 视空间和结构能力评估　视空间和结构功能受损是痴呆常见症状，尽可能对所有痴呆患者进行该项功能的评估。对后部皮质萎缩的患者应进行复杂图形模仿等空间能力评定。常用的视空间能力评估测验包括气球划消测验、钟划消测验等。

6. 运用功能评估　失用症又称运用不能症。在无理解困难、无运动障碍的情况下，患者不能准确执行其所了解的有目的的动作。失用是痴呆的常见症状，应对所有痴呆患者进行运用功能的评估。对皮质基底节综合征患者应进行运用功能的评定。运用功能的检查方法：①运用输入，包括物品命名、手势命名等；②运用输出，包括表演性手势与实际使用等；③词义/非词义模仿系统，如"请你按照我的动作刷牙"；④概念系统，如必需的工具和材料都放在患者桌子上，"让我看看你如何寄信"。

7. 日常生活活动能力评估　日常生活活动能力包括基础性日常生活活动和工具性日常生活活动，前者指独立生活所必需的基本功能，如穿衣、吃饭、如厕等，后者包括复杂的日常或社会活动能力，如出访、工作、家务能力等，需要更多认知功能的参与。应根据患者本人和知情者提供的信息，综合评价患者日常活动能力。评价日常生活活动能力常用的量表包括阿尔茨海默病协作研究日常能力量表、Lawton工具性日常生活活动能力量表等。

对认知主诉的就诊者，选择MMSE和MoCA量表组合或类似的筛查量表组合进行初步筛查。筛查阳性者针对不同的认知域选择标准化测验进行系统评估。

### （四）辅助检查

认知障碍疾病的辅助检查包括体液检查、影像学检查、电生理检查和基因检测等。选择适当的辅助检查可以有效辅助认知障碍疾病的诊断和鉴别诊断，监测疾病进程。

1. **血液检测**　对所有首次就诊的认知障碍患者进行以下血液学检测有助于揭示认知障碍的病因、发现伴随疾病：全血细胞计数、肝肾功能、甲状腺功能、甲状旁腺功能、电解质、血糖、叶酸、维生素$B_{12}$、同型半胱氨酸、红细胞沉降率、HIV、梅毒螺旋体抗体、重金属、药物或毒物检测。

2. **脑脊液检测**　推荐脑脊液检查为痴呆患者的常规检查。对拟诊AD患者推荐进行脑脊液总tau蛋白（T-tau）、磷酸化tau蛋白181（P-tau$_{181}$）和β淀粉样蛋白42（Aβ$_{42}$）检测。对快速进展的痴呆患者推荐进行脑脊液14-3-3蛋白、自身免疫性脑炎抗体、副肿瘤相关抗体检测。

3. **头部影像学检查**　神经影像学是排除其他可治疗性痴呆、辅助临床各种痴呆的诊断及鉴别的重要手段。MRI是进行痴呆诊断和鉴别诊断的常规检查；MRI可用于对痴呆患者的随访，有助于判别预后和药物疗效。功能影像不作为痴呆常规诊断检查，但对临床可疑AD、额颞叶痴呆（FTD）或DLB患者可选用单光子发射计算机体层摄影（SPECT）和正电子发射体层成像（PET）检查以提高诊断准确率。

4. **电生理检查**　脑电图对于鉴别正常老年化和痴呆，或不同类型的痴呆，具有一定辅助诊断价值。定量脑电图、诱发电位和事件相关电位对于鉴别不同类型的痴呆有一定帮助。对于疑诊CJD的患者，应该进行脑电图检查。

5. **基因检测**　遗传因素在多种认知障碍疾病中发挥重要作用，在具有阳性家族史或者精神分裂症患者中检测相关致病基因具有重要意义。有明确痴呆家族史的痴呆患者应进行基因检测以帮助诊断。推荐对有明确痴呆家族史的个体尽早进行基因检测以明确是否携带致病基因，利于早期干预。*ApoE4*基因检测可用于MCI患者危险分层，预测其向AD转化的风险。基因诊断应该在专业的、有资质的检测机构进行，以确保检测的准确性。

### （五）诊断思路

痴呆是一类综合征，其诊断需要根据病史、一般查体及神经系统查体、神经心理评估、实验室和影像学检查结果综合分析。主要分三个步骤进行：

1. **确立痴呆诊断**　对于既往智能正常，之后出现获得性认知功能下降（记忆、执行、语言或视空间能力损害）或精神行为异常，影响工作能力或日常生活，且无法用谵妄或其他精神疾病来解释的患者，可拟诊为痴呆。其中对于认知功能或精神行为损害可通过病史采集或神经心理评估客观证实，且至少具备以下5项中的2项：①记忆及学习能力受损；②推理、判断及处理复杂任务等执行功能受损；③视空间能力受损；④语言功能受损（听、说、读、写）；⑤人格、行为或举止改变。国际痴呆诊断标准主要有两个：WHO国际疾病分类（ICD）-10和美国精神病学会的《精神障碍诊断与统计手册》第Ⅳ版修订版（DSM-Ⅳ-R）。

2. **明确痴呆病因** 引起痴呆的病因很多，不同病因，治疗效果和预后不同。诊断痴呆后，要结合患者认知障碍起病形式、各认知域和精神行为损害的先后顺序及特征、病程发展特点以及既往史和体格检查提供的线索，对痴呆的病因作出初步诊断，然后选择合适的辅助检查，最终确定痴呆综合征的可能病因，尤其注意识别可治性、可逆性痴呆。

神经变性病性痴呆多隐匿起病，呈慢性进展性病程；非神经变性病性痴呆多急性起病，呈快速进展性病程。变性病性痴呆若单纯表现为认知/行为异常，则考虑患者是否为AD、FTLD、DLB等；痴呆叠加其他症状，如合并锥体外系症状则考虑是否为PDD、DLB、进行性核上性麻痹、皮质基底节综合征等，合并运动神经元病症状则需排除额颞叶痴呆合并肌萎缩侧索硬化。非变性病性痴呆中，VaD占较大比例；其他引起急性、快速进展性痴呆病因众多，如感染性、代谢性、中毒性、自身免疫性、肿瘤、外伤等，其中以克-雅病、桥本脑病、韦尼克病、边缘叶脑炎等较多见。根据上述痴呆诊断步骤，可确定大多数痴呆患者的病因。

3. **判定痴呆严重程度** 根据临床表现、日常生活活动能力受损情况或认知评估等确定痴呆的严重程度。临床一般常用日常生活活动能力量表、临床痴呆评定量表或总体衰退量表作出严重程度的诊断。日常生活活动能力减退是痴呆的核心症状，对于不能完成神经心理评估者，可根据以下标准判断痴呆的严重程度：①轻度。主要影响近记忆力，但患者仍能独立生活。②中度。较严重的记忆障碍，影响到患者的独立生活能力，可伴有括约肌障碍。③重度。严重的功能损害，不能自理，完全依赖他人照护，有明显的括约肌障碍。

## 二、认知障碍的诊断与鉴别诊断

### （一）阿尔茨海默病相关认知障碍的诊断标准

目前的阿尔茨海默病（AD）诊断标准主要局限于根据患者、家属及知情者提供的学习、记忆及思维障碍等症状，获得相应的临床依据，再作出AD临床诊断。但是研究发现，出现AD临床症状的前几年，甚至几十年，就已有AD的改变。2011年美国国立老年研究院及阿尔茨海默病协会推出AD重新定义的诊断标准，将AD分为了AD临床前阶段、AD轻度认知功能损害阶段和AD痴呆阶段，在原2007年AD的诊断标准基础上，增加了AD临床前阶段和AD轻度认知功能损害阶段的诊断标准。

1. **AD临床前阶段** AD的生物标志（脑影像学及脑脊液化学改变）可在AD症状前检测到AD极早期的变化，目前尚无这一阶段的临床诊断标准，但对这一阶段的检测有利于临床研究。这一阶段又分为3个阶段，其临床特点及生物标志见表18-2-1。

**表18-2-1　阿尔茨海默病临床前阶段的生物标志特征**

| 阶段 | 类型 | Aβ（PET 或 CSF） | 神经损伤标志（tau、FDG、sMRI） | 轻微认知改变的依据 |
|---|---|---|---|---|
| 阶段1 | 无症状脑淀粉样变性 | 阳性 | 阴性 | 阴性 |
| 阶段2 | 无症状脑淀粉样变性+"下游"神经变性 | 阳性 | 阳性 | 阴性 |
| 阶段3 | 无症状脑淀粉样变性+"下游"神经变性+轻微认知/行为下降 | 阳性 | 阳性 | 阳性 |

注：PET，正电子发射体层成像；CSF，脑脊液；FDG，氟代脱氧葡萄糖；sMRI，结构性磁共振成像；Aβ，β淀粉样蛋白。

2. AD轻度认知功能损害阶段　在记忆及思维能力方面的轻度改变，但未影响到日常生活活动能力。

（1）AD轻度认知功能损害阶段的临床及认知评估

1）建立临床和认知标准：①患者或知情者或医生述有认知改变（认知下降病史或被观察到有认知下降）；②一个或多个领域认知减退的客观依据，典型的包括记忆、执行功能和语言功能等（建立认知多领域规范检测）；③生活自理能力保留；④尚未痴呆。

2）与AD病理改变过程相符的病因学检测：①排除血管性、外伤性、药源性认知下降；②提供认知纵向下降的依据；③有AD相关基因。

（2）轻度认知功能损害临床及认知评估见表18-2-2。

**表18-2-2　轻度认知功能损害（MCI）临床及认知评估**

| 诊断类型 | AD 病因学的可能生物标志 | Aβ（PET 或 CSF） | 神经损伤标志（tau，FDG，sMRI） |
|---|---|---|---|
| MCI-核心临床标准 | 尚不明确 | 相矛盾/中度/未检测出 | 相矛盾/中度/未检测出 |
| AD轻度认知功能损害阶段-中度可能 | 中度 | 阳性/未检测出 | 阳性/未检测出 |
| AD轻度认知功能损害阶段-高度可能 | 高度 | 阳性 | 阳性 |
| MCI-不似AD | 低度 | 阴性 | 阴性 |

注：AD，阿尔茨海默病；PET，正电子发射体层成像；CSF，脑脊液；FDG，氟代脱氧葡萄糖；sMRI，结构性磁共振成像；Aβ，β淀粉样蛋白。

3. AD痴呆阶段

（1）符合很可能的痴呆诊断标准：具备以下认知或行为（神经-精神）症状时可以诊断为痴呆。

1）日常生活工作能力受损，且

2）生活能力和执行能力较先前水平降低，且

3）无法用谵妄或其他严重精神疾病来解释。

4）认知或行为受损至少包括以下2项：①学习记忆新信息功能受损，症状包括重复的发问或话语、乱放个人物品、忘记重要事件或约会、在熟悉的地方迷路；②推理及处理复杂任务的能力受损、判断力受损，症状包括对危险缺乏理解、不能胜任财务管理、决断力差、不能计划复杂的或一连串的活动；③视空间能力受损，症状包括无法识别面孔或常见物品、视力良好不能发现正前方物品、不能使用简单的工具或衣物与躯体关系定向困难；④语言功能受损（说、读、写），症状包括说话时找词困难、犹豫，说话、拼写和书写错误；⑤人格或行为举止改变，症状包括非特异的情绪波动，如激越、动机受损、主动性丧失、淡漠、动力缺乏、社会退缩、对先前所从事活动兴趣降低、悟性丧失、强迫行为、出现社会不当行为。

熟练的临床医生根据患者和知情者所提供的日常生活事件的描述可作出诊断。

（2）符合很可能AD的诊断标准：符合痴呆诊断标准，并具以下特点。

1）隐匿起病，缓慢进展，数月至数年，并非数小时或数日。

2）报告或观察到明确的认知功能恶化，且

3）病史及检测发现早期显著的认知障碍如下分类：①遗忘表现，AD最常见症状，学习、回忆新近习得的知识功能受损，以及至少一项认知功能受损证据。②非遗忘表现，语言障碍，最突出的缺损是找词困难，同时存在其他认知功能缺损；视空间障碍，最突出的缺损是空间认知受损，包括物体、面容、动作失认、失读，同时还表现其他认知区域受损；执行功能障碍，最突出的缺损是推理、判断及解决问题能力受损，同时还表现其他认知区域受损。

（3）排除诊断：①血管性痴呆；②路易体痴呆；③额颞叶痴呆；④其他。

## （二）血管性认知功能障碍诊断标准

1. 血管性认知功能障碍（vascular cognitive impairment，VCI）诊断　需具备以下3个核心要素：

（1）认知损害：主诉或知情者报告有认知损害，而且客观检查也有认知损害的证据，和/或客观检查证实认知功能较以往减退。

（2）血管因素：包括血管危险因素、卒中病史、神经系统局灶体征、影像学显示的脑血管病证据，以上各项不一定同时具备。

（3）认知障碍与血管因素有因果关系：通过询问病史、体格检查、实验室和影像学检查确定认知障碍与血管因素有因果关系，并能除外其他导致认知障碍的原因。

2. VCI的程度诊断

（1）非痴呆的血管性认知损害（vascular cognitive impairment no dementia，VCIND）：日常生活活动能力基本正常；复杂的工具性日常生活活动能力可以有轻微损害；不符合痴呆诊断标准。

（2）VaD：认知功能损害明显影响日常生活活动能力、职业或社交能力，符合痴呆诊断标准。

3. VCI诊断成立后需进行以下分类诊断（病因分类）

（1）危险因素相关性VCI

1）有长期血管危险因素（如高血压、糖尿病、血脂异常等）。

2）无明确的卒中病史。

3）影像学无明显的血管病灶（关键部位无血管病灶，非关键部位>1cm的血管病灶≤3个）。

（2）缺血性VCI

1）大血管性：①明确的卒中病史；②认知障碍相对急性发病，或呈阶梯样进展；③认知障碍与卒中有明确的因果及时间关系；④影像学显示大脑皮质或皮质下病灶（直径>1.5cm）。

2）小血管性：①有或无明确卒中病史；②认知障碍相对缓慢发病；③影像学显示有多发腔隙性脑梗死或广泛白质病变，或两者并存。

3）低灌注性：①有导致低灌注的病因，如心搏骤停、急性心肌梗死、降压药物过量、失血性休克、脑动脉狭窄等；②认知障碍与低灌注事件之间有明确的因果及时间关系。

（3）出血性VCI

1）明确的脑出血病史（包括脑实质出血、蛛网膜下腔出血、硬膜下血肿等）。

2）认知障碍与脑出血之间有明确的因果及时间关系。

3）急性期影像学可见相应的出血证据。

（4）其他脑血管病性VCI

1）有其他血管病变，如脑静脉窦血栓形成、脑动静脉畸形等。

2）认知障碍与血管病变之间有明确的因果及时间关系。

3）影像学显示有相应的病灶。

（5）脑血管病合并AD

1）脑血管病伴AD：①首先有脑血管病病史，发病后一段时间内逐渐出现以情景记忆为核心的认知障碍，这种记忆障碍不符合血管病变导致记忆障碍的特征；②影像学有脑血管病的证据，同时存在海马和内侧颞叶萎缩；③高龄发病，有AD家族史支持诊断；④脑脊液总tau蛋白和异常磷酸化tau蛋白增高，$A\beta_{42}$降低支持诊断。

2）AD伴脑血管病：①临床符合AD特征，隐袭起病，缓慢进展，以情景记忆为核心认知损害；病程中发生脑血管病，可使已存在的认知损害加重；②影像学有海马和内侧颞叶萎缩，同时有本次脑血管病的证据；③高龄发病，有AD家族史支持诊断；④脑脊液tau蛋白和异常磷酸化tau蛋白增高，$A\beta_{42}$降低，支持诊断。

（三）痴呆的鉴别诊断

1. 变性病性痴呆　除AD外的变性病性痴呆。

（1）Pick病及额颞叶痴呆（FTD）：Pick病主要类型为FTD，FTD核心诊断症状为50～60岁起病，呈隐袭性缓慢渐进性发展，早期有人格改变、社交人际能力下降、精神行为异常、自制力缺乏、情感淡漠、缺乏洞察力及言语进展性障碍，脑电图正常，影像学上表现为额颞叶萎缩。与AD比较，FTD早期即有人格改变，AD早期认知改变为主，很少有人格和行为异常。

（2）路易体痴呆（DLB）：呈波动性进展，有认知障碍、视幻觉和帕金森综合征，上述3个症状中出现2个即可诊断。

（3）帕金森病痴呆（PDD）：继发于帕金森病后出现认知功能障碍，常为轻度健忘、思维缓慢、抑郁等。帕金森病患者可有20%～40%出现PDD。

（4）帕金森综合征伴痴呆

1）进行性核上性麻痹（PSP）：病理显示中脑-脑桥被盖部明显萎缩，可见神经原纤维缠结（NFT）。临床表现为锥体外系症状（包括强直、少动、震颤）、眼球垂直运动障碍、痉挛性构音障碍、吞咽困难、锥体束征阳性、痴呆、癫痫。MRI示中脑存在边缘清晰的局灶性萎缩，中脑导水管、四叠体池、脚间池、第三脑室扩大。

2）多系统萎缩（MSA）：包括夏伊-德雷格尔综合征（SDS）、纹状体黑质变性（SND）、橄榄体脑桥小脑萎缩（OPCA）。表现为自主神经功能紊乱、小脑体征、睡眠呼吸暂停、情绪波动、核上眼肌麻痹、痴呆、左旋多巴疗效差。

3）皮质基底节变性（CBD）：病理显示额叶后部、顶叶皮质萎缩，黑质、纹状体、丘脑底、红核、中脑顶盖可见NFT。临床表现为锥体外系症状（不对称性一侧肢体强直震颤少动），锥体束征阳性，皮质症状（异己肢体、视患肢外来、肢体忽略、肌阵挛、后跌、皮质型感觉缺失、关节位置觉、痛觉迟钝），晚期有轻度痴呆。影像学可见受累肢体对侧的额叶、顶叶萎缩。

4）亨廷顿病：30～45岁起病，发病率为（4～7）/100 000，三倍体常染色体异常，表现为舞蹈样动作、抑郁、精神症状及痴呆。影像上可见尾状核、壳核、苍白球萎缩，侧脑室扩大，外缘平直。

2. 非变性病性痴呆 除VaD以外的非变性病性痴呆。

（1）正常颅内压脑积水：表现为痴呆、行走困难、括约肌障碍。影像学上可见脑室明显扩大。

（2）抑郁和其他精神疾病所致痴呆。

（3）感染性疾病所致的痴呆：包括神经梅毒、神经钩端螺旋体、莱姆病、艾滋病、病毒性、细菌性、霉菌性、脑炎、朊蛋白病（如克-雅病及其变异型、库鲁病等）。

（4）脑肿瘤所致痴呆。

（5）脑外伤性痴呆。

（6）代谢性脑病：包括心肺衰竭所致脑病、慢性肝性脑病、慢性尿毒症脑病、贫血、慢性电解质紊乱、叶酸和维生素$B_{12}$缺乏症（如韦尼克病、科尔萨科夫综合征）。

（7）中毒性脑病：①药物中毒，常见药物如吩噻嗪类（氯丙嗪、奋乃静、利血平、氟哌啶醇、甲氧氯普胺等）易致帕金森综合征，临床上见静止性震颤、动作迟缓、强直少动、姿势不稳、肌张力失调、智能障碍（反应迟钝、记忆力下降）；②酒精中毒性脑病，临床表现为共济失调、步态不稳、痴呆等，影像上有大脑弥漫性萎缩、小脑弥漫性萎缩、乳头体缩小、白质无异常改变；③一氧化碳中毒脑病，临床表现为锥体外系症状、痴呆、小脑征，影像可见双侧苍白球低信号、脑白质异常、广泛脑萎缩。

## 第三节  认知障碍的干预

### 一、抗阿尔茨海默病一线用药

抗AD一线用药主要有胆碱酯酶抑制剂（ChEI）和N-甲基-D-天冬氨酸（NMDA）受体拮抗剂（美金刚）。欧洲神经学会联盟、美国神经病学学会及美国心理协会指南均推荐ChEI（多奈哌齐、卡巴拉汀和加兰他敏）及美金刚为AD的一线治疗药物，无论是病理机制还是大量的临床研究均验证了以上药物的有效性和安全性。

**（一）胆碱酯酶抑制剂**

中枢胆碱能系统变性严重影响学习、记忆能力。ChEI能抑制乙酰胆碱酯酶对乙酰胆碱（ACh）降解，提高ACh来改善AD患者的认知等功能，还可激活蛋白激酶C减少Aβ沉淀及异常磷酸化tau蛋白生成，是目前应用广泛、研究最多、相对有效的一类药物。

1. **盐酸多奈哌齐**  为哌啶类药物，是高选择性、可逆性ChEI，用于治疗轻中度及重度AD。其优点是服用方便，每日只需服用1片（5mg/d或10mg/d），作用时间长，半衰期为70小时，可出现胆碱能样外周反应，即恶心、呕吐、腹泻、头晕等。

2. **重酒石酸卡巴拉汀**  为氨基甲酸类药物，是一种假性不可逆性、双向胆碱酯酶抑制剂，可选择性结合皮质和海马等脑区的乙酰胆碱酯酶及丁酰胆碱酯酶（BuChE），抑制两者对ACh降解。随着AD病情加重，患者脑中的BuChE水平明显升高，并参与降解ACh。副作用为胆碱能样外周反应。

3. **石杉碱甲**  该药是从石杉属植物千层塔中分离得到的一种新生物碱，是可逆性ChEI，可出现口干、嗜睡、胃肠道反应、视力模糊等副作用。

ChEI可改善患者的症状而不能根治疾病，临床治疗出现副作用或效果不明显时可相互转换或合并应用。因此提高ACh水平，促进其合成释放，减少其分解，可提高其药物活性。

**（二）NMDA受体拮抗剂**

谷氨酸通过NMDA受体介导学习和记忆过程。AD患者谷氨酸信号受到干扰，导致认知功能受损及兴奋性氨基酸的细胞毒性，引起学习记忆障碍，还可导致细胞持续去极化、肿胀、凋亡。

美金刚是中亲和性、非竞争性NMDA受体拮抗剂，通过阻断NMDA，纠正谷氨酸信号转导，保护神经元；用于治疗中重度AD，每日服用剂量10～20mg。

### （三）联合用药获益更大

联合应用ChEI和美金刚比单独应用ChEI可让患者更有效获益。相关研究显示，两者联合应用有相互增效的作用。

### （四）中医药治疗

可根据临床分期，辨证论治进行个体化中医药治疗。中医药治疗AD符合AD进展期间的证候演变规律，显示了一定的证候关联效应，据此提出"早期补肾为主并贯穿全程，中期化痰活血泻火，晚期解毒固脱"的序贯疗法。序贯疗法加常规西药对AD痴呆认知和行为有协同效益。

### （五）药物治疗的注意事项

1. **应交代药物治疗的受益期望** 目前的治疗获益仅限于延缓疾病的发展或轻度好转，不能完全逆转或治愈疾病。为确保患者能接受长期的治疗，医师应与患者和家属详尽探讨患者的受益，以免许多患者在用药2～3个月后因治疗效果不明显而停药，延误治疗。

2. **注意药物的副作用** 在应用ChEI时，由于ACh外周M受体有降低血压、减慢心率、增加腺体分泌等作用，患有病态窦房结综合征或严重房室传导阻滞、急性胃炎、胃溃疡、严重哮喘或慢性阻塞性肺疾病的患者，应谨慎使用，必要时应用前行动态心电图评估，并定期监测。但ACh不良反应在用药2～4日后就会逐渐减轻。

3. **随访** 应至少每3～6个月随访1次，对治疗进行评估，如使用MMSE，应根据评估结果调整药物的剂量及治疗方案，确保治疗的有效性。

## 二、血管性认知障碍的治疗

胆碱酯酶抑制剂可用于治疗VaD和AD伴脑血管病。中重度VaD可选用美金刚治疗。VaD治疗中需要有效控制各种血管性危险因素。对于VCI合并AD的混合性痴呆，胆碱酯酶抑制剂与美金刚也有助于减缓疾病的进展。丁苯酞、尼莫地平、银杏叶提取物、脑活素、小牛血去蛋白提取物等对VCI的治疗可能有效，但还需要更多的临床研究证据。

## 三、转诊原则

### （一）转诊

一二级医院受限于医疗条件难以进行认知障碍的综合诊断，推荐一二级医院在完成认知初筛后为表现出认知功能损害的筛查对象提供转诊服务，并将患者的相关诊疗信息和病历记录提交到对接的三级医院诊疗系统，患者前往三级医院记忆门诊进行进一步生化、影像和临床检查，以得到准确诊断。

### （二）转诊参考指征

1. 在一二级医院进行的或自主通过网络完成的初筛结果提示认知障碍高风险，总体认知力或记忆专项测评提示认知功能损害。

2. 初筛结果显示有明显的认知下降主诉，自述持续6个月以上且快速进展。

3. 初筛结果显示有因认知功能损害导致的日常生活活动能力受限和精神症状。

一二级医院医师发现有上述情况之一者，可认定为认知障碍高风险人员，必要时转诊至三级医院记忆门诊。

4. 对于初筛中未表现出认知功能损害的筛查对象，应由一二级医院记忆门诊妥善留存其健康档案，并告知随访时间，以社区为单位采取家庭医生负责制等方法确保纵向随访顺利进行，监测筛查对象的认知变化情况，及时作出疾病预警。

## 全科医生在老年认知障碍诊治中的关注点

运用全科医学的理念及整体方法对认知障碍进行详细评估：

1. 系统的病史采集非常重要，问诊时注意了解心理及社会背景、注意人文关怀，尽可能考虑到老年人认知障碍的特征及相关因素等；同时根据系统的体格检查及专项检查结果分析并鉴别诊断。

2. 注意早期评估和诊断认知障碍，尤其要关注可干预的危险因素的评估以减少痴呆的发病风险。

3. 老年人认知障碍的治疗方法应针对认知、日常生活活动能力、精神心理等多维度进行，注意药物的不良反应及药物间的相互作用。

## 【拓展内容】

1. 研究进展

（1）主观认知功能减退（SCD）：SCD是个体主观上，自己感觉记忆或认知功能下降或减退，而客观检查没有明显的认知功能障碍的状态，即中老年人自觉记忆减退或记忆障碍而没有明确的原因。SCD的老年人和老年社区比较常见，可以发生在没有认知障碍客观证据的健康人群中，因其与情绪和性格相关，所以流行病学调查很难得到准确的数字。有限的一些调查显示SCD在老年人中的发生率为25%～56%，而且随着年龄的增加而增加，与低教育程度成反比。长期随访研究提示SCD发展为AD的风险高于非SCD人群。对SCD人群应给予充分重视，密切跟踪随访。

（2）认知训练：认知训练是为了提高认知功能设计的一系列重复、标准化且需要一段时间完成的任务，其机制是在环境刺激下大脑可发生一系列的重塑性改变，即大脑具有终身可塑性。这种可塑性被认为可抵抗认知功能的衰退，具有重要的功能性意义。认知训练可增加灰质皮层厚度、白质纤维束的完整性，提高大脑的激活水平及重组大脑网络的连接模式。受认知训练影响的脑区大多数集中在与训练任务相关的脑区和老化易感脑区，如前额叶、默认网络等脑区，这些脑区的改变是认知能力提升的神经基础，可弥补老化或者疾病造成的消极效应。相比药物干预，认知训练无不良反应，是一种更加安全且有潜力的治疗。2020年第一个用于改善注意力的数字治疗在美国获批上市，代表着安全有效的创新型非药物治疗、药物治疗与临床医生指导的康复疗法将一起形成全面整体的治疗康复计划，具有改善患者疾病症状，提高其生存质量的可能性。

2. 研究方向　建议结合国内外指南、查阅文献、采用循证医学的方法、全科医疗疾病管理的技能进行探索研究，建立认知障碍评估、管理、干预的研究。

【思考题】

1. 老年人认知障碍的定义是什么？如何进行分类？有哪些可干预的危险因素？

2. 如何对老年的认知障碍进行系统评估及精准诊断？

3. 目前治疗老年认知障碍主要的药物及副作用是什么？

（郭　媛）

# 第十九章 咳 嗽

咳嗽

**重要知识点**
1. 老年咳嗽的特点
2. 咳嗽的定义、分类和常见病因
3. 老年咳嗽的评估和诊疗思路
4. 咳嗽的对症和病因治疗
5. 老年共病咳嗽的用药原则

## 第一节 概 述

随着年龄增长，老年人呼吸系统老化是一个可预测的进行性改变，受多种因素影响，包括基因、吸烟、环境暴露和患病状况等。通常，生理状态下的老化不会引起缺氧和肺炎，但增龄相关解剖和功能改变，可能会导致老年人肺炎、缺氧发生率增加，最大摄氧量降低，与多种呼吸系统疾病易感性增加有关。

### 一、定义

咳嗽是机体一项重要的防御反射，能廓清呼吸道分泌物和各种有害因子。咳嗽是全科门诊最常见接诊的症状之一，社区人群慢性咳嗽患病率大约10%。随着年龄增长，老年人各器官功能会逐渐出现退行性变，呼吸系统功能也不例外。老年人免疫功能下降、季节变化等极易诱发呼吸系统疾病，因此，咳嗽在老年人中非常常见。由于衰弱，老年人呼吸系统感染时咳嗽并不明显，痰也不多，一些非感染性情况（如肿瘤或肺梗死等）也可引起咳嗽。对于神经退行性变、脑血管意外等导致意识水平减低，有吞咽功能障碍、高龄、衰弱的老年人，反复误吸可能也会导致呛咳和吸入性肺炎。

咳嗽严重影响患者生活质量，尤其是慢性、反复、剧烈咳嗽，会加重患者疼痛、呼吸困难、失禁和睡眠障碍等其他症状，甚至导致老年人肋骨骨折。严重时表现为无休止的痉挛性咳嗽，使患者无法转移注意力，还可能损害社会关系。

处在生命晚期的患者也常见咳嗽、喘鸣和咯血等症状，患者、家属和照护者感到恐惧，咳嗽症状处理也是舒缓治疗的重要内容。

## 二、病理生理机制

咳嗽由完整的咳嗽反射弧参与完成。咳嗽反射弧由感受器、传入神经、咳嗽中枢、传出神经及效应器构成。在各种生物、物理、化学等因素刺激下，位于呼吸道上皮，甚至心包、食管、横膈和胃中的感受器受刺激触发咳嗽反射。咳嗽感受器受刺激后产生的冲动沿迷走神经到达延髓咳嗽中枢，该中枢可能受更高皮质中枢控制。咳嗽中枢产生的传出信号沿迷走神经、膈神经和脊髓运动神经下行到呼气肌群（膈肌、喉、胸和腹肌群等）等效应器，产生咳嗽。由于咳嗽反射传入神经分布较广，因此除了呼吸系统疾病外，消化、心血管、耳鼻喉等系统的疾病均可引起咳嗽。

## 三、老年人咳嗽反射的生理变化

老年人由于增龄对呼吸肌肌力的影响，黏液纤毛清除减慢且效果减弱，病毒感染后损伤的黏液纤毛清除能力恢复减慢；老年人肺部微生物组改变，不仅大气道清除能力受损，小气道中吸入颗粒物的清除能力也受损。

## 四、咳嗽的病因和分类

咳嗽按病程可分为急性咳嗽（<3周）、亚急性咳嗽（3～8周）和慢性咳嗽（>8周）。按性质可分为干咳与湿咳（每日痰量>10ml）。按胸部X线检查有无异常可将慢性咳嗽分为两类：胸部X线有明确病变者，如肺炎、肺结核、支气管肺癌等；胸部X线无明显异常者，以咳嗽为主要或唯一症状，即慢性咳嗽。老年人咳嗽的病因及分类见表19-1-1。

1. **急性咳嗽** 常见病因为普通感冒和急性气管支气管炎。哮喘、慢性支气管炎和支气管扩张等原有疾病的加重也可导致急性咳嗽。此外，环境因素或职业因素暴露越来越多地成为急性咳嗽的原因。一些肺外因素（老年人常见急性左心衰竭），也可引起刺激性干咳或者咳粉红色泡沫痰。

2. **亚急性咳嗽** 最常见的原因是感染后咳嗽（PIC），其次为咳嗽变异性哮喘（CVA）、嗜酸性粒细胞性支气管炎（EB）、上气道咳嗽综合征（UACS）等。病毒或其他上呼吸道病原体感染后发生的咳嗽可持续8周以上。咳嗽可为CVA的唯一表现。UACS与鼻后滴漏相关，病因包括变态反应性鼻炎、常年非变应性鼻炎、血管运动性鼻炎、急性鼻咽炎和鼻窦炎等。EB是慢性干咳的常见病因之一，特别是在无任何其他危险因素的患者。

3. **慢性咳嗽** 引起慢性咳嗽的常见病因包括CVA、UACS、EB、胃食管反流性咳嗽（GERC）和变应性咳嗽（AC），上述病因占慢性咳嗽病因的70%～95%。研究显示，CVA占慢性咳嗽病因的比例最高（32.6%），其次分别是UACS和EB。随着生活方式等改变，GERC的比例有上升趋势，绝大部分咳嗽患者诉有反酸、烧心等胃食管反流症状，但也有超过40%的GERC并无以上典型反流症状，以咳嗽为主要表现。其他病因还包括慢性支气管炎、支气管扩张症、气管支气管结核、血管紧张素转换酶抑制药等药物诱发的咳嗽、支气管肺癌和心理性咳嗽等。

表19-1-1 老年人咳嗽的病因及分类

| 类别 | 病因 |
| --- | --- |
| 急性咳嗽 | 普通感冒 |
| | 急性气管支气管炎 |
| | 哮喘急性发作 |
| | 慢性支气管炎发作 |
| | 支气管扩张急性加重 |
| | 急性左心衰竭 |
| 亚急性咳嗽 | 感染后咳嗽 |
| | 咳嗽变异性哮喘 |
| | 嗜酸性粒细胞性支气管炎 |
| | 上气道咳嗽综合征 |
| 慢性咳嗽 | 咳嗽变异性哮喘 |
| | 嗜酸性粒细胞性支气管炎 |
| | 上气道咳嗽综合征 |
| | 胃食管反流性咳嗽 |
| | 变应性咳嗽 |
| | 慢性支气管炎 |
| | 支气管扩张症 |
| | 气管支气管结核 |
| | 血管紧张素转换酶抑制药等药物性咳嗽 |
| | 支气管肺癌 |
| | 心理性咳嗽 |

多数慢性咳嗽患者可获明确诊断，并在针对性治疗后治愈或缓解。但是，也有一部分慢性咳嗽患者在进行了全面检查和规范治疗后，病因仍无法明确，称为不明原因慢性咳嗽或特发性咳嗽。此类患者以慢性刺激性干咳为主要表现，对外界刺激较敏感，普遍存在咳嗽高敏感性，又称"咳嗽高敏综合征"。

# 第二节 咳嗽的综合评估

呼吸系统疾病在老年人中的患病率逐渐上升，这种趋势不仅增加了疾病诊断的难度，还使咳嗽原因鉴别变困难，如哮喘和COPD引起的咳嗽。对于急性发作的咳嗽，需要考虑患者是否存在未被诊断的慢性呼吸系统疾病。因此，肺功能检查在评估中具有重要地位。肺生理功能方面，随着衰老，肺活量减少，$FEV_1/FVC$下降，胸壁顺应性降低，而咳嗽反射的敏感性增加。此外，生活习惯因素（如吸烟、肥胖和营养不良）也可能导致气道阻塞，加速肺功能减退。除了对呼吸系统本身的影响外，咳嗽还会降低患者的生活质量，如对饮食、睡眠、情绪和血压控制等方面的影响，在评估过程中，也需要关注。

## 一、咳嗽的接诊技能

### （一）问诊技能

1. 了解咳嗽的病程、时相、性质、音色，诱发加重因素、体位、伴随症状，了解痰液量、颜色及性质，有无吸烟史、职业或环境刺激暴露史、服用血管紧张素转换酶抑制药（ACEI）类药物。注意了解患者对疾病的认知、担忧和困惑，注意人文关怀。

2. 了解患者的家庭环境和社会背景。采用开放式问诊方法，以全人理念关注患者的神情、动作，语气等，避免封闭性及诱导性问题，并根据问诊获得的病史进行整体相关分析。

3. 结束开放式问诊后，询问预警症状，如咯血、呼吸困难、下肢水肿、胸痛、大量脓痰、体重减轻等，评估不能漏诊的重要疾病的可能性，指导进一步诊断评估。

### （二）查体

在确认患者生命体征平稳，无严重危急情况后，重点关注体型、肺部、鼻咽喉部查体；肺部听诊注意双肺呼吸音，是否有哮鸣音、湿啰音、干啰音、爆破音、喘鸣；注意鼻咽部黏膜充血、黏性分泌物附着、分泌物性质；肥胖体型者需考虑胃食管反流合并慢性咳嗽可能。

### （三）辅助检查

咳嗽的辅助检查包含血常规、影像学检查、肺通气功能、呼出气一氧化氮（FeNO）检测、诱导痰细胞学检查、食管反流监测、变应原检测和血清IgE检查、支气管镜检查等。全科医生需根据医院所配备的检查设备酌情选择，如不具备相应检查设备时，建议转诊上级医院。

1. 血常规　白细胞计数和中性粒细胞分类增高提示细菌感染。外周血嗜酸性粒细胞增高（>300个/μl）提示变应性疾病，但多数CVA和EB的外周血嗜酸性粒细胞数可在正常范围内。外周血嗜酸性粒细胞显著增高（>20%）提示寄生虫感染、嗜酸性粒细胞性肺炎。

2. 影像学检查　胸部X线为慢性咳嗽的常规检查。不建议将胸部CT作为初诊慢性咳嗽患者的首选检查，当既往检查均无法明确病因，或对常见病因治疗均无效，或有预警症状以及支气管扩张、异物等少见病因时，可采取胸部CT作为首选检查。怀疑鼻窦炎时，首选鼻窦CT检查。慢性咳嗽患者避免短期内反复进行胸部X线或CT检查。

3. 肺功能检查　肺通气功能检查、支气管扩张试验及支气管激发试验对慢性咳嗽的病因诊断有重要价值，有条件者应作为首选检查。支气管激发试验阳性是CVA的重要诊断标准。无条件进行支气管激发试验的单位可检测呼气流量峰值（PEF）变异率，连续监测1周以上的PEF平均昼夜变异率>10%，亦支持CVA的诊断。

4. FeNO检测　用于气道炎症监测，是目前临床应用较多的无创气道炎症检测技术，FeNO水平增高提示嗜酸性粒细胞性炎症或激素敏感性咳嗽可能性大。但FeNO筛查嗜酸性粒细胞性炎症的敏感性不高，约有40%的嗜酸性粒细胞增高的患者FeNO正常。如FeNO水平升高，可建议患者行诱导痰细胞学检查。

5. 诱导痰细胞学检查　具有无创、安全性和耐受性较好等特点，是慢性咳嗽病因诊断和气道炎症评估的重要手段，有助于指导慢性咳嗽患者吸入性糖皮质激素（ICS）治疗，可作为慢性咳嗽的一线检查手段。痰嗜酸性粒细胞增高是诊断EB的必要指标。患者痰嗜酸性粒细胞比例与血嗜酸性粒细胞比例不一定平行，因此不能以血嗜酸性粒细胞水平替代痰嗜酸性粒细胞水平。

6. 变应原检测和血清IgE检查　用于检测患者是否存在特应质和确定变应原类型，有助于筛查变应性疾病，60%～70%的CVA和30%的EB患者存在特应质。

7. 食管反流监测　是诊断胃食管反流最常用和最有效的方法。通过监测暴露时间（AET）、食管pH<4的次数、总反流（酸、非酸）次数为异常反流的主要判断指标，并实时记录咳嗽与反流相关症状，获得反流与咳嗽症状的相关概率（SAP），确定反流与咳嗽的关系，推荐联用AET>6%和SAP≥95%判断是否存在病理性酸暴露，以及酸暴露与咳嗽症状的相关性。

8. 支气管镜检查　不作为慢性咳嗽初诊患者的常规检查，常规检查未能明确病因或对常规病因治疗无效的不明原因慢性咳嗽患者，支气管镜检查可用于排除此类患者气道病变，如支气管肺癌、异物、结核、复发性多软骨炎等引起的咳嗽。

（四）咳嗽诊断原则和评估

咳嗽的诊断应重视持续时间、时相、性质、病史，检查有针对性、由简单到复杂。由于慢性咳嗽持续时间长，病史对疾病诊断方向有影响，且治疗需与诊断同时，因此应遵循以下原则：①重视病史，包括耳鼻咽喉、消化系统疾病病史、职业和环境因素暴露史、吸烟史、用药史。②选择与病史、体征和常见病因有关的检查，由简单到复杂。③首先考虑常见病。在除外预警症状后，先考虑常见病，后考虑少见病。④诊断和治疗应同步或顺序进行，如检查条件不具备时，可以根据临床特征进行诊断性治疗，并根据治疗反应确定咳嗽病因，治疗无效时再选择有关检查。如有典型的鼻炎、鼻窦炎症状或鼻后滴漏症状、体征，可先按照UACS进行治疗。如有典型胃食管反流相关症状或进食后咳嗽，可先按GERC治疗。⑤治疗有效是明确病因的前提，治疗部分有效但未完全缓解，应评估影响疗效的因素和是否存在其他慢性咳嗽的复合病因，如UACS合并GERC、CVA或EB，GERC合并EB或CVA等。⑥考虑环境因素，治疗无效时应评估是否诊断错误，治疗强度和时间是否充足，有无职业或环境暴露因素。

全科医生常用咳嗽症状的评估手段包括视觉模拟评分法（VAS）、咳嗽症状评分、生活质量测评。咳嗽频率监测及咳嗽敏感性检测均需借助仪器，并且定量评估咳嗽的客观指标不能取代主观指标，推荐评估咳嗽频率和严重程度的手段是VAS和简易咳嗽程度评分表（CET）、莱彻斯特咳嗽问卷（LCQ）。

## 二、咳嗽常见疾病诊断

### （一）急性咳嗽

普通感冒和急性气管支气管炎是急性咳嗽的常见病因，应注意区分是否伴有预警症状。传染性呼吸系统疾病，如流行性感冒、严重急性呼吸综合征（SARS）、新型冠状病毒感染等，可能引起急性咳嗽；哮喘、COPD和支气管扩张等慢性呼吸系统疾病加重同样可以导致急性咳嗽。

（1）普通感冒：普通感冒诊断依靠病史和体格检查，通常不需要进行病原学或影像学检查。其主要病因是病毒感染。临床表现除咳嗽外，还伴有上呼吸道相关症状，如流涕、喷嚏、鼻塞和鼻后滴漏感、咽部刺激感或不适，可伴有发热，但全身症状少。流感常伴有发热、肌痛等全身症状。

（2）急性气管支气管炎：急性气管支气管炎是由生物性或非生物性因素引起的气管支气管黏膜的急性炎症，病毒感染是最常见的病因。冷空气、粉尘、刺激性气体同样会引起本病。大部分患者呈自限性，老年患者有可能发展为迁延性支气管炎，也可发展为慢性支气管炎。其诊断主要依靠临床表现，病程初期常有上呼吸道感染症状；随后咳嗽逐渐加重，可伴有咳痰，细菌感染时常咳黄脓痰，咳嗽症状可持续2～3周。根据临床症状和影像学检查排除感冒、肺炎、哮喘、COPD急性加重后，应考虑急性气管支气管炎。应关注心率、呼吸频率、体温和胸部异常体征，注意与肺炎相鉴别。

### （二）亚急性咳嗽

亚急性咳嗽最常见的原因是PIC，其次是CVA、EB、UACS。在诊断和处理亚急性咳嗽时，应首先明确咳嗽是否继发于先前的呼吸道感染，并进行经验性治疗，如治疗无效，再考虑其他病因，可参考慢性咳嗽的诊断流程。

呼吸道感染的急性期症状消失后，咳嗽仍然持续3～8周，胸部X线检查无异常者称PIC。以病毒性感冒引起的咳嗽最为常见，又称"感冒后咳嗽"。肺炎支原体、肺炎衣原体感染也可造成迁延性咳嗽，需采取血清学抗体检测以明确诊断。如患者咳嗽后呕吐以及吸气相喘鸣，应考虑到百日咳的可能，进行聚合酶链反应（PCR）、细菌培养可确诊百日咳。

### （三）慢性咳嗽

慢性咳嗽中70%～95%是CVA、UACS、EB、AC、GERC等常见病因。多数慢性咳嗽为非感染性，需避免抗生素滥用。

（1）CVA：慢性咳嗽中最常见的病因，约占慢性咳嗽的1/3。临床表现主要为刺激性干咳，咳嗽较为剧烈，夜间及凌晨咳嗽是主要特征，刺激因素如感冒、冷空气、灰尘及油烟等可诱发或加重咳嗽。根据咳嗽病史、支气管激发试验阳性和抗哮喘治疗有效进行诊断，PEF平均昼夜变异率>10%也可作为诊断的诊断标准之一。使用ICS抗哮喘治疗4周以上无效，需重新进行评估，高度注意诊断的正确性。

（2）UACS：基础疾病以鼻炎、鼻窦炎为主，需在针对性治疗或经验性治疗有效后确诊。除了鼻部疾病，还可能与咽部如慢性咽喉炎、慢性扁桃体炎有关。症状除咳嗽、咳痰外，可表现为鼻塞、鼻腔分泌物增加、频繁清嗓、咽后黏液附着及鼻后滴漏感。以鼻黏膜苍白或水肿，鼻道及鼻腔可见清涕或黏涕为主要体征。怀疑鼻窦炎时首选CT检查，必要时行鼻内镜、变应原和免疫学检查。

（3）EB：占慢性咳嗽病因的13%～22%，是常见病因。临床表现上多以慢性刺激性咳嗽为唯一症状，日间咳嗽为主；患者对油烟、灰尘、异味或冷空气较为敏感；无喘息、呼吸困难等气流受限相关症状；体格检查多无异常发现。故EB诊断必须结合病因、诱导痰或支气管灌洗液嗜酸性粒细胞计数、气道反应性测定和激素治疗有效等进行综合诊断。

（4）GERC：GERC是胃食管反流（GERD）的一种特殊类型，是慢性咳嗽的常见病因，其发病涉及多种神经、运动调节机制。临床症状除咳嗽外，约有一半以上的患者可伴有反酸、胸骨后灼烧感及嗳气等典型反流表现。咳嗽多发生在日间、直立位以及体位变化时；进食酸性、油腻食物容易诱发或加重；辅助检查依靠食管反流监测；如试验性抗反流治疗后，症状明显减轻或消失，亦可诊断GERC。

（5）AC：慢性咳嗽患者支气管激发试验阴性，痰嗜酸性粒细胞正常，但糖皮质激素及抗组胺药物治疗有效，应将此类咳嗽定义为AC。诊断标准为：①慢性刺激性干咳；②肺通气功能正常，支气管激发试验阴性；③诱导痰嗜酸性粒细胞不高；④具有以下指征之一，变应性疾病病史或变应原接触史、变应原皮试阳性、血清总IgE或特异性IgE增高；⑤糖皮质激素或抗组胺药治疗有效。

（6）其他慢性咳嗽病因：常见病因为慢性支气管炎、支气管扩张等慢性病等，老年人多有既往诊断，诊断时应严格注意时间及影像学证据。另外，气管支气管结核在国内慢性咳嗽中并不罕见，多合并肺结核；可伴有低热、盗汗、消瘦等结核中毒症状，有时可闻及局限性吸气相干啰音，胸部X线无明显改变，容易漏诊及误诊；诊断先进行痰涂片找抗酸杆菌，确诊依靠结核培养；必要时可行支气管镜检查。中央型肺癌的早期症状可为咳嗽，且X线检查多无异常，容易误诊、漏诊；患者多有长期吸烟史，有刺激性干咳、痰中带血、胸痛、消瘦等症状，如有以上特点或咳嗽性质发生改变的患者，应高度怀疑肺癌可能。

咳嗽是ACEI类降压药物的常见不良反应，在慢性咳嗽中占1.7%～12.0%，其咳嗽与年龄、性别、ACEI剂量无关，停用1～4周后咳嗽消失或明显减轻可确诊。躯体性咳嗽综合征常与中枢调节紊乱、焦虑或抑郁等精神因素有关，多为日间咳嗽，专注于某一事务及夜间休息时咳嗽消失，常伴有焦虑症状。

# 第三节　咳嗽的治疗

## 一、对症治疗

### （一）镇咳药物

1. 中枢性镇咳药　可分为依赖性和非依赖性镇咳药。

（1）依赖性镇咳药：为吗啡类生物碱及其衍生物，镇咳作用明显，由于具有成瘾性，仅在其他治疗无效时短暂使用。①可待因：直接抑制延脑中枢，止咳作用强而迅速，同时亦具有镇痛和镇静作用，可用于病因不明、治疗效果不佳且剧烈干咳和刺激性咳嗽，尤其是伴有胸痛的干咳；②福尔可定：作用与可待因相似，但成瘾性较弱。

（2）非依赖性镇咳药：多为人工合成镇咳药。①右美沙芬：作用类似可待因，但无镇痛和催眠作用；②喷托维林：作用强度为可待因的三分之一，同时具有抗惊厥和解痉作用，青光眼及心功能不全者应慎用；③右啡烷：右美沙芬的代谢产物，患者的耐受性更好。

2. 外周性镇咳药　又称末梢镇咳药，能够抑制咳嗽反射弧中的环节，包括局部麻醉药和黏膜防护剂。①那可丁：作用与可待因相当，无依赖性，适用于不同原因引起的咳嗽；②苯丙哌林：非麻醉性镇咳药，作用为可待因的2～4倍；③莫吉司坦：外周性非麻醉性镇咳药，作用较强。

（二）祛痰药物

可提高咳嗽对气道分泌物的清除效率，作用机制包括增加分泌物的排出量、降低分泌物黏稠度、增强纤毛的清除功能。

1. 愈创木酚甘油醚　通过刺激胃黏膜反射性引起气道分泌物增多，从而降低痰液黏稠度，并有一定的支气管扩张作用，常与抗组胺药物、镇咳药物、减充血剂配伍使用。

2. 桃金娘油　桃金娘科树叶的提取物，属于挥发性植物油，能促进气道和鼻窦黏膜纤毛运动，可用于急性气管支气管炎、慢性支气管炎和鼻窦炎等疾病。

3. 氨溴索和溴己新　属于黏液溶解剂，可以使分泌物黏滞度下降，并且促进纤毛运动和增强抗菌药物在呼吸道的浓度，用于伴有咳痰症状的患者。

4. 乙酰半胱氨酸　可使黏液糖蛋白多肽链的硫键断裂，降低痰的黏滞度，同时还有抗氧化作用，用于黏液高分泌痰多的慢性咳嗽患者。

5. 羧甲司坦　可使黏蛋白的二硫键断裂，降低分泌物黏滞度。

另外，高渗盐水及甘露醇吸入可提高气道黏液分泌的水合作用，改善黏液的生物流变学，从而促进黏液清除。

## 二、不同病因咳嗽的治疗

（一）急性咳嗽

1. 普通感冒　以对症治疗为主，不建议感冒患者常规使用抗菌药物。减充血剂与第一代抗组胺药物联合应用能明显缓解咳嗽，改善打喷嚏、鼻塞等症状。解热镇痛药主要针对普通感冒患者的发热、咽痛和全身酸痛等症状，仅以咳嗽等呼吸道症状为主要表现的患者不建议使用非甾体抗炎药治疗。咳嗽剧烈者必要时可使用镇咳药。

2. 急性气管支气管炎　以对症处理为主。剧烈干咳者可适当应用镇咳药物，有痰而不易咳出者推荐使用祛痰药物或黏痰溶解剂。不推荐常规使用抗菌药物；若有感染证据，可依据病原体和药敏试验选择抗菌药物，经验性治疗可选用β-内酰胺类、喹诺酮类等口服抗菌药物。伴咳喘的老年急性气管支气管炎，建议使用β₂受体激动剂。

（二）亚急性咳嗽

最常见的原因是PIC，治疗需要首先明确是否继发于先前的呼吸道感染，并进行经验性治疗。之后再考虑其他病因，如CVA、EB、UACS等。

PIC以病毒性感冒引起最为常见，不必常规使用抗菌药物；PIC常为自限性，但也有部分患者咳嗽顽固，甚至发展为慢性咳嗽；部分咳嗽症状明显的患者建议短期应用镇咳药、抗组胺药加减充血剂等；复方甲氧那明治疗PIC有一定效果；不建议使用吸入性糖皮质激素和孟鲁司特钠治疗PIC。

由于抵抗力低下、排痰不畅、细菌耐药或抗感染疗效不佳等原因，细菌、支原体、衣原体等在支气管内不能被及时有效清除，患者可能病程迁延超过3周，称为迁延性感染性支气管炎。迁延性感染性支气管炎可能需要抗感染治疗，此时建议转诊至上级医院进行针对性治疗。

（三）慢性咳嗽

多数慢性咳嗽与感染无关，应避免滥用抗菌药物治疗。

1. UACS

（1）病因治疗：①非变应性鼻炎以及普通感冒，首选口服第一代抗组胺药和减充血剂治疗。②变应性鼻炎，首选鼻腔吸入鼻用糖皮质激素和口服第二代抗组胺药治疗。白三烯受体拮抗剂治疗变应性鼻炎有效；症状较重、常规药物治疗效果不佳的变应性鼻炎，特异性变应原免疫治疗可能有效，但起效时间较长；避免或减少接触变应原有助于减轻变应性鼻炎的症状。③慢性鼻窦炎。细菌性鼻窦炎多为混合感染，抗感染是重要的治疗措施；建议抗菌谱应覆盖革兰氏阳性菌、革兰氏阴性菌及厌氧菌，急性发作者应用≥2周，慢性者酌情延长使用时间；常用药物为阿莫西林/克拉维酸、头孢类或喹诺酮类；不建议常规长期使用低剂量大环内酯类药物治疗；推荐应用鼻用糖皮质激素治疗伴有鼻息肉的慢性鼻窦炎。

（2）对症治疗：①鼻用减充血剂可减轻鼻黏膜充血水肿，有利于分泌物的引流，缓解鼻塞症状，但不宜长期应用，需要警惕其导致药物性鼻炎的不良反应。鼻用减充血剂疗程一般<1周；建议联合应用第一代口服抗组胺药和鼻用减充血剂，疗程2～3周。②黏液溶解剂（羧甲司坦/厄多司坦）治疗慢性鼻窦炎可能使患者获益。③生理盐水鼻腔冲洗对慢性鼻窦炎治疗有效。

2. CVA 推荐吸入性糖皮质激素联合支气管扩张剂，如长效β₂受体激动剂或单用吸入性糖皮质激素治疗。治疗时间8周以上，部分患者可能需要长期治疗或者按需间歇治疗。白三烯受体拮抗剂治疗CVA有效，能够减轻患者咳嗽症状、改善生活质量并减缓气道炎症。如果患者症状或气道炎症较重，或对吸入性糖皮质激素治疗反应不佳时，可以短期口服糖皮质激素治疗（10～20mg/d，3～5日），少数吸入性糖皮质激素治疗无效的患者，白三烯受体拮抗剂治疗可能有效。如果吸入性糖皮质激素治疗4周以上无效，需高度怀疑是否存在错误诊断，重新进行评估。

3. EB　EB对糖皮质激素反应良好，首选吸入性糖皮质激素持续应用8周以上。初始治疗可联合口服泼尼松（10～20mg/d），持续3～5日。如果无效，应注意是否存在嗜酸性粒细胞增高有关的全身性疾病，如嗜酸性粒细胞增高综合征、肺嗜酸性肉芽肿性多血管炎等。

4. GERC

（1）调整生活方式：控制饮食、减重、抬高床头及避免睡前进食等有利于缓解症状；需避免过饱，避免进食酸性、辛辣和油腻食物，避免饮用咖啡、酸性饮料，戒烟，避免剧烈运动。

（2）抑酸药物：推荐抑酸药物，包括质子泵抑制剂（PPI）和钾离子竞争性酸阻断剂，作为GERC的首选治疗方法。PPI的抑酸效果和症状缓解速度佳，需餐前半小时或1小时服用。无PPI时也可选用$H_2$受体拮抗剂。

（3）促胃动力药：促胃动力药对缓解GERC相关症状可能有效，对于GERC患者，建议在抑酸基础上联用促胃动力药；抗反流治疗疗程至少8周，逐步减量；存在异常反流客观证据的慢性咳嗽患者，经标准抗反流药物治疗效果欠佳或无效时，一方面应考虑治疗药物的剂量及疗程是否足够，同时应考虑是否存在非酸反流、非反流或其他复合病因引起的慢性咳嗽。

5. AC　临床上，某些慢性咳嗽患者具有特应质，痰嗜酸性粒细胞正常，无气道高反应性，糖皮质激素及抗组胺药物治疗有效，将此类咳嗽定义为AC。吸入性糖皮质激素和/或口服抗组胺药物治疗4周以上，初期可短期口服小剂量糖皮质激素（3～5日）。

此外，慢性支气管炎、支气管扩张症、气管支气管结核、ACEI和其他药物、支气管肺癌、心理性咳嗽等也会导致慢性咳嗽。

6. 慢性咳嗽的经验性治疗　病因诊断是慢性咳嗽诊治成功的基础，但需要一定的设备和技术条件，基层医院或经济条件有限的患者难以实施。当客观条件有限时，经验性治疗可以作为一种替代措施。

（1）首先针对慢性咳嗽的常见病因进行治疗，对于无明显临床特征提示潜在病因者，建议采用以常见病因为导向的阶梯性、序贯性治疗策略。

（2）根据病史推测可能的慢性咳嗽病因并进行相应的治疗。如患者的主要表现为夜间或凌晨刺激性咳嗽，则可先按CVA进行治疗；咳嗽伴有明显反酸、嗳气、胸骨后烧灼感者，则考虑GERC的治疗；如感冒后继发咳嗽迁延不愈，则可按PIC进行处理；咳嗽伴流涕、鼻塞、鼻痒、频繁清喉及鼻后滴漏感者，先按UACS进行治疗。

（3）根据临床特征将慢性咳嗽分为激素敏感性咳嗽（包括CVA、EB及AC）、UACS和GERC进行经验性治疗，有利于减少经验性治疗的盲目性，提高成功率。建议将美敏伪麻溶液、复方甲氧那明用于UACS、AC和PIC等经验性治疗。怀疑激素敏感性咳嗽者，建议口服小剂量激素治疗5～7日或吸入性糖皮质激素治疗4周，症状缓解后采用吸入性糖皮质激素维持治疗8周以上。

（4）咳嗽伴咳脓痰或流脓鼻涕慢性咳嗽患者，建议使用抗菌药物治疗。多数慢性咳嗽病因与感染无关，经验性治疗时应避免滥用抗菌药物。

（5）经验性治疗有一定的盲目性，应注意排除恶性肿瘤、结核和其他肺部疾病。针对潜在病因进行经验性治疗4周无效者，建议及时到有条件的医院进行相关检查明确病因。

### 三、老年多病共存患者用药原则

随着年龄的增长，老年人生理功能退化，多病共存情况显著增加。老年人多重用药率高，也更容易发生药物不良反应。面对这种情况，临床医生应注意以下几点：

1. 对患者进行全面综合评估，制定个体化治疗方案。

2. 确定基础治疗药物，这些药物不应轻易停用，当突发急症时，应当确定有效治疗的药物。

3. 权衡利弊，精简治疗方案，适当停用非必需药物，如适应证不明确或临床疗效不确切的药物，一般应控制在4种或5种以内。

4. 药物在老年人体内代谢过程改变，使老年人用药敏感性增加而耐受力降低、安全范围缩小，因此对于大多数药物来说，应遵循小剂量原则、缓慢增量。

5. 查阅专业资料明确患者多种用药的不良反应和潜在的不良反应风险。

6. 重视老年患者药物治疗的成本效益，增强医患沟通，尊重患者意愿。

7. 定期全面评估患者脏器功能，必要时多学科会诊。

### 四、转诊指征

在针对咳嗽进行治疗时，需要注意患者是否存在其他紧急情况，如可疑气胸、气管支气管异物、肺栓塞、肺水肿和急性心肌梗死时需要紧急转诊。

在针对慢性咳嗽的常见病因进行了充分且规范的治疗2～4周而患者咳嗽仍无缓解，或治疗仅部分有效但仍有临床线索提示其他严重疾病时，以及症状虽然缓解但反复发作影响患者生命质量或传染病病例时，需要普通转诊至上级医疗机构进一步诊治。

---

**全科医生在咳嗽治疗中的关注点**

1. 病因诊断是咳嗽诊治成功的基础，要重视病史采集、体格检查、辅助检查。

2. 有时病因诊断需要一定的设备和技术条件，基层医院或经济条件有限的患者难以实施。因此，当客观条件有限时，经验性治疗可以作为一种替代措施。

3. 多数慢性咳嗽与感染无关，应避免滥用抗菌药物治疗。

4. 要重视老年多病共存患者多重用药情况，对患者全面综合评估制定个体化方案。

5. 在针对咳嗽进行治疗时，如存在紧急情况或治疗无效时，需及时转诊。

**【拓展内容】**

1. 研究进展　　目前，关于慢性咳嗽靶向治疗药物的研究在探索中。P2X$_3$受体拮抗剂是目前最有希望的针对慢性咳嗽的靶向治疗药物，其作用机制可能为阻断了ATP与P2X$_3$的结合从而减少了二者结合后引起动作电位发生产生咳嗽冲动。目前，药物Ⅱa、Ⅱb期临床试验均明确了此靶向药物的有效性，大规模Ⅲ期试验正在进行。

2. 研究方向　　老年呼吸系统的老化表现为以下方面：①老年人呼吸系统解剖改变，由于弹性组织减少，胶原纤维网改变，肺泡管增大，肺弹性回缩力降低，导致气体交换表面积减少，解剖无效腔增多。②肺泡表面活性物质成分改变，促炎蛋白含量增加，而抗炎物质减少。其中，肺血管紧张素转换酶2（ACE2）是严重急性呼吸综合征冠状病毒2型的受体。③肺弥散量每10年下降约5%。④通气与血流灌注的不匹配加重，由于老年肺重力依赖部位的气道在全部或部分呼吸周期中关闭，导致动脉氧分压（PO$_2$）降低，从30岁开始出现降低直至70岁或75岁。⑤胸壁僵硬度的增加，胸壁顺应性从30岁到75岁会降低1/3。老年人肋间肌收缩能力下降，腹肌作用相对更大，膈变平，作用变小，导致呼吸作用增加。⑥随着年龄增长，肺功能下降，非吸烟男性用力肺活量（FVC）每10年减少0.15～0.3L，第1秒用力呼气容积（FEV$_1$）每10年减少0.2～0.3L，60～80岁间的下降幅度更大。残气容积（完全呼气末时残留在肺中的气体）每10年增加多达10%。⑦老年人对低氧血症、高碳酸血症及机械负荷的反应降低。未来，应结合老年呼吸系统老化特点，探索老年咳嗽医防融合管理路径。

**【思考题】**

1. 简述常见咳嗽的分类。
2. 全科医生在咳嗽诊疗中的关注点有哪些？
3. 按照病程可将咳嗽分为哪几类？分别有哪些代表疾病？如何进行鉴别？

（迟春花）

# 第二十章 吞咽困难

吞咽困难

---

**重要知识点**　1. 吞咽困难的常见病因和分类

2. 吞咽困难的评估方法和诊断流程

3. 吞咽困难的常用治疗方法

---

## 第一节　概　　述

随着国内人口老龄化的加剧，老年性疾病的患病率不断提升，严重影响患者的生活质量及生命健康。吞咽困难是老年患者常见的并发症之一。

### 一、定义

吞咽困难（dysphagia），来源于希腊语，其意思是进食功能紊乱，又称"吞咽障碍"。患者常描述为吞咽时感到费力、食物通过受阻、吞咽过程延长，有些人可伴随吞咽疼痛或不适。

吞咽困难是一个普遍性问题，随着年龄的增加发病率逐渐上升。50岁以上的普通人群中，吞咽困难的发病率为16%～33%，在各种养老及医疗机构中，51%的老年人受到吞咽问题的困扰。实际上，未检出吞咽功能改变的老年人数量无法估测，直到他们因吞咽困难诱发了其他健康状况才会被重视或就医。由于其早期难以发现，并且有引起吸入性肺炎、营养不良、脱水、体重下降和气道阻塞等危险，老年人群的吞咽困难已经成为重大的临床医疗及公共健康问题。

### 二、正常的吞咽过程

正常的吞咽过程是指吞咽动作推动食物通过咽、食管和贲门的过程，需要口腔、咽、喉、食管的相互协调。吞咽动作是由位于髓质的吞咽中枢以及中远段食管壁中的肠神经系统共同协调产生，主要由自主性反射控制，其过程是数十组肌肉群复杂而有节律舒缩的结果。吞咽的过程通常可以分为随意期和不随意期。其中，随意期指的是吞下食物的过程，又称口腔期，也有学者将其分为口腔前期和口腔期；不随意期又分为咽腔期和食管期。

参与吞咽的骨骼系统包括上颌骨、下颌骨、舌骨及喉软骨。参与吞咽活动的感受器分布于软腭、咽后壁、会厌和食管等处。任何累及舌、咽、食管的疾病或异常均可以引起吞咽困难。

正常人吞咽流质食物后，需3～4秒进入胃；吞咽固体食物后，需6～8秒进入胃，最长不超过15秒。部分吞咽困难患者会感觉到吞咽过程有所延长。

## 三、老年人吞咽功能的生理变化

随着年龄的增加，老年人会出现牙齿松动、脱落，咀嚼功能减弱；唾液腺逐渐萎缩，唾液分泌减少；舌肌力量的下降，吞咽反射触发延迟，喉延迟闭合，残留率和渗透率增加；食管黏膜逐渐萎缩，上食管括约肌开口的横截面积明显减少，且开口的异常开放会引起吞咽后食物残留；食管的蠕动功能下降，使食物停留在食管内的时间延长；食管下括约肌松弛，进入胃的食物很容易反流回食管，造成胃食管反流。这些都增加了老年人吞咽困难的易感性。

当影响吞咽功能的主要因素与年龄相关的功能障碍和虚弱有关时，这种吞咽困难就被称作继发性老年吞咽困难。

## 四、吞咽困难的危险因素病因和分类

### （一）吞咽困难的危险因素

吞咽困难的危险因素包括高龄、虚弱、日常生活活动能力的下降、不良的口腔状况、营养不良、慢性疼痛、重度抑郁、糖尿病。对年龄作出调整之后的研究发现，女性较男性更容易罹患吞咽困难。

### （二）吞咽困难的病因

吞咽困难属于一种常见的临床症状，可能是咽部或食管的功能障碍，也可能是严重器质性疾病的一个信号。其常见疾病可以是局部的病灶，如口腔、咽喉或食管的炎症、异物、外伤或肿瘤等；也可以是全身性的疾病，如神经肌肉退行性病变、结缔组织病、中毒和感染等。对于有吞咽困难症状的患者，特别是老年人，应尽可能地寻找到发病原因，以免遗漏一些重要的疾病，如食管癌。引起吞咽困难的疾病大致分为四类（表20-1-1）。

表20-1-1　引起吞咽困难的常见病因

| 病因 | 疾病 |
|---|---|
| 炎症 | 口腔炎、咽炎、咽后壁脓肿、扁桃体周围脓肿、腐蚀性食管炎、反流性食管炎 |
| 梗阻 | 舌癌、咽部肿瘤、食管癌、食管环、食管良性狭窄 |
| 神经肌肉 | 脑干脑炎、延髓麻痹、重症肌无力、肌炎、系统性硬化、贲门失弛缓症 |
| 精神 | 癔症性吞咽困难、神经症 |

### （三）吞咽困难的分类

器质性疾病所致的吞咽困难常可根据累及的具体吞咽过程进行分类，分类情况常与吞咽过程所牵涉的解剖结构有着密切联系，在临床上较为常用。

1. 口咽性吞咽困难 指食物从口腔进入食管的过程发生困难，即在吞咽开始时就感到吞咽困难，食物常滞留在胸骨上切迹水平，容易引起反流，有误吸风险。

（1）炎症：口咽部炎症所致的吞咽困难时常伴有疼痛，且疼痛常常局限于颈部。

（2）神经麻痹：①由面神经麻痹引起的吞咽困难，常因唾液分泌减少导致滑润及稀释食物的作用差，食物容易积存于两侧颊部，从而不利于吞咽，临床上多为双侧面神经麻痹；②由舌下神经麻痹引起的吞咽困难，表现为咀嚼困难、舌运动障碍，同时可伴有构音困难；③由舌咽、迷走神经麻痹引起的吞咽困难，因发生软腭麻痹，常伴有呛咳，饮水可自鼻孔流出；④延髓麻痹和假性延髓麻痹（表20-1-2），因同时具有舌咽、迷走、舌下及副神经功能障碍，可出现舌肌、软腭、咽肌麻痹，表现为吞咽困难、咀嚼无力、饮水呛咳并从鼻孔流出，伴有发音及构音困难。

表20-1-2 延髓麻痹与假性延髓麻痹的鉴别

| 项目 | 延髓麻痹 | 假性延髓麻痹 |
| --- | --- | --- |
| 损害部位 | 脑干延髓：延髓的疑核、舌下神经核，舌咽、迷走和舌下神经等下运动神经元 | 脑桥或脑桥以上，多为双侧的皮质延髓束 |
| 咽部的感觉、咽反射 | 减退或者消失 | 可以减弱、消失，也可以存在 |
| 舌肌萎缩、舌震颤 | 多有 | 一般没有 |
| 发音困难、饮水呛咳、吞咽困难 | 多有 | 多有 |
| 强哭强笑 | 多无 | 多有 |
| 常见疾病 | 急性脑血管病、多发性硬化、脑肿瘤、延髓空洞症 | 急性脑血管病、颅内感染、脱髓鞘疾病和变性病 |

（3）肿瘤：在舌、咽、喉部有肿瘤时，除了吞咽困难外，还会由于肿瘤压迫及侵蚀的部位不同而表现出不同临床症状。

（4）咽下部憩室：位于在食管上括约肌的上方，憩室囊向后突出，当囊内充满食物时可以压迫食管而发生吞咽困难，表现为食物被咽下后又很快返回到口腔。

2. 食管性吞咽困难 指食物从食管进入胃内的过程发生困难，食物常滞留于胸骨中下部水平，常表现为咽下时感到胸骨后哽噎、胀痛，并可感受到哽噎发生的部位。一般吞咽后2～5秒出现哽噎感，部位在胸骨下；5～15秒出现哽噎感，部位在剑突下。食管疾病所致疼痛通常位于$T_2$～$T_6$区域。

通常情况下，食管机械性梗阻（如食管癌）患者，最初表现为吞咽固体食物（特别是肉类、土豆、馒头等）时发生困难，随后逐渐进展为进食液体时也出现吞咽困难。而神经肌肉疾病所致的食管运动功能障碍患者，则表现为进食固体、液体食物时均可发生吞咽困难。

## 五、引起吞咽困难的常见疾病

### （一）食管良性消化性狭窄

1. **特点** 多见于老年患者，常为食管下1/3处纤维性狭窄（也可能是稍高的位置），伴随多年的食管反流，通常表现为进食固体食物时出现吞咽困难。

2. **诊断** 通过胃镜和钡剂造影检查可以明确诊断。

3. **治疗** ①狭窄部位的扩张性治疗；②积极治疗食管反流。

### （二）食管癌

1. **特点** 多见于40岁以上的男性患者；常于进餐开始时出现吞咽困难；吞咽困难呈进行性加重，最初多为进食固体食物时出现，可长达数周；早期可无症状，而一旦诊断，往往已发生浸润；呃逆可能是早期表现；可有声嘶、咳嗽，咽喉部、胸骨后、肩胛间区不适或疼痛；部分患者可能有体重明显减轻。

2. **诊断** 通过钡剂造影和胃镜检查确诊。临床诊断要点：疲劳+吞咽困难+体重减轻=食管癌。

3. **治疗** 通常采取姑息性手术。

### （三）贲门失弛缓症

1. **特点** 由于食管贲门部的神经肌肉功能障碍所致的食管功能障碍性疾病。食管下括约肌（LES）高压和对吞咽动作的松弛反应减弱。临床上常表现为吞咽困难、胸骨后疼痛、食物反流，可因食物反流误吸入气管导致咳嗽、肺部感染等症状。

2. **诊断** 可通过钡剂造影或胃镜检查，结合食管测压和临床表现进行确诊。

3. **治疗** 保守、内镜、经口内镜食管下括约肌切开术、手术等。

### （四）药物引起的食管溃疡

老年人往往因为多种慢性病，需要口服多种药物，如果在睡前服用药物而没有饮用足够的水，则更容易遇到药物引起的食管溃疡的问题。

某些药物的延迟通过可能会导致食管局部溃疡甚至穿孔，如铁剂、缓释钾、阿司匹林、非甾体抗炎药、双膦酸盐、齐多夫定、抗生素。四环素，尤其是多西环素，可在所有年龄组引起溃疡。

### （五）癔球症

1. **特点** 持续感觉"有食物团块堵在喉咙里"，不进食时也会出现，有"哽噎""如鲠在喉"的感觉，不影响吞咽，吃饭和喝水能减轻症状，辅助检查正常。多见于绝经期女性，普通人也会出现。患者多有精神因素，性格上常有强迫观念。

2. **诊断** 仔细询问病史和体格检查；排除器质性疾病；如果怀疑诊断，可能需要进行辅助检查。

3. **治疗** 通常给予患者教育、安慰、支持，并持续随访数月；尚无有效的药物；治疗潜在的心理障碍。

第二十章

吞咽困难

# 第二节　吞咽困难的评估

## 一、吞咽困难的评估流程

吞咽困难不仅会给患者带来营养风险，误吸诱发肺部感染等，还会因长期不能经口进食、佩戴鼻饲管等出现抑郁、社交恐惧等精神心理问题，因此对老年人群进行吞咽困难筛查和评估显得尤为重要。

吞咽困难的筛查评估不仅是为了明确有无吞咽困难的存在，更重要的是评估吞咽的安全性和有效性，评估吞咽过程中存在的风险及其程度，以便及时进行干预治疗，避免严重并发症的出现。这个过程需要包括临床医生、护士、营养师、言语吞咽治疗师等在内的团队的密切合作。

通常情况下，评估先由筛查开始，初步判断是否存在吞咽困难及其风险程度。如果高度怀疑存在吞咽困难，则进行进一步的临床评估和/或仪器检查。常用的评估流程见图20-2-1。

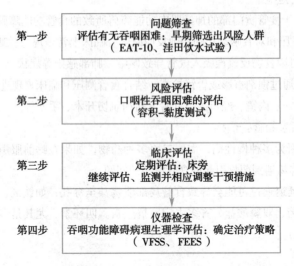

图20-2-1　吞咽困难的评估流程

EAT-10. 进食评估问卷调查；VFSS. 吞咽造影录像检查；FEES. 纤维内镜吞咽功能检查。

## 二、吞咽困难的筛查

筛查有助于确定从前未经诊断过的人群患吞咽困难的可能性。《中国吞咽障碍评估与治疗专家共识（2017年版）》建议在一些常见疾病和特殊人群（如卒中患者、气管切开患者、老年虚弱等人群）中常规开展吞咽困难的筛查。然而，目前国内外尚无统一的老年人吞咽困难的筛查与评估工具标准。常用的筛查方法有如下几种。

（一）标准吞咽功能评价量表

标准吞咽功能评价量表（standardized swallowing assessment，SSA）是专门用于评估患者吞咽能力的简易评价量表，国内外应用广泛，具有重要的临床价值，是一种简便的临床筛查方法，但是受患者的主观影响比较大，特异性相对较小。该量表评分为18～46分，得分越高，则患者的吞咽困难程度越大。具体过程主要分为三个步骤。

1. 临床检查　对患者的意识、自主咳嗽能力等进行初步判断。没有问题时进行下一步。

2. 5ml水吞咽试验　观察患者吞咽过程中咳嗽、喘息以及发音情况，判断是否存在误吸。若患者重复3次吞咽，正常2次及以上，则进行下一步。

3. 60ml水吞咽试验　观察患者吞咽过程中咳嗽、喘息以及发音情况。

（二）洼田饮水试验

洼田饮水试验是日本学者洼田俊夫在1982年提出的评定吞咽困难的试验方法，具有安全快捷、患者配合度高的特点，但是筛查方法不够严谨、容易产生误判，主要用于吞咽功能障碍患者的初筛以及床边筛查。初筛后有问题的老年患者需要再作进一步的吞咽功能评估。

具体方法及评分为：可让患者取坐位，喝下30ml温开水，医护人员观察所需时间和吞咽情况。①1级：能顺利1次喝下（5秒内）；②2级：分2次以上喝下，可以不呛地咽下；③3级：能1次咽下，但是有呛咳；④4级：分2次以上咽下，有呛咳现象；⑤5级：不能全部咽下，经常呛咳。

目前临床上也有改良饮水试验：采用饮用3ml水进行筛查，可以降低因筛查带来的误吸风险，可在饮水试验前实施。

（三）进食评估问卷调查

进食评估问卷调查（eating assessment tool，EAT-10）（表20-2-1），有助于识别误吸的征兆、隐性误吸和异常吞咽，可以与洼田饮水试验合用。该问卷有10项吞咽困难的相关问题，每项评分分为4个等级，0分为无障碍，4分为严重障碍，将10项问题的评分相加得到总分。总分在3分及以上，则考虑患者可能存在吞咽的效率和安全方面的问题。

表20-2-1　进食评估问卷调查（EAT-10）

| 项目 | 问题 | 评分／分（0 没有，1 轻度，2 中度，3 重度，4 严重） | | | | |
|---|---|---|---|---|---|---|
| 1 | 我的吞咽问题已经让我体重减轻 | 0 | 1 | 2 | 3 | 4 |
| 2 | 我的吞咽问题影响到我在外就餐 | 0 | 1 | 2 | 3 | 4 |
| 3 | 饮用液体食物时费力 | 0 | 1 | 2 | 3 | 4 |
| 4 | 吃固体食物时费力 | 0 | 1 | 2 | 3 | 4 |
| 5 | 吞药片（丸）费力 | 0 | 1 | 2 | 3 | 4 |
| 6 | 吞东西时有疼痛感 | 0 | 1 | 2 | 3 | 4 |
| 7 | 我的吞咽问题影响到享用食物时的乐趣 | 0 | 1 | 2 | 3 | 4 |
| 8 | 我吞东西时有食物卡在喉咙里的感觉 | 0 | 1 | 2 | 3 | 4 |
| 9 | 我吃东西时会咳嗽 | 0 | 1 | 2 | 3 | 4 |
| 10 | 我吞咽时紧张 | 0 | 1 | 2 | 3 | 4 |

## （四）反复唾液吞咽试验

反复唾液吞咽试验（repetitive saliva-swallowing test，RSST）是日本学者才藤在1996年提出的方法，过程迅速、方便简单，用于评估反复吞咽的能力，与误吸的相关性高，普遍适用于吞咽功能初筛，但存在方法过于主观、灵敏度较差、患者配合不好等缺点。常规操作方法为：患者取坐位或半坐位，嘱患者快速反复吞咽，医护人员将手置于喉部以评估吞咽动作是否完成，观察患者30秒内吞咽次数及咽喉向上抬高的幅度。患者在30秒内完成3次即可。

## （五）其他方法

此外，临床上用来筛查吞咽困难的评估工具还有临床护理用吞咽功能评估工具：Gugging吞咽功能评估量表（GUSS），多伦多床旁吞咽筛查试验，吞咽功能性交流测试评分（FCM），适用于气管切开患者的染料测试，适用于老年卒中患者的中国卒中患者神经功能缺损程度评分标准（CSS）吞咽困难亚量表、急性卒中吞咽困难筛查工具，适用于头颈部手术患者的功能性口服摄入量表（FOIS）等。

## 三、吞咽困难的临床评估

吞咽困难的筛查并不能取代临床功能评估和仪器检查，也不能用来量化吞咽困难的风险程度或指导吞咽困难患者的管理。临床吞咽评估（clinical swallow evaluation，CSE）是所有确诊或疑似吞咽困难患者的必需项目，包括病史采集、口颜面功能和喉部功能评估、床旁进食评估三部分。

## （一）病史采集

通过全面的病史采集和体格检查，80%～85%的患者可以明确诊断和病因。全科医生在问诊时注意开放式问题与闭合性问题相结合。一般情况下，至少需要问到以下问题：①请叙述吞咽时的症状。②你第一次发现吞咽困难是什么时候？症状加重了吗？③叙述当你吃固体食物时，会发生什么情况？④当你饮用液体食物时，详细说明发生了什么？

1. 为了明确吞咽困难的病因，可以参考以下问诊框架（表20-2-2）。

表20-2-2 吞咽困难问诊框架

| 项目 | 内容 |
| --- | --- |
| 吞咽困难 | 病程长短、发病缓急<br>性质（进行性、持续性、间歇性）<br>诱因，与饮食、情绪、精神因素有无关系？ |
| 伴随症状 | 有无反酸、烧心，有无食物反流<br>有无吞咽疼痛<br>有无呃逆、呛咳、发音困难<br>有无肌痛、肌无力 |
| 既往史 | 服药、饮酒、吞服强酸强碱、外伤等 |

2. 吞咽困难的伴随症状对引起吞咽困难的病因诊断很有帮助（表20-2-3）。

表20-2-3　吞咽困难的伴随症状

| 伴随症状 | 病情提示 |
| --- | --- |
| 咽部疼痛 | 急性扁桃体炎、扁桃体周围脓肿、咽后壁脓肿、急性咽炎、白喉、口腔溃疡 |
| 胸骨下疼痛 | 食管炎、食管溃疡、食管异物、晚期食管癌、纵隔炎 |
| 呃逆 | 病变部位常位于食管下端，见于膈疝、贲门失弛缓症 |
| 哮喘、呼吸困难 | 纵隔肿物压迫食管、气管，大量心包积液压迫食管 |
| 饭后呛咳 | 反流性食管炎，咽、食管憩室，贲门失弛缓症 |
| 呛咳、构音困难、饮水反流到鼻腔 | 脑神经疾病 |
| 咀嚼无力、全身无力 | 重症肌无力、多发性肌炎 |
| 口腔干燥、泪少 | 干燥综合征 |
| 全身阵发性肌肉痉挛 | 破伤风、狂犬病 |
| 贫血 | 缺铁性吞咽困难综合征（Plummer-Vinson综合征）、晚期食管癌 |
| 在精神紧张、情绪激动时发生 | 食管痉挛、贲门失弛缓症 |

3. 遇到预警情况（表20-2-4），需要高度重视，需要进一步评估以排除严重疾病。

表20-2-4　吞咽困难的重要警示症状

| 项目 | 症状 |
| --- | --- |
| 1 | 年龄>50岁 |
| 2 | 近期发作或突然发作 |
| 3 | 不明原因的体重减轻 |
| 4 | 吞咽痛 |
| 5 | 进行性吞咽困难 |
| 6 | 吞咽固体困难 |
| 7 | 呃逆、呕吐 |
| 8 | 声嘶 |
| 9 | 腹部包块 |
| 10 | 贫血 |
| 11 | 神经系统症状和/或体征 |

4. 此外，还需要了解患者的就诊及疾病转归情况，对其精神状态、依从性、认知功能、沟通能力、目前营养状态、口腔卫生、呼吸功能、一般运动功能进行常规评估。

（二）口颜面功能和咽喉部功能评估

对于吞咽困难的患者，除了全面的体格检查外，还应注意：一般检查要包括手和皮肤；检查口、咽、喉（寻找有无麻痹）；检查颈部，尤其是淋巴结和甲状腺肿大；检查神经系统，尤其是对脑神经功能障碍和肌无力者。其中口、咽、喉检查需要注意：

1. 口颜面功能评估　包括唇、下颌、软腭、舌等与吞咽有关的解剖结构的检查。检查时注意包括组织结构的完整性、对称性、感觉敏感度、运动功能、咀嚼肌的力量等。

2. 咽部的反射功能评估　包括吞咽反射、咽反射、咳嗽反射等。

3. 喉部功能评估　包括音质、音量的变化，发声控制和范围，主动咳嗽、喉部的清理，喉上抬能力等。

（三）床旁进食评估

床旁进食评估主要包括容积-黏度测试（volume-viscosity swallow test，V-VST）和直接摄食评估。吞咽的口腔期通常可以很好地进行量化和评估，但是对于咽腔期和食管期的评估相对困难，临床上有时也会用到特殊食管梗阻试验。

1. 容积-黏度测试　由20世纪90年代西班牙教授Pere Clave设计，主要用于评估吞咽的安全性和有效性，帮助患者选择摄取液体量最合适的容积和稠度。该测试简单、安全、可重复，所需材料少，敏感性94%，特异性88%，使用广泛，但首先要确认患者是否有适应证和禁忌证。

（1）适应证：患者注意力良好、能够配合、没有呼吸问题或身体不适、体格检查中有喉上抬、有气道保护能力、有足够的体力和耐力，比较适合进行评估。气管切开的患者做此项评估时，需要做好吸痰准备，以免患者出现误吸。

（2）禁忌证：患者若有呼吸道问题、精神状况下降、不能配合的情况，则不建议进行评估。

（3）具体做法：测试时选择的容积分为少量（5ml）、中量（10ml）、多量（20ml），稠度分为低稠度（水样）、中稠度（浓糊状）、高稠度（布丁状）。为患者选取合适的进食姿势，按照不同组合喂给患者。一般选择风险程度居中的浓糊状食物开始。鉴于中国人的进食习惯，也可把进食量改为3ml、5ml、10ml。完整测试共需9口进食，观察患者吞咽的情况。

2. 直接摄食评估　适合于有进食能力的患者，观察患者将食物送入口中的过程，是否有进食意识，包括摄食过程的流畅性，适合进食的食物质地等。具体评估内容通常包括一口量、进食吞咽时间、呼吸和吞咽的协调情况、适合患者安全吞咽的食物性状、口服药物评估。

3. 特殊食管梗阻试验　又称饮水试验，适用于可以正常进食的患者。将听诊器放在剑突下或腹部左上象限，让患者饮水，经过7～10秒后听到气过水声，若需时延长则表示有食管梗阻。

## 四、吞咽困难的辅助检查

对于临床中诊断不明确或者需要进一步评估的患者，应注意完善相关的辅助检查。

1. 常规检查　血常规确认是否有贫血。

2. 食管钡剂X线检查　食管钡剂X线检查是诊断食管疾病的重要手段，可用于鉴别良性与恶性食管梗阻。该检查简单、经济，适用于可以经口进食的患者，但是有一定的辐射。

（1）食管良性肿瘤：病变范围常不相称，可见边缘清晰而光滑、呈半圆形的充盈缺损，缺损与正常食管有清晰的界限。肿瘤部位黏膜皱襞消失，无黏膜破坏与龛影。

（2）食管憩室：正、侧及斜位X线片上可见龛影，并能显示憩室的部位、大小以及与食管腔的关系。

（3）贲门失弛缓症：食管下端狭窄，轮廓光滑，钡剂停滞，其上方食管轻度扩大，钡剂可以少量间歇地通过贲门，黏膜皱襞正常。病变明显时，食管下端明显狭窄，呈漏斗状或鸟嘴状，止于胃上方。

（4）食管裂孔疝：腹段食管和/或胃的一部分疝入胸腔。

（5）食管癌：不同类型的表现不同。①黏膜皱襞改变，正常皱襞消失、中断、破坏；②管腔环状狭窄，常不对称，管壁僵硬；③管腔内充盈缺损，形状常不规则、大小不等。

3. 食管镜检查　可以直接观察食管病变，必要时进行活体组织检查和治疗。目前在临床上已经普遍应用。凡患者在临床上怀疑有食管癌而X线检查未能确诊者，或X线检查视为良性但治疗后病情加重者，均应进行食管镜检查。

4. 吞咽造影录像检查（VFSS）　是一种在X线透视下对口、咽、喉、食管的吞咽运动进行特殊造影，通过录像动态记录影像，并进行定性和定量分析的检查方法，是吞咽困难检查和诊断的"金标准"。适用于怀疑吞咽困难，但可以经口进食的患者。检查时应尽量减少辐射暴露时间。

5. 纤维内镜吞咽功能检查（FEES）　是一种通过软管喉镜在监视器直视下观察患者基本自然状态下平静呼吸、用力呼吸、咳嗽、说话和食物吞咽过程中各结构（如会厌、杓状软骨和声带等）功能状况，了解进食时色素食团残留的位置及量，判断是否存在渗漏或误吸的评估方法，对吞咽困难的诊断和治疗具有指导意义。

6. 测压检查　对于怀疑有贲门失弛缓症、硬皮病（食管无效蠕动）和食管痉挛的患者，可考虑进行食管测压以评估食管动力检查。此外，为评估吞咽功能，部分医院也开展了高分辨率咽腔测压、上食管括约肌测压、咽自动抗阻测压等项目，作为临床决策的补充。

7. 其他仪器评估　320层动态立体CT、头颈部CT/MRI、超声、24小时多通道食管抗阻-pH测定、表面肌电图、舌压仪等。

## 五、吞咽困难的诊断流程

临床上，吞咽困难的诊断流程如图20-2-2。

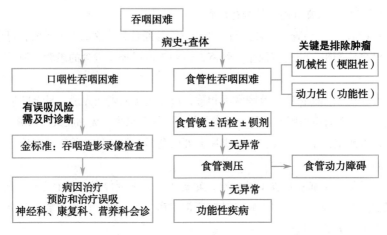

图 20-2-2　吞咽困难的诊断流程

# 第三节　吞咽困难的干预

## 一、吞咽困难的治疗方法

吞咽困难的治疗包括多个方面，需要医生、护士、治疗师、营养师、康复师等多专业医疗人员的密切协作，包括病因治疗（包含手术治疗）、营养的管理、吞咽功能康复、代偿治疗与护理（图 20-3-1）。

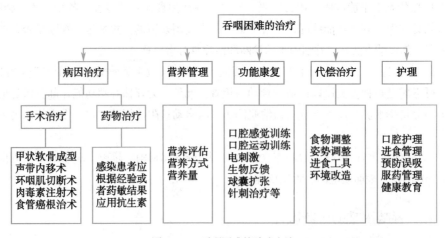

图 20-3-1　吞咽困难的治疗方法

## 二、吞咽困难的病因治疗

通过详细的病史采集、完善的体格检查和必要的辅助检查，多数吞咽困难患者可以确定病因。吞咽困难的众多治疗方法中，病因治疗是临床医生关注的重点，特别是对于存在机械性梗阻的患者，解除梗阻、消除病因对于患者的预后影响深远。常见的引起吞咽困难的疾病的治疗方法如表20-3-1。

表20-3-1  常见引起吞咽困难疾病的治疗

| 疾病 | 保守治疗 | 侵袭性治疗 |
| --- | --- | --- |
| 食管癌 | 放疗、化疗、营养支持等 | 手术（外科、内镜） |
| 食管痉挛 | 硝酸盐、钙通道阻滞剂 | 多次扩张或纵行肌切除 |
| 贲门失弛缓症 | 软食、抗胆碱能药、钙通道阻滞剂 | 扩张、注射肉毒杆菌毒素、贲门肌切开术 |
| 溃疡性狭窄 | 抗反流药物（$H_2$受体拮抗剂、质子泵抑制剂） | 扩张、胃折叠术 |
| 硬皮病 | 抗反流、系统治疗 | 无 |
| 咽食管憩室 | 无 | 内镜下或外部修复、环咽肌切开术 |
| 食管蹼 | 软食物 | 扩张 |

## 三、吞咽困难的营养管理

老年人随年龄增加，身体功能逐渐衰退，营养代谢下降，胃肠蠕动减少，对蛋白质吸收利用不足，极易出现营养不良现象。营养是吞咽困难患者首先应当解决的问题，包括营养方式的选择和营养量的供给。

1. 营养方式的选择  应当根据患者的营养评估指标（包括主观和客观）及功能状况恰当地选择营养方式。一般情况下，若无禁忌证，应当首选肠内营养。对于肠内营养不能满足需求或者有禁忌证的患者，可以选择部分或完全肠道外营养。肠内营养包括经口进食、经鼻胃管喂食、经鼻肠管喂食、间歇性经口胃管或食管喂食等。无论哪种进食方法，都应当考虑到误吸的风险，尽量避免误吸的发生。

2. 营养量的供给  需要考虑到患者的具体情况，选择合适的热量、水量，注意蛋白质的摄入等。病情平稳的吞咽困难患者，根据活动和消耗情况，推荐摄入的能量为25～35kcal/（kg·d）；重症、病情不稳的患者，可适当减少热量至标准热量的80%左右，蛋白质的供给按1～2g/（kg·d），水的供给参考标准为30ml/（kg·d），可根据具体情况进行增减。管饲患者，普通食物经加水稀释成流质食物后能量密度较低，往往达不到目标量，建议使用专用肠内营养素提高能量密度，特别是对于反流误吸严重的患者，推荐使用高能量密度肠内营养。

## 四、吞咽困难的功能康复

通过改善吞咽相关的肌肉力量、速率和协调能力，可以提高吞咽过程的安全性和有效性，这也是吞咽困难患者进行功能康复的目的。推荐使用的训练和治疗手段主要包括口腔训练（感觉和运动）、气道保护方法、食管扩张术等。

### （一）口腔训练

口腔训练是恢复吞咽功能的基础性训练，包括口腔感觉训练和口腔运动训练，旨在通过大脑皮质的感觉运动神经调节，改善咀嚼、舌的感觉和运动。

1. 口腔感觉训练　包括冷刺激、嗅觉刺激、味觉刺激、K点刺激、振动训练、气脉冲训练、冰酸刺激等，临床实践反馈良好。

2. 口腔运动训练　包括口腔器官运动体操、舌压抗阻反馈训练、舌肌康复训练、Masako训练法、Shaker锻炼等。

### （二）气道保护方法

气道保护方法的宗旨是增加患者参与吞咽动作的各结构的运动范围，增强运动力度、患者的感觉和运动协调性，避免误吸，进而提高吞咽的安全性和有效性。常用的方法包括Mendelsohn吞咽法、声门上吞咽法、超声门上吞咽法、用力吞咽法等。

### （三）食管扩张术

目前的治疗方法包括改良的导管球囊扩张术、内镜下扩张术、胃咽橡胶梭子扩张术、食管支架扩张术，分别适用于食管蹼、贲门失弛缓症、食管良性狭窄等引起的吞咽困难。

其他诸如低频电刺激、表面肌电生物反馈训练、针刺治疗、通气吞咽说话瓣膜、神经调控技术等，分别适用于不同的患者情况，可以作为辅助治疗的手法。

各种提高吞咽功能的治疗方法中，设计患者的个体化方案较为重要，要积极调动患者的主动参与性，有时可能需要几种治疗方法联合应用。

## 五、吞咽困难的代偿治疗和护理

### （一）代偿治疗

通过调整食物的性状、吞咽的姿势、进食工具、进食的环境等方法，改善患者的进食过程，并不能改变潜在的吞咽生理，这些方法称为吞咽的代偿治疗。如针对单纯饮水呛咳的患者，可以增加食物的稠度，减少误吸和呛咳。这些方法的实施多数需要根据患者的具体情况精准选用，并且需要家属和患者积极配合。

### （二）护理

吞咽康复的护理主要包括口腔护理、进食管理、预防误吸、服药管理、健康教育等。

1. 口腔护理　唾液分泌减少或增多、口腔内自净能力下降、食物残渣存留、不能有效清除定植细菌等，都是误吸所致吸入性肺炎的影响因素。临床上，可以通过含漱法、传统口腔护理、负压冲洗式刷牙法、冷热口腔刷洗等方法保持患者口腔处于舒适、洁净、湿润的状态。

2. 进食管理　包括吞咽困难患者进食途径管理、食物选择、调配和护理等。

3. 预防误吸　①管道固定：对于置管注食患者，确保喂养管位置正确，避免因管道误入气管导致误吸；②胃残余量判断：胃残余量过多可增加反流和误吸风险，可通过回抽胃内容物来确定胃残余量；③体位：注食或进食时尽量选择坐位或半卧位，床头抬高至少30°；④及时清除口腔分泌物：避免口腔残留物导致再次误吸或下行感染；⑤谨慎调整治疗计划：当患者从管饲进入到治疗性经口进食阶段时，护士必须严格把控，谨慎地逐步调整治疗计划，防止误吸和反流的发生；⑥窒息的紧急处理：在患者进食时，应注意辨识窒息的先兆，并及时给予有效处理，如海姆立克急救法等。

4. 服药管理　吞咽困难的患者往往存在服药困难。通常采用的方法有：将药物磨碎，用水化开，然后经过鼻饲管或者胃造瘘管送入胃内；也可以采取改变药物成分和给药途径的方法。但是，应当注意并不是所有药物都适合于碾碎后服用，否则可能会改变药物的药动学或者效能，或者造成药物之间的相互作用。

5. 健康教育　住院期间对照护者做好防误吸知识及基本护理技能指导，为患者量身定制出院计划，传递居家照护知识与技能，提升患者自我管理能力、家属的照护能力。

---

### 全科医生在老年吞咽困难诊治中的关注点

运用全科医学的理念及整体方法对老年吞咽困难患者进行详细评估：

1. 虽然吞咽困难是一种常见的心理症状，但也应当引起足够的重视，特别是老年人，应当注意与消化道肿瘤进行鉴别。全科医生在接诊时注意进行详细的问诊和必要的体格检查。

2. 老年人发生进行性吞咽困难时，应当首先考虑到食管癌；如果同时伴有体重下降，往往提示食管癌，需要进行相关检查进行排除；如果病程超过1年，但是吞咽困难并没有加重，则食管癌的可能性较小。

3. 需要注意食管反流合并吞咽困难的情况，如严重的食管反流可以促发腺癌；长期存在食管反流的患者，症状发生变化时，应当考虑到食管狭窄或癌症。

4. 癌症相关的贲门失弛缓症，常常是胃食管交界处的胃腺癌。

---

【拓展内容】

1. 研究进展　新兴的胃肠运动学研究也在探索新的诊疗途径。有研究调查了常规鼻饲及早期序贯式肠内营养支持的应用效果，发现后者更符合人体生理状态，对营养状况改善效果更理想。常规鼻饲主要由家属自行鼻饲喂养，食物搭配随意性较大，且营养不均衡，难以满足机体实际消耗需求。早期序贯式肠内营养支持主要由无菌营养泵管控制输入量，可确保均匀持续注入，温度恒定，逐渐加量，能克服常规鼻饲自行喂养温度、速度等随意性大的弊端。

对于食管良性狭窄的患者，单一经胃镜球囊扩张，容易复发，治疗效果并不满意。经胃镜球囊扩张联合激素黏膜下注射治疗老年食管良性狭窄，效果优于传统的球囊扩张术。

2. 研究方向 建议结合国内外指南、查阅文献、采用循证医学的方法、全科医疗疾病管理的技能进行探索研究，建立吞咽困难的全科诊断及干预管理路径的研究。

**【思考题】**

1. 吞咽困难的常见病因有哪些？
2. 吞咽困难患者的预警症状有哪些？
3. 吞咽困难的筛查有哪些方法？

（王留义）

# 第二十一章 便 秘

便秘

**重要知识点** 1. 老年人便秘的病理生理机制及分类
2. 老年人便秘的全科问诊模式及相关辅助检查
3. 老年人便秘常见疾病的综合评估
4. 常见老年人慢性功能性便秘、结直肠癌的临床表现及相关干预策略

## 第一节 概 述

### 一、定义

便秘（constipation）是指排便次数减少、粪便干结和/或排便困难的一种老年人常见综合征。排便次数减少是指每周排便次数<3次，每次排便量<35g；粪便干结是指排出粪便量少，性状如羊粪；排便困难是指肛门堵塞感、排出困难、排便费力费时、排便不尽感和需用手协助排便。

便秘是导致老年人常见的不适症状之一，虽不致命，但可能会影响生活质量，我国60岁及以上老年人患病率为15%～20%，80岁以上达20%～34%，长期卧床/行动不便的老年人患病率高达80%以上，女性高于男性，农村地区高于城市地区，北方地区高于南方地区。随着年龄增长患病率逐渐增高，轻者表现为食欲减退、头晕、失眠、乏力、腹部疼痛等不适，也可能因排便用力或粪便干硬出现肛门疼痛、肛裂、肛乳头炎和痔疮，但不影响日常生活，通过整体调理和短期用药治疗可恢复。重者可引起粪便嵌塞压迫直肠黏膜，絮状渗出造成毒血症，甚至肠道穿孔；也可能因腹压升高诱发心脑血管疾病，影响工作及生活质量，甚至造成猝死的危险。另外，很多老年人滥用泻药，导致药物依赖，发生结肠黑变病，从而诱发或加重痔疮、疝气、不全肠梗阻、肠穿孔、阿尔茨海默病、心脑血管疾病等。由于老年人对便秘的难以启齿及不正确认识延误治疗，造成直肠括约肌松弛和直肠扩张，从而增加大便失禁风险。

全科医生作为首诊医师，最大的优势在于运用全人理念及全程连续性服务和整体观，因此，即使在缺乏辅助检查的基层，全科医生也能通过患者的病史、疾病的特点作出初步诊断，并且能够给予相应的治疗。

## 二、病理生理及分类

正常的排便生理由产生便意及排便动作两个过程组成，是一个多系统参与、受多因素影响的复杂的生理运动过程。消化系统病变可引起便秘，其他组织器官病变也可通过影响消化系统功能和结构引起便秘。

### （一）便秘的病理生理机制

1. 结肠运动功能异常

（1）不协调运动：结肠其中某部分收缩增强、逆向蠕动，影响肠传输时间。

（2）肠蠕动减弱：结肠推进性收缩幅度及频率减小，蠕动无力，肠传输时间延长，粪便无法正常推送。

（3）肠蠕动亢进：结肠非推进性收缩幅度及频率增加，肠传输时间增加，粪便在肠内停留时间延长，致使肠内容物水分吸收过多，粪便干结。

2. 直肠运动功能异常　表现为直肠张力降低，肠顺应性增加，感觉减退，从而导致排便时间延长。

3. 肛门括约肌功能异常　表现为肛门括约肌过度紧张、收缩。

4. 盆底肌群收缩功能下降　表现为盆底肌群松弛、不协调或持续收缩。

### （二）便秘的病因及分类

便秘按病因分类常分为功能性便秘、器质性便秘两类，按病程分类则分为急性便秘和慢性便秘。急性便秘可分为暂时性功能性便秘和器质性便秘；慢性便秘可分为功能性便秘、器质性便秘和药物性便秘三类。临床上老年人的便秘主要以慢性便秘为主，病程多在6个月以上，病因及分类见表21-1-1。

表21-1-1　老年人慢性便秘的病因及分类

| 类别 | 系统 | 病因分类 |
| --- | --- | --- |
| 功能性 | | 功能性便秘/排便障碍、便秘型肠易激综合征 |
| 器质性 | 消化系统疾病 | 1. 肠道内良恶性肿瘤<br>2. 肛门、直肠疾病：肛裂、痔、肛周脓肿和肛瘘、痉挛性肛门直肠痛、直肠前突术后异常、肛提肌综合征、直肠脱垂、直肠膨出、直肠狭窄<br>3. 结肠疾病：先天性/后天性巨结肠病、肠扭转、肠道炎症、结肠术后<br>4. 结直肠外科疾病：内脏器官急性炎症疾病（如胆囊炎、腹膜炎、胰腺炎等）、卵巢囊肿、盆腔肿瘤、大量腹水、腹腔内巨大肿块 |
| | 内分泌、代谢系统疾病 | 糖尿病、严重脱水、甲减、甲状旁腺功能亢进症、重金属中毒、多发内分泌腺瘤、高钙血症、低钾血症、高/低镁血症、 |
| | 泌尿系统疾病 | 慢性肾功能不全、卟啉病、慢性肾脏病 |

| 类别 | 系统 | 病因分类 |
|---|---|---|
| | 风湿免疫系统疾病 | 强直性肌营养不良、淀粉样变性、系统性硬化、硬皮病、皮肌炎、退行性关节病 |
| | 神经系统疾病 | 帕金森病、脑血管/脊髓损伤、截瘫、偏瘫、多发性硬化、自主神经病变、认知障碍/痴呆 |
| | 精神心理疾病 | 焦虑、抑郁、厌食症 |
| | 术后、长期卧床、制动 | |
| | 口腔性疾病 | 牙周疾病 |
| 药物性 | | 降压药（钙通道阻滞剂、利尿剂）、抗心律失常药（胺碘酮、β受体阻滞剂）、抗胆碱能药、抗酸药（含铝/钙）、抗帕金森病药、抗精神病/抑郁药、铁剂、钙剂、抗组胺药、解痉药、镇痛药（阿片类药、非甾体抗炎药）、止泻药、滥用导泻药、拟交感神经药、抗惊厥药、抗心律失常药、化疗药、5-羟色胺受体拮抗剂、胆汁酸螯合剂 |

　　随着年龄增长，老年人多个系统均会发生不同程度的老化，代偿能力存在不同程度下降。同时，由于老年人常合并一些基础疾病，服用多种药物，有时还需鉴别药物不良反应的可能。因此，老年人便秘的原因常是正常衰老生理过程中叠加特定疾病的过程，老年人便秘的诊疗应关注多因素共同的作用。

## 第二节　便秘的评估

### 一、便秘的接诊技能

#### （一）问诊技能

　　全科医生在接诊老年便秘患者时应采用开放式问诊、应用BATHE（背景、情感、烦恼、处理及移情）的问诊方法，问诊内容主要包括便秘的起病形式、每周排便的次数、排便习惯、排便的困难程度、粪便的性状、伴随症状（注意胃肠外伴随症状的询问）、病程的长短、用药史、全身性疾病、感染接触史、外伤史、既往史、家族史及个人嗜好、生活习惯、活动量，同时特别注意了解患者对疾病的认知、担忧和困惑等心理问题，注意人文关怀，了解患者的家庭环境和社会背景，根据问诊获得的病史进行整体相关分析（表21-2-1）。

表21-2-1  老年人便秘问诊过程的初步评估

| 问诊要点 | 特点 | 有关疾病 |
|---|---|---|
| 与饮食、运动及排便习惯的相关性 | 相关 | 功能性便秘 |
| | 无关 | 器质性便秘 |
| 伴随症状 | 伴急性腹痛、腹胀、恶心、呕吐 | 肠梗阻 |
| | 腹部包块 | 腹腔肿瘤、结肠肿瘤、肠结核、克罗恩病等 |
| | 伴腹痛，有时与腹泻交替 | 慢性结肠炎、肠易激综合征、克罗恩病、肠结核、溃疡性结肠炎、结肠肿瘤等 |
| | 便后带血 | 肛门、直肠疾病，肛裂、痔疮等 |
| | 下腹部不适，便后缓解 | 结肠痉挛或肠易激综合征 |
| 基础疾病 | 伴有各系统临床表现 | 内分泌及代谢系统疾病（甲减、甲状腺功能亢进、电解质紊乱、糖尿病等）、神经系统疾病（脑血管疾病、帕金森病、截瘫/偏瘫、多发性硬化、自主神经病变、认知障碍/痴呆等）、肌肉系统疾病（淀粉样变性病、系统性硬化、硬皮病、皮肌炎、退行性关节病等） |
| 完整的用药史 | 正在用药情况 | 降压药、抗胆碱能药、抗酸药、抗帕金森病药、抗精神病/抑郁药、铁剂、钙剂、抗组胺药、解痉药、镇痛药、止泻药、滥用导泻药、拟交感神经药、抗惊厥药、抗心律失常药、化疗药、5-羟色胺受体拮抗剂、胆汁酸螯合剂 |
| 心理背景 | 工作、家庭和社会关系 | 心理压力、心理状态 |

（二）查体

老年人便秘的临床诊断思路中，需要优先除外器质性疾病导致的便秘，以及是否存在便血、贫血、消瘦、腹痛持续加重、腹部包块等报警征象。当老年人的便秘为器质性疾病导致的便秘或有报警征象时应转诊至上级医院就诊。

1. 一般查体  应进行全面而有重点的体格检查，包括血压、脉搏、呼吸、体温、体重、精神及营养等项目，以及皮肤、黏膜、心、肺、神经系统查体等，目的是鉴别有无合并严重的心脑血管疾病、肺部疾病、贫血等相关疾病。

2. 重点查体

（1）腹部查体：主要是视诊、触诊与听诊。

1）视诊：观察腹部是否隆起，有无手术瘢痕、胃肠型、蠕动波等。

2）触诊：腹部是否有压痛、反跳痛，腹肌是否紧张，是否可触及包块，是否可触及肿大的腹腔脏器。

3）听诊：肠鸣音是否正常，有无振水音。

（2）直肠指检：可以了解有无粪便嵌塞、肛门狭窄、肛门直肠肿物等病变，评估肛门括约肌和耻骨直肠肌功能。

### （三）辅助检查

老年人便秘的病因很多，辅助检查的选择应根据病史和体格检查而定，首先应完善血常规、血生化、粪便常规、腹部X线片、结肠镜等一般检查来明确是否为器质性疾病所导致的便秘。如考虑为功能性便秘，则需完善结肠传输试验、排粪造影检查、肛管直肠压力测定等一些特殊检查。基层医院由于受条件限制，一些检查项目无法完成，所以在基层工作的全科医生需根据所在医院所配备的检查设备酌情选择，如不具备相应检查设备时，建议转诊至上级医院。

1. 一般检查

（1）血常规、血生化及甲状腺功能检查：可判断患者是否存在贫血、感染，是否合并糖尿病、慢性肾脏病、甲减等器质性疾病。

（2）粪便常规、隐血试验：通过对患者粪便的量、性状、颜色等一般形态的观察来判断是否存在消化系统疾病。胃、大肠恶性肿瘤患者可出现持续性或间断隐血试验阳性。直肠癌患者可出现粪便变细伴有鲜血。痔疮或肛裂患者的粪便可表现为粪便表面带有鲜血。

（3）腹部X线片：腹部X线片对于便秘患者是一种简便、经济的检查手段，对一些腹部疾病的诊断价值较高，如肠梗阻患者腹部X线片可见明显气液平，巨结肠患者的腹部X线片上可见明显扩张的结肠。

（4）结肠镜检查：在肠道疾病的诊断方式中，结肠镜检查是一种重要的检查手段，尤其是对于存在报警征象的老年便秘患者，它可以直观地检查肠道是否存在息肉、恶性肿瘤以及其他导致肠道狭窄的器质性疾病，必要时可取病变组织进行病理检查确诊疾病。

2. 特殊检查

（1）结肠传输试验：该试验可以判断便秘的类型是慢传输型便秘还是出口梗阻型便秘。简易的检查方法：患者通过一次顿服不透X线的标志物（约20个），在48小时、72小时拍摄腹部X线片，如果48小时有超过70%的标志物在乙状结肠以上，考虑为慢传输型便秘；如果80%的标志物在乙状结肠和直肠内则考虑为出口梗阻型便秘。

（2）排粪造影检查：该检查可用于出口梗阻型便秘的诊断，尤其适用于有形态结构改变的慢性便秘的诊断。通常使用增稠的钡糊注入患者直肠内，使患者模拟生理性排便，在X线下动态观察患者在排便的过程中直肠和盆底活动情况。该检查既能反映有无直肠前突、直肠脱垂、乙状结肠疝、内套叠等结构异常情况，也能反映有无耻骨直肠肌痉挛、直肠排空等排出功能异常的情况。

（3）肛管直肠压力测定：该项目主要适用于出口梗阻型便秘患者，通过将压力测定装置置入直肠内来评估肛门直肠的动力和感觉功能。

（4）球囊逼出试验：该项目通过测定便秘患者的肛门直肠对球囊的排出时间而作为

出口梗阻型便秘患者的初筛检查，该方法虽然简便容易操作，但不能排除盆底肌不协调的可能。

（四）诊断思路

老年人便秘患者就诊后应详细询问病史，完善一般体格检查、腹部重点查体、直肠指检、粪便常规、粪便隐血、血常规等检查后，判断患者有无便血、贫血、消瘦、腹部包块、直肠息肉等报警征象，如有报警征象需考虑患者的便秘为器质性疾病导致的可能大，需进一步完善血生化、腹部X线片、结肠镜、结肠造影等检查明确。如无报警征象，在排除药物性便秘后，考虑为功能性便秘，可予以经验性治疗2～4周，完善结肠传输试验、排粪造影检查、肛管直肠压力测定等检查后进行分型，根据分型再选用相应的药物治疗。

老年人便秘的诊断流程图见图21-2-1。

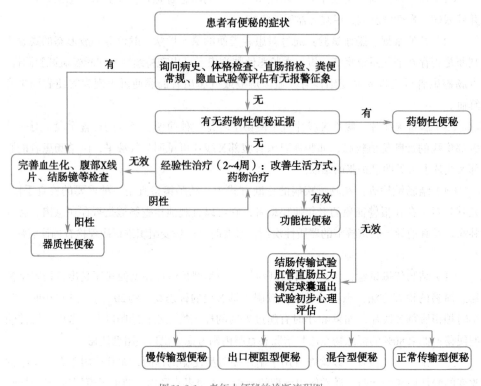

图21-2-1 老年人便秘的诊断流程图

## 二、便秘常见疾病诊断与鉴别诊断

慢性便秘是老年人群中最常见的便秘类型，大部分为功能性疾病，少数为器质性疾病。其发病率随着年龄的增加而增加，是严重影响老年生活质量的疾病之一，严重者也可危及生命。

（一）慢性功能性便秘

1. 定义　慢性功能性便秘是指患者表现为排便困难和/或排便次数减少（每周<3次），粪便干硬。病程超过6个月，排除器质性疾病或药物因素所导致的便秘。

2. 临床表现　主要为排便困难，排便次数减少，每周少于3次，排便费力，每次排便的时间明显延长，粪便坚硬且量少，排便后有不尽感或下坠感，可伴有腹痛、腹胀、头晕、乏力、食欲下降、失眠，以及焦虑、抑郁等躯体、精神、心理症状。

3. 分类　根据病理生理机制，慢性功能性便秘分为慢传输型便秘、出口梗阻型便秘、正常传输型便秘和混合型便秘。其中，慢传输型便秘是老年人便秘最主要的病理生理基础。

（1）慢传输型便秘：是指多种原因造成结肠运输时间延长或结肠推进性动力障碍，粪便中含水量减少，肠内容物在肠道中长期瘀滞。

（2）出口梗阻型便秘：又称排便障碍型便秘、盆底肌功能不良、功能性排便障碍，是指排便过程中腹肌、直肠、盆底肌肉及肛门括约肌协同失调，有排便下坠感或不尽感等感觉功能下降，导致直肠排出阻力增加和/或不能产生足够的推动力。临床上分为松弛型和痉挛型，其中老年人多见松弛型。

（3）正常传输型便秘：指神经内分泌系统及结肠肌肉功能正常，但常有腹痛、腹胀、排便困难/延迟等症状。其与直肠感觉减退、直肠顺应性增高、结肠运动功能障碍有关，多见于便秘型肠易激综合征。

（4）混合型便秘：同时具有慢传输型便秘和出口梗阻型便秘的临床表现，多属于顽固性便秘。

4. 诊断标准　老年人慢性功能性便秘的诊断主要依靠临床症状进行诊断，60岁及以上的老年人出现排便困难，排便次数减少，每周少于3次，粪便干结、量少，病程持续半年以上，即可诊断为老年人慢性便秘。慢性功能性便秘主要依据罗马Ⅳ诊断标准：

（1）必须包括以下2项或2项以上：①至少25%的排便感到费力；②至少25%的排便为干球粪或硬粪；③至少25%的排便有不尽感；④至少25%的排便有肛门直肠梗阻感和/或堵塞感；⑤至少25%的排便需手法辅助，每周自发排便<3次。

（2）不用泻药时很少出现稀便。

（3）不符合肠易激综合征的诊断标准。

（二）器质性便秘

许多器质性疾病都可以导致老年人便秘，其中常见的且不能被忽视的疾病，即肠道肿瘤，最常见的是结直肠癌。

1. 定义　结直肠癌是指发生于整个结肠和直肠区域的上皮来源的肿瘤，包括结肠癌和直肠癌，病理类型以腺癌最为常见，极少数鳞癌。

2. 临床表现　早期结直肠癌可无明显症状，病情进展到一定程度后可表现为：①排便习惯改变，以便秘常见；②大便变细或呈黏液便、血便等；③可长期有腹痛或腹部不适等症状；④腹部查体可触及肿块；⑤可伴有腹胀、腹泻、恶心、呕吐等肠梗阻相关症状；⑥可有贫血、消瘦、乏力、低热等全身症状。

3. 分类　根据组织学分型，可以分为8个类型：①腺癌普通型；②腺癌特殊型，包括黏液腺癌、印戒细胞癌、锯齿状腺癌、微乳头状癌、髓样癌、筛状粉刺型腺癌；③腺鳞癌；④鳞癌；⑤梭形细胞癌/肉瘤样癌；⑥未分化癌；⑦其他特殊类型；⑧癌，不能确定类型。

4. 诊断标准

（1）结肠镜检查肠道内可见肿物，伴有溃疡、狭窄等，病理检查明确为癌组织。

（2）患者的粪便隐血试验持续阳性，肿瘤标志物检查癌胚抗原持续升高。

（3）腹部查体可触及包块，质地坚硬，活动度差，表面不光滑。

（4）患者的排便习惯和粪便性状改变，经药物治疗后无明显缓解。

（5）患者伴有贫血、消瘦、乏力等症状或合并有肠梗阻的症状。

（三）鉴别诊断思路

老年人便秘以慢性便秘最为常见，慢性便秘中又以功能性便秘最常见，其次是器质性疾病导致的便秘。器质性疾病中有些全身性疾病或恶性肿瘤等疾病则较为严重，甚至危及生命。全科医生在首诊时，需要熟练掌握这些疾病的临床特点，识别哪些器质性便秘属于急危重症，需要及时处理，同时注意运用莫塔安全诊断策略，减少漏诊及误诊（图21-2-2）。

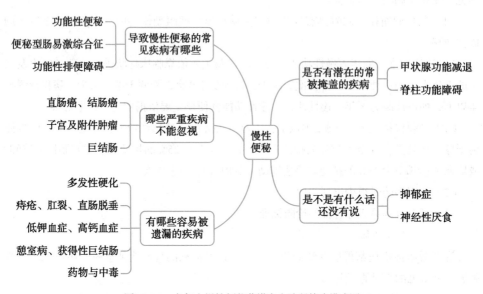

图21-2-2　老年人慢性便秘莫塔安全诊断策略模式图

对于老年人便秘的鉴别诊断，首先应区别是功能性便秘还是器质性便秘（表21-2-2），功能性便秘需要再区分是慢传输型便秘、出口梗阻型便秘、正常传输型便秘还是混合型便秘。而器质性疾病又需区分是全身性疾病还是系统性疾病。

表21-2-2 老年人功能性便秘与器质性便秘的鉴别诊断

| 鉴别要点 | 功能性便秘 | 器质性便秘 |
|---|---|---|
| 病因 | 与不良的饮食、运动习惯和/或排便习惯相关 | 与器质性疾病相关 |
| 症状 | 单纯存在便秘症状 | 除有便秘症状外，往往合并有腹痛、黑便、消瘦等报警征象 |
| 治疗效果 | 单纯应用通便的药物效果比较好 | 治疗效果差，除需应用通便的药物外，还需要进一步检查，以明确病因，根据病因治疗 |

## 三、老年慢性便秘的评估

### 1. 危险因素评估

（1）液体摄入情况：当老年人液体摄入不足时可导致粪便干结、排便费力、粪便量少而出现便秘。老年人是否存在液体摄入不足可通过询问患者是否存在口渴症状来初步评估，还可通过患者的尿量、皮肤的弹性及口唇黏膜干燥程度来进行评估。

（2）饮食情况：老年人饮食结构中纤维素摄入不足（<20g/d）时，可导致结肠传输时间变慢、肠道的蠕动频率减少、粪便量减少而出现便秘，故应评估患者饮食情况。

（3）活动量：活动量减少会导致肠道蠕动功能下降，引起大便干结而出现便秘，尤其是长期卧床的患者发生便秘的风险高达80%，因此应评估患者的活动量。

（4）环境因素：不适宜的排便环境可以抑制老年人的便意，引起便秘或加重便秘，故应评估老年人的排便环境。

（5）精神心理因素：老年人常因独居、丧偶、失独、多病共存出现精神、心理疾病，这些疾病会导致胃肠道的感觉、运动和分泌功能下降，同时会对副交感神经抑制，从而钝化排便反射引起便秘。可通过焦虑自评量表（SAS）、抑郁自评量表（SDS）等量表来评估老年人的精神心理。

（6）社会支持：社会支持度与老年人的便秘呈负相关，增加社会支持可以降低老年人便秘的发病率，临床上可以通过社会支持评定量表来评估老年人是否缺失社会支持。

### 2. 临床评估

（1）便秘临床症状的评估：需对患者每周排便的次数、每次排便的时间、排便的困难程度、伴随症状、症状持续的时间及粪便性状进行评估。其中粪便性状可采用Bristol粪便形态分型进行评估。

（2）报警征象：包括便血或粪隐血试验阳性，以及贫血、食欲减退、体重下降、腹痛、腹部包块、排便习惯改变等。同时要了解患者有无结直肠息肉、结肠癌、炎症性肠病等肠道疾病家族史。

（3）便秘相关器质性疾病：主要通过仔细询问病史、体格检查和辅助检查来明确患者是否为器质性疾病所导致的便秘。

（4）多病共存与全身状况评估：老年人容易出现多病共存，数据显示约2/3的老年人合并有高血压、糖尿病、脑血管疾病等三种以上的慢性病，这些疾病可以导致老年患者出现便秘；便秘又可能会加重老年患者的心脑血管疾病，导致心脑血管事件的发作。衰弱在老年人群中甚为常见，衰弱老年人的腹肌、肛提肌和结肠平滑肌收缩力下会明显降低，导致老年人排便动力不足而引起便秘。

（5）用药情况评估：分为两个方面。一是评估患者正在服用的药物中有无诱发便秘的可能；二是评估患者使用的通便药物的副作用或潜在的风险。

（6）认知功能状况评估：老年便秘患者的认知功能与制定个体化的便秘干预措施密切相关，临床上常用简易精神状态检查（MMSE）来初步评估患者的认知情况。

（7）营养状态评估：老年便秘患者一方面因为年龄增长出现生理学上的改变，如味觉、嗅觉功能下降，以及消化液和消化酶减少等，导致营养摄入减少；另一方面老年患者多病共存，导致其营养消耗增加。故老年人营养不良发生的风险增加。临床上常采用营养风险筛查（NRS）作为老年住院患者的营养风险筛查工具，当NRS≥3分，提示患者处于营养风险。

（8）便秘严重程度评估：临床上将便秘的严重程度分为轻、中、重度。

1）轻度：患者便秘的症状轻，对日常生活影响小，通过生活方式和排便习惯的改善、短期用药后症状可改善。

2）重度：患者的症状重，持续时间长，对日常的生活影响严重，需要长期使用药物治疗或药物治疗的效果差。

3）中度：介于轻度和重度之间。

# 第三节　便秘的干预

## 一、治疗原则

老年人便秘干预的原则是缓解患者症状，恢复正常的肠道动力和排便生理功能。器质性便秘应主要针对病因进行治疗，临时可选用泻药改善患者的症状。功能性便秘强调个体化综合治疗。

### （一）慢性功能性便秘的治疗

1. 基础治疗　老年人便秘的基础治疗措施包括健康教育，饮食、运动和排便习惯的调整。

（1）健康教育：对于老年便秘患者健康教育是重要的基础治疗措施，应贯穿整个治疗过程。首先，应告知患者预防引起便秘的危险因素，在源头上预防老年人便秘的发生；

其次，教育患者养成良好的生活习惯和排便习惯以改善症状；最后，应教会患者识别便秘，告知其便秘的药物治疗原则、如何选择合理的药物以及药物的常见不良反应，还应提高患者的自我管理能力，鼓励其积极配合医生共同管理疾病。

（2）饮食：慢性便秘患者应增加膳食纤维和水的摄入量。膳食纤维应以可溶性膳食纤维为主，推荐摄入量为20～35g/d；虽然增加饮水量并不会影响结直肠功能和缓解便秘，但饮水量的增加会加强膳食纤维的通便作用，因此推荐便秘患者水的摄入量为1.5～2.0L/d。

（3）运动：运动可以缩短肠道的传输时间，运动较少的老年便秘患者，根据自身情况适当增加运动量可改善便秘症状。推荐运动量为30～60min/d，每周至少2次，以有氧运动为主。

（4）排便习惯：①老年便秘患者应养成每日定时排便的习惯，人在晨起时或进餐后的2小时内便秘最明显，故建议患者在晨起时或进餐后2小时内尝试排便。②因蹲位排便相对坐位排便能缩短排便时间，减少排便费力情况，更有利于粪便的排出，故建议老年便秘患者采取蹲位排便姿势。同时，在排便的过程中应减少其他因素的干扰，集中注意力。

2. 药物治疗　老年便秘患者经4～8周的基础治疗症状无明显改善者应加用药物治疗。临床上用于便秘治疗的药物有通便药、促动力药、促分泌药、微生态制剂、灌肠药和栓剂、中医中药等。其中通便药又分为容积性泻药、渗透性和刺激性泻药三类。药物选择可根据人群、便秘类型和便秘程度进行选择。老年人便秘常首选的药物为容积性和渗透性泻药，严重便秘者可短期内或间断选用刺激性泻药。慢传输型便秘可选用容积性、渗透性泻药和促动力药物，可单药治疗也可联合用药；出口梗阻型便秘可选用容积性、渗透性泻药。轻中度便秘患者可选用容积性和渗透性泻药，也可与其他类药物联合治疗；重度便秘患者可先选用容积性和渗透性泻药，若无效可联合促动力药和促分泌药等联合治疗。

（1）通便药

1）容积性泻药：是老年人慢性便秘的常用药物，主要通过滞留粪便中的水分、增加粪便的含水量和体积而发挥通便的作用。代表药物有欧车前、麦麸、车前草、甲基纤维素以及聚卡波非钙，主要用于轻度便秘患者的治疗。常见的不良反应有腹胀、食管或结肠梗阻以及对钙和铁吸收不良。用药过程中应注意补充适量水分，以防肠道机械性梗阻，但合并有心力衰竭的老年便秘患者，增加水分的摄入有加重病情的风险。有粪便嵌塞、疑有肠梗阻的患者该类药物应慎用。该类药与华法林、地高辛、抗生素等同时服用时可能会影响后者的吸收。

2）渗透性泻药：该类药物通过在肠道内形成高渗状态，吸收水分，增加粪便的体积，增加肠道的蠕动而发挥通便的作用。代表药物有乳果糖、聚乙二醇以及盐类泻药（如硫酸镁等）。该类药物适用于轻度和中度便秘患者。其中乳果糖可长期适用于合并有慢性心功能不全和肾功能不全的老年便秘患者。聚乙二醇不会被肠道吸收代谢，严重不良反应罕见，可以长期使用。因盐类泻药过量会导致电解质紊乱或高镁血症等，肾功能减退的老年便秘患者应慎用。

3）刺激性泻药：老年便秘患者该类药物应短期或间断使用，避免长期使用。该类药物主要通过刺激肠黏膜的感觉神经末梢，增加肠道的动力和刺激肠道分泌来发挥通便的作用。代表药物有比沙可啶、蓖麻油、蒽醌类药物（如大黄、番泻叶及麻仁丸、木香理气片、苁蓉润肠口服液、当归龙荟片、通便宁片等中成药）、酚酞等。该类药物具有起效快、效果好的特点。但长期应用的不良反应较多，如电解质紊乱、维生素吸收不良、不可逆的肠肌间神经丛损害、大肠肌无力、药物依赖和大便失禁等。蒽醌类药物长期服用可导致结肠黑变病。酚酞有致癌的风险，已被撤出市场。

（2）促动力药：该类药物对慢传输型便秘的疗效较好。主要通过作用于肠神经末梢，释放运动性神经递质、拮抗抑制性神经递质或直接作用于平滑肌，增加肠道动力而发挥通便作用。代表药物为琥珀酸普芦卡必利片。常见不良反应有头痛、恶心、腹痛和腹泻等。

（3）促分泌药：该类药物主要通过促进肠道内的分泌液体增加，导致大量的液体进入到肠道，加快肠道的传输而发挥通便作用。代表药物有鲁比前列酮、利那洛肽。常见的不良反应有头痛、恶心、腹泻、腹胀和腹痛等。

（4）微生态制剂：该类药物通过调节肠道菌群失衡，促进肠蠕动和胃肠动力的恢复达到通便的作用。可分为益生菌、益生元和合生元三类，该类药物可作为慢性便秘患者的长期辅助用药。常见药物有双歧杆菌、乳杆菌、枯草杆菌等。

（5）灌肠药和栓剂：该类药物通过润滑和刺激肠壁，软化粪便，使其容易排出而达到通便作用，可以临时使用于粪便干结、嵌塞的便秘患者。代表药物有开塞露、甘油和复方角菜酸酯制剂等。开塞露适用于老年体弱便秘患者，复方角菜酸酯制剂适用于便秘合并痔疮的患者。

（6）中医中药：中医通过辨证论治，将便秘分为热积秘、寒积秘、气滞秘、阳虚秘、气虚秘、血虚秘和阴虚秘七个证型，从而采用不同的方药进行治疗。但其疗效需要更多的循证医学证据来进行评估。

3. 精神、心理治疗　老年便秘患者容易出现焦虑和抑郁症状或其他精神心理症状，而合并精神心理问题的便秘患者的治疗效果较差。因此，合并有精神心理症状的老年便秘患者应采用常用的评估量表进行评估后再予以相应的治疗。症状较轻的患者，予以健康教育、心理疏导等一般心理治疗；症状较重的患者应请精神心理专科医师协助诊治。

4. 生物反馈治疗　该措施是出口梗阻型便秘的一线治疗方案，临床上广泛应用的是腹壁肌电生物反馈，通过对患者的腹肌、盆底肌和肛门括约肌训练促进排便，改善患者的排便次数、盆底功能失调、球囊逼出时间、结肠转运时间，疗效优于通便药物、改善生活方式等治疗方案。但该治疗方案的疗效取决于患者对治疗要领的掌握，因此不适用于有认知障碍的老年人群。

5. 老年人便秘的治疗流程图　见图21-3-1、图21-3-2。

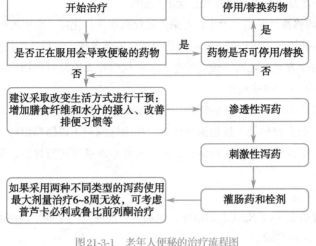

图21-3-1 老年人便秘的治疗流程图

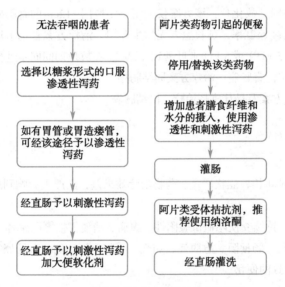

图21-3-2 特殊类型老年人便秘的治疗流程图

## （二）结直肠癌的治疗

1. 结肠癌的治疗

（1）早期结肠癌的治疗：早期结肠癌，如果分期为$cT_1N_0M_0$，建议采用内镜下切除、局部切除或结肠切除术。

（2）$T_{2\sim4}$，$N_{0\sim2}$，$M_0$结肠癌的治疗：此期内首选治疗方案是手术治疗，切除相应结肠段，同时对区域淋巴结进行清扫。

（3）$T_{4b}$结肠癌术前治疗：$T_{4b}$结肠癌如果局部不可切除，可选择客观有效的化疗方案或化疗联合靶向治疗方案，必要时可以增加局部放疗。$T_{4b}$结肠癌如果局部可切除，可进行多学科讨论决定是否行术前化疗或直接手术治疗。

（4）复发/转移性结肠癌的治疗：可采用化疗药物进行化疗。常用的药物有5-FU/LV、伊立替康、奥沙利铂、卡培他滨。靶向药物包括西妥昔单抗、贝伐珠单抗及瑞戈非尼。

（5）其他治疗方案：晚期结肠癌的患者在常规治疗无效时可选择局部治疗，如介入治疗、瘤体内注射或中医中药治疗。

（6）最佳支持治疗：包括疼痛管理、营养支持和精神心理干预。需对结肠癌的患者进行疼痛评估，根据评估结果按遵循疼痛三阶梯治疗原则予以镇痛治疗。对患者的营养状况进行评估，予以肠内营养支持治疗。对患者的心理状况进行评估，积极干预患者存在的心理问题。

2. 直肠癌的治疗

（1）早期直肠癌（$cT_1N_0M_0$）的治疗：该期的处理原则同早期结肠癌的处理一样，建议可采取内镜下局部切除。

（2）直肠癌（$cT_{2\sim4}$, $N_{0\sim2}$, $M_0$）：直肠癌（$cT_{2\sim4}$, $N_{0\sim2}$, $M_0$）必须行根治性手术治疗。

（3）直肠癌的辅助放化疗：该方案仅适用于距肛门<12cm的直肠癌，可以提高患者的手术切除率，提高保肛率，延长患者无病生存期。治疗方案首选卡培他滨单药或持续灌注5-氟尿嘧啶（5-FU）或5-FU/亚叶酸钙（LV），在放疗期间同步进行化疗。

（4）复发/转移性直肠癌：治疗方案同结肠癌。

（5）其他治疗方案及最佳支持治疗：同结肠癌。

## 二、转诊原则

### （一）紧急转诊

1. 便秘持续时间长、症状严重、药物治疗效果差，已严重影响到患者的生活、工作和心理健康。

2. 伴有便血、持续粪便隐血试验阳性、腹痛、消瘦等报警征象者。

3. 出现肠穿孔、肠梗阻、急腹症、疝气、心脑血管疾病、直肠癌等并发症，或由严重的器质性疾病导致的便秘。

### （二）普通转诊

1. 有精神心理症状的便秘患者经健康教育和心理疏导治疗无效者。

2. 患者经过2～4周的经验性治疗无效或便秘持续时间达1年以上，常规药物治疗效果欠佳，已严重影响到患者的工作与生活。

3. 便秘病因不明需排除器质性疾病的患者。

**全科医生在老年便秘诊治中的关注点**

运用全科医学的理念及整体方法针对老年慢性便秘进行详细评估：

1. 系统的病史采集非常重要，问诊时除了解患者的临床症状、既往史、用药史等情况以外，还应注意了解患者的精神、心理状况，认知情况，以及患者的社会背景、家庭情况等，注意人文关怀，应尽可能考虑到老年慢性便秘相关因素危险因素和病因，根据系统的体格检查及专项检查结果分析鉴别诊断。

2. 老年慢性便秘的病因较多，应采用莫塔安全诊断策略，首先排除器质性疾病和药物性便秘可能，同时需重点关注老年人便秘的报警征象。

3. 老年慢性便秘的干预应根据综合评估的内容来制定个体化、综合的干预措施。综合评估的内容应包含危险因素的评估和临床评估。

【拓展内容】

1. 研究进展　普芦卡必利是一种对5-HT$_4$受体具有高选择性和高亲和力的受体激动剂，通过与患者的肠肌间神经的5-HT$_4$受体结合后促进结肠的蠕动，改善患者的便秘症状。国内外的研究结果显示，该药对于慢性输出型便秘的疗效及安全性均较好。利那洛肽是鸟苷酸环化酶-C（GC-C）的激动剂，通过与肠上皮的GC-C受体结合后加速肠道的蠕动，改善患者的便秘症状。国内外的循证医学证据显示该药可增加患者的自发排便次数，改善便秘症状，且该药不会与其他药物相互干扰，安全性良好。鲁比前列酮是一种氯离子通道激活剂，通过激活肠上皮细胞顶膜的2型氯离子通道促进肠上皮的分泌，肠液分泌增加使粪便疏松从而改善便秘症状。虽然国内外关于普芦卡必利、利那洛肽和鲁比前列酮的循证医学证据较多，但其疗效均优于安慰剂，迄今为止尚缺乏比较这些药物的非安慰剂对照试验。

2. 研究方向　建议结合国内外指南、查阅文献、采用循证医学的方法、全科医疗疾病管理的技能进行探索研究，建立老年人便秘干预管理路径的研究。

【思考题】

1. 老年慢性便秘评估的内容有哪些？
2. 全科医生如何对老年慢性便秘进行管理？

（顾申红）

# 第二十二章 尿 失 禁

尿失禁

## 第一节 概 述

### 一、定义

尿失禁（urinary incontinence，UI）是尿液不自主地经尿道流出的现象。尿失禁是由各种原因引起的控尿能力异常表现之一，是排尿障碍类疾患的常见症状，可见于不同年龄与性别。尿失禁可并发于许多疾病，是一组综合征而不是一个独立的疾病，也不是老化的正常现象。

在我国，60岁及以上老年人中男性尿失禁患病率为5%～28%，女性尿失禁患病率为25%～40%，尿失禁的患病率会随着年龄的增长而不断增加，而任何年龄阶段女性的发生率均为男性的2倍；在国外，接受长期照护的人群中尿失禁的发生率高达80%，80岁以上的女性人群中尿失禁发生率接近40%，老年男性人群中尿失禁发生率为10%～35%。由于认识不足和羞于启齿，尿失禁患病率可能远高于统计数值，实际就诊率则非常低，有报道称在养老院的老年人中尿失禁患病率高达25%，而只有0.7%选择就诊。

由于尿失禁的发生常不伴有尿意，易导致会阴部皮肤损伤、湿疹和泌尿生殖系统感染，增加跌倒、骨折风险，同时因有异味等表现而感到心理压力，老年人往往恐惧外出和不愿参加社交活动，严重影响老年人身心健康和生活质量，显著增加孤僻、抑郁、社会孤立与社会脱离的风险。

全科医生作为老年人的持续照护者，不仅了解其身体状况，也理解老年人现实处境且容易沟通，能够帮助老年人认识到尿失禁不是正常的衰老现象，应及时就医、明确诱因、确定诊断并予以适当指导，缓解临床表现、预防相关并发症。

## 二、病理生理及分类

### （一）病理生理学

尿失禁的发生，主要是由于膀胱贮尿期膀胱内压力超过了尿道阻力，尿液失去控制而流出，原因包括括约肌压力减低、膀胱内压增高以及功能性因素等。尿失禁可能的机制见表22-1-1。

表22-1-1　尿失禁可能的机制

| 分类 | 机制 | 示例 |
|---|---|---|
| 括约肌压力减低 | 萎缩 | 萎缩性尿道炎、萎缩性阴道炎 |
| | 药物 | α受体阻滞剂，如特拉唑嗪、坦索罗辛等 |
| | | 激素疗法（系统性雌激素-孕激素联合疗法） |
| | | 米索前列醇 |
| | 盆腔底薄弱 | 多次阴道分娩、盆腔手术 |
| 膀胱内压增高 | 膀胱过度活跃 | 膀胱刺激，如感染、结石，肿瘤（罕见） |
| | | 中枢神经系统疾病累及额叶排尿抑制中枢，如卒中、痴呆、多发性硬化 |
| | | 颈椎病或椎管狭窄 |
| | | 特发原因 |
| | 腹压增高 | 如咳嗽、喷嚏、举重物 |
| | 尿量增加 | 如糖尿病、利尿药、咖啡因、酒精引起 |
| | 尿潴留 | 前列腺疾病、尿道狭窄、粪便嵌塞，大的膀胱憩室或膀胱突出（罕见） |
| | 药物 | ①α受体激动剂，如伪麻黄碱；②抗胆碱能药，包括抗组胺药、抗精神病药、甲磺酸苯扎托品、三环类抗抑郁药；③钙通道阻滞剂；④阿片类 |
| 功能性因素 | 神经系统病变 | 痴呆、卒中 |
| | 精神疾病 | 抑郁 |
| | 精神活性药物 | 抗精神病药、镇静催眠药、三环类抗抑郁药 |
| | 活动受限 | 因损伤、无力、受约束、镇静剂、神经系统或运动系统疾病引起 |
| | 条件限制 | 卫生间太远、旅行 |

根据发生机制和临床表现，尿失禁分为以下五类：

1. 压力性尿失禁　是指平时能控制排尿，但在咳嗽、喷嚏、大笑、奔跑等腹压增高时发生的尿失禁。由于盆底肌肉松弛，膀胱与尿道间解剖关系改变，腹压突然增高时传导到膀胱和尿道的压力不同，膀胱内压增高而尿道阻力没有相应增加导致尿液流出，一般膀胱内没有残余尿。常见于分娩损伤（有过多次妊娠和自然分娩史）、绝经期妇女（阴道前壁支撑力减弱）、老年女性（盆底肌肉松弛、膀胱颈后尿道下移、尿道括约肌功能减退），男性见于根治性前列腺切除术后尿道外括约肌损伤、会阴部及尿道损伤、尿道手术等。

2. 急迫性尿失禁 在有急迫的排尿感觉后，膀胱不受意识控制即开始排尿。急迫性尿失禁分为两类：①运动性急迫性尿失禁，排尿依靠脊髓反射，由于部分上运动神经元病变导致逼尿肌无抑制收缩，使膀胱内压超过尿道阻力所致；②感觉性急迫性尿失禁，由于膀胱炎性刺激等引起，常见病因有膀胱炎、神经源性膀胱、严重的膀胱出口梗阻导致的膀胱顺应性降低、逼尿肌老化、心脑血管疾病、早期糖尿病等，精神紧张、焦虑也可引起急迫性尿失禁。

3. 充盈性尿失禁 又称假性尿失禁，是由于下尿路严重的机械性或功能性梗阻，膀胱呈慢性扩张状态，大量残余尿在膀胱内压上升到一定程度并超过尿道阻力时不断地自尿道中滴出，但膀胱并不能完全排空。多见于慢性下尿路梗阻疾病（如前列腺增生症、尿道狭窄等），夜间更易发生。

4. 功能性尿失禁 由于无法或不愿去（卫生间）排尿而导致的流尿。通常是不能运动（如卒中或严重的骨关节炎）以及精神功能疾病（如痴呆）所致。抑郁或情感障碍患者也可能出现不愿意去卫生间情况，称为精神性尿失禁。

5. 混合性尿失禁 部分患者可能同时出现不同类型的尿失禁：老年女性患者常见压力性尿失禁合并急迫性尿失禁；老年男性可能因前列腺增生出现充盈性尿失禁，同时因其他疾病发生急迫性尿失禁。

临床上，还可根据尿失禁程度可分为：①轻度尿失禁，仅在咳嗽、打喷嚏、拿重物时出现；②中度尿失禁，在走路、站立、轻度用力时出现；③重度尿失禁，无论直立或卧位都可发生。

（二）病因分类

尿失禁的病因及分类见表22-1-2。

表22-1-2 老年人尿失禁的病因及分类

| 病因 | 分类 | 示例 |
| --- | --- | --- |
| 疾病因素 | 泌尿生殖系统疾病 | ①感染：如膀胱炎、尿道炎<br>②下尿路梗阻：如前列腺增生症、膀胱结石、尿道狭窄<br>③肿瘤：膀胱癌、前列腺癌<br>④其他：膀胱结石、萎缩性尿道炎、萎缩性阴道炎 |
| | 神经系统疾病 | ①神经系统缺血、炎症、外伤、肿瘤等病变，如脑血管病、卒中、痴呆、多发性硬化、帕金森病、脊髓损伤、谵妄<br>②外来压迫：如椎管狭窄<br>③其他系统疾病累及：如糖尿病周围神经病变 |
| | 精神疾病 | 情感障碍、焦虑障碍、重性精神病、酗酒 |

| 病因 | 分类 | 示例 |
|---|---|---|
| | 消化系统疾病 | 直肠肿瘤、便秘 |
| | 内分泌及代谢系统疾病 | 糖尿病、高钙血症、维生素$B_{12}$缺乏症 |
| | 循环系统 | 缺血性心肌病、心力衰竭、外周静脉功能不全 |
| | 肌肉骨骼系统 | 骨折或损伤导致运动受限 |
| | 其他 | 慢性阻塞性肺疾病、慢性咳嗽、肥胖 |
| 药物因素 | α受体激动剂 | 如伪麻黄碱等 |
| | α受体阻滞剂 | 如特拉唑嗪、坦索罗辛、哌唑嗪等 |
| | 阿片类 | ①阿片类生物碱，如吗啡、可待因等 |
| | | ②人工合成类，如哌替啶、美沙酮等 |
| | 雌激素 | 如雌二醇、雌三醇等 |
| | 非甾体抗炎药 | 如阿司匹林、双氯芬酸、布洛芬等 |
| | 钙通道阻滞剂 | 如地尔硫草、硝苯地平、维拉帕米等 |
| | 利尿剂 | 如呋塞米、托拉塞米等 |
| | 其他 | 噻唑烷二酮类、米索前列醇、抗组胺药、抗精神病药及三环类抗抑郁药、镇静催眠药等 |
| 非疾病因素 | 腹压突然增高 | 咳嗽、喷嚏、大笑、拿重物等 |
| | 其他 | 多次分娩、年龄增大 |

# 第二节 尿失禁的评估

## 一、尿失禁的接诊技能

### （一）问诊

多数患者不会主动提及尿失禁，因此在接诊患者特别是老年患者（无论男女）时需主动询问"是否有尿失禁（尿液不自主地经尿道流出）的现象"。

病史采集时的重点内容包括：

1. 现病史

（1）开始出现的年龄。

（2）是间歇性，还是持续性。

（3）发生前有无尿意，如有，是否突然出现且急迫。

（4）有无诱发因素，如咳嗽、喷嚏、用力。

（5）流出量多少，以滴、少量、中等或湿透判断。

（6）一天中发生的时间，随时或夜间。

（7）与进食，饮水及茶、咖啡、酒精的关系。

（8）与服药或睡眠的关系。

（9）伴随症状：①有无尿频、尿急、尿痛，有无血尿、脓尿或尿色改变，有无臭味尿液；②有无开始或停止排尿困难，有无排尿停顿，有无不完全排空感；③有无腹痛，特别是下腹痛；④有无便秘、血便或里急后重；⑤有无会阴部湿疹、皮炎、红肿、溃烂。

2. 既往史　已知尿失禁相关疾病，如痴呆、卒中、脊髓或其他神经系统疾病，尿路感染、尿路结石或前列腺疾病，糖尿病，盆腔或腹部手术史、盆腔放疗史等。

3. 女性患者生育史　分娩次数、类型，有无并发症及并发症类型等。

4. 其他　评估生活环境和社会活动状况，包括卫生间的方便性，尿失禁对日常活动、睡眠、性生活及情绪的影响程度，失能人员护理状况等。

## （二）重点查体

尿失禁有多种发生机制，部分患者可能同时出现不同类型的尿失禁，即使有已知明确病因，仍需进行全面查体。重点查体项目包括：

1. 神经系统　除评价精神状态、运动感觉功能、自主神经（卧立位血压）、病理反射、脊柱形态外，因尿道外括约肌与肛门括约肌由同一骶神经支配，还应该检查：

（1）会阴感觉。

（2）随意的肛门括约肌收缩（$S_2 \sim S_4$）。

（3）肛门反射（$S_4 \sim S_5$），轻划肛周皮肤引起肛门括约肌收缩。

（4）球海绵体反射（$S_2 \sim S_4$），挤压龟头或阴蒂引发肛门括约肌收缩。

需要注意，上述反射的消失不一定是病理性的，需配合其他检查全面评估。

2. 腹部　腹部膨隆、腹部包块、膀胱叩诊。

3. 直肠　有无粪便嵌塞、直肠肿物。

4. 男性生殖系统　有无包茎、龟头炎或尿道分泌物，前列腺大小及有无结节。

5. 女性生殖系统　有无萎缩性阴道炎及尿道炎，有无尿道及阴道分泌物；窥器检查时嘱患者咳嗽，观察阴道壁有无膨出。

6. 特殊查体

（1）诱发试验：怀疑压力性尿失禁时，患者膀胱充盈后，取截石位、上半身直立，嘱患者剧烈咳嗽。咳嗽开始尿液立即由尿道口流出、咳嗽停止后流尿立即停止，提示为压力性尿失禁；延迟或持续的流尿，提示咳嗽诱发的逼尿肌过度兴奋。

（2）膀胱颈抬高试验：女性患者，在诱发试验阳性的基础上，检查者以右手中、示指经阴道从两侧抬高膀胱颈，再行诱发试验，尿失禁不再出现，即为膀胱颈抬高试验阳性，提示可能对手术治疗有效。注意：患者有特别急迫的尿意时可能出现假阳性；患者不放松、膀胱充盈不足、咳嗽不剧烈、有大的膀胱突出时可能出现假阴性，此时可嘱患者仰卧，膀胱突出减小时重复本试验。

（3）棉签试验：女性患者，可用插入尿道的棉签测定尿道膀胱后角，以判定尿道下垂的严重程度。

### （三）辅助检查

尿失禁的病因很多，根据病史和体格检查选择必要的实验室和辅助检查。

1. 排尿日记　详细记录：①每次自主排尿的时间、量；②每次尿失禁出现的时间、环境、可能诱因（运动、咳嗽、用力等）、表现、程度；③相关的活动，特别是饮食、饮水，服药的时间、种类及量等，以及睡眠情况。通过排尿日记可以了解排尿频率、日夜尿量，尿失禁发生的时间、频率、诱发因素以及与日常活动和睡眠的关系等；同时，排尿日记也是监测治疗效果的依据。

2. 常规的实验室检查　包括尿常规，血电解质、葡萄糖、尿素氮和肌酐等；必要时检查血钙（如多尿）、维生素 $B_{12}$ 水平（如尿潴留），尿细胞学（如血尿或疼痛）及尿培养等。

3. 泌尿系统超声及残余尿测定　泌尿系统超声检查可以发现结石、肿瘤等疾病线索。通过超声（或导尿）检测患者排尿后膀胱内的残余尿量，如果>100ml，提示可能由逼尿肌无力、出口梗阻、神经病变、药物因素等所致。

4. 膀胱镜检查　可了解外括约肌的功能状态，膀胱颈口是否纤维化。前列腺术后患者，应注意是否有组织残留。了解尿道有无松弛，膀胱有无病变。

5. 尿动力学检查　可以测定膀胱内压、尿流量速率及尿道压力和膀胱内括约肌压力等，一般在拟行矫正手术但诊断不明确、经验性治疗无效、残余尿量>200ml等情况下进行。

（1）膀胱内压测定：压力性尿失禁患者膀胱内压下降。

根据膀胱内压的高低分为3类：

①轻度，其膀胱内压为 $2.4 \sim 80 cmH_2O$；②中度，膀胱内压为 $0.96 \sim 60 cmH_2O$；③重度，膀胱内压低于 $20 cmH_2O$。膀胱内压若>$150 cmH_2O$ 时仍无漏尿，说明尿失禁原因不在尿道。

（2）尿道压力和膀胱内括约肌压力测定：正常人最大尿道压，男性为 $3.4 \sim 126 cmH_2O$，女性为 $1.4 \sim 115 cmH_2O$。压力性尿失禁患者尿道压力普遍降低，近端尿道内压、最大尿道压下降更为明显；最大尿道关闭压降低；诱发试验时尿道压不升高；膀胱内括约肌压力波消失。

6. 膀胱尿道造影　在侧位片上，测量尿道后角，正常为 $90° \sim 100°$，排尿时消失；而压力性尿失禁患者不排尿时，尿道缩短，尿道宽畅，膀胱尿道后角消失，不排尿时膀胱颈部呈漏斗状，腹压增加时更明显。X线片可了解泌尿系有无结石。

7. 其他　尿垫试验可协助判断尿失禁程度；国际尿失禁标准问卷（改良的布里斯托问卷）能评估尿失禁发生频率及对患者日常生活的影响程度。

### （四）尿失禁的诊断思路

尿失禁病因复杂且可能同时存在多个病因，应通过病史、体格检查及辅助检查综合判断。

1. 明确是否存在尿失禁，尿失禁发生的具体情况、可能相关的疾病史，特别是对患者生活质量和社会功能的影响。

2. 体格检查发现可能存在的神经系统、泌尿生殖系统病变，邻近器官（如直肠）也可能引起尿失禁。

3. 排尿日记可以指导下一步检查方向，如诱发试验、残余尿测定，以及必要时进行尿动力学检查和影像学检查。

全科医生应注意：①只有压力性尿失禁，不伴尿急、尿路刺激症状或夜尿时，很可能是出口关闭不全；②尿急或突然流尿、不伴预警或腹压增高因素时，提示膀胱过度活跃；③伴有梗阻症状（排尿停顿、尿流细弱、膀胱不完全排空感）的男性尿失禁，有1/3是因逼尿肌过度活跃而非下尿路梗阻；④如果排尿日记显示，夜间排尿量明显少于单次最大排尿量，提示睡眠相关因素或膀胱异常。

另外，不是病程时间长或者患者是老年人就断定尿失禁是不可逆的，在诊断时确认有无可逆（即可治疗）的病因十分重要。临床上将病因明确、经治疗症状能缓解或治愈的尿失禁称为暂时性尿失禁，按英文首字母简称为"DIAPERS"。

D：谵妄（delirium）。

I：感染（infection），主要是尿路感染。

A：萎缩（atrophy），主要指萎缩性阴道炎、尿道炎。

P：药物（pharmaceuticals）、心理疾患（psychological disorder）、疼痛（pain）。

E：尿量增多（excessive urine output），包括可引起尿量增多的疾病如糖尿病、尿崩症，服用利尿剂，大量饮酒等。

R：活动受限（restricted mobility），骨关节炎或骨折等运动系统疾病、卒中或心力衰竭等其他疾病所致活动受限。

S：大便嵌塞（stool impaction），功能性、药物性或器质性便秘。

## 二、尿失禁的诊断与鉴别诊断

### （一）不同类型尿失禁的诊断

1. 压力性尿失禁　多见于经产妇，腹压增高时尿失禁发生或加重，无排尿急迫感，膀胱颈抬高试验阳性，棉签试验阳性高，尿常规细菌培养多属正常，X线造影膀胱尿道后角消失，不排尿时膀胱颈呈漏斗状，尿道压力下降。

2. 急迫性尿失禁　尿失禁时尿意感强烈；尿失禁流出的尿量较多，有的患者膀胱可完全排空；多伴有尿频、尿急等膀胱刺激症状；膀胱镜检查，可以发现黏膜充血、出血、肿瘤等病变；膀胱尿道造影显示膀胱后角及倾斜角均正常；尿道压力正常；膀胱测压逼尿肌异常收缩，反射亢进。常同时有压力性尿失禁。

3. 充盈性尿失禁　常有膀胱颈部、尿道梗阻疾病史，如尿道狭窄、前列腺增生症、肿瘤等，体格检查可发现充盈的膀胱。根据病史、体格检查、膀胱尿道造影、超声检查、膀胱镜、尿道镜可发现膀胱及尿道梗阻的原因。

（二）需与尿失禁鉴别的疾病

1. 尿瘘　输尿管阴道瘘、膀胱或尿道阴道瘘及膀胱外翻等尿液经阴道漏出，易被误认为尿失禁。阴道或膀胱镜检查可能发现瘘管口，膀胱镜检时注入美蓝溶液或静脉尿路造影可以发现瘘管交通情况。

2. 输尿管开口异位　输尿管开口于尿道，尿液从尿道口持续溢出，与膀胱内压力增加无关，且有正常的排尿。静脉尿路造影多显示泌尿系统先天畸形，如双肾盂、双输尿管畸形，异位开口的输尿管引流自上肾盂且上肾盂发育不全；超声检查可发现双肾盂；尿道镜检查可看到异位输尿管开口。

3. 膀胱膨出　有尿失禁的病史，但有下腹及会阴部坠感，测膀胱残余尿量多，用力时阴道前壁膨出。膀胱尿道造影显示尿道后角、尿道倾斜角在正常范围；膀胱造影显示部分膀胱壁膨出。膀胱膨出行阴道前壁修补后症状改善，但压力性尿失禁症状仍然持续甚至加重。

# 第三节　尿失禁的干预

## 一、干预措施

老年人尿失禁的干预应该从预防其发生开始，除了积极治疗相关原发病外，还可以通过训练盆底肌肉增强控尿能力。确诊尿失禁后，在进行全面生活指导和适当护理基础上，给予必要的药物治疗；症状仍无法控制时，对有更高生活质量需求的患者可考虑选择手术治疗。

（一）预防

预防措施主要包括预防和治疗相关原发病，进行盆底肌训练。

1. 原发病预防和治疗　①改变不良生活方式，如戒烟、控制体重、适当运动、合理饮食及限酒等；②分娩后及时遵医嘱进行盆底康复；③预防、积极治疗泌尿生殖系统感染等相关疾病；④关注必须使用药物的副作用。

2. 盆底肌训练　中国传统医学中的"提肛运动"与西方医学中的"凯格尔训练"练习方法相似，既是预防措施，也是最重要的非药物治疗措施，可分2步进行指导。

（1）明确需要锻炼的肌肉位置：①直肠周围肌肉，站姿或坐姿时想象因不能找到邻近的卫生间而努力控制腹泻的场景，此时收缩的主要是直肠周围肌肉，保持这种"夹紧"的姿势数秒。②盆腔前部肌群，排尿过程中有意识的收缩盆底肌肉停止排尿，一旦尿流完全停止后重新排尿，直到膀胱完全排空。③女性患者可将手指插入阴道，收缩盆底肌肉时可以感受到手指被夹住；没有被夹住，可能收缩的不是盆底肌肉，也可能是盆底肌肉收缩力太弱，需要进行下一步训练。

（2）盆底肌肉的训练：排空膀胱后站、坐或平卧均可，放松腹肌和大腿肌群，交替进行"快收缩"（同时收缩盆底肌群，保持1秒后放松，快速重复5次）和"慢收缩"（先收缩直肠周围肌群，再收缩盆腔前部肌群，保持5秒后放松肌肉，重复5次），最好每小时进行1次、每日至少4次。这种训练不受时间地点限制，可随时进行，不需为了训练而改变日常生活方式。每周可重复第1步，确认锻炼了正确的肌肉群组。

### （二）非药物治疗

1. **病情监测** 密切观察尿失禁的严重程度及对治疗的反应、尿失禁相关并发症和诱发疾病病情的变化，同时还要监测患者日常活动能力、社会生活状态以及心理健康情况。排尿日记以及相关评价表的运用有助于病情观察。

2. **排尿训练** 排尿日记能帮助确定多长时间需要排尿以及患者是否能感觉到膀胱充盈，可依据排尿日记建立规律的排尿习惯，开始时每1～2小时排尿一次，以后间隔时间可以逐渐延长至2～3小时，以促进排尿功能的恢复。对于急迫性或压力性尿失禁患者，可训练控尿能力，当有排尿冲动时，先安静地坐或站立、深呼吸，收缩盆底肌肉，集中精力让冲动过去，再缓慢走到卫生间排尿；如果连续几天没有尿失禁，可以逐步增加排尿间隔时间至2～3小时。认知损害如痴呆的患者，每2小时询问一次是否需要排尿（或检查是否尿湿），鼓励患者主动报告控尿状态；一旦患者能够按时如厕要及时表扬，固化排尿训练成果。

3. **加强护理** 保持患者会阴部皮肤清洁干燥，可以用适当的护理垫、减少尿液对皮肤的侵蚀；尿湿后及时更换尿垫和衣物；经常温水会阴清洗、避免皮肤破溃；导尿的患者，注意无菌操作及留置导尿管清理，避免感染。

4. **盆底肌训练** 需要提醒患者过于用力地大便会错误地使用盆底肌肉，可能会加重尿失禁。

5. **饮食指导** 没有特别严格的饮食要求，但需保证足够的能量、蛋白、维生素和纤维素摄入，增强机体抵抗力，预防便秘及其他疾病；减少或避免刺激膀胱的饮料或食物摄入，如浓茶、咖啡、可乐汽水、巧克力等；如果病情允许，鼓励患者每日饮水1 500～2 000ml，但建议长时间外出前及睡前2小时限制液体摄入，避免找不到卫生间的窘境和夜尿过多影响睡眠。

6. 保持大便通畅。

7. **心理支持** 尿失禁患者可能出现羞愧、不愿交流、精神抑郁等心理状况，应细心观察、耐心安慰，消除其抑郁情绪，积极配合医生治疗。

### （三）药物治疗

在非药物治疗的基础上，根据患者尿失禁发生机制选择可能有效的药物。

1. **抗胆碱能药物** 治疗急迫性尿失禁的主要药物包括奥昔布宁、达非那新、托特罗定、曲司氯铵等。疗效与剂量呈正相关，但相应不良事件也增加。不耐受短效制剂者可考虑使用缓释剂，无效时可考虑增加剂量或选用其他方案。最常见的不良反应是口干，其他包括便秘、视力模糊、疲劳、认知功能障碍等。

2. α$_1$受体激动剂　常见药物包括盐酸米多君、甲氧明。严重器质性心脏病、急性肾脏疾病、嗜铬细胞瘤、甲亢患者禁用，高血压控制欠佳不应使用。不良反应包括卧位和坐位时高血压、头皮感觉异常和瘙痒、皮肤竖毛反应、寒战、尿潴留、尿频。不建议长期使用。

3. α$_1$受体阻滞剂　常见药物如特拉唑嗪，可用于前列腺梗阻并发尿失禁的患者，能有效降低膀胱颈及前列腺平滑肌张力，减少尿道阻力，改善排尿功能。不良反应包括头痛、头晕、乏力鼻塞，较哌唑嗪的"首剂效应"小。

4. β$_3$受体激动剂　如米拉贝隆，可以松弛膀胱逼尿肌，增加膀胱的储尿量。治疗急迫性尿失禁与大多数抗胆碱能药相似。常见的不良反应是高血压、鼻咽炎、尿路感染。因与某些药物（如美托洛尔）代谢途径相同，以可逆的方式延长这些药物半衰期，需调整相关药物的剂量。

5. 度洛西汀　可抑制神经递质、5-羟色胺（5-HT）、去甲肾上腺素的突触前再摄取，增加尿道括约肌静息张力和收缩强度，改善压力性尿失禁，尿失禁症状多在服药1周后改善。可加速前列腺手术后的恢复。不良反应主要有胃肠道反应、神经系统症状，血压控制不好时禁用。

6. 雌激素　阴道局部用药可改善绝经后女性尿失禁，特别是有外阴阴道萎缩症状者，需在妇科医生指导下运用。

7. 去氨加压素　升压素（抗利尿激素）的合成类似物，用于尿崩症治疗，夜间使用，有水潴留和低钠血症风险，需监测血钠。

### （四）手术治疗

1. 植入人工尿道括约肌　适用于男性尿道括约肌永久损伤的压力性尿失禁患者，植入人工尿道括约肌可以使尿道括约肌平时保持关闭状态，待排尿时再按动按钮，从而治疗尿失禁。

2. 阴道无张力尿道中段悬吊术　适用于压力性尿失禁患者，通过阴道切口植入吊带可支撑尿道中段，从而改善尿失禁症状。

3. 耻骨后膀胱颈悬吊术　通过提升膀胱颈位置并加以固定，可以改善尿失禁症状。

4. 膀胱扩大术　适用于急迫性尿失禁患者，通过扩大膀胱面积来改善尿失禁症状。

5. 自体筋膜悬吊术　通过改变膀胱尿道角度，并固定膀胱颈和尿道来改善症状。

不同机制尿失禁还有其他治疗方法可供选择，治疗策略见表22-3-1。

表22-3-1　不同机制尿失禁的治疗策略

| 机制 | 治疗策略 |
| --- | --- |
| 压力性尿失禁 | 1. 骨盆底肌训练 |
| | 2. 药物治疗，如度洛西汀、雌激素 |
| | 3. 理疗，电刺激局部神经促使骨盆底肌群和尿道括约肌收缩 |
| | 4. 阴道内塞阴道栓 |
| | 5. 各种手术治疗 |

续表

| 机制 | 治疗策略 |
|---|---|
| 急迫性尿失禁 | 1. 骨盆底肌训练<br>2. 药物治疗，如抗胆碱能药、β₃受体激动剂、平滑肌松弛药<br>3. 理疗<br>4. 中医药，如针灸<br>5. 神经阻滞，非手术治疗无效，伴膀胱痛、重度尿频的患者可进行硬膜外麻醉阻滞<br>6. 膀胱扩大术 |
| 充盈性尿失禁 | 1. 药物治疗，如α₁受体阻滞剂<br>2. 原发病的治疗，如尿道取石术、前列腺手术<br>3. 间隔导尿术 |

## 二、转诊原则

### （一）紧急转诊

如果尿失禁导致腹部突然剧烈疼痛或伴大量血尿，应该立即拨打120急诊入院治疗。

### （二）普通转诊

①神经系统检查异常；②硬的或结节状前列腺；③伴消耗性症状的血尿或血便；④不明原因引起的尿失禁，或进行必要的辅助检查；⑤治疗过程中症状加重。

---

### 全科医生在老年尿失禁诊治中的关注点

1. 关注病因，尿失禁往往由其他疾病造成。

2. 病史询问能够发现常见病因。

3. 通过体格检查，特别是特殊检查，能够发现不同机制的尿失禁类型。

4. 很多辅助检查可以在社区卫生服务机构进行，必要时才需要转诊上级医院进一步检查。

---

## 【拓展内容】

1. 研究进展

（1）压力性尿失禁：国内外对压力性尿失禁，特别是女性压力性尿失禁，研究较多，《女性压力性尿失禁诊断和治疗指南（2017）》可作为女性压力性尿失禁规范性诊治文件在工作中参考。

（2）膀胱过度活动症与下尿路症状：尿急、急迫性尿失禁、尿频、夜尿四个密切相关的症状组合称为膀胱过度活动症（OAB）；将储尿期症状（OAB、压力性尿失禁）、排尿期症状（排尿缓慢或中断）、排尿后症状（滴尿、尿等待、排空困难）统称为下尿路症状（LUTS）。将相关症状组合分析，对发现病因、确定治疗方法有更大帮助。

2. 研究方向

（1）尿失禁科学客观的评估方法、国外相关量表的汉化与循证修订。

（2）非药物治疗、非手术治疗，特别是生活方式治疗、生物反馈、物理治疗等方法的探索与有效性研究。

【思考题】

1. 暂时性尿失禁的常见病因有哪些?

2. 可能诱发尿失禁的药物有哪些?

3. 简述压力性尿失禁的治疗方法。

（严春泽）

# 第二十三章　跌　　倒

跌倒

## 第一节　概　　述

### 一、定义

跌倒（fall）是指突发、不自主的、非故意的体位改变，倒在地上或更低的平面上。按照ICD-10对跌倒进行分类，跌倒包括以下两类：①从一个平面至另一个平面的跌落；②同一平面的跌倒；不包括由于瘫痪、癫痫发作或外界暴力作用引起的摔倒。

### 二、流行病学

跌倒发病率随着年龄的增长而增加，有研究显示每年≥65岁的社区老年人中30%～40%发生跌倒，长期照护机构中每年有近50%的老年人在12个月内经历了1次跌倒，其中25%～30%的老年人受到身体伤害，一年内发生过跌倒的老年人中约60%会再次跌倒。40%～50%的≥80岁老年人平均每年至少跌倒一次。

### 三、跌倒的危害

老年人跌倒会产生多种不良后果，如软组织损伤、骨折、心理创伤及损伤后长期卧床导致的并发症等，因跌倒致急诊就医及住院治疗，造成了巨大的社会和家庭负担。有研究显示，95%髋关节骨折的老人为跌倒引起，与因其他原因入院的患者相比，跌倒造成的髋部骨折或其他损伤更易发生不良临床结局。我国每年发生约2 500万人次跌倒，直接医疗费用超50亿，相关经济负担约180亿元。

2013年全国死因监测系统结果显示，我国65岁及以上老年人跌倒死亡率达44.30/10万，居该年龄段伤害死亡原因的首位，是威胁老年人功能独立的重要因素，是导致入住养老机构的独立危险因素，使健康预期寿命减少5～10年。跌倒死亡率随年龄的增加急剧上升，老年人跌倒死亡风险是年轻人的3倍。发生在社区老年人中的跌倒，5%～10%

导致严重伤害。一旦发生髋部骨折，则很难愈合，半年病死率高达20%～50%，50%丧失自理能力，仅30%能恢复到跌倒前的功能水平。跌倒后对再次跌倒的恐惧心理，称为跌倒恐惧或跌倒后焦虑综合征，超过50%的发生过髋部骨折的老人存在跌倒恐惧，可能降低老年人的活动能力，使其活动范围受限，生活质量下降。

## 第二节　跌倒的危险因素及评估

### 一、危险因素

跌倒的影响因素众多，老年人的跌倒与整体健康状态密切相关，尤其是高龄老人，但是人们往往忽视可能导致跌倒的因素，无法采取有效措施预防跌倒。

易致老年人跌倒的因素包括生理、病理、环境、心理以及社会等。生理功能的衰退，如步态的稳定性下降，平衡功能受损，感官敏感性、前庭功能及本体感觉下降，中枢神经系统、骨骼肌肉系统功能退化，反应速度的降低，使老年人的自我保护能力下降，增加跌倒的风险。一些疾病，如认知功能障碍、抑郁症、帕金森病、直立性低血压、卒中后遗症、睡眠障碍、骨关节疾病等，或多病共存、服用多种药物、女性、高龄、独居及对跌倒的恐惧，都是导致跌倒的因素。有研究表明，维生素D缺乏、长期的低盐状态也会增加跌倒的风险。一些药物也可以影响人的意识、精神、视觉、步态、平衡等方面而引起跌倒，各类药物与老年人跌倒的关联强度见表23-2-1。

表23-2-1　药物因素与老年人跌倒的关联强度表

| 药物 | 关联强度 |
| --- | --- |
| 精神类药 | 强 |
| 降压药 | 弱 |
| 降糖药 | 弱 |
| 使用4种以上的药物 | 强 |

与年轻人多在室外发生跌倒不同，老年人发生跌倒的地点多在床边、厕所、浴室、堆放有杂物或有电线绳索的过道等室内环境；多于上下床、入座离座、探身取东西、弯腰捡东西、上下楼梯等时刻发生。控制老年患者跌倒的发生，重在预测及预防。

### 二、风险评估

对跌倒和脆性骨折的风险预测有助于识别并保护骨折高危人群，应对所有老年人进行跌倒风险的评估，包括没有发生过跌倒者。美国老年医学会（AGS）、英国老年医学会（BGS）以及美国骨科医师学会跌倒预防组联合颁布的老年人预防跌倒指南提出，在接诊时需询问所有老年患者或其照护者，在过去1年中该患者是否发生过跌倒、跌倒次数以及是否存在步态或平衡问题；对于发生过1次跌倒的老人，进一步评估其步态及平衡情况有助于识别出能够从跌倒风险评估中获益的人群；对于社区中发生2次及以上跌倒、步态异常或平衡障碍、因跌倒需要就医的老年人需要进行多因素风险评估。

（一）问诊

对全部就诊的老年人进行筛查并识别存在跌倒风险人群。问诊内容包括：跌倒史；有无步态、平衡和/或移动困难等问题；临床判断（即依靠主观观察与客观信息对患者进行的判断）。以上内容每年常规筛查一次，或在出现健康状态明显改变之后立即进行。

询问既往跌倒史极其重要；了解本次跌倒的情况，包括跌倒时正在进行的活动、伴随症状（头晕/眩晕、失衡、意识丧失、尿便失禁）以及跌倒发生的时间和地点等，有助于制定有针对性的预防措施。意识丧失常常造成损伤性跌倒，因此需要特别注意是否存在可能导致意识丧失的直立性低血压、心脏疾病或神经系统疾病，识别增加跌倒风险的慢性病及药物使用史、饮酒史等，并评估家庭环境的安全。

（二）体格检查及辅助检查

意识状态、体温、3分钟卧立位血压变化、心脏查体、血管杂音、视觉和神经系统评估（包括位置觉和平衡觉的评估）、肌肉力量和关节活动度的评估、足底检查。

1. 血压 测量3分钟卧立位血压变化以排除直立性低血压。先在患者平静状态下测量卧位血压，之后嘱患者站立，立位后1分钟及3分钟再次测量血压。如立位较卧位收缩压降低超过20mmHg或舒张压降低超过10mmHg，则称直立性低血压。

2. 心脏、血管查体 通过听诊，了解患者是否存在心率异常、节律异常、心脏瓣膜杂音及颈动脉杂音。如上述检查发现异常，需酌情行心电图、24小时动态心电图、超声心动图、颈动脉多普勒超声检查等，以辅助诊断。

3. 视觉评估 老年人需每年检查眼、评估视力。可以在接诊时用简单的问诊进行筛查，可提问："您在看电视、看书、开车、外出等日常生活中存在视力方面的问题吗？"检查视力可采用Snellen视力表。需要注意，如果患者发生过跌倒，且当时佩戴眼镜，则视力检查时也应佩戴眼镜；如最大矫正视力不能辨别20/40行，为筛查阳性。应同时检查视野。

4. 听觉评估 约1/3的老年人存在听力损失，接诊中可提问："您日常生活中可以听得清别人说话吗？"并可采用耳语测试或测听器进行评估。耳语测试的方法为：在长于6m以上的安静环境中进行，地面划出距离标志，患者立于距检查者6m处，但身体不能距墙壁太近，以免产生声音干扰。受检耳朝向检查者，另一耳用油棉球或手指堵塞并闭眼，以免看到检查者的口唇动作影响检查的准确性，检查者利用气道内残留空气先发出1～2个音节的词汇，嘱患者重复说出听到的词汇，应注意每次发音力量应一致，词汇通俗易懂，高低音相互并用，发音准确、清晰。正常者耳语可在6m距离处听到，如缩短至4m，表示轻度耳聋，1m为中度耳聋，短于1m者则为严重的以至完全性耳聋。记录时以

6m为分母，测得的结果为分子，如记录为6/6、4/6、1/6。听力计：用40dB的1 000Hz和2 000Hz进行检测，两侧耳对任何一个频率的声音听不到或任何一侧耳对两个频率的声音都听不到，则为筛查阳性。

5. 四肢检查　检查患者是否存在关节畸形、关节炎、足底感觉异常等。

6. 神经系统查体　跌倒前出现头晕或意识丧失的患者，需除外一过性脑缺血发作、癫痫等疾病；步态异常、下肢痉挛或反射亢进的患者，可完善脊柱MRI等检查，以除外颈/腰椎病变引起的椎管狭窄、脊髓受压等情况。

7. 实验室检查　对血红蛋白浓度、血糖、尿素氮、肌酐、维生素D水平等指标的检查，可辅助判断或排除引起跌倒的疾病。

（三）平衡和运动功能评估

老年人在跌倒发生前往往表现出五方面迹象：肌肉无力、行走功能障碍、每秒行走距离少于0.6m、体能与生活能力明显降低、非刻意的体重丢失。这些征象对跌倒的可能发生有强烈的提示作用。因此可进行相关评估以识别跌倒高危人群。

1. 计时起立-行走测试（TUGT）　是一种快速定量评定功能性步行能力的方法，是目前最常使用的跌倒风险评估工具。

评估方法：评定时患者着平常穿的鞋，坐在有扶手的靠背椅上（椅子座高约45cm，扶手高约20cm），身体靠在椅背上，双手放在扶手上。如果使用助行具，则将助行具握在手中。在离座椅3m远的地面上贴一条彩条或划一条可见的粗线或放一个明显的标志物。当测试者发出"开始"的指令后，患者从靠背椅上站起，站稳后，按照平时走路的步态，向前走3m，过粗线或标志物处后转身，走回到椅子前，再转身坐下，靠到椅背上，以秒为单位记录总时间，正常<12秒（表23-2-2）。测试过程中评分者不能给予患者任何口头鼓励或肢体帮助，但必须站在患者旁保证其安全。正式测试前，允许患者练习1～2次，以确保患者理解整个测试过程。

表23-2-2　计时起立-行走测试参考值（从座椅起立到再次坐下所需时间）

| 年龄/岁 | 平均用时/s（95%$CI$） |
| --- | --- |
| 60～69 | 8.1（7.1～9.0） |
| 70～79 | 9.2（8.2～10.2） |
| 80～99 | 11.3（10.0～12.7） |

2. 半足距站立　双脚前后站立，前脚后跟内侧紧贴后脚拇指内侧站立，正常>10秒。如果不能完成，则做并足站立试验。如需增加难度则做足跟抵足尖直线站立试验。

3. 功能性前伸测试（FRT）　是另一种神经肌肉对身体整体支撑能力的测试工具。嘱咐患者直立向前伸出一侧拳头，然后在不移动双脚并保持身体稳定的情况下向前探身并尽力前伸拳头，最后测量两次拳头之间的距离，若低于15cm则提示跌倒风险增高（图23-2-1）。

4. Berg平衡量表 为综合性功能检查量表，它通过观察多种功能活动来评价患者重心主动转移的能力，对患者坐、立位下的动静态平衡进行全面检查，与跌倒风险度具有高度相关性，是目前国外临床上应用最多的平衡量表；常用于评定脑血管及脑损伤患者的平衡功能。

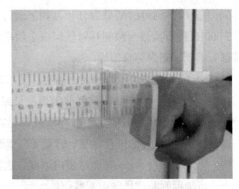

图23-2-1 功能性前伸测试改良标尺

Berg平衡量表将平衡功能从易到难分为14项内容进行检查。计分方法：每一评定项目分为0、1、2、3、4分五个功能等级予以计分，4分表示能够正常完成所检查的动作，0分则表示不能完成或需要大量帮助才能完成，最低分为0分，最高分为56分，分数越高平衡能力越好（表23-2-3）。

表23-2-3 Berg平衡量表的临床意义

| 得分/分 | 跌倒风险 | 行走能力 |
|---|---|---|
| 0～20 | 平衡功能差 | 需要乘坐轮椅 |
| 21～40 | 有一定的平衡能力 | 可在辅助下步行 |
| 41～56 | 平衡功能较好 | 可独立步行 |

注：<40分提示有跌倒的风险。

5. 简易体能状况量表（SPPB） 主要评估下肢功能，包括平衡能力测试、步速以及椅子站起测试三部分。SPPB涵盖了多维度的功能状态，总分<9分是日常生活活动能力丧失以及死亡的独立预测因子。除此之外，SPPB的每一个成分（如椅子站起、步速以及足距站立）也是跌倒的预测指标。

6. 平衡与步态量表（POMA） 又称Tinetti量表，包括对平衡与步态的评估，每项最低分为0分，最高分为2分（0分，重度障碍；1分，轻度障碍；2分，无障碍），总分28分；得分在19～24分之间则预示有跌倒风险，低于19分提示有高跌倒风险。该量表在国内应用较少。

7. 跌倒功效量表（MFES） 评估个体对于执行从容易到难度大的身体活动和社会活动而不发生跌倒的信心。请受试者自我评估在从事14个场景的活动时，对自己不跌倒的把握，如更衣、准备简单的饭菜、沐浴、从椅子上起落、上床与下床等。每项0～10分。0分：一点把握也没有；5分：有一定的把握；10分：有充足把握；介于二者之间则选择对应数值。

8. 其他筛查方法和工具 还可通过进行10m步速测试、动态步态测试、台阶测试、Morse跌倒风险评估量表等方法评估跌倒风险。

# 第三节 跌倒干预

老年人跌倒的发生并不一定是意外，而是由身体状况和周围环境存在潜在的危险因素共同导致。大多数的跌倒都发生在某种疾病影响了身体的活动性或协调性的基础上，在某种环境诱因的作用下。通过积极的干预，可以大大降低老年人跌倒的发生。

## 一、跌倒的预防

### （一）对老年人的干预

1. 运动　运动是减少跌倒风险以及损伤性跌倒最为有效的方法之一，加强运动可使跌倒风险降低17%。力量训练可以改善腿部肌肉的强度，进而提高行走时的稳定性，无论是刚开始还是一直坚持锻炼的老年人，都会从运动中获益。太极拳、迈步训练（训练患者如何正确、快速准确地迈步避免跌倒）以及其他平衡性训练，比如单腿站立则有助于提高平衡能力。有条件者可在跑步机训练中加入模拟现实障碍物和干扰物，以锻炼老年人的反应能力。有些老年人需要在康复或运动医学科医生指导下进行行走训练，尤其是需要步行器和手杖者。

运动目标：每周5～7日，抗阻运动和耗氧运动，每日达到消耗418～873kJ的运动量是有效的锻炼方法；心率一般应达到安静状态心率再增加20～30次/min。

运动注意事项：评估运动安全性；评估运动场所安全性；选择合适的鞋子（舒适、防滑、有一定支撑的平底鞋）；运动开始前做好充分的准备运动；改变体位时要缓慢，减少头昏的发生同时给身体充分的时间进行调整。

2. 药物管理　至少每年对正在服用的药物进行重新评估，包括处方药和非处方药。对可能增加跌倒风险的药物，如苯二氮䓬类、其他镇静剂、抗抑郁药、抗精神病药，应尽量不用或慎用。对同时服用多种药物的老年人，应咨询药师，充分权衡利弊后作出正确取舍。

3. 疾病管理　定期进行视力检查：佩戴合适的眼镜、积极治疗青光眼和白内障；避免和干预直立性低血压；积极干预失用性足痛，如矫形手术、足部运动等。

4. 营养　需摄取足够的钙及维生素D。绝经后妇女和老年人每日推荐钙摄入量为1 000mg，根据中国人的饮食习惯，平均每日从食物中摄入钙约400mg，故应每日额外补充600mg钙剂。经验性补充维生素D的目标人群包括日常饮食存在维生素D摄入不足、日光暴露时间短、肥胖、步速<0.8m/s、从座椅中起立困难、计时起立-行走测试时间延长、平衡障碍等。建议每日摄取800～1 200U维生素D，维生素D不仅关系到钙的吸收、骨基质矿化，而且与肌肉力量及神经肌肉间信号传递相关。血清25-羟维生素D的水平与站立及行走速度相关，当其达到75nmol/L（30ng/ml）时，有助于降低跌倒和骨折风险。

## （二）对环境的干预

评估居家安全，避免可能导致跌倒的环境因素，建立更安全的生活环境。如充足的光照，尤其是夜间户外光照非常重要，调节灯光强度、增加灯的数量或改换光源种类可以改善环境光照；将电源开关放置在方便找到的位置，或改装触摸式或感应式开关；常用的生活用品应放置在腰部以上及眼部以下的位置，老人取用时不用弯腰或伸臂；给每个房间配备电话，避免老人因着急接电话而产生的风险；加固楼梯，安装防护把手；电线或延长线应尽可能避开行走通道；地板上的杂物应该尽可能放置在行走通道以外；在坐便器、浴室、浴盆等处安装安全把手，以便老人在站起时利用，必要时可提高坐便器的高度；避免可活动的小块地毯；应用防滑地砖等。

## （三）佩戴紧急呼叫设备

8%的老人在跌倒后不能自己从地上站起来，30%的老人跌倒后至少需要1小时才能站起来。跌倒后倒地时间延长与严重损伤、入院及入住长期照护机构相关。因此，有条件时，应为老年人配备可穿戴的紧急呼叫设备，以防止老人跌倒后倒地时间过长。

## 二、跌倒的现场处理

### （一）目击者

发现老年人跌倒，不要急于扶起，需要首先判断老年人的情况。

1. 意识不清　立即拨打急救电话；如有大量外伤出血，应立即止血、包扎，保持呼吸道通畅；如有呕吐，将头偏向一侧，并清理口鼻腔呕吐物；如有抽搐，需防止碰擦伤，并将患者移至平软地面，避免二次跌落，不要硬掰抽搐肢体；如呼吸心跳停止，应立即进行心肺复苏；如需搬动患者，应保证平稳，尽量平卧，保护脊柱。

2. 意识清楚　询问以下问题有助于判断是否存在危急情况或需拨打急救电话：①老人对跌倒过程是否有记忆？如不能记起跌倒过程，可能为晕厥或脑血管意外；②是否有剧烈头痛或口角歪斜、言语不利、手脚无力等急性脑血管病迹象？③查看有无肢体疼痛、畸形等骨折迹象。

### （二）自我处理

应教会老年人正确应对跌倒，以减少其对跌倒的恐惧。跌倒后不要急于起身，保持卧位挪动到放有毯子的稳固的椅子或床旁，使自己较舒适地平躺，盖好毯子，保持体温，尽可能寻求帮助。如为独自在家时跌倒，则需休息片刻，等体力准备充分后使自己变成俯卧位，双手撑地，抬起臀部、弯曲膝关节，变为面向支撑物的跪立。休息，恢复体力后，依靠支撑物缓慢起身，调整为安全姿势，并电话求助，报告自己发生跌倒。

## 三、跌倒并发症的预防

跌倒不可能完全预防，髋部骨折风险高的患者（如骨质疏松患者）应该积极补充钙质和维生素D，同时服用处方药以减缓骨质流失。

1. 骨质疏松的筛查和干预　根据筛查结果，建议患者和家属积极治疗骨质疏松，以减少髋部骨折的发生。

2. 使用辅助设施 虽然目前没有证据证明拐杖或助行器等辅助装置能降低跌倒风险，但其有助于改善部分患者的移动能力，因此对存在神经肌肉功能减退导致步态及平衡异常或有慢性病的老人，仍推荐使用。

3. 髋部保护器 佩戴髋部保护器，可以有效防止髋部骨折。

## 全科医生在防治老年人跌倒中的关注点

运用全科医学的理念针对跌倒详细评估及干预，发挥与居民联系紧密的优势：

1. 跌倒常与衰弱、疾病、心理、社会等多种因素相关。因此需发挥全科医学整体、综合、连续性照护的理念，对老年人生理、心理健康及其家庭生活环境等进行系统评估，对存在较高跌倒风险的老年人给予个体化干预。

2. 充分发挥全科医生对辖区及居民家庭情况熟悉的优势，调动患者家庭、邻里、居委会、街道资源，从人际交往、居家环境、社会支持等多方面对老年人进行综合干预，降低跌倒的发生风险。

3. 加强相关健康教育，提升社区对老年人跌倒的认知，尽可能为老年人提供安全的家庭社会环境，减少和减轻老年人跌倒后的并发症。

## 【拓展内容】

目前针对老年人跌倒，有许多新兴的干预手段。

1. 振动训练是通过电子振动台进行干预，是近年来比较前沿的训练方式。前期研究表明全身振动训练对老年人肌肉力量与质量改善具有重要的意义。通过振动训练可使老年人的SF-36生活质量得分显著提高，用快速简单的振动训练可提高平衡及移动能力，有效降低跌倒风险。

2. 美国老年医学会、英国老年医学会、美国矫形外科手术医师学会共同推荐将太极拳作为首选的平衡训练方式。有研究对比了太极拳、抗阻训练、拉伸训练对1～4级帕金森病患者的姿势稳定的效果，结果肯定了太极拳对帕金森病患者提高姿势稳定性和功能能力的积极作用。

3. 在老年人护理方面，有研究提出与常规护理相比多因素干预可降低跌倒发生率。多因素干预需包括2种及以上干预措施，如运动、药物、健康教育、营养支持以及转介给专家等，涉及人力物力成本较高，需根据实际情况权衡利弊后实施。

4. 虚拟现实技术（VR）已被广泛应用于医疗康复领域。有研究表明，基于VR的运动训练能够更好地调动老年人的积极性，是有效预防跌倒的干预措施。然而在预防老年人跌倒的安全性及有效性方面，VR训练是否优于传统干预模式，目前仍存在争议。此外，基于机器学习及传感器的老年人跌倒研究也是研究的新兴方向。

**【思考题】**

1. 如何在门诊中发现存在跌倒风险的老年人?

2. 哪些人群需要经验性补充维生素 D? 老年人血清维生素 D 的干预目标值是多少? 为什么?

（李肖肖）

# 第二十四章　压力性损伤

**重要知识点**　1. 压力性损伤病因及发生机制
　　　　　　　2. 压力性损伤危险因素评估及预防策略
　　　　　　　3. 压力性损伤综合性评估
　　　　　　　4. 压力性损伤分期及临床治疗

## 第一节　概　　述

### 一、定义

　　压力性损伤（pressure injury），是指皮肤和/或皮下组织的局限性损伤，由于压力或压力合并剪切力作用所致。压力性损伤通常发生在骨隆突部位，也可能与医疗器械或其他物体有关，皮肤可完整或表现为开放性溃疡，常伴有疼痛。既往对压力性损伤又称褥疮、压疮、压力性溃疡等。压力性损伤主要影响患者的体表组织，但不局限于皮肤，如鼻胃管等导管可能导致相应部位的黏膜发生压力性损伤。压力性损伤是全球常见的健康问题，据统计，压力性损伤的患病率从0%到72.5%不等，不同国家地区和医疗机构之间的患病率差异较大。压力性损伤不但严重影响患者和家属的生活质量，还延长住院时间，增加医疗费用和病死率，给社会和家庭造成较大疾病负担。

　　全科医生在压力性损伤的诊治中，通过询问病史寻找病因，结合损伤所处解剖部位和外观表现作出初步诊断。大部分压力性损伤可预防，全科医生了解压力性损伤的发病机制后，可及时识别相关危险因素，有针对性地指导患者预防压力性损伤，并根据患者的综合情况制定管理方案，促进愈合。

### 二、发病机制

　　压力性损伤发生的过程很复杂，需要有外力作用于皮肤或黏膜，但是单凭外力极少导致溃疡，还存在一些促发因素或者混合因素。目前认为压力性损伤的病因包括力学条件，指的是力的类型（压力或者压力联合剪切力）、大小和作用时间，强烈和/或长期存在的压力或压力联合剪切力在一定时间的作用下使皮肤及皮下组织内部产生的形变、应变（相对变形的度量，指长度的相对变化量。描述该点处变形的程度的力学量，即该点的应变）和应力（单位面积传递的力），以及对组织内血管灌注及淋巴引流产生的影响；而软组织的耐受性则决定了个体的组织损伤阈值，其受到微环境、营养、灌注、合并症以及软组织情况的影响。

压力性损伤的发生机制有四种学说，即毛细血管堵塞缺血学说、再灌注损伤学说、淋巴系统功能受损学说、组织细胞机械变形学说。大量研究认为，当组织受压力作用时，这四种机制启动，影响皮肤组织的代谢、屏障、自我修复等能力，导致压力性损伤的发生。

（一）外在因素

压力性损伤发生的外因主要有压力、剪切力与微环境，当三者并存时发生压力性损伤的危险系数更大。

1. 压力　压力是促使压力性损伤发生的直接原因。单位面积在持续长时间受到压力作用时可导致局部组织不可逆性坏死。压力经皮肤由浅入深扩散，呈圆锥样递减分布，最大压力在骨突处的周围，当外界压力超过皮肤毛细血管最大承受压力（16～32mmHg）时，可使毛细血管闭塞、萎缩，致使局部组织缺血缺氧。若超过其最长持续承受时间2～4小时以上会造成皮肤缺血性损害。《压疮预防与治疗：临床实践指南》中提到医疗器械接触部位皮肤受压力、潮湿等因素影响，使皮肤屏障保护作用减弱，发生压力性损伤的机会增加。研究表明，短时间较强压力与长时间较小压力对组织的损伤作用相同。

2. 剪切力　剪切力是促使压力性损伤发生的第二位因素。引起组织间的相对移位，阻断相应区域血液供应，导致组织缺氧。剪切力会显著增加垂直压力的危害性，即使很小的剪切力短时间压迫，也会造成皮肤软组织缺血性损害。剪切力常常发生在患者床头抬高>30°的体位，如仰卧位或半坐卧位时，患者尾骶部产生向下滑行的趋势，而其臀部皮肤表面由于摩擦阻力，产生向上的反作用力，形成皮肤组织与皮肤相脱离情况，导致组织变形，局部毛细血管扭曲和撕裂，血流受阻，促使压力性损伤的发生。在由压力和剪切力联合引起的剧烈组织形变中，几分钟内显微镜下可观测到细胞的损伤，而在临床上可能需要几小时持续受压，才能通过皮肤观察到压力性损伤。

3. 微环境　微环境是指皮肤表面附近的温度、湿度和气流。当处于潮湿环境时，皮肤和结缔组织被浸软，皮肤的弹性和拉伸强度下降，皮肤表面弱酸性遭到破坏，皮肤角质层的屏障保护作用被削弱。过度干燥的皮肤则会变得更脆，更易干裂。皮肤微环境条件使作用于皮肤的压力或压力联合剪切力从皮肤传递到深层组织，其损伤的不仅是浅表皮肤，还有可能造成深层组织损伤。

（二）内在因素

内在因素主要是取决于软组织对机械力的敏感性，主要包括年龄、营养状况、组织灌注及其他因素。

1. 年龄　老年人皮肤较脆弱，皮下脂肪萎缩变薄，皮肤弹性下降；易处于营养不良状态；感知觉不灵敏；自我修复能力差等。一旦受压，就容易发生压力性损伤。美国压力性损伤患病率调查发现，70%的压力性损伤发生在65岁及以上的老年人。

2. 营养状况　皮下组织在营养缺乏情况下耐受性降低，肌肉组织弹性降低，组织自我修复能力变差；营养过度或缺乏运动的肥胖患者、血液循环障碍、活动困难，压力性损伤发生率升高。

3. 组织灌注　局部组织缺血缺氧，氧合障碍是引起压力性损伤发生的重要原因。如动脉硬化造成的血流动力学改变；各种原因引起的组织水肿，影响血液循环；体温、血压过低时机体末梢血液循环障碍等，均会造成皮肤及皮下组织处于缺血缺氧状态。

4. 其他因素　当患者处于精神压力及心理应激状态下，肾上腺素水平会发生变化，导致皮肤耐受性下降。瘫痪及长期卧床所致失用性萎缩、瘢痕化组织及感染，组织增加了对压力的敏感性，更易发生压力性损伤。

## 三、危险因素及其评估

### （一）危险因素

导致压力性损伤的危险因素超过100多种，最重要的因素包括活动和移动受限、皮肤状况改变、灌注及氧合受限、营养不良、感觉知觉下降，以及总体身体和精神状况等因素。这些危险因素主要影响两个方面：一方面使个体在一定时间范围（取决于力的大小）受压力/压力联合剪切力作用导致损伤；另一方面影响患者机体的易感性和耐受性，导致皮肤结构、功能以及修复能力下降。

1. 活动和移动受限　暂时性或者永久性的活动和移动受限是促发压力性损伤发生的最重要个体因素，也是压力性损伤形成的必要条件。对特殊疾病群体如脊髓损伤患者，要充分评估其移动和活动受限程度，也需要考虑活动和移动受限持续时间的影响，如对需长时间（4小时及以上）镇静、麻醉的患者，需要考虑压力性损伤的风险。

2. 皮肤状况改变　皮肤的状态与皮肤的易感性和组织耐受性相关，皮肤状态改变意味着皮肤的生理功能和修复能力、物质传输能力下降。需关注皮肤异常并进行恰当干预，以降低风险，如过于潮湿、破损、颜色质地改变（包括存在既往已经愈合的压力性损伤所形成的瘢痕组织）、水肿、存在压痛点等。

3. 灌注及氧合受限　如患者处于低氧血症状态、使用呼吸支持系统，存在肢体水肿或合并血管性疾病、呼吸性疾病病史、吸烟史等。

4. 营养不良　营养不良是指营养不足或能量、蛋白质和其他营养素过剩或不平衡，对组织、身体结构、身体功能和临床结局造成的不良影响。营养充足的患者比营养不良患者出现压力性损伤的风险更低。当BMI小于$17kg/m^2$或大于$25kg/m^2$、营养摄入不足及营养筛查显示有风险时，需进一步评估营养状况。

5. 感知觉下降　感知觉缺陷可能与其他重要危险因素存在相互交叉作用，包括活动移动能力受限、疾病严重程度、糖尿病等。患者可能因无法感知不适或疼痛导致身体部位长期受压而损伤。

6. **总体身体和精神状况** 焦虑、恐惧、抑郁等不良情绪,体温升高(体温>38.5℃时),高龄,血液学指标异常(血红蛋白降低、白蛋白降低、C反应蛋白增高),总体健康状态等因素,对患者压力性损伤形成风险的潜在影响。

### (二)风险评估

压力性损伤风险评估是临床实践非常关键的部分,全面病史采集和体格检查以及结构化风险评估量表的使用可识别出危险因素。目的为针对可改变的危险因素,积极采取措施防治压力性损伤。

1. **风险人群识别** 压力性损伤风险人群有行动不便、活动受限、重症监护患者、髋关节骨折、脊髓损伤、慢性神经系统疾病、糖尿病、创伤患者等。通过病史问询、观察患者一般情况、体格检查、查阅既往病历记录、检验、影像检查结果,识别压力性损伤风险人群。

2. **皮肤评估** 皮肤评估是压力性损伤风险评估的一部分,需要观察患者全身皮肤,特别要关注骨突出及医疗器械使用部位的皮肤。

(1)可能存在问题的皮肤表现:皮肤干燥、红斑、皮疹、损伤、旧瘢痕、发红、发热、水肿、硬结等。

(2)红斑评估:皮肤检查应在良好的光线条件下进行,包括视诊及其他皮肤评估技术。当体位变换时,应对骨隆突处的红斑进行检查。评估红斑有两种常用的方法:

1)指压法:将一根手指压在红斑区域3秒,移开手指后评估红斑是否褪色。

2)透明压板法:使用一个透明压板在红斑区域均匀施加压力,受压期间观察透明压板下面的红斑是否褪色。

如受压后局部皮肤不褪色,则提示存在压力性损伤,较肉眼可见的皮肤损伤更早出现。

3. **风险评估量表** 对患者进行压力性损伤的风险评估是预防的关键步骤。对患者发生压力性损伤的危险因素进行定性、定量的综合分析,对筛查出的高危患者实行重点预防,使有限的医疗资源得以合理分配利用,提高预防性护理效率。目前国内外较常用的压力性损伤危险因素评估量表有Braden评分表、Norton量表和Waterlow量表。美国卫生保健质量研究署和欧洲压疮咨询委员会(EPUAP)推荐使用Braden评分表(表24-1-1),该量表将可干预的危险因素归纳为六个维度,分别是感知、潮湿、活动能力、移动能力、营养以及摩擦力/剪切力,前5个维度评分1~4分,摩擦力/剪切力评分1~3分,总分在6~23分之间。总分越低,发生压力性损伤的危险性越高,18分可作为预测有压力性损伤发生危险的诊断界值;单项评分≤2分时,说明该维度存在危险,需要针对该项危险因素进行预防。

表24-1-1 Braden 量表

| 分项 | 评分 / 分 | | | |
|------|------|------|------|------|
| 感知<br>对压力所致不适感的反应能力 | 1：完全受限<br>对疼痛刺激无反应（没有呻吟、退缩或握紧）<br>或绝大部分机体对疼痛的感觉受限 | 2：非常受限<br>只对疼痛刺激有反应，能通过呻吟和躁动不安的方式表达机体不适<br>或机体一半以上的部位对疼痛或不适感觉受限 | 3：轻度受限<br>对指令性语言有反应，但不是每次都能及时用语言表达不适或翻身需求<br>或一至两个肢体对疼痛刺激或不适感觉障碍 | 4：未受限<br>对指令性语言有反应<br>对疼痛刺激或不适的感觉正常 |
| 潮湿<br>皮肤暴露于潮湿状态的程度 | 1：持久潮湿<br>皮肤一直处于潮湿状态，每当移动患者或给患者翻身时，患者的皮肤都是潮湿的 | 2：非常潮湿<br>皮肤经常但不是总处于潮湿状态。每班次至少更换床单一次 | 3：偶尔潮湿<br>几乎需要每日更换一次床单 | 4：极少潮湿<br>通常皮肤是干的，依照常规更换床单即可 |
| 活动能力<br>身体活动度 | 1：卧床不起<br>被限制在床上 | 2：局限于椅<br>行走能力严重受限或没有行走能力。不能承受自身的体重和/或需在帮助下坐进椅子或轮椅 | 3：偶尔行走<br>白天在帮助或无须帮助的情况下偶尔可以走一段路。班次内大部分时间在床上或椅子上度过 | 4：经常行走<br>每日至少2次走出病室，白天清醒时至少每2小时在房内走动1次 |
| 移动能力<br>改变/控制体位的能力 | 1：完全受限<br>没有帮助的情况下不能完成轻微的身体或肢体位置变动或调整 | 2：严重受限<br>偶尔能轻微地移动身体或肢体位置，但不能独立完成经常的或显著的躯体位置变动 | 3：轻度受限<br>能够经常独立完成小幅度的身体或四肢位置变动 | 4：未受限<br>能够独立完成经常性的大幅度的体位改变 |
| 营养<br>通常的食物摄入模式 | 1：非常差<br>从来不能吃完一餐。很少能摄入所给食物量的1/3。每日摄入2份或以下的蛋白量（肉或乳制品）。水分摄取少，未摄入液态营养补充品或禁食和/或清流质饮食或静脉补液大于5日 | 2：可能不足<br>很少吃完一餐。通常只能摄入所给食物量的1/2。每日摄入3份蛋白量（肉或乳制品）。偶尔摄入膳食补充剂或摄入的流质或管饲低于理想需要量 | 3：足够<br>每餐可摄入供给量的一半以上。每日4份蛋白（肉或者乳制品）。偶尔不吃正餐，但通常会吃营养补充品或摄入的管饲/全肠外营养的量能满足绝大部分营养需求 | 4：非常好<br>每餐能摄入绝大部分食物。从不拒绝用餐。通常吃4份或更多的肉类和乳制品。两餐间偶尔进食，不需要营养补足品 |

| 分项 | 评分 / 分 | | |
| --- | --- | --- | --- |
| 摩擦力/剪切力 | 1：有问题<br>移动时需要中度到极大量的帮助。移动时不可能做到完全抬起，皮肤会擦到床单。无法在床上或者椅子上保持坐位，需要极大力量的协助以时常调整体位。因肌肉痉挛，挛缩或躁动不安状态下产生持续存在的摩擦力 | 2：有潜在问题<br>很费力地移动，或需少量帮助下移动。在移动过程中，皮肤会偶尔碰触床单、椅子、约束带或其他设施。大多数时候，在床上或椅子上可保持较好的坐位 | 3：无明显问题<br>能独立在床上或椅子上移动，有足够的肌肉力量可在移动时完全抬起躯体。在床上和椅子上总能保持良好的坐位 |

## 四、压力性损伤预防

### （一）皮肤护理

皮肤状态改变如干燥、潮湿等问题，会导致压力性损伤。因此，及时进行预防性皮肤护理、对失禁患者皮肤护理非常重要。

1. 预防性皮肤护理　每日检查全身的皮肤状况；保持皮肤清洁舒适，选择性质温和的清洗剂，可使用微酸性沐浴露（避免使用碱性清洁剂）和温水，避免使用过热水及用力擦拭；使用保湿剂如润肤露或润肤油，避免寒冷或过干的空气刺激皮肤；对有感觉障碍的患者慎用热水袋或冰袋，防止烫伤或冻伤；避免按摩有压力性损伤风险部位的皮肤，如骨突出处、发红的皮肤及周边组织；如果皮肤出现持续30分钟以上不能消退的发红，表明软组织已经受损，此时按摩只会导致更严重的创伤，甚至是皮肤破溃。

2. 失禁患者皮肤护理　保持患者处于干爽、洁净的环境，避免尿液和粪便的刺激，为失禁患者制定排便及排尿的训练计划，或使用大小便管理系统，如留置导尿、男性尿套、大便收集器或者吸收性产品；排便或排尿后，要及时用温水或接近皮肤pH的清洗剂清洁皮肤，清洁时使用温和手法轻轻拍拭，避免摩擦，更换床单和衣裤；清洁皮肤后使用皮肤保护剂，必要时使用润肤剂修复皮肤，如果已发生霉菌感染要及时使用抗霉菌药物。

### （二）减压

减压指通过各种途径和方式减轻或消除原本集中于身体局部的压力，是预防和治疗压力性损伤最重要的措施。常用的方法如翻身，或使用减压支撑面将局部压力分散到更大的面积，从而减轻身体压力，达到预防压力性损伤或促进压力性损伤愈合的目的。减压技术包括减压支撑面、体位管理、局部自我减压法和敷贴局部减压法等。在使用任何减压技术之前必须对患者进行临床综合评估，包括患者疾病史、血流动力学情况、压力性损伤风险程度、是否存在压力性损伤、是否有水肿、营养不良等，为选择减压设备、减压频率、减压方法提供参考。

1. 减压支撑面　支撑面是指任何可用于分散局部组织压力、改善局部微环境，以及具有其他治疗功能的设备。选择合适的支撑面，可以有较好的预防作用，但无法完全消除风险。所有存在损伤风险的患者仍应定时更换体位。支持面是为了压力的重新再分布、管理组织负荷和改善微循环而设计。理想的预防压力性损伤支撑工具应具备3个特征：有效缓解或减轻皮肤组织承受的压力，避免压力集中及持续受压；减轻剪切力及摩擦力；良好的透气和散热性能。同时在选择时应根据减压装置的特性，综合考虑其舒适性、功能性和维护保养，并结合患者及家属的意愿选择使用。根据作用部位临床常见的减压支撑面分为两种：

（1）局部减压支撑面：主要应用于患者局部的某个或几个骨突出处的减压，常见的有各类减压椅垫、枕垫、足跟垫等。根据材质不同可分为气垫、凝胶垫、海绵垫、泡沫垫、各类材质的混合垫（如凝胶海绵垫）等。

（2）全身减压支撑面：全身减压床垫可分为静态减压床垫和动态减压床垫，根据患者具体情况，给予不同材质和类型的减压床垫。静态减压床垫（非电力减压床垫）常见的有静态充气床垫、高密度泡沫床垫、硅胶床垫、充气或充水床垫；动态减压床垫（电力减压床垫）常见的有普通气垫床、交替式减压气垫床、喷气式减压气垫床、电动持续两侧翻身气垫床、空气悬浮床、液体流动床等。

2. 体位管理　气垫床虽能有效缓解部分压力，但仍可能造成压力性损伤。翻身是实现间歇减压最简单有效的方法。间歇性解除和缓解局部压力是预防压力性损伤发生的最重要措施，可采用翻身、促进患者移动、维持舒适体位、使用减压器具等方式来达到减轻或解除压力的目的。翻身指的是定期为患者改变体位，解除或者重新调整受压点，减轻局部和全身受压，提高患者舒适度。促进移动指鼓励患者移动，协助不能移动的患者调整或转向新的体位。

（1）制定翻身计划：需结合患者所使用的减压设备类型，结合患者一般情况、治疗目标、活动和移动能力、总体医疗状况以及舒适需求，制定翻身计划和翻身频率。

（2）翻身频率：应综合考虑患者的疾病情况和组织耐受度以及支撑面状况实施翻身计划。在每一次翻身时需要观察原受力区域皮肤状况，若发现局部皮肤发红压之不褪色，则应缩短翻身时间。不能移动的患者，最长的翻身间隔时间不应超过4小时。

（3）足跟减压：需将整个小腿力量均匀分散于支撑面上，足跟需抬空。不建议使用以下器械来抬高足跟：合成羊毛垫、纸板、环形或圈形器械、静脉输液袋、充水手套等，上述用品在使用过程中会增加局部压力和组织充血水肿，导致患者局部循环障碍加重，导致压力性损伤的发生。

（4）体位摆放注意事项：无禁忌证的情况下，卧床患者床头抬高角度应控制于30°内。病情需要床头抬高角度高于30°时，尽可能缩短时间。侧卧时避免弯至90°，尽可能采用30°或40°侧卧位。需多种体位，如右侧、仰卧、左侧交替进行。

3. 局部自我减压法（主动减压法）　有能力的患者采取一定的方式使局部皮肤定期得到舒缓减压的机会，达到预防压力性损伤发生的目的。间歇性地解除压力是有效预防压力性损伤的关键，在一定程度上缓解了存在或潜在的剪切力。如长期坐轮椅的患者，可每15分钟用上臂支撑抬起臀部，每次坚持1～3分钟。

坐位患者需确认该坐姿能维持其稳定性及活动性，当患者坐在床旁椅或轮椅上时，需确保双足得到合适的支撑，如放在地上或踏板上，使膝关节保持在略低于髋关节水平的位置。如果患者后仰靠在扶手椅上，需调整踏板位置，防止身体下滑。使用海绵垫或者其他减压垫进行臀部减压，并定期更换。

4. 敷贴局部减压法　《压疮预防与治疗：临床实践指南》推荐各类敷料应用于不同阶段的患者，通过分散剪切力、减少摩擦力、重新分布压力以及保持局部皮肤适宜的微环境，达到预防压力性损伤的效果。医疗器械接触的局部皮肤也推荐使用泡沫敷料来消除局部的压力。

### （三）营养支持

营养不良既是压力性损伤形成的主要危险因素之一，也是伤口经久不愈的主要影响因素。研究发现营养不良患者发生压力性损伤的风险比营养正常的患者高2倍或以上。通过对患者进行营养筛查，对营养不良风险者实施营养状况评估，予以有效的营养干预及疗效评价。对急慢性病的老年患者进行压力性损伤预防，蛋白质摄入量建议为1.0～1.5g/（kg·d），同时需要考虑到个体营养摄入途径、治疗护理目标，并在患者病情变化时及时评估和调整。

### （四）健康教育

使患者和家属意识到预防压力性损伤的重要性，保障预防措施有效、持续地落实，是十分必要的。

1. 宣教内容　提供压力性损伤预防手册，告知皮肤受损的高危因素及防止皮肤破损的措施。对于已经发生皮肤损伤的患者和家属，宣教内容应包括压力性损伤的分类、伤口处理原则、防止进一步损伤的措施。

2. 减压　指导患者及家属选择合适减压设备，如减压坐垫等，并教会其正确使用方法。定时、正确地改变体位，避免发生拖拽等动作，坐轮椅患者定时抬空身体。

3. 皮肤护理　实施正确的皮肤护理，及时发现皮肤异常情况，及时报告或就诊。

4. 营养补充　帮助患者及家属理解合理营养补充的重要性，并指导科学合理的热量和蛋白质摄入。

# 第二节　压力性损伤的评估

## 一、压力性损伤诊断及鉴别诊断

### （一）压力性损伤病因诊断

压力性损伤的诊断基于临床评估。准确评估伤口病因，是对潜在压力性损伤危险因素实施预防的关键，同时也是制定和评估压力性损伤治疗计划的依据。通过伤口发生的解剖部位和外观表现，结合患者病史、活动和移动受限情况，以及伤口部位与体位或者器械使用情况的相关性，可识别发生损伤的原因，以及是否存在压力或压力联合剪切力的影响。如经常坐轮椅的患者双侧坐骨结节处出现伤口，可能与局部受压有关，表明可能存在压力性损伤。器械相关压力性损伤，通常所致伤口的形状与设备、装置的形状相一致。

### （二）常见创面类型的诊断与鉴别诊断

临床上常存在各种原因导致的开放性伤口，如静脉性溃疡、糖尿病足等，其外观表现可能和压力性损伤相似，需进行鉴别诊断。

#### 1. 静脉性溃疡（venous ulcer，VU）

（1）定义：下肢静脉性溃疡是皮肤和皮下组织的慢性损害，通常发生于下肢穿支静脉分布的胫前和足踝区。

（2）临床表现

1）水肿：患肢小腿及足踝部水肿是下肢静脉功能不全的典型表现。通常在长时间站立时加重，腿部抬高和行走时减轻。

2）溃疡形态：静脉性溃疡好发部位最初在脚踝内侧最显著，随后可能侵犯足部及小腿，好发于小腿下1/3，以内外踝或胫前等足踝区最常见。溃疡伤口边缘常不规则，大小不等，位置表浅并伴有渗出，溃疡易在同一部位反复发作，病程长、难愈合、易复发，偶有溃疡经久不愈而恶变。

3）淤积性皮炎：周围皮肤色素沉着明显。长期水肿的患肢易出现淤积性皮炎，表现为湿疹样皮疹，特征为瘙痒、红斑、脱屑、渗出、糜烂和结痂。搔抓引起的皮肤破损可成为皮肤感染的源头，继而受损区域发展为溃疡。

4）疼痛：静脉性溃疡往往伴随疼痛。初起患处瘙痒，久站或行走时间过长时有下肢胀痛，溃疡活动期或感染时疼痛明显，抬高患肢或卧床休息后，疼痛可缓解。

（3）辅助检查

1）下肢静脉性溃疡相关检查：①双下肢静脉彩色多普勒超声；②下肢静脉造影；③X线检查；④CT；⑤MRI静脉造影；⑥放射性核素扫描。其中双下肢静脉彩色多普勒超声不仅能清楚了解大血管的解剖形态与活动情况，还能直观形象地显示血流的方向及有无血流紊乱和异常通路等，是诊断下肢静脉疾病最重要和常用的辅助检查。

2）下肢外周动脉疾病筛查：下肢静脉性溃疡患者实施压迫治疗前均应先做踝肱指数（ABI）测定，筛查动脉疾病。

3）实验室检查：①伤口组织或者分泌液培养可以鉴别非静脉性因素导致的下肢溃疡，如分枝杆菌等特异菌所致溃疡；②持续3个月无愈合征象的活动性溃疡，或经6周治疗无效的静脉性溃疡，应当进行活检组织病理诊断。

#### 2. 糖尿病足

（1）定义：初诊糖尿病或已有糖尿病病史患者的足部出现感染、溃疡或组织的破坏，通常伴有下肢神经病变，和/或外周动脉疾病，是糖尿病患者严重并发症之一，严重者有截肢的危险。

（2）临床表现

1）神经性溃疡：足部血液循环良好，因神经系统病变引发局部感觉功能丧失，各种外伤因素致使足部溃疡形成。表现为疼痛感觉减弱或消失，常伴有足部畸形、胖胀的存在。足部早期仅出现足部皮肤瘙痒、干燥、无汗、色素沉着，因神经营养不良出现萎缩及关节变形，常见弓形足、踇囊炎、锤状趾、沙科科关节等。因神经系统病变而发生肢端感觉异常、感觉迟钝、麻木等，行走时有脚踩棉花感。肢端肌肉一旦合并感染则局部形成红肿、水疱、溃疡，也可见广泛蜂窝组织炎波及全足。严重者则发生病变局部坏疽、全足坏疽甚至可蔓延至小腿。

2）缺血性溃疡：下肢及足部血管病变使得局部缺血，进一步导致组织坏死，出现溃疡。动脉粥样硬化可致肢端皮肤干燥、皲裂并失去弹性，继而毛发脱落、皮温下降、皮色变暗。足部动脉搏动减弱或消失，严重者出现间歇跛行、静息痛或刺痛。常伴有难愈性溃疡或坏疽。

3）神经缺血性溃疡：是神经系统及血管病变共同影响而引发的溃疡，最为常见。神经性溃疡与缺血性溃疡临床特征比较见表24-2-1。

表24-2-1 神经性溃疡与缺血性溃疡临床特征比较

| 症状 | 神经性溃疡 | 缺血性溃疡 |
| --- | --- | --- |
| 皮肤温度 | 温暖 | 冰冷 |
| 皮肤状态 | 皲裂、胖胀 | 平滑、光亮 |
| 毛发（男性） | 正常 | 稀少 |
| 足变形 | 全足（沙尔科关节等） | 仅足趾部（爪状趾/锤状趾） |
| 好发部位 | 足底，有时足背 | 足趾、踝部 |
| 感染 | 易发生 | 不易发生（血管重建后易发生） |
| 伤口进展 | 有时急 | 慢 |
| 疼痛 | 少 | 明显 |

（3）辅助检查：糖尿病足溃疡的诊断一般不需要昂贵的检查。一些简单的工具（如音叉）可以半定量地诊断神经病变；ABI检测、血管超声和血管造影等可以判断周围血管病变情况；当溃疡感染时应行溃疡分泌物细菌学检查；判断有无骨髓炎时行足部X线片或MRI检查。患者常有并发症，因此全身评估需包括血糖、血压、血脂，糖尿病的并发症（尤其是心、脑、肾和呼吸系统功能情况），营养不良（如贫血、低脂血症、低蛋白血症、水肿等）。

（三）压力性损伤分期

基于损伤所累及的皮肤和组织的解剖层次，通过对皮肤、皮下组织、筋膜、肌肉、肌腱、韧带和骨组织的视觉和触觉辨识，将压力性损伤分为以下六期和附加的压力性损伤。

1. Ⅰ期压力性损伤（图24-2-1） 完整皮肤上指压不变白的红斑，深色皮肤可无此典型表现；指压后不能变白的红斑，或者感觉、皮温、硬度的改变可能比观察到皮肤改变更先出现。此期的颜色改变不包括紫色或栗色变化，因为这些颜色变化可能提示存在深部组织损伤。

2. Ⅱ期压力性损伤（图24-2-2） 部分皮层缺损伴随真皮层暴露。伤口床有活性、呈粉色或红色、湿润，也可表现为完整的或破损的浆液性水疱。脂肪及深部组织未暴露。无肉芽组织、腐肉、焦痂。该期损伤往往是由于骨盆皮肤微环境破坏和受到剪切力，以及足跟受到的剪切力导致。

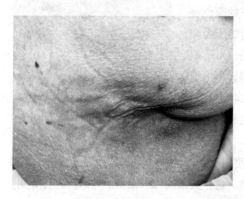 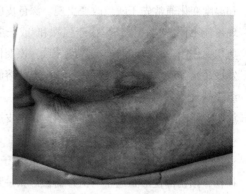

图24-2-1　Ⅰ期压力性损伤　　　　　　图24-2-2　Ⅱ期压力性损伤

3. Ⅲ期压力性损伤（图24-2-3） 全层皮肤缺失常常可见脂肪、肉芽组织和边缘内卷。可见腐肉和/或焦痂。不同解剖部位的组织损伤深度存在差异；脂肪丰富的区域会发展成深部伤口。可能会出现窦道和/或潜行。无筋膜、肌肉、肌腱韧带、软骨和/或骨暴露。如果腐肉或焦痂掩盖组织缺损的深度，则为不可分期压力性损伤。

4. Ⅳ期压力性损伤（图24-2-4） 全层皮肤和组织缺失，伤口可见或可直接触及筋膜、肌肉、肌腱、韧带、软骨或骨，可见腐肉和/或焦痂。常常出现边缘内卷，窦道和/或潜行。不同解剖位置组织损伤的深度存在差异。

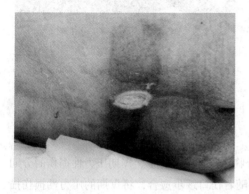 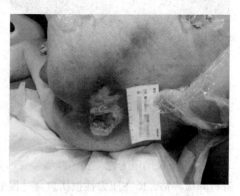

图24-2-3　Ⅲ期压力性损伤　　　　　　图24-2-4　Ⅳ期压力性损伤

5. 不可分期压力性损伤（图24-2-5）　全层皮肤和组织缺失，由于被腐肉和焦痂掩盖，不能确认组织缺失的程度。如果去除腐肉和/或焦痂，就能揭示损伤是Ⅲ期还是Ⅳ期。缺血肢端或足跟的稳定型焦痂（表现为干燥、紧密黏附、完整无红斑和波动感）不应去除。

6. 可疑深部组织压力性损伤（图24-2-6）　完整或破损的局部皮肤出现持续指压不变白的深红色、栗色或紫色，或表皮分离呈现黑色的伤口床或充血水疱。疼痛和温度变化通常先于颜色改变出现。深色皮肤的颜色表现可能不同。这种损伤是由于强烈和/或长期的压力和剪切力作用于骨骼和肌肉交界面导致。该期伤口可迅速发展，暴露组织缺失的实际程度，也可能溶解而不出现组织缺失。如果可见坏死组织、皮下组织、肉芽组织、

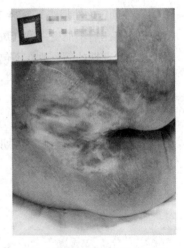

图24-2-5　不可分期压力性损伤

筋膜、肌肉或其他深层结构，说明这是全皮层的压力性损伤（不可分期、Ⅲ期或Ⅳ期）。

7. 附加的压力性损伤

（1）医疗器械相关压力性损伤：指由于使用诊断或治疗的医疗器械而导致的压力性损伤，损伤部位形状通常与医疗器械形状一致。这一类损伤可以根据上述系统进行分期。

（2）黏膜压力性损伤（图24-2-7）：指使用医疗器械导致相应部位黏膜出现的压力性损伤。由于这些损伤组织的解剖特点，此类损伤无法进行分期。往往是黏膜组织对医疗设备（如氧气管、气切管、咬口器、导尿管等）给予的压力耐受力差。黏膜压力性损伤大部分为非瘢痕性愈合。

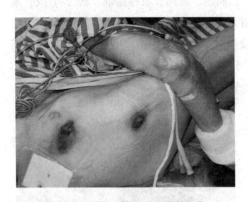

图24-2-6　可疑深部组织压力性损伤

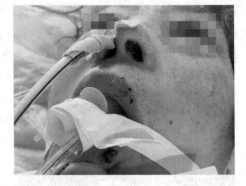

图24-2-7　黏膜压力性损伤

### （四）压力性损伤分期注意事项

1. Ⅲ、Ⅳ期压力性损伤不降级　有部分临床工作者会将Ⅲ、Ⅳ期压力性损伤的分期进行降级评估，即在压力性损伤愈合过程中随着伤口逐步愈合，将Ⅳ期的压力性损伤描述为"Ⅱ期"，这是错误的分类。Ⅲ、Ⅳ期压力性损伤属于全皮层损伤，通过瘢痕增生进

修创面修复，其局部不再具有相应的解剖层次，愈合后的组织强韧度也随之下降，因此Ⅲ、Ⅳ期压力性损伤评估不降级，愈合后描述为"愈合的Ⅲ、Ⅳ期压力性损伤"。

2. 黏膜压力性损伤不分期　黏膜处由于不具有皮肤及皮下组织的解剖分层，因此黏膜部位发生的压力性损伤不作分期，可以直接描述为"不分期"。

## 二、压力性损伤评估

### （一）综合性评估

压力性损伤是卧床老年患者常见且复杂的并发症。全面的评估应包括完整的健康、医疗、心理和社会史、患者自我护理技能和知识、功能状态、康复环境、家庭社会支持情况、患者及其照护者的护理价值观和目标及其遵守预防和管理计划的能力。重点评估营养状况、与压力性损伤相关的疼痛、发生压力性损伤的其他风险，进行必要的实验室检查，如细菌学、病理学检查和放射影像学检查。

1. 病史采集

（1）伤口史：评估皮肤受损史、伤口发生的时间、伤口演变过程、之前的治疗方法。

（2）既往史：筛查影响伤口愈合的慢性病史，如心肺肝肾功能不全、免疫系统疾病、服药情况以及吸烟史。

（3）营养状况：评估患者的营养摄入情况，如蛋白质、水分摄入量。

（4）社会心理状况：评估患者及家属心理状态、家庭及社会支持情况；了解患者医保类型、经济状况、活动情况及对伤口的认识和反应。

2. 皮肤检查

（1）全身皮肤检查：对患者实施细致的全身皮肤检查，关注皮肤褶皱处、骨隆突部位、器械下方、陈旧性瘢痕或损伤部位的皮肤情况；触摸患者皮肤，评估温度、颜色、水肿、有无潮湿浸渍情况。

（2）识别皮肤红斑：皮肤发红称为红斑，分为可褪色和不可褪色。可褪色红斑是肉眼可见的皮肤发红，轻压时变为白色，压力缓解时变红，是由于皮肤正常反应性充血，应在数小时后消失。不可褪色红斑是适当施加压力时，皮肤红斑持续存在，它表明毛细血管床或微循环的结构存在损伤。不可褪色红斑是Ⅰ期压力性损伤的指征。可褪色红斑的存在也被认为是压力性损伤发展的预测因子。变换体位时应避免将体位安置在有红斑的部位。

3. 其他危险因素检查　通过观察患者感知觉、移动翻身能力、营养状况、二便情况以及皮肤组织血供等情况评估患者的其他危险因素，以制定和实施全面的压力性损伤预防和治疗计划。

4. 辅助检查

（1）下肢血管检查：当患者的下肢存在压力性损伤时，要仔细、准确、全面地评估血管状况，包括足背动脉搏动情况、踝肱指数、双下肢动静脉血管超声等。

（2）实验室检查：检查全血细胞、红细胞沉降率和/或C反应蛋白来判断患者是否存在贫血、高血糖、全身性感染，伤口分泌物的半定量拭子法可测定伤口微生物的种类及是否特异性感染，组织病理学检查可以诊断伤口组织的性状。

（3）骨髓炎诊断：伤口床上有外露骨骼或感觉骨骼粗糙／发软时需进一步评估是否存在骨髓炎。骨髓炎的诊断评估包括：临床体征，包括骨头外露、窦道持续存在、组织坏死以及存在局部和全身感染的体征；实验室评估，如血液培养、骨活检培养、红细胞沉降率和／或C反应蛋白和影像学检查（如X线片、MRI和骨扫描）等，具体检查方法的选择取决于临床情况。

**（二）伤口评估**

1. 伤口部位及大小评估

（1）伤口部位：需根据人体解剖部位描述伤口所在位置。

（2）伤口大小深度测量：直尺测量法是把伤口看作一个矩形，以长乘以宽，求出近似面积。操作者沿着身体长轴方向使用直尺测量出伤口最长直径，沿着与长轴垂直的方向测得伤口最宽横径，然后相乘得出创面面积。以伤口的最深部为底，测其垂直于皮肤表面的深度。

（3）窦道、瘘管与潜行评估记录：可用时钟法表示所在伤口的位置，记录时以头部为12点、足部为6点。

2. 伤口床评估

（1）伤口床组织活性：采用伤口红黄黑分类法评估伤口内各种组织类型以判断组织是否有活性，以不同颜色所占的百分比来形容伤口床上的组织形态，将伤口分为黑色伤口、黄色伤口、红色伤口、混合型伤口。黑色指伤口床上的坏死组织、软或硬的结痂；黄色指伤口床上的腐肉；红色通常指健康的肉芽组织，常见于干净或正在愈合的伤口。当伤口床内有不同颜色的组织时，常以百分比来描述各颜色组织所占的比例（通常用4分法，按25%、50%、75%、100%来描述）。

（2）渗出液评估：①伤口渗出液是从毛细血管渗漏入机体组织内的液体，当组织损伤时，炎症反应增加，毛细血管通透性增加，过多的液体在伤口形成渗液。渗液量随着伤口愈合的阶段而变化，干痂覆盖时伤口基底呈干性，当创面存在腐肉、坏死组织以及感染时渗液量增加，而当伤口历经肉芽生长，逐渐缩合修复时，渗液量随着伤口面积的缩小而减少。评估渗液量时还需要考虑患者全身或局部水肿以及药物对渗液量的影响。②伤口渗液的性状与伤口组织类型相关，主要有血清性、血性、浆液性、脓性以及混合性。③通过气味可判断伤口是否存在感染。血清性、血性、浆液性渗液通常无特殊气味，脓性渗出液因伤口感染而产生异味，如铜绿假单胞菌感染时有特殊的腥臭味。需注意的是湿性愈合敷料与伤口分泌液结合后会产生一定的气味，因此需要清洁伤口后，才能得出正确的判断。

3. 伤口感染 由于组织缺血和存在坏死组织，压力性损伤伤口很容易感染。压力性损伤伤口感染判断以临床判断为主要依据，诊断需综合患者的病史、体格检查、实验室检查及细菌培养的结果。

（1）局部感染

高度怀疑压力性损伤局部感染的情况：①愈合延迟；②伤口加大和/或加深；③伤口破裂/裂开；④出现坏死组织或脆弱的肉芽组织；⑤伤口床出现口袋状囊袋或桥接；⑥渗液量增多或渗液性状改变；⑦周围组织温度升高；⑧疼痛加重；⑨恶臭。

（2）急性播散性感染：压力性损伤患者出现以下局部和/或全身的急性感染的征象时，需考虑诊断为急性播散性感染。①延迟愈合；②从溃疡边缘扩展的红肿；③伤口破裂或裂开；④硬化；⑤周围皮肤有捻发音、波动感或变色；⑥淋巴管炎；⑦倦怠；⑧意识模糊/谵妄和厌食（特别是老年人）。

（3）细菌生物膜：大部分慢性伤口中存在细菌生物膜，它由细菌及其产物、细胞外基质、坏死组织等共同组成。伤口一旦形成生物膜，细菌就具有极强的耐药性，是导致或加重慢性伤口感染的主要原因。当伤口对恰当的抗菌治疗有耐药性，或者尽管采取了最佳治疗手段，伤口愈合仍延迟时需考虑细菌生物膜的影响。

老年压力性损伤患者往往存在复杂的基础疾病（如糖尿病、心脏、肾脏疾病），以及消化系统功能减退、营养不良等健康问题，这些会影响压力性损伤预防以及创面愈合。对压力性损伤进行综合性评估有助于制定最恰当、最全面的管理计划，对伤口愈合的持续监测为压力性损伤治疗计划实施和评价提供依据。随着数码摄影技术的普及，系列数码摄影越来越多地用于临床评估和压力性损伤监测，可以为愈合过程提供支持性证据。每周评估伤口一次以监测愈合进度。正常伤口应该预期在两周内出现压力性损伤愈合的迹象，一旦伤口有恶化的迹象，应立即处理。

# 第三节　压力性损伤的干预

## 一、干预原则

### （一）确立治疗目标

压力性损伤患者临床情况复杂，应对患者进行全面的综合评估，考虑全身健康问题，结合患者及其照护者的意愿来制定治疗计划。确保治疗的方案应与患者及照护者的目标和价值观相一致。压力性损伤伤口治疗目标包括愈合性治疗、临终关怀或姑息治疗、不愈合性伤口治疗三个层面。对临终关怀或姑息治疗的患者，明确患者需要解决的主要问题，包括疼痛、渗液、气味和瘙痒等，实施对症治疗方案。如压力性损伤无法治愈或治疗不能使其完全愈合，考虑其他护理目标，包括减少压力性损伤的大小、提高生活质量和/或减少伤口带来的渗液和气味等问题。对于实施愈合性治疗的患者，应给予适应伤口阶段的局部伤口护理方案、实施减压措施和营养支持，如2周内未出现伤口长度、宽度和深度减小，健康的再生组织增加及渗出液量逐渐减少等伤口向好的愈合迹象，则需重新评估患者情况、压力性损伤状况和治疗计划。

### （二）压力性损伤综合治疗

应根据全身情况采取系统综合的治疗措施，不单纯是处理创面，还包括潜在性疾病治疗，如控制血糖、纠正水电解质失衡、营养支持、抗感染、疼痛管理等治疗措施的落实等。需要相关专科医生、营养师、康复理疗师、护士、患者及照护者等人员共同参与压力性损伤治疗方案的制定与实施。

### （三）局部伤口治疗原则

1. 减压　适当摆放体位、使用支撑面，使表面压力重新分配，避免局部血液循环障碍，以减少或消除潜在因素。

2. 伤口床准备原则　伤口床准备包含了伤口护理的六个主要方面：①组织管理；②感染和炎症的控制；③湿度平衡；④上皮边缘移行；⑤组织修复和再生；⑥社会因素以及个人相关因素。提供恰当的分阶段伤口局部处置方案，根据需要实施清创、运用敷料实施渗液管理、抗感染、运用负压封闭辅助闭合技术、植皮或转皮瓣修复等外科手术治疗闭合伤口。

3. 预防原则　压力性损伤患者是再发溃疡的高危人群，应在整个治疗乃至愈合后持续关注新发压力性损伤的预防，包括减压、促进活动、提供皮肤护理、营养支持和提供患者及照护者教育。

## 二、压力性损伤分期处置

### （一）Ⅰ期压力性损伤局部处置

1. 减压　避免对发红部位进行按摩，翻身时避免局部受压，以改善局部缺血缺氧状况。

2. 保护　使用保护性敷料，如软聚硅酮类泡沫敷料敷于局部。

3. 观察　每日评估皮肤情况，观察进展。

### （二）Ⅱ期压力性损伤局部处置

1. 水疱的局部处置　根据水疱的大小和位置，予以保留或者抽吸。

（1）水疱直径≤1cm：让其自行吸收，局部透明薄膜保护皮肤。

（2）水疱直径>1cm：予消毒后无菌针筒抽吸，透明薄膜、薄型水胶体敷料或泡沫敷料使用，若水疱破裂，处理同"部分皮层损伤"。

2. 部分皮层损伤局部处置　部分皮层压力性损伤没有坏死组织，保持局部湿度，促进湿性愈合。

（1）清洁：用生理盐水或者含表面活性剂的创面清洁剂轻柔清洗伤口。

（2）敷料选择及使用：根据渗液情况选择合适的敷料。渗液少可选薄型水胶体敷料，3～5日更换；渗液多时，可选厚的水胶体敷料或各类泡沫敷料，2～3日更换。根据伤口渗液量调整更换间隔时间和敷料类型。

### （三）Ⅲ/Ⅳ期压力性损伤局部处置

1. 采用多种清创方式清除坏死组织　若坏死组织疏松可选外科清创；若较为致密可

结合自溶性清创，自溶性清创前可对致密的坏死组织或焦痂采用划"#"字的方式，提高清创效果。

2. 控制感染  伤口分泌物培养，局部抗菌敷料使用，必要时全身抗感染。

3. 渗液管理  根据伤口不同阶段渗液情况，选择恰当的敷料，达到伤口液体平衡管理，细胞不发生脱水结痂也不会出现肉芽水肿、周围皮肤浸渍，从而促进肉芽生长和表皮移行。

4. 潜行或窦道管理  可采用机械性冲洗的方式清除部分坏死组织。根据潜行和窦道深度及渗出情况，采用敷料填充或引流。

5. 辅助疗法  如生长因子、生物物理方法（如电刺激、超声治疗、负压治疗等）。

### （四）不可分期压力性损伤局部处置

1. 保留肢体末端干痂，清洁伤口，并让其干燥，暂不予去除。做好局部减压。

2. 每日检查局部情况，若出现痂下渗液、积脓，周围皮肤发红，痂皮变软，则予以去除痂皮，按Ⅲ、Ⅳ期压力性损伤处理。

### （五）可疑深部组织压力性损伤局部处置

1. 血水疱/紫水疱  同Ⅱ期水疱处理方案。

2. 薄焦痂  若局部干燥，按干痂处理。若有渗液及坏死组织，则按Ⅲ、Ⅳ期压力性损伤处理，必要时行伤口清创。

压力性损伤分期处置流程见图24-3-1。

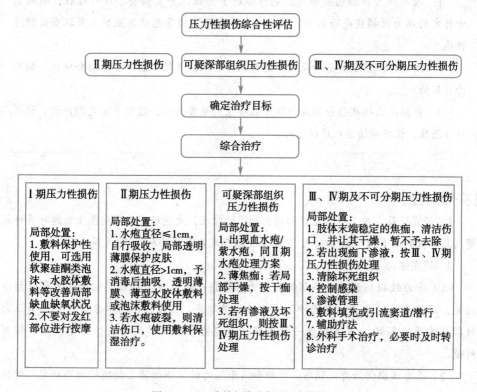

图24-3-1  压力性损伤分期处置流程图

## 三、转诊原则

### （一）紧急转诊

1. 临床感染　当压力性损伤患者出现发热且无其他明显的感染灶时，需考虑是否为压力性损伤相关的菌血症。由外科医生对干燥且稳定的焦痂进行评估，并判断是否需要行紧急外科锐性清创。

2. 疑似败血症或骨髓炎　应紧急寻求外科会诊。

### （二）普通转诊

1. 窦道、潜行和坏死组织清创　当压力性损伤伴有潜行窦道、瘘管和/或广泛的坏死组织，无法采取其他清创轻易清除，需由外科团队进行评估，以确定是否可以行外科锐器清创。

2. 手术闭合创面　Ⅲ、Ⅳ期压力性损伤使用传统治疗压力性损伤的策略（包括清创、感染管理和新型伤口敷料）无效时，可考虑使用皮片或皮瓣移植手术闭合创面。

---

### 全科医生在压力性损伤诊治中的关注点

全科医生需对压力性损伤患者进行全面综合评估，明确患者压力性损伤的危险因素，防治并重。

1. 治疗压力性损伤应始终强调预防的重要性，并贯彻整个诊疗过程，明确患者特定的压力性损伤危险因素，根据其危险因素，指导患者及照护者采取有效预防措施。

2. 问诊时注意了解患者及照护者意愿、需求，并结合患者整体综合评估，制定治疗目标。

3. 根据压力性损伤分期及伤口床准备原则处置伤口，过程中需定期评估、记录伤口进展，根据病情变化适时转诊。

---

【拓展内容】

1. 研究进展　关于慢性伤口细菌生物膜的管理，大量研究表明新生生物膜对多种抗菌剂具有敏感性（24～48小时），但随着生物膜成熟（72小时），则呈现出耐药性。

2. 研究方向

（1）压力性损伤预防：早期识别压力性损伤皮肤及皮下组织变化，尽早采取预防措施，是临床关注重点。皮肤评估（包括采用超声、温度、皮下水分含量等）与压力性损伤发展之间的关系需要进一步研究，以确定诊断工具的有效性、可靠性和预测价值。

（2）压力性损伤治疗：预防、诊断和消除压力性损伤细菌生物膜的相关研究，对临床实践具有指导意义，有广阔的研究前景。

**【思考题】**

1. 从压力性损伤发生机制看，哪些临床情境会导致机体组织发生形变？

2. 对临床Ⅳ期压力性损伤患者，如何确定其治疗目标？

3. 根据细菌生物膜的特点和慢性伤口细菌生物膜研究进展，思考如何有效管理感染的不可分期压力性损伤？

（胡宏鸯）

# 第四篇

# 老年人的常见疾病问题

# 第二十五章　肌　少　症

肌少症

---

**重要知识点**　1. 肌少症的定义
　　　　　　　2. 肌少症的诊断标准和评估
　　　　　　　3. 肌少症的预防与治疗

---

## 第一节　概　　述

### 一、定义

肌少症（sarcopenia）是一种与年龄增长相关的进行性和全身性的骨骼肌疾病，它会使患者跌倒和骨折的风险增加，使患者日常生活活动能力下降，且其与心血管系统疾病、呼吸系统疾病和认知功能障碍均相关；可能导致患者运动功能失调、生活质量显著下降乃至丧失独立生活的能力，或长期需要别人照护，导致死亡风险增加。

肌少症的定义最早于1989年由Irwin Rosenberg提出，最开始仅为与年龄相关的肌肉量丢失，随着研究的不断进展，经多方修正，后增加了肌力下降的内容。2016年以来WHO国际疾病分类（ICD）认为肌少症（或称肌肉衰减综合征）是一种疾病，并将其在ICD-10-CM中编码为M62.84。

然而，目前肌少症仍缺乏统一的定义，多个权威组织均有推荐的定义。如欧洲老年人肌少症工作组（EWGSOP）认为肌少症是进行性、广泛性的骨骼肌质量及力量下降，以及由此导致的身体残疾、生活质量下降及死亡等不良后果的综合征。而亚洲肌少症工作组（AWGS）与国际肌少症工作组（IWGS）等所认为的肌少症的定义稍有不同。目前达成一致的是，肌少症定义应包括肌肉量减少及肌肉质量下降两个方面，肌肉质量下降包括肌力下降及活动能力下降。

### 二、流行病学

肌少症的患病率除与年龄相关外，还与性别、种族、生活方式及环境有关。根据系统性分析及EWGSOP的最新报道，全球范围内的肌少症患病率为6%～12%，65岁及以上的老年人患病率高达14%～33%。2019年AWGS报告，亚洲老年人肌少症的患病率为5.5%～25.7%，其中，男性的患病率略高于女性。数据显示，中国老年人肌少症的患病率为8.9%～38.8%，在性别上，同样是男性的患病率高于女性，且随着年龄的增长，肌少症的患病率显著上升，80岁及以上老年人的肌少症患病率可高达67.1%。此外，中国西部地区的患病率高于东部地区；生活环境及生活方式也是影响肌少症患病率的重要因素。

国外研究证实，老年人在患肌少症的同时，通常伴随内脏脂肪沉积，即"肌肉衰减性肥胖"。韩国最新一项报道表明，高达35.1%的老年男性患有"肌肉衰减性肥胖"，而女性更是高达48.1%。肌少症会促进骨质疏松、骨关节炎等疾病的发展，是导致老年人行动障碍乃至残疾的重要因素之一。

老年人如过快地出现较严重的四肢肌肉减少和体重指数下降，则其死亡率也随之增加。《新英格兰医学杂志》2011年发表了一项关于亚洲人体重指数与死亡率关系的研究，表明体重过低（BMI≤15kg/m²）的老年人死亡率增加2.8倍。

### 三、危险因素

肌少症的病因尚未完全明确，可能与老年人的营养状况、基础疾病、活动减少以及医源性因素有关。

#### （一）营养状况

老年人体内合成和代谢的激素减少（如雌激素、睾酮、胰岛素样生长因子-1、生长激素等），使肌肉蛋白合成减少；同时，促炎症因子（如TNF-α、IL-6）增加、肌纤维凋亡活性增强、自由基积聚所引起的氧化应激、肌细胞线粒体功能的减退和α-运动神经元数目的减少，均会造成肌细胞蛋白分解增加。此外，老年人的胃酸分泌减少、胃肠功能减退并且体内代谢过程中对钙的贮存及利用能力下降，最终会导致骨质疏松。而维生素D摄入量减少或合成能力不足也会导致肌肉质量减少和功能下降，引起跌倒乃至骨折等不良后果。

#### （二）基础疾病

伴有以下基础疾病的老年人更易患肌少症：①骨骼和关节等基础疾病；②心肺疾病，包括慢性心力衰竭和慢性阻塞性肺疾病；③代谢性疾病，特别是糖尿病；④内分泌疾病，特别是雄激素剥夺；⑤神经系统障碍；⑥癌症；⑦肝肾功能障碍等。

#### （三）活动减少

随着年龄增大，老年人机体发生退行性改变，限制了机体的活动量，同时，跌倒、卧床、脑梗等不良预后导致老年人机体活动能力受限，无法运动。而安静久坐的生活方式、因病长期卧床休息或处于零重力的条件也可引起肌肉蛋白的丢失。

#### （四）医源性因素

①老年人因病住院治疗，无法下床活动。②服用药物后不宜运动。如β受体阻滞剂（如普萘洛尔）等，患者服用后在锻炼过程中可能出现行动迟缓、呼吸不畅等；利尿类降压药（如氢氯噻嗪）等，患者服用后可能会引起排尿频繁，在锻炼过程中出现脱水、电解质紊乱等状况。③服用药物后无法运动，患者服用抗组胺药（如苯海拉明等）后，会出现嗜睡、乏力、反应迟钝、意识下降等症状。

## 四、分类

### （一）根据病因分类

1. 原发性肌少症　是指老年人没有明确的器质性疾病，而主要与年龄的增长相关。

2. 继发性肌少症　是指除机体老化以外，还具有其他明显的致病原因。肌少症可继发于全身各系统疾病，特别是可能引起炎症的疾病，如恶性肿瘤、器官衰竭等。久坐不动、因病需要制动或造成残疾、身体活动减少也会导致肌少症。此外，蛋白质摄入不足、能量减少也会导致肌少症，如厌食症、吸收不良、进食能力受限等。

### （二）根据病程长短分类

1. 急性肌少症　指病程持续时间<6个月，其通常与急性疾病或急性损伤有关。

2. 慢性肌少症　指病程时间≥6个月，其可能和慢性或进行性疾病有关，且会增加死亡风险。

这一分类是为了强调对有肌少症风险的老年人进行定期评估的必要性，通过定期评估确定其病情发展或恶化的速度和程度。相应的评估结果可决定是否进行早期干预，以预防或延迟肌少症的进展、减少不良结局的发生。

## 五、临床表现

1. 跌倒　肌少症可导致肌肉力量的下降，尤以下肢抗重力肌的下降更为显著，踝背屈肌、股四头肌的肌容积减少30%即可明显增加跌倒的风险。同时，随着肌容积的减少，下肢本体感觉减退，以及神经反应速度下降，均会使老年人跌倒的风险显著提升。

2. 骨折　肌容积减少会导致骨所受应力下降，骨骼缺乏刺激，以及成骨细胞活动减少，均会引起骨质疏松。在跌倒时，萎缩的肌肉无法向骨骼提供很好的保护，这也使骨折的风险增加。

3. 相应肌群的功能下降　肌少症会导致身体各个部位的肌群均出现功能障碍，导致多系统功能减退：若出现咀嚼肌功能减退和吞咽功能障碍，则会导致营养不良的发生；若出现呼吸肌功能障碍，则会增加呼吸衰竭和吸入性肺炎的风险；若出现盆底肌群无力，则会导致尿失禁、尿路感染的风险增加。

4. 生活质量下降　主要表现为在日常生活中提重物、久行久站、下肢负重等活动受限，以及职业活动能力、日常生活活动能力和交际能力的逐渐减退，导致生活质量的下降。

# 第二节　肌少症的诊断和评估

## 一、诊断

### （一）诊断标准

目前国际上应用最广泛的肌少症的诊断标准是2010年EWGSOP提出的，该研究组织在2018年更新了该指南，称为EWGSOP2。EWGSOP2认为低肌力是肌少症评估的首要参数，肌力被认为是目前衡量肌肉功能最可靠的指标。EWGSOP2肌少症诊断标准见表25-2-1。

表25-2-1　EWGSOP2肌少症诊断标准

| |
|---|
| 符合标准（1）可能是肌少症 |
| 符合标准（1），并证实满足标准（2），可以确诊为肌少症 |
| （1）、（2）、（3）均满足，诊断为严重肌少症 |
| （1）肌力下降 |
| （2）肌肉量或肌肉质量下降 |
| （3）身体活动能力下降 |

### （二）肌少症的诊断流程

肌少症起病隐匿，进展缓慢，常以跌倒、活动能力下降等严重并发症作为初始表现，很容易被人们忽略。因此，在社区和基层医疗中进行广泛的肌少症筛查显得尤为重要。考虑到诊断流程的合理性、实用性，便于临床推广，EWGSOP2更新了肌少症的诊断流程，以"病例发现—评估—确认—严重程度评价（F—A—C—S）"的顺序进行。结合我国国情和人口特点，《中国老年人肌少症诊疗专家共识（2021）》制定了中国老年人肌少症诊疗流程，根据使用场所分为社区医疗机构、大型综合医院或专科医院两类流程（图25-2-1、图25-2-2）。对于缺乏大型诊疗仪器的社区医疗机构，尽早识别肌少症及存在较高风险的人群是首要工作。根据社区医疗机构的肌少症诊疗流程，当老年人出现肌肉力量下降和/或躯体功能下降时，即可考虑为"肌少症可能"，就应鼓励其至上级医院进一步明确诊断。同时，对社区老年人进行肌少症健康教育和积极的行为干预也是社区医疗机构的重要工作。在大型综合医院或专科医院，应进一步评估以明确肌少症严重程度及可能存在的继发性肌少症病因。对于已经诊断明确的肌少症老年人，应进一步评估不良事件的风险，包括衰弱、跌倒、失能等风险，及时予以相应的干预，预防肌少症不良事件的发生。

### （三）肌少症的筛查

1. 肌少症的筛查对象　不同指南所推荐的肌少症的评估对象略有差异。EWGSOP推荐应对65岁及以上的居家老年人进行常规的肌少症筛查。IWGS推荐对满足以下条件的特定人群进行筛查：①可观察到的功能、力量及健康状态的下降；②自诉与运动相关的困难；③反复跌倒史；④近期非自愿体重下降（>5%）；⑤住院治疗史；⑥其他慢性情况（如2型糖尿病、慢性心力衰竭、慢性阻塞性肺疾病、慢性肾脏病、类风湿关节炎以及癌症）。IWGS没有特别强调年龄。AWGS则综合了2种老年人可能的居住情况并作出推荐（表25-2-2）。

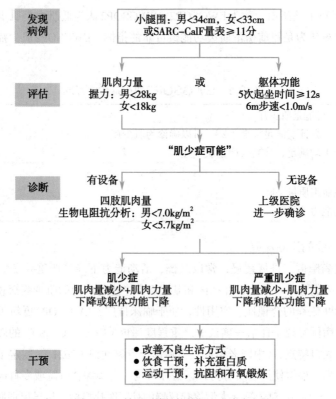

图25-2-1　社区医疗机构的肌少症诊疗流程

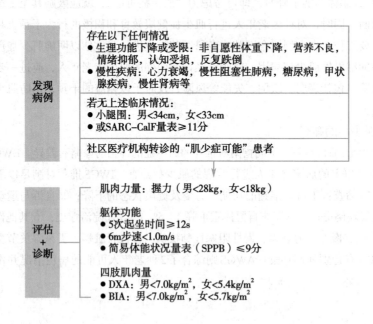

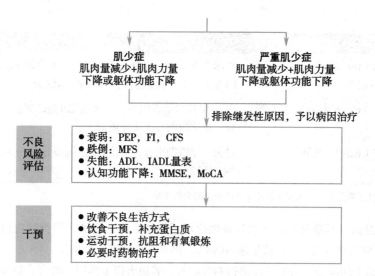

图25-2-2 大型综合医院或专科医院的肌少症诊疗流程

DXA.双能X射线吸收法；BIA.生物电阻抗分析；PFP.生理衰弱评估量表；FI.衰弱指数；CFS.临床衰弱量表；MFS. Morse跌倒风险评估量表；ADL.日常生活活动能力；IADL.工具性日常生活活动能力；MMSE.简易精神状态检查；MoCA.蒙特利尔认知评估量表；GDS.老年人抑郁量表。

表25-2-2 亚洲老年人（60岁及以上）肌少症筛查与评估策略

| 居住分类 | 筛查项目 |
| --- | --- |
| 社区居住 | 居住于社区的60岁及以上人群 |
| 所有医疗机构 | 近期出现功能下降或功能不全 |
| | 近1个月内非自愿的体重下降超过5% |
| | 抑郁或认知障碍 |
| | 反复跌倒 |
| | 营养不良 |
| | 慢性病（如慢性心力衰竭、慢性阻塞性肺疾病、糖尿病、慢性肾脏病、结缔组织病、结核病、其他慢性消耗性疾病） |

2. 肌少症的筛查方法 首选的肌少症筛查技术包括SARC-F问卷和步速测试。《中国老年人肌少症诊疗专家共识（2021）》推荐将SARC-F问卷应用于自我筛查，包含5项评估内容，评分范围0～10分，得分越高者患肌少症的风险越大（表25-2-3）。

表25-2-3 SARC-F问卷

| 序号 | 检测项目 | 询问方式 |
| --- | --- | --- |
| 1 | S（strength）：力量 | 举起/搬运5kg重物是否困难：无困难记0分，有一定困难记1分，难度较大、无法完成记2分 |
| 2 | A（assistance in walking）：行走能力 | 步行走过房间是否困难：无困难记0分，有一定困难记1分，难度较大、无法完成记2分 |

| 序号 | 检测项目 | 询问方式 |
|------|----------|----------|
| 3 | R（rise from a chair）：起身能力 | 从床上或椅子上起身是否困难：无困难记0分，有一定困难记1分，难度较大、无法完成记2分 |
| 4 | C（climb stairs）：爬楼梯 | 爬10层楼梯是否困难：无困难记0分，有一定困难记1分，难度较大、无法完成记2分 |
| 5 | F（falls）：跌倒 | 过去一年跌倒次数：从没有跌倒记0分，1～3次记1分，≥4次记2分 |

注：以上5项合计总分大于4分者即可初步诊断为肌少症。

步速测试也简单易行，可在各种医疗场所或社区进行肌少症筛查时应用。若步速≤0.8m/s，则考虑有肌少症；若步速>0.8m/s，则进一步测评手部握力。

通过以上两项即可对肌少症进行初步筛查，若患者以上两项均符合，则极有可能患有肌少症，需进一步明确诊断和评估。

## 二、评估

### （一）肌少症评估参数测量

1. 肌力　肌力是指一个或多个肌肉群所产生的最大力量。目前推荐上肢握力测定肌力，在医院、各种诊疗场所及社区保健常规使用。目前推荐使用测力计，检测时均建议使用优势手或两只手分别使用最大力量抓握，测试至少2次，选取最大值。EWGSOP2推荐的握力参考界值为：男性<27kg，女性<16kg；AWGS推荐的握力参考界值：男性<26kg，女性<18kg。若有手部残疾无法完成握力测定，可用等长扭矩方法测定下肢肌力，也可用重复椅立测试替代，主要测定股四头肌群力量。重复椅立测试是评估患者在不使用手臂帮助的情况下，使用一张高度约46cm的椅子，记录从坐位站起来5次所需的时间，该方法简单、便捷，可在临床中广泛使用。或应用重复椅立测试，计算患者30秒内在椅子上站起、坐下的次数。

2. 肌肉量　肌肉量是指人体骨骼肌的总数量，四肢骨骼肌数量和功能下降是老年人肌少症的最主要特点。测定方法有测定全身骨骼肌肉量（SMM）、四肢骨骼肌肉量（ASM），或特定肌群或身体某个部位的肌肉横截面积。CT和MRI是无创性评估肌肉量的金标准，有条件的情况下推荐使用，但由于这些设备价格昂贵、需专业人员操作等，并不常用于初级保健。双能X射线吸收法（DXA）使用则更为广泛，但使用不同品牌的机器可能导致不一致的结果，其诊断界值目前尚无统一结论。另外，也可采用生物电阻抗分析（BIA）评估ASM总量。BIA设备相对便宜，移动方便，比较适合在社区使用，目前AWGS2和EWGSOP2均推荐使用BIA测量ASM来评估肌肉量，但因其也存在不同品牌设备及参考界值可能导致肌肉量测量有差异的问题，一般推荐使用多点接触式电极、多频率、可获得人体节段数据的BIA仪器。另外，小腿围测量（使用非弹性皮尺测量双层小腿的最大周径）可作为一种简便方法，用于肌少症的有效筛查。

3. 躯体功能　与运动相关、客观可测量的全身躯体运动功能，不仅涉及肌肉，还涉及中枢及外周神经功能，包括平衡，是一个多维性的概念。测定方法包括步速、简易体能状况量表（SPPB）、计时起立-行走测试（TUGT）等方法。

步速是最为简单、易操作、安全的躯体功能评估方法。临床上常用4m平常行走步速测试，测量时可用秒表或电子计时测量，指导受试者以常规步速通过测定区域，中途不加速也不减速，并至少测量2次，计算其平均值。EWGSOP2与AWGS均推荐单一的界值（≤0.8m/s）作为严重的肌少症指征。

SPPB是包含步速、站立平衡和重复椅立测试在内的一个复合测试。单项测试分值为4分，总分12分。EWGSOP2推荐，若得分≤8分则代表体能低下。

TUGT可综合反映平衡能力和步行能力。要求受测者从46cm高度的椅子上站起，以最快、最稳的速度走到3m远的标记处，转身走回来，再坐下，测量至少重复2次，记录最短时间。

（二）肌少症评估参数的诊断界值

由于缺乏研究的一致性，如参考人群、检查技术的不同，关于诊断界值的争论从未停止，EWGSOP在2010年指南中也未明确提出诊断界值。随着该领域研究的发展，EWGSOP2指南对各项评估参数提供了诊断界值（表25-2-4）。

表25-2-4　EWGSOP2肌少症诊断界值

| 界值 | 男性 | 女性 |
| --- | --- | --- |
| 握力/kg | <27 | <16 |
| 重复椅立测试/s | 5次>15 | |
| ASM/kg | <20 | <15 |
| ASM/身高$^2$/（kg/m$^2$） | <7.0 | <6.0 |
| 步速/（m/s） | ≤0.8 | |
| SPPB/分 | ≤8 | |
| TUGT/s | ≥20 | |
| 400m步速测试 | 未完成或≥6min完成 | |

注：ASM，四肢骨骼肌肉量；SPPB，简易体能状况量表；TUGT，计时起立—行走测试。

EWGSOP2肌少症诊断界值是基于欧洲人群的研究数据建立的，在其他地区人群中应用时需谨慎。AWGS根据亚洲人群的研究数据作出了部分参数的诊断界值推荐，基本原则是将低于健康年轻群体2倍标准差作为临界值（表25-2-5）。

表25-2-5　AWGS肌少症诊断界值

| 界值 | 男性 | 女性 |
| --- | --- | --- |
| 握力/kg | <26 | <18 |
| ASM/身高$^2$/（kg/m$^2$）（DXA） | ≤7.0 | ≤5.4 |
| ASM/身高$^2$/（kg/m$^2$）（BIA） | ≤7.0 | ≤5.7 |
| 步速/（m/s） | ≤0.8 | <0.8 |

注：AWGS，亚洲肌少症工作组；ASM，四肢骨骼肌肉量；BIA，生物电阻抗分析；DXA，双能X射线吸收法。

# 第三节　肌少症的预防与治疗

目前尚无确切的肌少症发病机制，肌少症的发病诱因、病因多样，我们要重视未发病老年人肌少症的预防，以及发病后的治疗与预后反馈。

## 一、预防

1. 预防肌少症的前提是消除诱因、改善或祛除病因　可在肌少症未发病阶段识别筛选的危险因素有高龄、女性、卧床或缺乏锻炼、反复跌倒、营养不良史、药物史、慢性病史和家族史等。

2. 定期体检并提前干预潜在发病的人群　肌少症人群多有体质虚弱、走路爬坡徐缓、步态蹒跚、颠仆偏向、肢体肌肉萎缩、乏力等表现。推荐高危发病人群均进行营养筛查，或体检发现男性小腿腿围<34cm、女性<33cm或体重近期（半年内）下降超过5%，建议就诊评估。对于住院的发病患者，应检查营养生化等各项数据指标，如白蛋白、转铁蛋白、维生素A结合蛋白等。

3. 养成并坚持定期运动的生活习惯，摒除有害健康的不良习惯　肌少症人群尤其是缺乏锻炼的老年人要坚持做抗阻运动。研究表明抗阻运动可增强肌肉质量、力量，改善躯体功能，对肌少症的防治有积极的作用。与此同时，持续过量地饮酒、抽烟可导致肌肉蛋白分解、肌肉萎缩，逐步发展为慢性肌病。建议摒除不良的习惯，戒烟戒酒、拒绝久坐不动及绝对静养，预防疾病的发生和发展。

4. 均衡饮食，合理补充营养，维持健康体重　随着年龄增长，中老年人消化功能逐渐减弱，蛋白质摄取减少，易发生蛋白质摄入不足，可在饮食间期口服营养制剂，对于未发病的60岁及以上老年人建议每日摄入1.0g/kg以上的蛋白质以预防肌少症发生；此外，有研究发现摄入亮氨酸代谢产物，如β-羟基-β-甲基丁酸（HMB），可降低肌少症的发生风险；补充维生素D可对跌倒起到预防作用。

5．积极开展科普活动，深化公众对肌少症的科学认识。

6．建立老年肌少症预防干预系统，严格开展慢性病管理，对于导致肌少症的高风险急慢性病做到早发现，早诊断，早治疗。

## 二、治疗

目前，尚无治疗肌少症的特效药，肌少症的治疗仍以非药物治疗为主，运动锻炼和营养支持相结合的干预方式（如抗阻运动和营养支持）是治疗的主要手段。

### （一）运动锻炼

运动锻炼主要包括有氧（耐力）运动和抗阻训练。①有氧运动是有氧代谢供能的运动方式，包括游泳、慢跑、快（竞）走、跳绳、体操、太极等，多以运动持续时间长，运动强度相对较小为特点；②抗阻训练是指肌肉克服客观施加的阻力进行的主动训练方式，包括提拉、卧推、举重等，抗阻训练较有氧运动相比，时间较短，单位时间内运动强度较大。

虽然运动锻炼可以提高肌肉质量、强度和改善躯体功能，但对于各项运动的运动强度、次数尚未形成专家共识。目前仍推荐运动锻炼和营养支持（尤其推荐摄入优质蛋白）相结合的干预方式治疗肌少症。目前在老年人肌少症的治疗中，需要关注的是，老年人的运动锻炼可能会与多种慢性病如慢性阻塞性肺疾病、慢性心力衰竭、慢性骨关节炎等冲突。运动锻炼应在基础疾病平稳可控后方可进行个体化的运动，例如：不适合运动的老年肌少症人群以抗阻训练为主，可以不做或少做有氧运动，以避免不适当运动造成的损伤和不良风险。

运动缺乏则可能导致身体功能减弱，伴随功能减弱，骨骼肌出现质量、强度的下降，骨骼肌功能减弱反过来导致运动能力下降，形成闭环，逐步导致肌少症发生，加快肌少症的进展。另外，缺乏运动锻炼所导致的超重、肥胖等，可生成促炎因子，使骨骼肌肌肉组织脂肪化，加重肌少症。运动锻炼（尤其抗阻运动）可以增加老年人的毛细血管密度，提高骨骼肌干细胞活性，激活PI3K/AKT/mTOR/ULK自噬通路，增加肌肉耗氧量，促进肌毛细血管、肌蛋白质合成，同时激活下游Beclin1-Vps通路、磷酸化抑制Foxo3下调自噬水平，减少肌肉蛋白质降解，从而优化骨骼肌质量及功能。在肌少症运动锻炼疗法中，有氧运动的作用同样很重要，长期适量有氧运动通过提高AMP依赖的蛋白激酶（AMPK）的活性增强骨骼肌线粒体的合成及代谢，可以消耗体内的脂肪，减轻炎症反应，改善心肺功能，提高肌肉代谢水平以及整体肌肉协调能力，进一步改善躯体能力。除了有氧（耐力）运动和阻力训练外，还可以将多种运动方式联合，例如：拉伸运动、平衡运动等。

### （二）营养支持

营养支持主要推荐摄入适量优质蛋白（尤其是富含支链氨基酸的蛋白质、乳清蛋白）、HMB、长链多不饱和脂肪酸、抗氧化营养素和维生素D。蛋白质是肌肉组织的重要构成部分，蛋白质的摄入是增强肌肉质量、力量的前提，推荐肌少症的人群每日蛋白质摄入量达到1.2g/kg以上，严重者1.5g/kg以上，其中亮氨酸的最低摄入量为55mg/kg。乳清蛋白、HMB、长链多不饱和脂肪酸、抗氧化营养素在改善肌肉质量和功能方面也显示出一定效果。补充维生素D可改善肌少症老年群体的步态，对跌倒起到预防作用，但是当肌少症老年群体血清25-羟维生素D>25nmol/L后继续补充维生素D时，肌力提升作用趋近于无，因此不具备普适性。

将运动锻炼与营养支持联合干预肌少症患者后，骨骼肌蛋白合成、磷脂合成和DNA合成水平较单纯运动锻炼更高，并且蛋白质尤其是必需氨基酸可促进PI3K/AKT/mTOR/ULK自噬通路，促进肌蛋白合成，减少肌肉的分解。

（三）药物

现肌少症的治疗药物主要包括雄激素、选择性雄激素受体调节剂、生长激素、肌生成抑制素抑制剂、维生素D等。其中，肌生成抑制素抑制剂是较有前景的治疗药物，目前该药已经完成Ⅱ期临床试验。药物干预虽不是肌少症的一线治疗方案，但已有新开发的药物进入临床试验，在不久的将来或可用于肌少症的治疗。

（四）其他方法

1. 中医　在中医的观点中，肌少症存在"痿证、虚劳"等证候，脾胃失和、气血不调，气不顺血乏养，无法滋养肌肉，故得肌少症。"治痿独取阳明"，提示应注重开胃健脾、蕴养气血，进补得宜，气血充沛，内脏得养则筋脉得养，使得痿病、虚劳得以康复，如补中益气丸。

2. 理疗　对完全不适合运动的老年肌少症患者，抗阻运动的运动强度仍然是较大的，可能增加跌倒或慢性病风险，从而加重肌少症。在此前提下，血流限制术即加压训练法（BFR）联合低强度的抗阻运动的方法治疗肌少症。BFR大多使用加压带或其他可在肢体上加压的医疗、锻炼设备，对肢体施加可承受的环形物理外压，降低向肢体流动的血液量从而影响外周循环血量，同时影响局部的肌肉静脉回流形成加压的环境，并刺激生长激素分泌。为期两周的BFR结合低强度抗阻力联合运动比等距运动更有效地防止肌肉萎缩和肌力下降。另外，电针能抑制肌生成抑制素，促进胰岛素样生长因子表达，激活并增加骨骼肌肌卫星细胞，从而修复失神经支配的骨骼肌，延缓骨骼肌萎缩的程度。

随着我国人口老龄化加剧，作为一种渐进性和广泛性的疾病，肌少症已成为一个需要作出妥善应对的健康问题。专家共识和该领域的研究推动着对肌少症不断深入了解，应重视老年人群肌少症防治，建设肌少症病例数据库并纳入数字系统管理，制定有效的肌少症预防策略，关爱老年人健康，提高社会生活质量的同时减轻社会经济负担。

## 全科医生在老年肌少症诊治中的关注点

运用全科医学的理念及整体方法对肌少症进行详细评估：

1. 肌少症起病隐匿，进展缓慢，常以跌倒、活动能力下降等严重并发症作为初始表现，如何在社区和基层医疗中早期识别肌少症尤为重要。

2. 推荐对65岁及以上的居家老年人进行常规肌少症筛查。SARC-F问卷及步速测试为常用筛查手段。

3. 应从肌力、肌肉量、躯体功能三方面进行肌少症评估。

4. 肌少症以非药物治疗为主，运动锻炼和营养支持相结合的干预方式是治疗的主要手段。

## 【拓展内容】

1. 生物电阻抗分析在肌少症中的应用 评估四肢骨骼肌肉量（ASM）可采用更为便捷的生物电阻抗分析（BIA）。该设备是根据全身的导电性得出肌肉量的估计值，不是直接测量肌肉量。BIA利用特定人群中以双能X射线吸收法（DXA）测定的肌肉量作为参考进行转换。BIA设备的优点是便宜、使用广泛、携带方便。但由于品牌和参考人群不同，所估计的肌肉量有差别。建议使用原始测量数据以及交叉验证Sergi方程作为标准，但在临床应用时要考虑到参考人群与患者之间的年龄、种族及其他相关的差异。患者机体含水量状态也会影响BIA的测量。在方便和便携性方面，基于BIA的肌肉量测定可能比DXA更可取，但需要更多的研究来验证特定人群的预测方程；可以使用身高的平方（ASM/身高$^2$）、体重（ASM/体重）或体重指数（ASM/BMI）调整结果。

2. 超声在肌少症中的应用 超声在科研中广泛用于肌肉量测定、识别肌萎缩及测量肌质。超声检查可靠、有效，但需要经培训的临床医生操作。超声评价准确，观察者内及观察者间的可靠性高，即使对老年受检者也同样可靠。对羽翼状肌肉（如股四头肌）的评价，超声可以在相对较短的时间内发现肌肉厚度和横截面积减少，具有巨大的临床应用潜力，可在社区和各种医疗场所使用。目前，临床已广泛应用超声来诊断老年肌少症。EWGSOP2提出了使用超声评估肌肉的共识方案，参数包括测量肌肉厚度、横截面积、肌束长度、肌翼夹角和回声强度。回声强度反映了肌肉质量，与肌脂症相关的非收缩组织表现出高回声特性。因此，超声具有能够评估肌肉量和肌肉质量的优势。

### 【思考题】

1. 用于肌少症诊断和评估的参数包括哪些？这些参数可采用哪些方法进行测量？

2. 阐述SPPB测试的具体内容及其评分标准。

3. 简述社区医疗机构的肌少症诊断流程（可用流程图表示）。

（戴红蕾）

# 第二十六章 皮　疹

皮疹

重要知识点　1. 常见皮疹的分类和特点
　　　　　　2. 老年人常见的皮疹及其诊断思维
　　　　　　3. 皮疹的预防方法和治疗原则

## 第一节　概　　述

### 一、老年人皮疹的相关概念

随着世界人口结构的改变，老年人口数量的增长，老年人的皮肤健康问题越来越多。目前老年人的皮肤健康问题容易被忽视，应当得到更加广泛的关注和研究。

#### （一）老年皮肤病的概念

老年皮肤病是指发生于60岁及以上人群的皮肤及皮肤附属器的疾病。老年皮肤病的流行病学数据较少，不同皮肤病在不同地区的发病率有所不同。老年人常见的皮肤病有皮肤干燥症、湿疹/皮炎、感染性皮肤病和老年瘙痒症。随着人口老龄化进程加快，老年人皮肤癌及皮肤癌前病变也不容忽视。

#### （二）皮疹的概念

皮疹（erythra）指从单纯的皮肤颜色改变到皮肤表面隆起或发生水疱等多种表现形式的皮肤损害，属于皮肤疾病的体征，包括斑疹、丘疹、玫瑰疹、斑丘疹、荨麻疹、脓疱、水疱、痂、紫癜、风团、鳞屑等，多数情况下不包括肿块、脓肿、囊肿等较为确切且体积较大的皮疹。临床上，也有将"皮疹"等同于"皮损（皮肤损害）"，即客观存在的、可看到或触摸到的皮肤黏膜及其附属器的改变（与紫癜有关的疾病将在本书第三十二章进行阐述）。

### 二、常见皮疹的分类和特征

准确描述皮疹的具体名称及特点，是诊断和治疗皮肤疾病的基础。皮疹通常分为原发性和继发性两大类，有时不能完全区分。表26-1-1描述了常见原发性和继发性皮疹的特点。

表26-1-1　常见皮疹的特点

| 分类 | 皮疹 | 特点 |
|------|------|------|
| 原发性皮疹 | 斑疹 | 局限性皮肤颜色改变，直径≤10mm，不高出皮面，压之褪色 |
| | 斑片 | 局限性皮肤颜色改变，直径>10mm，不高出皮面 |
| | 丘疹 | 实质性皮疹，直径≤5mm，高出皮面 |
| | 斑块 | 实质性皮疹，直径>10mm，高出皮面，通常由丘疹融合而成 |
| | 结节 | 实质性皮疹，直径>5mm，比丘疹深在，圆形，可触及 |
| | 风团 | 粉红色水肿性斑块，暂时性隆起的皮疹，圆形或扁平 |
| | 脓疱 | 含有脓液的隆起性皮疹，直径≤10mm |
| | 水疱 | 局限性皮疹，直径≤5mm，高出皮面且内含液体 |
| | 大疱 | 局限性皮疹，直径>5mm，高出皮面且内含液体 |
| 继发性皮疹 | 鳞屑 | 大量死亡的表皮细胞，可脱落 |
| | 结痂 | 血清、血液或脓液干燥后的混合物 |
| | 糜烂 | 表皮表面脱落 |
| | 溃疡 | 表皮和真皮的局灶性脱落 |
| | 浸渍 | 皮肤角质层吸收较多水分导致表皮变软变白且容易脱落 |
| | 瘢痕 | 由新生结缔组织增生修复而成，分为增生性和萎缩性两种 |
| | 裂隙 | 又称皲裂，表皮和真皮的线样脱失 |
| | 萎缩 | 表皮或真皮变薄造成皮肤下陷 |
| | 抓痕 | 为线状或点状的表皮脱落，常由机械性损伤所致 |
| | 苔藓样变 | 局限性增厚并形成明显的皮肤线 |

## 三、老年人皮肤病理生理学改变

皮肤是人体最大的器官，对于维持内外环境稳定十分重要，是免疫系统的重要组成部分，形成了人体的第一道保护屏障，同时具有吸收、感觉、分泌和排泄、体温调节、物质代谢等多种功能。

由于受到内外因素的共同影响，老年人的皮肤从内到外都可能出现结构和功能的变化，皮肤特征与成人有所不同，表现为皮肤干燥、瘙痒、溃疡、色素沉着、皱纹、真菌感染以及良恶性皮肤肿瘤等，这些为老年皮肤病患者的诊断、管理和随访带来了诸多挑战。

皮肤老化的过程可以分为内源性老化和外源性老化，两者具有不同的临床和组织学特征。

### （一）皮肤内源性老化

皮肤内源性老化是指皮肤由于自然衰老过程而发生的变化，其特征在于皮肤的生理功能的改变，呈现进行性衰老的过程。

1. 表皮更替时间延长　正常表皮细胞周期是26～42日，而衰老的皮肤细胞周期延长，表皮更替速度减慢或不规则，导致皮肤粗糙、皮肤色素沉着不均匀。

2. 皮肤弹性下降　由于皮肤固有的滋养和修复细胞的能力下降、胶原结构的改变等，致使皮肤菲薄、皮肤血流减少，皮肤整体弹性下降。

3. 皮肤厚度降低　表皮和真皮厚度均有减少，营养代谢减慢，致使皮肤菲薄。

4. 皮肤出现皱纹　主要源于真皮的变化，胶原纤维束排列疏松，弹性纤维增粗断裂，真皮厚度减小，肥大细胞和脉管系统减少。

5. 皮肤屏障功能下降　皮肤厚度变薄、细胞修复能力下降、免疫功能下降等均可导致皮肤抵抗病菌攻击的能力下降。

6. 皮肤感觉阈值增加　老年人随着年龄的增长，机体的感官知觉会有所下降，对疼痛和触觉的阈值增加，特别是合并神经病变的患者。

7. 真表皮交界变平　表皮与真皮是通过基底膜带连接的。老年人皮肤表皮真皮连接处变平，出现扁平脊，导致表皮与真皮间的接触面积减少，营养物质的转移减少，真表皮间黏附性降低，容易因为表面擦伤和轻微创伤即形成大疱。

8. 皮肤附属器的变化　随着年龄的增长，外分泌腺的数量逐渐减少，顶泌汗腺也逐渐退化；皮脂腺体积虽然有所增加，但是产生皮脂的量减少，皮肤容易干燥；头发颜色慢慢变白；男性的眉毛会更加浓密，女性由于雌激素的降低会出现轻微的多毛症；指甲的生长减慢等。

### （二）皮肤外源性老化

皮肤外源性老化可能是由紫外线暴露、气候、吸烟和职业环境等因素所致，主要指光老化。皮肤外源性老化的发生机制尚未完全明确，可能与内源性老化存在相同的作用机制。

1. 光老化（photoaging）　光老化又称皮肤日射病（heliosis），是慢性日晒造成的特征性变化，常发生于暴露部位的皮肤：颈胸"V"形区最常见，颈后、颈侧、面部、手背及臂部伸侧，以及女性膝、踝之间的皮肤等。长期暴露在阳光紫外线中，会导致皮肤弹性纤维断裂，表现为粗深皱纹、萎缩、鳞屑、紫癜、色斑、毛细血管扩张和皮革样改变（Milian橙样皮肤）等。光老化患者有遗传易感性。对日光伤害易感性最高的是Ⅰ型皮肤的人群，即蓝眼睛、白皮肤又不易被晒黑的人群，长期日光损害后可发生皮肤癌，应更经常、仔细地接受皮肤检查。皮肤按光型进行分型见表26-1-2。

表26-1-2　皮肤按光型进行分型

| 皮肤型 | 皮肤基础颜色 | 晒伤与晒黑病史 |
| --- | --- | --- |
| Ⅰ | 白色 | 总是晒伤，从不晒黑 |
| Ⅱ | 白色 | 总是晒伤，轻微晒黑 |
| Ⅲ | 白色 | 中度晒伤，逐渐晒黑 |
| Ⅳ | 橄榄色 | 轻微晒伤，可晒黑 |
| Ⅴ | 棕色 | 罕见晒伤，晒黑显著 |
| Ⅵ | 深棕色-黑色 | 从不晒伤，晒黑极深 |

2. 气候 气候对老年人皮肤的影响也很常见，如干燥地区的皮肤干燥症和皮肤瘙痒症比湿润地区的严重。

3. 吸烟 吸烟会通过诱导过多的弹性蛋白酶，增加基质金属蛋白酶的产生，来分解胶原蛋白，加速皮肤衰老。

4. 职业环境 空气颗粒污染可以促进皮肤老化。

此外，中医认为老年人五脏衰惫，体质虚弱，容易受到外邪侵袭，疾病常虚实相交，决定了老年皮肤病常容易反复、缠绵难愈。

# 第二节 皮疹的诊断与鉴别诊断

## 一、诊断的临床思维

### （一）模型识别法

皮肤病的诊断通常采用模型识别中的现场即刻诊断法。模型识别就是典型患者的识别，是对与已知疾病的图像或模型相符合的患者问题的即刻辨认，属于类比推理方法的一种。现场即刻诊断法是借助于非语言的模型进行的无意识识别。实施该方法的临床医生需要具有丰富的临床经验。对于大多数皮疹，皮肤病学专家只需观察病变即可通过模式识别作出迅速而准确的诊断。

### （二）Robin Marks诊断法

澳大利亚皮肤科教授罗宾·马克斯将最常见的皮肤疾病归纳为7种类型（表26-2-1）。不在这7种类型中的问题，可能是不常见的情况，也可能是常见疾病不常见的表现形式，多数需要向皮肤科专家咨询。

表26-2-1 常见的皮肤疾病分类

| 项目 | 分类 |
| --- | --- |
| 1 | 感染（细菌、病毒、真菌） |
| 2 | 痤疮 |
| 3 | 银屑病 |
| 4 | 特应性皮炎（湿疹） |
| 5 | 荨麻疹 |
| 6 | 日光相关性皮肤病 |
| 7 | 药疹 |

全科医生可以将观察到的皮疹情况和完整的病史采集、系统的体格检查相结合，作出完整的鉴别诊断。如果仍难以诊断，可以查阅皮肤病学相关图谱或教科书，或者向皮

肤科专家咨询以完成诊断。对于某些皮疹，则需要借助进一步的辅助检查（如刮屑培养、活检、伍德灯等）来帮助诊断。全科医生在进行诊断时，必须时刻谨记患者是一个整体，不能"只见皮肤、不见患者"，不仅应当考虑到患者的其他合并症或并发症，还应当考虑到皮肤病对全身的影响。

此外，对于初始不能确诊的皮疹，也可以在皮肤科专家的指导下尝试诊断性治疗，根据治疗效果得出最后的具体诊断。

## 二、诊断与鉴别诊断

### （一）病史采集

详细全面的病史采集和记录是准确诊断和有效治疗的基础。以下信息将有助于作出正确的皮肤科诊断及制定治疗计划。

1. 皮疹的开始时间和持续时间　辨别皮疹是持续性还是间歇性；按起病时间可以将皮疹分为3类（表26-2-2）。

表26-2-2　按起病时间不同皮疹的分类

| 分类 | 常见皮疹 |
| --- | --- |
| 急性<br>（数小时至数天） | 荨麻疹、特应性皮炎、变应性接触性皮炎、昆虫叮咬、药疹、单纯疱疹或带状疱疹 |
| 亚急性<br>（数天至数周） | 特应性皮炎、脓疱病、疥疮、虱病、药疹、玫瑰糠疹、银屑病、癣、念珠菌病 |
| 慢性<br>（数周至数月） | 银屑病、特应性皮炎、癣、花斑糠疹、疣、肿瘤、皮肤浸润（如肉芽肿、黄瘤病） |

2. 皮疹的形态　皮疹从哪里开始？有怎样的变化？

3. 是否存在诱因　如药物的使用、食物、植物、阳光、局部药物、化学制品、职业、爱好、新衣服或新环境等。

4. 皮肤相关的症状　如瘙痒、疼痛、感觉麻木等。

瘙痒的程度对于诊断皮疹很有意义（表26-2-3）。没有瘙痒的皮疹不太可能是疥疮，瘙痒剧烈的皮疹不太可能是皮肤肿瘤。然而临床中存在很多的不确定性，癣、银屑病和水痘有时痒，有时不痒。此外，能使瘙痒加重或缓解的因素也可以帮助诊断，例如复方苯甲酸软膏用于拟诊为癣而实际为湿疹的皮疹时，会使瘙痒加重。

表26-2-3　常见皮疹的瘙痒程度

| 瘙痒程度 | 常见皮疹 |
| --- | --- |
| 重度瘙痒 | 荨麻疹、特应性皮炎、疥疮、虱病、昆虫叮咬、水痘、疱疹样皮炎、暂时性棘层松解性皮肤病 |
| 轻中度瘙痒 | 癣、银屑病、药疹、玫瑰糠疹、念珠菌病、压力性瘙痒或单纯性苔藓 |
| 罕见瘙痒 | 疣、癣、脓疱病、银屑病、肿瘤、病毒性皮疹、脂溢性皮炎 |

5. 加重或缓解因素　哪些因素可以使病情加重或减轻？诊治经过如何？

6. 全身性症状　如发热、寒战、盗汗、疲劳、乏力、体重减轻等。

7. 基础疾病　糖尿病、甲状腺疾病、HIV感染等。

8. 个人史　烟酒嗜好、饮食习惯、婚姻情况，女性还要询问月经生育史，怀疑性病的患者需询问性生活史等。

9. 家族史　痤疮、异位性皮炎、银屑病、皮肤肿瘤、间质性色素痣等。

（二）体格检查

当患者主诉为皮肤问题时，全科医生应当在询问病史的同时即刻观察患者的皮肤，对皮疹进行准确的描述。此外，必须考虑到，许多全身性疾病也可以引起皮肤问题，皮肤病也可以进展到累及重要脏器，要注意以患者为中心，不能忽略全面的体格检查。

对皮疹进行观察时，应当注意保持良好的光照（最好是自然光）条件，并确保患者没有涂抹任何化妆品，必要时可准备好放大镜；接触皮疹时，尽量戴手套；观察时注意与正常皮肤对比；观察皮肤后应当准确使用专业术语描述皮疹的范围、分布等。

1. 单个皮疹的特征　包括皮疹的颜色、形状、大小、硬度、活动度、是否有明显的中心和活动性边缘等。重点区分皮疹是仅侵及表皮还是同时累及真皮。如果病变侵及表皮会有脱屑、结痂、渗出、水疱等形成，如果累及真皮则可能为丘疹、结节。特应性皮炎、银屑病、癣、玫瑰糠疹、脓疱病、疱疹、疣、日光性角化病多仅累及表皮。荨麻疹、昆虫叮咬、药疹等则多可累及真皮。

2. 皮疹的分布和进展情况　全科医生需要判断皮疹是局部的，还是广泛分布的（表26-2-4）；如果是广泛的，还应判断是中心型、外周型或者混合型。应注意皮疹的排列情况是线状、环状、弧状，还是聚集状等。部分皮疹会出现在特殊的部位（表26-2-5）。但是，应注意，临床上不能仅根据皮疹分布来进行诊断。此外，还应注意皮疹是否在同一进展期。

表26-2-4　常见皮疹的分布

| 范围 | 常见皮疹 |
| --- | --- |
| 广泛 | 特应性皮炎、银屑病、疥疮、药疹、荨麻疹 |
| 躯干 | 花斑糠疹、带状疱疹、脂溢性皮炎、银屑病、玫瑰糠疹、病毒疹 |
| 外周 | 特应性皮炎、带状疱疹、癣、银屑病、疣、昆虫叮咬 |

表26-2-5　特殊部位的皮疹

| 部位 | 常见皮疹 |
| --- | --- |
| 面部 | 寻常痤疮、酒渣鼻、脓疱病、特应性皮炎、银屑病、皮肤日射病、单纯疱疹、皮肤癌、病毒疹 |
| 头皮 | 银屑病、脂溢性皮炎、虱病、癣、毛囊炎、水痘 |

| 部位 | 常见皮疹 |
|---|---|
| 屈侧<br>（肘窝、腘窝、腹股沟等处） | 特应性皮炎、银屑病、脂溢性皮炎、癣、念珠菌病、虱病 |
| 口腔 | 口腔溃疡、单纯疱疹、念珠菌病、麻疹 |
| 甲 | 银屑病、癣、皮炎 |
| 会阴部 | 疥疮、生殖器疱疹、疣、念珠菌病、银屑病 |

### （三）辅助检查

皮肤疾病的诊断有时仅靠皮疹无法进行鉴别，需要借助必要的辅助检查。例如：怀疑为结缔组织病时需检测自身抗体、心肌酶谱等；怀疑梅毒疹时需做梅毒螺旋体及血清学检测。部分皮肤病的诊断还需借助皮肤组织病理学检查、免疫病理学检查、病原体显微镜检查及培养、皮肤影像学检查，甚至基因检测等。常用的辅助检查有：

1. 显微镜 有助于寻找真菌感染的证据。可以刮取少量鳞屑，置于载玻片上，滴加10%氢氧化钾溶液（必要时合用二甲基亚砜和真菌染色剂），在显微镜下寻找真菌菌丝。

2. 伍德（Wood）灯 有助于诊断头癣和红癣等有毛发受累部位的皮疹，可以在暗室中手持紫外线灯在皮疹上方检查。在伍德灯下可以发出荧光的皮肤病如表26-2-6。

**表26-2-6 伍德灯下可发出荧光的皮疹**

| 荧光颜色 | 皮疹 |
|---|---|
| 绿色或亮黄色（头发） | 头癣 |
| 珊瑚红 | 红癣 |
| 粉色-金色 | 花斑糠疹 |
| 黄绿色 | 假单胞菌感染 |
| 红色（尿液） | 迟发性皮肤卟啉病 |

3. 斑贴试验 用于确定变应原，适用于接触性皮炎、职业性皮炎、化妆品皮炎等。一般需提前1周停用糖皮质激素或免疫抑制剂，提前3日停用抗组胺药。在48小时内观察结果。

4. 点刺试验 适用于荨麻疹、特应性皮炎、药疹等多种与速发型超敏反应相关的过敏性疾病，临床中已经基本取代划痕试验。一般在基本无临床表现时进行，有过敏性休克史者禁用，提前2日停用抗组胺药。20～30分钟观察结果。

5. 外科活检 包括多种方法，如刮除、削除、钻取、切除，以切除活检最为有效、安全；既可以用于诊断，也可以用于治疗。

## 三、老年人常见皮疹

老年皮肤病的疾病谱与成人有所不同，通常可将其分为以下三类。

## （一）因机体衰老引起的老年皮肤改变

老年疣（又称脂溢性角化病）、皮赘、老年性血管瘤（又称樱桃样血管瘤）和老年性白斑等，都是与衰老伴随的最常见的良性病变，多属于生理变化或良性增殖，一般不需要治疗。但当老年疣合并皮肤瘙痒，且在短期内增多时，应警惕内脏恶性肿瘤，必要时需进一步检查。

## （二）随年龄增长而多发的皮肤疾病

老年瘙痒症、红皮病、淀粉样变性病、类天疱疮、慢性单纯性苔藓、癌前病变及皮肤恶性肿瘤等，随着年龄的增高，发病率上升，且多伴有皮肤瘙痒及搔抓后继发感染，需及时治疗。

1. 老年瘙痒症　在老年人中常见，有时合并老年性皮肤干燥症，尚无统一的诊断标准。本病特点：只有皮肤瘙痒而无原发皮疹，冬季多发，夜间加重，因长期过度搔抓，可引起皮肤破损，继发苔藓样变。其发病机制可能与免疫衰老、老年皮肤屏障功能受损及老年神经病变相关。部分患者合并代谢性疾病，如尿毒症、糖尿病、胆汁淤积等。老年瘙痒症的鉴别诊断流程见图26-2-1。

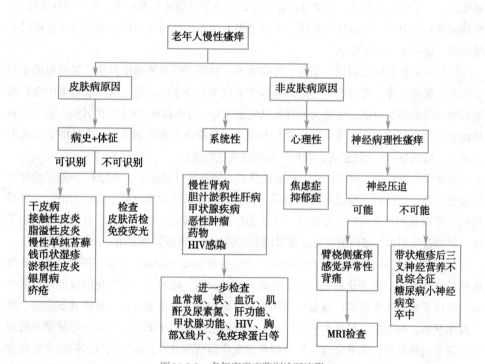

图26-2-1　老年瘙痒症鉴别诊断流程

目前临床上多采用外用抗组胺乳膏、保湿霜，或口服抗组胺药、维生素、糖皮质激素、内源性大麻素等，疗效一般，容易反复。老年瘙痒症的治疗程序见图26-2-2。

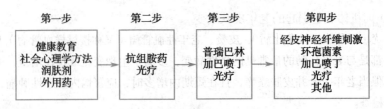

图26-2-2 老年瘙痒症4步治疗法

中医上认为此病因风、湿、热蕴于肌肤，未能疏泄，或血虚肝旺，生风化燥，肌肤失养所得，常以滋补肝肾、养血润肤止痒为原则，应用四物汤、当归饮子辅以中药熏洗、按摩，有时与抗组胺药联合应用。

2. 大疱性类天疱疮（bullous pemphigoid，BP） 本病是老年人群中最常见的自身免疫性皮肤病，好发于60岁及以上老年人，随着年龄增长发病率增高，偶可见于儿童。15%左右的患者可能存在药物、外伤、感染、紫外线暴露等诱因。

典型表现为红斑或者风团的基础上伴发水疱、大疱，水疱壁通常较紧张，尼科利斯基征阴性，水疱较少破溃，破溃后可有结痂，愈合后可能遗留粟粒疹、炎症后色素改变；皮疹通常对称分布，多数伴有瘙痒；不典型患者可不出现明显水疱；有时会伴发神经系统疾病、银屑病、白癜风等。

诊断时可借助临床表现、病理、免疫病理、血清学检查等辅助方法。患者血清中存在抗基底膜带抗体。典型患者的组织病理学表现为表皮下的水疱，真皮层可见中性粒细胞及嗜酸性粒细胞浸润，免疫荧光可见基底膜带IgG抗体和补体C3线状沉积。临床上容易误诊为多形红斑、药疹等，还需要与其他自身免疫性水疱病相鉴别，常见的有表皮内水疱病、线状IgA大疱性皮病、获得性大疱性表皮松解症、其他类天疱疮等。

患者未经治疗时，可呈慢性、自限性过程，病程数月至数年，平均3～6年。治疗上需加强全身支持治疗，祛除可能诱因后，首选局部或系统用糖皮质激素。病情较轻者可服用氨苯砜或四环素、烟酰胺治疗。中医治疗原则为清热解毒、凉血活血治标，滋阴养血、健脾益气固本，多用糖皮质激素辅以中医药治疗，可减轻激素用量及其副作用。

3. 老年皮肤肿瘤 随着年龄的增长，皮肤肿瘤（skin tumor）发病率逐渐升高，这与皮肤的自然老化、光老化和免疫衰老有着密切的关系。随着人口老龄化的进展，皮肤肿瘤的发病率也在逐年增高。常见的老年皮肤肿瘤包括基底细胞癌、皮肤鳞状细胞癌、日光性角化病、鲍恩病、黑色素瘤等。老年皮肤肿瘤多发生于面部、四肢等容易暴露的部位，通常病灶多发，尤其是侵袭性肿瘤和多发癌前病变并存或陆续出现，同时老年患者常伴有多种基础疾病，对于无创及微创治疗的需求较高。临床上常采取光动力疗法联合手术等多种治疗方法。

（三）具有老年患者特点的皮肤疾病

银屑病、慢性湿疹、皮肤溃疡、带状疱疹、真菌感染等可在各年龄阶段发病，但是老年阶段发病时，呈现出特殊的病理改变，治疗手段也有所不同。

1. 老年银屑病　银屑病（psoriasis）是一种慢性炎症性皮肤病，以红斑、丘疹、鳞屑为主要临床表现（图26-2-3）。老年人多伴有高血压、糖尿病和冠心病等慢性基础疾病，这些疾病会限制银屑病的用药选择，增加其治疗难度。

2. 老年性湿疹　湿疹（eczema）是由多种内外因素引起的皮肤炎症反应，主要特征是瘙痒，皮疹可呈现多样性，组织病理可见海绵水肿和不同程度的棘层肥厚。湿疹可

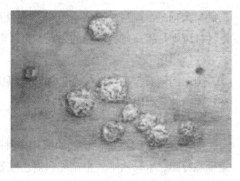

图26-2-3　银屑病典型皮疹

分为外源性湿疹（如接触性皮炎、感染性湿疹、湿疹样多形性日光疹等）和内源性湿疹（如特应性皮炎、脂溢性皮炎、钱币样湿疹、白色糠疹等），约40%的湿疹患者无法具体分类。

多数老年性湿疹不符合特应性皮炎的诊断标准，是一个独立的湿疹亚型，病因不明，表现为皮疹较干燥、苔藓化程度轻，较易出现红皮病，且遗留弥漫性色素沉着；常与糖尿病并见，长期瘙痒不适可引起失眠、烦躁等心理问题。首选治疗为外用糖皮质激素和皮肤屏障修复剂，二线治疗为全身窄波紫外线（NB-UVB）照射治疗。多数患者病情可以控制，但容易复发。中医治疗慢性湿疹多从湿、热、风论治，老年患者阴血不足，血虚风燥，风邪引起瘙痒，虚热使湿疹夜间加重，由于"治风先治血"，多采用滋阴养血、活血化瘀，辅以健脾利湿的治疗方法。

3. 老年带状疱疹及后遗神经痛　带状疱疹（herpes zoster）是由潜伏在体内的水痘-带状疱疹病毒再激活引起的感染性皮肤病，以沿神经走向分布的簇状水疱及剧烈的神经疼痛为主要临床表现。老年患者中9%～34%在皮疹消退后遗留疱疹后神经痛，疼痛持续数月甚至数年，致使患者常合并失眠、焦虑、抑郁等精神症状。带状疱疹的发病率及病情严重程度与年龄呈正相关。治疗常包括抗病毒、口服镇痛药、局部注射麻醉药物等，临床上也应同时注意患者的心理治疗。

中医将带状疱疹称为"缠腰蛇""蛇串疮"等，认为此病与肝脾有关，急性期分为肝经郁热、脾虚湿盛，后遗症期分为气滞血瘀、气血两虚，老年患者以气血两虚型多见。后遗症期的中医治疗多以内服、外洗、熏洗为主，辅以拔罐针灸，常用龙胆泻肝汤、黄连解毒汤、桃红四物汤等。

## 四、系统性疾病与皮疹的关系

对于老年人来说，皮肤常常是身体健康的"一面镜子"。在临床中，全科医生应当关注系统性因素引起的皮肤症状，也应当在诊治皮肤疾病时考虑到系统性疾病的诊治。

（一）肿瘤

老年人是肿瘤的多发人群。许多皮肤疾病都与肿瘤密切相关，如皮肌炎、天疱疮、

副肿瘤天疱疮、副肿瘤掌跖角化病、恶性黑棘皮病、顽固性瘙痒症等。坏死性松解性游走性红斑则是胰高血糖素瘤的表现,患者常伴有高血糖、牛肉样舌、皮肤的红斑坏死。

## (二)代谢性疾病

糖尿病常有多种皮肤表现,如胫前黑斑、泛发性体癣、硬肿症、类脂质渐进性坏死、环状肉芽肿、顽固性瘙痒症、反复毛囊炎、肥胖伴有多发皮赘等。

## (三)药物

老年患者常因系统性疾病而服用多种药物,发生药物性皮炎的概率增加。特别要注意别嘌呤醇、卡马西平、甲硝唑、对乙酰氨基酚等容易引起大疱性表皮松解症、史-约综合征、药物超敏反应综合征等重型药疹。此外,中药或中成药、生物制品所导致的重症药疹的报道也越来越多。当然,在治疗皮肤疾病时,也应当考虑到皮肤疾病的用药是否会对原来的系统疾病造成影响。

## (四)心理

一些心理疾病可以合并皮肤方面的表现,而迁延不愈的皮肤疾病也可以引发老年人的心理问题。

疑病妄想多见于老年精神障碍者。患者没有躯体疾病的相关证据,但常常坚信自己患了某种疾病而四处求医。这类患者常认为自己身上有寄生虫、湿气、毒邪等,诱发瘙痒感,继而不断搔抓,体格检查时常可见抓痕、血迹等。也有患者认为周围环境布满细菌、病毒和灰尘,反复使用酒精、碘酒或药皂进行皮肤清洁,导致皮肤受损和皮肤感染。

老年皮疹患者,因年龄增长、免疫衰老、基础疾病及缺乏健康卫生知识,在独立面对疾病时会出现紧张、焦虑、抑郁、自卑等心理问题。负面心理情况不仅降低患者的依从性和治疗信心,也可能会加重原有病情。全科医生在进行诊治时,除了治疗皮疹,还应密切关注老年患者的心理和生活状态,及时提供心理疏导。

# 第三节　皮疹的预防与治疗

## 一、预防

由于老年人的皮肤生理结构和功能发生了一系列变化,更容易受到外界危险因素的影响,加强皮肤保健、预防皮肤疾病、延缓皮肤衰老就显得尤为重要。

### (一)一般的皮肤保健

1. **养成良好的生活习惯**　充足睡眠、合理膳食、戒烟限酒、保持心情舒畅、加强体育锻炼,才更容易拥有健康的皮肤。

2. **做好皮肤护理**　遵循清洁、补水、保湿、防晒的规律,针对不同类型的皮肤进行不同的基础护理。

（1）中性皮肤：理想皮肤，可以保湿为基础，外出时注意防晒。

（2）干性皮肤：皮肤缺乏油脂、干燥，容易出现湿疹、银屑病等，应当做好皮肤保湿护理。洗浴不可过勤，可3日左右一次，水温不宜过高，38℃为宜，洗浴后擦干皮肤并涂抹润肤保湿霜。面部皮肤可每日早晚两次应用保湿、不含碱的护肤品清洁皮肤，并用保湿性的化妆水补水，外涂舒敏保湿霜；白天外出时应当做好防晒。若有皮肤色素沉着，可局部应用祛斑类医学护肤品；如伴有老化，可局部用抗老化护肤品等。

（3）油性皮肤：皮肤油脂分泌较多，常毛孔粗大，容易出现脂溢性皮炎、痤疮等，应当做好控油保湿。可选用中性或弱碱性具有保湿作用的清洁剂清洁皮肤，可适当增加洁面次数，选用收敛性化妆水及保湿性霜剂。

（4）敏感性皮肤：皮肤角质层较薄，表皮通透屏障容易受损，容易对外界多种因素产生过敏。应注意保湿，选用温和、弱酸性、不含皂基的洁肤产品清洁，或直接用清水洁面，水温不可过热过冷，一般在30℃左右，洁面后注意保湿、防晒。

（5）混合性皮肤：兼具干性与油性皮肤的特点，不同性质区域的皮肤护理分别参考干性、油性皮肤的相关注意事项。

### （二）皮肤疾病的预防

皮肤疾病的预防重点是一级预防。不同的皮肤病应当采取不同的预防措施。

1. 物理预防　很多皮肤病与日晒、高温、低温、摩擦等物理因素有关，应当针对具体原因进行预防。如光老化、多形性日光疹、皮肤肿瘤等要注意防晒；冻疮需要保暖；痱、疖、汗斑疹等要避免高温、减少出汗；鸡眼、胼胝及糖尿病足等需要穿着宽松舒适的鞋子，减少摩擦；对于有瘙痒症状的患者来说，应当避免搔抓、烫洗皮肤，以免引起继发皮疹或感染，也不可过度清洁皮肤以免加重瘙痒症状。

2. 改善环境　职业性皮肤病应当注意改善工作环境，佩戴口罩、帽子等，避免皮肤、黏膜直接接触致病物质；感染性皮肤病应当做好个人卫生，改善周围卫生环境，避免接触病原体。

3. 避免接触变应原　对于变态反应性皮肤病（如接触性皮炎、药疹等）患者来说，避免接触变应原是最重要的预防手段。仔细寻找可能的变应原或过敏药物，避免接触同类物质或使用化学结构相似的药物。

已经出现皮疹或者皮肤癌前病变的患者，应早诊断、早治疗，防止疾病进一步发展。

## 三、治疗

### （一）老年人皮疹的治疗原则

1. 不伤害原则　尽量选择最温和的制剂和治疗方法缓和病情，不伤害皮肤。

2. 整体性原则　皮疹可能只是某项系统性疾病的皮肤表现，需要注意明确诊断，治疗皮肤病的同时注意原发病的治疗；此外，还需要注意皮肤用药对老年患者系统性疾病的影响。

3. 个体化原则　根据病情选择治疗方式和用药剂型。比如软膏（油膏）可以减轻干燥、增加皮肤渗透性；如果潮湿，应用乳膏、湿敷、浸湿或洗剂；香皂多数为碱性，不应该用于干性皮肤或皮肤干燥的患者；肥皂仅用于干燥和敏感皮肤患者的腋窝、腹股沟和足部；浸浴疗法有助于缓解银屑病、特应性皮炎和瘙痒等。

4. 做好医患沟通　建立良好的医患关系，提升患者的依从性。仔细与患者沟通药物的使用方法、用量、频次，必要时准备宣传页；沟通药物的花费，尤其是昂贵药物；及时观察患者的病情变化，根据疗效改变治疗方式。

### （二）皮疹的常用治疗方法

皮疹的治疗方法主要有药物治疗（包括外用、口服、肌内注射、静脉注射等）、物理治疗、皮肤外科治疗和中医中药治疗等。

1. 药物治疗　药物治疗老年皮肤病前应当结合病史和用药情况，明确诊断，根据老年人特殊的生理特点，选择疗效确切、不良反应少、给药方便的药物，简化用药方案，尽量减少不必要的药物，提高患者的用药依从性。用药时应从最低有效剂量开始，或者从小剂量逐渐增加到适宜剂量，一般建议给药剂量为成人的 1/2～3/4，用药过程中注意结合患者疗效、肝肾功能等及时调整用药剂量。一般建议首选经皮肤局部给药，也要结合患者病情具体分析。皮疹常用的系统药物包括抗组胺药、糖皮质激素、抗病毒药物、抗真菌药物、维 A 酸类药物及免疫抑制剂等。

2. 物理治疗　常用的治疗方法包括：①电疗法（电解术、电干燥术、电凝固术、电烙术）；②光疗法（红外线、紫外线、光动力疗法）；③微波疗法；④冷冻疗法；⑤激光（激光手术、激光理疗、选择性激光、点阵激光/像素激光）；⑥水疗法；⑦放射疗法等。

3. 外科治疗　可用于皮肤肿瘤切除、皮肤创伤清理、活检等。常用手术包括：①切割术；②皮肤移植术；③毛发移植术；④体表外科手术；⑤腋臭手术疗法；⑥皮肤磨削术；⑦Mohs 外科切除术等。

4. 中医中药治疗　中医中药在治疗皮肤病方面具有安全性好、副作用小、复发率低、经济简便等特点。此外，中医针灸、按摩、拔罐、穴位贴敷等辅助疗法对部分皮疹也有一定的作用。

---

### 全科医生在老年人皮疹诊治中的关注点

运用全科医学的理念及整体方法针对老年皮疹患者进行详细评估：

1. 在体格检查中，注意每位患者都应当检查口腔、头皮、指甲、手和足。

2. 在诊疗中，全科医生应当正确认识老年人皮肤的生理特点，了解常见老年皮肤病的临床表现和防治方法。

---

【拓展内容】

1. 研究进展　近年来相继开展的细胞因子（如 IGF-1、IL-15）等研究表明，细胞因子可有效增强NK细胞、T细胞等功能，帮助免疫重建。目前临床上开展的如IL-2、粒细胞-巨噬细胞集落刺激因子等疗法已获得一定的效果。细胞因子延缓免疫衰老的应用正引起人们的关注，并趋向于多种细胞因子联合的策略。

光动力治疗因其独特的靶向作用和较低的全身毒性成为肿瘤治疗的有效手段之一，在老年性皮肤肿瘤的治疗中可以很好地维持患者皮肤的完整性和美观性，避免形成瘢痕和功能障碍，极大地提高了患者的生存质量，较好地弥补了传统治疗的不足。

2. 研究方向　建议结合国内外指南、查阅文献、采用循证医学的方法、全科医疗疾病管理的技能进行探索研究，建立老年人皮疹的全科诊断及干预管理路径的研究。

【思考题】

1. 请从病理生理学角度阐述皮肤的老化过程。
2. 举例说明系统性疾病与皮疹的关系。
3. 老年人皮疹治疗的原则有哪些？

（王留义）

# 第二十七章　老年神经精神疾病

老年神经精神疾病

**重要知识点**　1. 衰老对神经系统的影响

2. 常见老年人神经精神疾病的定义与特点

3. 常见老年人神经精神疾病的评估方法

4. 常见老年人神经精神疾病的治疗及相关干预策略

## 第一节　概　　述

自20～30岁以后，随着年龄的增长，人类神经系统生理功能逐渐开始衰退，步入老年期后衰退明显加速，这也是老年人更易发生神经精神疾病的病理生理基础。随着全球人口老龄化，卒中与精神障碍患病率呈上升趋势，2017年《全球疾病、伤害和危险因素负担研究》提示，卒中是世界第三大致残主要原因，第二大死亡原因。WHO数据显示，全球大约10亿精神障碍患者，每40秒有1人死于自杀。我国已步入老龄化社会，面对多病共存、多重用药的老年神经精神疾病患者，如何守好"健康之门""医疗费用之门"是全科医生工作的重要内容。

神经病学与精神病学是两门不同的学科。精神疾病主要临床表现为意志、情感、行为与认知等精神活动障碍。神经系统疾病的主要临床表现为运动、感觉与反射障碍。神经系统疾病如病变累及大脑时，往往也会出现精神症状。

### 一、衰老对神经系统的影响

#### （一）形态学变化

脑萎缩是主要变化，脑重量自成熟后逐渐减轻，在女性50岁、男性60岁时可减轻原重量的6%～8%，80岁可减少8%～10%。脑萎缩以额叶、顶叶、颞叶显著。脑血管以动脉粥样硬化及血脑屏障退化为主要表现。

#### （二）组织学变化

1. 脑萎缩　主要是非均一性神经细胞减少，以额上回、颞上回、小脑皮质、黑质、蓝斑的神经细胞减少明显。除此以外，老年人的神经细胞突触及树突减少，细胞突触联系减少。

2. 脂褐素沉积　是因细胞膜系统过氧化反应而生，脂褐素主要成分为脂类和蛋白质，是细胞衰老过程特征性产物。

3. 神经元纤维缠结　是神经元纤维发生融合、增粗、断裂、扭曲或形成特征性缠结，又称神经元内丝样包涵体，多见于海马、杏仁核、额叶皮质、额叶内侧的锥体细胞等。

4. 老年斑　是丝状淀粉样蛋白沉积所致，由大量变性的神经元突起而形成的嗜银性斑块，多分布在大脑皮质，以额叶及颞叶为主，随年龄增长而增多。

5. 脊髓衰老　以脊髓神经细胞数目减少、树突减少、淀粉样小体和脂褐素沉积增加、突触减少、后索脱髓鞘为表现。

6. 周围神经衰老　有髓和无髓神经纤维数量的减少；轴索萎缩或肿胀，阶段性脱髓鞘，也可见神经纤维髓鞘化和再生。

（三）生物化学变化

1. 脑成分变化　脑组织内水分含量随增龄而减少，蛋白质和脂质含量亦有不同程度减少，脑内电解质以钠钙升高、钾减少为改变。

2. 神经递质增龄性改变　胆碱能神经元丢失，乙酰胆碱含量下降，乙酰胆碱功能障碍；多巴神经递质减少，多巴胺和多巴胺转运蛋白水平降低；$\alpha_2$肾上腺素及5-羟色胺水平降低；γ-氨基丁酸受体减少，浓度下降。

3. 神经内分泌系统变化　下丘脑-垂体-肾上腺皮质轴是人体主要的应激相关神经内分泌系统，随着增龄该系统负反馈减弱。

4. 脑功能变化

（1）认知功能：受脑老化影响最为严重，记忆力及学习能力衰退明显，记忆力最为突出；还可能出现视空间障碍、计算力等其认知功能障碍及精神行为障碍改变。

（2）运动系统：脊髓前角运动神经元和肌肉因衰老变性致使老年人出现反应迟钝、动作迟缓、平衡能力及协调性差。

（3）感觉功能：四肢末端浅、深感觉减退。

（4）其他：嗅觉和味觉减退；视力下降，对光反射及调节反射不敏感，瞳孔变小；自主神经功能减退；腱反射减弱或消失。

## 二、老年人心理特点

老年人增龄除生理功能改变外，还因家庭、社会、经济等方面影响引起心理改变，因此在生理及心理相互作用下容易产生精神疾病。

1. 认知功能变化　随着年龄的增长，感知觉减退，记忆力下降，对外界缺乏兴趣，注意力分配不足，逻辑推理能力和问题解决能力下降。

2. 情绪及情感变化　老年人虽有较好的情绪调控能力，但在面对多种生活应激事件时易出现以孤独、失落、焦虑、抑郁等负面情绪；老年人不善于情感表达，更为敏感。

3. 意志力变化　由于各种原因，老年人在意衰老，意志活动下降，保守、拒绝接受新鲜事物，表现出固执、守旧及盲目自信。

4. 人格特征　目前将老年人的人格特征分为成熟型或健康型、安乐型或悠闲型、防御型或自卫型、愤怒型或攻击型、自责型或忧郁型。不同人格特征的老年人有不同的心理特点。

5. 特殊心理表现　因家庭、社会及自身疾病等因素，可能会出现离退休综合征、空巢综合征以及面对死亡的恐惧和焦虑。

## 三、老年人神经精神疾病表现特点

### （一）起病隐匿，症状不典型

老年人随年龄增长疼痛阈值增高，反应迟钝，且老年人因抑郁及多病共存等原因，起病多隐匿，疾病早期常无典型症状和体征，难以真实反映其病情。因此，全科医生更应仔细地询问病史、认真细致地进行体格检查，以避免误诊或漏诊。

### （二）多病共存，进展迅速，死亡率高

人体的多个重要脏器随年龄增长出现不同程度的退行性改变，多个脏器存在疾病或一个脏器存在多种疾病的情况十分常见。某一器官出现严重病变，常常牵一发而动全身，使其他脏器受损。多系统相互影响，易使疾病加速恶化，治疗困难。例如：在大面积脑梗死或脑出血时易并发应激性消化道溃疡并出血、坠积性肺炎等情况，加速病情进展而死亡。全科医生应积极协同专科医生抓住主要矛盾，制定综合性、个体化治疗方案。

### （三）伴精神症状、并发症多、病程长

神经系统疾病累及大脑时常出现精神、行为症状，且精神、行为症状耽误疾病的诊断及治疗。例如：脑血管意外后可出现精神、行为症状或长期卧床等导致治疗不配合，或者合并肺炎、压力性损伤等，导致病程延长。

### （四）疾病谱不同于青年人

老年人神经系统自身免疫性疾病及先天性疾病较少，以神经系统变性及脑血管疾病为主，例如帕金森病发病率随年龄增长而增长。

### （五）精神疾病与遗传因素相关性较小

晚发性精神病与遗传因素相关性较小，多与脑器质性病变有关，也与老年人的心理及人格特征相关。

## 四、老年人神经精神疾病的基础管理

老年人神经精神疾病包括脑出血与脑梗死、阿尔茨海默病、帕金森病、焦虑与抑郁等，均需要进行综合评估及随访管理。全科医生需要运用以人为中心、预防为先导的理念，采用三级预防策略，重心前移，防治结合的方法，识别危险因素，加强生活方式干预，从而降低发病率；早发现、早诊断、早治疗，从而降低并发症；规范治疗、随访管理降低伤残及死亡率。其中，早期识别危险因素及生活方式干预是成本最低廉、效益最

大的预防措施，是全科医生工作的重心之一。

### （一）主要危险因素及影响（表27-1-1）

**表27-1-1 危险因素及影响**

| 危险因素 | 影响情况 |
|---|---|
| 吸烟 | 可增加卒中及颅内外动脉粥样硬化的风险，是严重动脉阻塞性疾病的唯一独立预测因子；也可使阿尔茨海默病的发病高出2～3倍 |
| 饮酒 | 过量饮酒可使缺血性卒中的发生风险增加，并可造成酒精依赖、慢性酒精中毒而引发脑细胞过早地退化死亡 |
| 血脂异常 | 是卒中的重要危险因素 |
| 糖尿病 | 是缺血性卒中的独立危险因素，同时也是卒中死亡的重要且独立危险因素 |
| 高血压 | 任何形式的血压升高均可以增加卒中的发生风险；血压控制不达标是中国人出血性卒中发病率高的原因之一；中年高血压也是阿尔茨海默病的危险因素 |
| 心脏疾病 | 各种心脏疾病均增加卒中风险，心房颤动是心源性栓塞最常见的原因 |
| 颈动脉狭窄 | 颈动脉狭窄超过60%会增加卒中风险，有无斑块形成、斑块表面是否光滑都不同程度影响卒中风险 |
| 高同型半胱氨酸血症 | 是动脉粥样硬化及卒中的独立危险因素 |
| 社会、家庭、心理因素 | 社会角色转变、社交活动、家庭关系、生活质量、心理状态、经济水平等均可不同程度影响老年人的心理健康，增加阿尔茨海默病的风险 |
| 其他 | 如肥胖、饮食结构不合理、缺乏锻炼等，均增加卒中、阿尔茨海默病的风险 |

### （二）生活方式干预策略

1. 合理膳食　建议老年人每日饮食多样化，减少盐的摄入，推荐每日盐量≤6g/d，钾摄入量≥4.7g/d。多吃新鲜蔬菜、减少高胆固醇食物摄入。

2. 身体活动　运动叮降低卒中及AD的发病率。建议老年人选择适合自身身体的活动方式。身体活动前应全方位评估活动限度、个体化制定运动方案。

3. 控制体重　超重或肥胖的患者应减重，建议通过改善生活方式减重，BMI应控制在18.5～23.9kg/m²。

4. 戒烟　吸烟者应戒烟，不吸烟者应避免被动吸烟。

5. 控制血压、血糖、血脂　老年人应根据具体情况决定血压水平，一般先降压至150/90mmHg以下，如能耐受且无头晕等脑血流灌注不足症状者，应进一步降低。血糖达标标准：空腹血糖4.4～7.0mmol/L，餐后血糖4.4～10.0mmol/L，糖化血红蛋白<7%。ASCVD风险极高危者LDL-C<1.8mmol/L，高危者LDL-C<2.6mmol/L。

6. 睡眠障碍管理　应定期进行睡眠质量评估，对已患有睡眠障碍的老年人应用药物治疗，并定期评估疗效及风险。

7. 加强社会活动，保持良好的心理状态　建议老年人进行智力活动、社交活动，鼓励老年人终身学习，提高认知储备；注意心理交流、维持家庭良好关系，保持乐观精神，培养健康心理。

# 第二节　脑出血与脑梗死

## 一、概述

脑出血是指非外伤性的脑血管破裂导致脑实质内的出血，又称自发性脑出血。根据脑出血的病因，分为原发性脑出血与继发性脑出血。原发性脑出血之中50%或以上为高血压脑出血。继发性脑出血见于动静脉畸形、动脉瘤、海绵状血管瘤、烟雾病、血液病或凝血功能障碍、颅内肿瘤、血管炎、脑梗死的出血转化、静脉窦血栓、既往药物使用或其他原因。

脑梗死又称缺血性卒中，是由各种原因引起的局部脑组织血流供应障碍所导致的脑组织缺血缺氧性坏死，进而出现神经功能缺损症状及体征。TOAST分型是目前临床上常用的缺血性脑血管病的病因分型，包括大动脉粥样硬化性脑梗死、穿支动脉病（腔隙梗死）、心源性栓塞、原因不明的脑梗死（隐匿性卒中）和其他少见原因的脑梗死（动脉炎、动脉夹层、偏头痛/血管痉挛、烟雾病等）5型。

脑出血和脑梗死是两种不同的脑血管疾病，在目前诊断标准中相互独立，但实际工作中两者也可同时存在，且有相同的多种危险因素，包括不可干预的危险因素（性别、年龄，种族、家族遗传等）和可干预的危险因素（血脂异常、高血压、糖尿病、心脏病、吸烟、酗酒等）。此外，脑血管病好发于老年人，幸存者中75%丧失劳动能力，是我国老年人致残、致死的主要原因。

## 二、临床特点

### （一）脑出血的临床特点

1. 老年人脑出血特点　老年人因脑萎缩，脑细胞代偿能力较差，出血范围与中青年相同时，其症状却较中青年重。老年人各脏器功能均有不同程度的减退，且多病共存，一旦发生脑血管疾病，病情复杂，更易出现多种并发症和遗留后遗症，死亡率也高。

2. 基本表现　脑出血常在体力活动、情绪激动、过度饮酒或排便用力等情况下诱发，在寒冷季节发病率较高，男性稍多于女性，发病突然，往往起病1～2小时内出血停止，病情在数分钟至数小时达到高峰。发病后未安静卧床休息、过度使用甘露醇脱水治疗或进行长途搬运等均可使血肿进一步扩大，病情加重。由于发病后颅内压增高，可表现为头痛、恶心、呕吐、不同程度的意识障碍及脑膜刺激征阳性等。病情程度视出血部位、出血量、出血速度和机体反应而异。

3. 不同病变部位的临床表现

（1）壳核出血：占脑出血病例的50%～60%，是高血压脑出血的最常见部位，多为豆纹动脉外侧支破裂所致，常导致内囊压迫出现病灶对侧偏瘫、偏身感觉障碍及同向性偏盲等。如小量出血症状及体征可不明显，与腔隙性脑梗死不易鉴别；如大量出血可迅速出现昏迷、呕吐，双眼看向病灶侧，对侧完全瘫痪等。

（2）丘脑出血：占脑出血病例的10%～15%，多为丘脑膝状体动脉和丘脑穿通动脉破裂所致，表现为感觉障碍重于运动障碍，且深感觉障碍较浅感觉障碍更明显。

（3）尾状核头部出血：较少见，常见于高血压脑出血及血管畸形破裂，临床表现与蛛网膜下腔出血相类似，表现为头痛、呕吐、精神症状、颈强直，神经系统功能缺损症状不多见，故临床上常误诊。

（4）脑叶出血：占脑出血病例的5%～10%，多由于脑血管畸形、淀粉样脑血管病、血液病、动脉瘤等病因所致，出血部位以顶叶最为常见，表现为偏身感觉障碍、轻偏瘫、优势半球出现Gerstmann综合征，非优势半球出现失用症。

（5）脑桥出血：约占脑出血病例的10%，是病情最为凶险的脑出血类型，系椎基底动脉脑桥支破裂所致。小量出血无意识障碍，症状包括同侧面神经和展神经麻痹，对侧肢体偏瘫，凝视麻痹。大量出血患者迅速出现深度昏迷、针尖样瞳孔、四肢瘫痪、中枢性高热、中枢性呼吸异常，病情严重，可在短期内死亡。

（6）中脑出血：很少见。轻症表现为动眼神经不全麻痹、眼球不同轴、共济失调等。重症表现为深昏迷、四肢瘫痪，可迅速死亡。

（7）延髓出血：更为少见。可突然出现意识丧失、生命体征不稳定等。

（8）小脑出血：约占脑出血的10%。起病突然，表现为头痛、呕吐、眩晕及共济失调明显。

（9）脑室出血：占脑出血的3%～5%，临床上易误诊为蛛网膜下腔出血，常表现为头痛、呕吐，严重者可出现意识障碍，如针尖样瞳孔、脉搏、血压、呼吸不稳定、深昏迷等情况。

**（二）脑梗死的临床特点**

（1）一般特点：动脉粥样硬化型脑梗死占60%～80%，多见于中老年人；约15%病例发病前发生过TIA，发病后数分钟、数小时或1～2日达到高峰；有神经功能缺失临床表现。

（2）脑梗死的临床综合征：临床表现与受累血管的部位、大小、血管供血范围及侧支循环情况，以及患者年龄、伴发疾病、有无血管危险因素相关。

1）颈内动脉闭塞：典型的临床表现为偏瘫、偏身感觉障碍及同侧黑矇；梗死发生在优势半球者，还可出现失算、失写、失语、失读等表现。大面积脑梗死患者可出现颅内压升高，严重者发生脑疝导致死亡。颈动脉严重狭窄者可发现颈动脉搏动减弱或消失，颈动脉闭塞时则血管杂音消失。

2）大脑中动脉闭塞：主要表现为三偏（即对侧偏瘫、对侧偏身感觉障碍、对侧同向性偏盲），双眼向病灶侧凝视，可出现失语、失读、失写、失算等。当脑梗死面积较大时，可继发脑水肿致颅内压增高，甚至脑疝致死。

3）大脑前动脉闭塞：除表现为肢体偏瘫、感觉障碍外，还可出现精神症状及大小便功能障碍。若位于前交通动脉前的主干闭塞，可因侧支循环代偿供血无症状，也可出现双下肢截瘫、大小便失禁、人格改变及运动性失语等。若位于前交通动脉后的大脑前动脉远端闭塞，可出现精神障碍，如表情淡漠、反应迟钝、情绪不易控制、尿失禁等，对侧出现强握反射及吸吮发射、摸索动作等。

4）脉络膜前动脉闭塞：出现一过性或较轻的对侧偏瘫，下肢重；对侧半身深浅感觉障碍和对侧偏盲。

5）大脑后动脉闭塞：症状较复杂多样。典型的临床表现为对侧同向性偏盲、偏身感觉障碍，常不伴有偏瘫；皮质支闭塞，可出现对侧同向性偏盲，但有黄斑回避现象；深支闭塞，可表现为丘脑综合征，即对侧半身感觉障碍、感觉过度、共济失调、自发性疼痛，可出现短暂性较轻的对侧偏瘫。

6）椎基底动脉闭塞：病情多严重，可危及生命，病死率高。可引起脑干梗死，出现头晕、呕吐、共济失调、瘫痪、昏迷等，脑桥梗死则出现针尖样瞳孔。

①椎基底动脉主干闭塞：表现为四肢瘫痪、脑神经麻痹、小脑症状、瞳孔缩小、高热、昏迷、急性肺水肿、心肌缺血、应激性胃溃疡出血等。

②中脑穿动脉闭塞：可出现大脑脚综合征，表现为同侧动眼神经麻痹、肢体偏瘫，伴有意识障碍。有的出现红核综合征，表现为同侧动眼神经麻痹，对侧肢体不自主运动，如震颤、舞蹈或手足徐动。

③双侧脑桥正中动脉闭塞：可出现典型的闭锁综合征，表现为四肢瘫痪、双侧完全性假性延髓麻痹、双侧周围性面瘫、双眼外展麻痹、双侧视中枢麻痹。

④单侧脑桥旁正中动脉闭塞：出现脑桥旁正中综合征，表现为双眼球向病变侧的侧视运动障碍（向偏瘫侧凝视）及对侧偏瘫，有的仅表现为对侧偏瘫。

⑤单侧脑桥旁中央动脉闭塞：出现脑桥外侧综合征，表现为同侧眼球外展麻痹和周围性面肌麻痹、对侧肢体偏瘫。

⑥小脑前下动脉闭塞：可表现为眩晕、恶心、呕吐、眼震、同侧耳鸣、耳聋、同侧面瘫、同侧共济失调等。

⑦小脑后下动脉或椎动脉闭塞：出现瓦伦贝格综合征，可表现为眩晕和眼球震颤、交叉性痛温觉减退、同侧小脑性共济失调、同侧软腭活动差、声音嘶哑、咽反射消失、吞咽困难、同侧霍纳征等。

## 三、评估方法

### （一）脑出血与脑梗死的问诊评估

询问患者或目击者症状的特点、出现的时间、当时的活动情况、年龄等，若睡眠中起病，应以最后表现正常的时间作为起病时间。询问是否有以下情况：外伤史、卒中病史、高血压病史、糖尿病病史、冠心病病史、吸烟及饮酒史、用药史（是否服用阿司匹林、氯吡格雷、华法林等）、药物滥用（如可卡因）、凝血功能障碍、偏头痛、痫性发作、感染、创伤及妊娠史等。

全科医生在问诊过程中，应采用开放式问诊，避免诱导性及封闭性提问。具体问诊内容见表27-2-1。不仅要耐心倾听，还要调动全部感知能力，关注患者的神情、动作、语气语调等，同时注意了解患者对疾病的认知、担忧和困惑等心理问题，了解患者的家庭环境和社会背景，体现全科医疗的全人理念。

表27-2-1 评估老年人脑出血与脑梗死的相关问题

| 项目 | 内容 |
| --- | --- |
| 问诊要点 | （1）分别问诊患者本人及家属（看护人） |
| | （2）社会人口资料，包括个人基本信息、宗教信仰、职业属性、教育程度、婚姻状况、家庭类别、生活状况、收入来源等 |
| | （3）疾病表现：起病诱因、起病时间、起病方式、持续时间、加重或缓解因素、疾病进展转归、伴随症状等 |
| | （4）既往史、外伤史、用药史、感染病史、家族史 |
| | （5）就诊史，需详细采集就诊经过、诊疗效果等 |
| | （6）听力、视力损害情况，日常生活活动能力评估（如自主吃饭、行走等） |
| | （7）烟酒史，包括吸烟、饮酒时间及量；长期药物史，包括药物种类、药量及有无药物不良反应，着重询问有无使用抗凝药及药物滥用 |
| 危险因素 | 高龄、血脂异常、高血压、糖尿病、心房颤动、使用抗凝药、吸烟、过量饮酒、颈动脉狭窄、高同型半胱氨酸血症、肥胖、饮食及运动不合理、药物、肿瘤等 |
| 心理背景 | 个性特点、心理状态 |
| 家庭背景 | 家庭及周围环境情况、家庭及社会支持度等 |

（二）脑出血与脑梗死的辅助检查

1. CT 是首选的影像学检查，能快速、准确地鉴别脑出血，检查所需时间短，是急性脑血管病应用最广泛的神经影像学技术。CT还可以对溶栓治疗前进行评估，以排除出血性卒中，在溶栓过程中及溶栓后，可用于判断患者是否发生颅内出血。

2. 磁共振成像（MRI） 与CT相比，MRI对急性期梗死更为敏感。对于显示贴近骨表面的病灶、脑干、小脑梗死灶更具优势。其中弥散加权成像（DWI）在检测急性脑梗死时非常敏感，在症状出现数分钟内就可发现缺血灶并可早期确定大小、部位与时间。但是MRI检查耗时较长且费用较高，体内有金属植入物的患者不能接受MRI检查，这在一定程度上限制了MRI的应用。

3. 其他辅助检查 包括颈动脉超声、经颅多普勒超声（TCD）、MRI脑血管成像

（MRA）、CT血管成像（CTA）和数字减影血管造影（DSA）等。颈动脉超声能发现颅外颈部血管病变，如颈动脉斑块、狭窄；TCD可检查颅内血流、微栓子及监测治疗效果；MRA和CTA都可提供有关颅内外血管闭塞或狭窄的信息。MRA发现椎动脉及颅外动脉狭窄的敏感度和特异度为70%～100%；DSA准确性最高，是脑血管病变诊断的金标准，但其为有创检查且存在一定的风险。

4. 实验室检查

（1）常规检查：①血常规、血糖、肝肾功能和电解质；②心电图和心肌缺血标志物；③凝血酶原时间（PT）、国际标准化比值（INR）和活化部分凝血活酶时间（APTT）；④氧饱和度。

（2）特殊检查：*APOE*基因检测、毒药物检查、血液酒精水平、妊娠试验、血气分析、脑电图等。

（三）脑出血与脑梗死的量表评估

1. 格拉斯哥昏迷量表（Glasgow coma scale，GCS）是1974年在格拉斯哥首次提出。它应用于各种原因引起的昏迷患者，客观的表达患者的意识状态。此表由三部分组成，即睁眼反应、语言反应、运动反应，通过所得分数总和判断意识障碍程度，分数越低病情越重。

（1）评定标准：根据患者睁眼反应、语言反应、运动反应的程度进行评分后，计算出总分（表27-2-2）。

表27-2-2 格拉斯哥昏迷量表

| 检查项目 | 患者反应 | 评分/分 |
|---|---|---|
| 睁眼反应 | 不睁眼 | 1 |
| | 疼痛引起睁眼 | 2 |
| | 呼之睁眼 | 3 |
| | 自动睁眼 | 4 |
| 语言反应 | 不语 | 1 |
| | 言语难辨 | 2 |
| | 言语错乱 | 3 |
| | 应答错误 | 4 |
| | 定向正常 | 5 |
| 运动反应 | 无动作 | 1 |
| | 刺痛肢体过伸反应 | 2 |
| | 刺痛肢体屈曲反应 | 3 |
| | 对刺激能躲避 | 4 |
| | 对刺激能定位 | 5 |
| | 能按指令发出动作 | 6 |

（2）结果解读：15分为正常；≤8分为浅昏迷；<3分为深昏迷，提示脑死亡或预后不良。如颅脑外伤患者，GCS评分≥13分为轻度脑损伤，9～12分为中度脑损伤，8分或8分以下为严重脑损伤。

2. 美国国立卫生研究院卒中量表（NIHSS）是1989年为了急性卒中的治疗研究设计的神经功能检查量表，是被普遍采纳、省时方便、可信有效、内容全面的综合性卒中量表，内容简洁可靠。

（1）评定标准：通过评定患者的意识水平、凝视、视野、面瘫、上肢运动、下肢运动等项目，计算出总分。见表27-2-3。

表27-2-3　美国国立卫生研究院卒中量表

| 项目 | 评分标准 |
| --- | --- |
| 1a. 意识水平<br>即使不能全面评价（如气管插管、语言障碍、气管创伤及绷带包扎等），检查者也必须选择1个反应。只在患者对有害刺激无反应时（不是反射）才能记录3分 | 0 清醒，反应灵敏<br>1 嗜睡，轻微刺激能唤醒，可回答问题，执行指令<br>2 昏睡或反应迟钝，需反复刺激、强烈或疼痛刺激才有非刻板的反应<br>3 昏迷，仅有反射性活动或自发性反应或完全无反应、弛缓性瘫痪、无反射 |
| 1b. 意识水平提问　月份、年龄<br>仅对初次回答评分。失语和昏迷者不能理解问题记2分，因气管插管、气管创伤、严重构音障碍、语言障碍或其他任何原因不能完成者（非失语所致）记1分。可书面回答 | 0 两项均正确<br>1 一项正确<br>2 两项均不正确 |
| 1c. 意识水平指令　睁闭眼；非瘫痪侧握拳松开<br>仅对最初反应评分，有明确努力，但未完成的也给分。若对指令无反应，用动作示意，然后记录评分。对创伤、截肢或其他生理缺陷者，应予适当的指令 | 0 两项均正确<br>1 一项正确<br>2 两项均不正确 |
| 2. 凝视　只测试水平眼球运动<br>对随意或反射性眼球运动记分。若眼球偏斜能被随意或反射性活动纠正，记1分。若为孤立的周围性眼肌麻痹记1分。对失语者，凝视是可以测试的。对眼球创伤、绷带包扎、盲人，或有其他视力、视野障碍者，由检查者选择一种反射性运动来测试，确定眼球的联系，然后从一侧向另一侧运动，偶尔能发现部分凝视麻痹 | 0 正常<br>1 部分凝视麻痹（单眼或双眼凝视异常，但无强迫凝视或完全凝视麻痹）<br>2 强迫凝视或完全凝视麻痹（不能被头眼反射克服） |

| 项目 | 评分标准 |
|---|---|
| 3. 视野 若能看到侧面的手指，记录正常，若单眼盲或眼球摘除，检查另一只眼。明确的非对称盲（包括象限盲），记1分。若全盲（任何原因）记3分。若濒临死亡记1分，结果用于回答问题11 | 0 无视野缺损<br>1 部分偏盲<br>2 完全偏盲<br>3 双侧偏盲（包括皮质盲） |
| 4. 面瘫 | 0 正常<br>1 轻微（微笑时鼻唇沟变平、不对称）<br>2 部分（下面部完全或几乎完全瘫痪）<br>3 完全（单或双侧瘫痪，上下面部缺乏运动） |
| 5. 上肢运动 置肢体于合适的位置：坐位时上肢平举90°，仰卧时上抬45°，掌心向下<br>若上肢在10s内下落，记1～4分。对失语者用语言或动作鼓励，不用有害刺激。依次检查每个肢体，从非瘫痪侧上肢开始 | 上肢：<br>0 无下落，置肢体于90°或45°坚持10s<br>1 能抬起但不能坚持10s，下落时不撞击床或其他支持物<br>2 试图抵抗重力，但不能维持坐位90°或仰位45°<br>3 不能抵抗重力，肢体快速下落<br>4 无运动<br>9 截肢或关节融合，解释：<br>5a 左上肢；5b 右上肢 |
| 6. 下肢运动 置肢体于合适的位置：下肢卧位抬高30°<br>若下肢在5s内下落，记1～4分。对失语者用语言或动作鼓励，不用有害刺激。依次检查每个肢体，从非瘫痪侧下肢开始 | 下肢：<br>0 无下落，于要求位置坚持5s<br>1 5s末下落，不撞击床<br>2 5s内下落到床上，可部分抵抗重力<br>3 立即下落到床上，不能抵抗重力<br>4 无运动<br>9 截肢或关节融合，解释：<br>6a 左下肢；6b 右下肢 |
| 7. 肢体共济失调 目的是发现一侧小脑病变<br>检查时睁眼，若有视力障碍，应确保检查在无视野缺损中进行。进行双侧指鼻试验、跟-膝-胫试验，共济失调与无力明显不成比例时记分。若患者不能理解或肢体瘫痪不记分。盲人用伸展的上肢摸鼻。若为截肢或关节融合记9分，并解释 | 0 无共济失调<br>1 一个肢体有<br>2 两个肢体有，共济失调在：<br>右上肢 1=有，2=无<br>9 截肢或关节融合，解释：<br>左上肢 1=有，2=无<br>9 截肢或关节融合，解释：<br>左下肢 1=有，2=无<br>9 截肢或关节融合，解释：<br>右下肢 1=有，2=无<br>9 截肢或关节融合，解释： |

| 项目 | 评分标准 |
|---|---|
| 8. 感觉 检查对针刺的感觉和表情，或意识障碍及失语者对有害刺激的躲避<br>只对与卒中有关的感觉缺失评分。偏身感觉丧失者需要精确检查，应测试身体多处［上肢（不包括手）、下肢、躯干、面部］确定有无偏身感觉缺失。严重或完全的感觉缺失记2分。昏睡或失语者记1或0分。脑干卒中双侧感觉缺失记2分。无反应或四肢瘫痪者记2分。昏迷患者（1a=3）记2分 | 0 正常<br>1 轻-中度感觉障碍（患者感觉针刺不尖锐或迟钝，或针刺感缺失但有触觉）<br>2 重度-完全感觉缺失（面、上肢、下肢无触觉） |
| 9. 语言 命名、阅读测试<br>若视觉缺损干扰测试，可让患者识别放在手上的物品，重复和发音。气管插管者手写回答。昏迷者记3分。给恍惚或不合作者选择一个记分，但3分仅给不能说话且不能执行任何指令者 | 0 正常<br>1 轻-中度失语 流利程度和理解能力部分下降，但表达无明显受限<br>2 严重失语，交流是通过患者破碎的语言表达，听者须推理、询问、猜测，交流困难<br>3 不能说话或者完全失语，无言语或听力理解能力 |
| 10. 构音障碍 读或重复表上的单词。<br>若有严重的失语，评估自发语言时发音的清晰度。若因气管插管或其他物理障碍不能讲话，记9分。同时注明原因。不要告诉患者为什么做测试 | 0 正常<br>1 轻-中度，至少有些发音不清，虽有困难但能被理解<br>2 言语不清，不能被理解，但无失语或与失语不成比例，或失音<br>9 气管插管或其他物理障碍，解释 |
| 11. 忽视 若患者严重视觉缺失影响双侧视觉的同时检查，皮肤刺激正常，记为正常。若失语，但确实表现为对双侧的注意，记分正常。视空间忽视或疾病失认也可认为是异常的证据 | 0 正常<br>1 视、触、听、空间觉或个人的忽视；或对一种感觉的双侧同时刺激忽视<br>2 严重的偏侧忽视或一种以上的偏侧忽视；不认识自己的手；只能对 侧空间定位 |

（2）结果解读：NIHSS评分范围在0～42分，分数越高表示神经受损越严重。0分：无卒中症状；1～4分：轻度；5～15分：中度；16～20分：中-重度；21～42分：重度。

## 四、治疗

卒中因其高致残率和致死率给个人、家庭和社会带来沉重的负担，控制其高危因素，规范治疗与管理是每位医务工作者的责任。

### （一）脑出血的治疗

脑出血的治疗包括内科治疗和外科治疗，大多数患者以内科治疗为主。针对有手术适应证者，则采用外科治疗。

1. 一般治疗　脑出血在发病初期病情不稳定，24小时内有血肿扩大及活动性出血可能，应密切监测体温、脉搏、呼吸、血压、意识状态等生命体征变化，管理血压、血糖，尽量卧床休息及减少搬运，一旦发现血氧饱和度下降应立即吸氧，使血氧饱和度维持在90%以上，必要时行辅助机械通气。针对昏迷的患者，应将头歪向一侧，以利于口腔分泌物及呕吐物流出。过度烦躁不安者使用镇静剂；便秘者使用缓泻剂；预防感染。

2. 药物治疗　严重血小板减少或凝血因子缺乏的患者应补充血小板及凝血因子；华法林相关脑出血患者，应停用华法林，补充维生素K依赖的凝血因子，并静脉应用维生素K；针对不能活动的脑出血患者，应在发病后数天且出血停止后，应用小剂量低分子量肝素或普通肝素皮下注射以预防下肢静脉血栓形成，给予气压动力治疗联合弹力袜应用以预防深静脉血栓栓塞。脑出血患者应积极降低颅内压，防治脑水肿和脑疝，以降低死亡率和致残率，可使用的脱水剂有甘露醇、呋塞米、甘油果糖、类固醇皮质激素、白蛋白等。

3. 手术治疗　脑出血致颅内压过高，患者神经症状及体征持续进展，或脑干受压，或由于脑室梗阻致脑积水，可能危及生命时，应及时进行手术治疗，目的是有效降低颅内压，解除或避免脑疝形成。脑叶出血量大于30ml，距表面小于1cm时，可以考虑行颅骨切开血肿清除术。

4. 康复治疗　患者病情稳定后，尽早开始康复治疗，包括言语康复、肢体康复和精神心理康复治疗。

### （二）脑梗死的治疗

1. 一般处理

（1）吸氧与呼吸支持：无须常规吸氧，在必要的时候给予吸氧，使血氧饱和度维持在94%以上。

（2）心脏监测与心脏病处理：可进行心电图检查或心电监护，早期发现心源性病因，及时处理。

（3）血压、血糖控制：在脑梗死发病24小时内，当收缩压大于200mmHg或舒张压大于100mmHg时，予以适当降压治疗，但应注意避免血压快速下降，并严密观察血压变化。积极监测血糖，将血糖控制在7.7～10mmol/L之间。

2. 特异性治疗

（1）溶栓治疗：发病3小时内及3～4.5小时的患者，应当根据适应证和禁忌证对患者进行综合评估，尽快进行溶栓治疗。常用的溶栓药物有尿激酶、阿替普酶和替奈普酶等药物。

（2）血管介入治疗：急性脑梗死患者，还可以采用血管介入治疗。

（3）抗栓治疗：对不符合溶栓适应证的患者，应在发病后尽早进行抗血小板治疗。常用的抗血小板聚集药物包括阿司匹林和氯吡格雷，如阿司匹林过敏或不能使用的情况下可选择氯吡格雷。已经进行溶栓治疗的患者，抗血小板药物应在溶栓24小时后开始使用。对大多数急性脑梗死患者，不推荐无选择地早期进行抗凝治疗，需综合评估患者情况后谨慎选择是否需抗凝治疗。

（4）他汀类药物：若患者在发病前已经服用他汀类药物，可继续进行他汀类药物的治疗。

## 五、转诊与紧急处置

### （一）转诊指征

1. 需要溶栓治疗而医院不能给予相应治疗，或可能需要介入治疗的患者。

2. 超过溶栓时间窗的大血管严重狭窄或闭塞患者，随时可能出现病情加重导致严重残疾或死亡，该类患者需要转诊至上级医院进行严密的评估，选择最佳治疗方案。

3. 卒中进展或反复TIA发作，导致功能障碍进行性加重者。

4. 大面积脑梗死及脑出血可能需要接受去骨瓣减压或血肿清除手术治疗，而不能提供相应治疗。

5. 病因不明确需要进一步评估的，缺少相应的检查、技术，需至上级医院进一步完善。

6. 伴有心力衰竭、心律失常等心脏疾病，或有全身多器官功能衰竭，或出现严重急性期并发症，如颅内压增高或进行性脑水肿、严重肺部感染、难以控制的癫痫发作等，需第一时间转诊至上级医院。

### （二）紧急处置

对于疑似卒中的患者，基层医生应该迅速启动急救响应，做好现场评估工作，尽可能进行现场处置，但注意任何措施都不能延误及时转诊。卒中早期救治七环节，每一环节都用一个首字母为D的英文单词表示，分别为：

1. 发现患者（detection） 全科医生或家属能及时识别卒中症状。
2. 派遣（dispatch） 派遣救护车和医护人员到现场负责转运患者。
3. 快速转运（delivery） 转运过程中医护人员需严密监测患者的生命体征，进行必要的院前处理。
4. 医院门口（door） 转运至相应有救治能力的医院。
5. 收集资料（date） 收集患者病史、体格检查及辅助检查资料。
6. 治疗策略（decision） 通知上级医院卒中单元，保持患者生命体征平稳，即ABC（气道、呼吸、循环）原则。
7. 用药（drug） 开通静脉通道后，为避免引起乳酸集聚，不能静脉滴注葡萄糖，而应缓慢静脉滴注生理盐水。患者平均动脉压低于130mmHg，不使用降压药物。除非过度烦躁患者，不应用镇静剂，以免干扰后续专科医生对患者意识状态的判断。

## 六、全程管理

### （一）三级预防

1. 一级预防 控制卒中的危险因素/病因，改善生活方式，如控制血压、血糖、血脂，戒烟，及早发现心源性因素，适当运动，保证睡眠，均衡饮食，保持情绪稳定等。

2. 二级预防　主要有三个环节，即改善生活方式、控制危险因素/病因、特异性治疗。前两个环节同一级预防，特异性治疗包括抗血小板治疗、抗凝治疗、颈部动脉狭窄治疗、积极处理其他原发病。

3. 三级预防　对确诊的患者继续保持系统性治疗，做好康复训练，降低致残率、致死率，最大程度地促进患者生理、心理及社会功能的恢复。

（二）随访管理

对社区居民建立健康档案，记录健康状况，做好三级预防，及时调整管理策略，定期随访。

# 第三节　阿尔茨海默病

## 一、概述

阿尔茨海默病（Alzheimer disease，AD）又称老年性痴呆，是一种隐袭起病、进行性进展的神经退行性疾病。临床上主要以认知障碍、精神行为改变和社会生活功能减退等全面性痴呆表现为特征，是老年期痴呆症中最重要的类型。其危险因素极复杂，可能与增龄、性别、受教育程度、吸烟、缺乏锻炼、社交孤独、中年高血压及肥胖、脑外伤、听力损伤、糖尿病以及抑郁障碍等因素有关。其发病机制目前认为β淀粉样蛋白生成与清除失衡是神经元变性与痴呆发生的始动因素，可诱导异常磷酸化tau蛋白、炎症反应和神经元死亡等一系列病理过程。

## 二、临床特点

1. 起病隐匿，病程呈不可逆进展　常无确切起病时间及起病症状，早期不易被发现。多数是在65岁以后发病，由发病至死亡病程8～10年，少数病程可持续15年或以上。

2. 临床表现　主要表现为持续性、进行性加重的智能减退且无缓解。其早期症状较轻，典型首发症状为记忆力减退，同时可伴语言功能的逐步减退；在疾病中期认知障碍随病情进展及时间的推移而加重，生活无法自理，部分患者可出现幻视、幻听以及幻觉。疾病晚期，认知功能完全丧失，临床检查可见锥体及锥体外系神经体征，最终可见强直性或屈曲性四肢瘫痪。目前将AD患者的症状一般分为"ABC"三大类（表27-3-1）。

3. 症状特点　随时间推移核心症状逐渐加重，伴随精神症状无明显加重。

4. 体征　一般无神经系统体征，约7%患者早期有肌阵挛发作，晚期可出现全身强直阵挛发作或锥体束征阳性。

表27-3-1　阿尔茨海默病临床症状

| 分类 | 具体表现 |
|---|---|
| A（activity） | 指生活功能改变，发病早期的记忆力减退以近记忆力受损为主，也可伴有远记忆力障碍，但较近记忆力障碍程度轻，对患者的一般生活功能影响不大，但对于从事高智力活动的患者，可出现工作能力及效率降低。随病情的进展，工作能力损害表现日益突出，且生活能力损害更加明显。在疾病晚期，患者日常生活活动能力，包括个人卫生、穿衣、吃饭等能力完全丧失，完全需要他人照护 |
| B（behavior） | 指精神及行为症状，即使在疾病早期，患者也会出现精神及行为的改变，例如患者会缺乏主动性、对周围兴趣减少、活动减少；变得孤独、自私、对周围人较为冷淡、情绪不稳、易激惹，更甚者对亲人也漠不关心；精神行为症状会随着认知功能逐步损害而不断恶化，出现片段的幻觉、妄想；无目的漫走；睡眠节律紊乱，昼夜颠倒；收捡废品；亦可出现本能活动的亢进，如过度进食等；还可出现激惹，甚至攻击性行为 |
| C（cognition） | 指认知损害，神经认知损害以遗忘为先导，随后病情进展累及几乎全部认知领域，包括了计算力、定向力、视空间能力、执行功能、理解概括能力等，也可能出现失语、失认、失用 |

5. 临床演变过程　AD患者高级认知功能逐渐丧失，行为与神经系统功能障碍发生的先后顺序是诊断AD的重要线索。

## 三、评估方法

1. 病史询问　根据患者症状、长期照护人员提供的病史进行分析，可以得出AD的初步诊断，然后再做相应的辅助检查验证。病史以及体征都是诊断的主要依据，病史询问要点见表27-3-2。

表27-3-2　阿尔茨海默病病史询问要点

| 项目 | 内容 |
|---|---|
| 一般情况 | （1）分别问诊患者及家属（看护人）<br>（2）社会人口资料，包括个人基本信息、婚姻状况、教育程度、宗教信仰、职业属性、生活状况、收入来源、家庭类别等 |
| 现病史 | （1）明确症状出现的时间，急性起病还是缓慢起病<br>（2）具体症状，包括生活功能改变、精神及行为症状、认知损害等，以及症状的诱因、持续时间、发作频率等<br>（3）症状进展进程，如是逐步进展或是起病即达高峰<br>（4）伴随症状，如有无行动迟缓、震颤、晕厥、跌倒等 |
| 既往史 | 有无高血压、听力障碍、糖尿病、脑血管病、脑外伤、脑炎、肿瘤等病史 |
| 家庭史 | 家族中有无痴呆病史 |
| 危险因素 | 肥胖、吸烟、缺乏锻炼 |
| 心理因素 | 抑郁状态、社交孤独 |

2. 评估 根据病史，如果怀疑患者存在痴呆的可能，建议对患者继续进行以下评估。

（1）完整的体格检查：需注重神经科检查，尤其是需与AD相鉴别疾病的体征。

（2）精神状况的检查。

（3）认知测评：进行认知损害筛查、生活能力评估、痴呆严重程度评估、认知功能的总体评估，以及专门针对某个特定认知维度的评估，如记忆力评估、语言能力评估、注意力/工作记忆力评估、视空间能力评估、执行功能评估等。临床上常用量表见表27-3-3～表27-3-6。

表27-3-3 认知测评常用量表

| 临床用途 | 常用量表 |
| --- | --- |
| 认知损害筛查 | 简易精神状态检查（MMSE） |
| | 蒙特利尔认知评估量表（MoCA） |
| 生活能力评估 | 日常生活活动能力量表（ADL） |
| | 日常生活活动能力问卷（ADCS-ADL） |
| | 阿尔茨海默病功能评定和变化量表（ADFACS） |
| | 痴呆残疾评估表（DAD） |
| 认知功能评估 | 阿尔茨海默病评定量表-认知（ADAS-Cog） |
| | 严重损害量表（SIB） |
| 痴呆严重程度评估 | 临床痴呆评定量表（CDR） |
| | 总体衰退量表 |
| 记忆力评估 | 中文版故事延迟回忆（DSR） |
| 语言能力评估 | 中文版波士顿命名测验-30项（BNT-30） |
| 视空间能力评估 | 画钟测验（CDT） |
| 执行功能评估 | 中文版连线测验-B（TMT-B） |
| 精神行为 | 神经精神科问卷（NPI） |

表27-3-4 简易精神状态检查（MMSE）

| 检查功能项目 | 序号 | 评估项目 | 评分方法 | 得分/分 |
| --- | --- | --- | --- | --- |
| 时间定向力 | 1 | 今年是哪一年 | 答对1分答错0分拒答0分 | |
| | 2 | 现在是什么季节 | | |
| | 3 | 现在是几月份 | | |
| | 4 | 今天是几号 | | |
| | 5 | 今天星期几 | | |
| 地点定向力 | 6 | 这是什么城市（名） | | |
| | 7 | 这是什么区（城区名） | | |
| | 8 | 这是什么医院（医院名或胡同名） | | |
| | 9 | 这是第几层楼 | | |
| | 10 | 这是什么地方（地址、门牌号） | | |

| 检查功能项目 | 序号 | 评估项目 | 评分方法 | 得分/分 |
|---|---|---|---|---|
| 记忆力 | | 现在我告诉您三种东西的名称，我说完后请您重复一遍。请您记住这三种东西：树木、钟表和汽车。过一会我还要问您（请说清楚，每种东西1秒） | | |
| | 11 | 复述：树木 | 答对1分 | |
| | 12 | 复述：钟表 | 答错0分 | |
| | 13 | 复述：汽车 | 拒答0分 | |
| 注意力和计算力 | | 现在请您算一算，从100中减去7，然后从所得的数算下去，请您将每减去一个7后的答案告诉我，直至我说"停"为止 | | |
| | 14 | 100-7=？ | 答93，给1分，否则为0分 | |
| | 15 | 再减7=？ | 答86，给1分，否则为0分 | |
| | 16 | 再减7=？ | 答79，给1分，否则为0分 | |
| | 17 | 再减7=？ | 答72，给1分，否则为0分 | |
| | 18 | 再减7=？ | 答65，给1分，否则为0分 | |
| | | 如前一项计算错误，但在错误得数基础上减7，得数正确者仍给相应得分 | | |
| 回忆力 | | 现在请您说出我刚才让您记住的那三种东西 | | |
| | 19 | 回忆：树木 | | |
| | 20 | 回忆：钟表 | 答对1分 | |
| | 21 | 回忆：汽车 | 答错0分 | |
| | 22 | 检查者出示手表问受试者这是什么 | 拒答0分 | |
| | 23 | 检查者出示铅笔问受试者这是什么 | | |
| | 24 | 请您跟我说"四十四只石狮子" | 能正确说得1分，否则0分 | |
| | 25 | 检查者给受检者一张上面写着"请闭上您的眼睛"的卡表。请您念一念这句话，并按上面的意思去做 | 能正确说出并能做到1分，不能正确说出，也不能做得0分 | |
| 语言能力 | | 我给您一张纸，请您按我说的去做。现在开始，用右手拿着这张纸，用两只手把它对折起来，然后将它放在您的左腿上 | | |
| | 26 | 用右手拿着那张纸 | | |
| | 27 | 两只手将纸对折 | | |
| | 28 | 将纸放在左腿上 | | |
| | 29 | 请您写一个完整的句子 | | |
| | 30 | 请您照着下面图案样子把它画下来 | 正常为1分 错误为0分 | |
| 总分 | | | | |

注：总分值30分，按照受试者受教育程度不同，认知功能缺陷划分标准如下，文盲≤17分，小学≤20分，中学或以上≤24分。

## 表27-3-5　蒙特利尔认知评估量表（MoCA）

| 姓名： | 性别： | 年龄：　　岁 | 受教育程度： | 日期： | 总分： |
|---|---|---|---|---|---|

| 视空间与执行功能 | | | 计分/分 |
|---|---|---|---|
| 　　　　【 】 | 复制立方体<br>　　　【 】 | 画钟表（11点过10分）<br><br>　　【 】　　【 】　　【 】<br>　　轮廓　　数字　　指针 | ＿/5 |

| 命名 | | | |
|---|---|---|---|
| 【 】 | 【 】 | 【 】 | ＿/3 |

| 记忆 | 读出下列词语，然后由患者重复上述过程，重复2遍，5分钟后回忆 | | 面孔 | 天鹅绒 | 教堂 | 菊花 | 红色 | 不计分 |
|---|---|---|---|---|---|---|---|---|
| | | 第一次 | | | | | | |
| | | 第二次 | | | | | | |

| 注意 | 读出下列数字，请患者重复（每秒1个） | 顺背【 】　　　21854 | ＿/2 |
|---|---|---|---|
| | | 倒背【 】　　　742 | |
| | 读出下列数字，每当数字1出现时，患者敲一下桌面，错误数大于或等于2不给分<br>【 】521 394 118 062 151 945 111 419 051 12 | | ＿/1 |
| | 100连续减7　　【 】93　　【 】86　　【 】79　　【 】72　　【 】65<br>4～5个正确给3分，2～3个正确给2分，1个正确给1分，全部错误为0分 | | ＿/3 |

| 语言 | 重复：我只知道今天张亮是来帮过忙的人【 】 | ＿/2 |
|---|---|---|
| | 重复：狗在房间的时候，猫总是躲在沙发下面【 】 | |
| | 流畅性：在1分钟内尽可能多地说出动物名字【 】＿＿＿＿＿（N≥11个名称） | ＿/1 |

| 抽象 | 词语相似性：香蕉-橘子＝水果　【 】火车-自行车　【 】手表-尺子 | ＿/2 |
|---|---|---|

| 延迟回忆 | 回忆时不能提醒 | 面孔【 】 | 天鹅绒【 】 | 教堂【 】 | 菊花【 】 | 红色【 】 | 仅根据非提示记忆得分 | ＿/5 |
|---|---|---|---|---|---|---|---|---|
| 选项 | 分类提示 | | | | | | | |
| | 多选提示 | | | | | | | |

| 定向 | 【 】日期【 】月份【 】年代【 】星期几【 】地点【 】城市 | ＿/6 |
|---|---|---|

总分/30分

注：≥26分为认知正常，若受试者受教育年限小于12年，应在得分基础上加1分。

## 表27-3-6　临床痴呆评定量表（CDR）

| 项目 | 健康<br>CDR=0 分 | 可疑痴呆<br>CDR=0.5 分 | 轻度痴呆<br>CDR=1 分 | 中度痴呆<br>CDR=2 分 | 重度痴呆<br>CDR=3 分 |
|---|---|---|---|---|---|
| 记忆力 | 无记忆力缺损或只有轻度、不恒定的健忘 | 轻度、持续健忘，对事情能部分回忆，属"良性"健忘 | 中度记忆缺损，对近事遗忘突出，缺损对日常活动有妨碍 | 严重记忆缺损，能记着过去非常熟悉的事情，新发生的事情则很快遗忘 | 严重记忆力丧失，仅存片段的记忆 |
| 定向力 | 能完全正确地定向 | 除时间定向有轻微困难外，能完全正确定向 | 在时间关系定向上有一些困难，对进行检查的场所和人物能作出定向，对处理位置可能有失定向 | 通常不能对时间作出定向，常有地点失定向 | 仅有人物定向 |
| 判断力、解决问题的能力 | 能很好地解决日常问题，能对过去的行为和业绩作出良好的判断 | 仅在解决问题、辨别事物间的相似点和差异点方面有可疑的损害 | 在处理复杂的问题方面有中度困难；对社会和社会交往的判断力通常保存 | 在处理问题、辨别事物相似点和差异点方面有严重损害；对社会、社会交往的判断力通常有损害 | 不能作出判断，或不能解决问题 |
| 社会事物 | 在工作、购物、一般事务、经济事务、帮助他人和与社会团体社交方面，具有通常水平的独立活动能力 | 在这些活动方面若有损害的话，仅是可疑的或轻度的损害 | 不能独立进行这些活动，但仍可以从事其中部分活动，偶尔或临时检查似乎表现正常 | 很明显地不能独立进行室外活动，但可被带到室外活动 | 不能独立进行室外活动，不能被带到室外活动 |
| 家庭生活、业余爱好 | 家庭生活，业余爱好、智力均保持良好 | 家庭生活、业余爱好、智力活动保持良好或仅有轻度损害，较复杂的业余爱好和活动被放弃 | 家庭生活有轻度而肯定的损害，较困难的家务事被放弃 | 仅能做简单的家务事：活动非常有限，持续时间短 | 在自己卧室多，不能进行有意义的家庭活动 |
| 个人照料 | 完全能够自我照料 | 完全能够自我照料 | 偶尔需要督促 | 在穿衣、个人卫生以及保持个人仪表方面需要帮助 | 个人照料需要更多帮助，通常不能控制大小便 |

注：分别对以上六项功能作出五级评估，每项功能得分不叠加，根据总评分标准将六项能力评定综合成一个总分。评分标准：①记忆力（M）是主要项目，其他是次要项目。②如果3个或以上次要项目计分与记忆力计分相同，则CDR=M。③当3个或以上次要项目计分高于或低于M计分时，CDR=多数次要项目的分值。④当3个次要项目计分在M的一侧，2个次要项目计分在M的另一侧时，CDR=M。⑤当M=0.5分，且至少3个其他项目计分为1分或以上时，则CDR=1分。⑥如果M=0.5分，CDR不能为0分，只能为0.5分或1分。⑦如果M=0分，CDR=0分，除非在2个或以上次要项目存在损害（0.5分或以上），这时CDR=0.5分。

（4）实验室检查：完善血常规及常规生化项目，其中应包括同型半胱氨酸检测。还应重点检查甲状腺功能、维生素 $B_{12}$ 及叶酸、肿瘤标志物、神经梅毒等，排除可能会影响认知功能的躯体疾病。

（5）脑电图　AD的脑电图无特异性改变，该检查可用于排除克-雅病等。

（6）头颅影像检查　推荐行头颅MRI检查（包括海马相），可以排除脑血管病变并明确脑萎缩程度；亦可考虑通过正电子发射体层成像（PET）反映大脑不同部位的葡萄糖代谢水平。

（7）AD生物标志物检查　PET显示β淀粉样蛋白或tau成像阳性。检测脑脊液，可见β淀粉样蛋白42（$A\beta_{42}$）水平降低，总tau蛋白和磷酸化tau蛋白（P-tau）水平升高。基因检测有助于AD确诊。

3. AD诊断要点　①隐匿起病，进行性加重，出现工作及日常生活功能的损害；②以记忆力丧失为主的认知损害，同时还存在语言功能、视空间、执行功能等进行性损害；③出现精神活动以及行为异常的改变；④同时，须排除其他常见的老年期神经与精神障碍的疾病，如老年期抑郁障碍、老年期精神病、中枢神经系统感染及其他类型的痴呆等。

通常情况，首次应诊患者应进行症状分期，见表27-3-7。

表27-3-7　阿尔茨海默病症状分期

| 数字分期 | 症状分期 | 认知程度 | 症状描述 |
| --- | --- | --- | --- |
| 1 | 正常 | 无损害 | 无主观报告，也无客观证据表明近期认知能力下降或新发精神行为症状 |
| 2 | 临床前 | 无症状 | 主观认知下降（不限于记忆）或伴轻度的精神行为改变，但客观测试无认知障碍；或CDR0分 |
| 3 | 极早期 | 轻度损害 | （1）主观认知下降，且客观测试证实认知障碍（可能主要不是遗忘）或精神行为评估的证据<br>（2）独立进行日常生活活动，但可能对较复杂的日常生活产生可检测的、轻度的影响<br>（3）或CDR0.5分 |
| 4 | 早期 | 轻度痴呆 | （1）进行性认知障碍会影响多个领域，精神行为障碍<br>（2）对日常生活产生明显的影响，主要损害工具性活动，不再完全独立，偶尔需要帮助<br>（3）或CDR1分 |
| 5 | 中期 | 中度痴呆 | （1）进行性认知障碍和精神行为改变<br>（2）对日常生活产生广泛的影响，基本功能部分受损，不能独立生活，经常需要帮助<br>（3）或CDR2分 |
| 6 | 晚期 | 重度痴呆 | （1）进行性认知障碍和精神行为改变，可能无法进行临床面试<br>（2）对日常生活产生严重影响，包括自我照料在内的基本活动受损，完全依赖帮助<br>（3）或CDR3分 |

## 四、治疗

对于AD的治疗，现有药物虽不能逆转疾病，但可以延缓进展。因此，尽早诊断并及时规范治疗、坚持长期治疗及终身管理非常重要。对于已伴发的精神行为症状的治疗，在抗痴呆治疗的基础上首选非药物干预，必要时可使用精神药物，并定期评估药物疗效及副作用，避免长期服药。

### 1. 认知症状治疗

（1）胆碱酯酶抑制剂

1）多奈哌齐：哌啶类药物，高选择、可逆性胆碱酯酶抑制剂，用于中重度AD治疗。可每日单次给药，推荐起始剂量是5mg/d，药物较敏感患者，初始剂量减至2.5mg/d；1周后增加至5mg/d，1个月后剂量可增加至10mg/d，如患者能耐受，应尽可能维持10mg/d。常见的不良反应包括腹泻、恶心、睡眠障碍，较严重者可出现心动过缓，故服药期间应定期监测心电图。

2）卡巴拉汀：氨基甲酸类，一种假性不可逆双向胆碱酯酶抑制剂，即同时抑制乙酰胆碱酯酶和丁酰胆碱酯酶。用于中重度AD治疗，日剂量大于6mg时，有较为肯定的临床疗效，但不良反应随治疗剂量增加而增多。常见不良反应包括腹泻、恶心、呕吐、头晕等。目前已有透皮贴剂，其使用更加方便，安全性优于胶囊。

（2）谷氨酸受体拮抗剂

美金刚：是中等亲和性、非竞争性N-甲基-D-天冬氨酸拮抗剂，作用于大脑中的谷氨酸-谷氨酰胺系统，用于中重度AD治疗。每日单次给药，初始剂量5mg/d，每周加量5mg/d直至20mg/d维持。对肾功能有损害的患者，应酌情减少药物用量。对中度或重度AD患者，在使用1种胆碱酯酶抑制剂的基础上联合美金刚治疗有相互增效的作用，可获得更大效益。

### 2. 精神行为症状治疗

（1）非药物干预：寻找精神症状的病因，对患者的精神状况进行评估，包括自杀、对自己/他人的威胁性及攻击性，还应评估居住环境和监护等。根据评估结果纠正潜在病因，予非药物干预。非药物干预措施包括护理人员培训、环境适应、以人为本的护理和量身定制活动，可促进和改善功能、促进社会活动和体力活动、解决家庭冲突和改善社会支持。

（2）药物治疗

1）非典型抗精神病药：主要用于控制严重的幻觉、妄想和兴奋冲动症状。此类药物可缓解AD引起的精神和行为症状，但是可加重认知损害的风险，因此用药时需遵循"起始小剂量，根据治疗效果及不良反应缓慢增量，症状控制后应缓慢减量至停药"的原则。奥氮平缓解AD精神和行为症状较为突出，利培酮、喹硫平次之。奥氮平1.25~2.50mg/d，最大剂量10mg/d，分1~2次给药；利培酮起始剂量0.25~0.50mg/d，最大剂量2mg/d，分1~2次给药；喹硫平12.5mg/d，最大剂量200mg/d，分1~3次给药。对于高龄老人，可选择推荐剂量的半量起始。

2）5-羟色胺再摄取抑制药：用于治疗抑郁、轻度激惹和焦虑。常用的药物如舍曲林、西酞普兰、米氮平、坦度螺酮等。

3. 中医药治疗　根据AD临床分期，中医药治疗通过辨证论治进行个体治疗有一定疗效。"早期补肾为主并贯穿全程，中期化痰活血泻火，晚期解毒固脱"的中医序贯疗法联合一线西药药物治疗有协同增效作用。

4. 康复治疗　康复治疗是AD治疗的重要组成部分。作为一种非药物治疗方法，采用"全人、全程"的原则，在药物治疗的基础上根据患者的康复评定结果，"以人为中心"有针对性地采取综合治疗。除认知康复和运动康复之外，还有如神经调控治疗、音乐治疗、怀旧治疗、宠物疗法、光照治疗、芳香疗法和虚拟现实技术等运用于AD康复治疗。康复治疗可以有效改善AD患者的认知、运动、情绪和日常生活活动等多个方面的功能障碍，达到减轻症状、延缓进展、减轻护理负担的目的，让AD患者更有尊严和质量的生活。

## 五、转诊与紧急处置

### （一）转诊指征

1. 疑似AD或症状不典型需进一步明确诊断者。

2. 已明确诊断，药物治疗3个月后评估症状无明显改善或出现药物不良反应，且无法继续在家中或社区卫生服务中心治疗者。

3. 病情恶化，症状明显加重者。

4. 出现严重躯体疾病并发症，如肺炎、骨折、创伤、脓毒症等。

5. 出现严重精神症状，如自杀、木僵状态等严重影响他人或自我安全。

### （二）紧急处置

当怀疑AD或者AD患者出现攻击性行为、自杀倾向等较严重精神症状或出现坠积性肺炎、骨折、脓毒症等严重并发症时，做好现场评估工作，尽可能进行现场处置，保证患者生命体征平稳，根据伴发或并发疾病给予适当处理，但注意任何措施都不能延误转诊。

## 六、全程管理

### （一）三级预防

目前针对AD尚无有效阻止其发病及延缓其进展的治疗药物，因此预防工作就显得极其重要。运用三级预防策略可以有效降低AD发病率、延长AD患者生命周期、提高AD患者生命质量、降低家庭乃至社会负担。

1. 一级预防　针对全人群加强普及宣传AD的相关知识，针对未出现AD病理改变和临床症状的老年人群，早期识别与干预可控危险因素。具体策略如下：

（1）高血压管理：对高血压人群进行生活方式干预及规范治疗。

（2）糖尿病管理：应对糖尿病患者进行生活方式干预及规范治疗。

（3）血脂异常管理：生活方干预及饮食结构的调整是管理血脂异常的基础。

（4）戒烟、限酒：对于健康老年人，建议戒烟、限酒，对吸烟及过度饮酒者推荐生物-心理-社会干预，必要时可采取药物干预。

（5）日常休闲活动干预：建议老年人进行智力活动，如绘画、乐器、书法等；并推荐进行中高强度的有氧运动、太极拳及耐力训练，每周至少150分钟；另外，参加社交活动有助预防AD发病。

（6）营养干预：建议老年人饮食多样化，认知障碍高危的老年人建议地中海饮食。

（7）教育水平管理：鼓励老年人终身学习，提高认知储备。

（8）认知训练：建议健康老年人采用涵盖多认知领域的个体化、综合性认知训练方式。

（9）抑郁管理：对AD高危人群定期进行抑郁筛查。

（10）睡眠障碍管理：对AD高危人群定期进行睡眠质量评估，对已患有睡眠障碍的老年人可选用非苯二氮䓬类药物治疗，并评估其疗效及风险。

（11）视听觉障碍管理：加强对老年人视听觉障碍的宣传，提高认识，定期筛查，积极治疗。

（12）脑外伤管理：有脑外伤史的老年人，应及时、尽早进行认知功能康复训练。

2. 二级预防　对于临床前阶段或已经发生轻度认知功能损害的人群，应做到早发现、早诊断、早治疗，争取延缓疾病进展，预防并发症发生。

3. 三级预防　对已明确诊断患者，应长期、规范、系统治疗，及时治疗疾病发展过程中出现的可能导致死亡的并发症。对照护者进行健康教育、心理支持及帮助，有助于改善AD患者的生活质量。疾病晚期的患者，应该充分重视营养、皮肤护理等基本需求；是否决定使用如胃造瘘术等方法，应遵照患者事前约定或代理决策者的意见。

（二）随访管理

建立健康档案，做好定期随访工作，制定干预管理计划，建议至少每3～6个月随访一次，对认知功能及心理进行评估，根据其评估结果调整药物剂量或更改治疗方案，以保证治疗的有效性，每次随访应详细记录治疗药物、药物不良反应及干预效果。

# 第四节　帕金森病

## 一、概述

帕金森病（Parkinson disease，PD）是一种神经系统退行性疾病，常见于中老年人，起病隐匿，进展缓慢，其特征性的病理改变是黑质多巴胺能神经元进行性退变和路易体形成，导致纹状体区多巴胺递质减少，患者出现特征性运动症状，包括运动迟缓、静止性震颤、肌强直和姿势平衡障碍等，同时伴各种非运动症状，如便秘、认知和精神障碍、嗅觉障碍及睡眠障碍等。诊断主要依靠详尽的病史和完整的神经系统体格检查，尚无确诊的特异检查。帕金森病患者绝大部分为老年人，随着年龄的增长其发病率和患病率成倍增加，随着我国人口老龄化的加剧，往往给家庭和社会带来沉重的负担。

帕金森病的病因目前尚未明确，多数认为本病与年龄、环境和遗传等因素之间的相互作用有关。

## 二、临床特点

1. 静止性震颤　是帕金森病的主要症状之一，50%的帕金森病患者以静止性震颤为首发症状，表现为规律性的手指屈曲和拇指对掌动作，即"搓丸样动作"。震颤首先从一侧上肢的远端（手指）开始，逐渐扩展同侧下肢、对侧上下肢肢体，少数患者从下肢开始出现，到晚期会出现下颌、口唇、舌及头部的震颤。在情绪紧张、疲劳、兴奋或焦虑、应激状态时震颤加剧，睡眠时停止。发病早期随意运动时减弱或消失，努力控制时可暂时抑制震颤，持续时间短，且过后反而有加重趋势，到晚期患者进展成经常性震颤，即随意运动时震颤也不减弱或消失，日常活动受到很大的影响。部分老年帕金森病患者合并感染时，静止性震颤可暂时表现为完全消失，随着全身状况的恢复再次出现。

2. 肌强直　是由于锥体外系病变导致肌张力增高，表现协同肌和拮抗肌的肌张力均增高，导致伸肌、屈肌肌张力均升高，肢体运动缓慢，在关节被动运动时，感到有均匀的阻力，类似弯曲铅管的感觉，呈"铅管样强直"。当肌强直合并震颤时，被动屈伸关节在均匀阻力增高的基础上出现断续停顿，像齿轮样转动，呈"齿轮样强直"。肌强直可累及全身骨骼肌，以肩胛带和骨盆带肌的强直更为明显。老年患者的肌强直可导致关节疼痛，有时容易误诊为关节病。部分患者因下肢肌张力增高而感到肢体乏力，在疾病晚期可由于肌张力增高使关节的营养血管的血供受阻和肌力减退，关节受体重压迫，患者表现为站立和行走时出现髋关节疼痛。部分患者可出现掌指关节屈曲、近端指间关节伸直、远端指间关节屈曲，称为"纹状体手"，这是典型的肌张力障碍的表现。情绪焦虑、应激状态、主动运动都可能加重肌强直。

3. 运动迟缓或少动　所有患者都有动作缓慢或少动的症状，是帕金森病的一种特殊运动障碍。患者动作启动困难、动作缓慢、幅度变小，如翻身、起床、转弯等日常动作笨拙，行走时上肢摆动幅度小，甚至不摆动。轮替动作速度缓慢、幅度小，常有停顿。还会因出现声带功能减退及吸气压力不够，而出现声音嘶哑、单调、声音低沉、构音不全、重复语言及口吃、难以听懂，称为"慌张言语"。面部肌肉运动迟缓表现为瞬目减少、表情呆板，称为"面具脸或扑克脸"。手部肌肉迟缓使得书写时字体越写越小，称为"小字症"。全身肌肉的少动使患者活动（如洗脸、剃须、穿衣服、刷牙等）减少，严重时日常生活难以自理，卧床时不能翻身、起坐困难等。口咽部肌肉少动造成吞咽唾液困难、流涎，严重时难以进食。

4. 姿势和平衡障碍　帕金森病的所有症状中，姿势和平衡障碍是非特异性的表现，但该症状对生活造成的影响最大。姿势平衡障碍在中晚期帕金森病患者中多见。帕金森病患者常出现特殊的姿势，即全身呈前倾屈曲体态、头部前倾、躯干俯屈、肘关节屈曲、前臂内收、腕关节伸直、髋及膝关节略曲弯曲。步态障碍表现为行走时下肢步态拖曳、起步困难、难以迈开步伐、双足好像粘在地面、迈开步后就以极小的步伐向前冲去，步速越来越快，不能即时停步或转弯，称为"慌张步态"。一旦停步后难以再次起步，称为"冻结步态"。

5. 非运动系统症状

（1）自主神经功能障碍：在本病中常见。主要表现在以下几个方面：

1）消化道：患者经常出现顽固性便秘，可能是肠系膜神经丛的神经元变性导致胆碱能系统功能下降，胃肠道蠕动减慢所致；还可以引起胃、小肠、食管运动障碍，出现食欲减退、恶心、呕吐等。

2）膀胱：常见的症状有尿频、排尿不畅和尿失禁。这可能与高反射性逼尿肌收缩和外括约肌功能障碍有关。

3）性功能障碍：超过一半的患者存在性功能障碍。缺少性生活和性交次数减少，男性患者勃起功能障碍、早泄等，女性患者缺乏性高潮。

4）皮肤：可以表现为汗液分泌增多或减少，有些患者会出现头面部皮脂溢出，导致脱发或秃顶等。患者在疾病中晚期还可能出现直立性低血压，表现为从卧位或坐位起立后血压下降，引起头晕、乏力甚至晕厥等不适。

（2）情绪障碍：以情绪低落，即抑郁较为多见，见于近半数的患者。其原因可能与患者对躯体疾病的心因性反应及中枢神经系统神经生化改变有关。轻者表现为心境恶劣、失眠、易怒、注意力不集中、情绪悲观、容易哭泣、对事情提不起兴趣、感觉不到快乐等；重者不愿意参加任何活动，个别患者有强烈的消极观念及自杀倾向。

（3）认知功能障碍：帕金森病中晚期可能出现认知功能障碍甚至痴呆，是帕金森病常见的症状之一。其临床特点是：

1）智能障碍：表现为思维能力下降，观察力、注意力、理解力、判断力、综合能力及言语表达能力均减退。

2）视空间障碍：表现为视觉分析能力、视觉记忆力及抽象空间综合技能减退。

3）记忆力障碍：主要是回忆受损，提示常有助于回忆，到了疾病中晚期，近期和远期记忆力均减退。

（4）睡眠障碍：患者主要表现为睡眠增多、失眠及快速眼动睡眠行为障碍。患者经常做噩梦，梦中喊叫，睡眠开始90分钟后出现肢体和面部的各种不自主运动，可导致受伤或坠床。

## 三、评估方法

### （一）帕金森病的问诊评估

详细的病史对该病的诊断很重要，病史的询问一定要全面且仔细，主要包括：发病时间，症状分布的部位及是否对称，症状出现的顺序，症状的类型（运动或非运动，包括启动、速度、运动量、运动幅度、表情、音量、精细运动、连续动作、起立、步距、步态、伴随动作等），症状变化及疾病发展速度，诱因，既往检查及结果，治疗情况及效果等。

在问诊过程中，全科医生应采用全人理念关注患者的动作、表情、步态等，采用开放式问诊方法，具体问诊内容见表27-4-1。同时，应注意了解患者对疾病的认知、担忧和困惑等心理问题，了解患者的家庭环境和社会背景。

**表27-4-1　评估老年人帕金森病的问诊相关问题**

| 项目 | 内容 |
| --- | --- |
| 问诊要点 | （1）分别问诊患者本人及家属（看护人）<br>（2）社会人口资料，包括个人基本信息、宗教信仰、职业属性、教育程度、婚姻状况、家庭类别、生活状况、收入来源等<br>（3）疾病表现：起病诱因、起病时间、起病方式、持续时间、加重或缓解因素、疾病进展转归、伴随症状等<br>（4）既往史、职业接触史、全身疾病史、家族史<br>（5）就诊史，需详细采集就诊经过、诊疗效果等<br>（6）听力、视力损害情况，日常生活活动能力评估（如自主吃饭、行走等）<br>（7）吸烟史，包括吸烟时间及量的评估；职业暴露史，包括接触毒素的种类及时间评估 |
| 危险因素 | 高龄、接触某些工业或农业毒素、有家族史 |
| 心理背景 | 个性特点、心理状态 |
| 家庭背景 | 家庭及周围环境情况、家庭及社会支持度等 |

### （二）帕金森病的辅助检查

1. **实验室检查**　如血尿便常规、生化检查、甲状腺功能等，一般在正常范围内；血铜蓝蛋白排除肝豆状核变性；DNA印记技术、全基因组扫描等可发现基因突变。

2. **头颅CT和MRI检查**　一般无特异性改变，检查目的是排除继发性或非典型帕金森综合征。

3. **分子影像学**　正电子发射体层成像（PET）或单光子发射计算机体层摄影（SPECT）检查进行特定的放射性核素检测，可显示脑内多巴胺转运体摄取率降低、多巴胺递质合成减少等，对早期诊断、鉴别诊断及监测病情有一定价值，但非临床诊断所必需和常用。

4. **经颅多普勒超声显像**　显示黑质信号显著增强，对诊断有一定的价值，其敏感性较高，但特异性较差。

5. **心脏交感神经检查**　心脏间碘苄胍（MIBG）闪烁照相技术能显示心脏交感神经

功能，帕金森病患者的MIBG摄取率显著下降或消失。

（三）帕金森病的量表评估

量表评估有助于了解帕金森病患者的临床症状及严重程度。常用的国际运动障碍学会帕金森病综合评定量表、Hoehn-Yahr分期量表，可用于评估患者的运动症状、运动并发症及病情的严重程度等；非运动症状评定量表、简易精神状态检查、蒙特利尔认知评估量表、汉密尔顿抑郁量表等可用于评估患者的非运动症状，视情况选用评分量表对某一特定方面进行详细评估。

1. Hoehn-Yahr分期量表　简称H-Y分期量表，用来记录帕金森病病情。H-Y分期量表于1967年发表于美国 *Neurology* 刊物上，作者为Melvin Yahr和Margaret Hoehn。本表虽然简单，但被广泛用于帕金森病的临床病情程度评价，近年来产生了改良H-Y分期量表，为多数医师接受。

（1）评定标准：该量表也作为帕金森病统一评分量表（UPDRS）的第五分量表，用于症状严重度的分级。改良H-Y分期量表简单明确，操作性强，评估内容包括了日常生活和运动功能，有效地显示病情进展情况（表27-4-2）。

表27-4-2　改良H-Y分期量表

| 分期 | 描述 |
| --- | --- |
| 0期 | 无症状 |
| 1期 | 身体单侧受影响，但没有影响平衡 |
| 1.5期 | 身体单侧受影响，并影响平衡 |
| 2期 | 身体双侧受影响，但没有影响平衡 |
| 2.5期 | 身体双侧受影响，但是在拉动试验下能够自行恢复平衡 |
| 3期 | 平衡受影响，轻度到中度疾病；但患者可以独立生活 |
| 4期 | 严重无活动能力；但患者可以自行走动和站立 |
| 5期 | 在没有他人帮助的情况下，只能卧床或坐轮椅 |

（2）结果解读：处于1～2.5期的患者称为早期，处于3期的患者称为中期，4～5期的患者属于晚期。有些患者处于相邻两个级别之间，很难确切划分。

2. 改良Webster症状评分法　国内常用于对帕金森病病情进行评估（表27-4-3）。

表27-4-3　改良Webster症状评分法

| 症状 | 描述 | 评分/分 |
| --- | --- | --- |
| 一、双手动作减少（包括书写） | 无影响 | 0 |
| | 通过患者使用工具、扣纽扣，或用手写字，发现旋前-旋后动作稍减慢 | 1 |
| | 一侧或两侧旋前、旋后速率中等减慢，上述手的功能有中等障碍，书写时有明显障碍及有"小写症" | 2 |
| | 旋前-旋后速率严重变慢，不能书写或扣纽扣，使用工具极度困难 | 3 |

| 症状 | 描述 | 评分 / 分 |
|---|---|---|
| 二、强直 | 无发现 | 0 |
| | 颈和肩发现有强直、一手臂或两手臂有轻度静止强直，但活动现象（激活现象）存在 | 1 |
| | 颈和肩中等强直，有明显的静止性强直，但在用药后可逆转 | 2 |
| | 颈和肩严重强直，强直现象不能被药物逆转 | 3 |
| 三、姿势 | 正常 | 0 |
| | 开始有僵直姿势，头有轻度俯屈 | 1 |
| | 头有轻度俯屈、站立时有臂肘关节屈曲，但手的部位仍处于腰以下 | 2 |
| | 头有严重俯屈、站立时臂肘关节屈曲明显，膝关节亦屈曲，手已处于腰以上位置，指间关节伸直 | 3 |
| 四、行走时上肢摆动 | 行走时两手摆动良好 | 0 |
| | 手臂摆动幅度有肯定的减少 | 1 |
| | 一手臂没有摆动 | 2 |
| | 两手臂没有摆动 | 3 |
| 五、步态 | 跨步距离正常，可自然转身 | 0 |
| | 跨步距离轻度缩短，走路时有一足拖地，转身缓慢 | 1 |
| | 跨步距离中等缩短，走路时两足底有明显的拖地现象 | 2 |
| | 步伐极小，拖曳步态，用脚趾起步，转身极慢 | 3 |
| 六、震颤 | 无可见震颤 | 0 |
| | 静止或行走时在肢体或头部可见有轻度震颤现象 | 1 |
| | 手、头或其他肢体有较严重但不持续的震颤 | 2 |
| | 有严重且持续存在的震颤，无法自己写字及吃饭 | 3 |
| 七、面容 | 正常 | 0 |
| | 口闭合，开始出现焦虑或抑郁面容 | 1 |
| | 表情呆板，口唇有时分开，流涎，焦虑抑郁表情明显 | 2 |
| | 明显假面具样面容，平时口张大 | 3 |
| 八、坐、起立运动 | 正常 | 0 |
| | 坐、起立运动能单独完成，但比正常人差，或用一手支撑才能完成 | 1 |
| | 坐、起立运动需要两手支撑才能完成 | 2 |
| | 坐、起立运动在双手的支撑下也不能完成，或仅能勉强完成 | 3 |
| 九、言语 | 清晰、易懂 | 0 |
| | 讲话开始出现音量降低，走音，无共鸣，但能听懂 | 1 |
| | 讲话音量明显降低，高低音不分，音节不变，开始有构音障碍，讷吃 | 2 |
| | 讲话音量极低，且难听懂 | 3 |

| 症状 | 描述 | 评分／分 |
|---|---|---|
| 十、自我照护 | 无障碍 | 0 |
| | 能自我照护及独立生活，各种活动速度减慢，但尚能胜任工作 | 1 |
| | 活动明显缓慢，有些动作要帮忙，如床上翻身、起坐等 | 2 |
| | 不能自我照护，生活不能自理 | 3 |

（1）评定标准：量表中共有十大症状，每一症状分为4级，即正常（0分）、轻度不正常（1分）、中度不正常（2分）和重度不正常（3分）。

（2）结果解读：把十大症状的分数相加，在10分以下者为轻症患者，在10～20分者属中度患者，在21～30分者则属重症患者。

## 四、治疗

帕金森病患者同时存在运动症状和非运动症状，会干扰患者的日常生活活动能力和工作能力，严重影响患者的生活质量，故针对帕金森病应采取全面综合治疗。帕金森病治疗手段包括药物治疗、手术治疗、肉毒毒素治疗、运动疗法、心理干预、照料护理等。其中药物治疗作为首选且主要的治疗手段，手术治疗则是药物治疗效果不好时的一种有效补充手段，肉毒毒素注射用于治疗局部痉挛和肌张力障碍，运动与康复治疗、心理干预与照料护理则应贯穿帕金森病的整个治疗过程。但是，上述种种治疗手段，只能改善症状，不能延缓病情的进展，更无法得到治愈。因此，该病的治疗需要进行长期、规范化的管理，才能达到长期获益。

### （一）药物治疗

1. 左旋多巴　帕金森病患者多巴胺神经递质耗竭是其生化和临床改变的关键因素。故左旋多巴是治疗该病最经典、最基本，也是最有效的药物，该药对少动和强直疗效较好，对震颤疗效稍差，大多数帕金森病患者对左旋多巴的治疗有效。左旋多巴的副作用可分为周围性和中枢性两种。周围性副作用多为近期的，表现为胃肠道症状，如恶心、呕吐、食欲减退；心血管症状如高血压、直立性低血压、心律失常；转氨酶也可暂时性增高。中枢性副作用多为远期的，长期服用左旋多巴，可能会出现剂末现象、开关现象和疗效减退，还会出现睡眠障碍和精神症状等。

2. 多巴胺受体激动剂　目前临床应用的多巴胺受体激动剂包括麦角类和非麦角类。由于麦角类会导致心脏瓣膜病和肺胸膜纤维化，目前已不主张使用。在临床应用中，首选非麦角碱类。目前临床上有多种普通、缓释和贴剂的剂型，包括吡贝地尔、罗匹尼罗、普拉克索等。该类药物早期可以替代左旋多巴，减少或推迟并发症的发生，该药产生的副作用与左旋多巴类似，少部分患者还会出现精神方面的症状，如精神障碍、睡眠障碍等，用量在达到满意疗效后应维持剂量治疗。

3. 单胺氧化酶（MAO-B）抑制剂 其通过抑制脑内多巴胺的降解，增加多巴胺的合成和转运，达到增加多巴胺浓度的目的。目前国内临床应用较广泛的包括两种MAO-B不可逆性抑制剂，即司来吉兰和雷沙吉兰。研究表明它们与左旋多巴合用能够改善开关现象、肌僵直以及步态障碍、症状波动等。需要注意的是，胃溃疡患者慎用，禁与选择性5-羟色胺再摄取抑制药合用。

4. 儿茶酚胺-氧位-甲基转移酶（COMT）抑制剂 这类药物可以抑制左旋多巴在外周的代谢，从而维持血浆血药浓度稳定，更多地在脑内发挥作用，可以很好地改善剂末现象和运动波动；与左旋多巴合用时，还能增强后者的疗效。目前临床使用较多的是恩他卡朋，每次服用100～200mg，每日3次，与左旋多巴同时口服，可减少后者用量35%左右。该药的副作用包括头痛、多汗、腹泻、口干等。由于产生肝毒性，少数患者会出现转氨酶升高，尤其在用药前3个月，必须密切监测肝功能，肝病为本药的禁忌证。

5. 其他药物 主要包括抗胆碱能药、多巴胺释放促进剂等。抗胆碱能药可改善患者的震颤，适用于震颤明显且年轻的患者，老年患者慎用，前列腺增生及闭角型青光眼患者禁用；多巴胺释放促进剂（金刚烷胺）能改善少动、强直、震颤，还对异动症有帮助。

（二）外科治疗

外科治疗用于既往药物治疗有效，但出现疗效减退、症状难以控制的患者。目前手术的适应证主要包括：①明确诊断为帕金森病；②经过全面和完整的药物治疗，有明确疗效，但疗效减退，出现异动症或症状波动等副作用；③H-Y分期3期或以上，病情为中或重度；④患者在术中能与医生良好合作；⑤没有明显的认知障碍、平衡障碍和步态障碍。

（三）非运动症状的治疗

帕金森病患者常伴有许多非运动症状，且在早期出现，严重影响患者的生活质量。主要包括：

1. 精神症状 睡眠障碍、幻觉、淡漠、抑郁、焦虑、认知障碍等。

2. 自主神经症状 便秘最常见，还包括直立性低血压、性功能障碍、排尿障碍、多汗、流涎等。

3. 感觉障碍 嗅觉障碍、麻木、疼痛、不宁腿综合征、痉挛等。痴呆和认知障碍多采用胆碱酯酶抑制药盐酸多奈哌齐片、重酒石酸卡巴拉汀、美金刚等，选择性5-羟色胺再摄取抑制药和三环类抗抑郁药是抑制治疗的首选和次选药物。

（四）中医、康复及心理治疗

中医、康复治疗是帕金森病的辅助治疗手段。对患者进行走路、饮食、语言等日常生活活动能力的训练，可提高生活质量。心理疏导在治疗中也起着不可替代的作用。

## 五、转诊与紧急处置

（一）普通转诊

1. 初诊诊断不清且怀疑是帕金森病的患者。

2. 出现幻觉等精神症状的帕金森病患者。

3. 每6～12个月评估有无非典型的临床症状出现，并考虑诊断是否恰当者。

（二）紧急转诊

已经确诊的帕金森病患者若出现以下情况，建议紧急转诊：

1. 出现严重的内科合并疾病，如肺炎等。

2. 严重的嗜睡。

3. 症状控制不佳及出现运动并发症，如"开-关"现象、冻结步态、异动症等。

4. 严重的精神症状。

5. 服用抗帕金森病药的患者在突然停药后，出现发热、大汗、肌强直及震颤加重等撤药综合征表现。

## 六、全程管理

帕金森病是一种慢性病，是需要接受终身治疗的，在治疗过程中，要做到以下4点：

1. 不仅要考虑控制患者的运动症状，也应改善非运动症状。

2. 不仅要关注当前的疗效，还要考虑长远的治疗效益。

3. 采取包括药物、心理指导、运动等全方位综合的治疗，从而形成连续而全面管理模式。

4. 药物治疗是帕金森病全程干预管理中的首选方法和主要治疗手段，手术治疗则是药物治疗的补充手段；对于晚期帕金森病患者，当经内科药物治疗症状仍控制不满意，可行手术。

# 第五节　焦虑与抑郁

## 一、概述

焦虑（anxiety）是一种对将要发生某种不利情况却又感到难以应付而产生的烦躁情绪，包含恐慌、紧张、不安等成分。《精神障碍诊断与统计手册》第Ⅳ版（DSM-Ⅳ）的焦虑障碍包括广泛性焦虑障碍、惊恐障碍、恐怖症、社交焦虑障碍、强迫症、创伤后应激障碍等。本节介绍的焦虑障碍仅为老年人群中最常见的广泛性焦虑障碍。老年人焦虑障碍多表现为没有明显具体内容，与现实不相符的一种紧张、担心，相比年轻人，以躯体障碍为主要表现，焦虑被躯体不适症状所掩盖，容易漏诊或误诊。

抑郁（depression）的临床核心症状为情绪低落、兴趣缺乏以及思维迟缓，常伴有不同程度的认知和行为改变，可有精神病性症状，如幻觉、妄想。严重者出现自杀观念，存在自伤、自杀行为。老年期抑郁障碍（depressive disorder）指以持久的抑郁综合征为临床表现的精神疾病。病程常较长，呈反复发作的倾向，部分可发展为难治性抑郁。

焦虑障碍与抑郁障碍为两种不同的精神类疾病，在当前诊断标准中相互独立，但实际工作中两者常常同时存在，这一现象在老年人群中尤为多见。国内相关调查显示，约67.5%抑郁障碍患者同时存在焦虑症状，符合焦虑障碍的比例高达50%，两者的多病共存率并不低。此外，两类患者都可表现为躯体不适，症状上有所重叠，如体重减轻、食欲下降、胃肠不适、睡眠障碍等，诊断时应注意鉴别。

## 二、临床特点

### （一）焦虑障碍的临床特点

1. 心理症状　心理症状为焦虑障碍的核心症状，表现为紧张、恐慌、不安、心烦，对未来可能发生的事件感到忧虑担心，部分患者不能明确担心的具体内容或对象，而只是一种提心吊胆、惶恐不安的强烈内心体验。焦虑障碍另一常见心理症状为警觉性增高。患者对外界刺激敏感性提升，产生放大效应，有时出现惊跳反应。

2. 躯体症状　主要表现为运动性不安及肌肉紧张。运动性不安可表现为静坐不能、无目的性小动作增加；肌肉紧张则表现为肌肉不舒服的紧绷感，严重者可描述为肌肉酸痛，甚至出现肢体震颤。

3. 自主神经功能紊乱　表现为胸闷气急、皮肤潮红、心动过速、多汗口干、腹痛腹胀、尿频等多种症状，部分可表现为早泄、性欲减低、月经紊乱等。

老年焦虑障碍患者就诊时多以躯体症状或自主神经功能紊乱症状为主诉，涉及系统广，因多合并慢性病，掩盖情绪障碍，造成反复就医和误诊误治。若老年人的躯体治疗疗效不佳，在排除器质性疾病后需高度怀疑焦虑障碍。但同时需注意以下疾病的鉴别诊断：①甲状腺疾病、内分泌系统疾病、心脏疾病等躯体疾病所致的焦虑；②药物性焦虑；③其他精神疾病所致焦虑。

### （二）抑郁障碍的临床特点

1. 情绪低落　晨重暮轻，情绪低落在晨间明显，表现为压抑、郁闷、度日如年感，觉得"提不起精神""活着没意思"等，常伴随无用感、无助感、无望感，影响其正常社会功能，持续时间长。

2. 兴趣减退或缺乏　对以前感兴趣的事情失去热情，无法从日常生活中获得愉悦感，自称"做什么都没意思"，喜欢独处，不喜欢出门，回避行为明显。

3. 思维迟缓　主动言语减少、讲话慢、声音低，自觉脑子变笨，思考能力下降、记忆力下降。

除上述典型症状外，老年抑郁障碍患者还可表现为焦虑、自我评价减低、自罪自责、可有自杀观念和行为，严重者可出现精神病性症状，如幻觉、妄想等，也可表现为食欲减退、睡眠障碍、性欲减退、体重减轻、全身乏力等躯体症状。相比年轻人，老年抑郁障碍患者有以下特点（表27-5-1）。

表 27-5-1 老年抑郁障碍表现特征

| 主要特征 | 具体表现 |
|---|---|
| 疑病性 | 约1/3老年患者以疑病为首发症状，过度关注正常躯体功能 |
| 激越性 | 主要表现为过度担心、思维言行灾难化以及易激惹 |
| 隐匿性 | 表现为慢性疼痛在内的各种躯体不适，常否认抑郁，转诊于多家医院，躯体不适的主诉掩盖其抑郁症状 |
| 迟滞性 | 活动减少、动作迟缓、言语减少明显 |
| 季节性 | 较多患者呈现冬季抑郁发作，春夏季缓解 |
| 妄想性 | 晚发抑郁障碍患者出现妄想比例高于早年发病者，以被害妄想为主 |
| 认知功能损害 | 老年人长期处于抑郁状态，可增加痴呆风险，认知功能损害可体现在注意力、记忆力、生活执行力等多个方面 |
| 自杀行为 | 与年轻人比较，老年抑郁障碍患者自杀观念更为频发且牢固，自杀计划更为周密，自杀死亡率更高 |

值得注意的是，老年抑郁患者较多伴有明显的焦虑，当两者难以区分时，应优先考虑抑郁障碍的诊断，以防延误抑郁障碍治疗而造成严重不良后果。同时注意与躯体疾病所致抑郁鉴别，如卒中、甲减、帕金森病等。

## 三、评估方法

### （一）焦虑与抑郁的问诊评估

较多老年焦虑与抑郁患者在病史采集时表现出逃避倾向，或对自身某些异常行为轻描淡写，但其一些客观行为暗示其可能存在焦虑、抑郁。为获得更加完整且真实的病史，在接诊时，问诊对象不应局限于患者本人，同时问诊其家属或看护人，能获得更多有用的线索。

全科医生在问诊过程中应采用全人理念，关注患者的神情、动作、语气等，采用开放式问诊方法，避免封闭性及诱导性问题，具体问诊内容见表27-5-2；同时注意了解患者对疾病的认知、担忧和困惑等心理问题，了解患者的家庭环境和社会背景。

表27-5-2 评估老年人焦虑与抑郁的相关问题

| 项目 | 内容 |
|---|---|
| 问诊要点 | （1）分别问诊患者本人及家属（看护人）<br>（2）社会人口资料：包括个人基本信息、婚姻状况、教育程度、宗教信仰、职业属性、生活状况、收入来源、家庭类别等<br>（3）疾病表现：起病时间、起病方式、持续时间、发作频率、诱因、伴随症状、进展转归等<br>（4）既往史、全身性疾病、感染接触史、外伤史、家族史<br>（5）就诊史，需详细采集就诊过程、诊疗疗效等<br>（6）听力、视力损害情况，日常生活活动能力评估（如自主吃饭、行走等）<br>（7）烟酒史，包括戒断症状的评估；长期药物史，包括药量、服药方式 |

| 项目 | 内容 |
|---|---|
| 危险因素 | 女性；低学历；低收入；失业；无子女；单身、离异或丧偶；合并慢性病；自评健康状况差；身体功能障碍；曾经历创伤性事件，尤其是童年时期；共病精神障碍 |
| 心理背景 | 心理压力、个性特征 |
| 家庭背景 | 家庭环境情况、家庭支持度、个人孤独感、死亡恐惧感等 |

（二）焦虑与抑郁的辅助检查

老年焦虑或抑郁患者就诊时多以躯体不适为首要表现，诊断前需排除器质性疾病，根据相应的表现及查体结果选择合适的辅助检查。

基础检查：血常规、肝肾功能、血糖、甲状腺功能及电解质情况；若表现为明显的自主神经功能亢进，建议完善心电图、胸部X线片等，初步排查心肺疾患。

特殊检查：心肌酶学、心脏超声、肾上腺激素及影像学等检查，以排除冠状动脉粥样硬化性心脏病、甲状腺功能亢进、肾上腺嗜铬细胞瘤等疾病。

（三）焦虑的量表评估

焦虑评估时应关注老年人与年轻人的区别，并注意与躯体疾病鉴别，常用的量表如下：

1. 汉密尔顿焦虑量表 汉密尔顿焦虑量表（HAMA）为焦虑症的重要诊断工具，临床上常将其作为焦虑症的诊断及程度划分的依据。HAMA属于他评量表，包含14个项目，需由经过训练的2名评定员联合检查，一般采用交谈和观察的方法，待检查结束后，2名评定员分别独立评分（表27-5-3）。

（1）评定标准：HAMA所有项目采用0～4分的5级评分法。0分，无；1分，轻；2分，中；3分，重；4分，极重。

**表27-5-3 汉密尔顿焦虑量表**

| 编号 | 项目 | 表现 | 无 | 轻 | 中 | 重 | 极重 |
|---|---|---|---|---|---|---|---|
| 1 | 焦虑心境 | 担心、担忧，感到有最坏的事情将要发生，容易被激惹 | | | | | |
| 2 | 紧张 | 紧张感、易疲劳、不能放松，情绪反应，易哭，颤抖，感到不安 | | | | | |
| 3 | 害怕 | 害怕黑暗、陌生人、一人独处、动物、乘车或旅行及人多的场合 | | | | | |
| 4 | 失眠 | 难以入睡、易醒、睡得不深、多梦、梦魇、夜惊、睡醒后感到疲倦 | | | | | |
| 5 | 认知功能 | 注意力不能集中，记忆力差 | | | | | |

| 编号 | 项目 | 表现 | 无 | 轻 | 中 | 重 | 极重 |
|---|---|---|---|---|---|---|---|
| 6 | 抑郁心境 | 丧失兴趣、对以往爱好的事务缺乏快感、忧郁、早醒、昼重夜轻 | | | | | |
| 7 | 躯体性焦虑（肌肉系统） | 肌肉酸痛、活动不灵活、肌肉经常抽动、肢体抽动、牙齿打战、声音发抖 | | | | | |
| 8 | 感觉系统症状 | 视物模糊、发冷发热、软弱无力感、浑身刺痛 | | | | | |
| 9 | 心血管系统症状 | 心动过速、心悸、胸痛、血管跳动感、昏倒感、心室漏搏 | | | | | |
| 10 | 呼吸系统症状 | 时常感到胸闷、窒息感、叹息、呼吸困难 | | | | | |
| 11 | 胃肠道症状 | 吞咽困难、嗳气、食欲不佳、消化不良（进食后腹痛、胃部烧灼痛、腹胀、恶心、胃部饱胀感）、肠鸣、腹泻、体重减轻、便秘 | | | | | |
| 12 | 生殖泌尿系统症状 | 尿意频繁、尿急、停经、性冷淡、过早射精、勃起功能障碍 | | | | | |
| 13 | 自主神经系统症状 | 口干、潮红、苍白、易出汗、易起"鸡皮疙瘩"、紧张性头痛、毛发竖起 | | | | | |
| 14 | 会谈时行为表现 | 一般表现：紧张、不能松弛、忐忑不安、咬手指、紧握拳、摸弄手帕、面肌抽动、不停顿足、手发抖、皱眉、表情僵硬、肌张力高、叹息样呼吸、面色苍白<br>生理表现：吞咽、频繁打嗝、安静时心率快、呼吸加快（20次/min以上）、腱反射亢进、震颤、瞳孔放大、眼睑跳动、易出汗、眼球突出 | | | | | |

（2）结果解读

1）总分≥29分，可能为严重焦虑；≥21分，肯定有明显焦虑；≥14分，肯定有焦虑；≥7分，可能有焦虑；<7分，为没有焦虑症状。

2）焦虑因子分析：HAMA将焦虑因子分为躯体性和精神性两大类。躯体性焦虑：7～13项的得分比较高。精神性焦虑：1～6项和14项得分比较高。通过因子分析，可以进一步评估者的焦虑特点。

2. 焦虑自评量表　焦虑自评量表（SAS）属于自评量表，具有广泛的应用性。

（1）评定标准：SAS所有项目采用1～4分的4级评分法（表27-5-4）。

## 表27-5-4 焦虑自评量表

A. 没有或很少时间有；B. 有时有；C. 大部分时间有；D. 绝大部分或全部时间都有

| | | | | |
|---|---|---|---|---|
| 1. 我觉得比平常容易紧张和着急 | A | B | C | D |
| 2. 我无缘无故地感到害怕 | A | B | C | D |
| 3. 我容易心里烦乱或觉得惊恐 | A | B | C | D |
| 4. 我觉得我可能将要发疯 | A | B | C | D |
| *5. 我觉得一切都很好，也不会发生什么不幸 | A | B | C | D |
| 6. 我手脚发抖打战 | A | B | C | D |
| 7. 我因为头疼、头颈痛和背痛而苦恼 | A | B | C | D |
| 8. 我感到容易衰弱和疲乏 | A | B | C | D |
| *9. 我觉得心平气和，并且容易安静坐着 | A | B | C | D |
| 10. 我觉得心跳得很快 | A | B | C | D |
| 11. 我因为一阵阵头晕而苦恼 | A | B | C | D |
| 12. 我有晕倒发作或觉得要晕倒似的 | A | B | C | D |
| *13. 我呼气、吸气都感到很容易 | A | B | C | D |
| 14. 我手脚麻木和刺痛 | A | B | C | D |
| 15. 我因为胃痛和消化不良而苦恼 | A | B | C | D |
| 16. 我常常要小便 | A | B | C | D |
| *17. 我的手脚常常是干燥温暖的 | A | B | C | D |
| 18. 我脸红发热 | A | B | C | D |
| *19. 我容易入睡，并且一夜睡得很好 | A | B | C | D |
| 20. 我做噩梦 | A | B | C | D |

正向计分题A、B、C、D按1、2、3、4分计；反向计分题（标*部分）按4、3、2、1分计。总分相加乘以1.25取整数部分为标准分。

（2）结果解读：SAS标准分的分界值为50分，其中50～59分为轻度焦虑，60～69分为中度焦虑，70分以上为重度焦虑。

3. 老年焦虑表 澳大利亚学者Pachana及其合作者编制了一个专门用于老年人的老年焦虑量表（GAI），该量表被证实具有良好的信度和效度。

（1）评定标准：GAI包含20个项目，请受试者根据自己最近一周以来的感受以"是"或"否"回答，"是"计1分，"否"计0分，总分为0～20分，分数越高，说明焦虑症状越严重。

（2）结果解读：英文版分界值为10分；因还未在临床老年焦虑症人群中验证，中文版尚未建立诊断标准。

（四）抑郁的量表评估

抑郁评估时应关注老年人与年轻人的区别，并注意与躯体疾病鉴别，常用的量表如下：

1. 汉密尔顿抑郁量表　汉密尔顿抑郁量表（HAMD）是临床上评估抑郁最常用的量表。HAMD属于他评量表，该量表有17项、21项和24项三种版本，本节介绍为17项版本（表27-5-5）。

（1）评定标准：0分，无；1分，轻；2分，中；3分，重；4分，极重。

（2）结果解读：总分>24分，可能为严重抑郁；17～24分，肯定有明显抑郁；7～17分，可能有抑郁；<7分，没有抑郁症状。

**表27-5-5　汉密尔顿抑郁量表**

| 编号 | 项目 | 标准 | 无 | 轻 | 中 | 重 | 极重 |
|---|---|---|---|---|---|---|---|
| 1 | 抑郁情绪 | 0分：未出现<br>1分：只在问到时才诉述<br>2分：在访谈中自发地描述<br>3分：不用言语也可以从表情，姿势，声音或欲哭中流露出这种情绪<br>4分：患者的自发言语和非语言表达（表情、动作）几乎完全表现为这种情绪 | | | | | |
| 2 | 有罪感 | 0分：未出现<br>1分：责备自己，感到自己已连累他人<br>2分：认为自己犯了罪，或反复思考以往的过失和错误<br>3分：认为疾病是对自己错误的惩罚，或有罪恶妄想<br>4分：罪恶妄想伴有指责或威胁性幻想 | | | | | |
| 3 | 自杀 | 0分：未出现<br>1分：觉得活着没有意义<br>2分：希望自己已经死去，或常想与死亡有关的事<br>3分：消极观念（自杀念头）<br>4分：有严重自杀行为 | | | | | |
| 4 | 入睡困难 | 0分：入睡无困难<br>1分：主诉入睡困难，上床半小时后仍不能入睡（要注意平时患者入睡的时间）<br>2分：主诉每晚均有入睡困难 | | | | | |
| 5 | 睡眠不深 | 0分：未出现<br>1分：睡眠浅多噩梦<br>2分：半夜（晚12点钟以前）曾醒来（不包括上厕所） | | | | | |
| 6 | 早醒 | 0分：未出现<br>1分：有早醒，比平时早醒1小时，但能重新入睡<br>2分：早醒后无法重新入睡 | | | | | |

| 编号 | 项目 | 标准 | 无 | 轻 | 中 | 重 | 极重 |
|---|---|---|---|---|---|---|---|
| 7 | 工作和兴趣 | 0分：未出现<br>1分：提问时才诉说<br>2分：自发地直接或间接表达对活动、工作或学习失去兴趣，如感到无精打采，犹豫不决，不能坚持或需强迫自己去工作或劳动<br>3分：病室劳动或娱乐不满3小时<br>4分：因疾病而停止工作，住院患者不参加任何活动或者没有他人帮助便不能完成病室日常事务 | | | | | |
| 8 | 迟缓 | 0分：思维和语言正常<br>1分：精神检查中发现轻度迟缓<br>2分：精神检查中发现明显迟缓<br>3分：精神检查进行困难<br>4分：完全不能回答问题（木僵） | | | | | |
| 9 | 激越 | 0分：未出现异常<br>1分：检查时有些心神不定<br>2分：明显心神不定或小动作多<br>3分：不能静坐，检查中曾起立<br>4分：搓手、咬手指、头发、咬嘴唇 | | | | | |
| 10 | 精神焦虑 | 0分：无异常<br>1分：问及时诉说<br>2分：自发地表达<br>3分：表情和言谈流露出明显忧虑<br>4分：明显惊恐 | | | | | |
| 11 | 躯体性焦虑 | 指焦虑的生理症状，包括口干、腹胀、腹泻、呃逆、腹绞痛、心悸、头痛、过度换气和叹息、尿频和出汗等。<br>0分：未出现<br>1分：轻度<br>2分：中度：有肯定的上述症状<br>3分：重度：上述症状严重，影响生活或需要处理<br>4分：严重影响生活和活动 | | | | | |
| 12 | 胃肠道症状 | 0分：未出现<br>1分：食欲减退，但不需他人鼓励便自行进食<br>2分：进食需他人催促或请求，需要服用泻药或助消化药 | | | | | |

| 编号 | 项目 | 标准 | 无 | 轻 | 中 | 重 | 极重 |
|------|------|------|----|----|----|----|------|
| 13 | 全身症状 | 0分：未出现<br>1分：四肢，背部或颈部沉重感，背痛、头痛、肌肉疼痛、全身乏力或疲倦<br>2分：症状明显 | | | | | |
| 14 | 性症状 | 指性欲减退、月经紊乱等<br>0分：无异常<br>1分：轻度<br>2分：重度<br>不能肯定，或该项对被评者不适合（不计入总分） | | | | | |
| 15 | 疑病 | 0分：未出现<br>1分：对身体过分关注<br>2分：反复考虑健康问题<br>3分：有疑病妄想，并常因疑病而去就诊<br>4分：伴幻觉的疑病妄想 | | | | | |
| 16 | 体重减轻 | 按A或B评定<br>A. 按病史评定<br>0分：不减轻<br>1分：患者述可能有体重减轻<br>2分：肯定体重减轻<br>B. 按体重记录评定<br>0分：一周内体重减轻500g以内<br>1分：一周内体重减轻超过0.5kg<br>2分：一周内体重减轻超过1kg | | | | | |
| 17 | 自知力 | 0分：知道自己有病，表现为忧郁<br>1分：知道自己有病，但归咎于伙食太差、环境问题、工作过忙、病毒感染或需要休息<br>2分：完全否认有病 | | | | | |

2. **抑郁自评量表** 抑郁自评量表（SDS）能直观反映抑郁患者的主观感受，但不适用于严重迟缓症状的抑郁患者或者文化程度较低的患者。

（1）评定标准：根据近一周内感觉评分，所有项目采用1~4分的4级评分法（表27-5-6）。

（2）结果解读：SDS标准分的分界值为53分，其中53~62分为轻度抑郁，63~72分为中度抑郁，72分以上为重度抑郁。

### 表27-5-6　抑郁自评量表

| A. 没有或很少时间有；B. 有时有；C. 大部分时间有；D. 绝大部分或全部时间都有 | | | | |
|---|---|---|---|---|
| 1. 我感到情绪沮丧、郁闷 | A | B | C | D |
| *2. 我感到早晨心情最好 | A | B | C | D |
| 3. 我要哭或想哭 | A | B | C | D |
| 4. 我夜间睡眠不好 | A | B | C | D |
| *5. 我吃饭像平时一样多 | A | B | C | D |
| *6. 我的性功能正常 | A | B | C | D |
| 7. 我感到体重减轻 | A | B | C | D |
| 8. 我为便秘烦恼 | A | B | C | D |
| 9. 我的心跳比平时快 | A | B | C | D |
| 10. 我无故感到疲劳 | A | B | C | D |
| *11. 我的头脑像往常一样清楚 | A | B | C | D |
| *12. 我做事情像平时一样不感到困难 | A | B | C | D |
| 13. 我坐立不安，难以保持平静 | A | B | C | D |
| *14. 我对未来感到有希望 | A | B | C | D |
| 15. 我比平时更容易激怒 | A | B | C | D |
| *16. 我觉得决定什么事很容易 | A | B | C | D |
| *17. 我感到自己是有用的和不可缺少的人 | A | B | C | D |
| *18. 我的生活很有意义 | A | B | C | D |
| 19. 假若我死了别人会过得更好 | A | B | C | D |
| *20. 我仍旧喜爱自己平时喜爱的东西 | A | B | C | D |

正向计分题A、B、C、D按1、2、3、4分计；反向计分题（标*部分）按4、3、2、1分计。总分相加乘以1.25取整数部分为标准分。

3. 老年抑郁量表　老年抑郁量表（GDS）由Brank等人于1982年编制，用于老年人抑郁的筛查，与其他量表比较，对老年人符合率更高，尤其在年纪较大的老人中优势突出。

（1）评定标准：GDS包含30个项目。包括以下症状：情绪低落，活动减少，容易激惹，退缩痛苦的想法，对过去、现在与未来消极评分。受试者根据自己最近一周以来的感受以"是"或"否"回答，"是"计1分，"否"计0分，总分为30分，分数越高，说明抑郁症状越严重。

（2）结果解读：GDS的分界值仍然存在着疑问，用于一般筛查目的时建议采用。总分为0～10分，属正常；11～20分，为轻度抑郁；21～30分，则为中重度抑郁。

## 四、治疗

药物治疗和心理治疗的联合治疗是老年焦虑与抑郁治疗的最佳方案。轻度患者可以单独使用心理治疗，中重度患者则建议在药物治疗基础上联合心理治疗；还可辅助物理治疗。

## （一）药物治疗

### 1. 抗焦虑药物

（1）苯二氮䓬类：治疗焦虑症状起效较快，但因老年人新陈代谢显著下降，该类药物的长半衰期导致药物蓄积，可能增加思睡、头晕、跌倒、记忆障碍等不良反应的发生率。因此，老年人使用时应尽可能小剂量，服用过多可能造成过度镇静，长期应用要警惕药物依赖。停药不宜过快，避免撤药反应的发生及症状的反跳。

（2）5-HT1A受体部分激动剂：代表药物为丁螺环酮，该类药物优势在于药物依赖性较弱，不会导致镇静作用，较少引起运动障碍，且对认知功能影响很小，在老年焦虑患者中耐受性良好，但药物起效很慢，在初期治疗前3周抗焦虑作用不是很明显。

（3）有抗焦虑作用的抗抑郁药：该类药物不易成瘾，不良反应较轻。其中，SSRI和SNRI对焦虑治疗较为有效，且服用方便，每日一次，老年人不易漏服误服，药物依从性较好，故被推荐为老年焦虑的首选用药。常用药物有帕罗西汀、舍曲林、西酞普兰、文拉法辛等。需要注意的是，SSRI类药物可能增加出血风险，故与华法林或其他抗血小板药物合用时，应密切监测。SNRI类药物则可能引起剂量依赖性血压升高。氟哌噻吨美利曲辛作为第一代抗抑郁药和抗精神病药的复合制剂，同样适用于轻中度焦虑患者，起效速度快，但存在撤药反应大的缺点，停药减药需谨慎，且长期使用可能发生锥体外系不良反应，故不推荐作为常规用药。

为控制焦虑急性发作，临床上可采用联合用药，初期采用苯二氮䓬类联合丁螺环酮或抗抑郁药，3～4周后逐渐减量苯二氮䓬类直至停用。

### 2. 抗抑郁药物

（1）选择性5-羟色胺再摄取抑制药（SSRI）：治疗老年抑郁的一线药物，代表药物有舍曲林、西酞普兰、氟西汀、帕罗西汀等。与其他抗抑郁药物相比，SSRI的不良反应较少，对老年人相对安全，耐受性较为良好。

（2）5-羟色胺和去甲肾上腺素再摄取抑制药（SNRI）：部分老人对SSRI类药物抗抑郁药反应差或无法耐受，文拉法辛、度洛西汀等可作为二线用药的选择。但该类药物有升高血压的作用，患有高血压、卒中的老年人应慎重使用；同时可能诱发与肾上腺素反应系统相关的不良反应，对有心脏病的老年人影响较为复杂，用药时必须慎重，剂量增加时要紧密监测心脏症状。

（3）三环类抗抑郁药：代表药物有氯米帕林、阿米替林等，多项研究证实其在治疗老年抑郁方面有较好的疗效，但治疗窗较为严格，且抗胆碱作用强，可能引起老年人轻度的意识障碍，也可能引起排尿困难、便秘、口干等不良反应，在老年人群中使用应慎重。

老年人对精神类药物的敏感性高于年轻人，其对药物的吸收、代谢、排泄等能力下降，选择药物时需充分考虑其对心血管系统、肝肾功能的影响，为减少或减轻药物不良反应，起始治疗时常采用小剂量，加量速度也不宜过快，治疗有效剂量往往也低于年轻人。

（二）心理治疗

1. 心理健康教育　加强患者对疾病及治疗的认识，有助于缓解其对健康的过度关心，提高治疗的依从性。鼓励患者进行适当的体育锻炼，坚持正常的生活工作及社交。除患者外，同时对家庭成员进行焦虑与抑郁知识的宣教，有助于增加家庭支持度，更好地督促及照护患者。

2. 认知行为疗法　主要包括焦虑与抑郁处理技术及认知重建。老年患者往往容易过高估计负面事件出现的可能性，或过分夸大想象事件的不良后果，无力感、自卑感明显。治疗者需帮助患者改变不良认知并进行认知重建，提高其自信，从而达到改善情绪的能力，促使其接受社会支持，学会主动寻求社会支持帮助的能力。

（三）物理治疗

生物反馈、放松训练、重复经颅电刺激等新的治疗手段被用于焦虑与抑郁的辅助治疗，在临床上也取得了较好的疗效。

## 五、转诊与紧急处置

1. 当患者有严重的焦虑或抑郁障碍，出现自伤或自杀倾向时，应告知家属加强看护，并于第一时间转诊至精神专科进行诊治，以免造成意外。

2. 焦虑或抑郁继发于躯体疾病，而躯体疾病严重或极复杂，不适合在全科诊疗时，需将患者转诊至各专科进行诊治，治疗时应同时兼顾两者，不可顾此失彼。

3. 病情迁延不愈，对初始治疗疗效反应不佳或出现严重药物不良反应，甚至病情有加重时，建议转诊精神专科就诊。

4. 急性焦虑发作时，有条件的机构可临时给予劳拉西泮0.5～1.0mg或阿普唑仑0.4～0.8mg口服，必要时可予地西泮5～10mg肌内注射。

5. 如患者已实施自杀行为，第一时间针对自杀行为作相应处置，如止血、洗胃等。

## 六、全程管理

（一）三级预防

1. 一级预防　以社区为单位，加强精神卫生知识的普及，提供心理咨询服务。对易患焦虑与抑郁的"高危人群"，如空巢、丧偶及退休老人等，尽早介入，采取适当的心理干预。

2. 二级预防　早发现、早诊断、早治疗，争取疾病的早期缓解，减少疾病复发。向老年人及家属广泛宣传焦虑与抑郁的有关知识；定期开设培训，提高非精神科医生早期识别焦虑障碍的能力。

3. 三级预防　保持对已诊断焦虑、抑郁患者的系统治疗，做好其康复训练，最大限度促进患者生理、心理、社会功能的恢复，降低疾病的复发率，减少自杀行为的发生。

## （二）随访管理

做好定期随访工作，制定干预管理计划，发送健康教育处方，定期门诊心理健康指导、进行心理干预及规律药物治疗，定期复诊评估，全程促进心理健康。

### 全科医生在老年神经精神疾病诊治中的关注点

运用全科医学的理念及整体方法针对老年神经精神疾病进行详细评估：

1. 系统全面的病史采集十分重要，问诊需关注患者心理、家庭背景及社会背景，不可忽视患者叙事时的神态、动作等。此外，阿尔茨海默病患者就诊多因家属发现其异常而患者本人不自知，因此对患者照护者的信息收集十分重要。

2. 老年神经精神疾病患者症状多样且复杂，应注意鉴别。焦虑、抑郁患者同时存在躯体不适主诉时，需注意与相关器质性疾病的鉴别。

3. 对老年神经精神疾病患者，应正确评估其病情，及时进行转诊。

4. 全科医生治疗老年神经精神疾病患者时，应结合老年人的生理特点及药动学，选择合适的药物，也需掌握基本的康复、心理治疗方法。

5. 疾病三级预防不可忽视，应发挥基层医疗卫生机构的作用，做好预防及全程随访管理工作。

6. 应关注患者家庭情况，对照护者给予健康教育、心理支持，尽量避免频繁更换照护人员及居住场所。

## 【拓展内容】

1. 脑梗死的诊治进展　急性脑梗死的治疗一般在4.5小时内静脉药物溶栓或症状出现6小时内血管内机械取栓，但以上治疗手段的时间窗较窄，干细胞生物学发展为治疗脑梗死带来了希望。目前，干细胞治疗已应用在卒中动物模型和临床试验中。其治疗机制包括细胞迁移与神经营养分泌、细胞凋亡与炎症抑制、血管生成以及神经回路重建，达到缩小梗死面积、减少神经功能缺失与炎症反应、增加神经发生与血管生成的效果，使神经功能得到更好的恢复。

2. AD的治疗新药物　2019年11月2日，国家药品监督管理局有条件批准了甘露特钠胶囊用于治疗轻度至中度AD。甘露特钠胶囊以海洋褐藻提取物为原料，制备获得的低分子酸性寡糖化合物，是中国原创、国际首个靶向脑-肠轴的AD治疗新药，但是目前尚无更多临床报告。

3. 帕金森病科学的照料护理与诊治进展　科学的照料护理能够有效控制病情，对症状的改善也起到一定的辅助作用，还能预防误吸、跌倒等不良事件发生。主要包括：①根据患者的功能障碍程度和运动喜好，制订家庭训练计划，使其参加自己喜欢的体育运动；②使用辅助器具、适应性工具和改造环境可以弥补患者认知和运动方面的困难，减少跌倒次数；③对于晚期患者，目标是保护重要脏器功能，预防并发症及失用性肌肉萎缩，仍应积极进行支持性锻炼，以避免体能进一步降低。目前帕金森病的治疗主要针对控制症状，长期应用药物治疗，产生的不良反应较大且容易产生耐药性，手术治疗不能解决病情反复及并发症的问题，不能从根本上治愈疾病。中医药治疗在一定程度上减少了西药的使用，同时延缓疾病的进展，取得良好的疗效，具有发展前景。

4. 焦虑、抑郁与躯体疾病共存　老年患者焦虑、抑郁经常与躯体疾病有关，互为因果，并长期并存，需特别注意识别可能合并的慢性病，如高血压、糖尿病、冠心病、功能性胃肠病等。由于焦虑、抑郁的老年患者常合并多种躯体疾病，需服用多种药物，故抗焦虑、抑郁药物在该人群应用时更为复杂。全科医生必须慎重考虑药物的风险获益比，个体化治疗方案，同时兼顾其他药物共用的安全性及有效性。患者服药期间，定期监测其血常规、血生化、电解质、甲状腺功能、心电图等。

【思考题】

1. 阿尔茨海默病患者的临床症状特点是什么？
2. 在阿尔茨海默病诊治过程中，全科医生应注意哪些问题？
3. 脑出血和脑梗死的一、二、三级预防是什么？
4. 帕金森病的紧急转诊指征是什么？

（顾申红　方力争）

# 第二十八章　呼吸系统疾病

**重要知识点**
1. 衰老对呼吸系统的影响
2. 常见老年人呼吸系统疾病的定义与特点
3. 常见老年人呼吸系统疾病的评估方法
4. 常见老年人呼吸系统疾病的治疗与三级预防

## 第一节　概　　述

慢性呼吸系统疾病作为全球疾病和死亡的主要原因之一，也是造成全球非传染性疾病负担最重要的因素。据统计全球估计有5.449亿人患有慢性呼吸道疾病，慢性阻塞性肺疾病（COPD）和哮喘是全球最常见的慢性呼吸系统前两位，COPD更是70岁及以上居民伤残调整寿命年构成中的第三位。

### 一、衰老对呼吸系统结构与功能的影响

#### （一）衰老对呼吸系统结构的影响

1. **上呼吸道**　随着年龄的增加，老年人鼻软骨弹性减低，黏膜及腺体萎缩，鼻腔对气流的过滤和加温功能减退或丧失，加重下位气道的负担，使整体气道防御功能下降。咽黏膜和淋巴细胞萎缩，易于引起上呼吸道感染。喉软骨逐渐钙化、黏膜变薄，声带弹性减低，进而导致发声功能减弱。

2. **下呼吸道**　老年人呼吸系统出现退行性改变。①在气管和支气管结构上，支气管黏膜发生萎缩，弹性组织减少，纤维组织增生，黏膜下腺体和平滑肌萎缩，支气管软骨钙化、变硬、管腔扩张，小气道杯状细胞数量增多，分泌亢进，黏液潴留，气流阻力增加，易发生呼气性呼吸困难，常使小气道萎陷、闭合。由于管腔内分泌物排泄不畅，发生感染的机会增多，内径变大呈桶状。②在肺脏结构上，肺泡壁变薄，肺泡腔扩大，弹性降低，肺组织重量减轻，呼吸肌萎缩，肺弹性回缩力降低，导致肺活量降低，残气量增多，咳嗽反射及纤毛运动功能退化，老年人咳嗽和反射功能减弱，使滞留在肺的分泌物和异物增多，易感染。③在胸廓结构上，因肋骨、脊柱钙化而变硬，黏膜上皮及黏液腺退化，管腔扩张，前后径变大呈桶状。④在膈肌结构上，作为主要的呼吸肌，老年人膈肌萎缩，

脂肪组织和结缔组织增生，使膈运动能力减弱；同时，活动减少和代谢因素又使老年人腹腔内的脂肪组织增生，导致膈肌收缩时膈下降幅度受限。

### （二）衰老对呼吸系统功能的影响

1. 对肺通气功能的影响　随年龄增加，肺组织出现弹性减退、肺泡扩张膨胀、胸壁顺应性降低，故而出现用力肺活量（VC）、肺总量（TLC）、补吸气（IRV）、补呼气（ERV）等指标均逐渐下降，而残气量（RV）与功能残气量（FRC）和残气量/肺总量比值却随年龄增长而增加。正常老年人60岁以后残/总百分比可达40%。每分通气量（$V_E$）与增量关系不明显，但最大通气量（MVV）与年龄呈负相关。通气功能障碍是老年人常见慢性肺疾病的表现，主要表现为第1秒用力呼气容积（$FEV_1$）及一秒率（$FEV_1/FVC$）的显著下降。第1秒用力呼气容积占预计值百分比（$FEV_1$% 预计值）常作为通气功能改变的金标准。肺容量为具有静态解剖意义的指标，其中以VC在临床上最常用，因其常与有功能的肺组织量成正比，是评价老年人肺功能衰退简单有效的重要指标；此外，提示通气功能的指标还包括FVC下降、气道阻力升高等。在对不同人群肺通气功能检测分析中发现，约半数老年人存在肺功能下降，老年男性肺功能下降比例高于女性，且通气功能各项指标的下降比例均显著高于女性。肺功能障碍类型比较，老年男性限制性通气功能障碍比例显著高于女性，阻塞性通气功能障碍性别间差异无统计学意义。

2. 对肺换气功能的影响　老年人因肺泡表面积和肺毛细血管床减少、肺通气灌注单位的破坏以及心排血量降低所致肺毛细血管床有效血供减少，使得老年人弥散功能降低。另一方面，增龄导致的肺通气动力下降和通气阻力增加，导致每分钟肺泡通气量（$V_A$）降低，同时肺动脉压随年龄的逐渐升高导致每分钟肺血流量（Q）亦有所减少。总的来看，通气血流比（$V_A/Q$）随年龄增加而逐渐下降。

## 二、老年人呼吸系统老化的特征

由于呼吸系统正常老化，在20岁以后，肺泡和肺毛细血管的数量逐渐减少，30岁以后肺功能开始出现进行性下降。衰老导致肺储备能力的整体降低，包括胸壁硬化、肺实质弹性降低、呼吸做功增加、顺应性和闭合容量增加导致小气道闭合、通气/灌注不匹配加重、用力呼气容积、肺活量和最大耗氧量减少、无效腔增加、基线动脉血氧分压（$PaO_2$）降低。肺泡-动脉血氧梯度增加，容易发生低氧血症。低氧血症和高碳酸血症引起通气反应减弱、呼吸肌力量减弱、咳嗽机制受损、咽部功能受损。由于老年人群的呼吸功能整体降低，罹患高碳酸血症、低氧血症、呼吸暂停和呼吸衰竭的风险更易增加。

## 三、老年呼吸系统疾病表现特点

### （一）症状不典型

老年人由于感受性降低，且常常并发多种疾病，患病后症状及体征不典型，起病隐匿可直接导致诊断困难和治疗延误，容易造成漏诊和误诊。如老年人肺炎临床表现常缺乏咳嗽、咳痰、发热、胸痛等肺炎特征性表现，代之以意识状态下降、嗜睡、头痛、食欲不振、恶心、腹痛等神经系统和消化系统等非特异性症状，也可出现心悸、气促、虚弱、乏力等表现。

### （二）多病共存

老年人往往存在两种及以上疾病同时存在的状态，大约超过50%的老年患者同时具有3种或以上慢性病。据澳大利亚学者调查，多病共存常见的组合形式为3大类。第1类：哮喘、气管炎、关节炎和抑郁（包含焦虑）；第2类：心脏疾病、卒中、高血压和糖尿病；第3类：肿瘤伴心脑血管疾病。不少老年人在患有高血压的同时合并慢性支气管炎、肺气肿。存在慢性基础疾病（如慢性阻塞性肺疾病、糖尿病、充血性心力衰竭、恶性肿瘤、神经系统疾病等）是老年人肺炎最重要的危险因素，同时，存在中枢神经系统疾病的老年人很容易发生隐性吸入，成为老年人肺炎高发和难治的原因。

### （三）重症率、致死率高

随着免疫功能的下降，老年人对呼吸道传染病更为易感。如老年人群新型冠状病毒感染的患病率、重症率和病死率均较高；老年人肺炎预后差、病死率高，是老年人死亡的主要原因之一。

## 四、呼吸系统疾病的基础管理

全科医生作为我国人口老龄化健康公共卫生应对行动计划的主要实施人，应掌握辖区内老年人群呼吸系统疾病的发病规律、总体健康状况和服务需求，制定和完善老年人慢性呼吸系统疾病的评估和管理措施，将疾病防治转向以需求为核心的综合关怀；以老年人健康特点和需求为导向，推进健康教育和健康促进，针对存在慢性呼吸系统疾病的老年人提供危险因素管理、膳食营养支持、有氧运动和抗阻训练等健康管理服务；将能力评估、预防、干预、康复等服务融于日常临床诊疗中，提供全方位多层次的健康管理服务。

### （一）疫苗接种

预防接种作为特异性保护易感人群的措施，可提高接种人群的特异性免疫水平，降低感染性疾病及其相关病发生的发生风险，通过预防感染减缓老年人慢性病的进展，降低慢性病并发症导致不良结局的风险。研究表明，2014—2015年我国≥60岁老年人流感疫苗的接种率仅为3.8%，远低于发达国家（>60%）以及WHO制定的75%的目标。老年人群对于流感疫苗的接种意愿率仅46.9%。因此，提高医患双方对呼吸系统疾病及疫苗相关知识的认知和重视程度、降低接种费用、提升疫苗接种服务的可及性和便利性，对老年人群接种疫苗具有重要作用。COPD全球创议（global initiative for chronic obstructive lung disease，GOLD）2024指南及2023全球哮喘处理和预防策略建议慢性呼吸系统疾病患者和老年人等高危人群主动接种流感疫苗、肺炎球菌疫苗等。

### （二）普及肺功能检查

肺功能检查是临床上评价胸、肺疾病及呼吸生理的重要手段，可早期检出肺和气道疾患、诊断气道病变部位、鉴别呼吸困难的原因、评估疾病严重程度和预后、判定药物或其他治疗方法的疗效、评估胸肺手术的耐受力、评估劳动强度及耐受力、对危重患者的监护等，是呼吸系统疾病必不可少的检测技术。肺功能检查作为一种无创性检查手段，易于在基层医疗卫生机构开展。全科医生应通过多种形式，提高医护人员及居民对COPD、哮喘和肺功能检查的知晓率；鼓励居民及时进行肺功能筛查、及时就医、规律复诊、长期规范用药，加强生活方式干预。

（三）肺康复治疗

肺康复是慢性呼吸系统疾病的标准治疗手段，是减轻由疾病引起的各种失能的有效方式。肺康复的对象主要针对慢性呼吸系统疾病（如慢性阻塞性肺疾病、哮喘、支气管扩张、间质性肺疾病等）和继发性呼吸障碍（如神经肌肉疾病、呼吸肌功能障碍等原因造成的呼吸障碍）患者。全面的肺康复包括患者评估（如肺功能评价、呼吸肌功能检查、影像学评价、6分钟步行试验、心肺运动试验、日常生活活动能力评价、生活质量评价、康复心理评定）、运动训练（呼吸训练、辅助呼吸法、胸廓的放松训练、体位排痰法、运动疗法）、宣传教育、营养支持和心理支持。

（四）危险因素防护

结合控烟行动，减少人群烟草暴露，加强戒烟教育；加强职业防护、农村炉灶改造，安装或改进室内通风设备，提倡清洁能源使用，减少室内外空气污染；提倡哮喘患者避免接触变应原和各种诱发因素。

# 第二节　慢性阻塞性肺疾病

## 一、定义

慢性阻塞性肺疾病（chronic obstructive pulmonary disease，COPD），简称慢阻肺，是一种常见的、可预防和治疗的慢性气道疾病，其特征是持续存在的气流受限和相应的呼吸系统症状；其病理学改变主要是气道和/或肺泡异常，通常与显著暴露于有害颗粒或气体相关，遗传易感性、异常的炎症反应以及肺异常发育等众多的宿主因素参与发病过程；严重的合并症可能影响疾病的表现和病死率。

肺功能检查对确定气流受限有重要意义，在吸入支气管扩张剂后，第1秒用力呼气容积占用力肺活量百分比（$FEV_1/FVC$）<70%表明存在持续气流受限。COPD与慢性支气管炎及肺气肿有密切关系。当慢性支气管炎、肺气肿患者肺功能检查显示持续气流受限时，除外其他引起气流受限的疾病，则能诊断为COPD；如患者只有慢性支气管炎和/或肺气肿，而无持续气流受限，则不能诊断为COPD。

## 二、临床表现

### （一）症状

COPD 的主要症状是慢性咳嗽、咳痰和呼吸困难。早期 COPD 患者可以没有明显的症状，随病情进展上述症状日益显著；咳嗽、咳痰症状通常在疾病早期出现，而后期则以呼吸困难为主要表现。

症状特征及演变：①慢性咳嗽是 COPD 常见的症状。咳嗽症状出现缓慢，迁延多年，以晨起和夜间阵咳为著。②咳痰，多为咳嗽伴随症状，痰液常为白色黏液浆液性，常于早晨起床时剧烈阵咳，咳出较多黏液浆样痰后症状缓解；急性加重时痰液可变为黏液脓性而不易咳出。③气短或呼吸困难，早期仅在劳力时出现，之后逐渐加重，以致日常活动甚至休息时也感到呼吸困难；活动后呼吸困难是 COPD 的"标志性症状"。④胸闷和喘息，部分患者有明显的胸闷和喘息，此非 COPD 特异性症状，常见于重症或急性加重患者。

### （二）体征

COPD 的早期体征可不明显，随着疾病进展，胸部体格检查可见以下体征：

1. 视诊　胸廓前后径增大、剑突下胸骨下角（腹上角）增宽；呼吸变浅、呼吸频率增快、呼气时相延长、辅助呼吸肌（如斜角肌和胸锁乳突肌）参加呼吸运动，重症患者可见胸腹呼吸矛盾运动，部分患者在呼吸困难加重时采用缩唇呼吸方式和/或前倾体位；合并低氧血症时，可见患者口唇黏膜、甲床及皮肤发绀。

2. 触诊　双侧语颤减弱，可有剑突下心脏抬举感。

3. 叩诊　肺部呈过清音，心浊音界缩小，肺下界和肝浊音界下移，均系肺过度充气所致。

4. 听诊　双肺呼吸音减低，呼气延长，可闻及干啰音或哮鸣音和/或湿啰音；心音遥远，剑突下心音较清晰响亮。

此外，合并肺心病时患者可见下肢水肿、腹水和肝大并压痛等体征；合并肺性脑病时偶可引出神经系统病理体征。

## 三、诊断和鉴别诊断

对有慢性咳嗽或咳痰、呼吸困难、反复下呼吸道感染史和/或有 COPD 危险因素暴露史的患者，临床上应该考虑 COPD 诊断的可能性。

### （一）诊断标准

COPD 的诊断主要依据危险因素暴露史、症状、体征及肺功能检查等临床资料，并排除可引起类似症状和持续气流受限的其他疾病，综合分析确定。肺功能检查表现为持续气流受限是确诊 COPD 的必备条件，吸入支气管扩张剂后 $FEV_1/FVC<70\%$ 即明确存在持续的气流受限。

### （二）鉴别诊断

COPD 应与哮喘、支气管扩张症、充血性心力衰竭、肺结核、闭塞性细支气管炎和弥漫性泛细支气管炎等疾病进行鉴别（表28-2-1）。

**表28-2-1 慢性阻塞性肺疾病与其他疾病的鉴别诊断要点**

| 疾病 | 鉴别诊断要点 |
| --- | --- |
| COPD | 中年发病，症状缓慢进展，长期吸烟史或其他烟雾接触史 |
| 哮喘 | 早年发病（通常在儿童期），每日症状变异大，夜间和清晨症状明显，常有过敏史、鼻炎和/或湿疹，有哮喘家族史，可伴有肥胖 |
| 充血性心力衰竭 | 胸部X线片示心脏扩大、肺水肿，肺功能检查提示有限制性通气障碍而非气流受限 |
| 支气管扩张症 | 反复咳大量脓痰或咯血，常伴有细菌感染，查体可闻及粗湿啰音，伴杵状指，胸部X线片或胸部CT示支气管扩张、管壁增厚 |
| 肺结核 | 所有年龄均可发病，胸部X线片示肺浸润性病灶或结节状、空洞样改变，微生物检查可确诊，流行地区高发 |
| 闭塞性细支气管炎 | 发病年龄较轻，无吸烟史，可有类风湿关节炎病史或急性烟雾暴露史，呼气相CT可见低密度区 |
| 弥漫性泛细支气管炎 | 主要发生在亚洲人群，几乎均有慢性鼻窦炎，胸部X线片和肺高分辨率CT示弥漫性小叶中央结节影和过度充气征 |

注：以上疾病大多具有其典型的临床特征，但并非所有的患者都有以上临床表现，应根据患者情况具体分析。COPD，慢性阻塞性肺疾病。

## 四、评估

### （一）病史采集

全科医生在对老年人COPD患者进行病史采集时，应详细、全面地问诊，包括症状、危险因素暴露史、既往史、家族史、合并症和并发症等；同时关注患者对疾病的认知情况、目前是否存在对疾病的担忧和焦虑，以及患者的健康需求和迫切需要解决的问题，也需要了解患者的家庭环境和社会背景。

1. 症状 多于中年以后发病，秋冬寒冷季节症状明显。主要症状有慢性咳嗽、咳痰、呼吸困难，重度患者或急性加重时可出现喘息和胸闷，晚期患者有体重下降、食欲减退等；起病隐匿，缓慢渐进性进展，常有反复呼吸道感染及急性加重史，随着病情进展，急性加重愈渐频繁。

2. 危险因素 个体因素包括遗传因素、年龄和性别、肺生长发育、哮喘和气道高反应性、低体重指数。环境因素包括烟草、燃料烟雾、空气污染、职业性粉尘、感染和慢性支气管炎、社会经济地位。

3. 既往史和家族史 既往史包括哮喘史、过敏史、结核病史、儿童时期呼吸道感染及呼吸道传染病史（如麻疹、百日咳等）。家族史：COPD有家族聚集倾向。

4. 合并症 心血管疾病是COPD常见和重要的合并症，主要包括缺血性心脏病、心力衰竭、心律失常、心房颤动、高血压和外周血管疾病。骨质疏松是COPD的主要合并症之一，与健康状况和预后差相关。焦虑和抑郁是COPD重要合并症，常发生于年轻女性、吸烟、FEV$_1$较低、咳嗽、圣乔治呼吸问卷评分较高及合并心血管疾病的患者。肺气肿和肺癌的相关性高于气流受限和肺癌的相关性，同时具有肺气肿和气流受限者肺癌风险最大，而高龄和大量吸烟史进一步增大风险。COPD患者常合并代谢综合征和糖尿病，而后者可能影响COPD预后。胃食管反流病是COPD急性加重的独立危险因素。COPD患者进行胸部CT检查常显示以往未发现的支气管扩张，多为轻度的柱状支气管扩张，囊状支气管扩张不常见。COPD患者合并阻塞型睡眠呼吸暂停的患病率为20%～55%，中重度COPD患者阻塞型睡眠呼吸暂停（OSA）患病率高达65.9%，当两者并存时称为重叠综合征。

5. 并发症

（1）右心功能不全：当COPD并发慢性肺心病失代偿时，可出现食欲不振、腹胀、下肢（或全身）水肿等体循环淤血相关症状。

（2）呼吸衰竭：多见于重症COPD或急性加重的患者，由于通气功能严重受损而出现显著的低氧血症和二氧化碳潴留（Ⅱ型呼吸衰竭），此时患者可有明显发绀和严重呼吸困难；当二氧化碳严重潴留，呼吸性酸中毒失代偿时，患者可出现行为怪异、谵妄、嗜睡甚至昏迷等肺性脑病的症状。

（3）自发性气胸：多表现为突然加重的呼吸困难、胸闷和/或胸痛，可伴有发绀等症状。

（二）体格检查

应对老年COPD患者进行全面而有重点的体格检查，包括生命体征（血压、脉搏、呼吸频率和体温等）、一般状况（营养、神志、体位、面容与表情）、皮肤及黏膜情况、有无颈静脉怒张、胸部查体、有无杵状指、双下肢水肿情况等。

胸部体格检查结果因COPD的严重程度而异：在疾病早期，体格检查可能正常，或仅显示呼气相延长或用力呼气时有哮鸣音；随着气道阻塞程度的恶化，体格检查可发现肺过度充气（如叩诊呈过清音）、呼吸音减弱、哮鸣音、肺底湿啰音和/或心音遥远。重症的特征包括胸廓前后径增大（桶状胸），胸部叩诊发现横膈下降且活动受限；终末期COPD患者可能会采取一些体位来缓解呼吸困难，如伸出双臂以两手掌或两肘部支撑体重的前倾位。这种姿势可能在检查过程中发现，或可由前臂伸侧表面的老茧或肿胀的滑囊提示。其他体格检查结果包括颈部和肩胛带的辅助呼吸肌参与呼吸、缩唇呼气、吸气时下部肋间隙反常回缩，发绀，重度高碳酸血症所致扑翼样震颤，以及右心衰竭所致肝脏增大和触痛、下肢水肿。由于胸膜腔内压增高，还可能观察到颈静脉怒张，尤其是呼气时。

患者可能存在由燃烧烟草中尼古丁和焦油引起的手指黄渍，这可提示持续大量吸烟。

杵状指不是COPD（即使伴低氧血症）的特征，杵状指可提示共存疾病，如肺癌、间质性肺疾病或支气管扩张症。

（三）辅助检查

1. 实验室检查　血常规检查：稳定期外周血嗜酸性粒细胞计数对COPD药物治疗方

案是否联合吸入性糖皮质激素（ICS）有一定的指导意义，部分患者由于长期低氧血症，其外周血血红蛋白、红细胞和血细胞比容可明显增高，部分患者可表现为贫血。脑钠肽（BNP）或N端脑钠肽前体（NT-proBNP）血浆浓度有助于评估疑似心力衰竭。

2. 肺功能检查　肺功能检查是COPD诊断的"金标准"，也是COPD的严重程度评价、疾病进展监测、预后及治疗反应评估中最常用的指标。吸入支气管扩张剂后$FEV_1$/FVC<70%是判断存在持续气流受限、诊断COPD的肺功能标准。在临床实践中，如果$FEV_1$/FVC在68%～70%，建议3个月后复查是否仍然符合$FEV_1$/FVC<70%的条件，减少临界值病例的过度诊断。

3. 胸部影像学检查

（1）胸部X线：COPD早期胸部X线片可无明显变化，随后可出现肺纹理增多和紊乱等非特征性改变。主要X线征象为肺过度充气，表现为肺野透亮度增高，双肺外周纹理纤细稀少，胸腔前后径增大，肋骨走向变平，横膈位置低平，心脏悬垂狭长，严重者常合并有肺大疱的影像学改变。COPD并发肺动脉高压和肺心病时，胸部X线片表现为：右下肺动脉干扩张，其横径≥15mm或右下肺动脉横径与气管横径比值≥1.07，或动态观察右下肺动脉干增宽>2mm；肺动脉段明显突出或其高度≥3mm；中心肺动脉扩张和外周分支纤细，形成残根征；圆锥部显著凸出（右前斜位45°）或其高度≥7mm；右心室增大。

（2）胸部CT：高分辨率CT对辨别小叶中心型和全小叶型肺气肿以及确定肺大疱的大小和数量有较高的敏感度和特异度，多用于鉴别诊断和非药物治疗前评估。对预测肺大疱切除或外科减容手术等的效果有一定价值。

4. 脉搏氧饱和度（$SpO_2$）监测和动脉血气分析　当患者临床症状提示有呼吸衰竭或右心衰竭时应监测$SpO_2$。如果$SpO_2$<92%，应该进行动脉血气分析检查。呼吸衰竭的动脉血气分析诊断标准：静息状态下海平面呼吸空气时$PaO_2$<60mmHg，伴或不伴有$PaCO_2$>50mmHg。

5. 心电图和超声心动图

（1）COPD合并慢性肺动脉高压或慢性肺心病心电图表现：额面平均电轴≥+90°；$V_1$导联R/S≥1；重度顺钟向转位（$V_5$导联R/S≤1）；RV1+SV5≥1.05mV；aVR导联R/S或R/Q≥1；$V_1$～$V_3$导联呈QS、Qr或qr；肺型P波。

（2）COPD合并慢性肺心病超声心动图可出现以下改变：右心室流出道内径≥30mm；右心室内径≥20mm；右心室前壁厚度≥5mm或前壁搏动幅度增强；左右心室内径比>1.4；肺动脉瓣曲线出现肺动脉高压征象者（a波低或<2mm，或有收缩中期关闭征等）。

（四）综合评估

1. COPD分期　COPD分为稳定期和急性加重期。

2. 肺功能评估　可使用GOLD分级，按照气流受限严重程度（$FEV_1$占预计值百分比为分级标准）进行肺功能评估。COPD患者根据气流受限程度分为1～4级（表28-2-2）。

表28-2-2 慢性阻塞性肺疾病气流受限严重程度的肺功能分级

| 肺功能分级 | 气流受限程度 | 肺功能（基于使用支气管扩张剂后 $FEV_1$ 占预计值百分比） |
| --- | --- | --- |
| GOLD 1级 | 轻度 | $FEV_1$占预计值百分比≥80% |
| GOLD 2级 | 中度 | 50%≤$FEV_1$占预计值百分比<80% |
| GOLD 3级 | 重度 | 30%≤$FEV_1$占预计值百分比<50% |
| GOLD 4级 | 极重度 | $FEV_1$占预计值百分比<30% |

注：基本条件为使用支气管扩张剂后第1秒用力呼气容积占用力肺活量百分比（$FEV_1/FVC$）<70%。$FEV_1$，第1秒用力呼气容积。

3. 症状评估 可采用改良版英国医学研究委员会（mMRC）呼吸困难问卷（表28-2-3）对呼吸困难严重程度进行评估，或采用慢性阻塞性肺疾病自我评估测试（COPD assessment test，CAT）进行综合症状评估（表28-2-4）。mMRC呼吸困难问卷仅反映呼吸困难评分，0～1分为症状少，2分以上为症状多。CAT评分为综合症状评分，分值范围0～40分（0～10分为轻微影响；11～20分为中等影响；21～30分为严重影响；31～40分为非常严重影响），10分以上为症状多。

表28-2-3 改良版英国医学研究委员会（mMRC）呼吸困难问卷

| 呼吸困难评价等级 | 呼吸困难严重程度 |
| --- | --- |
| mMRC 0级 | 只在剧烈活动时感到呼吸困难 |
| mMRC 1级 | 在快走或上缓坡时感到呼吸困难 |
| mMRC 2级 | 由于呼吸困难，比同龄人走得慢，或者以自己的速度在平地上行走时需要停下来呼吸 |
| mMRC 3级 | 在平地上步行100m或数分钟需要停下来呼吸 |
| mMRC 4级 | 因为明显呼吸困难而不能离开房屋或者换衣服时也感到气短 |

表28-2-4 慢性阻塞性肺疾病自我评估测试（CAT）

| 症状 | 评分/分 | 症状 |
| --- | --- | --- |
| 我从不咳嗽 | 0 1 2 3 4 5 | 我一直咳嗽 |
| 我一点痰也没有 | 0 1 2 3 4 5 | 我有很多很多痰 |
| 我一点也没有胸闷的感觉 | 0 1 2 3 4 5 | 我有很重的胸闷的感觉 |
| 当我爬坡或爬一层楼时，我并不感到喘不过气来 | 0 1 2 3 4 5 | 当我爬坡度或爬一层楼时，我感觉非常喘不过气来 |
| 我在家里的任何劳动都不受慢性阻塞性肺疾病的影响 | 0 1 2 3 4 5 | 我在家里的任何活动都受慢性阻塞性肺疾病的影响 |
| 每当我外出时就外出 | 0 1 2 3 4 5 | 因为我有慢性阻塞性肺疾病，所以我从来没有外出过 |

| 症状 | 评分 / 分 | 症状 |
|---|---|---|
| 我睡眠非常好 | 0 1 2 3 4 5 | 因为我有慢性阻塞性肺疾病，我的睡眠非常不好 |
| 我精力旺盛 | 0 1 2 3 4 5 | 我一点精力都没有 |

注：数字0～5表示严重程度，请标记最能反映你当前情况的选项，在数字上打√，每个问题只能标记1个选项。

4. 急性加重风险评估　COPD急性加重可分为轻度（仅需要短效支气管扩张剂治疗）、中度（使用短效支气管扩张剂并加用抗生素，加用或不加用口服糖皮质激素）和重度（需要住院或急诊、重症监护病房治疗）。急性加重风险评估是依据前一年的急性加重次数，若上一年发生2次及以上中重度急性加重，或者1次及以上因急性加重住院，评估为急性加重的高风险人群。

未来急性加重风险的预测因素主要为既往急性加重史，其他可参考症状、肺功能、嗜酸性粒细胞计数等。

5. 稳定期综合评估与分组　依据上述肺功能分级和对症状及急性加重风险的评估，即可对稳定期COPD患者的病情严重程度进行综合评估（图28-2-1），并依据该评估结果选择稳定期的治疗方案。根据症状水平和过去1年的中重度急性加重史，将患者分为A、B、C、D 4个组。

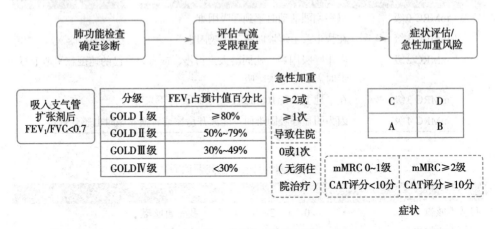

图28-2-1　慢性阻塞性肺疾病综合评估示意图

当患者的肺功能损害与症状之间存在明显的不一致时，应进一步评价患者的合并症、肺功能、肺部影像学、血氧和运动耐力等指标。对呼吸困难重、肺功能损害不严重的COPD患者，需排查心血管疾病、胃食管反流、肺血管疾病、焦虑/抑郁等其他导致呼吸困难的常见疾病；对存在严重气流受限、临床症状却轻微的COPD患者，需注意因运动减少等因素导致的呼吸困难症状被低估，可行6分钟步行试验等运动耐力测试，以反映患者的症状严重程度，进一步判断其与初始评估是否一致，是否需要加强治疗。

6. 急性加重的诱因、诊断与评估

（1）COPD急性加重的诱因：COPD急性加重可由多种因素引起，常见的是上呼吸道和气管、支气管感染。吸烟、空气污染、吸入变应原、气温变化等理化因素以及稳定期治疗不规范或中断均可导致急性加重。误吸是部分患者反复急性加重的原因，应注意甄别。气道黏液高分泌和痰液清除障碍增加急性加重风险。

（2）COPD急性加重的诊断：主要依靠患者急性起病的临床过程，即呼吸系统症状突然恶化超出日常变异。主要症状为呼吸困难加重，常伴有喘息、胸闷、咳嗽加剧、痰量增加、痰液颜色和/或黏度改变以及发热等，也可出现心悸、全身不适、失眠、嗜睡、疲乏、抑郁和意识不清等症状。

（3）COPD急性加重的评估：COPD急性加重可导致并发症和合并症加重，包括急性肺心病和肺性脑病等，应全面评估。肺炎、急性冠脉综合征、充血性心力衰竭、心律失常、气胸、胸腔积液和肺血栓栓塞症等疾病的症状和COPD急性加重类似，需加以鉴别。

## 五、治疗

### （一）稳定期治疗

1. 药物治疗

（1）支气管扩张剂：支气管扩张剂是COPD的基础一线治疗药物。主要的支气管扩张剂有 $\beta_2$ 受体激动剂、抗胆碱能药物及甲基黄嘌呤类药物。联合应用不同作用机制及作用时间的药物可以增强支气管扩张作用，更好改善患者的肺功能与健康状况。

1）$\beta_2$ 受体激动剂：短效 $\beta_2$ 受体激动剂（SABA）主要有特布他林、沙丁胺醇及左旋沙丁胺醇等，常见剂型为加压定量吸入剂，主要用于按需缓解症状。长效 $\beta_2$ 受体激动剂（LABA）作用时间持续12小时以上，较SABA更好地持续扩张小气道，改善肺功能和呼吸困难症状，可作为有明显气流受限患者的长期维持治疗药物。早期应用于临床的药物包括沙美特罗和福莫特罗，其中福莫特罗属于速效和长效 $\beta_2$ 受体激动剂。近年来新型LABA起效更快、作用时间更长，包括茚达特罗和维兰特罗等。相对常见的不良反应有窦性心动过速、肌肉震颤（通常表现为手颤）、头晕和头疼；不常见的不良反应有口咽部刺激；罕见的不良反应有心律失常、异常支气管痉挛以及心力衰竭人群的氧耗增加，与噻嗪类利尿剂联用可能出现低钾血症。

2）抗胆碱能药物：抗胆碱能药物通过阻断 $M_1$ 和 $M_3$ 胆碱受体，扩张气道平滑肌，改善气流受限和COPD的症状，可分为短效和长效两种类型。短效抗胆碱能药物（SAMA）主要有异丙托溴铵。长效抗胆碱能药物（LAMA）能够持久的结合 $M_3$ 受体，快速与 $M_2$ 受体分离，从而延长支气管扩张作用时间超过12小时，新型LAMA作用时间超过24小时，常用LAMA包括噻托溴铵、格隆溴铵和乌美溴铵等。

3）茶碱类药物：缓释型或控释型茶碱口服（1～2次/d）可以达到稳定的血浆药物浓度，对治疗稳定期COPD有一定效果。常见不良反应有恶心、呕吐、腹痛、头痛、胸痛、失眠、兴奋、心动过速、呼吸急促。过量使用可出现心律失常，严重者可引起呼吸、心搏骤停。由于茶碱的有效治疗窗小，必要时需要监测茶碱的血药浓度，当血液中茶碱浓度>5mg/L即有治疗作用；>15mg/L时不良反应明显增加。茶碱与多种药物联用时要警惕药物相互作用。

（2）吸入性糖皮质激素（ICS）：不推荐对稳定期COPD患者使用单一ICS治疗。在使用1种或2种长效支气管扩张剂的基础上可以考虑联合ICS治疗。对于稳定期患者在使用支气管扩张剂基础上是否加用ICS，要根据症状和临床特征、急性加重风险、外周血嗜酸性粒细胞数值和合并症及并发症等综合考虑（表28-2-5）。

**表28-2-5 稳定期COPD患者吸入性糖皮质激素使用建议**

| 项目 | 建议 |
| --- | --- |
| 推荐使用（存在下列因素之一） | 1. 有COPD急性加重住院史和/或≥2次/年中度急性加重<br>2. 外周血嗜酸性粒细胞计数≥300个/μl<br>3. 合并哮喘或具备哮喘特征 |
| 考虑使用（存在下列因素之一） | 1. 有每年1次中度急性加重<br>2. 外周血嗜酸性粒细胞计数为100～300个/μl |
| 不推荐使用（存在下列因素之一） | 1. 反复发生肺炎<br>2. 外周血嗜酸性粒细胞计数<100个/μl<br>3. 合并分枝杆菌感染 |

注：在1种或2种长效支气管扩张剂使用的基础上考虑联合吸入性糖皮质激素治疗。

（3）联合治疗

1）不同作用机制的支气管扩张剂联合治疗优于单一支气管扩张剂治疗。SABA联合SAMA对肺功能和症状的改善优于单药治疗。LABA和LAMA联合治疗也可更好地改善肺功能和症状、降低疾病进展风险等。目前国内有福莫特罗/格隆溴铵、维兰特罗/乌美溴铵、茚达特罗/格隆溴铵等多种联合制剂。

2）在肺功能、临床症状和健康状态改善以及降低急性加重风险方面，ICS和LABA联合应用较单用ICS或单用LABA获益更佳。目前国内有布地奈德/福莫特罗、氟替卡松/沙美特罗、倍氯米松/福莫特罗、糠酸氟替卡松/维兰特罗等多种联合制剂。

3）在ICS+LABA治疗后仍然有症状的患者中，增加LAMA的三联治疗能显著改善肺功能及健康状态，减轻症状，并能减少急性加重；且与单独使用LAMA或LABA+LAMA联合治疗比较，使用三联治疗的患者能获得更好的疗效。目前国内有布地奈德/富马酸福莫特罗/格隆溴铵和糠酸氟替卡松/维兰特罗/乌美溴铵两种三联制剂。

（4）稳定期COPD患者初始治疗方案

A组：1种支气管扩张剂（短效或长效），条件允许可推荐使用LAMA。

B组：1种长效支气管扩张剂；若患者CAT>20分，可考虑使用LAMA+LABA联合治疗。

C组：LAMA或ICS+LABA。

D组：根据患者的情况选择LAMA或LAMA+LABA或ICS+LABA或ICS+LAMA+LABA。

若CAT>20分，推荐首选双支气管扩张剂联合治疗；对于血嗜酸性粒细胞计数≥300个/μl或合并哮喘的患者首先推荐含ICS的联合治疗；对于CAT>20分同时血嗜酸性粒细胞计数≥300个/μl的D组患者考虑起始使用三联治疗。

（5）其他药物：①祛痰药及抗氧化剂，临床常用祛痰抗氧化药物主要有N-乙酰半胱氨酸、羧甲司坦、厄多司坦、福多司坦和氨溴索等；②免疫调节剂，在有反复呼吸道感染的COPD患者中建议使用；③中医治疗，某些中药具有祛痰、支气管扩张和免疫调节等作用，对COPD患者也应辨证论治进行中医治疗；④磷酸二酯酶4抑制剂，其主要作用是通过抑制细胞内环腺苷酸降解来减轻炎症，目前应用临床的选择性磷酸二酯酶4抑制剂罗氟司特在亚洲人群中耐受性良好；⑤α1抗胰蛋白酶强化治疗，临床上需要个体化选择应用。

2. 非药物治疗

（1）患者教育与危险因素管理

1）患者教育：戒烟宣教；COPD的病理生理与临床基础知识；长期规律使用药物的重要性；吸入药物和吸入装置的正确使用；缓解呼吸困难的技巧；了解需到医院就诊的时机；呼吸康复相关知识；急性加重的处理方式；终末期COPD的伦理问题。

2）危险因素管理：戒烟是所有吸烟COPD患者的关键干预措施，应该强烈鼓励和支持所有吸烟者戒烟；针对职业暴露，建议患者在条件许可时避免持续暴露于潜在的刺激物中；有效的通风、无污染炉灶和类似的干预措施有助于减少燃料烟雾暴露。

（2）呼吸康复治疗：规律的运动训练是呼吸康复的核心内容。每个COPD患者的运动训练计划应根据全面评估结果、康复目标、康复场所以及可提供的仪器设备来决定。运动训练处方包括运动方式、频率、持续时间、运动强度和注意事项。运动方式分为有氧训练、抗阻训练、平衡柔韧性训练、呼吸训练等。呼吸训练主要包括缩唇呼吸、腹式呼吸及呼吸肌耐力训练。

（3）氧疗

接受长期氧疗（LTOT）的稳定期COPD患者应有如下之一特征：①$PaO_2$≤7.3kPa（55mmHg），或$SaO_2$≤88%，伴或不伴有3周发生2次高碳酸血症的情况。②$PaO_2$为7.3～8.0kPa（55～60mmHg），患者出现肺动脉高压，外周水肿（有充血性心力衰竭迹象），或红细胞增多症（血细胞比容>55%）。LTOT一般经鼻导管吸入，流量1.0～2.0L/min，>15h/d。开始LTOT后，在60～90日期间内，应对患者的疗效进行重新评估，以判断氧疗是否有效以及是否需要继续治疗。长期氧疗的目的是使患者在海平面水平，静息状态下，达到$PaO_2$≥60mmHg和/或使$SaO_2$达到90%，以维持重要器官的功能，保证周围组织的氧气供应。

（4）家庭无创通气：对于存在严重二氧化碳潴留（$PaCO_2$≥52mmHg，pH>7.30）的重度或极重度COPD患者，家庭无创正压通气可以改善症状、降低住院需求和病死率；尤其适合于合并阻塞型睡眠呼吸暂停的患者。

（5）疫苗接种：在COPD中，尤其是年龄>65岁的患者，推荐每年接种流感疫苗，每5年接种肺炎球菌疫苗。对于从未接种百白破疫苗的COPD患者，建议补接种。

（6）内科介入治疗：COPD的内科介入治疗是基于外科肺减容术的原理和患者获益分析，为减少外科肺减容术相关并发症及病死率，而开展经支气管镜肺减容术，其目标为减少肺容积，改善肺、胸壁和呼吸肌力学特征。目前在国际上应用最广且我国批准临床应用的是支气管内活瓣植入肺减容术。

（7）外科干预：①外科肺减容术，是通过手术切除部分气肿的肺组织来治疗COPD的手段；②肺移植，COPD患者经过积极充分的内科治疗无法阻止疾病进展，不适合肺减容术或肺减容术后疾病进展时，可考虑行肺移植手术。

（8）姑息治疗及终末期管理：疾病终末期状态是指预计生存期少于6个月的患者。姑息治疗和终末期管理是COPD终末期治疗的基本要素。

### （二）急性加重期治疗

1. 药物治疗

（1）支气管扩张剂：是COPD急性加重的一线基础治疗，优先选择单用SABA或联合SAMA吸入治疗。住院患者首选雾化吸入给药，而门诊或家庭治疗可采用经储物罐吸入定量气雾剂的方法或家庭雾化治疗。茶碱类药物不推荐作为一线的支气管扩张剂，但在$\beta_2$受体激动剂、抗胆碱能药物治疗12～24小时后，病情改善不佳时可考虑联合应用，但需要监测和避免不良反应。

（2）抗感染治疗

1）抗菌治疗指征：①同时具备呼吸困难加重、痰量增加和脓性痰3个主要症状；②具备脓性痰和另1个主要症状；③需要有创或无创机械通气治疗。脓性痰是判断下呼吸道细菌负荷升高最敏感的指标。此外，是否需要住院治疗、既往急性加重和住院史以及发生并发症的风险也是评估抗菌治疗必要性的重要依据。

2）病原学检测：适于门诊治疗的轻症患者不建议常规进行痰培养。对于反复急性加重、初始抗菌治疗疗效欠佳、伴有脓性痰的重度急性加重以及有铜绿假单胞菌（PA）感染危险因素的患者，应进行痰涂片镜检和培养。在流行性感冒（简称"流感"）流行季节，对于伴有发热或住院的COPD急性加重患者，应尽早进行流感病毒核酸检测。

3）抗菌药物选择：COPD急性加重的常见致病菌包括流感嗜血杆菌、卡他莫拉菌、肺炎链球菌、PA和肠杆菌科细菌；初始经验性抗菌治疗应对患者进行分组和覆盖常见的致病源，存在PA危险因素和预后不良危险因素的患者推荐使用更广谱的抗菌药物方案（表28-2-6）。

4）抗菌药物治疗后评估及抗菌疗程：抗菌药物治疗2～3日后需要评估疗效。若呼吸困难改善和脓性痰减少则提示治疗反应好，推荐抗菌疗程为5～7日；若初始治疗反应不佳，需重新评估并进行抗感染药物调整。

**表 28-2-6　慢性阻塞性肺疾病急性加重期的初始经验性抗菌治疗**

| 病情适于门诊治疗 | | | 病情适于住院治疗 | |
| --- | --- | --- | --- | --- |
| 无预后不良危险因素 | 有预后不良危险因素 | | 无 PA 感染风险 | 有 PA 感染风险 |
| | 无 PA 感染风险 | 有 PA 感染风险 | | |
| 无抗 PA 活性的口服 β-内酰胺类（如阿莫西林/克拉维酸）<br>口服四环素类（如多西环素）<br>口服大环内酯类（如克拉霉素、阿奇霉素）<br>口服二代（如头孢呋辛、头孢克洛）或三代头孢菌素（如头孢地尼、头孢泊肟 | 无抗 PA 活性的口服 β-内酰胺类（如阿莫西林/克拉维酸）<br>口服喹诺酮类（如莫西沙星、左氧氟沙星、奈诺沙星） | 口服喹诺酮类（如环丙沙星、左氧氟沙星） | 无抗 PA 活性的 β-内酰胺类（如阿莫西林/克拉维酸、氨苄西林/舒巴坦、头孢曲松、头孢噻肟、头孢洛林）<br>喹诺酮类（如左氧氟沙星、莫西沙星） | β-内酰胺类（如头孢他啶、头孢吡肟、哌拉西林/他唑巴坦、头孢哌酮/舒巴坦）<br>喹诺酮类（如环丙沙星、左氧氟沙星） |

注：预后不良危险因素包括年龄>65 岁、有合并症（特别是心脏病）、重度 COPD、急性加重≥2 次/年或 3 个月内接受过抗菌治疗；PA，铜绿假单胞菌。

2. 糖皮质激素治疗　在中重度 COPD 急性加重患者中，推荐剂量为甲泼尼龙 40mg/d，治疗 5 日，静脉应用与口服疗效相当。推荐在非危重患者中应用雾化 ICS，建议在应用短效支气管扩张剂雾化治疗的基础上联合雾化 ICS 治疗。

3. 其他治疗　COPD 急性加重病情反复与痰液分泌增多有关，可通过全身或雾化吸入药物、吸痰、物理排痰等方式辅助气道痰液清除。COPD 急性加重与急性心血管事件和肺栓塞等风险增高相关，识别并治疗各种并发症可改善预后。必要时可进行呼吸支持治疗。

## 六、全程管理

### （一）分级管理及转诊建议

1. 分级管理　一旦确诊 COPD，即纳入 COPD 患者分级管理。基层医疗卫生机构主要进行 COPD 预防、高危及疑似患者的识别和筛查、患者教育、康复治疗和长期随访等。二级及以上医院主要进行 COPD 确诊、患者综合评估、稳定期规范管理和治疗方案制定、急性加重期诊治、疑难危重症诊治等。终末期患者可以在社区医院、医养结合的家庭病床治疗。

2. 双向转诊建议　基层患者向综合医院转诊建议：

（1）紧急转诊：当 COPD 患者出现中重度急性加重，经过紧急处理后症状无明显缓解，需要住院或行机械通气治疗，应考虑紧急转诊。

（2）普通转诊：①因确诊或随访需求或条件所限，需要做肺功能等检查；②经过规范化治疗，症状控制不理想，仍有频繁急性加重；③为评价COPD合并症或并发症，需要做进一步检查或治疗。

二级及以上医院在明确诊断、病情稳定、确定治疗和管理方案后，应将患者转诊至基层医疗卫生机构进行长期管理。

### （二）随访与评估内容

所有COPD患者，都应建立"评估—回顾—调整"长期随访的管理流程。给予初始治疗后，应注意观察患者对治疗的反应，重点评估呼吸困难和急性加重发生情况是否改善，然后根据情况调整治疗方案。在调整药物治疗前，需要评估患者的吸入技术、用药依从性和其他非药物治疗方法，识别任何可能影响治疗效果的因素并加以调整，考虑或升级，或降级，或更换吸入装置及药物，然后重复以上"评估—回顾—调整"管理流程。

在随访时还应评估COPD患者的吸烟状况、肺功能、吸入剂使用方法，以及患者对疾病的认知情况和自我管理的能力。

### （三）三级预防

一级预防：戒烟，减少危险因素的接触，预防接种。

二级预防：早发现、早诊断、早治疗。

三级预防：定期检查，规范治疗，防止伤残，促进功能恢复。

# 第三节　支气管哮喘

## 一、概述

### （一）定义

支气管哮喘（简称哮喘）是由多种细胞以及细胞组分参与的慢性气道炎症性疾病，临床表现为反复发作的喘息、气急，伴或不伴胸闷或咳嗽等症状，同时伴有气道高反应性和可变的气流受限，随着病程延长可导致气道结构改变，即气道重塑。哮喘是一种异质性疾病，具有不同的临床表型。

2012—2015年，在中国10个省市进行的中国肺健康研究结果显示，60～69岁人群哮喘的患病率为6.0%，≥70岁的人群患病率为7.4%。在这两个人群中，男性患病率均略高于女性，且随着年龄增加，哮喘的患病率升高。这项研究还显示，在老年人群中，超过一半的哮喘患者存在一定程度的气流受限。我国的多项研究表示，哮喘在我国的总体控制率不高，即便是在呼吸专科就诊的哮喘患者，能够达到控制目标的也不足半数，而在偏远地区和基层医疗卫生机构，情况更不乐观。老年人群存在着基础疾病较多、对哮喘等慢性呼吸疾病认知度不高的问题，需要得到更多关注。

全科医生在接诊有哮喘病史或可疑哮喘的老年患者时，应当能够做到明确诊断、适度筛查、正确评估、规范管理、及时转诊；了解患者对于疾病的认知，帮助老年人理解哮喘这一疾病规范治疗的重要性。同时，作为健康教育的专家，全科医生可以对社区老年人群和哮喘患者及家属提供丰富的健康教育，促进疾病的预防和康复。

### （二）诊断标准

1. 诊断标准　哮喘的诊断需要符合以下典型的哮喘症状和体征，同时具备气流受限的客观检查中的任一条，并除外其他疾病所引起的喘息、气促、胸闷及咳嗽。

典型哮喘的临床症状和体征：①反复发作性喘息、气促，伴或不伴胸闷或咳嗽，夜间及晨间多发，常与接触变应原、冷空气、物理、化学性刺激、上呼吸道感染、运动等有关；②发作时及部分未控制的慢性持续性哮喘，双肺可闻及散在或弥漫性哮鸣音，呼气相延长；③上述症状和体征可经治疗缓解或自行缓解。

可变气流受限的客观检查包括：①支气管扩张试验阳性（吸入支气管扩张剂后，$FEV_1$增加>12%，且$FEV_1$绝对值增加>200ml）；或抗炎治疗4周后与基线值比较$FEV_1$增加>12%，且$FEV_1$绝对值增加>200ml（除外呼吸道感染）。②支气管激发试验阳性，一般应用吸入激发剂为醋甲胆碱或组胺，通常以吸入激发剂后$FEV_1$下降≥20%，判断结果为阳性，提示存在气道高反应性。③呼气流量峰值（PEF）平均每日昼夜变异率（至少连续7日每日PEF昼夜变异率之和/总天数）>10%，或PEF周变异率 {（2周内最高PEF值－最低PEF值）/ [（2周内最高PEF值+最低PEF）×1/2 ]×100% } >20%。

2. 不典型哮喘的诊断　除了典型的哮喘，临床上也有些患者还存在着无喘息症状、也无哮鸣音的不典型哮喘，患者仅表现为反复咳嗽、胸闷或其他呼吸道症状。

（1）咳嗽变异性哮喘（CVA）：咳嗽作为唯一或主要症状，无喘息、气促等典型哮喘的症状和体征，同时具备可变气流受限客观检查中的任何一条，除外其他疾病所引起的咳嗽，按哮喘治疗有效。

（2）胸闷变异性哮喘（CTVA）：胸闷作为唯一或主要症状，无喘息、气促等典型哮喘的症状和体征，同时具备可变气流受限客观检查中的任一条，除外其他疾病所引起的胸闷。

（3）隐匿性哮喘：指无反复发作喘息、气促、胸闷或咳嗽的表现，但长期存在气道反应性增高者。随访发现有14%～58%的无症状气道反应性增高者可发展为有症状的哮喘。

### （三）分期和分级

1. 分期　根据临床表现，哮喘可分为急性发作期、慢性持续期和临床控制期。哮喘急性发作期是指喘息、气促、咳嗽、胸闷等症状突然发生，或原有症状加重，并以呼气流量降低为其特征，常因接触变应原、刺激物或呼吸道感染诱发。慢性持续期是指每周均不同频度和/或不同程度地出现喘息、气促、胸闷、咳嗽等症状。临床控制期是指患者无喘息、气促、胸闷、咳嗽等症状4周以上，1年内无急性发作，肺功能正常。

2. 严重程度分级

（1）哮喘非急性发作期严重程度分级

1）初始治疗时对哮喘严重程度的判断，对患者选择药物治疗方案十分重要。可根据白天、夜间哮喘症状出现的频率和肺功能检查结果，将非急性发作期哮喘病情严重程度分为间歇状态、轻度持续、中度持续和重度持续4级（表28-3-1）。

2）根据达到哮喘控制所采用的治疗级别来进行分级，在临床实践中更实用。轻度哮喘：经过第1级、第2级治疗能达到完全控制者；中度哮喘：经过第3级治疗能达到完全控制者；重度哮喘：需要第4级或第5级治疗才能达到完全控制，或者即使经过第4级或第5级治疗仍不能达到控制者。

（2）哮喘急性发作期严重程度分级（表28-3-2）：哮喘急性发作程度轻重不一，可在数小时或数天内出现，偶尔可在数分钟内即危及生命，故应对病情作出正确评估，以便给予及时有效的紧急治疗。

表28-3-1　哮喘非急性发作期病情严重程度分级

| 分级 | 临床特点 | | |
| --- | --- | --- | --- |
| | 出现频率 | 夜间症状 | 肺功能变化 |
| 间歇状态（第1级） | 短暂出现 | 夜间哮喘症状≤每月2次 | $FEV_1$占预计值百分比≥80%或PEF≥80%个人最佳值，PEF变异率<20% |
| 轻度持续（第2级） | 症状≥每周1次，但<每日1次可能影响活动和睡眠 | 夜间哮喘症状>每月2次，但<每周1次 | $FEV_1$占预计值百分比≥80%或PEF≥80%个人最佳值，PEF变异率为20%～30% |
| 中度持续（第3级） | 每日有症状影响活动和睡眠 | 夜间哮喘症状≥每周1次 | $FEV_1$占预计值百分比为60%～79%或PEF为60%～79%个人最佳值，PEF变异率>30% |
| 重度持续（第4级） | 每日有症状频繁出现体力活动受限 | 经常出现夜间哮喘症状 | $FEV_1$占预计值百分比<60%或PEF<60%个人最佳值，PEF变异率>30% |

注：$FEV_1$，第1秒用力呼气容积；PEF，呼气流量峰值。

表28-3-2　哮喘急性发作期病情严重程度分级

| 临床特点 | 轻度 | 中度 | 重度 | 危重 |
| --- | --- | --- | --- | --- |
| 气短 | 步行、上楼时 | 稍事活动 | 休息时 | 休息时 |
| 体位 | 可平卧 | 喜坐位 | 端坐呼吸 | 明显 |
| 讲话方式 | 连续成句 | 单句 | 单词 | 端坐呼吸或平卧 |
| 精神状态 | 可有焦虑，尚安静 | 时有焦虑或烦躁 | 常有焦虑、烦躁 | 不能讲话 |
| 出汗 | 无 | 有 | 大汗淋漓 | 嗜睡或意识模糊 |
| 呼吸频率 | 轻度增加 | 增加 | 常>30次/min | 大汗淋漓 |
| 辅助呼吸肌活动及三凹征 | 常无 | 可有 | 常有 | 常>30次/min |

| 临床特点 | 轻度 | 中度 | 重度 | 危重 |
|---|---|---|---|---|
| 哮鸣音 | 散在，呼吸末期 | 响亮、弥散 | 响亮、弥散 | 胸腹矛盾呼吸 |
| 脉率/（次/min） | <100 | 100～120 | >120 | 减弱，甚至无 |
| 奇脉 | 无，<10mmHg | 可有，10～25mmHg | 常有，10～25mmHg | 脉率变慢或不规则 |
| 最初支气管扩张剂治疗后PEF占预计值百分比或个人最佳值百分比 | >80% | 60%～80% | <60%或100L/min或作用时间<2h | 无，提示呼吸肌疲劳；或无法完成检测 |
| $PaO_2$（吸空气）/mmHg | 正常 | ≥60 | <60 | <60 |
| $PaCO_2$/mmHg | <45 | ≤45 | >45 | >45 |
| $SaO_2$（吸空气）/% | >95 | 91～95 | ≤90 | ≤90 |
| pH | 正常 | 正常 | 正常或降低 | 降低 |

注：只要符合某一严重程度的指标≥四项，即可提示为该级别的急性发作；1mmHg=0.133kPa。PEF，呼气流量峰值；$PaO_2$，动脉血氧分压；$PaCO_2$，动脉血二氧化碳分压；$SaO_2$，动脉血氧饱和度。

## 二、全科接诊要点及鉴别诊断

### （一）老年人哮喘的全科接诊要点

1. 问诊　对于有可疑哮喘的老年患者的问诊首先围绕患者症状。哮喘的典型症状包括反复发作性喘息、气促，伴或不伴胸闷或咳嗽，在发作时间上需要关注是否为夜间及晨间多发，老年人常合并COPD、冠心病等会引起喘息、气促症状的疾病。冠心病或左心衰竭引起的夜间阵发性呼吸困难也要和哮喘进行鉴别。因此详尽的问诊和查体对于老年人的诊断尤为重要。

哮喘患者常常合并过敏性疾病，在问诊时也应当详细询问有无以下变应原或相关触发因素（表28-3-3）。对于变应原的检测和明显的触发因素也会有助于哮喘的诊断。

表28-3-3　常见变应原或触发因素

| 类别 | 变应原或相关触发因素 |
|---|---|
| 急性上呼吸道感染 | 病毒、细菌、支原体等 |
| 室内变应原 | 尘螨、家养宠物、霉菌、蟑螂等 |
| 室外变应原 | 花粉、草粉等 |
| 职业性变应原 | 油漆、饲料、活性染料等 |
| 食物 | 鱼、虾、蛋类、牛奶等 |
| 药物 | 阿司匹林、抗生素等 |
| 非变应原因素 | 寒冷、运动、精神紧张、焦虑、过劳、烟雾（厨房油烟、污染空气等），刺激性食物 |

老年哮喘患者一般病史较长，存在多病共患的情况，需要在问诊时关注患者的病史，既往有无发作，对于发作的是否患有其他会引起喘息症状的疾病，并且结合胸部X线、胸部CT以及肺功能、超声心动图等检查进行鉴别。

2. 体格检查　哮喘的体征与哮喘发作有密切的关系。在非急性发作期可无任何阳性体征。在哮喘急性发作期，不同严重程度的患者可出现不同体征。对于老年患者，要进行细致的查体，查体时不仅要通过哮喘的体征来辨别患者的危重程度，也要注意对于合并症的体征的鉴别。

（1）一般体征：无论是可疑哮喘还是复诊的老年哮喘患者，都需要为患者测量生命体征，详细观察患者的一般状况。患者的体位、讲话方式、精神状态、出汗情况都是观察的要点。哮喘患者发作时，一般可见精神紧张、呼吸加快、端坐呼吸，严重时可出现口唇和指/趾发绀。另外，患者语言的连续程度、是否出汗也能够帮助判读者病情的严重程度。

（2）重点查体：哮喘患者可以表现出胸腔的前后径扩大、肋间隙增宽。可出现"三凹征"，吸气时由于肋间肌和胸锁乳突肌的收缩，胸骨上窝、锁骨上窝、肋间隙出现明显凹陷；叩诊呈过清音，肺、肝浊音界下降，心浊音界缩小。病程较长的哮喘患者可有桶状胸。在胸部听诊时，可听到呼气时间延长而吸气时间缩短，伴有双肺如笛声的高调音，称为哮鸣音，这是小气道梗阻的听诊特点。当出现单侧哮鸣音突然消失时，应警惕自发性气胸的可能。有些患者呼吸困难很严重，但查体时反而未闻及喘鸣音，此时应格外警惕，在哮喘严重发作时，由于支气管发生极度痉挛、出现呼吸肌疲劳，喘鸣音反而消失，称为寂静肺，是病情危重的表现之一。

对于哮喘患者，也应检查有无奇脉。测量哮喘患者吸气期间收缩压下降的幅度，一般不超过10mmHg。如出现吸气期收缩压下降幅度增大，则呼吸肌对胸腔压波动影响的程度增加，提示为中重度哮喘，尤其是出现严重奇脉（哮喘患者吸气期间收缩压下降幅度≥25mmHg）。在危重患者中，呼吸肌疲劳，不再产生较大的胸腔压波动，奇脉消失。

（3）危重症哮喘的体征：随着气流受限的加重，患者变得更加窘迫，休息时就可以出现明显的端坐呼吸，不能讲话，出现嗜睡及意识模糊，大汗淋漓。呼吸频率明显增快，常>30次/min，可以观察有胸腹矛盾呼吸的症状。听诊时呼吸音减弱甚至消失，脉率变慢或不规则。呼吸肌疲劳者，奇脉可消失。

（二）鉴别诊断

哮喘需要与临床上有哮喘样症状表现的疾病进行鉴别（表28-3-4）。老年人尤其容易存在左心功能不全、COPD、上气道阻塞性病变等常见疾病，需要通过疾病的不同特点详细相鉴别，此外还应与肺嗜酸性肉芽肿性多血管炎、变应性支气管肺曲霉病等疾病相鉴别，这些疾病患病率相对较低，但在老年人中也可以出现，需要考虑。

（三）辅助检查

对于老年哮喘患者，除了胸部X线、胸部CT、心电图和超声心动图、脑钠肽（BNP）等常用检查和检验，还要考虑选择以下辅助检查，帮助进行哮喘的诊断和病情的判断。

表28-3-4 常见哮喘样疾病的鉴别诊断

| 鉴别点 | 哮喘 | 左心功能不全 | 慢性阻塞性肺疾病 | 上气道阻塞性病变 |
|---|---|---|---|---|
| 呼吸困难 | 发作性、阵发性、呼气性 | 阵发性、端坐 | 喘息和劳力性 | 吸气性 |
| 其他症状 | 干咳、胸闷等 | 心悸、粉红色泡沫痰 | 慢性咳嗽、咳痰 | 根据阻塞原因不同而不同 |
| 体征 | 哮鸣音为主 | 哮鸣音、广泛湿啰音 | 干湿啰音并存 | 吸气性喘鸣 |
| 病史 | 变应原接触、部分有家族史 | 高血压或心脏病史 | 长期吸烟、有害气体接触等 | 可有异物吸入史 |
| 影像学 | 无特殊 | 肺淤血、肺水肿、心影扩大 | 肺纹理增多、粗乱,肺气肿征 | 上气道异物、肿瘤表现 |
| 支气管扩张剂 | 可迅速缓解 | 无明显缓解 | 有一定缓解 | 无明显缓解 |
| 其他 | | | | 气管镜下可见异物、肿物 |

1. **肺功能** 肺功能检查对于哮喘的诊断和鉴别具有重要的意义。肺通气功能指标 $FEV_1$ 和PEF反映气道阻塞的严重程度,是客观判断哮喘病情最常用的评估指标。临床上怀疑哮喘的患者,都应该进行常规肺通气功能检测,如通气功能提示阻塞性通气改变,即可以行支气管扩张试验。如扩张试验阳性,结合临床病史来确立哮喘的诊断;如扩张试验阴性,且 $FEV_1$ 占预计值百分比>70%者,有条件的单位可以行支气管激发试验。

PEF监测是一个简单可行的获得可变气流受限证据的手段,但需要对患者进行充分的培训,对于老年人和患者家属的要求较高。除了机械式的峰流速仪外,目前还有多种电子峰流速仪、动态肺功能仪等,通过手机端蓝牙设备,把患者的数据与医院设备或医生端实时连在一起,自动计算出PEF变异率。把PEF变异率作为哮喘诊断标准时一定要强调检测的准确性,避免由于检测误差导致的变异过大。

老年人患者可能出现听力下降、理解能力下降或是合并多种疾病,在肺功能开展和报告解读的过程中,应当就患者的配合程度与结果综合考虑。

2. **呼出气一氧化氮(FeNO)** FeNO测定可以作为评估气道炎症类型和哮喘控制水平的指标,可以用于预判和评估吸入激素治疗的反应。美国胸科学会推荐FeNO在成年人中的正常参考值为5~25ppb(1ppb=0.002mg/L)。FeNO>50ppb提示激素治疗效果好,<25ppb提示激素治疗反应性差。未经治疗的疑似哮喘患者FeNO处于低水平并不能除外哮喘诊断。FeNO测定结果受多种因素的影响,不同研究显示的敏感度和特异度差别较大。连续测定、动态观察FeNO的变化临床价值更大,尽可能在开始抗炎治疗前或调整治疗方案前获得基线FeNO的水平更为重要。

3. **痰嗜酸性粒细胞计数** 大多数哮喘患者诱导痰液中嗜酸性粒细胞计数增高(>2.5%),且与哮喘症状相关。抗炎治疗后可使痰嗜酸性粒细胞计数降低,诱导痰嗜酸性粒细胞计数可作为评价哮喘气道炎性指标之一，也是评估糖皮质激素治疗反应性的敏感指标。

4. 外周血嗜酸性粒细胞计数 部分哮喘患者外周血嗜酸性粒细胞计数增高，可作为诱导痰嗜酸性粒细胞的替代指标。外周血嗜酸性粒细胞增高可以作为判定嗜酸性粒细胞为主的哮喘临床表型，以及作为评估抗炎治疗是否有效的指标之一。

5. 血清总IgE和变应原特异性IgE 有很多因素会影响血清总IgE水平，可以使血清总IgE水平增高，如其他过敏性疾病，寄生虫、真菌、病毒感染，肿瘤和免疫性疾病等。血清总IgE没有正常值，其水平增高缺乏特异性，需要结合临床判断，但可以作为使用抗IgE单克隆抗体治疗选择剂量的依据。变应原特异性IgE增高是诊断过敏性哮喘的重要依据之一，其水平高低可以反映哮喘患者过敏状态的严重程度。

6. 变应原检测 有体内皮肤变应原点刺试验及体外特异性IgE检测，通过检测可以明确患者的过敏因素，宣教患者尽量避免接触变应原，以及用于指导变应原特异性免疫疗法。

## 三、综合评估

### （一）评估

1. 评估的内容

（1）评估临床控制水平：根据患者的症状、用药情况、肺功能检查结果等复合指标将患者分为完全控制、部分控制和未控制。据此来确定治疗方案和调整控制用药。

询问患者过去4周是否存在以下4项情况：日间哮喘症状>2次/周；夜间因哮喘憋醒；使用缓解药SABA次数>2次/周；哮喘引起的活动受限。如果无任何出现为良好控制；存在1~2项为部分控制；存在3~4项为未控制。

（2）评估患者有无未来急性发作的危险因素：哮喘未控制、持续接触变应原、有合并症、用药不规范、依从性差以及在过去一年中曾有过因哮喘急性发作而就诊于急诊或住院等，都是未来急性发作的危险因素。

（3）评估哮喘的过敏状态及触发因素：大部分哮喘为过敏性哮喘，应常规检测变应原以明确患者的过敏状态。老年人常见触发因素还包括环境、气候变化、药物等。

（4）评估患者的药物使用情况：在老年患者中，对药物使用情况的评估尤为重要。包括患者对速效支气管扩张剂的使用量、药物吸入技术、长期用药的依从性以及药物的不良反应等都要全面评估。

（5）评估患者是否有合并症：哮喘常见合并症包括变应性鼻炎、鼻窦炎、胃食管反流、肥胖、慢性阻塞性肺疾病、支气管扩张症、阻塞型睡眠呼吸暂停低通气综合征、抑郁和焦虑等。部分慢性中重度持续性哮喘患者，即使吸入支气管扩张剂，其$FEV_1/FVC$仍<70%，可能是哮喘未控制，或合并有慢性阻塞性肺疾病。应仔细询问病史，必要时作相关检查，以明确是否存在合并症。

2. 评估方法

（1）围绕评估内容进行详细的病史及辅助检查询问。长期管理的患者根据要求进行随访。

（2）哮喘控制测试（asthma control test，ACT）问卷：ACT问卷是评估哮喘患者控制水平的问卷（表28-3-5），ACT问卷得分与专家评估的患者哮喘控制水平具有较好的相关性。ACT问卷宜在缺乏肺功能设备的基层医院推广适用，但仅反映哮喘症状。

表28-3-5　哮喘控制测试（ACT）问卷

| 1分 | 2分 | 3分 | 4分 | 5分 | 得分/分 |
|---|---|---|---|---|---|
| 问题1：在过去4周内，在工作、学习或家中，有多少时候哮喘妨碍您进行日常活动 | | | | | |
| 所有时间 | 大多数时候 | 有些时候 | 很少时候 | 没有 | |
| 问题2：在过去4周内，您有多少次呼吸困难 | | | | | |
| 每日不止1次 | 每日1次 | 每周3～6次 | 每周1～2次 | 完全没有 | |
| 问题3：在过去4周内，因为哮喘症状（喘息、咳嗽、呼吸困难、胸闷或疼痛），您有多少次在夜间醒来或早上比平时早醒 | | | | | |
| 每周4晚或更多 | 每周2～3晚 | 每周1次 | 1～2次 | 没有 | |
| 问题4：在过去4周内，您有多少次使用急救药物治疗（如沙丁胺醇） | | | | | |
| 每日3次以上 | 每日1～2次 | 每周2～3次 | 每周1次或更少 | 没有 | |
| 问题5：您如何评估过去4周内您的哮喘控制情况 | | | | | |
| 没有控制 | 控制很差 | 有所控制 | 控制良好 | 完全控制 | |

注：第一步，记录每个问题的得分；第二步，将每一题的分数相加出分；第三步，ACT评分的意义。评分20～25分，代表哮喘控制良好；16～19分，代表哮喘控制不佳；5～15分，代表哮喘控制很差。

（3）辅助检查：根据患者既往史选择辅助检查进行评估。

（二）转诊原则

1. 紧急转诊　当哮喘患者出现中度及以上程度急性发作，经过紧急处理后症状无明显缓解时应考虑紧急转诊。老年人常常合并多种慢性病，出现喘息症状时需要快速与急性左心衰竭、误吸引起的上气道阻塞性病变、COPD急性加重等进行鉴别，灵活把握转诊指征。

2. 普通转诊

（1）因确诊或随访需求需要做肺功能检查，包括支气管扩张试验（BDT）、支气管激发试验（BPT）、运动激发试验等。

（2）为明确变应原，需要做变应原皮肤试验或血清学检查。

（3）经过规范化治疗，哮喘仍然不能得到有效控制。

## 四、治疗和全科综合管理

（一）治疗药物

治疗哮喘的药物可以分为控制药物、缓解药物以及重度哮喘的附加治疗药物。

1. 控制药物　需要每日使用并长时间维持的药物，这些药物主要通过抗炎作用使哮喘维持临床控制，其中包括吸入性糖皮质激素（ICS）、全身性激素、白三烯调节剂、长效β₂受体激动剂（LABA）、缓释茶碱、甲磺司特、色甘酸钠等。

2. 缓解药物 又称急救药物，这些药物在有症状时按需使用，通过迅速解除支气管痉挛从而缓解哮喘症状，包括速效吸入和短效口服β₂受体激动剂、吸入性抗胆碱能药物、短效茶碱和全身性激素等。

3. 重度哮喘的附加治疗药物 主要为生物靶向药物，如抗IgE单克隆抗体、抗IL-5单克隆抗体。

### （二）治疗方案选择

对于初诊患者，一旦确立了哮喘的诊断，需要尽早开始规律的控制治疗。根据起病情况选择治疗级别，或在两相邻级别之间者建议选择高的级别，以保证初始治疗的成功率。整个哮喘治疗过程中需要连续对患者进行评估、调整并观察治疗反应。控制性药物的升降级应按照阶梯式方案选择。哮喘控制维持3个月以上可以考虑降级治疗，以找到维持哮喘控制的最低有效治疗级别（表28-3-6）。

在老年人群中，需要重视两个要点：首先，需要平衡哮喘症状控制和治疗药物对合并症的影响，需要在保证症状不发作的同时，将药物可能带来的副作用降到最低；其次，在选择药物的时候也要考虑到老年人用药的难易程度，老年人对于吸入装置的使用技巧需要在每次就诊时进行复核，在选择药物时也要考虑不同装置的影响。

#### 表28-3-6 初始哮喘治疗推荐方案

| 分类 | 首选初始治疗方案 |
| --- | --- |
| 所有患者 | 不推荐仅用SABA治疗（而无ICS） |
| 哮喘症状不频繁，少于每月2次 | 1. 按需低剂量ICS+福莫特罗（证据B）<br>2. 其他选择包括使用SABA时同时使用ICS，联合使用或单独使用吸入器（证据B） |
| 每月2次或2次以上哮喘症状或需要缓解药物 | 1. 低剂量ICS，且按需使用SABA（证据A），或按需低剂量ICS+福莫特罗（证据A）<br>2. 其他选择，包括LTRA（疗效低于ICS，证据A）<br>3. 使用SABA同时使用ICS，用联合或单独的吸入器 |
| 大多数日子有哮喘症状；或每周1次或1次以上因哮喘觉醒，尤其是存在任何危险因素时 | 1. 低剂量ICS+LABA作为维持治疗，ICS+福莫特罗<br>2. 按需使用SABA为缓解治疗（证据A） |
| 初始哮喘表现伴严重未控制的哮喘，或伴急性发作 | 1. 短期口服糖皮质激素及开始规律使用控制药物治疗<br>2. 采用高剂量ICS（证据A）或中剂量ICS+LABA（证据D） |

注：SABA，短效β₂受体激动剂；ICS，吸入性糖皮质激素；LTRA，白三烯受体拮抗药，LABA，长效β₂受体激动剂。

### （三）治疗方案的调整

哮喘治疗方案的调整策略主要是根据症状控制水平和危险因素水平等（主要包括肺功能受损的程度和哮喘急性发作史），按照哮喘阶梯式治疗方案进行升级或降级调整，以获得良好的症状控制并减少急性发作的风险。需要对哮喘患者定期进行评估，随访频率取决于初始治疗级别、治疗的反应性和患者自我管理能力。通常起始治疗后每2～4周需复诊，以后每1～3个月随访1次，定期指导患者正确掌握药物吸入技术有助于哮喘控制。

老年哮喘患者中，多数有既往诊断哮喘但未规律使用药物的情况，对于此类患者，健康教育和密切的随访尤为重要。全科医生需要与患者认真沟通，找到影响患者规律用药的因素，请患者参与制定治疗方案。

### （四）非药物治疗和患者教育

1. 非药物治疗　可减轻哮喘患者的症状、减少未来急性发作风险。

（1）脱离变应原：部分患者能找到引起哮喘发作的变应原或其他非特异刺激因素，使患者立即脱离并长期避免接触变应原是防治哮喘最有效的方法。

（2）戒烟及避免香烟暴露：鼓励患者及家人戒烟能得到多重获益。

（3）药物：老年人使用非甾体抗炎药（NSAID）较多，告知哮喘患者若哮喘症状加重时需停用NSAID；并非所有哮喘患者都禁用阿司匹林等NSAID，只有既往服用NSAID药物后哮喘症状加重者才限制使用该类药物。

（4）健康饮食：建议哮喘患者多吃水果、蔬菜。

2. 患者教育

（1）正确使用吸入装置的指导和培训：为确保有效使用吸入装置，医生要基于不同药物、不同患者花费选择合适的吸入装置，最好鼓励患者参与装置的选择过程；在使用定量压力气雾剂时接上储雾罐可改善吸入效果、减少药物不良反应；为避免混淆，最好不要同时使用多种吸入装置；反复对患者进行吸入技术教育，让患者现场展示吸入装置的使用方法，而不是问患者是否会使用；医生应当以实物正确演示每一种处方的吸入装置的使用方法（如使用装有安慰剂的吸入装置）；再次核对患者的吸入方法，重点关注错误步骤，告知患者正确方法并演示2～3次，若患者经过几次的吸入装置培训后仍不能掌握正确使用方法，才考虑更换装置；对于老年患者，需要在每次复诊时，都复核患者吸入装置的使用方法。

（2）提高用药依从性

以下措施有利于解决患者依从性差的问题：医患共同决策药物及剂量的使用；远程监测吸入装置；使用低剂量ICS时选择每日1次给药的方法；家庭随访。

（3）传授哮喘知识：向老年人和家属或照护人员普及哮喘知识，包括哮喘的诊断、基本治疗原则、缓解药物与控制药物的区别、潜在的药物不良反应、预防症状及急性发作、如何识别哮喘恶化、应该采取什么方式、何时/如何寻求医疗服务、治疗并发症等。家属和照护人员需要能够识别疾病恶化以及有寻求医疗服务的具体途径。

### （五）随访

医务人员应定期对老年哮喘患者进行随访，包括患者主动按医嘱定期门诊随访或医生通过电话进行随访。对行动不便的老年人，可以考虑利用远程随访、上门访视以及家属协助等方法。规范的随访应包括以下内容：

1. 评估哮喘控制　检查患者的症状或 PEF 日记，评估症状控制水平，如有加重应帮助分析加重的诱因；评估有无并发症。

2. 评估治疗问题　评估治疗依从性及影响因素；检查吸入装置使用情况及正确性，必要时进行纠正；询问对其他有效干预措施的依从性（如戒烟）；检查哮喘行动计划，哮喘控制水平或治疗方案变化时，应及时更新哮喘行动计划。

3. 评估肺功能　哮喘初始治疗 3～6 个月后应复查肺功能，随后多数患者应至少每 1～2 年复查 1 次，但对具有急性发作高危因素、肺功能下降的患者，应适当缩短肺功能检查时间。为老年人进行肺功能检查时，考虑到患者的配合情况以及前往医疗机构的便利程度等，可以适当调整随访评估的频率。

应用物联网、人工智能等技术是管理哮喘患者很好的途径和方法。随着现代科技的发展，我国各地通过物联网技术管理哮喘患者收到了很好的效果，如开展远程视频、网络、应用程序（APP）等多种形式的教育，家用智能肺功能测定，智能用药监测设备等，帮助哮喘患者进行自我病情监测和用药管理，显著改善了患者的症状控制水平和预后。

# 第四节　肺　　炎

## 一、概述

肺炎（pneumonia）是肺泡、远端气道和肺间质的感染性炎症。肺炎是老年人的常见病，也是导致老年人死亡的主要原因之一。老年人肺炎与年轻人相比病情往往比较严重，常常缺乏明显的呼吸系统症状，而以自身基础疾病或肺外表现为主要症状，体征多不典型，病情进展快，易致重症肺炎，多种基础疾病与严重合并症是老年人肺炎死亡率上升的主要原因。因此，临床医生需要针对老年人特点，采取必要的措施，进行积极预防、早期诊断、合理治疗，提高老年人肺炎诊治水平、改善预后、降低死亡率、减低医疗费用。

肺炎按照发病地点分为社区获得性肺炎（community acquired pneumonia，CAP）和医院获得性肺炎（hospital acquired pneumonia，HAP）。社区获得性肺炎是指在社区环境中罹患的感染性肺实质炎症，包括在社区感染而在住院后（通常限定为入院 48 小时内或在潜伏期内）发病者；医院获得性肺炎是患者入院时不存在、也不处于感染潜伏期，而于入院 48 小时后在医院内发生的肺炎，包括呼吸机相关性肺炎（ventilator-associated pneumonia，VAP）、卫生保健相关性肺炎（healthcare associated pneumonia，HCAP）。呼吸机相关性肺炎指经气管插管或切开进行机械通气 48～72 小时后发生的肺炎，是机械通气患者常见且较特殊的医院获得性肺炎，发生率及病死率较高；卫生保健相关性肺炎主要包括最近 90 日内住院 2 日或更长时间，长期居住在护理机构，在门诊接受透析，感染前 30 日内接受过静脉抗生素治疗、化疗或伤口护理者，所发生肺炎。

## 二、临床特点

随着年龄增长，鼻、咽喉、气管、支气管至肺组织的呼吸系统解剖结构逐渐发生退行性改变，免疫系统功能逐渐衰减，导致老年人疾病的不典型表现。老年人肺炎与青年人肺炎有所不同，其临床表现特点如下：

### （一）基础疾病

老年人肺炎往往多发生在原发基础疾病之上，如慢性阻塞性肺疾病、慢性肺心病、糖尿病、冠状动脉粥样硬化性心脏病、脑血管病、肿瘤等，临床症状往往表现为难以解释的基础疾病症状加重、恶化，如继发于支气管肺癌的阻塞性肺炎，常同一部位反复感染。

### （二）全身症状

由于对感染反应低下，老年肺炎患者约半数出现体温正常或不升高，即使出现发热，大多表现为轻中度发热。老年人肺炎的临床表现不典型，常缺乏发热、胸痛、咳嗽、咳痰等典型呼吸系统症状，往往表现为中枢神经系统、消化系统症状，如意识状态下降、不适、嗜睡、淡漠、食欲缺乏、恶心呕吐、腹泻、低热，甚至精神错乱、大小便失禁等。高龄患者可出现尿失禁、精神恍惚、不想活动、跌倒、丧失活动能力中的一项或多项为主要临床表现。

### （三）呼吸道症状

老年人肺炎只有半数患者有咳嗽、咳痰表现。老年人鼻黏膜变薄、腺体萎缩，对气流加温与湿化作用减弱，咽喉部肌肉及弹性组织萎缩，咳嗽与喉反射减弱，肺弹性回缩力下降，呼吸肌肌力下降等老年性呼吸系统结构退行性变，导致老年咳嗽无力，痰多为白色黏液或黄脓痰，胸痛较少见，通常呼吸困难较其他症状常见且出现较早。

### （四）肺部体征

老年人肺炎肺部体征可表现为呼吸频率增快，典型肺实变较少见，多表现为干湿啰音及呼吸音减弱，并发感染脓毒症休克时可有血压下降及其他脏器衰竭相应体征。

### （五）并发症

老年人肺炎并发症较多，菌血症较青年人多见，血培养可获得致病菌；老年人肺炎常并发呼吸衰竭和心功能不全，有心脏相关基础疾病的老人心律失常较常见；老年人肺炎可并发急性意识障碍和精神障碍，如谵妄，同时需要警惕水电解质紊乱、酸碱失衡、消化道出血以及多器官衰竭。

### （六）血常规检查及炎症指标检查

血常规检查中白细胞计数可不升高，中性粒细胞百分比升高较多见。C反应蛋白（CRP）以及降钙素原（PCT）是判断感染的常用的敏感指标，同时能够反映感染的严重程度以及反映治疗效果。

### （七）影像学检查

胸部X线片是诊断老年人肺炎的重要手段，肺部CT分辨率高于常规胸部X线片，特别是薄层CT或高分辨率CT敏感性更优，有利于早期诊断，故老年患者如条件允许，应及时行胸部CT检查。

X线片和/或CT检查多呈现为小片状或斑片状影，少数为大片、网状影；肺炎类型以支气管炎、小叶性肺炎多见。有慢性阻塞性肺疾病的老年人支气管肺炎多见，多为以沿支气管及周围间质为主的炎性病变，肺纹理增粗、紊乱、沿肺纹理分布点片状或小片状模糊、密度不均匀，多累及两下肺野。

老年人咳嗽与喉反射减弱，吞咽与声门动作不协调，导致误吸风险增高。老年人吸入性肺炎好发于右肺下叶，多为支气管肺炎、间质性肺炎和肺部实变表现，并有肺不张、肺脓肿、肺气肿及肺纤维化等并发症。

由于老年人免疫功能降低，肺部炎症吸收缓慢，病程较长，可延续1～2个月后炎性病变才完全吸收，如吸收不完全可导致机化性肺炎。

### （八）病原学诊断及常见致病菌

1. 痰细菌培养与痰涂片　老年人咳嗽无力，呼吸道排痰能力减弱，留取痰标本相当困难，即使能够获取标本，也有被寄植菌污染的可能，因此明确病原菌更加不易。因此，除做痰培养以外，尚需同时做痰涂片检查，同时注意指导患者规范留置痰液标本及送检时间。

痰液标本尽量在抗生素应用前采集，漱口并指导或辅助其深咳，留取脓性痰送检。送检时间不得超过2小时。痰涂片若鳞状上皮细胞<10/HP，白细胞>25/HP，相应的痰培养结果可信度较高。

2. 血细菌学检查　老年人菌血症较年轻人多见。

3. 其他检查　可采用血清学或PCR方法检测军团菌、支原体、衣原体及病毒等病原体，当其滴度呈4倍以上增长时具有临床诊断意义。

（1）社区获得性肺炎：主要是细菌感染所致，其中最重要的是肺炎链球菌和流感嗜血杆菌，老年患者由于基础疾病多、免疫力低下易致反复感染，其革兰氏阴性菌感染的概率明显增加；同时老年人易存在典型与非典型病原体混合感染。存在吸入危险因素时，需要考虑存在厌氧菌感染，厌氧菌肺炎往往合并肺脓肿（表28-4-1）。

表28-4-1　社区获得性肺炎根据流行病学资料结合危险因素判断可能的病原菌

| 危险因素 | 可能病原菌 |
| --- | --- |
| 醉酒 | 肺炎链球菌、口腔厌氧菌、肺炎克雷伯菌、不动杆菌属、分枝杆菌、结核分枝杆菌 |
| 慢性阻塞性肺疾病或吸烟 | 流感嗜血杆菌、铜绿假单胞菌、军团菌、肺炎链球菌、卡他莫拉菌、肺炎衣原体 |
| 结构性肺疾病 | 铜绿假单胞菌、金黄色葡萄球菌 |
| 痴呆、卒中 | 口腔厌氧菌 |
| 意识状态下降 | 革兰氏阴性肠杆菌 |
| 肺脓肿 | 耐甲氧西林金黄色葡萄球菌、口腔厌氧菌、真菌、结核分枝杆菌、非典型分枝杆菌 |
| 2周前住旅馆或乘船旅行 | 军团菌 |

（2）医院获得性肺炎：治疗策略依赖于痰培养作为微生物的诊断，其感染的病原菌均为在医院或医疗保健相关场所的定植菌。老年人医院获得性肺炎以革兰氏阴性菌为最主要的机会致病菌，其中以肺炎克雷伯菌、铜绿假单胞菌最常见，口腔部革兰氏阴性菌的寄植是医院获得性肺炎重要的危险因素。早发医院获得性肺炎（住院4日内发生的肺炎）通常由敏感菌引起，晚发医院获得性肺炎（住院≥5日发生的肺炎）致病菌常为多药耐药菌，病死率较高。常见的多药耐药（MDR）病原菌有铜绿假单胞菌、耐甲氧西林金黄色葡萄球菌（MRSA）、不动杆菌属、抗生素耐药的肠球菌、超广谱β-内酰胺酶（ESBL）的克雷伯菌及肺炎军团菌等。

（3）无论是社区获得性肺炎还是医院获得性肺炎，厌氧菌均可能是主要病原体，但不能以咳出的痰液作为厌氧菌培养来判断是否存在厌氧菌感染，厌氧菌感染多发生于伴神经系统疾病（如急性卒中、意识障碍）、吞咽困难或应用镇静剂等情况下的老年患者，多存在误吸情况。

（4）机会致病菌、真菌的感染逐渐增多，可能与免疫抑制剂及大量广谱抗生素应用有关，老年人肺炎如果一般抗菌治疗效果不佳时，需警惕特殊病原体的感染。

（5）在冬春季节交替时，病毒性肺炎常呈流行性或暴发性，需要详细询问流行病学史。

## 三、诊断与评估

### （一）诊断

由于临床表现不典型或与基础疾病的表现易混淆，老年人肺炎极易被漏诊和误诊。在疾病诊断中，关键是充分了解老年人基础病史，重视老年人易患肺炎的危险因素，掌握老年人肺炎的隐匿性和不典型表现。

1. 社区获得性肺炎诊断标准

（1）社区发病

（2）肺炎相关临床表现：①新近出现的咳嗽、咳痰或原有呼吸道疾病症状加重，伴或不伴脓痰、胸痛、呼吸困难及咯血；②发热；③肺实变体征和/或闻及湿啰音；④外周血白细胞计数$>10×10^9$/L 或$<4×10^9$/L，伴或不伴细胞核左移。

（3）胸部影像学检查显示新出现的斑片状浸润影、叶或段实变影、磨玻璃影或间质性改变，伴或不伴胸腔积液。

符合第（1）、（3）条及第（2）条中任何1项，并除外肺结核、肺部肿瘤、非感染性肺间质性疾病、肺水肿、肺不张、肺栓塞、肺嗜酸性粒细胞浸润症及肺血管炎等后，可建立临床诊断。

2. 医院获得性肺炎和呼吸机相关性肺炎难以临床诊断的，部分原因在于临床表现无特异性。《中国成人医院获得性肺炎与呼吸机相关性肺炎诊断和治疗指南（2018年版）》推荐，基于以下两点作出临床诊断：新发肺部浸润；浸润是由感染所致的临床证据，包括新出现的发热、脓痰、白细胞增多和氧饱和度下降。

3. 重症肺炎的诊断标准　符合下列1项主要标准或≥3项次要标准者可诊断。

（1）主要标准：①需要气管插管行机械通气治疗；②脓毒症休克经治疗液体复苏后仍需要血管活性药物治疗。

（2）次要标准：①呼吸频率≥30次/min；②氧合指数≤250mmHg；③多肺叶浸润；④意识障碍和/或定向障碍；⑤血尿素氮≥7.14mmol/L；⑥收缩压<90mmHg需要积极液体复苏。

4．鉴别诊断　应注意与肺结核、肺癌、肺血栓栓塞症相鉴别。

（1）肺结核：多有全身中毒症状，如午后低热、盗汗、乏力、体重减轻。病程多呈亚急性或慢性。胸部X线或CT见病变多在上叶尖后段或下叶背段，多有卫星灶。痰中可找到结核分枝杆菌，一般抗感染治疗无效。

（2）肺癌：多无急性感染中毒症状，有时痰中带血，可伴有阻塞性肺炎，经抗生素治疗炎症消退后，肿瘤阴影渐趋明显，或可见肺门淋巴结肿大，有时出现肺不张。若同一部位反复出现肺部炎症，应密切随访。

（3）肺血栓栓塞症：多有静脉血栓的危险因素，可发生咯血、晕厥、呼吸困难。胸部X线示区域性肺血管纹理减少，有时可见尖端指向肺门的楔形阴影。动脉血气分析常见低氧血症及低碳酸血症，D-二聚体多有升高。

（二）评估病情严重程度

目前评估严重程度的评分系统有肺炎严重指数（PSI）评分、CURB-65评分、CRB-65评分（表28-4-2）。CRB-65评分适用于无法进行临床生化监测的机构。CRB-65、CURB-65或PSI评分低估流感病毒性肺炎的死亡风险和严重程度，而氧合指数结合外周血淋巴细胞绝对值减低预测流感病毒性肺炎死亡风险优于CURB-65评分和PSI评分。呼吸机相关性肺炎采取临床肺部感染评分（CPIS），CPIS可以作为治疗效果的评价。任何评分系统仍需结合所在医疗机构、患者年龄、基础疾病、社会经济状况、胃肠功能及治疗依从性等综合判断。

表28-4-2　肺炎严重程度常用评分系统

| 评分系统 | 预测指标 | 死亡风险评估 | 特点 |
|---|---|---|---|
| CURB-65评分 | 共5项指标，满足1项得1分：①意识障碍②尿素氮>7mmol/L③呼吸频率≥30次/min④收缩压<90mmHg或舒张压≤60mmHg⑤年龄≥65岁 | 0～1分：低危，门诊治疗<br>2分：中危，建议住院治疗或严格随访下院外治疗<br>3～5分：高危，应住院治疗，部分需转诊 | 简洁，敏感性高，易于临床操作 |
| CRB-65评分 | 共4项指标，满足1项得1分：①意识障碍②呼吸频率≥30次/min③收缩压<90mmHg或舒张压≤60mmHg④年龄≥65岁 | 0分：低危，门诊治疗<br>1～2分：中危，建议住院治疗或严格随访下院外治疗<br>≥3分：高危，应住院治疗，部分需转诊 | 适用于不方便进行生化检测的医疗机构 |

| 评分系统 | 预测指标 | 死亡风险评估 | 特点 |
|---|---|---|---|
| PSI评分 | 年龄（女性-10）加所有危险因素得分总和：<br>①居住在养老院（10分）<br>②基础疾病：肿瘤（30分），肝病（20分），充血性心力衰竭（10分），肾病（10分）<br>③体征：意识状态改变（20分），呼吸频率≥30次/min（20分），收缩压<90mmHg（20分），体温<35℃或≥40℃（15分），脉搏≥125次/min（10分）<br>④实验室检查：动脉血pH<7.35（30分），血尿素氮≥11mmol/L（20分），血钠<130mmol/L（20分），血糖≥14mmol/L（10分），血细胞比容<30%（10分），$PaO_2$<60mmHg（或指氧饱和度<90%）（10分）<br>⑤胸部影像：胸腔积液（10分） | 低危：Ⅰ级（<50分，无基础疾病）Ⅱ级（51～70分），Ⅲ级（71～90分）<br>中危：Ⅳ级（91～130分）<br>高危：Ⅴ级（>130分）<br>Ⅳ和Ⅴ需住院治疗 | 判断患者是否需要住院的敏感指标，特异性高，评分系统复杂 |

### （三）推测病原体及耐药风险

1. 除群聚性发病或初始经验性治疗无效外，在门诊接受治疗的轻症社区获得性肺炎患者不必常规进行病原学检查。

2. 住院的社区获得性肺炎患者（包括需要急诊留观的患者）通常需要进行病原学检查，病原学检查项目的选择应综合考虑患者的年龄、基础疾病、免疫状态、临床特点、病情严重程度以及前期的抗感染治疗情况等。当经验性抗感染疗效不佳需要进行调整时，合理的病原学检查尤为重要。不同类型病原体肺炎的临床表现见表28-4-3。

表28-4-3 不同类型病原体肺炎的临床表现

| 可能病原体 | 临床特点 |
|---|---|
| 细菌 | 急性起病、高热，可伴有寒战、脓痰、褐色痰或血痰，胸痛，外周血白细胞升高，C反应蛋白升高，肺部实变体征或湿啰音，影像学可表现为肺泡浸润或实变呈叶、段分布 |
| 支原体、衣原体 | 年龄<60岁，基础疾病少，持续咳嗽、无痰，肺部体征少，外周血白细胞计数<$10×10^9$/L，影像学可表现为上肺野和双肺病灶、小灶中心性结节、树芽征、磨玻璃影以及支气管壁增厚，病情进展可呈实变 |
| 病毒 | 多具有季节性，可有流行病学接触史或聚集性发病，急性上呼吸道症状、肌痛，外周血白细胞正常或减低，抗菌药物治疗无效，影像学表现为双侧、多叶间质性渗出，磨玻璃影，可伴有实变 |

3. 特定临床情况下病原学检查项目的建议　见表28-4-4。

表28-4-4　特定临床情况下病原学检查项目建议

| 临床情况 | 痰涂片及培养 | 血培养 | 胸腔积液培养 | 支原体/衣原体/军团菌筛查 | 呼吸道病毒筛查 |
|---|---|---|---|---|---|
| 群聚性发病 | | | | √ | √ |
| 初始经验性治疗无效 | √ | √ | | √ | √ |
| 重症社区获得性肺炎 | √ | √ | | √ | √ |
| 坏死性肺炎或合并空洞 | √ | √ | | | |
| 合并胸腔积液 | √ | √ | √ | | |
| 双肺多叶病灶 | √ | √ | | √ | √ |
| 合并慢性阻塞性肺疾病 | √ | | | | |
| 合并结构性肺疾病 | √ | | | | |
| 免疫缺陷 | √ | √ | | √ | √ |
| 发病前2周内外出旅行史 | | | | √ | |

4. 判断致病菌是否存在多药耐药（MDR）对初期经验性治疗十分重要（表28-4-5）。患者感染多药耐药菌的危险因素包括：3个月内使用过抗菌药物，住院≥5日，在社区或医院病房中存在高频率耐药菌、有免疫抑制性疾病和/或使用免疫抑制剂治疗，具有各种基础疾病（如昏迷、心力衰竭、糖尿病、肾功能不全、肿瘤、营养不良等），长期住院，使用了各种医疗器械（如插管和中心静脉置管等）。

表28-4-5　医院获得性肺炎临床情况与可能的致病菌关系

| 临床情况 | 致病菌 | | | |
|---|---|---|---|---|
| | MRSA | 铜绿假单胞菌 | 不动杆菌属 | MDR 肠球菌 |
| 住院>48小时 | + | + | + | + |
| 3个月前住院>2日 | + | + | + | + |
| 家庭护理或医疗保健机构 | + | + | + | + |
| 前3个月使用过抗生素 | + | | | + |
| 慢性透析 | + | | | |
| 家庭输液治疗 | + | | | |
| 家庭创伤护理 | + | | | |
| 家人有MDR感染 | + | | | |

注：MRSA，耐甲氧西林金黄色葡萄球菌；MDR，多药耐药。

## 四、治疗

### （一）一般治疗

1. 纠正缺氧　一般采用鼻导管或面罩给氧，对于不伴有二氧化碳潴留的低氧血症患者，可予较高浓度吸氧，对于伴有明显二氧化碳潴留的呼吸衰竭，应予以低流量（氧浓度<35%）持续吸氧，使血氧饱和度提高到≥60mmHg或$SaO_2$≥90%以上。

2. 促进排痰、畅通呼吸道 老年患者咳嗽无力、排痰困难，易引起痰堵窒息，故应鼓励患者适当多饮水、咳痰，定时翻身拍背；可给予支气管药物平喘祛痰，局部给药雾化吸入，助以湿化痰液，有利排痰，必要时可及时应用吸痰器吸痰畅通呼吸道。

### （二）抗感染治疗

相比年轻人，老年人肺炎的抗菌药物选择须更加慎重。除考虑病原学的因素外，还要考虑老年人在感染和药动学方面的特点，所以在经验性选用抗菌药物时，必须综合考量三方面因素，即患者自身状态、致病菌和药物。

1. 社区获得性肺炎初始经验性治疗（表28-4-6）

**表28-4-6　社区获得性肺炎初始经验性抗感染药物选择**

| 不同人群 | 常见病原体 | 初始经验性抗感染药物选择 | 备注 |
|---|---|---|---|
| 门诊治疗（推荐口服给药） | 肺炎链球菌、流感嗜血杆菌、肺炎克雷伯菌等肠杆菌科菌、肺炎衣原体、流感病毒、呼吸道合胞病毒、卡他莫拉菌 | ①青霉素类/酶抑制剂复合物；②二代、三代头孢菌素；③呼吸喹诺酮类；④青霉素类/酶抑制剂复合物、二代头孢菌素、三代头孢菌素联合多西环素/米诺环素或大环内酯类 | 年龄>65岁，存在基础疾病（慢性心脏、肺、肝、肾疾病、糖尿病、免疫抑制）、酗酒、3个月内接受β-内酰胺类药物治疗，是耐药肺炎链球菌感染的危险因素，不宜单用多西环素/米诺环素或者大环内酯类药物 |
| 需入院治疗，但不必入住ICU（可选择静脉或者口服给药） | 肺炎链球菌、流感嗜血杆菌、肺炎克雷伯菌等肠杆菌科菌、流感病毒、呼吸道合胞病毒、卡他莫拉菌、厌氧菌、军团菌 | ①青霉素类/酶抑制剂复合物；②三代头孢菌素或其酶抑制剂复合物、头霉素类、氧头孢烯类、厄他培南等碳青霉烯类；③上述药物单用或者联合大环内酯类；④呼吸喹诺酮类 | ①有基础病患者及老年人要考虑肠杆菌科菌感染可能，并需要进一步评估产ESBL肠杆菌科菌感染的风险；②老年人需关注吸入风险因素 |
| 需入住ICU（推荐静脉给药） | 肺炎链球菌、军团菌、肺炎克雷伯菌等肠杆菌科菌、金黄色葡萄球菌、厌氧菌、流感病毒、呼吸道合胞病毒 | ①青霉素类/酶抑制剂复合物、三代头孢菌素或其酶抑制剂复合物、厄他培南等碳青霉烯类联合大环内酯类；②青霉素类/酶抑制剂复合物、三代头孢菌素或其酶抑制剂复合物、厄他培南等碳青霉烯类联合呼吸喹诺酮类 | ①评估产ESBL肠杆菌科细菌感染风险；②关注吸入风险因素及相关病原菌的药物覆盖 |

| 不同人群 | 常见病原体 | 初始经验性抗感染药物选择 | 备注 |
|---|---|---|---|
| 有铜绿假单胞菌感染危险因素，需住院或者入住ICU（推荐静脉给药），有结构性肺病患者 | 铜绿假单胞菌、肺炎链球菌、军团菌、肺炎克雷伯菌等肠杆菌科菌、金黄色葡萄球菌、厌氧菌、流感病毒、呼吸道合胞病毒 | ①具有抗假单胞菌活性的β-内酰胺类；②有抗假单胞菌活性的喹诺酮类；③具有抗假单胞菌活性的β-内酰胺类联合有抗假单胞菌活性的喹诺酮类或氨基糖苷类；④具有抗假单胞菌活性的β-内酰胺类、氨基糖苷类、喹诺酮类三药联合 | 危险因素：①气道铜绿假单胞菌定植；②因慢性气道疾病反复使用抗菌药物或糖皮质激素。重症患者或明确耐药患者推荐联合用药 |

注：ICU，重症监护病房；ESBL，超广谱β-内酰胺酶。

2. 医院获得性肺炎初始经验性治疗（表28-4-7）

**表28-4-7　医院获得性肺炎最初经验性抗感染药物选择**

| 人群 | 常见病原体 | 初始经验性抗感染药物选择 |
|---|---|---|
| 早发、无多药耐药抑制危险因素 | 肺炎链球菌、流感嗜血杆菌、甲氧西林敏感金黄色葡萄球菌、敏感的肠道革兰氏阴性菌（大肠埃希菌、肺炎克雷伯菌、变形杆菌等） | 头孢曲松、左氧氟沙星、莫西沙星、环丙沙星、氨苄西林舒巴坦、厄他培南 |
| 晚发、有多种耐药危险因素 | 铜绿假单胞菌、产ESBL的肺炎克雷伯菌、不动杆菌 | ①抗铜绿假单胞菌的头孢菌素/碳青霉烯类/β-内酰胺酶抑制剂+喹诺酮类/氨基糖苷类（阿米卡星、妥布霉素）②MRSA应用利奈唑胺或万古霉素；③军团菌：大环内酯类或喹诺酮类；④产ESBL肠杆菌科细菌：碳青霉烯类；⑤不动杆菌：碳青霉烯类、舒巴坦、黏菌素 |

注：ESBL，超广谱β-内酰胺酶；MRSA，耐甲氧西林金黄色葡萄球菌。

（三）糖皮质激素

糖皮质激素能降低合并感染性休克患者的病死率，推荐琥珀酸氢化可的松200mg/d，休克纠正后及时停药，不超过7日。

（四）治疗有效评价

抗菌药物治疗后48～72小时应对病情进行评价，治疗有效的表现包括症状改善、白细胞下降或恢复正常。如果72小时仍无改善，需要考虑药物是否覆盖致病菌、特殊病原体感染、影响疗效的宿主因素、非感染性疾病、导管相关感染等。由于老年人炎症病灶吸收缓慢，多需1～2个月才能完全吸收，故不以胸部X线作为停药指征。

（五）对症支持治疗、并发症和合并症处理

及时补液、支持、对症治疗，注意纠正酸碱平衡、电解质紊乱，同时需要加强原有慢性基础疾病的治疗，重视各种并发症及合并症的处理。

## 五、转诊建议

如果患者病情超出了所在医疗机构的诊治能力，医务人员应与患者及家属及时沟通，在考虑和权衡转运风险后转上级医院继续诊治。

### （一）紧急转诊

1. 符合重症肺炎诊断标准。

2. 病情危重的不明原因的肺炎原则上需转至区/县级以上医疗机构，同时按照感染控制相关规定处置，并配合疾病预防控制机构对病例开展相关调查处置和实验室检测。

3. 初始治疗失败，生命体征不稳定者。

上诉患者病情危重，需转运风险高，应从患者病情（包括生命体征、意识、呼吸支持、循环支持、主要临床问题5方面）、预计转运时间、转运条件进行风险评估。根据病情情况和相关评估，在转院之前和转院过程中均需要有呼吸支持、建立静脉通道、保持血流动力学稳定等相关技术、人员和设备的配备和保障。

### （二）普通转诊

1. 合并基础疾病较多　如慢性心功能不全（Ⅲ～Ⅳ级）、慢性肾脏病3～5期、肝硬化失代偿期、糖尿病急症。

2. 免疫抑制宿主发生肺炎。

3. 初始治疗失败，生命体征稳定。

4. 出现局部或全身并发症（如脓胸、肺脓肿），生命体征稳定。

5. 患者存在有基础疾病，评估有ESBL菌等多耐药菌感染风险。

6. 诊断尚未明确，需要进一步鉴别诊断。

## 六、全程管理

### （一）三级预防

1. 一级预防　以社区为单位，加强肺炎相关知识的普及，及早进行预防，减少危险因素，降低风险。

（1）戒烟、避免酗酒，保持充足营养、保持口腔健康，有助于预防肺炎的发生。保持良好卫生习惯，有咳嗽、喷嚏等呼吸道症状时，戴口罩或用肘部异物遮盖口鼻有利于减少呼吸道感染病原体播散。

（2）预防接种肺炎球菌疫苗：23价肺炎球菌疫苗可有效预防侵袭性肺炎链球菌感染，肌内注射或皮下注射1剂。流感疫苗可预防流感发生或减轻流感相关症状，建议每年接种1剂。

2. 二级预防　早发现、早诊断、早治疗，争取疾病的早期缓解，早期识别高危情况，及时转诊，及早有效治疗。

3. **三级预防** 保持对肺炎患者的后期治疗，减少并发症，做好后期呼吸系统相关康复训练，最大限度促进患者生理、心理、社会功能的恢复。

### （二）随访管理

做好后期随访工作、发送健康教育处方、定期门诊健康指导、进行危险因素干预及药物规范治疗，定期复诊评估。

---

#### 全科医生在老年人呼吸系统疾病诊治中的关注点

运用全科医学的理念及整体方法针对老年人呼吸系统疾病进行详细评估：

1. 系统全面的病史采集十分重要，问诊需关注患者活动耐力、基础疾病控制情况等，不可忽视患者的非呼吸系统症状。

2. 在老年人慢性呼吸系统疾病的治疗过程中应关注有无并发症和易存在的共患疾病。

3. 治疗老年人呼吸系统疾病时，应结合老年人的生理特点及药动学选择合适的药物。

4. 积极对老年患者进行呼吸训练指导，鼓励患者进行疫苗接种。

5. 疾病治疗固然重要，三级预防亦不可忽视，应发挥基层医疗卫生机构的作用，做好预防工作、全程随访管理工作。对于患者的管理可以借助多种手段，发动家属和照护人员的力量。

---

### 【拓展内容】

1. 研究进展

（1）哮喘新型治疗药物：生物靶向药物是近年来用于治疗重度哮喘新的治疗药物，近年来很多临床研究都围绕使用生物靶向药物治疗重度哮喘，以改善患者的症状及预后。目前可以在临床应用的主要有4类药物。①抗IgE单克隆抗体：该药能够特异性地与IgE的FcεRI位点结合，从而阻断IgE与肥大细胞、嗜碱性细胞等靶细胞结合，抑制IgE介导的肥大细胞和嗜碱性细胞的活化和脱颗粒。②抗IL-5单克隆抗体：抗IL-5单克隆抗体通过阻断IL-5的作用，抑制体内的嗜酸性粒细胞增多。已上市的产品有美泊利单抗（mepolizumab）等。③抗IL-5受体（IL-5R）单克隆抗体：如贝那利单抗（benralizumab），抗IL-5R单克隆抗体直接作用于嗜酸性粒细胞表面的IL-5Rα，通过抗体依赖的细胞毒作用直接快速地清除嗜酸性粒细胞。④抗IL-4R单克隆：如杜匹鲁单抗，该药与IL-4R结合，能抑制IL-4R与IL-4和IL-13结合，阻断其介导的下游信号转导，抑制气道炎症，减少嗜酸性粒细胞。

此外，对于大环内酯类药物在哮喘患者中的应用也是研究热点，在全球哮喘处理和预防策略中开始推荐使用阿奇霉素，但是对于长期使用该药治疗哮喘的获益和风险还缺乏临床研究。

（2）哮喘药物治疗方案：对于不同级别起病的哮喘患者，起始治疗方案和长期维持方案一直都是哮喘研究的热点，如低剂量ICS+福莫特罗作为缓解药物和单独使用SABA作为缓解药物对于减少哮喘重症急性加重风险的对比，何时启用LAMA等。高质量的相关研究对于哮喘指南的更新有推动作用。

（3）哮喘管理模式：哮喘患者的管理率低是国内外共同面临的问题，随着人口老龄化、哮喘病例诊断增多，管理模式的研究显得更为重要。除了单病种管理，也需要考虑共患疾病的综合管理。

2. 研究方向　老年人群常合并多种慢性病，面对老年人群的队列相对较少，可以考虑对这一人群进行真实世界研究以收集足够的循证证据指导药物治疗。我国的哮喘防治事业最大的问题在于缺乏基于国人的循证医学证据，全科医生应与专科医生进行更加广泛、深入的科研相关协作，积累更多的中国哮喘防治证据。

【思考题】

1. 简述老年肺炎患者的临床症状特点。

2. 老年人COPD急性加重的常见原因有哪些？

3. 老年人合并多种疾病时，治疗过程中如何注意药物相互作用？

（迟春花）

# 第二十九章 心血管系统疾病

心血管系统
疾病

**重要知识点**　1. 老年心血管疾病特点
　　　　　　　2. 老年高血压、冠心病、心力衰竭、心房颤动的临床特点
　　　　　　　3. 老年高血压、冠心病、心力衰竭、心房颤动的诊疗要点
　　　　　　　4. 老年高血压、冠心病、心力衰竭、心房颤动的长期管理

## 第一节 概　　述

### 一、老年心血管疾病流行病学

心血管疾病（cardiovascular diseases）是老年人最常见的疾病，也是老年人死亡的首因。已知年龄是高血压、心力衰竭、冠心病、心房颤动等心血管疾病的独立危险因素，相关研究显示进入老年后，随着年龄的增长，心血管疾病发病率与死亡率急剧增长；在心血管疾病死亡者中，80% 以上年龄大于 65 岁，60% 年龄大于 75 岁。老年患者常常多病或多系统疾病共存，如老年冠心病合并糖尿病、慢性阻塞性肺疾病、慢性肾功能不全等；老年患者往往伴随认知功能障碍，在治疗、护理、康复等多领域有特殊性。临床循证医学研究多将 75 岁以上的高龄心血管疾病患者排除在外，现有指南及共识不完全适用于老年人群，对老年心血管疾病缺乏足够的认知及治疗经验。

### 二、老年心血管病理与生理改变

1. 心脏构型改变　老年人心脏的形状发生改变，心脏从基底到顶点的长度变短，出现主动脉根部右移和扩张，左心房肥大；最明显的改变是左心室肥厚，左心室厚度随增龄而进行性增大，若合并高血压，室间隔与左心室后壁厚度明显增加，是老年左心室肥厚的主要原因。

2. 心脏功能改变　老年人血压的升高和主动脉顺应性下降，使心脏后负荷有上升趋势。老年人心脏舒张功能降低出现在心脏构型变化之前。心排血量随年龄增大而逐渐下降，由于老年人运动时心率升高的幅度较每搏量小，所以要维持心排血量的相对稳定，主要靠增加每搏量来实现；每搏量的增加主要靠延长舒张期、增加舒张末期容积来完成，老年人心脏舒张期延长本身也是心脏功能适应性反应的基础。老年人常有舒张晚

期充盈压增加（主要是由于扩张的左心房增加对左心室的充盈所致），可部分代偿舒张早期的充盈不足；这种增加心室充盈的效应又是导致老年人运动中发生呼吸困难的主要原因之一。

老年人心肌收缩力每年约下降0.9%；心室收缩时室内压力上升的速度变慢，等容收缩期延长。这种渐进性的收缩力下降，降低了心脏功能储备。70岁老年人心脏功能的储备仅相当于40岁时的50%。

3. 血管结构与功能改变

（1）随着年龄增大，血管中的弹力纤维僵直、脆弱甚至发生断裂，导致动脉的弹性减弱。

（2）血管中胶质蛋白绝对值增加，胶质蛋白纤维相互交连而形成较大的纤维束，进一步削弱了血管的扩张性。

（3）主动脉壁中层局限性胶原增加，使脉压和收缩压增加；当较多的血量流入主动脉时，主动脉内的收缩压会急剧增加。

（4）由于血管弹性的改变，20～79岁动脉收缩压随年龄逐渐升高；80岁以后舒张压下降，这个时期容易发生脉压增加。

（5）老年肺动脉扩张性减低，可使肺血管床血流阻力上升。

## 三、老年心血管疾病的临床特点

### （一）老年心血管疾病的常见种类及特点

1. 动脉粥样硬化性心血管疾病（ASCVD）　冠心病和缺血性卒中是目前威胁我国居民健康的心脑血管疾病，其发病率与严重性随年龄显著增加。常见的ASCVD主要包括急性冠脉综合征、冠脉血运重建术后、陈旧性心肌梗死、稳定型心绞痛、缺血性卒中和短暂性脑缺血发作、外周动脉缺血性疾病。动脉粥样硬化是ASCVD的主要病因及病理基础，动脉粥样硬化的防治（一级预防）可以降低ASCVD的发病率；ASCVD患者是心血管事件的极高危人群，ASCVD的防治（二级预防）可以显著降低心血管事件发生率和死亡率。

2. 心力衰竭　心力衰竭是心血管疾病的最后"战场"，老年心力衰竭是主体，在因心力衰竭而住院的患者中老年患者占3/4。心力衰竭往往预后较差，尤其老年心力衰竭患者生活质量差、再住院率高，极大减少了患者生存时间，给患者家庭及社会带来了沉重的医疗负担。社区心力衰竭以射血分数保留的心力衰竭为主，诊疗比较困难，且心力衰竭为各种心脏病的终末期阶段，尚不能根治，因此社区老年心力衰竭的治疗重点在于延缓进展、降低再住院率及改善症状。

3. 心房颤动　心房颤动是老年心血管常见病，也是最常见的心律失常。据统计，10%的社区老年患者动态心电图显示心房颤动；自60岁起，年龄每增加10岁，心房颤动发生率增加近1倍。由于心房颤动可显著增加老年卒中发病风险，其治疗重点是抗凝以预防卒中的发生及复发，控制心率以缓解症状。

4. 退行性心脏瓣膜病　退行性心脏瓣膜病的发病率随年龄增长会显著升高。随着人口老龄化，退行性心脏瓣膜病已成为我国心脏瓣膜病最主要的组成部分，经皮导管介入治疗退行性主动脉瓣重度狭窄及二尖瓣关闭不全的修复技术正在成为治疗的主要手段。退行性心脏瓣膜病常多种瓣膜病共存，往往还合并其他心脏病，如冠心病、心律失常、心力衰竭等。

## （二）老年人常见心血管共病

1. "三高"　"三高"指的是人体处于高血压、高血脂、高血糖共存的病理状态。代谢综合征是最常见的临床表现类型，随着年龄的增长会导致动脉硬化、卒中、冠心病等心脑血管疾病的发生，对老年人群的健康有着潜在的严重威胁。老年"三高"人群大多无明显的临床症状，常常在健康体检中被发现，因此定期健康体检及早发现"三高"，并给予早期的治疗和干预非常重要。

2. 冠心病合并糖尿病　冠心病合并糖尿病占冠心病住院患者的30%～50%，冠心病和糖尿病患者往往都有胰岛素抵抗和血脂异常。糖尿病患病风险与LDL-C水平和年龄相关，高脂血症会增加新发糖尿病风险。他汀类药物是治疗冠心病的基石，但同时高龄患者更易出现他汀相关糖尿病，他汀类药物治疗的心血管获益与糖尿病风险比为9∶1，对心血管疾病的获益更大，老年冠心病合并糖尿病患者，推荐首选他汀类药物治疗。但高龄老人（≥80岁）他汀类药物治疗是否获益尚不清楚，应充分评估治疗的获益与风险，避免不利影响。

3. 心力衰竭合并糖尿病　心力衰竭是各种心脏病的终末期状态。心力衰竭患者会导致机体发生胰岛素抵抗，血糖水平升高，引发糖尿病，而糖尿病又可导致机体心肌和骨骼肌代谢紊乱，进而加重心力衰竭患者病情。临床研究发现老年糖尿病患者常常合并心脏扩大、心力衰竭；糖尿病合并心力衰竭往往存在冠状动脉微循环功能障碍，可能是糖尿病心肌病的主要病因。因此，老年心力衰竭合并糖尿病患者的死亡率显著高于单纯心力衰竭患者。老年心力衰竭合并糖尿病的发病率呈逐年升高趋势，临床研究的重点为老年心力衰竭合并糖尿病的相关影响因素，对患者进行综合管理及防治，改善其生活质量。

4. 心房颤动合并心力衰竭　心房颤动和心力衰竭有较高的发病率和病死率，都是老年人常见的心血管疾病。老年患者这两种疾病常常共存，相互促进，形成恶性循环，心力衰竭的程度越重，心房颤动的发病率越高。加强老年心房颤动合并心力衰竭的综合管理与治疗，对于改善老年人生活质量和降低病死率具有决定性意义。

5. 心房颤动合并焦虑、抑郁　心房颤动患者往往伴有焦虑、抑郁等心理障碍，影响患者的临床转归及生活质量。心房颤动患者由于心功能受损，日常生活活动受到限制，必须服用药物或接受手术，对生活质量产生直接影响，由此产生焦虑和抑郁；此外，老年患者因担心长期服用抗凝药物的副作用和出血倾向，更易产生抑郁、焦虑、恐惧等不良情绪。因此在治疗老年心房颤动的同时，应当对焦虑、抑郁等心理障碍进行干预，更好地缓解老年患者临床症状，提高生活质量。

6. 心房颤动合并慢性阻塞性肺疾病　慢性阻塞性肺疾病是老年人常见的慢性肺部疾病，其急性加重期易并发呼吸衰竭、心力衰竭等，增加了疾病的复杂性。慢性阻塞性肺疾病患者由于长期慢性缺氧，促红细胞合成素增多，使血细胞比容及血液黏稠度增高，心脏长期处于缺氧状态，导致心脏电生理活动异常，心肌电活动不稳定，易造成各种心律失常；同时肺心病导致心力衰竭急性加重，使静脉回流受阻，心排血量减低，继发心房颤动。社区老年心房颤动合并慢性阻塞性肺疾病缓解期患者要加强抗凝、控制心率及松弛气道平滑肌治疗，处理好药物选择与剂量应用。

### 四、老年心血管疾病的二级预防

老年心血管疾病作为社区最常见的慢性病之一，具有致病危险因素多、疾病潜伏周期长、治疗周期长、复发率高等特点，且老年患者往往合并多种基础疾病，因此全科医生需要建立多重危险因素综合管理与慢性病"共管"的理念。社区老年心血管疾病的管理应该从"以治疗为主"转向"预防、管理并重"，通过一级、二级预防减少心血管疾病的发生，改善老年心血管疾病预后，提高患者生活质量和社会适应性。

全科医生应遵循临床指南与共识，在社区健康管理工作中积极宣传健康生活方式，筛查心血管疾病高风险人群，积极控制血压、血脂、血糖等主要危险因素，合理用药，有效降低心血管疾病的发生率。

# 第二节　老年高血压

高血压是导致心血管疾病的主要病因和独立危险因素，老年高血压是最常见的老年心血管慢性病。老年高血压有其特殊的病理变化、临床表现与类型，家庭血压监测或远程动态血压监测是提升老年高血压管理的重要手段，治疗重点在于改善生活质量、减少心脑血管事件发生，优化和简化高血压药物治疗。

### 一、流行病学

高血压的患病率随着年龄增长而增加。2018年中国成年居民高血压患病与控制专项研究资料显示，≥60岁、≥70岁、≥80岁人群高血压患病率分别为54.4%、65.2%、66.7%。无论男性、女性，老年人群高血压患病率均随年龄呈缓慢上升趋势。

### 二、老年高血压定义

《中国老年高血压管理指南（2023）》中老年高血压的定义是：年龄≥65岁，在未使用降压药物的情况下非同日3次测量血压，收缩压≥140mmHg和/或舒张压≥90mmHg，即诊断为老年高血压。曾明确诊断高血压且正在接受降压药物治疗的老年人，虽然血压<140/90mmHg，也应诊断老年高血压。80岁以上的老年高血压定义为高龄老年高血压。

## 三、血压测量

### （一）血压测量与注意事项

1. 测量血压前患者需静坐5分钟，不要憋尿，一般测量坐位血压，将血压袖带与心脏保持同一水平。

2. 与诊室血压测量相比，诊室外血压监测（特别是家庭血压监测）有助于提高血压评估的准确性。

3. 首次就诊应测量双侧上臂血压；以读数高的一侧为准。

4. 首次就诊或调整治疗方案后需测量卧、立位血压，观察有无直立性低血压。

5. 家庭自测血压可测量2~3次取平均值。

6. 测量血压时需同时测量脉率。

### （二）高血压诊断标准

目前血压测量主要使用电子血压测量仪。血压测量分为诊室血压测量与诊室外血压监测（家庭血压监测和动态血压监测）。诊室血压目前仍是高血压诊断的金标准，诊室外血压监测能更真实地反映个体生活状态下的血压状况，鉴别白大衣高血压和隐蔽性高血压。不同测量方法的高血压诊断标准见表29-2-1。

表29-2-1　诊室血压与诊室外血压测量的高血压诊断标准　　单位：mmHg

| 血压测量方法 | 诊断标准 |
| --- | --- |
| 诊室血压 | ≥140/90 |
| 家庭血压监测 | ≥135/85 |
| 24小时动态血压监测 | ≥130/80 |

### （三）诊室外血压监测及远程传输

诊室外血压监测（家庭血压监测和动态血压监测）对提高诊断和控制血压至关重要。《2019中国家庭血压监测指南》指出，家庭血压监测已成为提高高血压的知晓率、治疗率和控制率不可或缺的手段。相关研究表明，年龄、病程、是否知晓高血压诊断标准及是否会使用血压计是高血压患者血压监测行为的影响因素。相较于年龄35~<50岁和病程≥5年的患者，年龄≥50岁和病程<5年的患者血压监测率较低，提示社区健康管理应对高龄和病程初的高血压患者进行重点宣传干预。《国家基层高血压防治管理指南（2020版）》推荐家庭血压监测作为患者自我管理的主要手段，也可作为高血压的辅助诊断方法。但是需要注意焦虑症和老年高血压合并心房颤动患者不适宜使用诊室

外血压监测。

动态血压监测可以真实反映全天（白天与夜间）的血压信息，评估血压的昼夜节律情况和血压波动变化，帮助高血压诊断、指导药物治疗与评估治疗效果。动态血压监测也可以了解老年心房颤动患者的血压变化规律，对指导心房颤动患者血压管理有一定帮助。

在互联网及大数据时代，加强推广穿戴式血压监测，智能化记录患者的基线资料与实时血压监测数据，实现老年高血压患者居家自我管理，可以帮助全科医生及时、准确、高效管理高血压患者。

## 四、诊断与评估

### （一）诊治流程

老年高血压诊治流程见图29-2-1。

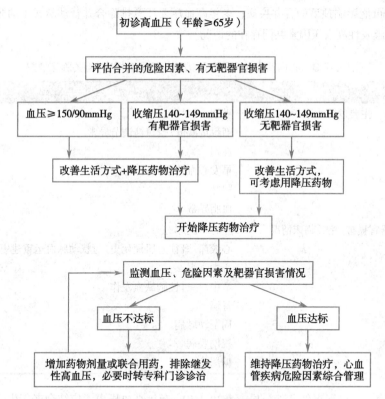

图29-2-1  老年高血压诊治流程图

### （二）诊断与风险评估

1. 确定血压水平  老年高血压的分级标准与中国成人高血压相同（表29-2-2）。

**表29-2-2　老年血压水平的定义与分级**　　　　单位：mmHg

| 定义与分级 | 收缩压 | | 舒张压 |
|---|---|---|---|
| 正常血压 | <120 | 和 | <80 |
| 正常高值 | 120～139 | 和/或 | 80～89 |
| 高血压 | ≥140 | 和/或 | ≥90 |
| 　1级高血压 | 140～159 | 和/或 | 90～99 |
| 　2级高血压 | 160～179 | 和/或 | 100～109 |
| 　3级高血压 | ≥180 | 和/或 | ≥110 |
| 单纯收缩期高血压 | ≥140 | 和 | <90 |

注：当收缩压和舒张压分属于不同级别时，以较高的分级为准。

2. 了解心血管事件主要危险因素与靶器官损害/相关临床情况（表29-2-3）　初诊和治疗随访期间的高血压患者，均应进行危险因素与靶器官损害/相关临床情况的筛查与评估；判断可能影响预后的合并疾病；老年高血压要注意排除合并肾动脉或主动脉粥样硬化导致的继发性高血压因素共同存在的情况。

**表29-2-3　心血管事件主要危险因素与靶器官损害/相关临床情况**

| 项目 | 具体内容 |
|---|---|
| 主要危险因素 | 吸烟 |
| | 糖耐量减低/空腹糖调节异常 |
| | 性别 |
| | 早发心血管家族史 |
| | 肥胖 |
| | 血脂异常 |
| 靶器官损害/相关临床情况 | 左心室肥厚 |
| | 心绞痛/既往心肌梗死史/冠状动脉血运重建史 |
| | 心力衰竭 |
| | 卒中/一过性脑缺血发作 |
| | 肾病 |
| | 周围动脉病 |
| | 视网膜病 |
| | 糖尿病 |

3. 确定心血管事件危险分层（表29-2-4）　老年高血压患者应结合老年生物学年龄确定心血管事件危险度，有助于确定降压治疗时机、优化治疗方案以及心血管风险综合管理。

4. 明确引起血压升高的可逆和可治疗的因素　原发性高血压与继发性高血压的快速鉴别要点见表29-2-5。

表29-2-4 老年高血压患者的危险分层

| 其他危险因素和病史 | 血压水平 | | | |
|---|---|---|---|---|
| | 收缩压130～139mmHg和/或舒张压85～89mmHg | 收缩压140～159mmHg和/或舒张压90～99mmHg | 收缩压160～179mmHg和/或舒张压100～109mmHg | 收缩压≥180mmHg和/或舒张压≥110mmHg |
| 1～2个危险因素 | 中危 | 中危 | 高危 | 很高危 |
| ≥3个危险因素或靶器官损害或CKD 3期或糖尿病 | 高危 | 高危 | 很高危 | 很高危 |
| 并存临床情况，CKD 4～5期 | 很高危 | 很高危 | 很高危 | 很高危 |

注：CKD，慢性肾脏病。

表29-2-5 原发性高血压与继发性高血压的鉴别要点

| 分类 | 起病年龄 | 家族史 | 病程 | 临床症状 | 降压治疗反应 |
|---|---|---|---|---|---|
| 原发性高血压 | 中老年 | 有 | 长 | 无或轻微 | 有效 |
| 继发性高血压 | 青年 | 无 | 短 | 明显 | 差 |

5. 高龄老年高血压的衰弱与认知功能评估 衰弱是影响高龄老年高血压降压治疗获益的重要因素之一，对于高龄老年高血压患者，推荐制定降压治疗方案前进行衰弱评估，特别是近一年内非刻意节食情况下BMI下降>5%或有跌倒风险的高龄老年高血压患者。

老年人血压过高或过低均可增加认知障碍发生风险，降压治疗可延缓增龄相关的认知功能下降、降低痴呆发生风险，推荐对老年高血压患者早期筛查认知功能。

## 五、临床特点及特殊类型

### （一）临床特点

1. 收缩压增高为主 老年人随着年龄增大收缩压进行性增长，60%以上老年高血压和90%以上的高龄老年高血压都是单纯收缩期高血压。收缩压水平与靶器官损害的程度呈正相关，是心血管事件的预测因素。

2. 脉压增大 脉压常>40mmHg，老年高血压患者脉压可达50～100mmHg；脉压是冠心病的预测因素，研究显示老年人的基线脉压水平与全因死亡、心血管死亡、卒中和冠心病发病率呈正相关。

3. 血压波动大 老年高血压患者的血压易随情绪、体位和季节的变化明显波动。老年高血压表现为清晨高血压多见，高龄老年高血压该表现更加突出。

4. 易发生直立性低血压 直立性低血压是指从卧位改变为直立位（或至少60°的直立倾斜试验）3分钟内，收缩压下降≥20mmHg或舒张压下降≥10mmHg，严重时可伴有头晕或晕厥等脑循环灌注不足的症状。高龄老年高血压患者易合并直立性低血压、餐后低血压。

5. 常合并餐后低血压 餐后低血压是指进餐后2小时内收缩压下降≥20mmHg，或餐前收缩压≥100mmHg、餐后收缩压<90mmHg，并于进餐后出现头晕、晕厥或心绞痛等低血压相关症状。引起老年餐后低血压的主要机制为压力感受器灵敏度降低、心血管自主神经功能代偿不足。

6. 血压昼夜节律异常 老年高血压常伴有血压昼夜节律异常，可以高达60%以上，非杓型、超杓型、反杓型均可见；血压昼夜节律异常与靶器官损害密切相关。

7. 常与多种疾病并存 老年高血压常常合并冠心病、脑血管病、慢性肾功能不全、糖尿病、慢性阻塞性肺疾病、阿尔茨海默病等疾病；往往同时服用多种药物，造成高血压治疗困难。

8. 易出现白大衣高血压 指患者就诊时在诊室内所测收缩压≥140mmHg和/或舒张压≥90mmHg，而在家中自测血压或者动态血压监测血压不高的现象。

9. 难治性高血压增多 老年高血压合并睡眠呼吸暂停低通气综合征较多，是导致难治性高血压的一个重要原因。

### （二）老年单纯收缩期高血压

单纯收缩期高血压（isolated systolic hypertension，ISH）因其知晓率低、服药率低、控制率低、对健康危害大，已成为人们关注的焦点。老年高血压以ISH为主。流行病学资料显示，70岁以上的高血压人群中90%以上为ISH。随着年龄增长，老年人收缩压呈渐增趋势，而舒张压呈降低趋势，出现脉压增大，最终导致ISH。长期以来人们对老年ISH的危害不够重视，忽略了其有左心室肥厚、心肌梗死、心力衰竭、卒中、肾功能不全高发病率的事实。既往通过非药物治疗或单一利尿剂治疗控制老年ISH，但不能明显降低患者并发症及死亡率。ISH患者降压治疗以控制收缩压为主，但要注意舒张压不宜太低，老年高血压舒张压低于60mmHg，会增加冠心病死亡。

### （三）老年高血压合并直立性低血压

直立性低血压（orthostatic hypotension，OH）多见于老年高血压患者。据统计，直立性低血压在65岁以上老年人中的患病率达15%，在年龄>75岁老年人中的患病率高达30%～50%。国外有文献报道，老年人直立性低血压患病率为36%～70%；国内老年住院患者直立性低血压患病率达86.66%。直立性低血压不仅增加老年患者跌倒和骨折的风险，也是心脑血管事件发生和死亡及全因死亡的独立危险因素，通常与高血压并存，增加了高血压治疗的难度。

老年高血压合并直立性低血压以预防为主，鼓励自我血压监测，加强直立性低血压相关知识及健康生活方式的宣教；制定个体化的降压方案，避免血压降得太快太低，慎用利尿剂。尽可能改善基础疾病，并纠正可能的诱因；鼓励患者在保证安全的前提下适当活动，避免卧床过久，卧床时头位稍高于下肢15°～20°；可应用弹力袜和腹带，起身时应逐渐变换体位，行走中避免突然转头的动作。

对于以上干预措施仍无法改善症状的患者，可加用药物治疗。直立性低血压患者可试用胆碱酯酶抑制剂（溴吡斯的明）、生长抑素（奥曲肽）、拟交感神经药（米多君）、合成的盐皮质激素（氟氢可的松）、促红细胞生成素，但上述药物的安全性及有效性尚需进一步研究。

### （四）老年高血压合并餐后低血压

餐后低血压在老年高血压、糖尿病、帕金森病患者中多见。一般在餐后15～40分钟血压开始下降，30～60分钟达到最低，2小时后恢复到平常血压水平。

诊断标准（出现下列标准之一即可诊断）：①餐后2小时内收缩压比餐前下降超过20mmHg；②餐前收缩压在100mmHg以上，餐后收缩压小于90mmHg；③餐后血压下降没有达到上述标准，但是出现餐后心脑缺血症状（乏力、晕厥、意识障碍、心绞痛等）。

服用降压药物、利尿药、抗帕金森病药物容易诱发餐后低血压，发生原因可能与餐后血液再分布、动脉硬化及血管舒缩功能调节障碍有关。餐后低血压是老年人全因死亡的一个独立预测因子。

## 六、合并症或伴发疾病

1. **左心室肥厚** 高血压使左心室心肌压力增大，心肌变厚，加速了左心室收缩及舒张功能改变。左心室心肌重量轻度增加者有心肌收缩力异常，心室壁应力增大。高血压早期的心功能改变是左心室舒张功能，E峰/A峰降低，等容舒张期延长。

左心室肥厚是对全身血管阻力升高所致后负荷增大的一种反应，一定范围内可认为是必然的和带有保护性的。超过这一范围，伴随而来的是一系列功能失调，包括冠状动脉血管扩张储备的降低、左心室壁机械力的减弱、左心室舒张充盈方式的异常。

高血压合并左心室肥厚血压控制目标<130/80mmHg，高龄老年高血压者控制目标<140/90mmHg。若无禁忌证，首选β受体阻滞剂、ACEI/ARB或者血管紧张素受体脑啡肽酶抑制剂（ARNI）、利尿剂及醛固酮拮抗剂治疗。

2. **左心室舒张功能不全** 高血压与左心室舒张功能不全密切相关。左心室舒张功能不全是以左心室舒张充盈受限为特征的疾病，可以发展为心力衰竭，在临床上非常多见，但是早期不易识别。常见原因包括高血压、冠状动脉疾病、肥胖、糖尿病等。

3. **心房颤动** 心房颤动发生与心房重构和炎症反应有关。特别是左心房重构，如心肌细胞变性、坏死引起心房肌细胞超微结构改变，以及炎性浸润、心房肌间质改变、心房纤维化等，导致房内及房间传导延迟。同时，高血压时由于外周阻力增加，导致左心房压力增加，加速左心房重构和扩大，促进心房颤动诱发和持续。由于老年人出血性和缺血性卒中风险增加、共病或并发症增加、服用药物多、认知减退及肾功能不全等特有状态的存在，使得老年高血压合并心房颤动患者的治疗变得复杂，尤其是抗凝治疗，应综合评估出血风险，高龄老人应用新型口服抗凝药的安全性优于华法林。

4. 冠心病　高血压是我国冠心病的首位危险因素，50%的急性心肌梗死与高血压相关，国外报告稳定型冠心病合并高血压的比例为66%～83%。高血压与冠心病在老年人群中都是高发病，有共同发病的基础。高血压合并冠心病常常以高血压合并心绞痛、高血压合并慢性心肌缺血、高血压合并心力衰竭、高血压危象等多种表现形式出现，治疗原则因临床类型不同区别很大。

5. 肾功能不全　肾功能不全是高血压较为常见的并发症之一，也是难治性高血压常见原因。高血压合并肾功能不全常常需要和慢性肾脏病导致的高血压相鉴别。高血压时外周阻力持续增加，促使动脉壁弹性有所下降，且厚度增加，导致肾小球的灌注压随之上升，出现肾小球高灌注状态，从而形成肾小球高滤过性损伤。同时，在此过程中肾小球滤过膜完整性受到破坏，增加小分子量的蛋白滤过，造成尿微量清蛋白水平升高；肾小管重吸收功能障碍后，促使尿中$\beta_2$微球蛋白水平升高；以上多种因素综合导致肾小球及肾血管出现硬化，最终促使肾功能损伤。因此，尽早降压达标，降低尿蛋白水平，减少尿蛋白存在时间是临床早期改善肾功能损伤的关键。

6. 脑血管病　高血压是中国脑血管病的首位病因，脑血管病是中国人高血压的最主要合并症，致死率和致残率高。中老年高血压以合并脑出血为主，可以是高血压的首发表现；高龄老年高血压以缺血性卒中比较多见。随着高血压管理水平的提高，脑出血的发病率显著下降，但是缺血性卒中的发生率有所上升。

7. 颈动脉粥样硬化　老年高血压与颈动脉粥样硬化密切相关。年龄是颈动脉粥样硬化的重要危险因素，随着年龄增长，颈动脉管壁剪切力下降，发生颈动脉粥样硬化的风险逐渐升高。血压增高人群的颈动脉内膜厚度明显增大，且容易产生斑块，并与血压分级呈显著相关；高血压时颈动脉管壁对血压的波动非常敏锐；同时各种相关性刺激致使血管内皮受损，炎症加重，功能失衡，血管成纤维细胞体积增大，弹性纤维增生，导致管壁增厚，脂质在粥样斑块沉积。有效控制高血压，可使颈动脉粥样硬化的进程减缓。因此积极控制高血压、他汀类药物控制LDL-C水平有助于早期预防甚至逆转颈动脉粥样硬化进展，预防脑血管不良事件的发生。当颈动脉粥样硬化阻塞血管达到70%以上合并脑供血不足时，可能需要血管介入治疗或者神经外科协助治疗。

8. 糖尿病　成人高血压患者中合并糖尿病者占17.4%，合并糖代谢异常者可达30%以上，老年人群中高血压合并糖代谢异常的患病率随着年龄增长而增高。高血压合并糖尿病降压治疗的目的是：

（1）强调在控制血糖的同时积极降压治疗，目标血压<130/80mmHg。

（2）保护高血压损害的靶器官。

（3）减少糖尿病大血管和微血管并发症的发生。

（4）最大程度地降低全因死亡率，减少致死、致残率，提高患者的生活质量。

## 七、药物治疗

### （一）药物治疗的起始值与目标值

老年高血压治疗的主要目标是保护靶器官，最大限度地降低心脑血管事件和死亡的风险；降压药物治疗以收缩压降低为主。

老年高血压：血压≥140/90mmHg启动治疗，血压目标值低于130/80mmHg。

高龄老年高血压：血压≥150/90mmHg启动治疗，首先血压降至<150/90mmHg；若能够耐受可降至140/90mmHg以下。

衰弱的高龄老年高血压：血压≥160/90mmHg启动治疗，收缩压控制目标<150mmHg，但不低于130mmHg。

老年患者降压治疗应强调收缩压达标，在患者能耐受的前提下逐步降压达标，避免过快、过度降低血压。降压药从小剂量开始，逐渐增加剂量或种类，逐步使血压达标。

### （二）药物治疗原则及药物选择

1. 老年高血压降压药物治疗原则　①平稳、有效降压；②安全性好，不良反应少；③服用简便、依从性好。初始治疗可选择CCB、利尿剂、ACEI/ARB/AINI或者单片复方制剂，根据靶器官损害、并存疾病和危险因素等选择降压药。

2. 降压药物联合应用，老年高血压患者常需服用2种或以上的降压药物使血压达标。

3. 确定联合治疗方案时，应考虑患者的基线血压水平、并存的心血管疾病危险因素以及靶器官损害情况。固定复方制剂有助于提高患者服药依从性及达标率，应成为老年高血压药物治疗的首选。

4. 近年各类高血压指南都强调高血压药物起始治疗的基本原则，即联合治疗首选固定复方制剂，以A+C或者A+D（A指ACEI/ARB，C指CCB，D指利尿剂）的单片复方制剂作为起始治疗。如果血压不达标，进一步选择A+C+D的单片复方制剂；或者在上述A+C或A+D的单片复方制剂基础上联合D或C治疗；如果仍然不能达标，可加螺内酯作为联合治疗。这种优化和简化的治疗方案对于大部分老年高血压患者是适宜的，有利于提高老年高血压患者的依从性和达标率。但需要注意，不推荐衰弱和高龄老年高血压患者初始启动联合治疗。

### （三）老年高血压常用降压药物

1. 钙通道阻滞剂（CCB）　简称"C"，是老年高血压首选药物。长效二氢吡啶类CCB降压疗效好，兼具降压和抗动脉粥样硬化作用，适用于老年高血压、低肾素或低交感活性的患者，无绝对禁忌证，不良反应少。硝苯地平慎用于心动过速、急性冠脉综合征及心功能不全患者；第三代CCB（氨氯地平、拉西地平）对心率和心肌收缩力影响小，可以首选。CCB常见副作用是足踝水肿、便秘、牙龈增生等。

2. 利尿剂（diuretics）　简称"D"，推荐用于老年高血压患者的初始及联合降压治疗，尤其适用于合并心力衰竭、水肿的老年高血压患者。其不良反应呈剂量依赖性，合并痛风时慎用。

3. **血管紧张素转换酶抑制药（ACEI）/血管紧张素受体阻滞剂（ARB）** 简称"A"，推荐用于糖尿病、慢性肾脏病或蛋白尿、伴有冠心病或心功能不全的老年高血压患者。若服用ACEI出现干咳等副作用、不能耐受时使用ARB。使用时需排除双侧重度肾动脉狭窄，监测血钾及血肌酐、eGFR水平，血钾>5.5mmol/L时禁用。慢性肾脏病4期患者慎用，肾功能不全患者应首选肝肾双通道排泄的ACEI，如贝那普利和福辛普利等。

4. **β受体阻滞剂** 简称"B"，推荐用于合并冠心病、心功能不全、快速心律失常、血压波动大伴交感神经活性高的老年高血压。从小剂量起始，并根据血压及心率进行调整；禁用于病窦综合征、二度Ⅱ型及三度房室传导阻滞、哮喘的患者。

5. **α受体阻滞剂** 伴有前列腺增生症状的老年高血压患者可使用α受体阻滞剂。应从小剂量开始、睡前服用，根据患者的疗效逐渐调整剂量。应监测立位血压，以便及时发现直立性低血压。难治性高血压或者合并慢性肾功能不全时常常需要联合使用。

6. **硝酸酯制剂** 老年高血压合并心绞痛、高血压急症时首选。静脉应用可以缓解心绞痛和快速控制血压。若心率超过110次/min、收缩压小于90mmHg时避免使用。口服单硝酸酯制剂联合CCB治疗ISH效果好。

### （四）老年单纯收缩期高血压药物治疗

老年单纯收缩期高血压（ISH）主要根据个体情况用药，首先应予非药物治疗，血压仍控制不佳，应积极给予药物治疗。

老年ISH，国内外最新指南均推荐起始联合药物治疗，其优点是可增强降压效果、减少不良反应、保护靶器官，同时提高患者用药依从性。约2/3老年ISH患者需要服用超过两种降压药才能控制血压达标。单一药物剂量的增加使老龄患者用药发生不良反应的风险增大，而联合用药可减少该风险。单片复方制剂可能在未来成为治疗老年ISH的优选，临床上常用降压治疗药物都可以选择应用，其中CCB、利尿剂属于首选药物，但是衰弱老人和高龄老年高血压慎用。CCB具有降压和抗动脉粥样硬化的作用，老年高血压首选CCB联合硝酸酯制剂长期应用，具有非常好的降收缩压效果，也可改善低舒张压；对于伴有心绞痛、肾功能障碍及周围血管病患者的效果更好，能防止卒中、血管性痴呆，对血糖、血脂及电解质代谢无影响。大多数老年ISH也需要同时联合他汀类药物治疗，可在提高降压效果的同时改善动脉粥样硬化。

### （五）合并相关疾病的降压治疗

老年高血压患者常并发冠心病、肾功能不全、脑血管病等，应根据个体特点选择降压治疗方案。

1. **冠心病** 高血压合并慢性冠脉综合征时血压控制目标<130/80mmHg，舒张压不小于65mmHg。高龄老年高血压合并冠心病，血压控制目标为<150/90mmHg；如耐受性良好，可进一步降至140/90mmHg以下。药物首选β受体阻滞剂、ACEI。高血压合并心肌梗死、慢性心力衰竭或快速心律失常，若无禁忌证，可选用β受体阻滞剂。高血压或心绞痛难以控制时，可联合使用硝酸酯制剂或者CCB。舒张压低于60mmHg时降压应谨慎，

在密切监测下逐步达到收缩压降压目标。高血压合并急性冠脉综合征或者急诊冠脉介入治疗时的血压管理首选硝酸酯制剂。

2. **肾功能不全** 高血压合并慢性肾功能不全时，血压控制目标<130/80mmHg，高龄患者<140/90mmHg。若无禁忌证首选ACEI或ARB，不能耐受患者选择ARNI，从小剂量开始并监测肾功能和血钾变化；常常需要联合治疗，但是血压不易达标。联合治疗按照A+C或者A+D首选，进一步A+C+D，如果仍然不达标，建议再联合α受体阻滞剂。慢性肾脏病4期患者可使用CCB、袢利尿剂、α受体阻滞剂及β受体阻滞剂等，慎用ACEI或ARB。

3. **脑血管病** 急性脑出血应将收缩压控制在<180mmHg，早期积极降压可能改善预后，如无禁忌，血压可降至140/90mmHg。当颅内压增高，血压≥180/100mmHg时给予降压治疗，目标血压为160/90mmHg；脑出血患者的血压长期控制目标<130/80mmHg。急性缺血性卒中应将收缩压控制在<200mmHg，血压长期控制目标为<140/90mmHg；近期腔隙性脑梗死患者的血压可控制至<130/80mmHg。既往缺血性卒中高龄老年高血压应控制在150/90mmHg以下。急性缺血性卒中拟溶栓治疗时，血压应控制在180/100mmHg以内。急性缺血性卒中，如患者病情平稳，血压持续大于140/90mmHg，可于卒中发病数日后恢复发病前使用的降压药物或启动降压药物治疗。

## 八、综合管理

肥胖、不良生活方式、空腹血糖异常和血脂异常均为社区老年高血压患者血压控制的危险因素，患者合并心血管危险因素越多血压越难控制。基本公共卫生服务中社区健康管理项目有助于提高老年高血压患者的血压控制率。实践证明，"三高"共管，可以有效提高管理效果，实现效益最大化，最终降低心血管疾病发病率。

我国老年高血压人群庞大，基层全科医生是高血压防控工作的主力军。全科医生应提高管理和防控高血压的能力，提高社区团队的专业知识水平，熟练掌握高血压患者转诊指征；针对老年高血压人群自我认知、自我管理能力较差的特点，依靠社区与居民联系密切的优势，建立"医院-社区-患者"三位一体的高血压管理模式，提高老年高血压患者的治疗依从性、血压达标率，降低我国老年患者高血压致死率、致残率。

### （一）如何快速甄别高血压高危人群

具有以下1项及1项以上的危险因素，视为高血压高危人群：

1. 血压测量为正常高值 收缩压120～139mmHg和/或舒张压80～89mmHg。
2. 超重 BMI≥24kg/m²，和/或腰围男≥85cm、女≥80cm。
3. 高血压家族史 一、二级亲属有高血压病史。
4. 长期过量饮酒 每日饮白酒≥100ml且每周饮酒在4次以上。
5. 长期膳食高盐。
6. 嗜好吸烟。

7. 静坐的生活方式、熬夜、长期精神紧张等。

（二）如何快速全面筛查高血压高危人群

1. 全科医生在管理高血压患者时，可对高血压患者的一、二级亲属或与其有共同生活习惯的人，如高血压患者的配偶、子女，进行血压测量，发现血压高值者，及时纳入高危人群管理。

2. 全面落实首诊测血压制度，对日常就诊35岁以上居民全面落实测血压制度，血压在正常高值时应加强健康教育，了解有无高血压家族史，建立健康档案，纳入高危人群管理。

3. 全科团队积极开展健康义诊咨询宣传活动，在社区职工集中健康体检中筛查出具有危险因素的人群，在社区公益活动、健康促进活动以及各种健康调查中筛出可能的高危人群。

（三）科学规范管控高血压高危人群

1. 高血压高危个体评估 基本信息，计算BMI、腰臀比，各项检查指标，其他疾病史，行为状况（饮食、运动、不良嗜好、睡眠等），社会心理状况的评估，高血压知识知晓程度。

2. 高危因素的诊断 根据评估内容列出高危个体现存的危险因素，对机体的危害程度、可干预性及本人的性格和工作生活状态，分析哪些人应优先纳入干预计划。

3. 制定干预计划 根据高危因素的诊断制定高危个体干预计划，原则上计划应切实可行、易操作。

4. 评价、反馈 按照计划规定的目标时间定期评价执行效果，根据实际情况及时调整干预计划，以适应实际需要，提高干预效果。执行计划期间遇到困难也应随时沟通，实时反馈，调整方案。

5. 高血压高危群体干预 确诊的高血压患者，在社区卫生服务机构建立高血压慢性病档案，纳入高血压人群规范管理，定期随诊。

6. 加大高血压危险因素的宣传力度和范围 充分发挥社区卫生服务中健康教育的优势，全科医生团队经常深入小区开展高血压相关知识义诊宣传、健康教育知识讲座，利用新媒体手段广泛宣传高血压相关疾病知识。

# 第三节 老年冠心病

## 一、流行病学

冠状动脉粥样硬化性心脏病（简称"冠心病"）是影响老年人群健康的主要原因之一，其患病率及死亡率随增龄而增加。《中国心血管健康与疾病报告2022》显示 2018年中国城市居民冠心病死亡率为120.18/10万，农村居民冠心病死亡率为128.24/10万，农村地区高于城市地区。

冠心病的发生和发展是多种因素作用的结果，由于老年人常合并高血压、高脂血症、糖尿病等多种危险因素，老年冠心病患者的冠状动脉病变常呈多支、弥漫、扭曲、钙化、慢性完全性闭塞等复杂病变等，临床表现常常不典型，且因体弱、脏器功能减退等影响，临床漏诊和误诊率高，易发生心肌梗死与心力衰竭；高龄老年冠心病患者血运重建率低、出血和感染并发症发生率高，导致预后更差。

## 二、定义与临床分型

### （一）定义

冠状动脉粥样硬化性心脏病是指冠状动脉粥样硬化使冠状动脉管腔狭窄或阻塞，和/或冠状动脉功能障碍（冠状动脉痉挛、冠状动脉微循环），导致心肌缺血、缺氧或坏死而引起的心脏病，统称为冠状动脉性心脏病（coronary artery heart disease，CHD），简称冠心病，亦称缺血性心脏病。

既往认为冠心病主要是由于心外膜的大冠状动脉发生粥样硬化，斑块形成、冠状动脉管腔狭窄和/或冠状动脉血栓形成、冠状动脉阻塞或者冠状动脉痉挛，导致心肌缺血而引发心绞痛或者心肌梗死。近年的研究发现，冠状动脉微循环功能障碍与冠状动脉阻塞或者冠状动脉痉挛共同成为心肌缺血的主要原因，冠状动脉微循环功能障碍也可以单独存在，是非阻塞性冠状动脉疾病导致心肌缺血的主要机制。在临床实践中，阻塞性冠状动脉疾病和非阻塞性冠状动脉疾病常同时存在，导致了心绞痛治疗的复杂性。

### （二）临床分型

随着对冠心病病理机制认识的深入，为了更好地指导临床，将冠心病分为急性冠脉综合征和慢性冠脉综合征两大类型。

1. 急性冠脉综合征（acute coronary syndrome，ACS） ACS指冠心病中急性发病的临床类型，包括ST段抬高心肌梗死（STEMI）、非ST段抬高心肌梗死（NSTEMI）及不稳定型心绞痛（UA）。STEMI约占ACS的1/4，NSTEMI和UA约占ACS的3/4。

（1）ST段抬高心肌梗死：在冠状动脉粥样硬化病变的基础上，冠状动脉管腔内发生急性血栓形成，导致冠状动脉管腔完全闭塞，供血区域心肌发生急性坏死。临床上表现为急性胸痛、心电图ST段抬高、心肌损伤标志物增高等；高龄老年冠心病患者易并发心力衰竭、低血压、休克、心脏破裂等。

（2）不稳定型心绞痛：指介于稳定型心绞痛和急性心肌梗死之间的临床状态，包括除稳定型劳力性心绞痛以外的初发型、恶化型劳力性心绞痛，以及各型自发性心绞痛。UA是在冠状动脉粥样硬化病变的基础上，发生了冠状动脉内膜下出血、斑块糜烂、斑块破裂、破损处血小板与纤维蛋白凝集形成血栓、冠状动脉痉挛以及远端小血管栓塞导致冠状动脉管腔狭窄，引起急性或亚急性心肌供氧减少，是ACS中的常见类型。临床表现为心绞痛，可以有或者无心电图缺血表现，无肌钙蛋白升高。

（3）非ST段抬高心肌梗死：若UA伴心肌损伤标志物水平明显升高，可确诊为NSTEMI。UA和NSTEMI是紧密相连的两种情况，二者的病理机制比较相近，主要差别在于冠状动脉缺血是否严重到心肌损伤所产生的心肌损伤标志物足以被检测到。

2. 慢性冠脉综合征　又称稳定型冠心病，包括隐匿型冠心病、稳定型心绞痛及缺血性心肌病等，其最具代表性的病种是稳定型心绞痛。ACS之后的病程稳定阶段和部分冠状动脉微循环功能障碍导致的心绞痛，包括PCI术后、微血管性心绞痛、女性冠心病、冠状动脉慢血流现象等类型。

1）隐匿型冠心病：隐匿型冠心病是无临床症状、有心肌缺血客观证据（心电活动、心肌血流灌注及心肌代谢等异常）的冠心病。其心肌缺血的心电图或者心肌灌注异常表现可见于静息时，或在增加心脏负荷时出现；常为动态心电图记录或者心脏核素、心脏MRI所发现，又称无症状性心肌缺血（SMI）。此类患者经冠状动脉造影检查或尸检，几乎均证实冠状动脉有明显狭窄病变。冠心病合并糖尿病、高龄老年冠心病患者无症状心肌缺血多见。

2）稳定型心绞痛：稳定型心绞痛即稳定型劳力性心绞痛，亦称普通型心绞痛，是最常见的心绞痛，指由冠状动脉病变导致心肌缺血缺氧引起的典型心绞痛发作。其临床特点为：发作性或阵发性胸骨后压榨性疼痛或者憋闷感，可放射到胸前区和左上肢内侧，持续时间数分钟，很少超过15分钟，休息或停止活动可以缓解；含服硝酸甘油后胸痛可消失是区别于急性心肌梗死的重要鉴别点。老年心绞痛常常因劳累、爬楼梯、赶公交车、情绪激动、饱餐或者受寒诱发。其胸痛表现在1～3个月内相对稳定，即近期发作次数大致相同，诱发疼痛的劳力和情绪激动程度相同，每次发作疼痛的性质和疼痛部位无改变，疼痛时限相仿，服用硝酸甘油后也在相近时间内产生疗效。

3）缺血性心肌病：属于冠心病的一种特殊类型或终末阶段，是指由于长期心肌缺血导致心肌局限性或弥漫性纤维化，从而产生心脏收缩和/或舒张功能受损，引起心脏扩大或僵硬，出现充血性心力衰竭、心律失常等一系列临床表现的综合征，临床表现与特发性扩张型心肌病相似。超声心动图提示二尖瓣反流，心室壁局限性运动障碍、室壁瘤形成或附壁血栓、左心室射血分数下降等。选择性冠状动脉造影检查有冠状动脉病变或冠状动脉微循环功能障碍存在。

### （三）冠状动脉微循环功能障碍

冠状动脉微循环功能障碍是指临床冠状动脉功能检查确认的冠状动脉微循环功能异常的存在，是冠状动脉微循环系统内的病理改变致功能异常，其内部的病理改变与机制尚不清楚。冠状动脉微循环功能障碍与冠状动脉微血管疾病（CMVD）概念并不完全相同。CMVD是指由于各种原因引起的前小动脉和小动脉的结构和功能异常所致的劳力性心绞痛，或者存在心肌缺血客观证据的临床综合征，欧洲心脏病学会命名为微血管功能异常或者微血管性心绞痛。冠状动脉微循环功能的正常与否直接关系到冠心病的治疗预后，研究显示约50%以上的阻塞性冠状动脉疾病患者合并冠状动脉微循环功能障碍，单纯给予介入治疗常无法完全改善心肌缺血缺氧这一病理状态。

## 三、老年急性冠脉综合征

### （一）临床表现

ACS是一组以急性心肌缺血为共同特征的临床综合征，老年ACS患者的发病机制与其他年龄组相同，但NSTEMI和UA较多见，且由于高龄患者往往合并糖尿病、高血压等多种基础疾病，冠状动脉粥样硬化病变往往呈多支病变、弥漫、扭曲、钙化及慢性闭塞病变；临床表现心绞痛不典型，或以胸闷、上腹部疼痛、恶心、呕吐、面色苍白、头晕等为主诉。部分高龄或者合并糖尿病的患者，可以没有胸痛主诉，而以突发不明原因的心力衰竭或者严重心律失常表现为主。因心肌缺血多系冠状动脉慢性病变或者冠状动脉管腔未完全闭塞，缺血区域有侧支循环形成，故临床表现和心电图缺血变化都不典型或明显，早期不容易识别。由于老年人常常不能及时就诊，且往往合并多种基础疾病，基础情况较差。高龄老人NSTEMI心力衰竭发生率高，病死率远高于其他年龄组，大大降低了治疗获益。

### （二）诊断

1. **诊断** 诊断依据和标准同其他年龄组，老年ACS的诊断以临床表现（急性胸痛）、心电图缺血改变及肌钙蛋白三项为依据。

STEMI比较容易诊断，有典型ST段抬高心电图变化，结合肌钙蛋白或者急性胸痛常可以快速诊断。

NSTEMI和UA诊断不易，特别是高龄患者出现典型心绞痛症状比较少，症状不明显或者没有胸痛，且合并其他系统的慢性病的干扰，使多数高龄患者不能明确诊断。因此对老年可疑心绞痛患者需要高度警惕，防止误诊。另外，老年冠心病患者心电图缺血改变不明显或者出现假性正常化；老年人由于肾功能不全等原因，常有轻度的肌钙蛋白升高，此时诊断更困难，往往需要短期随访心电图变化和复查肌钙蛋白；如果有肌钙蛋白的动态升高，可以诊断NSTEMI。

2. **老年高危胸痛患者的快速识别** 对于胸痛剧烈持续不缓解、面色苍白、大汗、烦躁、伴有血压低或者呼吸困难、晕厥的老年患者，需要按照高危胸痛转入胸痛中心给予立即抢救，同时进一步明确病因，给予相应处理。

3. **非ST段抬高ACS患者危险分层评估** 在接诊、诊疗中、住院期间，必须随时或者经常进行患者的风险评估，及时发现病情变化，采取相应处置措施。目前临床有多种风险预测模型，可选择一种进行危险分层。在这些风险预测模型中，高龄均为高危指标之一。此外，女性、心力衰竭、既往心肌梗死史、心房颤动、高血压、糖尿病、前壁心肌梗死、肺部啰音、冠状动脉病变、收缩压<100mmHg、心率>100次/min、Killip心功能分级较高、肌钙蛋白升高、血肌酐水平高也都提示患者风险较高。Killip心功能分级是ACS患者早期危险分层的基础，不仅能进行风险评估及预后预测，因其与血流动力学状态密切对应，还有助于指导临床救治，对于挽救高龄患者的生命尤为重要。

高龄NSTEMI患者若出现血流动力学不稳定、心源性休克、药物难以缓解的心肌缺血、恶性心律失常、急性心力衰竭、ST段一过性抬高等表现之一，均属极高危。

### （三）治疗决策

老年ACS患者属于心血管疾病高危人群，应尽快转运到胸痛中心进行积极抢救。老年ACS患者在积极抢救的同时，应尽快进行冠状动脉血运重建，以PCI和冠状动脉溶栓治疗为主，极少数患者可以考虑选择冠状动脉搭桥术或者杂交技术。高龄老年冠心病一般不考虑冠状动脉溶栓治疗。

## 四、老年慢性冠脉综合征

### （一）临床特点

慢性冠脉综合征（CCS）是老年冠心病的主要类型。老年患者由于痛觉神经不敏感，或合并糖尿病致自主神经功能减退，往往无典型心绞痛症状，易产生误诊、漏诊。

### （二）辅助检查

1. 心电图　冠心病诊断的首选项目，但对阴性结果判读应慎重。建议对疑诊冠心病的高龄患者常规应用动态心电图。

2. 负荷试验　高龄患者原则上不建议做运动负荷试验，如有必要，建议行药物负荷试验，同时检测过程要密切监测患者症状、体征及心电图变化。

3. 冠状动脉增强CT　高龄老人仍较为安全，可以选择；阴性预测意义大，有假阳性和夸大病情可能。注意事项如下：

（1）鉴于高龄患者的心律失常发生率较高，如频发期前收缩和心房颤动等，根据心室率快慢及医生和患者的意愿决定是否进行检查，当不能保证检查的图像质量是否满足诊断要求时，建议服用β受体阻滞剂以稳定心率。

（2）高龄老人的呼吸和屏气能力较弱，检查前的呼吸训练尤为重要。

（3）高龄老人肾功能不全发病率较高，需更精细地使用对比剂，必要时采用水化治疗方法。

（4）高龄老人普遍存在冠状动脉钙化的现象，影响冠状动脉管腔狭窄判读的准确性，严重钙化节段（冠状动脉钙化积分>100分）导致冠状动脉增强CT诊断冠心病的特异性和阳性预测值下降，高龄患者检查失败和并发症发生率更高。

4. 选择性冠状动脉造影　选择性冠状动脉造影仍是冠心病诊断的金标准，高龄增加冠状动脉造影风险，适应证的掌握应更为严格。同时高龄患者肾功能不全、合并用药的比例高，应注意冠状动脉造影围手术期的处理，检查中严格控制对比剂的用量，选择等渗对比剂，检查前后进行水化处理。

### （三）药物治疗

1. 药物治疗　药物治疗是CCS治疗的主要措施，缓解缺血症状和改善远期预后是主要原则。药物种类包括硝酸酯类药物、β受体阻滞剂、CCB、抗血小板及他汀类药物。硝酸酯类药物可减少缺血发作的持续时间；β受体阻滞剂和CCB可减少缺血发作次数和持续时间，以减少缺血性心律失常的发生，进一步提高患者存活率；长期服用阿司匹林及他汀类调脂药物可将血脂控制在满意水平，保护血管内皮功能，稳定斑块并减少心血管事件。对于已经发展为缺血性心肌病或出现心力衰竭症状的患者，应使用改善心力衰竭预后的药物。芳香温通和活血化瘀类药物对于CCS的症状控制具有明显的效果。

PCI的循证医学研究已经证明其对于稳定型冠心病无明显获益，一般不再推荐，特别是对高龄冠心病患者意义有限。

2. 无症状冠心病和冠状动脉微循环功能障碍患者的药物治疗　对确诊无症状冠心病患者应使用药物治疗，预防心肌梗死或心源性猝死，并治疗相关危险因素，其治疗建议同稳定型心绞痛，主要以小剂量阿司匹林和他汀类药物治疗为主。

### 五、老年冠心病二级预防

1. 老年冠心病患者要求血压<130/80mmHg；糖化血红蛋白不超过7%；低密度脂蛋白胆固醇降低至1.8mmol/L以下。对于高龄冠心病患者，建议血压<150/90mmHg，糖化血红蛋白不超过8%；对虚弱、预期寿命差的患者应个体化治疗。

2. 阿司匹林可适当减量使用，如每日75mg，加用质子泵抑制剂可减少消化道出血的发生；不能耐受阿司匹林者可用氯吡格雷替代。

3. 他汀类药物应使用中等强度治疗，如使用他汀类药物LDL-C不能得到恰当控制者可联合依折麦布治疗。高龄冠心病患者使用依折麦布治疗可以降低心脑血管事件发生率。

4. 硝酸酯类药物应用于有缺血症状的老年冠心病患者，个别患者对硝酸酯类药物高度敏感，可能引起头痛、颜面潮红和心动过速。

5. 中成药　如麝香保心丸、宽胸气雾剂、麝香通心滴丸、血脂康胶囊等在稳定型冠心病、冠状动脉微循环功能障碍以及急性心肌梗死患者的救治中应用安全有效，在多部指南中被推荐，特别适合于社区冠心病的管理应用。

6. 长期抗栓治疗注意事项　抗血小板药物治疗是冠心病的基础治疗，根据临床情况单独或阶段性（ACS、药物洗脱支架术后）联合应用于冠心病患者。目前指南尚无稳定型冠心病患者根据不同年龄给予不同抗血小板药物治疗的建议。高龄患者服用阿司匹林出血风险增加，可适当减量使用，加用质子泵抑制剂可减少消化道出血的发生。不能耐受阿司匹林者可用氯吡格雷替代，75mg，1次/d；不建议替格瑞洛用于高龄冠心病患者的二级预防。

总之，老年冠心病患者有其自身特点，易漏诊误诊，诊断需谨慎。对于不同类型的老年冠心病患者要采取相适宜的诊疗处置方案，从而降低风险。高龄老年冠心病患者有多病共患、普遍多重用药、各器官功能下降和心理问题，用药的不安全因素增多，更易引发药物不良反应和药源性疾病，用药应遵循个体化、优化治疗，用药简单、适当减量和合理联合等原则。

# 第四节 老年心力衰竭

心力衰竭（heart failure，HF）是各种心脏病的严重和终末阶段。心力衰竭是由于心脏结构或功能异常导致心室充盈或射血能力受损，以体力活动受限和体液潴留为主要临床表现的综合征。临床上根据射血分数（EF）水平，将心力衰竭分为射血分数降低的心力衰竭（HFrEF，EF 40%）、射血分数中间值的心力衰竭（HFmEF，EF 40%～49%）、射血分数保留的心力衰竭（HFpEF，EF≥50%）三种类型。老年人心力衰竭的发病率和死亡率更高，预后更差，需要长期药物治疗，是社区全科诊疗的一个主要问题，需要全程管理。

## 一、流行病学

心力衰竭是老年人的常见疾病，在65岁及以上的住院患者中至少20%为心力衰竭，在因心力衰竭而住院的患者中老年患者占3/4。任何一类心力衰竭都会减少寿命、降低生活质量、引起反复住院，收缩功能障碍的心力衰竭患者平均5年死亡率约为50%，保留收缩功能的心力衰竭患者5年死亡率为25%。

## 二、病因与伴发疾病

### （一）病因

心力衰竭的基本病因是原发性心肌损害和心脏负荷过重。老年心力衰竭的常见病因有冠心病、高血压、糖尿病、心肌病、心房颤动等。退行性心瓣膜病、传导系统退行性改变、心肌淀粉样变性等老年特有的心脏改变也是老年心力衰竭的重要病因。

### （二）诱因

随着年龄的增长，老年心脏的变化和其他器官一样，也逐渐衰弱，心脏储备功能下降，加之基础心脏病相对较重，极易诱发心力衰竭。

老年心力衰竭的常见诱因包括感染、心肌缺血、快速心律失常、过度劳累、情绪激动及饱餐、气候变化、肾功能不全、血压波动、静脉输液输血过快或过多、饱餐或排便困难等。

### （三）伴发疾病

老年心力衰竭患者常并存多种慢性病，如高血压、心房颤动、糖尿病、慢性肾功能不全、COPD、贫血等。超过75%的老年心力衰竭患者有3种及以上疾病，50%的患者有5种或更多疾病，这些慢性病的存在与病情加重是导致心力衰竭发生的重要基础与诱因。

## 三、临床表现

老年心力衰竭由于多病共存，症状交叉、重叠，相互影响，且往往伴有衰弱和认知障碍等老年综合征，容易掩盖心力衰竭表现，症状体征不典型，易造成诊断困难。

（一）症状

1. 呼吸困难　气促伴疲倦、乏力是老年心力衰竭比较多见的症状。老年心力衰竭往往缺少劳力性呼吸困难、夜间阵发性呼吸困难和端坐呼吸等典型表现。这可能与老年人体力活动少、长期处于肺动脉高压状态而发生肺血管代偿性变化使得肺静脉容积和压力缓慢增加有关，并与老年人伴有认知功能下降，同时患有肺、肾、肝、甲状腺疾病有关。部分老年人既往有肺部疾病史，出现呼吸困难等心力衰竭症状时，常易被误诊为哮喘、慢性支气管炎、肺炎等。

2. 多汗、大汗　多汗，尤其是夜间多汗伴心动过速；不寻常的大汗，特别是面颈部的大汗淋漓，往往是老年心力衰竭的征象。

3. 慢性咳嗽　部分老年心力衰竭患者，尤其是单纯左心衰竭，主要症状可为不伴发热的咳嗽，可在平卧或夜间卧床时加重，坐起或站立时减轻，肺部可闻及哮鸣音及湿啰音，易误诊为支气管炎。

4. 乏力、虚弱　许多老年心力衰竭患者在活动时并未表现明显的气促，而是极度乏力。极度乏力是由心排血量减少导致组织灌注不足引起，也与身体虚弱、抑郁、呼吸困难有关。

5. 胃肠道症状　老年心力衰竭患者由于胃肠道及肝脏淤血，易出现上腹痛、腹胀、恶心、呕吐、厌食等胃肠道症状，易被误诊为消化系统疾病。

6. 神经精神症状　老年心力衰竭因脑灌注不足可出现精神错乱、焦虑、抑郁、淡漠、失眠、昏睡等症状，其中精神错乱可成为老年心力衰竭较为突出的表现，容易误诊为神经系统疾病而遗漏心力衰竭的诊断。老年心力衰竭患者发生认知缺损的现象较其他患者更明显。

7. 味觉异常　有些老年心力衰竭患者感到口腔内有异味，由此导致精神苦恼、食欲减退及不断饮水，这种味觉异常可随心力衰竭的控制而消失。

8. 恶病质　心源性恶病质可见于严重的晚期心力衰竭患者，是老年心力衰竭中相对常见而未受到重视的一种临床状态，是死亡的独立危险因素。恶病质的发生与神经兴奋性增加、肾素-血管紧张素系统（RAS）激活及心房肽系统所引起的神经内分泌紊乱有关，炎性细胞因子尤其是肿瘤坏死因子的激活是引起恶病质的重要原因。

（二）体征

由于老年人活动量小，老年心力衰竭不易被早期发现。尤其有卒中史的老年患者，由于大脑功能减退或语言表达能力降低，其对心力衰竭症状的感知和诉说滞后，心力衰竭体征常常不容易被早期发现。肺部啰音、颈静脉充盈、体位性水肿、心动过速、第三心音或奔马律是老年心力衰竭常见体征。

（三）老年心力衰竭的特点

老年心力衰竭患者以HFpEF最常见，在HF患者中约占50%，随着年龄的增长，其发生率明显升高，尤以老年女性最多见。由于HFpEF患者临床无心脏扩大和射血分数降低，常常不容易诊断。大多数HFpEF患者有高血压，血压控制不良是诱发HFpEF的最常见因素，心房颤动、心房扑动等心律失常的出现也诱发HFpEF的发生。

### （四）并发症

1. **心律失常** 心力衰竭时人体内神经内分泌系统被激活、血流动力学的变化、电解质紊乱及药物的影响，使老年心力衰竭患者合并出现心律失常明显增加，以心房颤动最多见。

2. **肾功能不全** 因肾灌注不足，老年心力衰竭可引起尿少和肾前性氮质血症；心力衰竭患者肾功能不全的发生率为36%～57%。心力衰竭合并肾功能不全增加了治疗难度和病死率，是影响患者生存率最重要的因素。

3. **水、电解质及酸碱失衡** 老年心力衰竭由于限钠、食少，继发性醛固酮分泌增加及利尿药等因素的影响，更易合并发生低钾、低镁、低钠等电解质紊乱，以及低氯性代谢性碱中毒和代谢性酸中毒，从而使病情恶化，加速死亡。

4. **认知功能障碍** 老年心力衰竭患者合并认知功能障碍的患病率约10%；合并认知功能障碍患者住院率及病死率高，预后较差。

5. **低氧血症** 老年心力衰竭由于增龄性呼吸功能减退、低心排血量、肺瘀血、肺通气/血流比例失调等原因，更容易合并出现低氧血症。

## 四、辅助检查

老年心力衰竭患者症状和体征的严重程度与心功能不全程度不存在明显的相关性，需要进一步行辅助检查来协助诊断，客观评价患者的心功能情况。

1. **心电图** 心力衰竭并无特异性的心电图表现，可合并有心房颤动、Q波、左心室肥厚、QRS波群增宽等异常，能帮助判断有无合并心肌缺血、心脏结构变化、既往心肌梗死及传导阻滞、心律失常的情况，对于心力衰竭的病因诊断可能有帮助。

2. **超声心动图** 是了解心脏结构以及心脏收缩、舒张功能最重要的检查，是目前临床上诊断不同类型心力衰竭的最简单和可靠的方法，通过测量左心室射血分数（LVEF）可进行心力衰竭的分类。

临床上评价舒张功能的指标主要是二尖瓣血流速度（E峰、A峰）及二尖瓣环运动（e'峰、A'峰）。E/e'>15，可以诊断舒张性心力衰竭；E/e' 8～15，提示有舒张性心力衰竭可能；E/e'<8，可认为左心室舒张功能正常。

3. **胸部X线** 可评估呼吸困难的其他潜在病因，如肺部疾病及大动脉硬化程度；另外，还可以提供心力衰竭的支持性证据，如肺充血或心脏扩大。

## 五、实验室检查

1. **脑钠肽检测** BNP与NT-proBNP是目前应用最广泛的心肌损伤标志物，对心力衰竭的诊断有重要价值，同时对患者的治疗及预后也有一定提示作用。BNP水平升高是老年人心源性呼吸困难与非心源性急性呼吸困难的鉴别要点。导致脑钠肽水平升高的原因包括心脏性原因和非心脏性原因（表29-4-1），临床工作中应作出鉴别。

应注意血脑钠肽水平正常时心力衰竭可能性小，但不能完全排除，在临床中需仔细鉴别。

表29-4-1　导致血脑钠肽水平升高的心脏性与非心脏性原因

| 分类 | 原因 |
| --- | --- |
| 心脏性 | 心力衰竭 |
| | 急性冠脉综合征 |
| | 肺栓塞 |
| | 心肌炎 |
| | 左心室肥厚 |
| | 肥厚型或限制型心肌病 |
| | 瓣膜性心脏病 |
| | 先天性心脏病 |
| | 房性和室性快速性心律失常 |
| | 心脏挫伤 |
| | 心脏复律，除颤器电击 |
| | 心脏外科手术 |
| | 肺动脉高压 |
| 非心脏性 | 高龄 |
| | 缺血性卒中 |
| | 蛛网膜下腔出血 |
| | 肾功能障碍 |
| | 肝功能障碍 |
| | 副肿瘤综合征 |
| | 慢性阻塞性肺疾病 |
| | 严重感染 |
| | 严重烧伤 |
| | 贫血 |
| | 严重的代谢和激素异常（如甲状腺毒症、糖尿病酮症） |

2. 建议检测肌钙蛋白、电解质、肌酐、血常规、肝功能和甲状腺功能等，以鉴别心力衰竭和其他疾病，指导后续治疗。

## 六、诊断与鉴别诊断

### （一）诊断

1. 诊断依据与流程　老年心力衰竭患者可以有一些症状和体征，但是高龄心力衰竭患者的症状和体征与其他老年综合征表现夹杂在一起，往往诊断比较困难；老年心力衰竭常常需要结合辅助检查来明确诊断；超声心动图检查和心肌损伤标志物作为客观证据，在老年心力衰竭的诊断中有重要作用。心力衰竭诊断流程见图29-4-1。

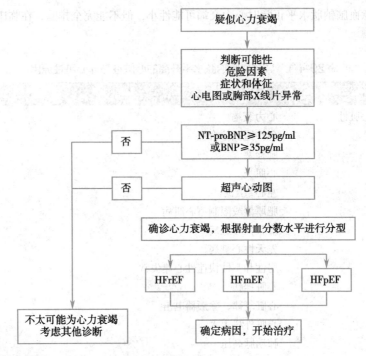

图29-4-1 心力衰竭诊断流程

2. 美国纽约心脏学会（NYHA）心功能分级

Ⅰ级：体力活动不受限，日常活动不引起过度乏力、呼吸困难或心悸，即心功能代偿期。

Ⅱ级：体力活动轻度受限，休息时无症状，日常活动即可引起乏力、心悸、呼吸困难或心绞痛，亦称Ⅰ度或轻度心力衰竭。

Ⅲ级：体力活动明显受限，休息时无症状，轻度日常的活动即可引起上述症状，亦称为Ⅱ度或中度心力衰竭。

Ⅳ级：不能从事任何体力活动，休息时亦有充血性心力衰竭或心绞痛症状，任何体力活动后加重，亦称Ⅲ度或重度心力衰竭。

3. 心力衰竭分期　心力衰竭患者从出现危险因素开始，到发展成为难治性心力衰竭的最后时期，分为A、B、C、D四个阶段。

阶段A：前心力衰竭阶段。主要指心力衰竭的高发危险人群，尚无心脏的结构或功能异常，也无心力衰竭的症状和/或体征。主要包括患有高血压、冠心病、糖尿病等最终可累及心脏的人群。这个阶段还包括应用心脏毒性药物的病史、酗酒史、风湿热史或心肌病家族史等人群。

阶段B：前临床心力衰竭阶段。患者无心力衰竭的症状和/或体征，但已发展成结构性心脏病，如左心室肥厚、无症状瓣膜性心脏病、既往有心肌梗死病史等患者。这一阶段相当于无症状性心力衰竭阶段。

阶段C：临床心力衰竭阶段。患者有基础的结构性心脏病，既往或目前有心力衰竭的症状和/或体征；或目前虽无心力衰竭的症状和/或体征，但以往曾因此治疗过。这一阶段包括NYHA心功能Ⅱ、Ⅲ级和部分Ⅳ级患者。

阶段D：终末期心力衰竭阶段。患者有进行性结构性心脏病，虽经积极的内科治疗，休息时仍有症状，且需要特殊干预。包括因心力衰竭须反复住院，且不能安全出院者；须依赖静脉用药者；等待心脏移植者；应用心脏机械辅助装置者；部分NYHA心功能Ⅳ级难治性心力衰竭患者。

### （二）鉴别诊断

1. 无痛性急性心肌梗死　部分老年患者尤其是伴有糖尿病的患者心肌梗死时，常无胸痛症状，而以胸闷、气促、恶心、呕吐等症状表现为主。部分高龄患者常常以心力衰竭、心律失常为首发表现就诊，临床鉴别困难，可结合心电图、BNP、肌钙蛋白等检查以资鉴别。

2. 老年喘息性支气管炎　患者既往有慢性喘息病史，肺纹理粗重，常常对支气管解痉药和$\beta_2$受体激动药有效。老年心力衰竭患者发病时，呼吸困难与体位关系密切，卧位时症状重，坐或立位时症状轻，有双肺湿啰音或者哮鸣音，胸部X线提示肺淤血，血BNP水平升高，对强心药、利尿药和血管扩张药有效。

3. 肺部感染　左心衰竭和肺部感染均可出现气喘和呼吸困难，常常需要鉴别。左心衰竭听诊肺部湿啰音随体位而变化，胸部X线检查见中上肺野纹理增粗，可见Kerley B线，血气分析以单纯低氧血症为主，单纯抗生素治疗疗效不佳，而抗心力衰竭治疗则可显著改善症状。老年心力衰竭患者常常左心衰竭和肺部感染可同时存在，互为因果，此时更应全面考虑。

4. 卒中　意识障碍突出是老年左心衰竭的一大特点。老年人一般都存在不同程度的脑动脉硬化及认知功能障碍，平时可通过代偿脑供血维持正常，当发生急性左心衰竭时，由于心排血量下降导致脑缺血，临床上可表现为神志异常、失眠、躁动、抽搐、昏迷、短时肢体活动不灵等，故此时心力衰竭表现常被脑血管意外症状所掩盖。胸部X线、超声心动图、BNP及头颅CT有助于鉴别诊断。

5. 消化道疾病　老年右心衰竭可无明显心悸、气短，而消化道症状较为突出。老年右心衰竭应与肝硬化腹水伴下肢水肿鉴别，可根据基础心脏病体征及心源性肝硬化的颈静脉怒张等上腔静脉回流受阻的体征进行鉴别。

6. 其他　BNP、NT-proBNP升高应与ACS、房性或室性心律失常、肺栓塞、合并肺动脉高压的慢性阻塞性肺疾病、肾衰竭及败血症等相鉴别。

## 七、治疗

### （一）治疗原则与病因治疗

1. 治疗原则　治疗目标为缓解症状、改善运动耐量、提高生活质量、减少并发症、降低再住院率及死亡率。同时，治疗应遵循个体化原则，动态评估患者伴随疾病及合并用药的情况；定期监测和评估患者认知、肝肾功能及电解质水平，权衡药物选择及辅助装置使用的利弊，及时调整治疗方案。

2. 病因治疗

（1）高血压性心力衰竭：高血压是老年心力衰竭的常见病因，亦是心力衰竭的加重因素。降压治疗时应使血压逐步下降，同时观察患者的反应；原血压水平较高的，先降至150～160/100mmHg，如能耐受可进一步降低，血压控制在低于130/80mmHg为宜。心力衰竭时降压药物以利尿药和ARNI为主。

（2）冠心病性心力衰竭：老年冠心病患者长期慢性心肌缺血，导致心脏扩大，急性心肌梗死后可无胸痛而以心力衰竭症状为主要临床表现，故老年冠心病心力衰竭是常见类型。治疗应以抗心肌缺血为主，辅以抗心力衰竭治疗。

（二）药物治疗

药物治疗是心力衰竭治疗的主要手段，近年来药物治疗进展较快，新药疗效肯定，可以显著改善预后。常用药物如下：

1. 利尿剂　利尿剂是充分改善症状、缓解体液潴留的药物，是心力衰竭治疗的基石之一。有液体潴留的HFrEF患者，若无禁忌证，推荐使用利尿剂缓解症状，但尚无降低死亡率或发病率的证据。首选袢利尿剂，最常用呋塞米；利尿剂应从小剂量开始，逐渐增加剂量至尿量增多，密切观察患者症状、监测尿量及体重变化，根据情况及时调整剂量。无液体潴留症状和体征、对某种利尿剂过敏或存在不良反应的患者应避免使用利尿剂。

在袢利尿剂的基础上加用托伐普坦可增加尿量，改善症状，且不激活肾素-血管紧张素-醛固酮系统（RASS）、不增加电解质紊乱及肾功能恶化的风险，对伴有低钠血症的老年患者是一种很好的选择。

2. 肾素-血管紧张素-醛固酮系统抑制剂　包括血管紧张素转换酶抑制药（ACEI）和血管紧张素受体拮抗剂（ARB），可降低老年患者心力衰竭恶化再住院率和死亡率，适用于有症状的HFrEF患者。如无禁忌证，推荐初始小剂量应用ACEI；对ACEI不耐受的HFrEF患者，推荐使用ARB。另外，ACEI可减少HFpEF患者发生心房颤动；ACEI或ARB对HFpEF患者的疗效目前不确定。血肌酐>265.2μmol/L（3mg/dl）、血钾>5.5mmol/L、症状性低血压（收缩压<90mmHg）及主动脉瓣严重狭窄患者应慎用ACEI或ARB。

3. 血管紧张素受体脑啡肽酶抑制剂（ARNI）　ARNI是一类作用于RAAS和脑啡肽酶的药物，其代表药物为沙库巴曲缬沙坦。NYHA心功能Ⅱ或Ⅲ级及HFrEF患者，优先推荐使用ARNI，患者临床生活质量改善显著，可进一步降低发病率及死亡率。与ACEI类药物（如依那普利）相比，ARNI可进一步降低急性心力衰竭稳定后患者NT-proBNP的水平，并提高所有年龄患者（包括≥75岁人群）的生存率。老年HFrEF患者对ARNI具有良好的耐受性，ARNI在降低HFrEF患者的心血管死亡率方面显示出绝对优势。对应用ACEI类、β受体阻滞剂及醛固酮受体拮抗剂后仍有症状的老年HFrEF患者，推荐使用

ARNI替代ACEI类药物，以降低心力衰竭患者住院风险及病死率，注意必须在ACEI停用至少36小时后才可使用ARNI。ARNI推荐起始剂量为50mg，2次/d，每2~4周倍增1次，目标剂量200mg，2次/d；血压偏低的高龄患者应小剂量起始，根据血压水平、患者耐受情况进行个体化调整。老年患者应警惕出现症状性低血压、高钾血症、肾功能衰竭恶化、血管神经性水肿等不良反应。另外，使用ARNI治疗可能会升高老年患者BNP水平，但不影响NT-proBNP。2022美国心力衰竭管理指南建议ARNI可以应用于HFpEF治疗。国内已经批准ARNI应用于高血压治疗，对于高血压合并HFrEF应首选，对于高血压合并HFpEF亦可能是一个非常有希望的治疗药物。

4. β受体阻滞剂　β受体阻滞剂是心力衰竭一线治疗药物，老年心力衰竭患者获益明确。有HFrEF症状患者，如无禁忌证，推荐使用β受体阻滞剂（比索洛尔、卡维地洛或美托洛尔）以降低发病率和病死率。对有液体潴留患者可联合利尿剂；合并COPD和前列腺增生患者应选择高选择性β₁受体阻滞剂。为避免心动过缓和低血压，治疗应从最低推荐剂量开始，滴定间隔时间不应少于2周，可适当延长达到目标剂量时间，目标剂量或最大可耐受剂量为患者静息心率55~60次/min时所使用的剂量。如增加剂量后出现容量负荷增加，应退回到原剂量同时加大利尿剂的用量。使用过程应监测患者血压、心率等，避免出现心动过缓、低血压和心力衰竭恶化等情况。老年人个体差异大，因此，β受体阻滞剂的治疗特别要强调个体化。

5. 醛固酮受体拮抗剂（MRA）　MRA可降低老年心力衰竭患者死亡率。对应用ACEI和β受体阻滞剂后依然有症状的中至重度老年心力衰竭患者（NYHA心功能Ⅱ~Ⅳ级）、心肌梗死后LVEF<40%有症状、合并糖尿病患者，推荐使用螺内酯（20mg/d）或依普利酮（25~50mg/d）；同时必须满足肾小球滤过率>30ml/min和血钾<5mmol/L时才可使用。对高龄患者应密切随访，监测血压、血钾和肾功能，警惕高钾血症和肾功能恶化等不良反应。

6. 洋地黄类药物　洋地黄类药物可降低老年患者心力衰竭恶化再住院率，适用于标准治疗后仍有心力衰竭症状的HFrEF患者，尤其是伴快速心室率的心房颤动患者。二度及以上房室传导阻滞、病态窦房结功能障碍、预激综合征伴心房颤动或心房扑动及肥厚型心肌梗死等患者应避免使用。老年患者由于肝肾功能减退，有较高的洋地黄中毒风险，高龄或肾功能受损患者剂量减半，地高辛片每次0.125mg，每日或隔日1次；同时严密监测不良反应，包括心律失常及胃肠道反应等；定期监测洋地黄血药浓度。

7. 钠-葡萄糖共转运蛋白2（SGLT2）抑制剂　SGLT2抑制剂可增加肾小管中葡萄糖排泄，且具有利尿、降压作用，是治疗心力衰竭的新型药物。SGLT2抑制剂可有效降低心力衰竭患者死亡率，适用于NYHA心功能Ⅱ~Ⅳ级成年HFrEF患者和HFpEF患者。2022美国心力衰竭管理指南推荐SGLT2抑制剂在心力衰竭全程使用。使用过程应监测患者血压、血糖及肾功能，避免出现低血压、酮症酸中毒、肾功能损伤等不良反应。SGLT2抑制剂可能与袢利尿剂相互作用，当两者在老年患者中合用时需要调整剂量。当患者出现低血容量或者酮症酸中毒时可临时停用SGLT2抑制剂和利尿剂，并调整水电解质平衡；老年女性患者警惕尿路感染，重度肾功能衰竭、终末期肾病或需要透析的患者应禁用SGLT2抑制剂。

**8. 伊伐布雷定** 在窦性心律心力衰竭患者中，伊伐布雷定降低心血管疾病死亡率和心力衰竭住院率在老年组与成年组间无差异；不良事件发生率，如症状性心动过缓、无症状性心动过缓和光幻视，亦无差异。对NYHA心功能Ⅱ～Ⅲ级，LVEF≤35%，或已使用最大耐受剂量ARNI、β受体阻滞剂和MRA优化治疗后仍有症状，静息窦性心律≥70次/min的心力衰竭患者，应考虑使用伊伐布雷定。起始剂量2.5mg，2次/d，最大剂量7.5mg，2次/d，根据心率调整剂量，控制静息心率55～60次/min。急性心力衰竭、窦房结功能障碍、二度房室传导阻滞或治疗前静息心率<60次/min患者应慎用伊伐布雷定。

**9. 其他药物** ①钙通道阻滞剂：钙通道阻滞剂可延长心室充盈时间，并降低老年人动脉僵硬度，可用于老年HFpEF患者的治疗。但钙通道阻滞剂（如地尔硫䓬和硝苯地平）可能由于其负性肌力作用而与HFrEF患者不良预后相关，应避免在老年HFrEF患者中使用。②扩血管类药物：扩血管类药物（如硝酸异山梨酯和肼屈嗪）可通过联合应用调节一氧化氮系统，并改善内皮功能，可考虑初始给予小剂量，逐渐加量至目标剂量；联合应用于无法使用ACEI/ARB/ARNI的有症状HFrEF患者，由于联合治疗依从性较差，不良反应发生率较高，不建议HFrEF老年患者在标准治疗外常规联用此方案。③他汀类药物：他汀类药物由于对并发症（如冠状动脉疾病、糖尿病和肾功能不全）的影响，理论上HFpEF患者可获益。研究结果表明，他汀类药物可能减少心房颤动发生，降低HFpEF的风险，但对改善HFrEF患者的预后无明显作用。④心肌能量代谢药物：心肌能量代谢药物对改善患者心力衰竭症状和心脏功能有一定作用，常用药物有曲美他嗪、辅酶Q10、辅酶Ⅰ、左卡尼汀、磷酸肌酸等。⑤新型可溶性多苷酸环化酶刺激剂（维立西呱）：对改善HFrEF患者心力衰竭住院和心血管死亡复合终点有作用。⑥中药治疗：标准治疗联合中药治疗可进一步改善心力衰竭患者的心功能，提高患者的运动耐量，并改善生活质量。对NYHA心功能Ⅱ～Ⅳ级患者可考虑标准治疗基础上联用中成药治疗。采用中西医结合治疗时需特别注意多种药物联用的相互作用及不良反应等。

## 八、心力衰竭的全程管理

心力衰竭是一种急慢性过程交替发生的疾病，既有慢性病的长期性特点又有急性危及生命的失代偿过程，全程管理是改善心力衰竭预后的关键。心力衰竭的全程管理是一个系统工程，需要心脏专科医生、社区全科医生、护士、营养师、药剂师和康复师等组成的多学科管理团队按照一定的流程和规范互相协作。

**1. 心力衰竭患者的自我管理** 在心力衰竭患者的管理中，自我管理是易被忽略但十分重要的一环。自我管理即心力衰竭患者通过改变自身行为，保持和增进自身健康、监控和管理自身疾病的症状和征兆，减少疾病对自身社会功能、情感和人际关系的影响，并持之以恒地治疗自身疾病的一种健康行为。

自我管理内容：①对疾病的认知；②对自身症状变化的监测；③对药物和其他治疗

的了解和坚持；④对躯体疾病和心理问题的康复；⑤重建生存信心和提高生活质量。

自我管理方法：学习科学的生活管理知识，如对液体摄入的管理、监控体重的变化和水肿的发生；合理膳食，包括饮食的数量和质量要求，建议七成饱，多食用富含纤维素和营养的食物；改变生活角色，建立和适应疾病状态下的新的生活方式等。

在心力衰竭的自我管理中，特别强调要坚持正确的药物治疗。心力衰竭患者应谨记以下内容：①清楚自己正在服用的所有药物；②使用列表、药盒等辅助方式提醒自己每日按时服药；③如偶尔忘记，不要一次吃两次的剂量试图补上；④未经医生许可，不得擅自停药、换药或增减药物剂量；⑤去门诊随诊时带上自己正在服用的药物清单，包括药物种类和剂量；⑥出门和旅游时随身带药。

2. 心力衰竭患者的精神/心理管理　由于心力衰竭反复发作、反复住院，患者承受着长期病痛的折磨，普遍存在精神和心理伤害，常有不同程度的精神/心理障碍。对心力衰竭患者应该尽早积极筛查，确诊精神/心理障碍后给予个体化的心理治疗和/或药物治疗，以改善症状及预后。

心力衰竭患者焦虑、抑郁的处理可采用心理治疗和药物治疗两种方式。选择性5-羟色胺再摄取抑制药（SSRI）是一线治疗药物，推荐用于心力衰竭合并焦虑、抑郁的治疗，但要注意此类药物可导致QTc间期延长，要避免尖端扭转室性心动过速的发生；与其他心血管药物（如华法林、抗心律失常药、血管紧张素受体拮抗剂等）有相互作用，尽量避免合用。米氮平可减轻心肌梗死后患者抑郁症状，且安全有效。安非他酮对心血管疾病患者的不良反应最小。SSRI是最常用的药物，舍曲林往往是首选，它对心脏病患者的安全性已得到证实。

3. 心力衰竭患者的运动康复　在开始运动康复训练前要对患者进行功能评估，包括心肺运动测试、心脏功能、肺功能、精神/心理状况、常规体格检查、实验室检查、合并疾病、药物及饮食。6分钟步行试验是评估老年心力衰竭患者最简单的方法，可通过步行距离来预测峰值摄氧量和短期无事件生存率。

心力衰竭患者运动训练前评估为高危的患者不宜进行运动训练，中危患者应该在技术熟练的医疗中心实施运动康复训练，低危患者以家庭为基础进行远程监测指导训练或在医疗中心实施运动康复训练。

# 第五节　老年心房颤动

心房颤动（atrial fibrillation，AF），简称房颤，是一种常见的心律失常，是指心房失去了规律有效的电活动，取而代之的是快速无序的颤动波，从而影响了心房的泵血功能和心室正常节律。心房颤动是老年人最常见的心律失常，随着人口老龄化，心房颤动患病率呈现逐年增高的趋势。65岁及以上人群的心房颤动称老年心房颤动。老年心房颤动患者是血栓栓塞的高危人群，同时也容易合并出血风险，平衡抗凝治疗和出血风险尤为重要。

## 一、流行病学

心房颤动是临床上最常见的快速性心律失常，人群患病率为1%～2%。心房颤动患病率随年龄增长而增加，与51～60岁相比，71～80岁的人群心房颤动患病率增加了5倍，80岁以上的高龄心房颤动患病率增加了6倍。风湿性心脏病、扩张型心肌病、心力衰竭、甲状腺功能亢进、冠心病、慢性阻塞性肺疾病、糖尿病、高血压及高龄是导致中国人心房颤动的独立危险因子，其中老年人占住院心房颤动患者半数以上。老年人心房颤动的心力衰竭风险增加，卒中风险增加5～6倍，死亡风险增加2倍，生活质量降低。年龄≥80岁的高龄老人的临床特点及其影响因素与其他年龄组不相同，有待进一步研究。

## 二、分类与临床表现

### （一）分类

根据临床发作特点，心房颤动分类如下：

1. 初发心房颤动　指首次明确诊断的心房颤动，包括心房颤动发作时无症状或症状轻微，难以确定心房颤动的发作时间、持续时间和既往发作史者。

2. 阵发性心房颤动　指持续时间小于7日的心房颤动，一般小于48小时，多为自限性但反复发作。

3. 持续性心房颤动　指持续时间大于7日的心房颤动，一般不能自行复律，药物复律的成功率较低，常需电复律。

4. 长期持续性心房颤动　指持续大于1年，经导管消融等方法可以转复窦性心律。

5. 永久性心房颤动　指复律失败不能维持窦性心律、无复律适应证或无复律意愿的心房颤动。

同一患者可能存在多种心房颤动的类型，如多次阵发性心房颤动和偶尔发作的持续性心房颤动。

### （二）临床表现

心室率不快的心房颤动患者可以没有症状，常常在体格检查或者心电图检查时发现。大部分心房颤动患者会有不适，特别是初发和阵发性心房颤动患者比较明显。

1. 心悸、乏力、胸闷、活动耐量下降　是心房颤动最常见的临床症状，是心房颤动导致的心功能下降表现。高龄心房颤动患者常常症状不明显。

2. 心力衰竭、心绞痛　心房颤动常是心力衰竭的诱因，特别是快速性心房颤动常可诱发和加重心力衰竭和心绞痛等。老年心房颤动合并心力衰竭多见，因心房颤动患者心排血量可下降15%或以上，快速的心室率导致舒张期缩短更加明显，舒张期心室充盈量不足，每搏量下降，出现心脑血管灌注不足，产生相应表现。

3. 黑矇、晕厥　心房颤动的反复发作和终止引起心室停搏可导致脑供血不足而发生黑矇、晕厥；显著缓慢的心房颤动亦可出现类似表现，高龄心房颤动患者比较常见。

4. 脑栓塞及四肢大动脉栓塞　心房颤动并发左心房或者心耳血栓易引起动脉栓塞，其中脑栓塞最常见，是老年心房颤动患者致残和致死的主要原因。瓣膜性心脏病合并心房颤动的患者，其脑栓塞的风险高出正常人17倍，非瓣膜性心脏病合并心房颤动的患者高出正常人5倍。四肢大动脉栓塞相对少见，一旦发生预后极差。

5. 入睡困难、心理障碍　心房颤动导致的心悸、胸闷等症状亦会引起入睡困难和心理困扰；表现为患者焦虑不安或者悲观抑郁，频繁就医或者拒绝治疗。

6. 心房颤动患者听诊特点　具有"三个绝对不一"特点，即心率快慢绝对不一、心脏节律绝对不一、心音强度绝对不一，同时可伴有脉搏短绌现象。

## 三、诊断

1. 老年心房颤动的诊断　老年心房颤动的诊断比较容易，根据症状、心脏听诊和心电图或动态心电图就可以明确诊断。诊断的重点在于卒中和出血风险的评估。

心电图是心房颤动的确诊依据。心电图特点：P波消失，f波代之，心房频率350～600次/min，QRS波节律绝对不规则，表现为R-R间期不匀齐，QRS波形态多正常。心房颤动波的大小与心房颤动类型、持续时间、病因、左心房大小等有关。左心房扩大不明显的阵发性心房颤动、瓣膜性心房颤动的心房颤动波较为粗大，而持续时间较长；左心房明显扩大的慢性心房颤动的心房颤动波较为细小。

动态心电图有助于发现阵发性心房颤动及无症状性心房颤动，对制定治疗方案和评价治疗效果也具有重要意义。在卒中患者中做动态心电图检查，心房颤动的检出并不少见。因此，对于短暂性脑缺血发作（TIA）或缺血性卒中患者，应行至少72小时连续动态心电图监测。

2. 辅助检查

（1）超声心动图：评估结构性心脏病，测量左心房大小，是否有附壁血栓等，以辅助诊断；必要时可行经食管超声心动图进一步评估。

（2）胸部X线：用于评估心影大小和形态，有助于发现可能与心房颤动相关的器质性心肺疾病。

（3）电生理检查：用于明确房室折返性心动过速、旁路相关的房室折返或房性期前收缩诱发的心房颤动。

（4）实验室检查：需重点关注甲状腺功能，甲亢是心房颤动的重要原因之一。

（5）穿戴式心电监测：带有心电监测功能的智能手机、手表、血压计可用来识别无症状性心房颤动；同时，这些设备或植入心电记录仪可评估心房颤动射频消融术后患者治疗效果。

（6）睡眠呼吸监测：睡眠呼吸暂停是老年人常见的病理状态，也是心房颤动的独立危险因素，对老年患者可行睡眠呼吸监测，有助于筛查无症状性心房颤动患者。

## 四、风险评估

1. 卒中风险评估　心房颤动最严重的并发症是卒中等血栓性疾病的发生。老年心房颤动的血栓事件表现为复杂血栓，即多系统、多部位的血栓事件，可能同时存在或反复发生静脉系统血栓及动脉系统血栓。

对于非瓣膜性心房颤动患者，推荐使用CHA2DS2-VASc评分（表29-5-1）评估患者栓塞风险。

表29-5-1　CHA2DS2-VASc评分

| 危险因素 | 评分/分 |
| --- | --- |
| 充血性心力衰竭（C） | 1 |
| 高血压（H） | 1 |
| 年龄≥75岁（A） | 2 |
| 糖尿病（D） | 1 |
| 卒中/TIA/血栓栓塞史（S） | 2 |
| 心、血管疾病（V） | 1 |
| 年龄65～74岁（A） | 1 |
| 女性（Sc） | 1 |

注：TIA，短暂性脑缺血发作。

CHA2DS2-VASc评分≥2分的男性或≥3分的女性心房颤动患者血栓事件的年发生率较高，抗凝治疗带来的临床净获益明显。越来越多的临床研究也提示，CHA2DS2-VASc评分≥1分的男性或≥2分的女性心房颤动患者服抗凝药物亦有较明显的临床净获益。阵发性心房颤动与持续性或永久性心房颤动具有同样的危险性，其抗凝治疗方法均取决于危险分层。

2. 出血风险评估　抗凝治疗开始前需评估出血风险，目前常用的是HAS-BLED评分（表29-5-2）。

表29-5-2　HAS-BLED评分

| 出血风险及定义 | 评分/分 |
| --- | --- |
| 未控制的高血压（H）：收缩压>160mmHg | 1 |
| 肝肾功能异常（A），透析、移植、血肌酐>200μmol/L，黄疸，胆红素>2倍正常上限，AST/ALT/ALP>3倍正常上限 | 各1 |
| 卒中（S） | 1 |
| 出血史或出血倾向（B）：既往有大出血或贫血或严重血小板减少症 | 1 |

续表

| 出血风险及定义 | 评分 / 分 |
|---|---|
| INR不稳定（L）：TTR<60% | 1 |
| 高龄（E）：>65岁或极度衰弱 | 1 |
| 药物或过量饮酒（D）：合并使用抗血小板药物或NSAID，每周饮酒超过14次 | 各1 |

注：AST，门冬氨酸氨基转移酶；ALT，丙氨酸氨基转移酶；ALP，碱性磷酸酶；INR，国际标准化比值；TTR，目标范围内时间；NSAID，非甾体抗炎药。

出血评分的结果并非用来决定是否抗凝，仅作为选择抗凝治疗策略的参考，临床医生应根据老年心房颤动患者的个体情况，予以长期抗凝治疗，减少血栓事件及其带来的不良后果。

从老年心房颤动血栓栓塞危险分层和抗凝出血危险评估可以看出，出血和血栓具有很多相同的危险因素，例如高龄和血栓栓塞史既是卒中危险因素，也是出血的重要危险因素。出血风险增高者发生血栓栓塞事件的风险往往也高，这些患者接受抗凝治疗的临床净获益可能更大。因此，患者只要具备抗凝治疗的适应证，仍应进行抗凝治疗，而不应将高龄视为抗凝治疗的禁忌证。对于HAS-BLED评分≥3分的患者，应注意筛查并纠正增加出血风险的可逆因素，例如未控制的高血压（收缩压>160mmHg）、INR不稳定、合用一些可能增加出血的药物（如阿司匹林）以及酗酒等，并在开始抗凝治疗之后加强监测。

## 五、治疗

### （一）治疗原则

老年心房颤动的治疗原则为治疗危险因素及合并疾病，预防血栓栓塞和控制心室率。必须高度关注患者的血栓栓塞风险，根据卒中风险评估进行抗凝治疗；控制心室率，即通过药物治疗使心室率控制在一定范围。

### （二）急诊处理

老年心房颤动发作时，往往合并组织缺氧、左心功能障碍、急性缺血、发热及电解质紊乱等，因此应根据具体临床情况选择个体化治疗。

伴有快速心室率的心房颤动急性发作，可产生明显症状，如血流动力学稳定，应首先用药物控制心室率。急性心房颤动发作时，可将休息时心室率控制在<110次/min，若症状仍明显，可继续控制至80～100次/min。一般需使用经静脉的药物。心室率控制后，及时使用口服药物控制心室率。

1. 对无心力衰竭或低血压，不伴有预激的心房颤动患者　β受体阻滞剂和非二氢吡啶类钙通道阻滞剂（维拉帕米或地尔硫草）均能较好减慢心室率，常用的β受体阻滞剂的静脉制剂有美托洛尔和艾司洛尔。对心脏收缩功能不良的患者，禁用非二氢吡啶类钙通道阻滞剂。

美托洛尔注射剂一般用量为$2.5 \sim 5.0$mg，$2 \sim 5$分钟缓慢静脉注射，可在$5 \sim 10$分钟内起效，间隔10分钟后可重复$1 \sim 2$次，随后可改为口服美托洛尔缓释片维持治疗。

艾司洛尔的负荷剂量500μg/kg，$2 \sim 5$分钟静脉注射，之后继以$50 \sim 300$μg/（kg·min）静脉滴注。艾司洛尔半衰期为9分钟，需持续静脉滴注，停药后作用很快消失。应及时加用口服药物，然后停用艾司洛尔。

地尔硫草注射剂可用于控制心房颤动心室率，剂量为0.25mg/kg，稀释后静脉注射，可重复给0.35mg/kg，以后可给$5 \sim 15$mg/h静脉滴注维持。

2. 急性心力衰竭伴快速心室率心房颤动的患者 可选择胺碘酮或洋地黄类药物。

3. 不伴有预激综合征的危重心房颤动患者 可选择静脉注射胺碘酮控制心室率，成人可用150mg稀释后10分钟静脉注射（也可$5 \sim 7$mg/kg稀释后在$30 \sim 60$分钟内缓慢静脉注射），以后按1mg/min静脉滴注维持，直至心室率控制。胺碘酮在减慢心室率的同时有转复窦性心律的作用，用其控制心室率应考虑同时给予抗凝治疗。

（三）长期药物治疗

1. 抗栓治疗 预防卒中和血栓栓塞是老年心房颤动抗栓治疗的主要目标。对于肥厚型心肌病合并心房颤动，或心脏瓣膜病（中重度二尖瓣狭窄或机械瓣置换术后）合并心房颤动的患者，具有明确的抗栓适应证，无须进行栓塞风险评分，均建议抗栓治疗。对于非瓣膜性心房颤动患者，推荐使用CHA2DS2-VASc评分评估患者栓塞风险；评分男性≥1分、女性≥2分者需服抗栓药物；对于血栓风险低危的患者不需抗栓治疗。

目前在我国维生素K拮抗剂（华法林）或新型口服抗凝药（NOAC）（达比加群酯、利伐沙班）是预防心房颤动血栓并发症的主要药物。与华法林相比，NOAC可显著降低卒中风险，且出血风险较低，对老年心房颤动患者更安全。

华法林通过抑制维生素K依赖的凝血因子IIa、VIIa、IXa、Xa的合成，抑制凝血因子活性，预防血栓形成。华法林的抗凝效果毋庸置疑，但治疗窗狭窄，不同个体的有效剂量差异较大，并易受多种食物和药物的影响，需常规监测抗凝，要求INR控制在$2.0 \sim 3.0$。建议初始剂量为$1 \sim 3$mg（国内华法林主要的剂型为2.5mg和3mg），可在$2 \sim 4$周达到目标范围。老年、肝功能受损、充血性心力衰竭和出血高风险患者，初始剂量可适当降低。如果需要快速抗凝，给予普通肝素或低分子量肝素与华法林重叠应用5日以上，在给予肝素的第1日或第2日即给予华法林，当INR达到目标范围后，停用普通肝素或低分子量肝素。老年患者的华法林清除减少，合并其他疾病或合用药较多，出血风险高，可适当增加监测频率。

NOAC作用于单个凝血因子靶点，主要是活化的因子X（Xa）和因子II（凝血酶原）。NOAC受食物及药物影响较小，应用过程中无须常规监测凝血功能。但NOAC禁用于合并机械人工瓣膜或中重度二尖瓣狭窄的心房颤动。目前我国用于非瓣膜性心房颤动血栓栓塞预防的NOAC包括达比加群酯和利伐沙班。老年心房颤动患者NOAC应用剂量建议：

（1）达比加群酯：①年龄<75岁、出血低风险（HAS-BLED评分<3分）的老年患者建议剂量150mg，2次/d；②年龄≥75岁、出血风险较高（HAS-BLED评分≥3分）、低体

重（<50kg）、中度肾功能不全（CrCl 30～50ml/min）、需联用存在相互作用药物（如维拉帕米）的患者，建议剂量110mg，2次/d；③重度肾功能不全（CrCl<30ml/min）者禁用。

（2）利伐沙班：①一般老年患者可考虑15～20mg，1次/d；②年龄≥75岁、出血风险较高、中度肾功能不全患者，建议使用剂量15mg，1次/d；③终末期肾功能不全（CrCl<15ml/min）者禁用。

老年心房颤动易合并肾功能不全，而肾功能不全可使血栓栓塞风险增加近50%，并显著增加卒中、出血、死亡风险。此外，肾功能水平还会影响抗凝药物的半衰期。因此，老年患者使用抗凝治疗时还应着重关注肾功能的情况。推荐心房颤动伴肾功能不全的患者使用Xa因子抑制剂利伐沙班，利伐沙班的肾脏清除率为35%，其血药浓度较达比加群酯稳定；长期使用利伐沙班有利于延缓肾功能减退，降低肾脏不良事件风险。

2. 心室率控制的药物选择　没有循证医学证据证明节律控制优于心室率控制，对所有的心房颤动患者均可首先考虑心室率控制。

症状轻微的老年心房颤动患者首选心室率控制，常用的心室率控制药物有β受体阻滞剂、非二氢吡啶类钙通道阻滞剂（NDHP-CCB）、洋地黄类药物及胺碘酮等。β受体阻滞剂是无禁忌证患者的首选药物，也是心力衰竭、冠心病和高血压等疾病控制心室率的一线治疗用药；NDHP-CCB是慢性阻塞性肺疾病、哮喘患者的首选；洋地黄类适用于心力衰竭或低血压的患者；胺碘酮可用于合并左心功能不全患者的心室率控制，长期维持仅用于其他药物禁忌或治疗无效时。静脉给药用于急性期心室率控制，给药后多需口服药物长期维持。控制心室率的药物在老年心房颤动患者中容易引起心动过缓和房室阻滞，用药剂量需个体化以避免不良反应发生。

3. 老年心房颤动合并冠心病的抗栓治疗　老年心房颤动合并冠心病抗栓治疗的原则是应在平衡冠状动脉血栓、心房颤动相关卒中/血栓风险及抗栓治疗出血风险的基础上进行。

老年心房颤动合并冠心病患者均是心房颤动卒中高危患者，而冠状动脉血栓风险随冠状动脉事件的发生动态变化，可划分为急性冠脉综合征（ACS）急性期、慢性期（出院至1年、药物球囊<1个月、药物支架植入<6个月）以及稳定的冠心病（ACS 1年以上、药物球囊≥1个月、药物支架植入≥6个月）。冠状动脉血栓发生的风险在ACS急性期最高，慢性期次之，在稳定型冠心病患者中冠状动脉血栓风险相对稳定。

（1）ACS急性期：ACS和/或急诊PCI合并心房颤动患者住院期间推荐起始采用三联抗栓治疗。高缺血/血栓风险和低出血风险患者出院后可继续使用阿司匹林至术后1个月。三联治疗时使用氯吡格雷和阿司匹林，联合利伐沙班片治疗比较安全。

（2）ACS慢性期：一种抗血小板药物联合口服抗凝药治疗，一般为氯吡格雷联合利伐沙班。

（3）慢性稳定型冠心病：单纯口服抗凝药治疗，包括控制良好的华法林、达比加群酯或利伐沙班。对于某些特殊复杂的冠状动脉病变，冠状动脉血栓风险仍然较高，如左主干支架、近端分叉病变或再发心肌梗死患者，予以口服抗凝药物加单抗血小板治疗。

## 六、社区管理

对于老年心房颤动患者，药物治疗是最主要、最有效的方法。但由于老年人认知功能下降，对心房颤动的危害性没有深刻的认知，不能坚持正确用药，依从性下降，导致疗效受到影响。因此，加强对老年心房颤动患者的社区管理，是提高其依从性、降低卒中发生风险的重要措施。

全科医生应提高对心房颤动的认知水平，有效地开展患者教育、督促、访视等工作，改善老年心房颤动患者的预后。全科医生在对患者开展疾病知识宣教的同时，建立了医患之间相互沟通的有效渠道，能够提高老年患者的依从性，确保心房颤动治疗的连续性。通过全科医生的宣教和管理，老年心房颤动患者提高了自身对疾病知识的认知度，对抗凝治疗的重要性也会形成更深刻的认识，从而自觉加强预防心房颤动的自我管理。

---

### 全科医生在老年心血管疾病诊治中的关注点

1. 全科医生要掌握老年高血压患者的临床特点和常见类型，特别是要具有认识和区别老年高血压合并低血压的能力，及时发现危险状况，指导患者避免和防止发生跌倒。

2. 掌握老年高血压的长期管理方法，指导患者进行自我管理。

3. 全面认识老年冠心病患者的临床特点，提高快速识别、诊断老年急性冠脉综合征、综合评估患者的状况、快速决策的能力。

4. 老年慢性冠脉综合征患者是全科医生的重点管理人群，需定期随访并且与专科医生协同管理，确定长期治疗方案与随访时间和内容。

5. 全科医生应对老年心力衰竭患者进行全程管理。

6. 全科医生应注意提高心房颤动患者长期抗凝治疗的安全性和依从性。

---

## 【拓展内容】

1. 研究进展
（1）老年高血压合并晕厥的鉴别。
（2）老年急性胸痛诊断流程与治疗决策。
（3）慢性心力衰竭门诊管理。
（4）心力衰竭药物治疗进展。
2. 研究方向
（1）高龄老年高血压的启动降压药物治疗和目标血压值的研究。
（2）冠状动脉微循环功能障碍的临床类型与评估方法。
（3）中医药在冠状动脉微循环功能障碍治疗中的应用。

（4）心力衰竭的干细胞治疗。

（5）心房颤动的一级预防。

**【思考题】**

1. 简述老年难治性高血压的诊断标准及治疗思路。

2. 简述老年心房颤动合并冠心病的抗栓治疗原则。

3. 简述老年射血分数保留的心力衰竭的病理机制和诊治原则。

4. 简述目前中医药在老年冠心病二级预防中的应用。

（王胜煌）

# 第三十章　消化系统疾病

消化系统
疾病

**重要知识点**　1. 老年功能性消化不良的临床表现及相关干预策略
　　　　　　　2. 老年胃食管疾病的临床表现及治疗措施
　　　　　　　3. 老年肝胆疾病（包括肝功能异常、胆囊疾病）的临床表现及治疗方法

## 第一节　概　　述

随着年龄增长，消化系统从结构到功能都出现了一系列衰老与改变，器官组织萎缩变性，免疫功能下降，导致老年人对营养物质的摄取、消化、吸收和利用受到了一定影响。这些变化也使消化系统的储备功能显著降低，对各种疾病的易感性增高，应激和疾病耐受力降低。当老年人患有其他系统疾病或消化系统本身的疾病时，更易出现消化功能紊乱、营养不良或更严重的消化系统疾病。消化系统的增龄性变化，尤以高龄老年人明显。因此，深入研究并揭示消化系统各器官老化的特点、规律及其内在机制，对进一步阐明老年人消化系统疾病的发病机制、提高诊治水平具有重要意义。

### 一、常见老年消化系统疾病

#### （一）功能性消化不良

功能性消化不良是指一组源自上腹部、持续存在或反复发生的症候群。老年人上消化道结构和功能存在生理性退化，是功能性消化不良主要人群。

#### （二）胃食管反流病

食管的主要功能是向胃内推进食物，老年人常出现上食管括约肌的收缩压力下降、食管收缩幅度下降、食管无效蠕动增加、食管壁顺应性扩张减退、下食管括约肌张力下降等一系列老化改变，这些改变常导致老年人患胃食管反流病。

胃食管反流病是指胃内容物反流入食管引起烧心、反酸等不适症状和/或并发症的一种疾病，可引起反流性食管炎，以及咽喉、气道等食管以外组织的损害。常见并发症有食管溃疡、狭窄和上消化道出血，甚至Barrett食管等。临床上老年人常出现胸痛、进食停滞感、吞咽困难等表现，少数高龄患者还可发生食管内固体食物嵌塞等情况。

### （三）慢性胃炎与消化性溃疡

老年人常见的胃病有慢性胃炎，是指多种病因引起的胃黏膜慢性炎症，幽门螺杆菌感染是其主要病因。慢性胃炎主要分为非萎缩性胃炎和萎缩性胃炎两型。

消化性溃疡泛指胃肠道黏膜被胃酸和胃蛋白酶消化而造成的溃疡，好发生于胃和十二指肠，也可发生于食管下段、小肠、胃-空肠吻合口附近，以及含有胃黏膜的梅克尔憩室内。最常见的消化性溃疡是胃溃疡和十二指肠溃疡。老年人消化性溃疡多为胃溃疡，往往症状不典型，多发生于高位胃体或小弯，且并发症多，出血、穿孔发生率高，易被误诊、漏诊，应与胃癌鉴别。

### （四）药物性肝损伤

老年人肝内脂褐素沉积，肝重量、体积下降，可出现"褐色萎缩"。因此，老年人的肝脏对药物和其他毒素更为敏感，对各种感染以及免疫等损害的代谢功能减退。常见的临床表现为疲劳、不适、恶心和轻度体重减轻等。老年人往往患有多种慢性器质性疾病并同时服用多种药物，患药物性肝损伤的概率增加。

### （五）肝硬化

肝硬化是一种慢性、进行性、弥漫性的肝病。各种病因长期或反复作用可引起肝组织弥漫性纤维化、假小叶和再生结节形成，肝逐渐变形、变硬而发展为肝硬化。老年人肝硬化的病程长，发病率和死亡率均随年龄增长而增加。因此，老年人肝硬化引起的肝功能损害及门静脉高压明显呈失代偿，往往并发症多，处理困难，死亡率高。

### （六）胆石症、胆囊炎

老年人胆总管末端的生理性狭窄随年龄增长而更趋变窄，使得胆汁排放阻力增加。同时，胆囊收缩功能减退，胆囊内出现胆汁淤滞，胆汁黏稠度增加，易产生结石。

## 二、老年消化系统疾病的辅助检查

消化系统疾病诊断的辅助检查主要有影像学检查和内镜检查，如常规X线、CT、胃肠镜、胶囊内镜、超声检查，以及一些实验室检查，如胃液检查、肝肾功能检查、十二指肠引流液检查等。

诊断老年消化系统疾病，需要结合老年人的生理与结构特殊性及耐受程度，选择更为合理、适用的方法。随着诊疗新技术的不断精进，适合老年人的检查方法，如超细内镜、胶囊内镜和磁控胶囊胃镜，为老年消化系统疾病的诊断提供了可行性，使胃食管反流病的内镜治疗、胃黏膜病变的诊疗和内镜下置管术等治疗措施在老年消化系统疾病治疗中发挥作用。

### （一）超细内镜

消化内科常用的超细内镜有超细胃镜、超细肠镜，超细内镜与普通内镜的区别主要是外径不同。普通胃镜的外径在9～10mm，而超细胃镜外径约5.5mm。超细胃镜可以通过鼻子进入胃，又称鼻胃镜，可用于口咽部无法进镜的患者。超细胃镜可以进入狭窄的消化道，当患者有食管、十二指肠或吻合口狭窄时，可以用它探查狭窄段以远的腔道。由于镜子更细，活检的孔道也相应较细，可以用配套的超细胃镜活检器械进行活检。同理，超细肠镜可以应用于肠道存在狭窄的患者。超细肠镜可以辅助肠道支架植入，有效治疗结直肠癌合并急性肠梗阻的病症，及时缓解或消除患者肠梗阻症状。因此，超细内镜不仅为消化道狭窄的患者提供完整的内镜诊断，也为这类患者的内镜下治疗创造了条件。

除了上述优点，超细内镜对老年人有更多的价值。老年人对胃镜检查的耐受性较差，口咽部更加狭小，且常无法准确控制舌头，常抵抗胃镜插入，超细胃镜可更加顺利地通过口咽部，提高检查的舒适性和检查效率。

（二）胶囊内镜

胶囊内镜又称无线内镜，受检者将胶囊吞咽后，可将受检者消化道图像无线传送到体外的接收器。老年人的检查耐受性佳，胶囊内镜检查操作简单、安全、无创，提高了老年人不明原因消化道出血的诊断率，特别适用于老年人胃和小肠的检查。

（三）磁控胶囊胃镜

磁控胶囊胃镜也是由受检者吞咽后进入消化道，医生可通过软件实时精确操控体外磁场从而控制胶囊在胃内的运动，改变胶囊姿态，按照需要的角度对病灶拍摄照片，达到全面观察胃黏膜并作出诊断的目的，对于老年人上消化道出血的评估有一定的作用。该检查无创、无痛、无麻醉和无交叉感染风险，同样可以提高老年人胃部检查的舒适性。但该检查不能进行实时活检，且价格昂贵。

# 第二节　功能性消化不良

功能性消化不良（functional dyspepsia，FD）是指一组源自上腹部、持续存在或反复发生的症候群，主要包括上腹部疼痛或烧灼感、上腹胀闷或早饱感或餐后饱胀、食欲缺乏、嗳气、恶心或呕吐等症状，但上消化道内镜、肝胆胰影像学和生化检查均未见明显异常。老年人是FD高危人群，发病率为18%～35%。由于老年人具有多病共存、多重用药等特点，老年FD的诊治面临很多挑战。

## 一、病因和发病机制

FD的发病机制尚未完全阐明，目前认为主要包括以下几个方面：

（一）运动功能障碍

运动功能障碍是FD的主要发病基础，约40%的FD患者胃排空延缓。此外，FD患者近端胃适应性舒张功能受损，顺应性下降，致使餐后胃内食物分布异常；胃中间横带面积增宽，胃排空延迟，食物潴留于胃远端；这些均可引起餐后饱胀、早饱等症状。老年人胃电活动和胃动力变化主要包括胃电活动减弱、节律紊乱，胃运动功能减退。老年人餐后胃蠕动和收缩力降低，胃排空延迟，低体力活动者多见；这些改变可能与肠神经系统的改变和自主神经功能异常有关；胃动力减退可能是老年人FD高发的重要因素之一。

### （二）内脏高敏感

FD患者对胃扩张刺激产生不适感的严重程度高于健康对照者，表明FD患者存在内脏高敏感，主要表现为胃肠道对化学性刺激或机械性扩张的阈值降低，如对酸、温度感觉过敏，近端胃对机械扩张的敏感性增加等。内脏高敏感可解释患者餐后出现的上腹饱胀或隐痛、早饱等症状。

### （三）胃酸分泌异常

在年轻的FD患者中，胃酸分泌异常表现为基础胃酸分泌在正常范围，但刺激可引起胃酸分泌增加，临床上可表现为胃酸相关症状，如空腹时上腹部不适或疼痛、进食后减轻等。传统观念认为老年人胃酸分泌减少，但事实并非如此，绝大多数老年人仍有良好的泌酸能力，甚至代偿性增加。

### （四）精神心理因素

越来越多的研究结果提示，FD与心理因素密切相关，尤其是部分老年人因退休后社会角色变化、患多种慢性疾病，以及社会和家庭等因素，心理障碍者明显增加；而消化不良症状迁延不愈又会加重精神心理负担，精神心理因素与消化不良症状相互影响，互为因果，形成恶性循环。

### （五）幽门螺杆菌

国内外共识普遍建议将有消化不良症状的幽门螺杆菌（Hp）感染者归入FD范畴，Hp感染可能通过诱发胃肠动力障碍、增加胃酸分泌、增强内脏敏感及影响脑-肠轴等环节参与了FD的发生。由于老年人Hp感染率一般高于中青年人，老年伴有FD者，建议加做$^{13}$C或$^{14}$C-尿素呼气试验，检测是否存在Hp感染。

### （六）其他因素

生活方式、饮食结构、环境、遗传、急性胃肠炎史及老年人消化酶分泌减少等因素也与FD的发病有关。

## 二、诊断与鉴别诊断

### （一）消化不良症状

1. 餐后饱胀　食物长时间存留于胃内引起的不适感。

2. 早饱感　指进食少许食物即感胃部饱满，不能继续进餐。

3. 上腹痛　位于胸骨剑突下与脐水平以上、两侧锁骨中线间区域的疼痛。

4. 上腹烧灼感　局部灼热感，与胃灼热有所不同，胃灼热是指胸骨后烧灼样疼痛或不适。

（二）询问病史

1. 消化不良症状及其程度和频度。

2. 症状的发生与进餐的关系，有无夜间出现症状，以及症状与体位、排便的关系。

3. 进食量有无改变，有无体重下降，营养状况。

4. 患者的进食行为、心理状态，以及其是否影响生活质量。

5. 有无重叠症状，如胃灼热、反酸、腹泻或便秘等。

6. 有无发热、疲乏、无力等全身症状。

7. 有无胃肠道肿瘤家族史、食管或胃恶性肿瘤史、消化性溃疡史。

8. 是否患易致消化不良的老年人常见相关慢性病。

9. 是否服用易致消化不良的老年人常用药物。

（三）消化不良的报警症状和体征

报警症状和体征包括呕血或黑便、贫血、无法解释的体重减轻（大于体重的10%），进行性吞咽困难、吞咽疼痛、持续性呕吐及淋巴结肿大或腹部肿块等。老年人同时是器质性消化不良的高发人群，对有报警症状者，推荐尽早进行内镜和腹部影像学检查以排除消化系统器质性疾病。

（四）内镜检查

内镜检查是消化道器质性病变的主要诊断依据，老年人消化道严重器质性病变，尤其是恶性病变的患病率高于中青年人，故对有消化不良症状的老年患者，特别是新发消化不良症状，应高度警惕，建议尽早行内镜检查。

（五）其他辅助检查

对初诊的消化不良患者，应在采集病史、体格检查的基础上有针对性地选择辅助检查。除内镜检查外，其他辅助检查包括腹部影像学（超声、CT、MRI等）、血生化及消化系统肿瘤标志物检测等。对怀疑消化系统以外疾病引起的消化不良患者，应选择相应的检查以明确病因诊断；对症状严重或对常规治疗效果不明显的FD患者，可根据条件选择胃电图，胃排空、胃容纳功能和感知功能检查，评估动力和感知功能，指导调整治疗方案。

对经验性治疗或常规治疗无效的FD患者，可行Hp检测。常用的Hp检测分侵入性和非侵入性方法。侵入性方法需要通过胃镜获取胃黏膜标本进行检测，主要包括快速尿素酶试验、胃黏膜组织切片染色镜检及细菌培养等。非侵入性方法以$^{13}$C或$^{14}$C-尿素呼气试验为首选，是评估根除治疗后结果的最佳方法，目前已广泛应用。

（六）诊断标准

FD患者临床表现的个体差异性大。根据主要症状特点、与症状相关的病理生理学机制以及症状模式，可将FD分为两个亚型，即餐后不适综合征（postprandial distress syndrome，PDS）和上腹痛综合征（epigastric pain syndrome，EPS）。临床上两个亚型常有重叠，有时可能难以区分，但分型对确定治疗方法有一定帮助。老年FD的诊断参考罗马Ⅲ诊断标准（表30-2-1）。

**表30-2-1　FD的罗马Ⅲ诊断标准**

| 分型 | 诊断标准 | 支持诊断的条件 |
|---|---|---|
| FD | 1. 以下一项或多项：①餐后饱胀；②早饱感；③上腹痛；上腹烧灼感<br>2. 无可解释上述症状的结构性疾病的证据（包括胃镜检查） | |
| **FD亚型** | | |
| PDS | 包括以下一项或两项：①发生在进平常餐量后的餐后饱胀，每周发作数次；②早饱感使其不能完成日常餐量的进食，每周发作数次。<br>诊断前症状至少出现6个月，近3个月症状符合以上标准 | 1. 上腹胀或餐后恶心或过度嗳气<br>2. 可同时存在EPS |
| EPS | 1. 至少中等程度的上腹部疼痛或烧灼感，每周至少1次<br>2. 疼痛为间断性<br>3. 不放射或不在腹部其他区域和/或胸部出现<br>4. 排便或排气后不缓解<br>5. 不符合胆囊或Oddi括约肌功能障碍的诊断标准<br>诊断前症状至少出现6个月，近3个月症状符合以上标准 | 1. 疼痛可为烧灼样，但不向胸骨后传导<br>2. 疼痛常因进食诱发或缓解，但也可发生空腹状态<br>3. 可同时存在PDS |

注：FD，功能性消化不良；PDS，餐后不适综合征；EPS，上腹痛综合征。

**（七）诊断流程**

老年FD诊断流程见图30-2-1。

**（八）鉴别诊断**

老年是FD的高发人群，也是器质性消化不良（organic dyspepsia，OD）的高发人群，FD主要应与OD鉴别。常用于鉴别诊断的检查包括胃镜，上腹部的超声、CT、MRI检查，血液生化及消化系统肿瘤标志物检测，食管动力和食管pH监测，胃电图、胃排空和胃容纳功能及感知功能检查等。FD与肠易激综合征、慢性便秘及精神障碍性疾病常有重叠，应注意鉴别。此外，老年人还需排除慢性心力衰竭、肺心病、帕金森病、脑供血不足等易致消化不良的常见慢性病，以及服用非甾体抗炎药、抗菌药、抗帕金森病药和降糖药等药物所致的消化不良症状。

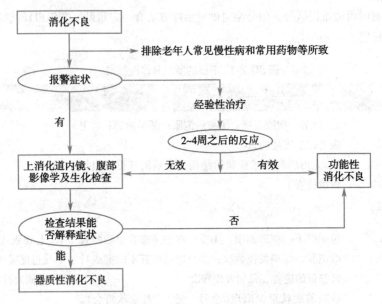

图30-2-1 老年功能性消化不良（FD）诊断流程

## 三、治疗

FD的治疗目的在于迅速缓解症状，提高患者的生活质量，祛除诱因，恢复正常生理功能，预防复发。

### （一）一般治疗

一般治疗包括：①建立良好的医患关系，取得患者的信任；②帮助患者正确认识、理解病情，树立战胜疾病的信心；③指导患者改善生活方式，调整饮食结构和习惯，如以PDS为主的患者，建议食用易消化的食物、低脂饮食、少食多餐等；④以EPS为主的患者则建议食用胃排空较慢、对胃分泌刺激较少的食物；⑤心理治疗等。

### （二）药物治疗

与进餐相关的消化不良（如PDS）可首选促动力剂或合用抑酸剂；非进餐相关的消化不良、酸相关性消化不良（如EPS）可选用抑酸剂，必要时合用促动力剂。经验性治疗的时间一般为2～4周，无效者应行进一步检查，排除器质性疾病或调整治疗方案。促动力剂、抑酸剂（$H_2$受体拮抗剂、质子泵抑制剂）是FD的一线治疗药物。

1. 促动力剂 促动力剂可通过加速胃排空、降低内脏高敏感、促进胃窦动力、止吐等多种机制，改善进餐相关的上腹部症状，如餐后上腹饱胀、早饱等。常用促动力剂见表30-2-2。

（1）多巴胺受体拮抗剂：①甲氧氯普胺为多巴胺$D_2$受体拮抗剂和中枢5-羟色胺4（5-$HT_4$）受体激动剂，具有较强的中枢镇吐作用，能增强胃动力，改善消化不良症状。②多潘立酮为选择性外周多巴胺$D_2$受体拮抗剂，能增加胃窦和十二指肠动力，促进胃排空，改善消化不良症状。老年男性患者长期服用可出现乳房胀痛或溢乳现象。多潘立酮是我国目前临床上最常用的促动力剂，建议60岁及以上人群应用多潘立酮时，应控制疗程，常用剂量为10mg，3次/d，不宜超过30mg/d。

（2）5-HT$_4$受体激动剂：莫沙必利为强效选择性5-HT$_4$受体激动剂，是胃肠动力障碍疾病的常用药物。莫沙必利可改善FD患者早饱、腹胀、嗳气等症状，常用剂量为5mg，3次/d，主要不良反应为腹泻、腹痛、口干、皮疹、头晕等。

（3）新一代促动力剂（伊托必利）：该药为多巴胺D$_2$受体拮抗剂和乙酰胆碱酯酶抑制剂，可协同增加胃肠道乙酰胆碱浓度，增加十二指肠快波幅度和频率，加速胃排空，减少十二指肠胃反流，从而发挥促动力作用，对FD疗效确切，具有良好的安全性。

表30-2-2　常用促动力剂

| 药物 | 代谢途径 | 作用机制 | 锥体外系作用 | 心脏不良反应 | 血清催乳素增高 | 药物相互作用 |
|---|---|---|---|---|---|---|
| 甲氧氯普胺 | CYP2D6 | 多巴胺D$_2$受体拮抗剂和中枢5-HT$_4$受体激动剂 | 有 | 极少 | 常见 | 多 |
| 多潘立酮 | CYP3A4 | 选择性外周多巴胺D$_2$受体拮抗剂 | 罕见 | 国外有报道 | 常见 | 较多 |
| 莫沙必利 | CYP3A4 | 选择性5-HT$_4$受体激动剂 | 无 | 尚未见报道 | 无 | 较多 |
| 伊托必利 | 黄素单加氧酶 | 多巴胺D$_2$受体拮抗剂和乙酰胆碱酯酶抑制剂 | 无 | 无 | 偶有 | 少 |

2. 抑酸剂　抑酸剂广泛应用于FD的治疗，适用于非进餐相关消化不良中上腹痛、烧灼感为主要症状者，包括质子泵抑制剂（PPI）和H$_2$受体拮抗剂（H$_2$RA）。治疗FD的抑酸剂要求为24小时胃内pH>3的时间≥12小时。

（1）质子泵抑制剂（PPI）：常用PPI有奥美拉唑、兰索拉唑、泮托拉唑、雷贝拉唑和艾司奥美拉唑等，常用其标准剂量，即奥美拉唑20mg、兰索拉唑30mg、泮托拉唑40mg、雷贝拉唑10mg、艾司奥美拉唑20mg，早餐前30分钟用药1次。

（2）H$_2$受体拮抗剂（H$_2$RA）：常用H$_2$RA有西咪替丁、雷尼替丁、法莫替丁、尼扎替丁等，一般用标准剂量，即西咪替丁400mg、雷尼替丁150mg、法莫替丁20mg、尼扎替丁150mg，2次/d。常见不良反应有腹泻、头痛、嗜睡、疲劳、便秘等，老年患者使用时需注意。

抑酸治疗疗程为4～6周，此后可停药或按需服药。PPI半衰期短，均在2小时内，标准剂量、短期应用安全性佳，即使对严重肝肾功能不全的患者也无须调整剂量。因心脑血管疾病服用氯吡格雷的老年FD患者，需用抑酸剂时，应优先选择泮托拉唑或雷贝拉唑。

### （三）根除Hp

伴有Hp感染的FD患者应根除Hp，推荐四联方案作为初治方案（表30-2-3）。高龄（≥80岁）患者对药物的耐受性差，因此对合并Hp感染的高龄FD患者，应权衡抗Hp治疗的利弊，建议在应用促动力剂、抑酸剂治疗无效时，再考虑根除Hp，并与患者充分沟通，征得患者同意。

表30-2-3　幽门螺杆菌根除四联方案中抗菌药物应用

| 方案 | 抗菌药物1 | 抗菌药物2 | 疗效 | 费用 | 不良反应率 |
|---|---|---|---|---|---|
| 1 | 阿莫西林1 000mg，2次/d | 克拉霉素500mg，2次/d | C，B | 中～高 | 低 |
| 2 | 阿莫西林1 000mg，2次/d | 左氧氟沙星500mg，1次/d；或200mg，2次/d | C，B | 低 | 中～高 |
| 3 | 阿莫西林1 000mg，2次/d | 呋喃唑酮100mg，2次/d | C，B | 低 | 中～高 |
| 4 | 四环素500mg，3～4次/d | 甲硝唑400mg，3～4次/d | C，B | 低 | 中～高 |
| 5 | 四环素500mg，3～4次/d | 呋喃唑酮100mg，2次/d | C，B | 低～中 | 中 |
| 6 | 阿莫西林1 000mg，2次/d | 甲硝唑400mg，3～4次/d | C，B | 低 | 中 |
| 7 | 阿莫西林1 000mg，2次/d | 四环素500mg，3～4次/d | C，B | 低 | 中～高 |

注：标准剂量质子泵抑制剂+标准剂量铋剂（2次/d，餐前半小时口服）+两种抗菌药物（餐后口服）。标准剂量质子泵抑制剂：艾司奥美拉唑20mg、雷贝拉唑10mg、奥美拉唑20mg、兰索拉唑30mg、泮托拉唑40mg、艾普拉唑5mg，以上选一；标准剂量铋剂：枸橼酸铋钾220mg。疗效按Graham分级：C级为85%～89%，B级为90%～94%。标准疗程为14日。

### （四）精神心理治疗

对抑酸剂、促动力剂治疗和Hp根除后仍无效，且伴有明显精神心理障碍的患者，应进行行为认知疗法和心理干预。精神心理治疗不仅可缓解症状，还可提高患者的生活质量。对经过必要检查已排除器质性消化不良的患者，应给予必要而充分的心理支持，在此基础上也可选择三环类抗抑郁药或5-HT$_4$再摄取抑制药。此外，催眠疗法也被推荐用于治疗FD。

### （五）中医药治疗

中医将FD分为脾虚气滞、肝胃不和、脾胃湿热、脾胃虚寒、寒热错杂等证候，中药治疗均有一定的疗效，针灸或针灸与中药联用也是治疗FD可选择的措施之一。

### （六）其他治疗

1. 抗酸剂及胃黏膜保护剂　氢氧化铝、铝碳酸镁、铋剂及替普瑞酮等可减轻消化不良症状。铝碳酸镁除具有抗酸作用外，还具有吸附胆汁的功能，伴有胆汁反流者优先选用。但应注意该类药物可能诱发或加重便秘，老年便秘患者慎用。

2. 助消化药物　消化酶和微生态制剂可作为治疗FD的辅助用药，与促动力剂联用效果更佳；复方消化酶和益生菌制剂可改善与进餐相关的腹胀、食欲缺乏等症状，尤其是老年人肠道菌群失调、胰酶分泌减少，更为适用。

### 四、转诊建议

#### （一）普通转诊

1. 规范治疗4～6周，患者症状无明显改善，甚至加重者。
2. 需要行内镜下检查或治疗时。

#### （二）紧急转诊

有明显的报警征象发生时，包括呕血或黑便、贫血、明显消瘦、进行性吞咽困难、吞咽疼痛、持续性呕吐及淋巴结肿大或腹部肿块等，应紧急转诊。

# 第三节　胃食管疾病

### 一、慢性胃炎

慢性胃炎（chronic gastritis）是由多种病因引起的胃黏膜慢性炎症或萎缩性病变，易反复发作，不同程度地影响患者生命质量。慢性胃炎发病率与Hp感染的流行病学重叠，并随年龄增长而增加。随着我国人口老龄化，老年人口不断增多，慢性胃炎已成为老年人常见病之一。

#### （一）病因和发病机制

1. Hp感染　是慢性胃炎最主要的原因，Hp感染者几乎都存在胃黏膜活动性炎症，长期感染可致部分患者发生胃黏膜萎缩、肠化生，甚至异型增生、胃癌。

2. 衰老　随着年龄增加，黏膜萎缩、肠化生增多，加重胃黏膜萎缩的发生，引起慢性胃炎尤其是萎缩性胃炎。

3. 饮食因素　进食过冷、过热、粗糙、刺激性食物等不良饮食习惯可致胃黏膜损伤。流行病学研究显示，饮食中高盐和缺乏新鲜蔬菜水果与胃黏膜萎缩、肠化生以及胃癌的发生密切相关。

4. 其他因素　非甾体抗炎药（NSAID）等药物、胆汁反流、酒精等外在因素也是慢性胃炎常见的病因。其他感染性、嗜酸性粒细胞性、淋巴细胞性、肉芽肿性胃炎，自身免疫性疾病累及所致的胃炎，比较少见。

（二）诊断和鉴别诊断

1. 诊断　胃镜及组织病理学检查是慢性胃炎诊断和鉴别诊断的主要手段。

（1）临床表现：老年人慢性胃炎无特异性临床表现，多数无明显症状，有症状者主要表现为上腹痛、腹胀、早饱感、嗳气等消化不良表现，部分还伴焦虑、抑郁等精神心理症状。症状的严重程度与内镜所见及组织病理学分级并不完全一致。

（2）内镜检查：上消化道内镜检查是诊断慢性胃炎的最主要方法，对评估慢性胃炎的严重程度及排除其他疾病具有重要价值。有条件的医院对初诊的患者可先行内镜检查，以了解胃黏膜情况，并排除肿瘤等疾病。

由于多数慢性胃炎的基础病变是炎性反应（充血、渗出）或萎缩，因此，将慢性胃炎分为慢性非萎缩性胃炎及慢性萎缩性胃炎，有利于与病理诊断的统一。慢性非萎缩性胃炎内镜下可见黏膜红斑、粗糙或出血点，可有水肿、充血、渗出等表现；慢性萎缩性胃炎内镜下表现为黏膜红白相间，白相为主，皱襞变平、血管透见、伴有颗粒或结节状。

（3）组织病理学检查：对慢性胃炎的诊断至关重要，应根据病变情况和需要进行活检。临床实践时可取2～3块组织，分别在胃窦、胃角和胃体部位。病理切片的观察应采用"直观模拟评分法"，观察内容包括5项组织学变化和4个分级。5项组织学变化即Hp感染、慢性炎症反应（淋巴细胞、浆细胞和单核细胞浸润）、活动性（中性粒细胞浸润）、萎缩（固有腺体减少）及肠化生；4个分级为无、轻度、中度和重度（0、+、++、+++）。临床医生可结合病理结果和内镜所见作出病变范围与程度的判断。

（4）实验室检查：①慢性胃炎应常规做Hp检测。②胃蛋白酶原（PG）Ⅰ、Ⅱ以及胃泌素-17（G-17）的检测有助于慢性萎缩性胃炎的诊断。③血清抗壁细胞抗体、内因子抗体及维生素$B_{12}$水平测定有助于诊断自身免疫性胃炎。

2. 鉴别诊断　慢性胃炎患者可出现上腹部不适、疼痛、反酸、腹胀等消化不良症状，需要与消化性溃疡、胃癌、慢性胆囊炎、胆囊结石、肝脏疾病及胰腺疾病相鉴别。消化性溃疡常表现为上腹部疼痛，具有周期性、节律性的特点，常伴反酸；胃癌早期往往无明显症状，进展期可出现上腹部痛、呕吐、黑便，甚至呕血；胆囊结石患者常于餐后、夜间发生右上腹痛，涉及背部，呈发作性。

胃镜、肝胆胰超声、腹部CT或MRI、血液生化检查、肿瘤标志物等可帮助诊断和鉴别，对于出现纳差、体重减轻、贫血、呕血或黑便、黄疸等报警征象，尤其是45岁以上、新近出现症状或症状加重者，应及时进行上述检查。

（三）并发症

1. 上消化道出血　慢性胃炎伴有胃黏膜糜烂时可以出现黑便，甚至呕血。

2. 胃癌　慢性胃炎，尤其是伴有Hp持续感染者，少数可逐渐出现萎缩、肠化生、异型增生；异型增生有一定的胃癌发生风险。胃体为主的萎缩性胃炎，尤其是程度严重者，胃癌发生风险显著增加。

3. 消化性溃疡　胃窦为主的胃炎，常有较高的胃酸分泌水平，易发生十二指肠溃疡；胃体为主的胃炎，胃黏膜屏障功能下降，发生胃溃疡的可能增加。

### （四）病情评估

对慢性胃炎患者应评估其病因和类型、组织病理学诊断、心理和睡眠情况等，以帮助制定个体化的治疗和随访方案。

### （五）治疗

老年人慢性胃炎治疗的目的是缓解症状和改善黏膜组织学异常，应尽可能针对病因治疗，遵循个体化原则。

1. 生活方式干预　饮食习惯的改变和生活方式的调整是慢性胃炎治疗的重要部分。建议患者清淡饮食，避免刺激、粗糙食物，避免过多饮用咖啡、大量饮酒和长期吸烟。对于需要服用抗血小板药物、NSAID的患者，是否停药应权衡获益和风险，酌情选择。

2. 药物治疗　应根据患者的病因、类型及临床表现进行个体化治疗。增加黏膜防御能力、促进损伤黏膜愈合是治疗的基础。

（1）对因治疗

1）Hp阳性慢性胃炎：根除Hp有利于胃黏膜的修复，显著改善胃黏膜炎性反应，阻止或延缓胃黏膜萎缩、肠化生的发生和发展，甚至有可能部分逆转萎缩。

2）伴胆汁反流的慢性胃炎：幽门括约肌功能不全导致胆汁反流入胃，削弱或破坏胃黏膜屏障功能，治疗可应用促动力药和/或有结合胆酸作用的胃黏膜保护剂。促动力药如伊托必利（50mg/次，3次/d）、莫沙必利（5mg/次，3次/d）等；铝碳酸镁（0.5～1g/次，3～4次/d）可以结合胆汁酸，增强胃黏膜屏障，减轻或消除胆汁反流所致胃黏膜损伤；熊去氧胆酸可以降低胆汁内的其他胆汁酸，缓解胆汁酸对细胞的毒性，对胃黏膜起保护作用。

3）药物相关性慢性胃炎：首先根据患者使用药物的治疗目的评估是否可停相关药物；对于必须长期服用药物的患者应进行Hp检测，阳性者应行根除治疗，并根据病情或症状严重程度加强抑酸和胃黏膜保护治疗。PPI是预防和治疗NSAID相关消化道损伤的首选药物，优于$H_2RA$和胃黏膜保护剂。

（2）对症治疗

1）以上腹部灼热感或上腹痛为主要症状者，可根据病情或症状严重程度选用PPI或$H_2RA$、抗酸剂、胃黏膜保护剂。胃黏膜保护剂具有中和胃酸、保护胃黏膜等作用，有利于黏膜损伤愈合，一般分为外源性（如硫糖铝、铝碳酸镁等）和内源性（如替普瑞酮、瑞巴派特片等）。内源性胃黏膜保护剂通过作用更为广泛，可增加黏膜的防御功能，是慢性胃炎治疗的基础。

2）以上腹饱胀、嗳气、早饱、恶心等为主要表现时，可选择促动力药物，如莫沙必利、伊托必利等。

3）与进食相关的中上腹部饱胀、纳差等可应用消化酶，如米曲菌胰酶片、复方阿嗪米特肠溶片、复方消化酶等。消化酶联合促动力药效果更为明显。

4）伴焦虑、抑郁等精神心理因素，常规治疗无效和疗效差的患者，可给予抗抑郁药物或抗焦虑药物治疗，临床上常用的药物有三环类抗抑郁药（如阿米替林）以及选择性

5-羟色胺再摄取抑制药（如帕罗西汀）等；宜从小剂量开始，注意药物的不良反应。此类药物起效慢，应向患者耐心解释，提高其依从性。如焦虑、抑郁症状比较明显者，应建议患者就诊精神专科。

（3）中医药及其他治疗：中医治疗胃炎有一定的效果，具有代表性的药物有康复新液、摩罗丹、胃复春及猴菇菌片等，但需辨证论治；针灸治疗可改善慢性胃炎症状，用温灸配合艾灸，可有效缓解慢性胃炎脾胃虚寒证患者的症状，适用于基层临床工作者。

### （六）转诊建议

1. 普通转诊

（1）对经验性治疗反应不佳，症状没有得到明显改善的患者。

（2）需要排除器质性、系统性或代谢性疾病引起的消化不良症状的患者。

（3）需行内镜微创治疗或外科手术治疗者。

2. 紧急转诊　有纳差、体重减轻、贫血、呕血或黑便等报警征象者。

## 二、胃食管反流病

胃食管反流病（gastroesophageal reflux disease，GERD）是指胃、十二指肠内容物反流入食管引起反酸、烧心等症状。反流也可引起口腔、咽喉、气道等食管邻近组织的损害，出现食管外表现，如哮喘、慢性咳嗽、特发性肺纤维化、声嘶、咽喉炎和牙酸蚀症等。GERD是世界范围内的常见病，西方国家GERD患病率为10%～20%，国内尚缺乏大规模流行病学资料。

根据反流是否导致食管黏膜糜烂、溃疡，GERD分为糜烂性食管炎、非糜烂性胃食管反流病，其中非糜烂性胃食管反流病最常见。糜烂性食管炎可以合并食管狭窄、溃疡和消化道出血。目前认为GERD的两种类型相对独立，相互之间不转化或很少转化，这两种疾病类型相互关联及进展的关系需要进一步研究证实。

### （一）病因和发病机制

1. 诱因或危险因素　流行病学资料显示，GERD发病和年龄、性别、肥胖、生活方式等因素有关。老年人糜烂性食管炎检出率高于青年人；男性GERD患者比例明显高于女性；肥胖、高脂饮食、吸烟、饮酒、喝浓茶、喝咖啡等因素与GERD的发生呈正相关，而体育锻炼和高纤维饮食可能为GERD的保护因素。

2. 发病机制　胃食管反流的发生取决于抗反流防线与反流物攻击能力之间的平衡。反流发生时，胃酸、胃蛋白酶、胆汁等反流物可直接刺激食管黏膜造成损伤，抗反流防御机制减弱可导致胃食管反流事件增多，而食管清除能力下降使反流物接触食管黏膜的时间延长，易导致攻击和损伤。

### （二）诊断和鉴别诊断

1. 诊断

（1）临床表现

1）食管症状：反流和烧心是GERD最常见的典型症状；反流是指胃内容物在无恶心

和不用力的情况下涌入咽部或口腔的感觉，含酸味或仅为酸水时称反酸。烧心是指胸骨后或剑突下烧灼感，常由胸骨下段向上延伸。烧心和反流常在餐后1小时出现，卧位、弯腰或腹压增高时可加重，部分患者烧心和反流症状可在夜间入睡时发生。

胸痛、上腹痛、上腹部烧灼感、嗳气等为GERD的不典型症状；胸痛由反流物刺激食管引起，发生在胸骨后。严重时可为剧烈刺痛，酷似心绞痛，可伴有或不伴有烧心和反流。注意胸痛患者需先排除心肺疾病因素后才能行胃食管反流评估。上腹痛、上腹部烧灼感、嗳气等见于部分患者，可能由于消化道功能紊乱所致，症状呈间歇性，进食固体或液体食物均可发生。

2）食管外表现：GERD可伴随食管外表现，包括哮喘、慢性咳嗽、特发性肺纤维化、声嘶、咽喉症状和牙酸蚀症等。对病因不明、久治不愈的上述疾病患者，尤其伴有烧心和反流症状，要注意是否存在GERD。临床医生对上述发作性咳、喘、胸闷和气短等呼吸道症状通常作出哮喘的诊断，对症治疗可暂缓症状，但可能存在的GERD往往持续进展，应引起临床高度重视。

3）体征：GERD患者缺乏比较特异的体征。

（2）辅助检查

1）上消化道内镜检查：上消化道内镜检查对评估GERD的严重程度及排除由于其他原因导致反流的疾病具有重要价值。建议有条件的医院对初诊患者先行内镜检查，以了解是否有食管炎及其严重程度，同时结合病理活检结果排除肿瘤等疾病。对确诊的GERD患者，如出现报警征象，也应及时复查内镜。

内镜下GERD分级：正常，指食管黏膜没有破损；A级，指有1个或1个以上食管黏膜破损，长径<5mm；B级，指有1个或1个以上食管黏膜破损，长径>5mm，但没有融合性病变；C级，指黏膜破损有融合，但<75%食管周径；D级，指黏膜破损融合，至少达到75%的食管周径。内镜下正常食管黏膜呈均匀粉红色，当其被化生的柱状上皮替代后呈橘红色，发生于胃食管连接处的齿状线近侧，可为环形、舌形或岛状，此为Barrett食管。

2）GERD问卷：是诊断及评估GERD最简单有效的工具（表30-3-1）。问卷设计基于患者就诊前1周内的症状，诊断精确性高，且能评价GERD对患者生命质量的影响，评价患者的治疗效果。

表30-3-1 胃食管反流病（GERD）问卷

| 问题 | | 症状评分 / 分 | | | |
| --- | --- | --- | --- | --- | --- |
| | | 0d | 1d | 2～3d | 4～7d |
| A. 阳性症状 | 您胸骨后出现烧灼感（烧心） | 0 | 1 | 2 | 3 |
| | 您感觉有胃内容物（液体或食物）上返至您的喉咙或口腔（反流） | 0 | 1 | 2 | 3 |
| B. 阴性症状 | 您感到上腹部中央疼痛 | 3 | 2 | 1 | 0 |
| | 您感到恶心 | 3 | 2 | 1 | 0 |

| 问题 | | 症状评分 / 分 | | | |
| --- | --- | --- | --- | --- | --- |
| | | 0d | 1d | 2～3d | 4～7d |
| C. 阳性影响 | 由于您的烧心和/或反流而难以获得良好夜间睡眠 | 0 | 1 | 2 | 3 |
| | 除医生告知服用的药物外，您额外服药（如碳酸钙、氢氧化铝）以缓解烧心和/或反流 | 0 | 1 | 2 | 3 |

注：询问患者就诊前1周内以下相关症状出现的天数；阳性症状指支持GERD诊断的症状；阴性症状指不支持GERD诊断的症状；阳性影响指阳性症状对患者的影响；对于初诊患者，A+B+C≥8分，提示GERD诊断；C≥3分，提示GERD影响生命质量。用于监测GERD治疗效果时，A与C任何一项评分≤1分，提示治疗有效；A与C任何一项评分≥2分，提示治疗方案需调整。

3）质子泵抑制剂（PPI）试验：对于合并典型反流症状拟诊GERD或疑有反流相关食管外症状的患者，尤其是上消化道内镜检查阴性时，可采用PPI诊断性治疗。对表现为食管症状的患者，服用标准剂量PPI，如奥美拉唑20mg，2次/d，疗程2～4周，治疗的最后1周如症状完全消失或仅有1次轻度的反流症状，则可诊断为PPI试验阳性。对表现为食管外症状的患者，一般疗程至少4周。抗反流药物可能对部分GERD无效，故PPI试验阴性并不能完全排除GERD。

4）食管反流监测：食管反流监测是GERD的有效检查方法，包括食管pH监测、食管阻抗pH监测和无线胶囊监测，对未使用PPI的患者可选择该项检查以明确食管存在酸反流并指导治疗。难治性GERD患者可使用食管阻抗pH监测判断症状持续存在的原因。采用多电极监测食管pH，可全面了解患者食管内反流情况，包括酸性和/或碱性物质反流，特别是对反流水平（即是否存在高位反流、咽喉反流）的评价有帮助，在分析和解读pH监测结果时，要注意反流事件和症状的关联。

5）食管测压：可帮助了解食管体部的动力功能状态、下食管括约肌的压力、一过性下食管括约肌松弛的频率以及上食管括约肌的功能。高分辨食管测压有助于了解胃食管连接部的解剖生理功能，食管动力学检测结果有助于治疗方案的选择，也是评估GERD患者是否适合手术治疗及预测手术疗效和术后并发症的重要指标。但需要注意的是，GERD患者的食管动力异常不具有特异性，不能作为诊断GERD的直接证据。

（3）诊断标准

1）有反酸、烧心症状。

2）内镜下发现反流性食管炎的表现。

3）食管过度酸反流的客观证据。

若有典型的烧心和反酸症状，可作出GERD的初步诊断，内镜下若发现有反流性食管炎并能排除其他原因引起的食管病变，本病诊断可成立；若内镜检查阴性，但食管pH监测证实存在食管过度酸反流，则可建立非糜烂性胃食管反流病的诊断。对拟诊GERD

的患者，可考虑先使用PPI经验性治疗，症状多会在1～2周内得到改善，若给予治疗后症状消失，可确立GERD的诊断。对于症状不典型，特别是合并食管外症状的患者，常需结合多种检查手段进行综合分析作出诊断。GERD问卷是一种简单、易行、可以实现患者自我评估症状的诊断方法，尤其适合在无内镜检查条件、无消化专科医生的基层医疗卫生机构使用。

2. 病情评估　确诊的GERD患者，可评估其分型（糜烂性食管炎或非糜烂性胃食管反流病）、分级（轻或重度）、食管并发症（有无、性质和严重程度）、食管外表现（有无、与GERD症状的相关性）、心理、睡眠障碍（有无及其严重程度）等。必要时，需要进行有关的胃食管反流检查，使患者能得到个体化的合理治疗。

3. 鉴别诊断

（1）对初诊患者，要特别注意对报警征象的采集，报警征象包括吞咽疼痛、吞咽困难、呕吐、消瘦、粪便隐血阳性、贫血、食管癌和胃癌家族史等。

（2）以胸痛为主要表现者，注意排查心源性和肺源性胸痛；如怀疑心绞痛，应做心电图和运动负荷试验，肺源性胸痛应注意胸部CT的检查。

（3）对PPI治疗效果不满意时，应考虑到食管动力性疾病，如贲门失弛缓症、弥漫性食管痉挛和胡桃夹食管等，可行24小时食管pH监测和食管测压进一步明确，此外，还要注意排除嗜酸性粒细胞食管炎可能，胃镜下取活检有助诊断。

4. 并发症

（1）上消化道出血：食管黏膜糜烂及溃疡可以导致呕血和/或黑便，伴有不同程度的缺铁性贫血。

（2）食管狭窄：食管炎反复发作致使纤维组织增生，最终导致瘢痕狭窄。

（3）Barrett食管：是指食管下段的复层鳞状上皮被化生的单层柱状上皮所替代，可伴有或不伴有肠化生，伴有肠化生者属于食管腺癌的癌前病变。

**（三）治疗**

治疗目标：缓解症状，治愈食管炎，提高生命质量，预防复发和并发症。

1. 生活方式干预　改变生活方式是治疗GERD的基础，而且应贯穿于整个治疗过程。

（1）减轻体重：尽量将BMI控制在<25kg/m²。

（2）改变睡眠习惯：抬高床头15°～20°，睡前3小时不再进食。

（3）戒烟、限制饮酒。

（4）避免降低食管下括约肌压力的食物，如浓茶、咖啡、可乐、巧克力等。

（5）避免降低食管下括约肌压力和影响胃排空的药物，如硝酸甘油、抗胆碱能药物、茶碱、钙通道阻滞剂等。

（6）减少引起腹压增高的因素，如肥胖、便秘、穿紧身衣、长时间弯腰劳作等。

2. 药物治疗

（1）抑酸剂

1）PPI是GERD治疗的首选药物。短期或长期应用PPI不良反应均相对较少，适用于症状重、有严重食管炎的患者。奥美拉唑一般为20mg，2次/d，口服，推荐疗程一般为8周。经规范PPI治疗后，大部分GERD患者的反酸、烧心等症状可完全缓解，但仍有高达30%的GERD患者症状控制欠佳。如经标准剂量PPI治疗8周后，GERD症状仅部分缓解或完全无缓解，被认为是难治性GERD，需调整治疗方案：单剂量PPI无效可改用双倍剂量，一种无效可换用另一种PPI。对于出现食管裂孔疝等并发症的患者，PPI剂量通常需要加倍。

2）H$_2$RA通过抑制胃黏膜壁细胞H$_2$受体，能减少50%～70% 24小时基础胃酸分泌，该类药物易受饮食影响，抑酸持续时间短，且患者容易快速耐受，适合于轻中症患者。常用药物有西咪替丁、雷尼替丁、法莫替丁和罗沙替丁等，一般采用常规剂量，分次服用。H$_2$RA用于短程治疗和维持治疗时，食管炎的治愈率和症状缓解率不如PPI。

（2）促动力药：参考本章第二节。

（3）黏膜保护剂：主要包括铝碳酸镁、硫糖铝和三钾二枸橼酸铋等，此类药物能快速中和胃酸，在受损黏膜表面形成保护膜以隔绝有害物质的侵袭，从而有利于受损黏膜的愈合；但药效持续时间较短，不能充分治愈食管炎及预防GERD并发症。

（4）抗抑郁或焦虑治疗：食管对酸的高敏感性，是难治性GERD的重要发病机制之一，对久治不愈或反复发作者，应考虑精神心理因素可能。治疗药物包括三环类抗抑郁药和选择性5-羟色胺再摄取抑制药等，可用于伴有抑郁或焦虑症状的GERD患者。

3. 手术治疗

（1）GERD的内镜治疗：目前用于GERD的内镜下治疗手段包括射频治疗、内镜下胃腔内缝合/折叠治疗、内镜下注射或植入技术类。

（2）抗反流手术：能减少反流次数及控制反流症状。适应证：存在病理性酸反流，药物抑酸不足或药物治疗有效，但患者不愿意长期服用药物。

**（四）转诊建议**

1. 普通转诊

（1）怀疑有并发症（如食管狭窄或Barrett食管）的患者。

（2）对经验性治疗反应不佳，如给予PPI治疗8～12周后，并没有得到明显改善的难治性GERD。

（3）需考虑内镜检查来帮助诊断，如肿瘤或感染等。

（4）需行内镜微创治疗或外科手术治疗。

2. 紧急转诊　有明显的报警征象，如进行性吞咽困难、吞咽疼痛、体重减轻、贫血、呕血或黑便等，应紧急转诊。

## 三、消化性溃疡

消化性溃疡是指在各种致病因子的作用下，黏膜发生炎性反应与坏死、脱落、形成溃疡，溃疡的黏膜坏死缺损穿透黏膜肌层，严重者可达固有肌层或更深。病变可发生于食管、胃或十二指肠，也可发生于胃-空肠吻合口附近或含有胃黏膜的梅克尔憩室内，其中以胃、十二指肠最常见。本病可见于任何年龄，以20～50岁居多，男性与女性发病比例为（2～5）:1，临床上十二指肠溃疡多于胃溃疡，两者比例约为3:1。老年消化性溃疡以胃溃疡常见，需要和溃疡型胃癌相鉴别。

（一）病因和发病机制

消化性溃疡的发病机制主要与胃、十二指肠黏膜的损伤因素和黏膜自身防御-修复因素之间失平衡有关。其中，Hp感染、NSAID的广泛应用是引起消化性溃疡最常见的损伤因素，胃酸和/或胃蛋白酶引起黏膜自身消化亦是导致溃疡形成的损伤因素。

（二）诊断和鉴别诊断

1. 诊断

（1）临床表现：中上腹痛、反酸是消化性溃疡的典型症状，腹痛发生与进餐时间的关系是鉴别胃与十二指肠溃疡的重要临床依据。消化性溃疡的中上腹痛呈周期性、节律性发作。胃溃疡的腹痛多发生于餐后0.5～1.0小时，而十二指肠溃疡的腹痛则常发生于空腹时。近年来由于抗酸剂和抑酸剂等的广泛使用，症状不典型的患者日益增多。由于NSAID有较强的镇痛作用，临床上NSAID溃疡以无症状者居多，部分以上消化道出血为首发症状，或表现为恶心、厌食、纳差、腹胀等消化道非特异性症状。

（2）辅助检查

1）胃镜：胃镜检查过程中应注意溃疡的部位、形态、大小、深度、病期，以及溃疡周围黏膜的情况。胃镜检查对鉴别良恶性溃疡具有重要价值。应注意，胃镜下溃疡的各种形态改变对病变的良恶性鉴别仅有参考价值。因此，对胃溃疡应常规做活组织检查，治疗后应复查胃镜直至溃疡愈合。对不典型或难以愈合的溃疡，必要时应做进一步相关检查（如胃肠X线钡剂、超声内镜、共聚焦内镜等）明确诊断。NSAID溃疡以胃部多见，可分布在胃窦、胃体、胃角等不同部位，溃疡形态多样，大小不一，常呈多发、浅表性溃疡。近年来也有以胃镜下黏膜缺损大小来区分溃疡和糜烂的方法。

2）Hp检测：对消化性溃疡应常规做Hp检测。

2. 鉴别诊断　消化性溃疡需与胃癌、淋巴瘤、克罗恩病、结核病、巨细胞病毒感染等继发的上消化道溃疡相鉴别。

3. 并发症　上消化道出血是消化性溃疡尤其是NSAID溃疡最常见的并发症。消化性溃疡并发穿孔多见于老年患者，可能与老年患者临床症状较隐匿及NSAID应用率较高等因素有关。幽门梗阻的发生目前已较少见。胃溃疡与胃癌尤其是非贲门部位的胃癌则呈正相关。

（三）治疗

1. 一般治疗　戒烟、戒酒，注意休息，避免剧烈运动，避免刺激性饮食。

2. 抑酸治疗　抑酸治疗是缓解消化性溃疡症状、使溃疡愈合的最主要措施。PPI是首选药物。

消化性溃疡治疗通常采用标准剂量PPI，每日1次，早餐前0.5小时服药。治疗十二指肠溃疡的疗程为4～6周，胃溃疡为6～8周，通常胃镜下溃疡愈合率均>90%。对于存在高危因素和巨大溃疡患者，建议适当延长疗程。PPI的应用可降低上消化道出血等并发症的发生率。

3. 根除 Hp 治疗　对于 Hp 阳性的消化性溃疡，应常规行 Hp 根除治疗，在抗 Hp 治疗结束后，仍应继续使用 PPI 至疗程结束。

4. 其他药物治疗

（1）联合应用胃黏膜保护剂可提高消化性溃疡的愈合质量，有助于减少溃疡的复发。对于老年人消化性溃疡、难治性溃疡、巨大溃疡和复发性溃疡，建议在抑酸、抗 Hp 治疗的同时，联合应用胃黏膜保护剂。

（2）中医药治疗消化性溃疡也是一种有效的方法。

5. 消化性溃疡的复发及预防　未进行 Hp 根除治疗和根除治疗后 Hp 再次转为阳性与溃疡的复发密切相关，应对 Hp 感染的溃疡患者积极行根除 Hp 治疗，并关注治疗效果。

长期服用 NSAID 是导致消化性溃疡复发的另一重要因素，如因原发病需要不能停药者可更换为选择性环氧合酶2抑制剂，并同时服用 PPI。对不能停用 NSAID 药物者，建议长期使用 PPI 预防溃疡复发。

（四）转诊建议

1. 普通转诊

（1）怀疑有并发症的患者。

（2）对经验性治疗反应不佳，根除 Hp 治疗失败的患者。

（3）需考虑内镜检查来帮助诊断和病情评估的患者。

（4）需行内镜微创治疗或外科手术治疗。

2. 紧急转诊

（1）出现急性并发症，如出血、穿孔等。

（2）有明显的报警征象发生时，如消瘦、贫血、呕血或黑便等。

# 第四节　药物性肝损伤

## 一、概述

### （一）定义

药物性肝损伤（drug-induced liver injury，DILI）是指由各类处方或非处方的化学药物，生物制剂，传统中药、天然药、保健品、膳食补充剂（TCM-NM-HP-DS）及其代谢产物乃至辅料等所诱发的肝损伤，亦称药物性肝病，是最常见和最严重的药物不良反应之一。临床上表现为各种急慢性肝病，轻者停药后自行恢复，重者可致急性肝衰竭，甚至死亡。引起药物性肝损伤的常见药物见表30-4-1。

表30-4-1 引起药物性肝损伤的常见药物

| 药物分类 | 常见药物 |
|---|---|
| 非甾体抗炎药 | 对氨基水杨酸钠、对乙酰氨基酚、布洛芬、吲哚美辛、羟氯喹、阿司匹林 |
| 抗感染药物（含抗结核药物） | 利福平、吡嗪酰胺、链霉素、异烟肼、青霉素、苯唑西林、氨苄西林、哌拉西林、阿莫西林、头孢唑林、头孢拉定、头孢氨苄、头孢呋辛、头孢曲松、头孢他啶、阿米卡星、庆大霉素、多西环素、米诺环素、红霉素、阿奇霉素、克拉霉素、克林霉素、磷霉素、复方磺胺甲噁唑、磺胺嘧啶、诺氟沙星、环丙沙星、左氧氟沙星、莫西沙星、甲硝唑、替硝唑、氨苯砜、氟康唑、两性霉素B、伊曲康唑、阿昔洛韦、更昔洛韦、奥司他韦、恩替卡韦、利巴韦林、氯喹、羟氯喹、伯氨喹、乙胺嘧啶 |
| 抗肿瘤药物 | 环磷酰胺、环孢素、异环磷酰胺、白消安、甲氨蝶呤、巯嘌呤、阿糖胞苷、氟尿嘧啶、吉西他滨、顺铂、奥沙利铂、卡铂、维A酸、卡培他滨 |
| 心血管系统用药 | 胺碘酮、硝普钠、缬沙坦、卡托普利、赖诺普利、依那普利、美西律、阿替洛尔、硝苯地平、地尔硫䓬、普萘洛尔、美托洛尔、艾司洛尔、拉贝洛尔、非洛地平、波生坦、阿托伐他汀、瑞舒伐他汀、非诺贝特 |
| 中枢神经系统用药物 | 奥卡西平、卡马西平、金刚烷胺、苯海索、溴隐亭、苯妥英钠、苯巴比妥、拉莫三嗪、氟哌啶醇、氯氮平、利培酮、喹硫平、氟西汀、多塞平、米氮平、文拉法辛、地西泮、艾司唑仑、唑吡坦、咪达唑仑 |
| 代谢性疾病用药物 | 胰岛素、二甲双胍、阿卡波糖、利拉鲁肽、瑞格列奈、吡格列酮、西格列汀、利格列汀、甲巯咪唑、丙硫氧嘧啶 |
| 激素类药物 | 甲羟孕酮、胰岛素、甘精胰岛素、他莫昔芬、来曲唑、甲状腺片、左甲状腺素钠、己烯雌酚、尼尔雌醇 |
| TCM-NM-HP-DS | 何首乌、薄荷、柴胡、黄芪、雷公藤、番泻叶、菊三七、鱼藤、蓖麻子、小柴胡汤、消银片、洋甘菊、葎草花 |
| 生物制剂 | 英夫利西单抗、曲妥珠单抗、培美曲塞、干扰素-β-1a/1b |

注：TCM，传统中药；NM，天然药；HP，保健品；DS，膳食补充剂。

（二）流行病学

我国普通人群DILI的年发病率为23.80/10万，显著高于西方国家。随着年龄的增长，老年人的肝脏代谢功能减弱，对药物的耐受性降低，同时老年人常合并多种疾病，需服用较多种类药物，这些因素促使老年人发生DILI的风险明显增加。有研究表明，我国老年人群的DILI占肝病的比例达20%，老年人因急性肝病入院的患者中40%为DILI。我国老年人DILI问题日益严峻，需引起足够的重视。全科医生了解可能引起肝损害的药物或保健品信息并做好宣教工作，避免不必要和不规范用药，是降低DILI发病率的有效措施。

（三）分类

1. 按发病机制分类

（1）固有性：具有可预测性，与药物剂量密切相关，潜伏期短，个体差异不显著，现已相对少见。

（2）特异质性：具有不可预测性，通常与药物剂量相关性较小，个体间的潜伏期、临床表现和病程差异大。特异质性又可分为免疫特异质性DILI和遗传特异质性DILI。前者有免疫反应特征，通常起病较快。

2. 按病程分类

（1）急性：DILI发生6个月内，肝功能恢复正常，无明显影像学和组织学肝功能损伤证据。在临床上占绝大多数，其中6%～20%可发展为慢性。

（2）慢性：DILI发生6个月后，血清谷丙转氨酶（ALT）、谷草转氨酶（AST）、碱性磷酸酶（ALP）及总胆红素（TBIL）仍持续异常，或存在门静脉高压或慢性肝损伤的影像学和组织学证据。

3. 按受损靶细胞类型分类 该分类由国际医学组织理事会初步建立，后经修订，前3种类型可通过计算R值进行分型，R=血清［ALT实测值/ALT的正常值上限（ULN）］/（ALP实测值/ALP的ULN）。

（1）肝细胞损伤型：ALT≥3×ULN，且R≥5。

（2）胆汁淤积型：ALT≥2×ULN，且R≤2。

（3）混合型：ALT≥3×ULN，ALP≥2×ULN，且2<R<5。

（4）肝血管损伤型：相对少见，受损靶细胞可为肝窦、肝小静脉和肝静脉主干及门静脉等的内皮细胞。可表现为肝窦阻塞综合征/肝小静脉闭塞病、紫癜性肝病、巴德-吉亚利综合征、特发性门静脉高压症、肝脏结节性再生性增生等。

## 二、危险因素和发病机制

（一）危险因素

1. 宿主因素 包括遗传学因素和非遗传学因素。遗传学因素主要指涉及药物代谢、人类白细胞抗原（HLA）、氧化应激及肝脏再生修复等多种基因的遗传多态性，导致部分人群存在DILI易感性。非遗传学因素包括高龄、女性、妊娠、合并慢性肝病、人类免疫缺陷病毒（HIV）感染等。

2. 药物因素 药物的理化性质、代谢产物、日剂量、疗程、生物学活性及药物之间的相互作用均可能与DILI的发生风险具有一定相关性。

3. 环境因素 饮酒可能增加DILI的发生风险，风险大小因人而异。

（二）发病机制

DILI的发病机制复杂，通常分为两大类，即药物的直接肝毒性和特异质性肝毒性作用。

前者指摄入人体内的药物和/或其代谢产物对肝脏产生的直接损伤，通常具有剂量依赖性和可预测性；后者的机制涉及代谢异常、氧化应激、线粒体功能障碍、免疫反应及遗传因素等。

### 三、临床特点

老年DILI患者常起病隐匿，潜伏期长，临床症状和体征缺乏，仅有血清ALT、AST、ALP、γ-谷氨酰转肽酶（GGT）等肝脏生化指标不同程度的升高。常见症状为乏力、纳差、恶心、呕吐等消化道反应，其次为黄疸、低热、皮肤瘙痒和皮疹等，多为非特异性症状。病情严重者可出现急性肝衰竭或亚急性肝衰竭。从临床分型看，老年DILI以肝细胞损伤型为主，胆汁淤积型肝损伤的比例高于中青年DILI，表现为碱性磷酸酶水平明显升高，转氨酶升高不明显。

### 四、评估方法

#### （一）询问病史

DILI诊断需详细询问可疑用药史，了解发病前3个月内服用的药物，包括种类、剂量、疗程、合并用药、既往肝毒性信息、再用药反应；需询问非处方药、中药及保健品的应用情况；了解症状、合并疾病情况、过敏史，有无肝胆疾病史、酒精滥用史，有无吸毒、输血、外科手术、流行病地区旅居史等。

#### （二）体格检查

关注是否存在黄疸、肝区压痛、肝大、腹水等情况，测量体温，检查有无皮疹、淋巴结肿大等表现。

#### （三）实验室检查

需完善血常规、生化指标、肝炎病毒感染相关指标、自身免疫性肝炎相关指标及凝血功能常规等检查。

#### （四）影像学检查

可疑DILI患者都应进行腹部超声检查，并根据临床情况决定是否行其他影像学检查。急性DILI患者的肝脏超声多无明显改变或仅有轻度肿大。药物性急性肝衰竭患者可出现肝脏体积缩小。腹部超声、CT平扫及MRI检查可协助鉴别局灶性病变、脂肪肝及肝血管病变等。磁共振胰胆管成像（MRCP）或逆行胰胆管造影可协助鉴别胆汁淤积型DILI与胆道病变或胰胆管恶性肿瘤。

#### （五）病理学检查

经临床和实验室检查仍不能确诊疾病或需进一步鉴别诊断时可行肝脏活检，进行病理学检查。

### 五、诊断与鉴别诊断

#### （一）诊断

1. DILI的诊断主要依据用药史与发病过程的相关性特点，排除其他肝损伤因素作出综合诊断。当临床诊断有困难时，可采用RUCAM量表评估药物与肝损伤的因果关系以协助诊断（表30-4-2）。

表30-4-2　RUCAM量表评估药物与肝损伤的因果关系

| 内容 | 肝细胞损伤型 | | 胆汁淤积型或混合型 | | 评价 |
|---|---|---|---|---|---|
| 1. 用药至发病的时间 | 初次用药 | 再次用药 | 初次用药 | 再次用药 | 计分/分 |
| 从用药开始 | | | | | |
| 提示 | 5～90d | 1～15d | 5～90d | 1～90d | +2 |
| 可疑 | <5d或>90d | >15d | <5d或>90d | >90d | +1 |
| 从停药开始 | | | | | |
| 可疑 | ≤15d | ≤15d | ≤30d | ≤30d | +1 |

注：若肝损伤反应出现在开始服药前，或停药后>15d（肝细胞损伤型）或>30d（胆汁淤积型），则应考虑肝损伤与药物无关，不应继续进行RUCAM评分

| 2. 病程 | ALT在峰值和ULN之间的变化 | ALP（或TBIL）在峰值与ULN之间的变化 | 计分/分 |
|---|---|---|---|
| 停药后 | | | |
| 高度提示 | 8d内下降≥50% | 不适用此指标评价 | +3 |
| 提示 | 30d内下降≥50% | 180d内下降≥50% | +2 |
| 可疑 | 不适用此指标评价 | 180d内下降<50% | +1 |
| 无结论 | 无资料或30d后下降≥50% | 不变、上升或无资料 | 0 |
| 与药物作用相反 | 30d后下降<50%或再次升高 | 不适用此指标评价 | -2 |
| 若继续用药 | | | |
| 无结论 | 出现以上任何情况 | 出现以上任何情况 | 0 |
| 3. 危险因素 | | | |
| 饮酒或妊娠 | 饮酒 | 饮酒或妊娠（任意1种） | 计分/分 |
| | 有 | 有 | +1 |
| | 无 | 无 | 0 |
| 年龄 | ≥55岁 | ≥55岁 | +1 |
| | <55岁 | <55岁 | 0 |
| 4. 伴随用药 | | | 计分/分 |
| 无伴随用药，或无资料，或伴随用药至发病时间不相合 | | | 0 |
| 伴随用药至发病时间相符合 | | | +1 |
| 伴随用药已知有肝毒性，且至发病时间提示或相合 | | | +2 |
| 伴随用药的肝损伤证据明确（再刺激反应呈阳性，或与肝损伤明确相关并有典型的警示标志） | | | +3 |

| 内容 | 肝细胞损伤型 | 胆汁淤积型或混合型 | 评价 |
|---|---|---|---|
| 5. 除外其他肝损伤原因 | | | 计分/分 |
| 第Ⅰ组（6种病因） | | 排除组Ⅰ和组Ⅱ中的所有病因 | +2 |
| ● 急性甲型肝炎[抗-HAV（-）IgM（+）]或HBV感染[HBsAg和/或抗-HBc（-）IgM（+）]或HCV感染[抗-HCV（+）和/或HCV RNA（+），伴有相应的临床病史] | | 排除组Ⅰ中的所有病因 | +1 |
| ● 胆道梗阻（影像检查证实） | | 排除组Ⅰ中的5或4种病因 | 0 |
| ● 酒精中毒（有过量饮酒史且AST/ALT≥2） | | | |
| ● 近期有低血压、休克或肝脏缺血史（发作2周以内） | | 排除组Ⅰ中的少于4种病因 | -2 |
| 第Ⅱ组（2类病因） | | | |
| ● 合并自身免疫性肝炎、脓毒症、慢性乙型或丙型肝炎、原发性胆汁性胆管炎（PBC）或原发性硬化性胆管炎（PSC）等基础疾病 | | 非药物性因素高度可能 | -3 |
| ● 临床特征及血清学和病毒学检测提示急性CMV、EBV或HSV感染 | | | |
| 6. 药物既往肝损伤信息 | | | 计分/分 |
| 肝损伤反应已在产品介绍中标明 | | | +2 |
| 肝损伤反应未在产品介绍中标明，但曾有报道 | | | +1 |
| 肝损伤反应未知 | | | 0 |
| 7. 再用药反应 | ALT水平 | ALP或TBIL水平 | 计分/分 |
| 阳性 | 再次单用该药后ALT升高2倍 | 再次单用该药后ALP（或TBIL）升高2倍 | +3 |
| 可疑 | 再次联用该药和曾同时应用的其他药物后，ALT升高2倍 | 再次联用该药和曾同时应用的其他药物后，ALP（或TBIL）升高2倍 | +1 |
| 阴性 | 再次单用该药后ALT升高，但低于ULN | 再次单用该药后ALP（或TBIL）升高，但低于ULN | -2 |
| 未做或无法判断 | 其他情况 | 其他情况 | 0 |

总分意义判定：>8分为极可能；6~8分为很可能；3~5分为可能；1~2分为不太可能；≤0分可排除

注：HBV，乙型肝炎病毒；HCV，丙型肝炎病毒；CMV，巨细胞病毒；EBV，EB病毒；HSV，单纯疱疹病毒；ALP，碱性磷酸酶；ALT，谷丙转氨酶；TBIL，总胆红素；ULN，正常值上限。

2. DILI诊断的基本条件

（1）有药物暴露史。

（2）排除其他原因或疾病所致的肝功能损伤。

（3）可能有危险因素和药物说明书含有肝毒性信息。

（4）肝功能损伤在相应的潜伏期，通常1～4周。

（5）停药后，肝功能指标有所改善。

（6）偶尔再次给药，迅速激发肝损伤。

其中（1）（2）是诊断DILI的必要条件，（3）～（6）是非必要条件。

3. DILI严重程度分级　我国指南将DILI分为0～5级，具体如下：

0级（无肝损伤）：患者对暴露药物可耐受，无肝毒性反应。

1级（轻度肝损伤）：血清ALT和/或ALP水平呈可恢复性升高，TBIL<2.5×ULN（2.5mg/dl或42.75μmol/L），且INR<1.5。多数患者可适应；可有或无乏力、虚弱、恶心、厌食、右上腹痛、黄疸、瘙痒、皮疹或体重减轻等症状。

2级（中度肝损伤）：血清ALT和/或ALP水平升高，TBIL≥2.5×ULN，或虽无TBIL升高，但INR≥1.5；上述症状可有加重。

3级（重度肝损伤）：血清ALT和/或ALP水平升高，TBIL≥5×ULN（5.0mg/dl或85.5μmol/L），伴或不伴INR≥1.5；患者症状进一步加重，需要住院治疗，或住院时间延长。

4级（急性肝衰竭）：血清ALT和/或ALP水平升高，TBIL≥10×ULN（10.0mg/dl或171.0μmol/L）或每日上升≥1.0mg/dl（17.1μmol/L），INR≥2.0或凝血酶原活动度（PTA）<40%，可同时出现腹水或肝性脑病，或与DILI相关的其他器官功能衰竭。

5级（致命）：因DILI死亡，或需接受肝移植才能存活。

4. 规范诊断格式　完整的DILI诊断应包括诊断名、临床类型、病程、RUCAM量表评分结果、严重程度分级。

（二）鉴别诊断

DILI需与各型病毒性肝炎、非酒精性脂肪性肝病、酒精性肝病、自身免疫性肝病、原发性胆汁性胆管炎、肝豆状核变性、血色病、α1胰蛋白酶抑制剂缺乏症等各类肝胆疾病相鉴别。此外还应排除感染、中毒、心力衰竭、低血压或休克、血管闭塞、肺功能不全等可能引起肝脏缺氧性损伤的情况。

## 六、治疗

（一）预防

用药时应严格掌握药物的适应证，避免不必要的用药。尽量不同时使用多种药物，特别是在代谢过程中有相互影响的药物。尽可能了解药物的潜在肝损伤风险，行连续肝功能检查可在较早阶段识别易患DILI人群。做好患者教育，避免服药时饮酒。

（二）停药

及时停用可疑肝损伤药物，尽量避免再次应用可疑或同类药物。多数患者在停用可疑肝损伤药物后可完全恢复，仅有少数患者出现病情进展和快速恶化。

停用可疑肝损伤药物可能会导致患者面临原发病进展的风险，同时由于人体对药物的肝毒性存在一定适应性，ALT和AST的暂时性波动很常见。所以多数情况下，血清ALT

或 AST 升高≥3×ULN 而无症状者无须立即停药，但出现 TBIL 和/或 INR 升高等肝脏明显受损的情况时，继续用药则有诱发急性肝衰竭的危险。

### （三）药物治疗

N-乙酰半胱氨酸（NAC）可清除多种自由基，对于治疗对乙酰氨基酚引起的固有性 DILI 有特殊疗效，也可用于治疗早期急性肝衰竭，临床越早应用效果越好。成人一般用法：50～150mg/（kg·d），总疗程不少于3日，治疗过程中应严格控制给药速度。异甘草酸镁具有抗脂质过氧化及降酶等作用，可用于治疗 ALT 明显升高的急性肝细胞损伤型或混合型 DILI，成人一般剂量 0.1～0.2g/d。对于轻至中度肝细胞损伤型和混合型 DILI，可试用水飞蓟素、甘草酸制剂和双环醇等药物。对于胆汁淤积型 DILI 可选用熊去氧胆酸、腺苷甲硫氨酸等进行治疗。消胆胺可通过干扰来氟米特及代谢产物的肠肝循环而加速其清除。左旋肉碱可用于急性过量或治疗性剂量丙戊酸盐引起的肝毒性和肝性脑病的治疗。糖皮质激素主要用于超敏或自身免疫征象明显，且停用肝损伤药物后生化指标改善不明显或继续恶化的患者，应充分权衡治疗收益和可能的不良反应。

### （四）支持治疗及肝移植

对于重症 DILI 患者，可进行人工肝治疗以提供暂时的肝功能替代和清除毒性药物，必要时进行肝移植。

## 七、转诊建议

1. 紧急转诊　对于 DILI 严重程度为4、5级的患者需要紧急转诊，特别是需要人工肝、肝移植的患者，应及时转至上级医院救治。

2. 普通转诊　对于 DILI 严重程度为3级以及 DILI 严重程度为1、2级经治疗效果不佳的患者，应尽早转诊，特别是肝损伤进一步加重的患者。

## 八、全程管理

### （一）三级预防

1. 一级预防　加强安全用药的公众健康教育，提高其对 DILI 的认识。对既往有药物过敏史或过敏体质的老年患者，用药时需特别注意。对有 DILI 病史的患者，避免再度给予相同或化学结构相似的药物。对肝病、肾病患者，药物的使用和剂量应慎重考虑。

2. 二级预防　早发现、早诊断、早治疗，对于高危用药患者，应及时监测肝功能，监测药物的副作用。

3. 三级预防　停用可能引起 DILI 的药物，给予护肝和非特异性解毒治疗，防止肝功能衰竭和肝性脑病的发生。

### （二）随访管理

社区老年人群常同时患有多种慢性疾病，存在多重用药、潜在不适当用药及中西药合用等情况，导致 DILI 风险增大。全科医生需对老年患者进行全面和连续的慢性病管理，在了解原发病的基础上谨慎决策，制定无潜在肝损伤风险的用药方案，并进行随访监测及定期评估。

---

### 全科医生在消化系统疾病中的关注点

1. 功能性消化不良属于功能性疾病，需要与相关器质性疾病进行鉴别。

2. 由于老年人多病共存、多重用药等方面的特殊性，治疗时应结合其生理特点及药动学，选择合适的药物。

3. 需要关注老年人功能性消化不良的非药物治疗，特别是生活方式改良和心理疏导。

4. Hp 感染仍是老年胃食管疾病的主要病因，应加强 Hp 评估，酌情考虑行 Hp 根除治疗。

5. 老年人胃食管疾病常合并黏膜萎缩、肠化生，少数伴有异型增生，应酌情进行内镜及组织病理学随访。

6. 需要运用全科医学的理念及整体方法针对药物性肝损伤进行详细评估，对药物性肝损伤进行严重程度分级，对于符合转诊指征的患者应及时转诊。

---

## 【拓展内容】

1. 研究方向

（1）功能性消化不良的饮食疗法；低发酵的寡聚糖、单糖、双糖和多元醇饮食研究和应用。

（2）胃溃疡与胃癌的早期诊断与鉴别。

（3）DILI 的诊断进展。

（4）促动力剂药物的研发。

（5）无痛内镜的临床应用，尤其是老年人群应用注意事项。

2. 研究进展

（1）耐药幽门螺杆菌感染治疗的研究进展。

（2）内镜对于消化道疾病的诊疗进展。

（3）内镜下早期胃癌的诊断与治疗。

## 【思考题】

1. 简述功能性消化不良的诊断标准和分型。

2. 幽门螺杆菌的检测方法有哪些？不同检测方法的特点是什么？检测时有哪些注意事项？

3. 简述功能性消化不良的药物治疗方案。

4. 简述慢性胃炎的内镜下表现。

5. 简述胃食管反流病的诊断、病情评估与治疗。

6. 简述消化性溃疡的复发及预防。

7. 简述老年药物性肝损伤的防治。

（王胜煌）

# 第三十一章　内分泌及代谢系统疾病

内分泌及代
谢系统疾病

## 第一节　概　　述

随着年龄的增长，老年人激素的合成、代谢和靶器官对激素的敏感性发生不同程度的变化，从而导致机体各系统器官功能下降。内分泌系统的衰老是以维持内环境稳态平衡的能力减弱为特征，老年内分泌系统疾病的发生是由于内分泌腺及组织发生病理改变所致。老年人主要器官功能尤其是储备功能逐渐下降，在分子生物学表现为基因表达和基因调节能力下降或失去平衡，使机体代谢能力发生改变，细胞变形、功能减退，从而导致代谢系统疾病的发生。老年人代谢系统疾病往往伴随内分泌紊乱而发生发展，所以老年内分泌及代谢系统疾病相互影响，不可分割。

### 一、衰老对内分泌及代谢系统的影响

#### （一）衰老对内分泌系统的影响

1. 衰老对胰岛细胞功能的影响　胰岛β细胞随着年龄的增长而减少，老年人胰岛β细胞的胰岛素分泌也常出现功能缺陷或下降，表现为葡萄糖负荷后第一时相（早时相）分泌峰值减弱或消失，不足以抑制胰高血糖素的分泌，导致胰岛素第二时相（晚时相）分泌代偿性升高，峰值后移。血糖回落至基础血糖慢，与进食相关糖吸收时间不匹配，部分出现高胰岛素血症、餐后高血糖和下餐前低血糖。老年人胰岛素敏感性也降低，其机制包括胰岛素受体数目减少、亲和力下降及受体缺陷等，使靶细胞对胰岛素的敏感性下降，胰岛素相对不足，继发的高胰岛素血症加重胰岛细胞负荷，长期作用下胰岛细胞分泌功能逐渐衰退，最终导致血糖的稳态失衡而出现糖尿病。因此，糖尿病的患病率随年龄增加而上升。

2. 衰老对下丘脑-垂体-甲状腺轴及其激素的影响　老年人甲状腺激素的生成率和降解率均下降，甲状腺素结合球蛋白水平轻微下降，总三碘甲状腺原氨酸（$T_3$）、游离三碘甲状腺原氨酸（$FT_3$）水平随增龄下降，而游离甲状腺素（$FT_4$）水平保持相对稳定，反$T_3$（$rT_3$）水平则随增龄而增加。TSH水平是判断甲状腺功能的一项敏感指标，与甲状腺激素水平呈负相关。血清TSH水平随增龄而增加，65岁及以上平均每年上升1%，寿命特长者（如百岁老人）的TSH水平常常较高，部分个体与遗传因素有关。TSH水平在一定范围内增高可能是老年人机体防止分解代谢的一种适应机制。与年龄相关的TSH浓度增高还可能是由于TSH生物活性随增龄下降的原因。

### （二）衰老对代谢系统的影响

1. 衰老对营养物质代谢的影响

（1）碳水化合物代谢：老年人葡萄糖的代谢率和耐受性随着年龄的增长而下降，其原因包括3方面。①胰岛素释放减少和释放高峰后移，胰岛素受体数目和活性降低，这与IGF-1水平的降低有关；②肝糖原分解增强，外周组织对胰岛素的敏感性降低；③机体细胞总量减少，葡萄糖的氧化能力下降，表现为空腹血糖在正常范围，但餐后血糖明显增高。老年人易发生渗透性利尿、高渗性脱水，以及高渗性昏迷等急性情况。所以老年人的营养支持，应适当减少葡萄糖的供给，一般为（2～4）g/kg提供所需非蛋白热量的50%～60%，宜从低浓度开始逐渐增加，并且应密切监测血糖水平。

（2）脂肪代谢：老年人体内脂蛋白酶和核蛋白脂肪酶的水平及活性下降，使脂肪分解代谢和脂肪清除能力降低，过量的脂肪供给，可使体内低密度脂蛋白及胆固醇水平升高，多余的脂肪在组织及血管中沉积，导致高脂血症和血管粥样硬化。

（3）蛋白质代谢：胃肠道功能随年龄增长发生退行性改变后，代谢受限。老年人蛋白质的吸收率和利用率均明显低于年轻人，而老年人对蛋白质、微量营养维生素需要并不低于成年人。老年人进食减少，胃肠功能退变，出现蛋白质营养不良的风险增加。

2. 衰老对器官代谢的影响　老年人各器官代谢功能降低，造成老年人这种变化的原因一方面可能与机体单位重量组织的合成代谢降低、分解代谢增高有关，还与瘦体重（LBM）绝对重量的降低有关。不同部位的LBM的代谢率不同，如脑、心、肾和肝等内脏的代谢率比肌肉高15～25倍。老年人LBM变化对基础代谢的影响主要来自肌肉和骨组织的丢失。

## 二、老年内分泌及代谢系统疾病表现特点

### （一）临床症状不典型

老年内分泌代谢系统疾病起病隐匿，在疾病初期症状及体征不典型，如老年2型糖尿病大多缺乏"三多一少"症状，同时受到共存疾病的影响，故不易在早期诊断，多于并

发症出现后被发现，丧失了最佳控制管理时间。

### （二）多病共存

老年人功能衰退，常有多器官及系统疾病共存，在内分泌代谢系统疾病中尤为突出，如老年糖尿病常合并血脂代谢异常、肥胖（代谢综合征）等情况。同时，老年内分泌代谢系统疾病常伴随高血压、缺血性心脏病（冠心病）等心血管疾病，增加了疾病处理的复杂性。

### （三）临床表现存在特殊性

老年内分泌及代谢系统疾病的临床表现存在特殊性。例如：老年人甲亢往往表现为淡漠型而非兴奋型，容易被误诊；甲减的症状，如纳差、乏力、怕冷、便秘、皮肤干燥等，又与正常衰老十分相似，因此增加了发现难度。

## 三、老年内分泌及代谢系统疾病分类及常见病

### （一）内分泌系统疾病分类及常见疾病

1. 激素产生过多　常见于内分泌性肿瘤，如甲状腺腺瘤、胰岛素瘤、胰高血糖素瘤等。这些肿瘤多为良性，自主性分泌激素，临床表现为该腺体的功能亢进，如胰岛素瘤引起的低血糖、肾上腺皮质肿瘤引起的皮质醇增多症。其他常见原因有伴瘤内分泌综合征、自身抗体产生、基因异常等。

2. 激素产生减少　如自身免疫损伤（如1型糖尿病、桥本甲状腺炎、Addison病时分别损伤胰岛细胞、甲状腺细胞和肾上腺皮质细胞所致的腺体功能减退症）、瘤压迫、感染、放射损伤、遗传因素、内分泌腺以外的疾病等。

3. 激素在靶组织抵抗　激素受体突变或者受体后信号传导系统障碍导致激素在靶组织不能实现生物学作用，如甲状腺激素受体基因突变引起甲状腺激素抵抗综合征。

### （二）代谢系统常见疾病

1. 糖尿病　我国老年人糖尿病现患病率达20%，而老年人糖尿病前期的比例更高达25%。老年糖尿病类型主要是2型，少数是1型，两者都是由遗传因素和环境因素共同作用而形成的多基因遗传性复杂病，发病机制至今尚未完全阐明。

2. 血脂紊乱　老年人常见继发的血脂紊乱，主要为高脂血症，多由肥胖、糖尿病、甲减以及肝肾疾病等系统性疾病所致。血脂紊乱是心脑血管疾病的独立危险因素，随着年龄增长，动脉粥样硬化发生率增加，老年人是发生心脑血管事件的高危人群。

## 四、老年内分泌及代谢系统疾病的评估与防治

全科医生应尽可能了解疾病的病因和诱因、发病机制的主要环节、发展阶段和具体病情。内分泌代谢系统疾病常具有特殊的症状和体征，可提供诊断的首要线索，须进行详细的病史询问和体格检查。实验室检查是确诊依据，对临床前期患者更有价值，如有些无症状的糖尿病患者可通过筛查血糖而确诊。除常规检查外，可根据病史线索进行相关特殊检查。

（一）评估

1. 问诊　重点询问症状的发生、发展和相互关系，并从现病史、既往史和个人史、月经和生育史，了解发病因素、病理特点、每日进食情况等，必要时作详细的家系调查。

2. 体格检查　除常规体格检查外，特别需注意老年人的营养状态、体型、神经精神状态、智能情况、四肢活动度等。

3. 辅助检查

（1）血、尿、便常规检查，各项生化检查。

（2）丘脑、下丘脑、垂体等激素、促激素、性激素等检测。

（3）代谢试验：如口服葡萄糖耐量试验（OGTT），氮平衡试验，水、钠、钾、钙、磷平衡试验等。

（4）影像学检查（如CT和MRI）、骨密度测定等。

（5）组织病理和细胞学检查以及细胞染色体、酶学检查等。

（6）血氨基酸分析。

（7）基因诊断。

（二）内分泌及代谢系统疾病的防治策略

早期诊断和采取防治措施可避免不可逆的形态和功能改变，使病情不致恶化，甚至终身不出现症状，如糖尿病在早期得到良好控制，可避免出现严重并发症。全科医生应该结合老年人特点，针对性地进行指导，避免出现不可逆转的损害。

1. 一般治疗　主要包括饮食与营养治疗、运动等。

（1）碳水化合物摄入：老年人摄入的碳水化合物尽可能取自淀粉，减少蔗糖及其他双糖及单糖的摄取。谷类、薯类是膳食中碳水化合物的主要来源，且含有蛋白质、膳食纤维、矿物质及B族维生素。老年人可因地制宜地选择多种谷类，尤其是含有膳食纤维的全谷类食品，做到粗细搭配。膳食纤维能刺激肠道蠕动，改善便秘，有预防高血压、动脉粥样硬化、胆囊结石、糖尿病及结肠癌的作用。

（2）脂类摄入：控制饱和脂肪酸含量多的动物脂肪的摄入量，少于脂肪总摄入量的三分之一，应以富含不饱和脂肪酸的植物油为主，并以多样选择为好。除脂肪外，脂类还包括类脂，类脂的种类很多，主要有卵磷脂、神经磷脂、胆固醇和脂蛋白等。胆固醇具有重要的生理功能，适量摄入对身体有利。但是由于血胆固醇高是冠心病的一个危险因素，因此摄入量需要限制在一定范围。一般健康成年人每日胆固醇的摄入量建议在300mg以下，血胆固醇水平高（>5.2mmol/L）者，每日胆固醇的摄入量最好控制在200mg以下。

（3）蛋白质摄入：老年人蛋白质摄入量每日需65～75g，与成年人相同。蛋白质提供的能量占总能量的12%～18%，高于成年人。老年人咀嚼不便，食量减少，又因胃肠吸收能力较差，膳食蛋白质应选择生物利用率高的优质蛋白质，如禽肉、鱼、瘦肉及豆类。老年人因肝肾功能降低，蛋白质可加重肝肾负担，也不宜过多摄入。如老年人患有基础疾病合并严重感染、创伤等应激情况，在肝肾功能基本正常情况下，可适当增加蛋白质的摄入。

（4）合理运动：规律适度的运动是改善老年人内分泌及代谢系统疾病的重要方法。老年人应采用有氧运动，如快走、慢跑、游泳等。需要注意的是，开始身体活动时应从低强度、短时间开始，循序渐进，不推荐剧烈运动。

2. 病因治疗

（1）功能亢进：①手术切除导致功能亢进的肿瘤或增生组织，如导致库欣综合征的垂体ACTH瘤可切除。②放射治疗破坏内分泌肿瘤或增生组织，减少激素的分泌，如利用甲状腺细胞摄碘的特性，给予甲亢患者$^{131}$I治疗。③针对内分泌腺的药物治疗，目的是抑制内分泌腺激素的合成，如咪唑类和硫脲类药物治疗甲亢，抑制甲状腺激素合成。④针对激素受体的药物治疗，米非司酮可以阻断糖皮质激素受体，缓解库欣综合征患者的症状。⑤针对内分泌肿瘤的化疗，如米托坦（双氯苯二氯乙烷）治疗肾上腺皮质癌。

（2）功能减退：①最常见的方法是外源激素的替代治疗或补充治疗，替代治疗需要符合内分泌腺激素分泌的节律，早期研究提出在老年人中使用激素替代疗法，即通过人工补充因衰老而分泌减少的激素。内分泌各个轴及其下游活性产物作用广泛且复杂，简单的替代或阻断治疗必将带来更多的不良反应。但目前仍有一些疗效肯定的替代治疗方案，如注射胰岛素控制糖尿病、补充外源性甲状腺素等。②直接补充激素产生的效应物质，如甲状旁腺功能减退者补充钙与活性维生素D。③内分泌腺或者组织移植，如甲状旁腺组织移植治疗甲状旁腺功能减退症等。④调整治疗，如用氢化可的松治疗先天性肾上腺皮质增生症，用别嘌醇抑制尿酸生成以治疗痛风。

# 第二节　糖　尿　病

## 一、概述

糖尿病（diabetes mellitus）是一组以慢性血葡萄糖（简称血糖）水平增高为特征的代谢系统疾病，可导致心脏、血管、神经、肾脏、眼等器官慢性进行性病变、功能减退及衰竭。年龄≥65岁的糖尿病患者被定义为老年糖尿病患者，包括65岁以前和65岁及以后诊断糖尿病的老年人。我国已进入老龄化社会，2019年的数据显示，中国≥65岁的老年糖尿病患者数约3 550万，居世界首位，占全球老年糖尿病患者的1/4，且呈现上升趋势。

尽管糖尿病诊疗的一般性原则可能适用于老年患者，但老年糖尿病患者具有并发症和/或伴发病多、症状不典型、低血糖风险高、患者自我管理能力差等特点，在血糖管理手段和目标制定、药物选择原则等方面也有其特殊性。老年糖尿病患者异质性大，需要采取分层和高度个体化的管理策略。老年人易伴发多种慢性病，老年2型糖尿病患者合并高血压和/或血脂异常的比例高达79%。制定临床诊疗方案时，应进行充分评估，争取安全有益地控制多项代谢异常所致的损害，延缓老年糖尿病患者的病程进展，全面改善他们的生活质量。

## 二、临床特点

1. 老年糖尿病的临床类型　糖尿病分为原发性及继发性，老年人以继发性2型糖尿病为主要类型。

2. 老年糖尿病患者的异质性　老年糖尿病患者患病年龄、病程、身体基础健康状况、各脏器和系统功能、并发症与合并症、合并用药情况、经济状况及医疗支持、治疗意愿、预期寿命等差异较大。

3. 发病情况　60岁以前诊断的糖尿病患者病程较长，合并糖尿病慢性并发症及合并症的比例高。60岁以后的新发糖尿病患者症状多不典型，血糖相对易于控制，糖尿病并发症的比例相对较低，但合并多种代谢异常及脏器功能受损的情况多见。因此，应重视对老年糖尿病患者的全面综合评估以及并发症、合并症的筛查。

4. 合并功能减退　随着年龄增长，老年糖尿病患者日常生活活动能力下降，听力、视力、认知能力、自我管理能力降低，运动能力及耐力下降，肌少症、骨量丢失及平衡能力下降，更容易出现运动伤、跌倒及骨折。

5. 临床症状不典型　老年糖尿病患者急性并发症症状不典型，易于误诊或漏诊。

6. 并发症情况　老年糖尿病患者发生低血糖的风险增加，且对低血糖的耐受性差，更容易发生意识丧失、夜间低血糖和严重低血糖，出现严重不良后果。

7. 合并症及多病共存　老年糖尿病患者常伴有ASCVD危险因素聚集，如肥胖、血脂异常、高血压、高尿酸血症、高凝状态、高同型半胱氨酸血症等。老年糖尿病患者心、脑、下肢血管等大血管病变的患病率高，也易合并肿瘤、呼吸和消化系统等疾病。

8. 多重用药　老年糖尿病患者常多病共存，需要服用多种治疗药物，需要关注和了解药物间的相互作用和影响，避免不合理用药。

## 三、诊断

采用世界卫生组织（WHO）1999年的糖尿病诊断标准，即根据空腹血糖、随机血糖或OGTT后2小时血糖作为糖尿病诊断的主要依据，无糖尿病典型临床症状时必须重复检测以确认诊断。

### （一）诊断标准

老年糖尿病的诊断标准见表31-2-1。WHO建议在条件具备的国家和地区采用糖化血红蛋白（HbA1c）≥6.5%作为糖尿病的诊断切点。国内符合要求的实验室检测的HbA1c也可以作为糖尿病的诊断指标。

**表31-2-1　老年糖尿病的诊断标准**

| 诊断标准 | 静脉血浆葡萄糖（mmol/L）或糖化血红蛋白水平 |
| --- | --- |
| 有典型糖尿病症状（多饮、多尿、多食、不明原因的体重下降）加上 | |
| 随机血糖 | ≥11.1 |

| 诊断标准 | 静脉血浆葡萄糖（mmol/L）或糖化血红蛋白水平 |
|---|---|
| 或加上空腹血糖 | ≥7.0 |
| 或加上葡萄糖负荷后2h血糖 | ≥11.1 |
| 或加上糖化血红蛋白 | ≥6.5% |
| 无糖尿病典型症状者，需改日复查确认 | |

注：随机血糖指不考虑上次用餐时间，一日中任意时间的血糖，不能用来诊断空腹血糖受损或糖耐量减低；空腹状态指至少8小时没有进食热量；糖化血红蛋白需在符合标准化测定要求的实验室进行检测。

在不能诊断糖尿病的患者当中，需注意糖调节受损的情况，即糖尿病前期，包括空腹血糖受损（IFG）、糖耐量减低（IGT）。糖代谢状态分类详见表31-2-2。

表31-2-2　糖代谢状态分类

| 分类 | 静脉血浆葡萄糖 /（mmol/L） | |
|---|---|---|
| | 空腹血糖 | 糖负荷后 2h 血糖 |
| 正常血糖 | <6.1 | <7.8 |
| 空腹血糖受损（IFG） | ≥6.1，<7.0 | <7.8 |
| 糖耐量减低（IGT） | <7.0 | ≥7.8，<11.1 |
| 糖尿病 | ≥7.0 | ≥11.1 |

（二）分型

老年糖尿病患者以2型糖尿病为主，还有少数的1型糖尿病和其他类型糖尿病。老年糖尿病患者的分型虽然重要，但更应关注老年糖尿病患者的特殊性。

## 四、评估

通过病史采集、体格检查和实验室检查，对每位老年糖尿病患者伴有的糖尿病危险因素、靶器官损害及相关临床疾病作出综合性风险评估；同时，评估老年人的躯体情况、功能状态、心理健康和社会环境状况等，并据此制定以维持和改善老年人健康及功能状态为目的的治疗计划，最大限度地提高老年人的生活质量。

（一）问诊评估

多数老年糖尿病患者的临床症状不典型，无明显的"三多一少"症状；老年糖尿病患者并发症和/或伴发病较多，甚至以并发症或伴发病为首发表现。所以，应详细询问患者的临床信息，如年龄、糖尿病及其并发症的症状、既往史、个人史、家族史等信息（表31-2-3）。

表31-2-3　糖尿病的问诊内容

| 问诊要点 | 内容 |
|---|---|
| 基础信息 | 性别、年龄等 |
| 现病史 | 糖尿病及其并发症的症状 |

| 问诊要点 | 内容 |
|---|---|
| 既往史 | 过去体重变化的情况，是否有高血压、血脂异常、冠心病、脑血管病变、周围血管病变、脂肪肝、自身免疫病、肿瘤、睡眠呼吸暂停综合征及治疗情况 |
| 个人史 | 吸烟、饮酒、饮食等情况 |
| 家族史 | 一级亲属是否患糖尿病及治疗情况，是否有高血压、血脂异常、冠心病、脑血管病变、周围血管病变、脂肪肝、自身免疫病、肿瘤等疾病 |
| 其他 | 患者的文化、工作、经济及宗教信仰情况 |

### （二）体格检查

常规进行体格检查，同时检查糖尿病所致并发症的临床体征（表31-2-4）。

**表31-2-4 糖尿病体格检查项目**

| 项目 | 体格检查项目 |
|---|---|
| 常规项目 | 血压、心率、身高、体重、腰围、臀围，并计算BMI和腰臀比 |
| 并发症筛查 | 视力、眼底检查 |
| | 神经系统检查（如踝反射、针刺痛觉、振动觉、压力觉、温度觉） |
| | 甲状腺触诊 |
| | 足背动脉搏动 |
| | 下肢和足部皮肤 |

### （三）辅助检查

1. 常规检查　血糖、血脂、糖化血红蛋白、OGTT、肝肾功能、估算的肾小球滤过率、尿常规、肾指数（尿白蛋白/尿肌酐）等。

2. 特殊检查　眼底检查、心电图和神经病变相关检查。

### （四）靶器官损害评估

有以下症状和体征提示可能存在靶器官损害，需进一步完善相关检查：

1. 大血管并发症　心血管疾病（心悸、胸痛、心脏杂音、下肢水肿等），脑血管疾病（头晕/眩晕等），外周动脉疾病（间歇性跛行、四肢血压不对称、脉搏异常、血管杂音、足背动脉搏动减弱等）。

2. 微血管并发症　糖尿病视网膜病变（视力下降、视物模糊等），糖尿病肾病（夜尿增多、泡沫尿、下肢水肿等），神经病变（感觉神经包括足部损伤、自主神经包括性功能异常和胃轻瘫等）。

### （五）健康状态综合评估

老年综合评估（CGA）是指采用多学科方法评估老年人的躯体情况、功能状态、心理健康和社会环境状况等，并据此制定治疗计划。每一位老年糖尿病患者的健康状态分为良好、中等、差三个等级（表31-2-5）。基于此评估结果，制定老年糖尿病患者个体化的治疗、护理及康复策略。

**表31-2-5　老年健康状态综合评估**

| 健康等级 | 老年糖尿病患者特点 |
| --- | --- |
| 良好 | 患者无多病共存，或合并≤2种除糖尿病外的慢性病（包括卒中、高血压、1～3期肾脏病、骨关节炎等）和患者无ADL损伤，IADL损伤数量≤1 |
| 中等 | 患者合并≥3种除糖尿病外的慢性病（包括卒中、高血压、1～3期肾脏病、骨关节炎等），和/或患者满足以下任意一项：①中度认知功能受损或早期痴呆；②IADL损伤数量≥2 |
| 差 | 患者满足以下任意一项：①合并≥1种治疗受限的慢性病（包括转移性恶性肿瘤、需氧疗的肺部疾病、需透析的终末期肾病、晚期心力衰竭）且预期寿命较短；②中重度痴呆；③ADL损伤数量≥2；④需长期护理 |

注：ADL为日常生活活动，包括如厕、进食、穿衣、梳洗、行走；IADL为工具性日常生活活动，包括打电话、购物、做饭、服药和财务管理。

## 五、防治

老年糖尿病的治疗包括生活方式治疗和药物治疗。

1. **生活方式治疗**　生活方式治疗是老年糖尿病的基础治疗，所有的老年糖尿病患者均应接受生活方式治疗。

（1）营养治疗：营养治疗是糖尿病治疗的基础，应贯穿于糖尿病治疗的全程。应评估老年糖尿病的营养状态并尽早发现营养不良，在制定营养治疗方案时应适度增加蛋白质和能量的摄入。

（2）运动治疗：运动是预防和治疗老年糖尿病的有效方法之一，以规律运动为主的生活方式干预可以改善糖尿病患者的胰岛素抵抗。但应注意老年糖尿病患者开始运动治疗前需要进行运动风险评价和运动能力评估。鼓励老年患者选择可长期坚持的、合适的运动方式（如有氧运动、抗阻训练等），运动过程中应防止老年患者跌倒，警惕运动过程中及运动后低血糖，一旦发生应及时处理。

2. **药物治疗**　结合患者健康状态综合评估结果以及相应的血糖控制目标，经过生活方式干预后血糖仍不达标的老年2型糖尿病患者应尽早进行药物治疗。

（1）药物治疗的原则：①优先选择低血糖风险较低的药物；②选择简便、依从性高的药物，降低多重用药风险；③权衡获益风险比，避免过度治疗；④关注肝肾功能、心脏功能、并发症及伴发病等因素。

（2）常见治疗药物

1）二甲双胍：是治疗老年2型糖尿病的一线降糖药物，推荐缓释剂型、肠溶剂型。估算的肾小球滤过率（eGFR）是能否使用以及是否减量的决定性因素，对于老年患者应小剂量起始（500mg/d），逐渐增加剂量，最大剂量不应超过2 550mg/d。二甲双胍会增加老年糖尿病患者维生素$B_{12}$缺乏的风险，需在用药后定期监测维生素$B_{12}$水平。

2）磺脲类：降糖疗效明确，但易致低血糖及体重增加，长效磺脲类药物老年患者应慎用，短效类药物以及药物浓度平稳的缓释、控释剂型可在权衡其获益和风险后选用。肾功能不全的老年糖尿病患者选择磺脲类药物时应选择格列喹酮。常见药物：格列本脲、格列齐特、格列吡嗪、格列喹酮和格列美脲。

3）格列奈类：格列奈类药物降糖效果与磺脲类药物相近，体重增加的风险相似，而低血糖风险较低。该类药物需餐前15分钟内服用，对患者用药依从性要求较高。主要经肝脏代谢，可以用于肾功能不全的老年患者，无须调整剂量。常见药物：瑞格列奈、那格列奈。

4）α-糖苷酶抑制剂：适用于高碳水化合物饮食结构和餐后血糖升高的糖尿病患者。该类药物的常见不良反应包括腹胀、腹泻、排气增多等胃肠道反应。应小剂量起始，逐渐增加剂量，该类药物单独使用低血糖风险较低。常见药物：阿卡波糖、伏格列波糖、米格列醇。

5）噻唑烷二酮类（TZD）：目前唯一的胰岛素增敏类药物，单独使用时不易诱发低血糖，但与胰岛素或胰岛素促泌剂联用时可增加患者低血糖风险，存在严重胰岛素抵抗的老年糖尿病患者可考虑选用该类药物，但该类药物可能导致患者体重增加、水肿、骨折和心力衰竭的风险增加，有充血性心力衰竭、骨质疏松、跌倒或骨折风险的老年患者应谨慎使用该类药物。常见药物：罗格列酮、吡格列酮。

6）二肽基肽酶4（DPP-4）抑制剂：是老年糖尿病一线降糖药之一，该类药物单独应用时一般不出现低血糖，对体重影响中性，胃肠道反应少，较适用于老年患者。常见药物：西格列汀、维格列汀、沙格列汀、阿格列汀和利格列汀。

7）钠-葡萄糖共转运蛋白2（SGLT2）抑制剂：极少发生低血糖，可改善患者肾脏、心血管结局。常见的不良反应为泌尿生殖系统感染、血容量减少等，老年患者使用时风险有可能更高。常见药物：达格列净、卡格列净、恩格列净。

8）胰高血糖素样肽-1受体激动剂（GLP-1RA）：兼具降低体重、血压和血脂的作用，更适用于胰岛素抵抗、向心性肥胖的糖尿病患者，且单独应用GLP-1RA时低血糖发生风险低。目前国内上市的GLP-1RA有艾塞那肽、利拉鲁肽、利司那肽、度拉糖肽、贝那鲁肽和洛塞那肽，均需皮下注射。利拉鲁肽每日注射一次，可在任意时间注射。利司那肽每日注射一次，可在任意一餐前。艾塞那肽周制剂、洛塞那肽、度拉糖肽每周注射一次，且无时间限制。GLP-1RA灵活的给药方式提高了老年糖尿病患者用药的依从性，周制剂的用药依从性更高。主要的不良反应为恶心、呕吐、腹泻等胃肠道不良反应，且有延缓胃排空的作用，需警惕诱发或加重老年糖尿病患者营养不良、肌少症以及衰弱。

9）胰岛素：老年2型糖尿病患者在生活方式和非胰岛素治疗的基础上，血糖控制仍未达标，可加用胰岛素治疗。在起始胰岛素治疗前，需要充分考虑老年糖尿病患者的整体健康状态、血糖升高的特点和低血糖风险等因素，权衡患者获益风险比，个体化选择治疗方案。在老年糖尿病患者中，胰岛素治疗方案应强调"去强化"。对于已应用胰岛素的老年糖尿病患者，应评估胰岛素治疗是否必需的，以及是否可以简化胰岛素治疗方案。高龄、预期寿命短或健康状态评估结果差的老年糖尿病患者不建议多针胰岛素治疗。非胰岛素治疗可将血糖控制达标的老年糖尿病患者，应逐步将胰岛素进行减停。必须联用胰岛素才能将血糖控制满意的老年糖尿病患者，应尽量简化胰岛素方案，需考虑下列几点：①尽量减少注射次数；②采用长效或超长效胰岛素类似物控制空腹及餐前血糖满意后，在餐后血糖不达标时再考虑加用餐时胰岛素；③尝试将预混胰岛素转换为基础胰岛素，以简化方案并减少低血糖风险。

3. 治疗路径　根据老年患者健康状态选择治疗药物，对于健康状态综合评估结果为良好和中等的老年患者可参照老年2型糖尿病患者非胰岛素治疗路径图（图31-2-1）与老年2型糖尿病患者胰岛素治疗路径图（图31-2-2）。当单药治疗3个月以上仍血糖控制不佳时，应联合不同机制的药物进行治疗，但避免联合应用增加低血糖及其他不良反应风险

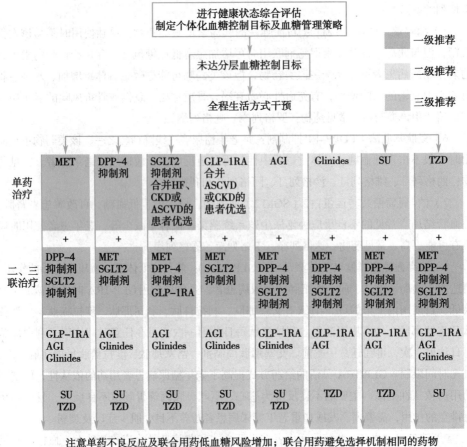

图31-2-1　老年2型糖尿病患者非胰岛素治疗路径图

MET.二甲双胍；SGLT2.钠 - 葡萄糖共转运蛋白2；SU.磺脲类；Glinides.格列奈类；TZD.噻唑烷二酮类；GLP-1RA.胰高血糖素样肽 -1受体激动剂；DPP-4.二肽基肽酶4；AGI.α-糖苷酶抑制剂；HF.心力衰竭；ASCVD.动脉粥样硬化性心血管疾病；CKD.慢性肾脏病。

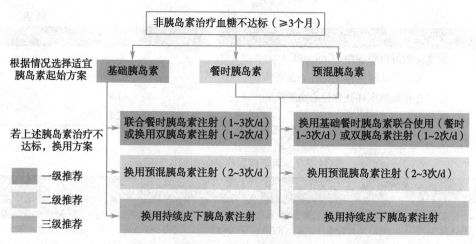

图31-2-2　老年2型糖尿病患者胰岛素治疗路径图

的药物。经过规范的非胰岛素治疗无法达到血糖控制目标的老年患者应及时启动胰岛素治疗，使用胰岛素治疗方案应加强患者低血糖防治及胰岛素注射方法宣教，尽量减少低血糖的发生。

健康状态综合评估结果为差的患者（包括临终前状态的患者），不建议依据上述路径进行方案选择，而应基于重要脏器功能、药物治疗反应、低血糖风险等，制定相对宽松的血糖控制目标，以不发生低血糖和严重高血糖为基本原则。要尊重患者及家属的意愿，选择合适的降糖方案，应用不易引起低血糖的口服药和/或超长效基础胰岛素（如德谷胰岛素、甘精胰岛素等）较使用一日多次速效胰岛素或预混胰岛素更为安全，剂量也更容易调整。

4. 血糖控制目标　老年糖尿病患者进行分层管理、施行个体化血糖控制目标（表31-2-6）。对健康状态差的老年糖尿病患者可适当放宽血糖控制目标，但应基于以下原则：不因血糖过高而出现明显的糖尿病症状，不因血糖过高而增加感染风险，不因血糖过高而出现高血糖危象。推荐患者血糖控制目标如表31-2-7。血糖波动控制目标作为血糖控制目标的补充（表31-2-8）。

表31-2-6　中国2型糖尿病综合控制目标

| 指标 | 目标值 |
| --- | --- |
| 血压 /mmHg | <130/80 |
| 总胆固醇 /（mmol/L） | <4.5 |
| 高密度脂蛋白胆固醇 /（mmol/L） | |
| 　女性 | >1.3 |
| 　男性 | >1.0 |
| 甘油三酯 /（mmol/L） | <1.7 |

续表

| 指标 | 目标值 |
|---|---|
| 低密度脂蛋白胆固醇/（mmol/L） | |
| 　　未合并动脉粥样硬化性心血管疾病 | <2.6 |
| 　　合并动脉粥样硬化性心血管疾病 | <1.8 |
| 体重指数/（kg/m²） | <24 |

**表31-2-7　老年糖尿病患者血糖控制目标**

| 血糖监测指标 | 未使用低血糖风险较高药物 | | | 使用低血糖风险较高药物 | | |
|---|---|---|---|---|---|---|
| | 良好 | 中等 | 差 | 良好 | 中等 | 差 |
| HbA1c/% | <7.5 | <8.0 | <8.5 | 7.0～7.5 | 7.5～8.0 | 8.0～8.5 |
| 空腹或餐前血糖/（mmol/L） | 5.0～7.2 | 5.0～8.3 | 5.6～10.0 | 5.0～8.3 | 5.6～8.3 | 5.6～10.0 |
| 睡前血糖/（mmol/L） | 5.0～8.3 | 5.6～10.0 | 6.1～11.1 | 5.6～10.0 | 8.3～10.0 | 8.3～13.9 |

注：HbA1c为糖化血红蛋白；低血糖风险较高药物：如胰岛素、磺脲类药物、格列奈类药物等；HbA1c、空腹或餐前血糖及睡前血糖控制目标源于美国内分泌学会发布的《老年糖尿病治疗临床实践指南》。餐后血糖控制的目标暂无充分的临床证据或指南依据进行推荐，可根据HbA1c对应的餐后平均血糖水平（《糖尿病医学诊疗标准临床指南》）确定餐后血糖控制目标，即HbA1c 16.5%～6.99%对应血糖9.1mmol/L，HbA1c 7.0%～7.49%对应血糖9.8mmol/L，HbA1c 7.5%～7.99%对应血糖10.5mmol/L，HbA1c 8.0%～8.50%对应血糖11.4mmol/L。

**表31-2-8　老年糖尿病患者血糖波动控制目标**

| 指标 | TIR | TBR | TAR | CV |
|---|---|---|---|---|
| 血糖范围/（mmol/L） | 3.9～10.0 | <3.9 | >13.9 | — |
| 控制目标（占全天时间的百分比） | >50% | <1% | <10% | ≤36% |
| 控制目标（每日持续时间） | >12h | <15min | <144min | — |

注：TIR，葡萄糖目标范围时间；TBR，葡萄糖低于目标范围时间；TAR，葡萄糖高于目标范围时间；CV，血糖变异系数；—，不适用。

## 六、转诊建议

### （一）常规转诊

转诊指征包括：

1. **诊断困难和特殊患者**　如初次发现血糖异常，临床分型不明确者。

2. **治疗困难患者**　①原因不明或经基层医生处理后仍反复发生低血糖者；②血糖、血压、血脂长期治疗不达标者；③血糖波动较大，基层处理困难，无法平稳控制者；④出现严重降糖药物不良反应难以处理者；⑤糖尿病慢性并发症（视网膜病变、肾病、神经病变、糖尿病足或周围血管病变）的筛查、治疗方案的制定和疗效评估在机构处理有困难者。

## （二）紧急转诊

对于情况危急，急需上级医疗单位处置者，在确保准运安全情况下实行紧急转诊，转诊指征包括：

1. 糖尿病急性并发症　严重低血糖或高血糖伴或不伴有意识障碍（糖尿病酮症；疑似为糖尿病酮症酸中毒、高血糖高渗状态或乳酸性酸中毒），需紧急转诊。转诊前应建立静脉通道，给予静脉滴注生理盐水补液治疗。

2. 糖尿病慢性并发症导致严重靶器官损害需要紧急救治者，需紧急转诊，如急性心脑血管疾病，糖尿病肾病导致的肾功能不全 [eGFR<60ml/（min·1.73m$^2$）] 或大量蛋白尿，糖尿病视网膜病变导致的严重视力下降，糖尿病外周血管病变导致的间歇性跛行和缺血性疼痛等。

3. 糖尿病足出现皮肤颜色的急剧变化；局部疼痛加剧并有红肿等炎症表现；新发生的溃疡；原有的浅表溃疡恶化并累及软组织和骨组织；播散性的蜂窝组织炎、全身感染征象；骨髓炎等，也须紧急转诊。

4. 医生判断患者需上级医院处理的情况或疾病时。

## （三）双向转诊

老年糖尿病管理过程中，应该强调全科医生在对患者进行连续性管理的目标，重点明确由专科转回全科的标准：①初次发现血糖异常，已明确诊断和确定治疗方案且血糖控制比较稳定；②糖尿病急性并发症治疗后病情稳定；③糖尿病慢性并发症已确诊、制定了治疗方案和疗效评估，且病情已得到稳定控制；④其他经专科医生判定可以转全科继续治疗管理的患者。

# 七、全程管理

## （一）三级预防

1. 一级预防　增龄是糖尿病的高危因素之一，老年人群是糖尿病的易患人群。在老年人群中开展健康教育，通过传递健康知识、改进生活方式（如合理膳食、强度适宜的运动等）以降低罹患糖尿病的风险。此外，有必要对老年人进行血糖与HbA1c的筛查，加强对老年人群的心血管疾病危险因素管理（如戒烟、限酒、控制血压和血脂等）。

2. 二级预防　对老年糖尿病患者应尽早诊断，并且在诊断时即应进行全面的并发症筛查及重要脏器功能评估，指导生活方式干预并结合患者情况进行合理的治疗，定期进行并发症的筛查，以减少并发症的发生。

3. 三级预防　对已出现并发症的老年糖尿病患者应采取及时有效的综合治疗措施，多学科联合管理，阻止或延缓糖尿病并发症的进展，降低老年患者致残率和死亡率，提高生命质量。

## （二）随访管理

应该定时对老年糖尿病患者进行随访，每次复诊时应询问患者膳食情况、体重是否有变化、是否有糖尿病症状、是否有低血糖症状、是否存在并发症及伴发病的症状、对现有治疗方案是否满意。使用胰岛素及胰岛素促泌剂治疗的患者应在医师指导下进行自我血糖监测，每次复诊时医师应查看患者的自测血糖结果。常见检查的推荐频率见表31-2-9。

表31-2-9  2型糖尿病患者常见检查的推荐频率

| 内容 | 初诊 | 每次就诊时 | 半年一次 | 一年一次 |
|---|---|---|---|---|
| 问诊 | √ | √ | | |
| 体格检查 | √ | √ | | |
| 尿液 | √ | | | √ |
| 糖化血红蛋白 | √ | | √ | |
| 肝功能 | √ | | | √ |
| 肾功能 | √ | | | √ |
| 血脂 | √ | | | √ |
| 超声 | √ | | | √ |
| 心电图 | √ | | | √ |
| 动态血压 | √ | | | |
| 眼底 | √ | | | √ |
| 神经病变 | √ | | | √ |

注：尿液检查包括尿常规和尿白蛋白/肌酐；肾功能检查应包含估算的肾小球滤过率、尿酸；超声检查包括腹部超声、颈动脉和下肢血管超声；动态血压监测限于合并高血压者；血糖控制不佳者应每3个月检查1次糖化血红蛋白；肝功能、肾功能、血脂、尿液、心电图、超声、眼底、神经病变检查异常者应增加这些项目的检测频率。

# 第三节  高尿酸血症与痛风

## 一、概述

尿酸是人体内嘌呤核苷酸的分解代谢产物，嘌呤核苷酸80%由人体细胞代谢产生，20%从食物中获得。嘌呤经肝脏氧化代谢变成尿酸，后者由肾脏和肠道排出。体温37℃时，血清中单钠尿酸盐（MSU）的饱和溶解度为404.5μmol/L（6.8mg/dl），通常定义当血清尿酸水平>420μmol/L（约7mg/dl）时，为高尿酸血症。正常情况下人体肾脏能够排出尿酸而维持尿酸在血液中的正常浓度水平，高尿酸血症则常由嘌呤代谢紊乱和/或尿酸排泄减少所导致。一般而言，血尿酸水平在成年后随增龄而增高，临床多见于中老年男性，而女性多在绝经期后发病。此外，血尿酸水平的高低还受家族遗传、饮食习惯、地区以及体表面积等多重因素影响。由于受地域、民族、饮食的影响，我国不同地区高尿酸血症患病率存在较大的差别，为5.46%～19.03%，其中男性为9.2%～26.2%，女性为0.7%～10.5%。血尿酸在体内37℃的饱和浓度约为420μmol/L（7mg/dl），高于此值即为高尿酸血症。高尿酸血症临床上分为原发性和继发性两大类，前者多由先天性嘌呤代谢异常所致，常与肥胖、糖脂代谢紊乱、高血压、动脉粥样硬化、冠心病等聚集发生，后者则由某些系统性疾病或者药物引起。

痛风是指因血尿酸过高而沉积在关节、组织中造成多种损害的一组疾病，异质性较强。其临床特征为血清尿酸升高、反复发作性急性关节炎、痛风石及关节畸形、尿酸性肾结石、肾小球、肾小管、肾间质及血管性肾脏病变等。严重者可并发心脑血管疾病、肾衰竭，最终可能危及生命。

随着人们生活水平的提高，高嘌呤、高蛋白饮食增加，其尿酸水平呈增高趋势，成为威胁老年人健康的主要疾病之一。

## 二、临床特点

临床多见于中老年男性，而女性多在绝经期后发病。临床上5%～15%高尿酸血症患者发展为痛风，表现为痛风性关节炎、痛风石、肾脏病变（痛风性肾病和尿酸性肾结石）。

1. 无症状期　老年人高尿酸血症大部分可无临床症状，仅有波动性或持续性高尿酸血症，有些终身不出现症状，但随年龄增长痛风的患病率增加，与高尿酸血症的水平和持续时间有关。

2. 急性痛风性关节炎期、痛风石和慢性关节炎期　老年人急性痛风性关节炎，90%为单关节炎，50%的首发症状为第一跖趾关节炎，其余为趾、踝、膝、腕、指、肘关节，而老年女性甚至会出现多关节炎。急性发作时多在午夜或清晨突然起病，关节剧痛，呈撕裂样、刀割样或咬噬样，难以忍受，数小时内出现受累关节红、肿、热、痛和功能障碍，单侧第一跖趾关节最常见，发作呈自限性。2周内自行缓解，可伴或不伴有高尿酸血症，可有发热，秋水仙碱可以迅速缓解关节症状。痛风石是痛风的特征性临床表现，典型部位在耳郭，也常见于反复发作的关节周围，以及鹰嘴、跟腱、髌骨滑囊等处，还可在眼睑皮下组织中发生，外观为隆起的大小不一的黄白色赘生物，表面菲薄，破溃后排出白色粉状或糊状物经久不愈，但较少出现继发感染。慢性关节炎期是由于关节内大量沉积的痛风石造成关节骨质破坏、关节周围组织纤维化、继发退行性改变等，临床表现为持续关节肿痛、压痛、畸形和关节功能障碍。

老年人痛风特点：①老年患者较少发生急性痛风性关节炎。<60岁的患者中80%～90%有急性单关节炎症状，而老年痛风患者只有50%有此症状。②老年患者往往以亚急性或慢性多关节炎的关节不适发病，症状通常比较隐匿，多累及手的小关节。③由于雌激素的作用，生育期妇女血尿酸水平明显低于同龄男性，发生痛风者罕见。老年女性体内雌激素水平下降、发生痛风者明显增多。④老年痛风患者中骨关节炎和痛风石常共存。

3. 肾脏病变　由于长期高尿酸血症，其他肾损害慢性病共存和服用非甾体抗炎药（NSAID）等原因，常导致老年患者肾功能受损，较早期即可出现痛风石肾脏沉积，有时无急性痛风性关节炎发作病史。主要表现在两方面：

（1）痛风性肾病：血液中过多的尿酸盐结晶沉积于肾脏可产生间质性肾炎，起病隐匿，通常早期仅有轻微蛋白尿且间歇性出现，只有当尿酸盐浓度长期升高，才可能成为引起慢性肾脏病的原因，呈持续性蛋白尿，伴有肾浓缩功能受损时夜尿增多，直至进展为终末期肾衰竭，少数患者表现为急性肾衰竭。

（2）尿酸性肾石病：部分老年高尿酸血症患者肾脏有尿酸结石，呈泥沙样，常无症状，结石较大者可发生肾绞痛和血尿，还可因结石引起梗阻导致肾积水及感染，甚至急性肾衰竭。

## 三、评估方法

### （一）问诊

1. 关节症状　有无突发的远端肢体关节红、肿、热、痛，尤其跗趾关节或第一跖趾关节。

2. 关节外症状　有无少尿、无尿、血尿、肾绞痛。

3. 全身性疾病　有无高血压、糖尿病等疾病史，是否服用利尿剂类降压药物及白细胞异常增多史。

### （二）体格检查

1. 关节检查　有无关节红肿、压痛、活动障碍；有无关节畸形、表面皮肤破溃等。早期尤其注意第一跖趾关节。

2. 全身检查　有无耳郭、关节等部位痛风石。

### （三）辅助检查

1. 血液检查　血尿酸：男性正常值上限为416μmol/L，绝经期前的女性较男性约低59.4μmol/L。关节炎发作期间可有外周白细胞增多，红细胞沉降率加快。肾功能检查：尿酸性肾病影响肾小球滤过功能时，可出现血尿素氮和肌酐升高。

2. 滑囊液检查　使用偏振光显微镜，观察关节腔穿刺术抽取的滑囊液可发现白细胞中有双折光的针形尿酸钠结晶。关节炎急性发作期检出率一般在95%以上。

3. 痛风石活检　对表皮下的痛风结节可行组织活检，通过偏振光显微镜可发现其中有大量的尿酸盐结晶；也可通过紫脲酸铵试验、尿酸氧化酶分解及紫外线分光光度计测定等方法分析活检组织中的化学成分。

4. 其他检查　包括尿液检查、酶活性测定、相关基因突变分析、饮食治疗试验等。

### （四）高尿酸血症的诊断

日常饮食下非同日两次空腹血尿酸水平>420mmol/L即可诊断为高尿酸血症，如出现特征性关节炎表现、尿路结石或肾绞痛发作，伴有高尿酸血症，应考虑痛风。关节液穿刺或痛风石活检证实为尿酸盐结晶可作出诊断。X线检查、CT或MRI扫描对明确诊断具有一定的价值。急性关节炎期诊断有困难者，秋水仙碱试验性治疗有诊断意义。

临床上根据尿酸生成与排泄状况将高尿酸血症分为尿酸排泄不良型、尿酸生成过多型和混合型。实验室根据血和尿尿酸水平计算出尿酸清除率（尿酸清除率＝尿尿酸×每分钟尿量/血尿酸），依据尿酸排泄和清除率确定高尿酸血症的类型。

1. 尿酸排泄不良型　尿酸排泄<600mg/24h或者<0.48mg/（kg·h），尿酸清除率<6.2ml/min，为尿酸排泄不良型，约占高尿酸血症的90%。任何原因引起肾小球滤过减少、肾小管对尿酸盐重吸收增加或者肾小管排泌尿酸盐减少时，均可引起尿酸排泄减少，从而导致高尿酸血症。影响尿酸排泄的常用药物包括水杨酸盐、利尿剂、左旋多巴、乙胺丁醇、吡嗪酰胺、烟酸、环孢素和喹诺酮类、青霉素类药物等，这些药物大多数在老年人中更常使用。阿司匹林对尿酸代谢具有双重作用，大剂量阿司匹林明显抑制肾小管对尿酸的重吸收，使尿酸排泄增多；小剂量阿司匹林可降低老年人尿酸清除能力。

2. 尿酸生成过多型　尿酸排泄>800mg/24h或者>0.51mg/（kg·h），尿酸清除率>6.2ml/min，为尿酸生成过多型，仅占高尿酸血症的10%。摄食过多富含嘌呤的食物可能增加尿酸生成，但其影响有限，其临床意义在于可能成为痛风发作的诱因。老年人较常见的血液系统疾病，如骨髓增殖性疾病、细胞增多症、溶血性疾病、银屑病，Paget病，横纹肌溶解和剧烈运动等，均可使内源性尿酸生成增加。

3. 混合型　尿酸排泄>800mg/24h或者>0.51mg/（kg·h），尿酸清除率<6.2ml/min，为混合型高尿酸血症，与尿酸内源性生成过多和肾脏排泄减少均有关。这类患者除酶缺陷导致尿酸合成增多外，常合并乳酸酸中毒或肾小管酸中毒，从而肾小管对尿酸的分泌减少。

（五）鉴别诊断

1. 继发性高尿酸血症　如仅发现有高尿酸血症，必须首先排除继发性高尿酸血症，应详细询问病史以排除各种药物导致的血尿酸增高。继发性高尿酸血症或痛风具有以下特点：①儿童、青少年、女性和老年人更多见；②高尿酸血症程度较重；③40%的患者24小时尿尿酸排出增多；④肾脏受累多见，痛风肾、尿酸结石发生率较高，甚至发生急性肾衰竭；⑤痛风性关节炎症状往往较轻或不典型；⑥有明确的相关用药史。

2. 关节炎　①类风湿关节炎：青中年女性多见，四肢近端小关节常呈对称性梭形肿胀畸形、晨僵明显。血尿酸不高，类风湿因子阳性，X线片出现凿孔样缺损少见。②化脓性关节炎与创伤性关节炎：前者关节液可培养出细菌；后者有外伤史。两者血尿酸水平不高，关节囊液无尿酸盐结晶。③假性痛风：系关节软骨钙化所致，多见于老年人，膝关节最常受累。血尿酸正常，关节滑囊液检查可发现有焦磷酸钙结晶或磷灰石，X线可见软骨呈线状钙化或关节旁钙化。

3. 肾石病　高尿酸血症或不典型痛风可以肾结石为最先表现，继发性高尿酸血症者尿路结石的发生率更高。纯尿酸结石能被X线透过而不显影，所以对尿路X线片阴性而超声阳性的肾结石患者应常规检查血尿酸并分析结石的性质。

## 四、治疗

原发性高尿酸血症与痛风的防治目的：①控制高尿酸血症预防尿酸盐沉积；②迅速终止急性关节炎的发作；③防止尿酸结石形成和肾功能损害。

降尿酸治疗原则：①滴定，所有降尿酸药物应从小剂量起始，每4周左右检测血尿酸，并酌情缓慢递增剂量直到血尿酸达标。②达标，血尿酸目标水平为<360μmol/L。对于痛风石、慢性关节病等痛风患者，血清尿酸水平应<300μmol/L。长期治疗的过程中，不建议血清尿酸<180μmol/L。③长程，即长期服药，规律随访。定期（3～6个月）检查血尿酸水平，血尿酸稳定在正常水平时可逐渐减量。④急性发作不调整已用降尿酸药物剂量。

急性痛风性关节炎治疗原则：①急性发作期患者可卧床休息，患肢制动，局部冷敷，并尽早（越早使用镇痛效果越好）给予药物控制炎症。②对于反复发作的慢性痛风性关节炎，全科医生需要梳理除关节炎之外其他的合并症或并发症，严格掌握常规抗炎症药物的使用方法以及可能的不良反应。若筛查梳理后仍不能确定，可嘱患者关节制动，局部冷敷，并尽快转诊专科医生治疗。

### （一）一般治疗

高尿酸血症患者应控制饮食总热量、限制饮酒和高嘌呤食物（如心、肝、肾等）的大量摄入、增加每日饮水量以增加尿酸的排泄，慎用抑制尿酸排泄的药物如噻嗪类利尿药，避免诱发因素和积极治疗相关疾病等。特别在放疗或化疗时要严密监测血尿酸水平。痛风患者应遵循下述原则：①限酒；②减少高嘌呤食物摄入；③防止剧烈运动或突然受凉；④减少富含果糖饮料摄入；⑤大量饮水（每日2 000ml以上），避免治疗中可能出现的输尿管结石或肾结石；⑥控制体重，增加新鲜蔬菜摄入；⑦规律饮食和作息，规律运动，禁烟。

### （二）高尿酸血症的治疗

排尿酸药抑制近端肾小管对尿酸盐的重吸收，从而增加尿酸的排泄，降低尿酸水平，适合肾功能良好者；当内生肌酐清除率<30ml/min时无效；已有尿酸盐结石形成，或每日尿排出尿酸盐>3.57mmol（600mg）时不宜使用；用药期间应多饮水，并同时服用碳酸氢钠3～6g/d，以碱化尿液；剂量应从小剂量开始逐步递增。常用药物为苯溴马隆，成人起始剂量25～50mg/d，2～5周后根据血尿酸水平调整剂量至75mg/d或100mg/d，eGFR 20～60ml/（min·1.73m$^2$）的患者推荐50mg/d，eGFR<20ml/（min·1.73m$^2$）或尿酸性肾石病患者禁用；服用时须碱化尿液，将尿液pH调整至6.2～6.9，心肾功能正常者维持尿量2 000ml以上；不良反应可有胃肠不适、腹泻、皮疹。

1. 抑制尿酸生成药物　别嘌醇通过抑制黄嘌呤氧化酶使尿酸的生成减少，适用于尿酸生成过多或不适合使用排尿酸药物者。成人初始剂量50～100mg/d，未达标患者每次可递增50～100mg，最大剂量600mg/d。待血尿酸降至360μmol/L以下，可减量至最小剂量。肾功能不全者适当减量，CKD 5期患者禁用。别嘌醇可引起皮肤过敏反应及肝肾功能损伤，严重者可发生致死性剥脱性皮炎。非布司他为新型选择性黄嘌呤氧化酶抑制剂，初始剂量20～40mg/d，2～5周后血尿酸不达标者，逐渐加量，最大剂量80mg/d。因非布司他主要通过肝脏清除，在肾功能不全和肾移植患者中具有较高的安全性，轻至中度肾功能不全（相当于CKD 1～3期）患者无须调整剂量，重度肾功能不全（相当于CKD 4～5期）患者慎用。不良反应包括肝功能损害、恶心、皮疹等。

2. 碱性药物　碳酸氢钠可碱化尿液，维持尿pH在6.5左右，使尿酸不易在尿中积聚形成结晶，成人口服3～6g/d，长期大量服用可致代谢性碱中毒，并且因钠负荷过高引起水肿。

3. 新型降尿酸药物　尿酸氧化酶将尿酸分解为可溶性产物排出，包括拉布立酶（rasburicase）和普瑞凯希（pegloticase）。

### （三）急性痛风性关节炎期的治疗

秋水仙碱、非甾体抗炎药（NSAID）和糖皮质激素是急性痛风性关节炎治疗的一线药物，应尽早使用。急性发作期不进行降尿酸治疗，但已服用降尿酸药物者不需停用，以免引起血尿酸波动，导致发作时间延长或再次发作。

（1）秋水仙碱：起始负荷剂量为1.0mg口服，1小时后追加0.5mg，12小时后按照0.5mg、1～2次/d服用。秋水仙碱不良反应随剂量增加而增加，常见有恶心、呕吐、腹泻、腹痛等胃肠道反应，症状出现时应立即停药。少数患者可出现白细胞计数减少、肝功能异常、肾脏损害。肾功能不全者须酌情减量，估算的肾小球滤过率（eGFR）35～49ml/（min·1.73m²）时每日最大剂量0.5mg，eGFR 10～34ml/（min·1.73m²）时最大剂量0.5mg、隔日1次，eGFR<10ml/（min·1.73m²）或透析患者禁用。秋水仙碱可引起骨髓抑制，使用时注意监测外周血常规。

（2）非甾体抗炎药：若无禁忌推荐早期、足量使用，可有效缓解急性痛风关节炎症状。常用药物包括吲哚美辛、双氯芬酸、依托考昔、美洛昔康等。常见不良反应有胃肠道溃疡及出血，应警惕心血管系统不良反应。活动性消化性溃疡禁用，伴肾功能不全者慎用。

（3）糖皮质激素：主要用于严重急性痛风发作伴有明显全身症状，NSAID、秋水仙碱治疗无效或禁忌，肾功能不全者。口服剂量泼尼松0.5mg/（kg·d），连续用药5～10日停药；或者0.5mg/（kg·d）开始，用药2～5日症状好转后逐渐减量，7～10日内停药，尽量避免使用长效糖皮质激素如地塞米松等。对于老年患者合并有糖尿病、高血压控制不佳者，合并存在感染，有活动性消化道溃疡/出血或既往有复发性消化道溃疡/出血病史者慎用。使用后注意预防和治疗高血压、糖尿病、水钠潴留、感染等不良反应。

### （四）痛风发作间歇期和慢性期的处理

对急性痛风关节炎频繁发作（>2次/年）有慢性痛风关节炎或痛风石的患者，应行降尿酸治疗，治疗目标是血尿酸<6mg/dl并终身保持。对于有痛风石、慢性关节炎、痛风频繁发作者，治疗目标是血尿酸<5mg/dl，但不应低于3mg/dl。目前降尿酸药物主要有抑制尿酸生成、促进尿酸排泄药物两类。单一药物疗效不好、血尿酸明显升高、痛风石大

量形成时，可合用两类降尿酸药物。其他药物有碱性药物和尿酸氧化酶等。

1. **抑制尿酸合成药物** 抑制黄嘌呤氧化酶，阻断次黄嘌呤、黄嘌呤转化为尿酸，从而降低血尿酸水平。

（1）别嘌醇（allopurinol）：从50～100mg/d开始，最大剂量600mg/d。不良反应包括胃肠道症状、皮疹、药物热、转氨酶升高、骨髓抑制等。

（2）非布司他（febuxostat）：不完全依赖肾脏排泄，可用于轻至中度肾功能不全者。从20～40mg/d开始，最大剂量80mg/d。不良反应主要有肝功能异常、腹泻等。

2. **促进尿酸排泄药物** 抑制尿酸经肾小管重吸收，增加尿酸排泄，降低血尿酸。主要用于尿酸排泄减少型、对别嘌醇过敏或疗效不佳者；有尿酸性结石者不宜使用。用药期间应碱化尿液并保持尿量。

（1）苯溴马隆（benzbromarone）：初始剂量25mg/d，最大剂量100mg/d。不良反应包括胃肠道症状、皮疹、肾绞痛、粒细胞减少等，罕见严重的肝毒性。

（2）丙磺舒（probenecid）：初始剂量0.5g/d，最大剂量2g/d。对磺胺过敏者禁用。

降尿酸治疗初期预防性使用小剂量秋水仙碱（0.5～1mg/d）3～6个月可减少降尿酸过程中出现的痛风急性发作。

### （五）伴发疾病的治疗

痛风常伴发代谢综合征中的一种或数种如高血压、高脂血症、肥胖症、2型糖尿病等应积极治疗。降压药应选择氯沙坦或氨氯地平，降脂药选择非诺贝特或阿托伐他汀等。合并慢性肾脏病者，使用对肾功能影响小的降尿酸药物，并在治疗过程中密切监测不良反应。

### （六）手术治疗

必要时可选择剔除痛风石、对残毁关节进行矫形等手术治疗。

## 五、转诊建议

### （一）常规转诊

1. 明确诊断痛风性关节炎或急性发作关节症状的患者。

（1）急性发作累及大关节、多关节，或伴有发热等明显全身症状者，需转诊上级医院确诊并制定治疗方案。

（2）经治疗疗效不佳，24小时关节症状改善<50%者，需尽快转诊上级医院明确诊断或调整方案。

（3）明确诊断痛风性关节炎且非急性的患者，建议由上级医院专科医生选择合适的降尿酸药物并启动降尿酸治疗，待方案确定后再由基层全科医生进行长期监测、随访。

2. 合并其他慢性病、系统性疾病或因此服用影响尿酸代谢的药物的痛风或高尿酸血症患者。

（1）伴发高血压、糖尿病（包括乳酸酸中毒、糖尿病酮症酸中毒等急症）等代谢系统疾病和缺血性心脏病等慢性病控制不佳的患者，需转诊上级医院。

（2）各类肾脏疾病所致的肾功能不全或部分肾小管疾病，存在血液系统疾病（如急慢性白血病、红细胞增多症、多发性骨髓瘤、溶血性贫血、淋巴瘤），恶性肿瘤患者，正在接受癌症化疗的患者，全科医生可在进行增加饮水量、适当碱化尿液的处理后，转诊上级医院调整上述合并症治疗，并综合考虑，制定整体治疗方案。

（3）正在服用影响尿酸代谢药物的患者，全科医生在条件允许时，可尝试调整药物，尽量避免上述药物应用，密切监测尿酸水平，如尿酸水平、痛风关节症状控制不佳，应尽快转诊上级医院，调整药物并制定整体治疗方案。

3. 无症状高尿酸血症患者　基层医疗卫生机构初步评估未发现明确继发因素的单纯无症状高尿酸血症患者，如血尿酸≥600μmol/L（10mg/dl），应转诊上级医院进一步除外继发因素并制定整体治疗方案，之后转回基层医疗卫生机构长期随访。高龄者建议定期筛查肿瘤、监测肾功能。

### （二）紧急转诊

紧急转诊指征包括：①急性肾衰竭（如尿量急剧减少等）或慢性肾功能不全4～5期，需紧急转诊；②疑诊泌尿系结石所致尿路梗阻或肾绞痛（腹痛、腰痛、尿痛、血尿、尿量减少等），需紧急转诊；③首次发作关节症状且尚无法明确诊断痛风；④怀疑感染性关节炎；⑤痛风反复发作、控制不佳；⑥合并肿瘤或妊娠或哺乳；⑦肝功能明显异常（转氨酶高于3倍正常值上限或胆红素水平升高）；⑧合并其他复杂全身疾病；⑨其他无法处理的急症。

转诊注意要点：如患者因典型急性痛风性关节炎症状（突发关节红肿、疼痛剧烈、累及下肢远端单关节等）就诊，存在及时转诊指征，但无明确合并肾功能不全及心血管疾病、无明确药物使用禁忌证的患者，可先予以NSAID、秋水仙碱（如既往曾用秋水仙碱可迅速缓解症状）等抗炎治疗、控制关节肿痛症状，再转诊上级医院。

### （三）双向转诊

全科医生应积极主动地与专科医生建立畅通、互利的双向转诊机制和渠道，最大限度地发挥全科医生和专科医生各自的优势和协同作用。全科医生应该承担起诊断明确的痛风患者的后续管理、急性痛风发作的处理；明确降尿酸治疗达标及长程管理理念，掌握降尿酸药物（如别嘌醇）使用过程中的不良反应，规范用药。规范诊疗、实时转诊、持续性随访是全科医生的主要任务。同时，经治疗好转的患者（诊断明确、治疗方案确定、临床情况已控制稳定）须转回全科医生处进行持续性管理。

## 六、全程管理

全程管理主要包括疾病预防、诊断、评估、治疗、转诊、长期随访等内容，全科医生的主要任务为慢性病管理和长期随访，如确诊高尿酸血症患者的综合管理、危险因素祛除（主要指综合管理可干预的因素）和预防教育，典型急性痛风及其他并发症的发现和初步处理等工作。对于符合转诊指征的患者应及时转诊专科医生处或上级医院，待诊断明确或病情平稳后转交基层全科医生继续随访。

## （一）三级预防

1. **一级预防** 以社区为单位，加强痛风知识的普及。针对老年人群应尽早介入，干预高嘌呤、高脂饮食等不良生活习惯。

2. **二级预防** 早发现、早诊断、早治疗，争取疾病的早期缓解，减少疾病复发；向老年人及家属广泛宣传高尿酸血症及痛风的有关知识。

3. **三级预防** 痛风是一种慢性和严重的疾病，可致生活质量下降、预期寿命降低，但可以有效治疗。应对患者做好血清肾功能、尿酸水平监测，剔除痛风石，管理伴随的代谢相关疾病，最大限度促进患者生理、心理、社会功能的恢复，降低急性关节炎的发作。

## （二）随访管理

做好定期随访工作，制定干预管理计划，通过发送健康教育处方、定期门诊健康指导、进行健康生活干预及规律药物治疗，定期复诊评估，全面促进健康。

# 第四节　血脂紊乱

## 一、概述

血脂是血浆中胆固醇（TC）、甘油三酯（TG）和内酯（如磷脂等）的总称。它们与不同的蛋白质结合在一起，以脂蛋白形式存在于血液中。血脂紊乱（dyslipidemia）是脂代谢障碍的表现，指血浆中一种或多种脂质成分的增高或降低、脂蛋白量和/或质的改变。血脂紊乱是公认的动脉粥样硬化性心血管疾病（包括冠心病、缺血性卒中、外周血管疾病及钙化性主动脉瓣狭窄等疾病）的独立危险因素，同时增加肿瘤的风险。

血脂异常可见于不同年龄、性别的人群，明显血脂异常患者常有家族史。血脂水平随年龄增长而升高，至50～60岁达到高峰。我国流行病学调查显示，男性在65岁以前，TC、低密度脂蛋白（LDL-C）和TG的水平随年龄的增加逐渐升高，以后随年龄增加逐渐降低；中青年女性血脂水平低于男性，但绝经后显著升高，常高于同龄男性。近30年来，国民血脂水平逐步升高，血脂异常患病率明显增加。因此，血脂异常的防治对降低心血管疾病患病率、提高生活质量具有重要意义。

## 二、临床特点

多数血脂紊乱的老年患者无任何症状和体征，常于常规血液生化检查时被发现。以下为血脂紊乱的常见病变及临床表现。

1. **动脉粥样硬化** 血脂紊乱常常使得脂质在血管内皮下沉积可引起动脉粥样硬化，导致心脑血管疾病、周围血管病变。因此血脂紊乱的首发症状往往与心脑血管疾病症状相关。

2. 黄色瘤、早发性角膜环和眼底改变　黄色瘤是一种异常的局限性皮肤隆起，由脂质局部沉积引起，颜色可为黄色、橘黄色或红棕色，多呈结节、斑块或丘疹形状，质地柔软，最常见于眼睑周围，以及背部、肘部、臀部、膝部、手足等部位。血脂紊乱患者由角膜脂质沉积可出现角膜环，表现为角膜外缘呈灰白色或白色，常发生于40岁以下，老年人少见。严重的高甘油三酯血症（TG>5.2mmol/L）可出现脂血症眼底改变，导致视网膜的动静脉呈白乳状，形成脂血症视网膜炎。

3. 其他改变　TG水平中度升高会导致脂肪肝和胰腺炎。某些形式的高脂血症可以导致肝脾增大，从而出现上腹不适感或者压痛。严重的高胆固醇血症可出现游走性多关节炎。

## 三、评估方法

### （一）问诊

老年人群出现血脂紊乱时常无任何症状和体征，全科医生在问诊过程中，应详细询问病史，关注患者的一般情况、个人史与既往史，重点询问有无不良生活习惯，以及针对既往有无心脑血管疾病等相关病史进行问诊评估。具体问诊内容见表31-4-1。

表31-4-1　评估老年人血脂紊乱的相关问题

| 项目 | 内容 |
|---|---|
| 问诊要点 | （1）分别问诊患者本人及家属 |
| | （2）个人基本信息、婚姻状况、教育程度、宗教信仰、职业属性、生活状况、收入来源、家庭类别等 |
| | （3）疾病表现：起病时间、起病方式、持续时间、发作频率、诱因、进展转归等；伴随症状 |
| | （4）一般情况：是否有高糖、高脂、低纤维饮食、长期久坐、缺乏锻炼等不良生活习惯 |
| | （5）既往史：有无心脑血管疾病、高血压、糖尿病等血脂异常相关疾病，以及甲状腺功能疾病等引起继发性血脂异常的疾病病史 |
| | （6）家族史：家族内是否有多发肥胖者，或家族性心血管疾病、家族性高胆固醇者 |
| | （7）就诊史：需详细采集就诊过程等，有无引起血脂异常的用药史 |
| | （8）烟酒史：是否有长期大量饮酒情况 |

### （二）辅助检查

老年人群常规检测血脂基本项目应包含血浆或血清TC、TG、HDL-C和LDL-C。检查前应空腹（禁食12～14小时），最后一餐应忌食高脂食物和禁酒。

1. 基础检查　包括血常规、肝肾功能、血脂、血糖、胰酶学、甲状腺功能及电解质情况。

2. 特殊检查　眼底检查、颈部血管超声、心脑血管影像学等检查，以明确动脉粥样硬化性疾病进展程度等。

（三）诊断与鉴别诊断

1. 诊断　诊断老年人血脂异常的过程中，应重视全身系统性疾病，如肥胖、糖尿病、甲减、梗阻性肝病、肾病综合征、慢性肾衰竭等，部分药物的使用，如利尿剂、β受体阻滞剂、糖皮质激素等，以及酒精的摄入、吸烟引起的继发性血脂异常。血脂异常的诊断采用《中国成人血脂异常防治指南（2016年修订版）》关于我国血脂合适水平及异常危险分层标准（表31-4-2、表31-4-3）。综合血脂水平评估心血管疾病发病危险，将人群进行危险性分类，此种分类也可用于指导临床开展血脂异常的干预。

表31-4-2　血脂异常诊断及分层标准　　　　　　　　单位：mmol/L

| 分层 | TC | LDL-C | HDL-C | 非 HDL-C | TG |
|---|---|---|---|---|---|
| 理想水平 | | <2.6 | | <3.4 | |
| 合适水平 | <5.2 | <3.4 | | <4.1 | <1.7 |
| 边缘升高 | 5.2～6.19 | 3.4～4.09 | | 4.1～4.89 | 1.7～2.29 |
| 升高 | ≥6.2 | ≥4.1 | | ≥4.9 | ≥2.3 |
| 降低 | | | <1.0 | | |

注：TC，总胆固醇；LDL-C，低密度脂蛋白胆固醇；HDL-C，高密度脂蛋白胆固醇；TG，甘油三酯。空白，表示不适用。

表31-4-3　血脂异常危险分层方案　　　　　　　　单位：mmol/L

| 危险因素个数 | | TG 3.1～4.19（或）LDL-C 1.8～2.6 | TG 4.1～5.2（或）LDL-C 2.6～3.4 | TG 5.2～7.2（或）LDL-C 3.4～4.9 |
|---|---|---|---|---|
| 无高血压 | 0～1个 | 低危 | 低危 | 低危 |
| | 2个 | 低危 | 低危 | 中危 |
| | 3个 | 低危 | 中危 | 中危 |
| 有高血压 | 0～1个 | 低危 | 低危 | 低危 |
| | 2个 | 低危 | 中危 | 中危 |
| | 3个 | 中危 | 高危 | 高危 |
| | | 高危 | 高危 | 高危 |

注：危险因素包括年龄（男≥45岁，女≥55岁）、吸烟、低HDL-C。低危：10年危险性<5%；中危：10年危险性5%～10%；高危：10年危险性≥10%或年龄大于40岁的糖尿病。TG，甘油三酯；LDL-C，低密度脂蛋白胆固醇。

2. 筛查　早期检出血脂异常并对其血脂进行动态监测，是防治ASCVD的必要措施。建议40岁以上男性和绝经期后女性至少每年1次检测血脂；ASCVD及其高危人群，应每3～6个月检测1次。首次发现血脂异常时2～4周内复出，若仍异常，即可确立诊断。

血脂筛查的重点人群包括：①有动脉粥样硬化性心脏病病史者；②有高血压、糖尿病、肥胖、吸烟等多种心血管疾病危险因素者；③有早发性心血管疾病家族史者（指一级直系亲属中，男性55岁前或女性65岁前患缺血性心血管疾病者），或有家族性高胆固醇血症患者；④皮肤或肌腱黄色瘤及跟腱增厚者；⑤外周动脉粥样硬化性血管病患者。

3. 鉴别诊断　根据WHO系统进行表型分类，并鉴别原发性血脂异常和继发性血脂异常。继发性血脂异常多存在原发病的临床表现和病理特征。对家族性脂蛋白异常血症可进行基因诊断。在老年人群中，尤其要对下列疾病引起的继发性血脂异常进行鉴别：

（1）甲减：甲减患者常伴发血脂异常。对老年人而言，特别是亚临床甲减与继发性血脂异常相关。典型患者可有反应迟钝、颜面和/或眼睑水肿、唇厚舌大、低体温，少数病例出现胫前黏液性水肿。甲减的诊断主要依据实验室检查，血清TSH水平升高，甲状腺激素（$T_3$、$T_4$）水平降低。

（2）库欣综合征：肾上腺糖皮质激素可以动员脂肪、促进TG分解，同时刺激胰岛β细胞分泌胰岛素，促进脂肪合成。诊断主要根据典型症状和体征，如向心性肥胖、紫纹、毛发增多等。实验室检查包括血皮质类固醇升高并失去昼夜变化节律、小剂量地塞米松抑制试验不能被抑制。

（3）肾病综合征：高脂血症是肾病综合征临床特征之一，其特点是几乎所有血脂和脂蛋白成分均增加。诊断主要根据大量蛋白尿（>3.5g/d）和低蛋白血症（<30g/L）。

## 四、防治

在对血脂异常患者防治过程中，全面地对生活方式和血脂水平进行干预以及采用调脂药物的联合治疗，是老年人血脂异常治疗的最佳方案。对轻度患者可以单独使用治疗性生活方式干预，中重度患者则建议在生活方式干预基础上联合调脂药物的治疗。

对ASCVD 10年发病危险为中危且年龄<55岁的人群，建议进行ASCVD余生危险评估，以便对高危个体早期干预。中危风险人群中，如存在以下危险因素≥2项，其ASCVD余生危险为高危：①收缩压≥160mmHg或舒张压≥100mmHg；②非HDL-C≥5.2mmol/L；③HDL-C<1.0mmol/L；④体重指数（BMI）≥28kg/m²；⑤吸烟。

降低LDL-C水平是改善动脉粥样硬化减少ASCVD发病率、致残率及致死率的有效措施。因此，降低LDL-C水平是防控ASCVD的首要干预靶点。根据ASCVD总体危险分层，设定调脂治疗干预靶点的达标值（表31-4-4）。针对LDL-C基线值较高不能达标者，LDL-C至少应降低50%。极高危人群即使LDL-C基线水平在达标值以内，仍应将LDL-C降低30%。

表31-4-4　不同ASCVD危险人群降LDL-C/非HDL-C治疗达标值　　单位：mmol/L

| 危险等级 | LDL-C | 非HDL-C |
|---|---|---|
| 低危、中危 | <3.4 | <4.1 |
| 高危 | <2.6 | <3.4 |
| 极高危 | <1.8 | <2.6 |

注：LDL-C，低密度脂蛋白胆固醇；HDL-C，高密度脂蛋白胆固醇；ASCVD，动脉粥样硬化性心血管疾病。

**（一）生活方式的干预**

血脂异常明显受饮食和生活方式影响，控制饮食和改善生活方式是治疗血脂异常的基础措施。无论是否选择药物治疗，都必须坚持生活方式干预。

1. 饮食控制　改善饮食结构，根据血脂异常的程度、分型，以及性别、年龄和劳动强度等制定食谱。减少总能量摄入（每日减少300～500kcal）。在满足每日必需营养和总能量的基础上，限制胆固醇摄入量（<300mg/d），补充植物固醇（2～3g/d）。限制饱和脂肪酸摄入量（占总能量比例：一般人群<10%，高CH血症患者<7%），摄入碳水化合物占总能量50%～60%，补充可溶性膳食纤维（10～25g/d）。

2. 增加运动　避免长期久坐，每日30分钟中等强度代谢运动，保持合适的体重指数（BMI 20.0～23.9kg/m²），对老年ASCVD患者，应通过运动负荷试验充分评估其安全性。

3. 其他　戒烟、限盐、限制饮酒、禁烈性酒。

**（二）药物治疗**

对患有血脂紊乱存在冠心病风险的老年人而言，治疗性生活方式干预不能有效降低LDL-C水平以达到控制目标，需要在健康生活方式改变的基础上开始个体化的调脂药物治疗。临床上供选用的调脂药物主要有他汀类、贝特类、烟酸类、树脂类药物、胆固醇吸收抑制剂和普罗布考，以及其他具有调脂作用的药物。

1. 他汀类　调脂首选他汀类药物，他汀类药物能显著降低心血管事件风险，首选他汀类药物用于调脂达标。他汀类药物对LDL-C和TG水平升高的患者是有效的，他汀类药物治疗后，LDL-C每降低1mmol/L，心血管事件相对危险降低20%。他汀类药物治疗也能使基线胆固醇不高的高危人群受益，总体来讲，他汀类药物治疗给老年人带来的绝对受益较非老年群体更大。

临床常用制剂有阿托伐他汀、辛伐他汀、洛伐他汀、氟伐他汀、瑞舒代他汀、匹伐他汀等。他汀类药物是目前临床上最重要、应用最广的降脂药。现有的临床数据表明，他汀类药物治疗可显著减少老年人心脑血管事件。他汀类药物建议每日服用1次，可在任何时间段，但在晚上服用时LDL-C降低幅度可稍有增加。应用他汀类药物取得预期疗效后应继续长期应用，如能耐受应避免停用。如果应用他汀类药物后发生不良反应，可采用换用另一种他汀类、减少剂量、隔日服用或换用非他汀类调脂药等方法处理。

2. 贝特类　贝特类药物降低VLDL的产生、增加富含TG的脂蛋白的清除。贝特类药物适用于TG高、HDL-C低的患者。临床常用制剂有非诺贝特、苯扎贝特、吉非罗齐等。临床试验结果提示贝特类药物能使高甘油三酯伴低HDL-C人群心血管事件的危险降低10%左右，以降低非致死性心肌梗死和冠状动脉血运重建术为主，对心血管死亡、致死性心肌梗死或卒中无明显影响。

3. 烟酸类　烟酸又称维生素B₃，属人体必需维生素。大剂量烟酸能抑制脂蛋白的合成，抑制脂肪组织中激素敏感脂酶活性，减少肝脏产生TG，并减少LDL颗粒，因此可以升高HDL-C的水平。临床常用制剂有烟酸、阿昔莫司。临床试验结果荟萃分析发现，烟酸无论是单用还是与其他调脂药物合用均可改善心血管预后。

4. **树脂类药物** 树脂类药物一般作为治疗高胆固醇血症的二线用药。TG水平高的患者应用树脂类药物，需要注意该类药物会使肝脏产生更多的VLDL而致TC升高。临床常用制剂有考来烯胺、考来替哌等。此类药物的绝对禁忌证为异常β脂蛋白血症和血清TC>4.5mmol/L（400mg/dl）。

5. **胆固醇吸收抑制剂** 胆固醇吸收抑制剂依折麦布抑制肠道吸收胆固醇，使胆汁及食物中运送至肝脏的胆固醇减少，且减少致动脉粥样硬化的残余颗粒中VLDL、LDL的含量。IMPROVEIT研究表明急性冠脉综合征患者在辛伐他汀基础上加用依折麦布能够进一步降低心血管事件。SHARP研究显示依折麦布和辛伐他汀联合治疗对改善慢性肾脏病（CKD）患者的心血管疾病预后具有良好作用。

6. **普罗布考** 可以通过渗入到脂蛋白颗粒中影响脂蛋白代谢、降低TC、LDL-C，也可降低HDL-C，可用于高胆固醇血症的治疗。主要适用于高胆固醇血症，尤其是纯合子家族性高胆固醇血症（HoFH）及黄色瘤患者，有减轻皮肤黄色瘤的作用。室性心律失常、QT间期延长、血钾过低者禁用。

7. **其他调脂药物** ①高纯度鱼油：鱼油主要成分为ω-3脂肪酸，可降低TG和轻度升高HDL-C。②脂必泰是一种红曲与中药（山楂、泽泻、白术）的复合制剂，具有轻中度降低胆固醇作用，该药的不良反应少见。③多廿烷醇，是从甘蔗蜡中提纯的一种含有8种高级脂肪伯醇的混合物，调脂作用起效慢，不良反应少见。

综上，老年高脂血症人群的药物治疗应根据患者心脑血管疾病的危险分层及个体特点选择调脂药物，如无特殊原因或禁忌证，应鼓励具有多种心脑血管疾病危险因素的老年人使用他汀类药物。当最大剂量他汀类药物治疗未能达到LDL-C目标或不耐受大剂量他汀类药物者，可联合使用依折麦布。如果LDL-C达标，而非HDL-C和TG水平明显升高，可加用贝特类药物、烟酸或高剂量的ω-3脂肪酸。TC明显升高的患者，需要及时干预，预防急性胰腺炎的发生。

### （三）特殊人群血脂异常的管理

合并糖尿病、卒中等老年人群，同样在ASCVD发病危险评估基础上，结合伴随疾病特点开展血脂个性化管理。

1. **糖尿病合并血脂异常** 主要表现为TG升高、HDL-C降低、LDL-C升高或正常。调脂治疗可以显著降低糖尿病患者发生心血管事件的危险。应根据心血管疾病危险程度确定LDL-C目标水平。老年糖尿病患者血清LDL-C水平应<2.6mmol/L（100mg/d）。根据血脂异常特点，首选他汀类药物治疗。如合并高甘油三酯伴或不伴低HDL-C者，可采用他汀类与贝特类药物联合应用。

2. **高血压合并血脂异常** 调脂治疗能够使多数高血压患者获得很好的效益，特别是在减少冠心病事件方面可能更为突出。因此，中等危险的高血压患者均应启动他汀类药物治疗。

3. **代谢综合征** 代谢综合征是一组以肥胖、高血糖（糖调节受损或糖尿病）、高血压以及血脂异常（高TC血症和/或低HDL-C血症）集结发病的临床综合征，特点是机体代谢上相互关联的危险因素在同一个体的组合。这些因素直接促进ASCVD的发生，也增加2型糖尿病的发病危险。目前，国际上有关代谢综合征组分中的血脂异常的判断切点已基本达成共识：空腹TG≥1.7mmol/L（150mg/dl）和/或空腹HDL-C<1.0mmol/L（40mg/dl）。代谢综合征的主要防治目标是预防ASCVD以及2型糖尿病，对已有ASCVD者要预防心血管事件再发。积极持久的生活方式干预是达到治疗目标的重要措施。原则上应先启动生活方式治疗，如果不能达到目标，则应针对各个组分采取相应药物治疗。结合风险现状与我国人群特点，在使用他汀类药物降低LDL-C的同时，也应重视高甘油三酯血症和低HDL-C水平为特征的致动脉粥样硬化性血脂异常的干预。代谢综合征血脂代谢紊乱方面的治疗目标是LDL-C<2.6mmol/L（100mg/dl）、TG<1.7mmol/L（150mg/dl）、HDL-C>1.0mmol/L（40mg/dl）。

4. 慢性肾脏病（CKD） 常伴随血脂代谢异常并促进ASCVD的发生。在可耐受的前提下，推荐CKD患者应接受他汀类药物治疗。治疗目标：轻中度CKD者，LDL-C<2.6mmol/L，非HDL-C<3.4mmol/L；重度CKD、CKD合并高血压或糖尿病者，LDL-C<1.8mmol/L，非HDL-C<2.6mmol/L。推荐中等强度他汀类药物治疗，必要时联合胆固醇吸收抑制剂。

5. 非心源性缺血性卒中或短暂性脑缺血发作（TIA） 无论是否伴有其他动脉粥样硬化证据，均推荐给予他汀类药物长期治疗，以减少卒中和心血管事件危险。若患者基线LDL-C≥2.6mmol/L（100mg/dl），他汀类药物治疗效果证据明确；而基线LDL-C<2.6mmol/L（100mg/dl）时，目前尚缺乏临床证据。颅内大动脉粥样硬化性狭窄（狭窄率70%～99%）导致的缺血性卒中或TIA患者，推荐目标值LDL-C<1.8mol/L（70mg/dl）。长期使用他汀类药物治疗，总体上是安全的。有脑出血病史的非心源性缺血性卒中或TIA患者，应权衡风险和获益合理使用他汀类药物。

## 五、转诊建议

### （一）常规转诊

经改善饮食、生活习惯治疗及一般药物后，血脂水平仍控制不佳，甚至血脂指标进一步有升高时，建议转诊。

### （二）紧急转诊

血脂紊乱患者合并其他急性疾病时，如冠状动脉粥样硬化性心脏病突发急性心肌梗死、脑血管意外致TIA发作、急性重症胰腺炎等情况发生时，不适合在社区诊疗，需将患者转诊至各专科进行诊治，治疗时应同时兼顾两者，不可顾此失彼。

### （三）双向转诊

准确评估病情，对有转诊指征的患者及时转诊，并记录好患者信息，及时追踪患者专科诊治情况，患者病情平稳后转回全科医生处继续规范管理。注意事项如下：

1. 基层向上级医院转诊

（1）对初诊血脂异常患者，有下列情况之一者须向上级医院转诊：①血脂水平异常升高者，怀疑家族性高胆固醇血症的患者；②合并严重肝肾功能异常情况；③体型瘦小的女性老年（年龄>80岁）患者；④特殊人群：妊娠和哺乳期妇女、甲减、肿瘤化疗患者、严重感染患者等。

（2）对随诊血脂异常患者，有下列情况之一者应向上级医院转诊，2周内主动随访转诊情况：①规律中等强度药物治疗6～12个月，血脂控制不满意；②患者服用调脂药后出现严重不良反应，包括ALT、AST 3倍以上升高或CK 5～10倍以上升高，停药后不良反应没有改善；③复杂混合型血脂异常患者，处理有困难的；④出现新的并发症或原有并发症加重的患者。

2. 上级医院向基层转诊　血脂异常诊断明确、治疗方案确定、伴随临床情况控制稳定的患者转回基层，由基层全科医生对患者进行长期监测和随访管理。

## 六、全程管理

### （一）三级预防

1. 一级预防　以社区为单位，加强血脂代谢紊乱与心血管疾病相关知识的健康宣教，提供健康生活方式指导。

2. 二级预防　早发现、早诊断、早治疗，对患高脂血症的重点人群，如有高血压、糖尿病、肥胖、吸烟等多种心血管疾病危险因素者、有早发性心血管疾病家族史者，进行重点筛查。确诊患者争取疾病的早期缓解。

3. 三级预防　保持对已诊断高脂血症患者的系统治疗及长期的血脂水平监测控制，降低相关疾病（心血管疾病、代谢综合征）的发生率。

### （二）随访管理

对患者实施分级管理。LDL-C未达标的患者纳入强化管理，LDL-C达标伴或不伴其他类型血脂异常患者纳入常规管理。每年对患者进行1次管理效果评估。针对LDL-C达标伴或不伴其他类型血脂异常患者，至少每半年随访1次，监测血脂和病情控制情况，以健康教育为重点，有针对性进行非药物干预、药物治疗和自我管理指导。针对LDL-C不达标的患者，至少每3个月随访1次，监测血脂和病情控制情况，开展健康教育和非药物干预，重点加强药物治疗管理，监测药物疗效和不良作用，强调急性心脑血管事件的监测和早期识别干预。强调针对个人生活方式及行为危险因素进行全面个体化干预及改善，同时根据心血管疾病危险评估，启动个体化药物治疗。心血管低中危的初诊患者，可以非药物治疗3～6个月，血脂不达标（LDL-C≥3.4mmol/L）开始进行药物治疗。心血管高危和极高危患者，建议同时启动非药物干预和药物治疗。药物治疗初期或调整期每1～2个月复查血脂、ALT、AST和CK。

# 第五节　甲状腺功能减退

## 一、概述

甲状腺功能减退（hypothyroidism）简称甲减，是由各种原因导致的低甲状腺激素血症或甲状腺激素抵抗而引起的全身性低代谢综合征，其病理特征是黏多糖在组织和皮肤堆积，表现为黏液性水肿。甲减的患病率与TSH诊断切点值、年龄、性别、种族等因素有关。65岁及以上老年女性甲减与亚临床甲减的总患病率为15.07%，同龄男性为9.22%。随增龄甲减、亚临床甲减患病率升高。

## 二、分类

### （一）根据病变发生的部位分类

1. 原发性甲减（primary hypothyroidism） 由于甲状腺腺体本身病变引起的甲减，占全部甲减的95%以上，且原发性甲减主要是由自身免疫、甲状腺手术和甲亢$^{131}$I治疗所致。

2. 中枢性甲减（central hypothyroidism） 由下丘脑和垂体病变引起的促甲状腺激素释放激素或者促甲状腺激素产生和分泌减少所致的甲减，垂体外照射、垂体大腺瘤、颅咽管瘤及产后大出血是其较常见的原因；其中由于下丘脑病变引起的甲减称为三发性甲减。

3. 甲状腺激素抵抗综合征 由于甲状腺激素在外周组织实现生物效应障碍引起的综合征。

### （二）根据病变的原因分类

可分为药物性甲减、手术后甲减、$^{131}$I治疗后甲减、特发性甲减、垂体或下丘脑肿瘤手术后甲减等。

### （三）根据甲状腺功能减退的程度分类

可分为临床甲减（overt hypothyroidism）和亚临床甲减（subclinical hypothyroidism）。

## 三、常见病因与发病机制

甲减发病机制因病因不同而异，常见病因及机制如下：

1. 原发性甲减 老年人也以原发性甲减最多见，占全部甲减的99%以上，自身免疫性甲状腺炎是老年人甲减最常见的原因，其次是$^{131}$I治疗及甲状腺手术后。

2. 继发性甲减或中枢性甲减 在老年人中罕见，是由于下丘脑和/或垂体病变引起的促甲状腺激素释放激素（TRH）或者TSH合成和分泌减少所致。垂体外照射、垂体大腺瘤、颅咽管瘤及垂体缺血性坏死是中枢性甲减较常见的原因。

3. 药物性甲减 较多见，包括抗甲状腺药物过量、胺碘酮、锂制剂、细胞因子和针对免疫系统的肿瘤靶向药物等。在服用胺碘酮治疗心律失常的患者中，高达20%的患者会出现甲减，是老年人药物性甲减最常见的原因。

4. 甲状腺激素抵抗综合征（RTH） 是由于甲状腺激素在外周组织实现生物效应障碍引起的甲减。

## 四、临床特点

老年人甲减常隐匿发病，进展缓慢，早期症状缺乏特异性。典型症状经常在几个月甚至几年后才显现出来，主要为代谢率减低和交感神经兴奋性下降的表现。具体如下：

1. **低代谢症候群** 畏寒、少汗、乏力、体重增加、行动迟缓、言语缓慢、音调低哑；因血循环差和产热减少，体温可低于正常。

2. **精神神经系统** 轻者有记忆力、注意力、理解力和计算力减退，嗜睡，反应迟钝。重者可表现为痴呆、幻想、木僵，可出现黏液性水肿昏迷。

3. **心血管系统** 心率减慢，每搏量减少，静息时心排血量降低，外周血管阻力增加，脉压减小。患者可伴有血压增高，久病者易并发动脉粥样硬化症及冠心病。由于心肌耗氧量减少，很少发生心绞痛和心力衰竭。在应用甲状腺激素治疗期间会诱发或者加重心绞痛。原发性甲减出现心脏扩大、心包积液，称之为甲减性心脏病。

4. **消化系统** 食欲减退，腹胀，便秘，偶尔会导致黏液水肿性巨结肠或麻痹性肠梗阻。

5. **血液系统** 需氧量减少、促红细胞生成素生成不足、吸收不良、摄入不足及胃酸缺乏导致铁吸收减少，上述原因都可以导致贫血。白细胞总数和分类计数、血小板计数通常正常。血浆凝血因子Ⅷ和Ⅸ浓度下降、毛细血管脆性增加以及血小板黏附功能下降，均易导致出血倾向。

6. **呼吸系统** 可有胸腔积液，只在极少情况下才引起呼吸困难。阻塞型睡眠呼吸暂停比较常见，在甲状腺功能恢复正常后可逆转。

7. **肌肉与骨关节系统** 肌肉无力，可有肌萎缩。部分患者伴关节疼痛和关节腔积液。

8. **黏液性水肿昏迷** 为甲减最严重的并发症。临床表现为嗜睡、低体温（<35℃）、呼吸减慢、心动过缓、血压下降、四肢肌肉松弛、反射减弱或消失，甚至昏迷、休克，危及生命。多见于老年人或长期未获治疗者，多在寒冷时发病。诱发因素为严重全身性疾病、中断甲状腺激素治疗、感染、手术和使用麻醉、镇静药物等。

## 五、评估方法

### （一）问诊

老年人群甲减症状涉及多个系统，表现无特异性，全科医生在问诊过程中，应详细询问病史，关注患者的一般情况、个人史与既往史，重点进行系统回顾，收集患者临床表现特点。

1. **既往史** 患者初次就诊时需询问既往甲状腺疾病史和治疗史，如自身免疫疾病史、甲状腺手术史、颈部放射治疗史、垂体疾病史，女性需询问有无产后大出血史。

2. **药物应用史** 碳酸锂、胺碘酮、硫脲类、磺胺类、对氨基水杨酸钠、过氯酸钾、保泰松、硫氰酸盐、酪氨酸激酶抑制剂等。

3. **饮食习惯** 是否食用加碘盐，是否长期大量食用卷心菜、芜菁、甘蓝、木薯等。

4. **家族史** 一级亲属是否有自身免疫性甲状腺疾病史。

### （二）体格检查

1. **甲减面容** 颜面虚肿、表情呆板、淡漠；面色苍白、眼睑水肿、唇厚舌大、舌体边缘可见齿痕；眉毛外 1/3 稀疏脱落，男性胡须稀疏。

2. 皮肤　干燥粗糙，皮温降低，由于高胡萝卜素血症，手脚掌皮肤可呈姜黄色；毛发干燥稀疏，双下肢胫骨前方黏液性水肿，压之无凹陷。

3. 神经系统　跟腱反射时间延长，膝反射多正常。

4. 心血管系统　可引起心包积液和心力衰竭；心动过缓、心音减弱、心界扩大。

5. 消化系统　肠鸣音减弱，部分患者可出现麻痹性肠梗阻；重症患者可发生黏液性水肿昏迷。

（三）辅助检查

1. 甲状腺功能评估指标　血清 TSH、$T_4$、$FT_4$、$T_3$、$FT_3$。血清 TSH 及 $FT_4$ 是诊断原发性甲减的首选指标。血清 $T_3$、$FT_3$ 在轻症患者可在正常范围，在严重患者则降低。原发性甲减血清 TSH 升高先于 $T_4$ 的降低，故血清 TSH 是评估原发性甲状腺功能异常最敏感和最早期的指标。亚临床甲减仅有血清 TSH 增高，而血清 $T_4$、$FT_4$、$T_3$、$FT_3$ 正常。临床甲减血清 TSH 升高，$T_4$、$FT_4$ 降低，严重时血清 $T_3$ 和 $FT_3$ 减低。垂体性和/或下丘脑性甲减，$T_4$、$FT_4$ 降低，通常 TSH 正常或降低。由于 $T_3$、$T_4$ 受甲状腺素结合球蛋白、白蛋白、糖皮质激素、性激素等的影响，故测定 $FT_3$、$FT_4$ 比 $T_3$、$T_4$ 更敏感、准确。

2. 甲状腺自身抗体　甲状腺过氧化物酶抗体（TPOAb）、甲状腺球蛋白抗体（TgAb）是确定原发性甲减病因和诊断自身免疫性甲状腺炎（包括桥本甲状腺炎、萎缩性甲状腺炎）的主要指标。一般认为 TPOAb 的意义较为肯定。

3. 其他相关检查　①外周血常规：轻中度贫血，多为正细胞正色素性贫血，大细胞性贫血也可发生。②脂质代谢异常：常见血总胆固醇、甘油三酯、低密度脂蛋白胆固醇、脂蛋白（a）升高，高密度脂蛋白胆固醇降低。③其他生化检查：血清磷酸肌酸激酶、乳酸脱氢酶、谷草转氨酶升高、心肌酶谱等。④催乳素：严重的原发性甲减患者可伴血催乳素升高。

（四）诊断

诊断标准：①甲减的症状和体征。②血清 TSH 增高，$T_4$、$FT_4$ 降低，即可诊断原发性甲减。③血清 TSH 增高，$T_4$、$FT_4$ 和 $T_3$、$FT_3$ 正常，为亚临床甲减。④血清 TSH 减低或正常，$T_4$、$FT_4$ 降低，考虑中枢性甲减，做 TRH 刺激试验证实；需进一步寻找垂体和下丘脑的病变。⑤如 TPOAb 和/或 TgAb 阳性，可考虑甲减的病因为自身免疫性甲状腺炎。

（五）鉴别诊断

1. 贫血　应与其他原因的贫血鉴别。

2. 蝶鞍增大　应与垂体瘤鉴别。原发性甲减时 TRH 分泌增加可以导致高 PRL 血症、溢乳及蝶鞍增大，酷似垂体催乳素瘤；可行 MRI 鉴别。

3. 心包积液　需与其他原因导致的心包积液鉴别。心脏扩大、血流动力学、心电图的改变以及血清酶的变化有助于鉴别。甲减所致的上述改变经甲状腺激素治疗后，如没有并存的器质性心脏病，可恢复正常。

4. 水肿　慢性肾炎和肾病综合征患者可有水肿，血 $T_3$、$T_4$ 下降（甲状腺素结合球蛋白减少所致），血胆固醇增高等表现，肾功能有明显异常，测定TSH、$FT_4$、$FT_3$水平可帮助鉴别。

5. 低$T_3$综合征　又称甲状腺功能正常的病态综合征（ESS），指非甲状腺疾病原因引起的低$T_3$综合征。严重的全身性疾病、创伤和心理疾病等都可导致甲状腺激素水平的改变，它反映了机体内分泌系统对疾病的适应性反应。主要表现在血清$FT_3$、$T_3$水平减低，血清$rT_3$增高，血清$T_4$、TSH水平正常。疾病的严重程度一般与$T_3$降低的程度相关，疾病危重时也可出现$T_4$水平降低。ESS的发生是由于：①5'-脱碘酶的活性被抑制，在外周组织中$T_4$向$T_3$转换减少，所以$T_3$水平降低；②$T_4$的内环脱碘酶被激活，$T_4$转换为$rT_3$增加，故血清$rT_3$增高。

6. 垂体催乳素瘤　原发性甲减时由于$T_3$、$T_4$分泌减少，对下丘脑TRH和垂体TSH反馈抑制作用减弱，导致TRH分泌增加，刺激垂体，导致垂体反应性增生、高催乳素血症、溢乳，酷似垂体催乳素瘤。可行垂体MRI检查，必要时予试验性甲状腺激素替代治疗相鉴别。

## 六、治疗

### （一）一般治疗

注意保暖，避免感染等各种应激状态。有贫血者可补充铁剂、维生素$B_{12}$和叶酸，缺碘者应补碘。

### （二）药物治疗

临床甲减的老年患者均应给予左甲状腺素（L-$T_4$）的替代治疗及对症治疗，替代治疗常为终身性，治疗的目标是将血清TSH和甲状腺激素水平恢复到正常范围内。L-$T_4$治疗的剂量取决于甲减的程度、病因、年龄、特殊情况、体重和个体差异，应遵循起始小剂量、缓慢调整剂量、密切随访监测的原则，临床甲减、甲状腺功能明显减退，老年人L-$T_4$替代剂量约1.0μg/（kg·d）。甲状腺功能完全缺失，如甲状腺全切术后和/或放射碘治疗后、中枢性甲减患者，替代剂量较高。

服药方法：老年患者服用L-$T_4$前要常规检查心脏状态。起始剂量和达到完全替代剂量所需时间要根据患者年龄、心脏状态、特定状况确定。老年人、有心脏病者应小剂量起始，如12.5μg/d起始，缓慢加量，如每1～2周增加12.5μg，直到达到治疗目标。患缺血性心脏病的老年患者的起始剂量宜更小，调整剂量宜更慢，防止诱发心绞痛或加重心肌缺血。L-$T_4$的半衰期约7日，口服L-$T_4$吸收约70%，故可每日服药1次，早餐前30分钟服用，或睡前服用。不应与干扰L-$T_4$吸收的药物同服，服用间隔应>4小时，以免影响L-$T_4$的吸收和代谢。肠道吸收不良，氢氧化铝、碳酸钙、考来烯胺、硫糖铝、硫酸亚铁、食物纤维添加剂等，均可影响小肠对L-$T_4$的吸收；苯巴比妥、苯妥英钠、卡马西平、利福平、异烟肼、洛伐他汀、胺碘酮、舍曲林、氯喹等药物可以加速L-$T_4$的清除。甲减患者同时服用这些药物时，需要注意调整L-$T_4$剂量。

治疗监测：L-$T_4$替代治疗后4～8周监测血清TSH，治疗达标后，每6～12个月复查1次，或根据临床需要决定监测频率。原发性甲减根据TSH水平调整L-T$_4$剂量，治疗目标个体化。中枢性甲减依据FT$_4$水平，而非TSH调整治疗剂量。替代治疗过程中要注意避免用药过量导致临床甲亢或亚临床甲亢。如出现心绞痛发作、心律失常或精神症状，应及时减量或停药。

### （三）亚临床甲减的治疗

亚临床甲减的处理特别强调根据老年综合评估（CGA）结果及甲状腺功能、血脂和心血管疾病情况。亚临床甲减可导致血脂异常，促进动脉粥样硬化的发生、发展。部分亚临床甲减可发展为临床甲减，因此目前认为在下述情况需要给予L-T$_4$治疗。高胆固醇血症、重度亚临床甲减（TSH≥10.0mU/L）的患者，建议给予L-T$_4$替代治疗，治疗的目标与临床甲减一致。轻度亚临床甲减（TSH<10.0mU/L）患者，如果伴有甲减症状、TPOAb阳性、血脂异常或动脉粥样硬化性疾病，应予L-T$_4$治疗。治疗过程中要监测血清TSH，以避免过度治疗。老年亚临床甲减患者的治疗目前存在争议，治疗应谨慎选择，治疗后TSH控制目标要适当放宽。对于血清TSH 4～10mU/L的老年亚临床甲减患者：①如合并甲状腺自身抗体阳性则需更密切地监测；②85岁以上高龄老年患者，不建议行常规L-T$_4$替代治疗，但应在6～12个月之间复测TSH水平有无改善或进展；③长寿及百岁老人一般不予L-T$_4$替代治疗。

### （四）黏液性水肿昏迷的治疗

1. 补充甲状腺激素　首选碘塞罗宁静脉注射，首次40～120μg，以后每6小时5～15μg，至患者清醒改为口服；或首次静脉注射L-T$_4$ 200～400μg，以后每日注射1.6μg/kg，待患者苏醒后改为口服。如无注射剂，可碘塞罗宁片剂鼻饲（20～30μg/次，每4～6小时1次）或L-T$_4$片剂（200～400μg/d）或干甲状腺片（30～60mg/次，每4～6小时1次），清醒后改为口服。有心脏病者起始量为常规用量的1/5～1/4。

2. 吸氧、保温、保持呼吸道通畅、必要时行气管切开、机械通气。

3. 氢化可的松静脉滴注，200～300mg/d，待患者清醒及血压稳定后减量。

4. 根据需要补液，但是入水量不宜过多，并监测心肺功能、水电解质、酸碱平衡及尿量等。

5. 控制感染，治疗原发疾病。

6. 其他支持疗法并加强护理。

## 七、转诊建议

### （一）常规转诊

1. 首次发现甲减，病因和分类未明者，或疑似继发性甲减患者。

2. 甲减患者合并心血管疾病、其他内分泌疾病、甲状腺明显肿大或结节性质不明等情况，处理困难者。

3. 经3～6个月规范治疗后血清TSH和甲状腺激素水平不达标者。

### （二）紧急转诊

甲减患者有嗜睡、木僵、精神异常、体温低下等情况，考虑黏液性水肿昏迷时，应立刻转诊。转诊前紧急处置：①保温，但避免使用电热毯，因其可以导致血管扩张，血容量不足；②补充糖皮质激素，静脉滴注氢化可的松200～400mg/d；③对症治疗，伴发呼吸衰竭、低血压和贫血采取相应的抢救治疗措施；④其他支持疗法。

### （三）双向转诊

全科医生应积极主动地与专科医生建立畅通、互利的双向转诊机制和渠道，最大限度地发挥各自的优势和协同作用。全科医生应该承担起典型老年甲减患者的诊断、诊断明确的甲减患者的后续管理、甲减伴发危重状况的处理；明确老年人甲减治疗达标及长程管理理念，识别甲减治疗过程中出现药物不足/过量等情况，规范用药。规范诊疗、实时转诊、持续性随访是全科医生的主要任务。

## 八、全程管理

全科医生应该承担甲减的筛查、初步诊断、评估、治疗、转诊及长期随访管理工作，识别继发性甲减及不适合在全科诊治的甲减患者，如出现黏液性水肿昏迷，或伴其他危重复杂疾病时，应及时转诊。全科医生对老年甲减患者的管理目标是TSH和甲状腺激素水平达标，降低并发症发生风险。

### （一）三级预防

1. 一级预防 ①宣传甲减的防治知识，发放甲状腺疾病健康教育科普手册或健康教育处方等，提高全社会对甲减的认识。②在地方性甲状腺肿流行区推广加碘食盐。食盐加碘是消除碘缺乏病导致的甲减和克汀病最有效的方法。③避免碘过量，碘过量能够导致TSH升高，进而导致亚临床甲减。④应避免长期大量食用致甲状腺肿作用的食物，例如：卷心菜、芜菁、甘蓝、木薯等。⑤同时使用药物中含碳酸锂、硫脲类、磺胺类、对氨基水杨钠、过氯酸钾、保泰松、硫氢酸盐、酪氨酸激酶抑制剂等、白细胞介素-2、干扰素-γ等可能导致甲减，应用时应该监测甲状腺功能。⑥甲状腺功能正常、甲状腺自身抗体阳性的患者是甲减的高危人群，建议保持碘营养适量。

2. 二级预防 主要指甲减患者的早发现、早诊断、早治疗。在社区高危人群中一旦筛查出老年甲减患者，即给予规范化管理，控制病情，使甲状腺激素水平和TSH达标，减缓并发症的发生。

3. 三级预防 加强老年甲减患者的康复及护理，减少诱发甲减急性并发症的因素，防止甲减病情加重，避免发生黏液性水肿昏迷。特别注意老年人的药物管理，要尽量减少发生药物性甲亢，减少因为甲减导致的心血管死亡和全因死亡风险。

### （二）随访管理

做好定期随访工作，制定干预管理计划，按照治疗原则，定期监测相关指标。甲状腺减退症老年人在补充L-T$_4$治疗初期，应每隔4～8周测定血清TSH和FT$_4$，根据TSH和FT$_4$水平调整L-T$_4$剂量，直至达到治疗目标。治疗达标后，至少需要每6～12个月复查1次上述指标。

## 全科医生在老年内分泌及代谢系统疾病中的关注点

1. 运用全科医学的理念及整体方法针对老年患者进行详细评估，采用多学科方法评估老年人的躯体情况、功能状态、心理健康和社会环境状况等，对老年健康状态综合评估，制定个体化诊疗方案。

2. 全科医生是接触老年糖尿病、高尿酸血症、血脂异常、甲状腺功能减退最多的医务工作者，在开展日常随访活动或患者主动就诊时，需通过详细的问诊、查体以及适当的辅助检查，评估患者目前的健康状况及并发症；把握治疗时机，发现患者有转诊指征时及时转诊。

3. 目前老年患者常多病共存，需要服用多种治疗药物，应关注和了解药物间的相互作用和影响，结合老年人的生理特点及药动学，选择合适的药物和诊治方案，避免不合理用药。

4. 全科医生要在基层社区发挥作用，做好预防及全程随访管理工作。

## 【拓展内容】

1. 胰岛素泵的使用　胰岛素泵在老年糖尿病患者中的应用：胰岛素泵是采用人工智能控制的胰岛素输送装置，可以连续进行皮下胰岛素注射，最大程度模拟胰岛素的生理分泌，帮助管理血糖。对于老年糖尿病患者，尤其是1型糖尿病，如采用多针胰岛素皮下注射治疗，血糖波动大、低血糖风险高，可尝试应用胰岛素泵。临床医生需结合患者的个体情况决定是否采用胰岛素泵治疗，并对患者及家属进行胰岛素泵知识的充分教育，包括胰岛素泵的设置、报警的处理、潜在并发症等。应建立良好的协助模式，在患者的胰岛素泵需要调整时能被快速有效地处理，以免出现胰岛素泵相关的急性不良事件。

2. 痛风及高尿酸血症中医药治疗　中医药治疗痛风和高尿酸血症，首先要明确干预人群和疾病分期。中医药治疗应以改善症状和体征、降低血尿酸、减少复发、防治并发症、提高生活质量为目标，中医药干预采取养治并举、病证结合、分期论治的原则。痛风和高尿酸血症患者中，实证多见湿热、痰浊、痰瘀，虚证以肝肾、脾肾亏虚为主。中医药治疗痛风急性期以缓解关节症状为目标，急性期以湿热为核心病机，宜急则治标，法以清热利湿、消肿镇痛为主。中医药用于痛风慢性期的治疗，有助于降低血尿酸、改善症状、减少复发。慢性期以脾肾亏虚为本，湿热痰瘀为标，宜标本兼顾，法以健脾补肾、清热泄浊、祛瘀涤痰为主。对于痛风性肾病患者，除了常规西医治疗外，建议加用中医药治疗，降低尿酸，延缓肾功能损伤进展。辨证加用口服中药汤剂或中成药，合理配合中药保留灌肠等外治法，改善肾功能；注意避免选择肾毒性药物，防止加重肾功能损伤。高尿酸血症以健脾泄浊为基本治法，贯穿治疗始终。无症状者应结合体质辨识，食药干预，调节脏腑功能。痛风间歇期以控制血尿酸、预防关节症状发作为目标，治疗的核心在于调理脾肾。痛风湿热蕴结证的中成药治疗，可口服四妙丸、湿热痹片（颗粒），关节肿痛配合口服或外敷新癀片。中医外治法需辨证施用，同时根据疾病分期可采用中药外敷、熏洗等疗法，药效直达病所，起效迅速，副作用小，体现中医综合治疗的优势。

3. **老年人血脂异常药物防治进展** 关于他汀类药物治疗的研究与争论仍未停止。65岁及以上老年人的他汀类药物治疗，无论是一级预防还是二级预防，总体是获益的。但对于80岁以上老年人，仍存在是否还要进一步分层、制定新的他汀类药物治疗目标及剂量选择的问题。目前已经公布的关于降脂治疗的临床试验缺乏80岁以上人群研究的结果，缺乏专为高龄老年人设计的前瞻、随机、对照、大规模临床试验。

4. **老年人甲状腺疾病的筛查** 虽然老年人甲状腺疾病患病率高、症状隐匿、危害较大，但在普通老年人群中筛查甲状腺疾病尚缺乏风险与获益的循证医学证据推荐。但是建议老年人入住养老院、住院、常规健康体检时筛查甲减，尤其是老年女性。对于如下情况更应积极筛查：颈部外照射史或$^{131}$I治疗史，甲状腺手术和甲状腺功能异常史，自身免疫甲状腺疾病家族史，患其他自身免疫性疾病、贫血、血脂异常、高血压、糖尿病等疾病，精神、认知异常，心血管疾病，肺动脉高压，消化系统疾病，骨质疏松、肌少症，以及应用胺碘酮、酮康唑、锂剂、干扰素-α、白细胞介素-2、酪氨酸激酶抑制剂、免疫检查点抑制剂等药物者。筛查指标首选血清TSH，不建议对社区老年人行超声筛查甲状腺结节。

【思考题】
1. 简述老年糖尿病患者的血糖监测频率及控制标准。
2. 简述老年高尿酸血症患者的诊断及控制目标。
3. 简述老年高脂血症的控制目标。
4. 简述老年甲状腺功能减退的诊断及治疗时机。

（廖晓阳）

# 第三十二章　血液系统疾病

血液系统
疾病

**重要知识点**　1. 老年血液系统疾病表现特点、分类及常见病
　　　　　　　　2. 老年贫血的评估、治疗和管理
　　　　　　　　3. 老年人血小板减少症的诊断、治疗和预防
　　　　　　　　4. 老年人易栓症的诊断、治疗和管理

## 第一节　概　　述

随着年龄的增加，血液系统疾病的患病率也逐年上升，多发性骨髓瘤的发病高峰在60岁左右，80岁以上住院的老年人贫血发生率超过了49%。同时，由于我国步入老龄化社会，贫血、出血及易栓性疾病对心脑血管疾病等年龄相关的慢性病的影响也更为明显，因此老年人群血液系统疾病的防治非常重要，也是全科医生工作中的重要内容。

### 一、衰老对血液系统结构与功能的影响

#### （一）造血系统生物学

人体的造血系统来源于造血干细胞。造血干细胞具有不断自我更新、复制以及多向分化的能力。造血干细胞在造血微环境中，经多种细胞因子的调节，自我复制分化为粒系、巨核系、红系、淋巴系的细胞。造血干细胞、造血微环境及细胞因子三者调节造血系统，以保持细胞增殖、分化、成熟、释放的平衡。

在人体衰老的过程中，造血系统也随之产生变化，主要表现为对应激造血反应的迟钝。有学者认为造血系统的衰老与肿瘤、自身免疫性疾病和感染相关，但目前病理学机制尚不清楚。

#### （二）衰老对血液系统影响

1. 衰老对造血组织影响　人体造血干细胞最初来源于卵黄囊，出生后主要造血组织为骨髓。随着年龄的增长，有造血功能的红骨髓逐渐减少，脂肪组织（黄骨髓）逐渐增多。人体因各种原因导致的大出血而处于应激状态时，平时不造血的部分黄骨髓会迅速转变为可造血的红骨髓，增加造血能力，恢复机体正常所需的血细胞。而老年人的这种应激反应能力则迅速下降。髓外造血的组织（脾脏、胸腺、淋巴结及扁桃体）的重量也

随着年龄的增长而降低。衰老也会影响造血因子的调控，细胞因子的产生不足或过剩导致造血环境失调。此外，年龄增长会影响特定的造血干细胞数量和已分化的骨髓造血数量。老年人造血系统整体表现为造血储备能力下降，对于相同刺激造血异常比年轻人发生得更早，也更严重。

2. 衰老对外周血影响

红细胞及血红蛋白：老年人群红细胞及血红蛋白的正常值目前尚无统一标准。一般来说正常高龄老人的红细胞及血红蛋白水平低于正常中青年人群，但并不绝对，其水平也受到社会经济因素的影响。

白细胞：老年人白细胞和中青年人群比较一般无明显变化，但白细胞功能下降，这可能是老年人易出现各种感染及感染容易迁延不愈的原因之一。

血小板：老年人血小板数量与中青年人群差异不大，但其血小板寿命缩短，黏附聚集等功能活跃，血小板脂膜成分异常，这些均是老年人易发血栓及栓塞性疾病的重要因素。

3. 衰老对免疫功能影响　随着年龄的增长，老年人的免疫功能也出现相应改变，主要表现为老年人胸腺、脾脏、扁桃体等免疫器官的重量降低，淋巴结中滤泡减少，功能减退。细胞免疫方面，老年人吞噬细胞（包括中性粒细胞、单核/巨噬细胞）的代谢活力和吞噬作用降低。体液免疫方面，老年人B细胞成熟明显减慢、活力降低，对各种特异抗原刺激抗体的反应能力降低，抗体生成减少。总之，老年人免疫功能整体呈现减退及失调，使老年人发生感染及罹患肿瘤的风险增加。

## 二、老年血液疾病表现特点

（一）临床表现不典型

老年人血液系统疾病一般起病隐匿，进展缓慢，早期临床表现不典型，容易被共存的疾病所掩盖，常在疾病晚期才被发现。如老年患者常患的贫血，早期可无明显表现，直至血红蛋白显著降低或因其他疾病就诊时才被发现。

（二）常为继发性

老年血液系统疾病多为继发性，如贫血可继发于多种疾病，需要积极寻找原发疾病。

（三）易合并多器官功能衰竭

老年患者存在不同程度的器官衰老及功能降低，即便是较弱的打击也可导致多器官功能衰竭。同时，老年人普遍存在动脉粥样硬化，当一个器官出现功能衰竭后，易导致排血量及灌注降低，引起局部缺血、缺氧，加上基础疾病等复杂机制，共同导致多器官功能衰竭。

（四）常合并感染

血液系统疾病的患者常出现免疫功能受损，如白血病导致白细胞失去正常功能。同时，在血液系统疾病的放疗、化疗过程中，常出现骨髓抑制，导致感染风险显著升高，有的感染可能是致命的。因此，老年血液疾病的防治很重要。

## 三、老年血液疾病分类及常见病

### （一）血液系统疾病分类

1. 红细胞系统疾病　主要为贫血，包括缺铁性贫血、巨幼细胞贫血、免疫性溶血性贫血、再生障碍性贫血、阵发性睡眠性血红蛋白尿症、各类先天性因素导致的溶血性贫血等，以及各类疾病及感染导致的继发性贫血。

2. 白细胞系统疾病　主要为粒细胞数量及质量的异常，如粒细胞减少和缺乏、粒细胞功能缺陷、粒细胞增多、传染性单核细胞增多症、朗格汉斯组织细胞增生症、脾功能亢进、淋巴细胞增多症、淋巴细胞减少症、原发性免疫缺陷病及获得性免疫缺陷综合征等。

3. 血液系统肿瘤　以 WHO 2016 年标准，根据肿瘤细胞的来源，血液系统肿瘤分为髓系肿瘤、淋巴组织肿瘤、髓系和淋巴系肿瘤以及组织细胞/树突状细胞肿瘤，常见有急性髓系白血病、骨髓增生异常综合征、骨髓增殖性肿瘤、多发性骨髓瘤及霍奇金淋巴瘤等淋巴瘤及淋巴细胞白血病。

4. 出血疾病　依据发病机制分为血管因素引起的出血、血小板因素引起的出血、病理性循环抗凝物质引起的出血、纤溶亢进引起的出血、综合因素引起的出血；血栓疾病的原因主要分为血管疾病、血液状态相关疾病、血流因素。

### （二）血液系统常见疾病

1. 贫血　贫血是老年人常见的血液系统疾病，尤其是缺铁性贫血，多由老年胃肠道疾病慢性失血、不良的饮食习惯导致；还有巨幼细胞贫血、进食习惯及胃肠道疾病影响叶酸及维生素$B_{12}$的吸收相关疾病；此外，继发性贫血、系统疾病性贫血也较多见。

2. 出血与凝血疾病　老年人常见出血性疾病有老年性紫癜、过敏性紫癜和血小板减少性紫癜；老年人血栓性疾病也很常见，并且随着年龄增大发病率增高。

## 四、老年血液系统疾病的评估

老年人血液系统疾病需要全科与专科结合，综合评估及随访管理。全科医生在血液系统疾病的管理中，主要承担前期疾病的发现、评估、治疗、转诊及治疗后的常规随访，其中疾病预防与评估是全科医生工作的重要内容。

### （一）血液系统疾病问题评估

1. 问诊　老年问诊中需关注特殊血液系统疾病的症状，如发热，肿块，肝、脾、淋巴结肿大，骨痛等，还需要重视患者整体的、系统的问诊，如精神状态、胃纳、睡眠、体重及各系统器官改变等相应症状。还应询问有无药物、毒物或放射性物质接触史，营养及饮食习惯，手术史，月经孕产史及家族史等。

2. 查体　除常规查体外，重点观察皮肤黏膜颜色、出血点及结节或包块；舌乳头是否正常；胸骨有无压痛；浅表淋巴结、肝、脾有无肿大，腹部有无肿块等。

3. 常规辅助检查　主要包括血常规、血生化、骨髓检查（形态学、免疫分型、基因及染色体核型、组织病理学）、影像学检查等。

### （二）血液系统疾病的防治

1. 预防策略

（1）加强体检：老年血液系统疾病常为继发性，如继发于各种原因的贫血、继发性骨髓增生异常综合征。老年血液系统疾病早期症状不典型，或者合并精神异常疾病的老年患者不能正确地表述自己的不适，通常在病情严重时才能被发现。因此，老年人群可定期体检，筛查慢性感染、炎症及恶性肿瘤相关性疾病，对相关疾病进行早期治疗。

（2）加强营养保健：老年人饮食较差，对于有贫血等疾病或高风险的人群，应及早添加富含铁的食品，如蛋类、肝脏等；纠正偏食，定期查治寄生虫感染；多补充新鲜蔬菜，亦可口服小剂量叶酸或维生素 $B_{12}$ 预防；应用干扰核苷酸合成药物治疗的患者，应同时补充叶酸和维生素 $B_{12}$。

2. 治疗策略

（1）一般治疗：包括饮食、营养及精神与心理治疗。

（2）祛除病因：可使患者脱离致病因素。

（3）常见治疗：维持正常血液成分及其功能，如补充造血所需营养、刺激造血、脾切除、免疫治疗、成分输血等；去除异常的血液成分或抑制异常功能，如放疗、化疗、免疫治疗等；此外，造血干细胞移植（HSCT）通过去除异常的骨髓造血组织，植入健康的干细胞，重建造血与免疫系统，是一种可能根治血液系统恶性肿瘤和遗传性疾病等的综合性治疗方法。

# 第二节　贫　血

## 一、概述

贫血（anemia）不是一种独立的疾病，而是一种病理状态。贫血是指人体外周血红细胞容量减少，不能运输足够的氧至组织而产生的综合征。由于红细胞容量测定较复杂，临床上常以血红蛋白（Hb）浓度来代替。我国血液病学家认为我国海平面地区成年男性 Hb<120g/L，成年女性（非妊娠）Hb<110g/L，孕妇 Hb<100g/L，即为贫血。血液循环中，血红蛋白浓度、红细胞数量和血细胞比容的检测结果受多种生理和生理因素的影响。老年人生活经历丰富、受影响因素多于年轻人，在判断血液检查结果时，需综合考虑。老年人也常合并多种疾病，而干扰血液检查的结果判读。因此，老年人是否存在贫血，是否需要干预治疗，都需要综合判断。

目前，国内外对 65 岁及以上老年人血红蛋白浓度、红细胞数量和血细胞比容的正常参考值尚无统一标准。但比较一致的观点认为，老年人骨髓的造血功能随年龄增加而减低，这反映了老年人的造血储备功能减退。健康老年人的血液检查指标不一定会体现异常，但当感染、肿瘤、营养不佳等疾病存在时老年人更容易出现贫血。

贫血既可以是许多疾病的一种临床表现，也可以是一种疾病的早期反应。对任何出现贫血的患者，需在明确病因的基础上进行有针对性的治疗。因此，在未确定贫血的病因之前，除非危及生命的紧急情况，一般不进行治疗，以免贻误诊断或带来不必要的不良后果。

## 二、病因与发病机制

贫血的发病机制可概括为红细胞生成不足或减少、红细胞破坏过多和失血三类。

### （一）红细胞生成不足或减少

红细胞的生成主要取决于三大因素：造血细胞、造血微环境及调节因子、造血原料。红细胞生成起源于多能造血干细胞；骨髓基质细胞提供了红细胞生成的微环境；促红细胞生成素（erythropoietin，EPO）是最主要的调节因子，作用于红系定向祖细胞水平，促进红细胞生成；蛋白质、脂类、维生素及微量元素都是必不可少的造血原料。

红细胞生成不足的常见机制有：①骨髓衰竭，包括造血干祖细胞数量减少或质量缺陷，如再生障碍性贫血（AA）、纯红细胞再生障碍性贫血（PRCA）及范科尼贫血（FA）。②无效造血，包括获得性和遗传性无效造血，前者如骨髓增生异常综合征（MDS），后者如先天性红细胞生成异常性贫血。③骨髓受抑，如肿瘤放射治疗或化学治疗造成造血细胞的损伤。④骨髓浸润，如血液恶性肿瘤、肿瘤骨髓转移可直接造成骨髓有效造血组织的减少。⑤造血调节因子异常，如慢性肾衰竭所致的EPO合成减少，慢性病贫血时肿瘤坏死因子、干扰素等造血负调控因子及铁代谢调节因子铁调素的增多。⑥造血微环境异常，造血微环境由多种基质细胞成分大分子生物活性物质、微循环、神经内分泌因子及其之间的复杂网络构成，为造血干细胞分化、发育、增殖和成熟提供必需的条件和场所。因目前无法模拟体内造血微环境的复杂体系，故对其在贫血发病中的确切意义目前所知甚少，但在某些贫血如再生障碍性贫血的发病中可能有一定的作用。⑦造血物质缺乏，叶酸和/或维生素B缺乏导致细胞DNA合成障碍引起巨幼细胞贫血；铁是合成血红蛋白的重要物质，铁缺乏可造成缺铁性贫血。

### （二）红细胞破坏过多

此类贫血的共同特点是红细胞寿命缩短，称为溶血性贫血（hemolytic anemia）。红细胞破坏主要涉及红细胞内在和外在两种机制：①红细胞内在缺陷，红细胞基本结构包括细胞膜、代谢酶类和血红蛋白异常或缺陷均可造成其寿命缩短。②红细胞外在因素，基本可分为免疫相关性和非免疫相关性。前者主要是通过体液免疫抗体介导红细胞破坏所致的一类溶血性贫血；后者包括多种非免疫因素，如物理（机械、温度等）、化学（化学毒物、药物、代谢和生物毒素等）和生物（微生物感染）等因素所致的溶血性贫血。

### （三）失血

包括急性和慢性失血。急性失血主要造成血流动力学的变化，慢性失血才是贫血最常见的原因。

贫血的病因和发病机制复杂多样，有时是多因素叠加的结果。临床医生不能满足于贫血的初步诊断，应仔细寻找出贫血的病因，才能采取针对性的有效治疗。

# 三、贫血的分类

1. 细胞计量学分类　见表32-2-1。

**表32-2-1　贫血的细胞计量学分类**

| 类型 | MCV/fl | MCH/pg | MCHC/% | 常见疾病 |
|------|--------|--------|--------|----------|
| 大细胞性贫血 | >100 | >32 | 32～35 | 巨幼细胞贫血、骨髓增生异常综合征、肝病 |
| 正常细胞性贫血 | 80～100 | 26～32 | 32～35 | 再生障碍性贫血、溶血性贫血、骨髓病性贫血 |
| 小细胞低色素性贫血 | <80 | <26 | <32 | 缺铁性贫血、铁粒幼细胞贫血、地中海贫血、慢性病性贫血 |

注：MCV，平均红细胞体积；MCH，平均红细胞血红蛋白；MCHC，平均红细胞血红蛋白浓度。

2. 病理生理学分类　见表32-2-2。

**表32-2-2　贫血的病理生理学分类及常见疾病**

| 分类 | | 常见疾病 |
|------|---|----------|
| 红细胞生成减少 | | • 骨髓衰竭：再生障碍性贫血、范科尼贫血、红系祖细胞增殖分化障碍、纯红细胞再生障碍性贫血、慢性肾衰竭所致贫血、内分泌疾病所致贫血、先天性红系造血异常性贫血<br>• 无效造血：骨髓增生异常综合征、先天性红系造血异常性贫血、营养性巨幼细胞贫血<br>• 造血功能受抑：抗肿瘤化学治疗、放射治疗<br>• 骨髓浸润：白血病、其他血液恶性肿瘤、实体瘤骨髓转移<br>• DNA合成障碍（巨幼细胞贫血）：维生素B缺乏、叶酸缺乏、先天性或获得性嘌呤和嘧啶代谢异常<br>• 血红蛋白合成障碍：缺铁性贫血、先天性转铁蛋白缺乏症 |
| 红细胞破坏增加（溶血性贫血） | 内源性异常 | • 先天性红细胞膜缺陷：遗传性球形红细胞增多症、遗传性椭圆形红细胞增多症<br>• 获得性红细胞膜缺陷：阵发性睡眠性血红蛋白尿症<br>• 红细胞酶异常：葡萄糖-6-磷酸脱氢酶缺陷症、丙酮酸激酶缺陷症<br>• 其他酶缺陷：卟啉病<br>• 珠蛋白合成异常（血红蛋白病）：异常血红蛋白病、地中海贫血 |
| | 外在因素异常 | • 免疫相关性（抗体介导性）：温抗体型自身免疫性溶血性贫血、冷性溶血病、药物相关抗体溶血性贫血、新生儿同种免疫性溶血性贫血<br>• 非免疫相关性：机械性因素，如行军性血红蛋白尿症、心血管创伤性溶血性贫血、微血管病性溶血性贫血；其他物理和化学因素所致贫血 |
| 失血 | | • 急性失血<br>• 慢性失血 |

3. 贫血的严重程度划分　见表32-2-3。

表32-2-3　贫血的严重度划分标准

| 血红蛋白浓度 /（g/L） | 贫血严重程度 |
| --- | --- |
| <30 | 极重度 |
| 30～59 | 重度 |
| 60～90 | 中度 |
| >90 | 轻度 |

## 四、临床特点

贫血最常见的全身症状为乏力，不同的系统疾病有不同的临床表现。

（一）皮肤黏膜及其附属器

皮肤黏膜苍白是贫血最常见的体征。判断皮肤苍白受多种因素的影响，包括人种肤色、皮肤色素沉着的深浅和性质、皮肤血管的扩张程度以及皮下组织液体含量和性质等。黏膜颜色的改变较为可靠，如口腔黏膜、睑结膜、口唇和甲床。贫血的其他皮肤改变还有干枯无华、弹性及张力降低。皮肤附属器的变化包括毛发枯细、指甲薄脆。缺铁性贫血时指甲可呈反甲或匙状甲。溶血性贫血时可引起皮肤、黏膜黄染。

（二）呼吸循环系统

贫血引起代偿性心率和呼吸加快，体力活动时尤为明显。进展迅速的贫血，心悸、气促症状明显。慢性贫血时症状表现较轻。长期严重的贫血可引起高动力性心力衰竭，待贫血纠正后可逐渐恢复。查体时可闻及吹风样收缩期杂音，多为中等强度，在肺动脉瓣区最为清晰。心电图改变见于病情较重的贫血患者，表现为窦性心动过速、窦性心律失常、ST段降低和T波低平或倒置等非特异性变化。贫血纠正后可恢复正常。原已有心血管疾病的患者，其临床表现可因贫血而加重，如冠状动脉硬化性心脏病可出现心绞痛发作频度增加，下肢动脉闭塞性血管病可出现间歇性跛行加重及夜间肌肉痉挛等。值得注意的是，贫血患者出现心律失常不应简单地归咎于贫血本身，而应进一步寻找其他可能的病因并作相应处理。迅速发生的贫血（如急性出血或严重溶血发作）可出现与体位变动有关的心率增快和低血压。

（三）神经肌肉系统

严重贫血常有头痛、头晕、耳鸣、晕厥、视觉盲点、倦怠注意力不集中和记忆力减退等神经系统表现，可能与脑缺氧有关；肌肉无力和易疲劳是肌肉组织缺氧的结果；感觉异常是恶性贫血的常见症状；肢端麻木可见于维生素B缺乏所致巨幼细胞贫血。

（四）消化系统

贫血患者常有食欲下降、恶心、腹胀、腹部不适、便秘或腹泻等消化系统症状。舌炎和舌乳头萎缩多见于维生素B缺乏所致的巨幼细胞贫血和恶性贫血，亦可见于缺铁性贫血。长期慢性溶血可合并胆道结石。异食癖是缺铁性贫血特殊的表现。

### （五）泌尿生殖系统

贫血患者因肾小球滤过和肾小管重吸收功能障碍，从而引起多尿和低比重尿，严重者可有轻度蛋白尿。溶血性贫血可能出现尿胆红素、血红蛋白以及含铁血黄素阳性。贫血患者若长期接受雄激素治疗则可出现男性特征亢进的表现。

### （六）其他

贫血患者有时可伴发低热，如无明确其他病因，可能与贫血的基础代谢升高有关。若体温超过38.5℃则应查找致热病因如感染等。溶血性贫血常伴有黄疸。血管内溶血出现血红蛋白尿和高血红蛋白血症，可伴有腹痛、腰痛和发热。

## 五、评估方法

通过详细的病史询问，包括家族史、躯体情况、功能状态、心理健康和社会环境状况等，针对性的体格检查和完善的实验室检查，对老年贫血患者的病因、疾病危险因素和相关临床疾患作出综合性风险评估；早发现，早治疗，以防老年人疾病进展，尽可能维持其健康及功能状态良好，最大限度地提高老年人生活质量。

### （一）问诊

多数老年贫血患者的临床症状不典型，容易被其他疾病掩盖。所以应详细询问患者的临床信息（表32-2-4）。

表32-2-4　老年贫血的问诊内容

| 问诊要点 | 内容 |
| --- | --- |
| 基础信息 | 性别、年龄等 |
| 现病史 | 贫血的相关症状，近期的一般情况（精神、饮食、睡眠、大小便情况） |
| 既往史 | 过去身体健康情况，是否有支气管扩张、消化道溃疡、痔疮、尿路感染、肿瘤等疾病及治疗情况，是否有过敏史、外伤史、手术史 |
| 个人史 | 吸烟、饮酒、饮食等情况 |
| 家族史 | 一级亲属是否有贫血及治疗情况，是否有高血压、糖尿病、冠心病、肿瘤等疾病及治疗情况 |
| 其他 | 患者的文化、工作、经济及宗教信仰情况 |

### （二）体格检查

除了贫血相关体征（如皮肤、黏膜苍白，巩膜黄染，全身瘀点瘀斑，毛发干燥，指甲薄脆等表现；有无发热，呼吸、心率增快，收缩压升高，脉压增大，心电图改变等表现）外，除老年患者的体格检查需要特别注意有无淋巴结肿大、新生包块。

### （三）辅助检查

1. **全血细胞计数**　为诊断贫血提供依据并可判断贫血的程度及受累细胞系。应包括网织红细胞计数以判断红细胞生成活性。综合红细胞参数（MCV、MCH及MCHC等）、网织红细胞计数和血涂片形态学提供的信息，有助于初步确定追查贫血的病因。

2. **骨髓检查**　有助于判断贫血的病因及机制，包括穿刺涂片和活检。溶血性贫血的红细胞生成明显活跃，髓细胞/红细胞比例可以倒置。再生障碍性贫血的骨髓造血活性全面降低，非造血细胞增多。白血病和其他血液系统恶性肿瘤的骨髓出现相应的肿瘤细胞，正常造血受到抑制。骨髓铁染色是评价机体铁储备的可靠指标。环形铁粒幼细胞见于铁粒幼细胞贫血。与骨髓穿刺相比，骨髓活检在有效造血面积评估、异常细胞浸润和分布以及纤维化诊断上更有优势。须注意骨髓取样的局限性，当结果与病情矛盾时有时需多部位骨髓检查。

3. 贫血的发病机制检查　包括：缺铁性贫血的铁代谢及引起缺铁的原发病检查；巨幼细胞贫血的血清叶酸和维生素B水平测定及导致此类造血原料缺乏的原发病检查；失血性贫血的原发病检查；溶血性贫血的红细胞膜、酶、珠蛋白、血红素、自身抗体、同种抗体或PNH克隆等检查；骨髓造血功能衰竭性贫血的造血细胞质异常（如染色体、抗原表达、细胞周期功能、基因等）、T细胞调控（T细胞亚群及其分泌的因子）、B细胞调控（骨髓细胞自身抗体）检查；造血系统肿瘤性疾病和其他系统继发贫血的原发病检查。

4. 其他　尿液分析应注意胆红素代谢产物和潜血。血尿可能是肾脏或泌尿道疾病本身的表现，也可能是血小板减少或凝血障碍所致；血红蛋白尿是血管内溶血的证据；大便潜血阳性提示消化道出血。

## 六、老年贫血的防治

1. 疾病预防　高危人群应重点关注营养保健，及早添加蛋类、肝脏等富含铁的食品；纠正偏食，多补充新鲜蔬菜，亦可口服小剂量叶酸或维生素$B_{12}$预防；定期检查，筛查寄生虫、肿瘤性疾病和慢性出血性疾病，并对相关人群进行早期治疗；应用干扰核苷酸合成药物治疗的患者，应同时补充叶酸和维生素$B_{12}$。

2. 病因治疗　是贫血治疗的关键所在。所有贫血都应该在查明病因的基础上进行治疗，才能达到标本兼顾最终治愈的目的。

3. 支持治疗　输血是贫血的对症治疗措施，但因副作用和并发症较多，故应严格掌握适应证。慢性贫血血红蛋白低于60g/L和急性失血超过总容量的30%是输血的指征。应采用去除白细胞的成分输血。其他支持治疗包括纠正患者的一般情况及有效控制感染和出血等。反复输血继发铁过载者应予以祛铁治疗。

4. 补充造血所需的元素或因子　因缺乏造血元素或因子所致的贫血在合理补充后可取得良好疗效，如缺铁性贫血、维生素B或叶酸缺乏导致的巨幼细胞贫血在补充相应造血元素后，可迅速改善病情。维生素B或铁在正常机体有一定的储备，只有在其耗竭后才发生贫血。因此，治疗此类贫血时应注意补足储备，以免复发。

5. 造血生长因子或造血刺激药物　肾性贫血促红细胞生成素生物合成减少，是促红细胞生成素治疗的适应证。此外，促红细胞生成素对某些慢性病贫血亦有一定疗效，雄激素有刺激骨髓造血和促红细胞生成素样的效应，对慢性再生障碍性贫血有效。

6. 免疫抑制剂　适用于发病机制与免疫有关的贫血。糖皮质激素是自身免疫性溶血性贫血（温抗体型）或先天性纯红细胞发育不良的主要治疗药物。抗胸腺细胞球蛋白或抗淋巴细胞球蛋白和环孢素可用于再生障碍性贫血特别是重症患者的治疗，环磷酰胺、吗替麦考酚酯等也常用于免疫抑制治疗。

7. 单克隆抗体　抗人CD20单克隆抗体可用于自身免疫性溶血性贫血的二线治疗。抗人补体蛋白C5单克隆抗体显著改善了经典型阵发性血红蛋白尿患者的疗效。

8. 异基因造血干细胞移植　适用于骨髓造血功能衰竭或某些严重的遗传性贫血，如重型再生障碍性贫血、地中海贫血及镰状细胞贫血等。干细胞来源首选人类白细胞抗原（HLA）相合的血缘或非血缘供者的外周血或骨髓。

9. 脾切除　脾脏是红细胞破坏的主要场所。某些贫血是脾切除的适应证，包括遗传性球形红细胞增多症、遗传性椭圆形红细胞增多症、内科治疗无效的自身免疫性溶血性贫血和脾功能亢进等。

10. 基因治疗　对于某些遗传性因素导致的贫血，基因治疗是有潜力的治疗方法。

## 七、老年人常见贫血

### （一）缺铁性贫血

1. 诊断　符合以下血常规检查及其他任何一条，均可诊断：

（1）有明确的缺铁病因和相应的临床表现。

（2）血常规检查

小细胞低色素性贫血：男性Hb<120g/L，女性Hb<110g/L；MCV<80fl，MCH<27pg，MCHC<32%；红细胞形态可有明显低色素表现。

（3）铁代谢指标：血清（血浆）铁8.95μmol/L（50μg/dl），总铁结合力>64.44pmol/L（360μg/dl），运铁蛋白饱和度<0.15，血清铁蛋白（SF）12μg/L。

（4）骨髓：铁染色显示骨髓小粒可染铁消失，铁粒幼红细胞<15%。

（5）铁剂治疗有效。

2. 预防　高发人群应重点关注营养保健。及早添加富含铁的食品，如蛋类、肝等；纠正偏食，定期查治寄生虫感染。做好肿瘤性疾病和慢性出血性疾病的人群筛查及防治。

3. 治疗

（1）祛除缺铁病因：积极查找缺铁的病因永远是第一位的。很多肿瘤性疾病都是以缺铁性贫血为首发表现的，其他如风湿系统疾病、感染性疾病和肝病等也有不同程度的缺铁表现。

（2）口服补充铁剂：目前临床有多种口服剂型铁剂，如硫酸亚铁、琥珀酸亚铁、富马酸亚铁和多糖铁等，可根据患者缺铁性贫血的严重程度和其他伴发疾病酌情选用。

（3）静脉补充铁剂：对不能耐受口服铁剂或消化道由于各种原因导致铁不能被有效吸收的病例，需要静脉补充铁剂。

4. 预后　单纯营养不良者，易恢复正常；继发于其他疾病者，取决于原发病能否根治。

### （二）巨幼细胞贫血

1. 诊断

（1）临床表现：有贫血的临床症状，可伴有消化道的症状或神经系统症状，如下肢对称性深部感觉及振动感消失、平衡失调及步行障碍；亦可同时出现周围神经病变及精神忧郁。

（2）血常规检查：大细胞贫血，MCV>100fl，白细胞和血小板也常减少，中性粒细胞核分叶过多。

（3）骨髓检查：典型的巨幼红细胞生成，巨幼红细胞10%，粒细胞系统及巨核细胞系统亦有巨型变。

（4）生化检查：血清维生素B测定（放射免疫法）<74～103pmol/L（100～140ng/ml），或血清叶酸测定（放射免疫法）<6.91nmol/L（3ng/ml）。

2. 预防　纠正偏食及不良烹调习惯。对高危人群可予适当干预措施，如多补充新鲜蔬菜，亦可口服小剂量叶酸或维生素$B_{12}$预防；应用干扰核苷酸合成药物治疗的患者，应同时补充叶酸和维生素$B_{12}$。

3. 治疗

（1）治疗原发病：由于各种原因导致小肠病变所致叶酸或维生素B吸收障碍，应积极治疗原发病。

（2）补充缺乏的相关物质：根据缺什么补什么的原则，补足缺量和储存量。

（3）加强有关营养知识宣传：克服不适当的烹调方法，纠正偏食习惯。

（4）适当输血：本病在恰当补充相应的物质后，一般情况下无须输血。但在高龄、合并有严重感染、心力衰竭等情况下，适当输注红细胞以改善全身状况。

4. 预后　多数患者及时诊断和治疗恢复快，预后良好；原发病不同疗程不一；维生素$B_{12}$缺乏导致的神经系统损伤恢复较慢。

（三）慢性病贫血

1. 诊断

（1）临床表现：贫血多为轻度至中度；常伴有慢性感染、炎症或肿瘤。

（2）实验室检查：多为正细胞正色素性贫血，也可以为小细胞低色素性贫血，但MCV很少<72fl；网织红细胞多正常；骨髓细胞铁染色示红系细胞内铁粒减少，而在巨噬细胞内铁粒增多；血清铁及总铁结合力均低于正常，运铁蛋白饱和度正常或稍低；血清铁蛋白可高于正常水平。

2. 预防　可定期体检，及时确诊慢性感染、炎症及恶性肿瘤相关性疾病，并进行原发疾病的治疗。

3. 治疗　对感染、炎症或恶性肿瘤等疾病的贫血需进行充分的诊断性检查。需明确是否存在可逆性或具有更大潜在危险的原因，如隐匿性失血，铁、维生素$B_{12}$和叶酸缺乏，溶血，以及具有更大潜在的危险病因。在确诊为慢性病贫血以后，对原发病的有效控制可纠正贫血。如针对原发病治疗无效且患者出现贫血相关症状或并发症时，应考虑给予特异性治疗。

（1）患者存在中重度贫血且有临床症状：需应急性输血治疗。

（2）对其他不需要急性输血的慢性病贫血患者：可酌情选用促红细胞生成素治疗。

4. 预后　根据原发病的不同情况，预后情况不一致。

## 八、转诊建议

### （一）常规转诊

1. 初次发现患者贫血且不能明确贫血原因者，需转至专科或上级医院进一步完善相关检验检查明确病因。

2. 当患者贫血原因是继发于其他疾病，而这些疾病非常严重或极复杂，不适合在全科诊疗时，需将患者转诊至各专科进行诊治，治疗时应同时兼顾两者，不可顾此失彼。

3. 当患者的病情迁延不愈，对初始治疗疗效反应不佳或出现严重药物不良反应，甚至病情有加重时，建议转诊上级医院就诊。

### （二）紧急转诊

当患者有严重的贫血（Hb<60g/L），出现明显的头晕、头痛、心悸、乏力等临床症状时，应及时告知患方病情，并立即转诊至可进行输血的医疗单位进行诊治，以免造成意外。

### （三）双向转诊

贫血患者经专科或上级医院治疗后，头晕、头痛、心悸、乏力等临床症状好转，复查血常规示血红蛋白较前上升，原发疾病也得到控制和缓解，经专科或上级医院评估病情稳定情况下可转回全科继续予以治疗和管理。

## 九、全程管理

### （一）三级预防

1. 一级预防　以社区为单位，加强向老年人及家属广泛宣传贫血的有关知识，提供健康咨询服务。对易患贫血的"高危人群"，如挑食、患有肿瘤等慢性病的人群，应尽早介入，采取适当的干预。

2. 二级预防　早发现、早诊断、早治疗，争取疾病的早期缓解，减少疾病复发。定期开展培训，提高医务人员早期识别老年人贫血的能力。

3. 三级预防　保持对已诊断贫血患者的系统治疗，做好其康复训练，最大限度促进患者生理、心理、社会功能的恢复，降低疾病的复发率，减少贫血进一步加重的发生。

### （二）随访管理

做好定期随访工作，制定干预管理计划，定期复诊评估。注意每次复诊时应询问患者头痛、头晕、耳鸣、肌肉无力、感觉异常、肢端麻木等症状的改变情况；若初诊时有各系统出血情况，如咯血、呕血、便血、血尿等，应进一步询问以上症状的改变情况；复诊查体时，应关注患者皮肤、黏膜、毛发、指甲薄脆等改变情况，体温、呼吸、心率、血压、心电图等改变情况；患者复诊时，应记录经饮食调整或药物治疗之后近期查血指标的变化情况，若患者贫血原因已明确，需进一步询问原发疾病的诊治情况，比如患者因进食差导致贫血，需要询问近期进食情况；若继发于其他慢性病（如肿瘤等）导致贫血，需询问肿瘤等疾病的治疗情况。

# 第三节　老年人血小板减少症

## 一、血小板减少症

### （一）概述

血小板减少症是多种疾病的主要临床表现或常见并发症，正常人群血小板计数范围因年龄、性别和种族而异。目前，国内广泛认可和应用的血小板计数正常范围是（100～300）×10$^9$/L，中国成人血小板计数<100×10$^9$/L定义为血小板减少症，血小板<50×10$^9$/L为重度血小板减少症。血小板减少症是临床较为常见的疾病或疾病表现，我国尚无关于血小板减少症的确切流行病学数据。

### （二）血小板减少症的临床特点

血小板减少症的主要病理生理机制包括骨髓中血小板生成减少、抗体破坏外周血小板、血栓中的血小板消耗、液体复苏或大量输血引起的稀释、门静脉高压症和/或脾大的影响、血小板在脾中的隔离（汇聚）以及药物等因素的影响等。血小板减少症患者具有出血倾向，以皮肤黏膜出血最为常见，尿道和胃肠道出血次之，颅内出血则较为少见。皮肤出血多表现为瘀点、紫癜及瘀斑，可发生于身体的任何部位，以四肢远侧端多见。黏膜出血以鼻、口腔黏膜、球结膜及牙龈出血为主。

## 二、血小板减少症的原因

### （一）血小板生成减少

血小板的产生取决于骨髓中完整的造血干细胞功能以及肝脏产生的促血小板生成素（thrombopoietin，TPO）。一般来说，妨碍血小板生成的骨髓异常（如营养素缺乏、骨髓增生异常综合征和再生障碍性贫血）也会减少其他血细胞的产生（即红细胞和白细胞），从而引起全血细胞减少。患者可能会表现出血小板减少的症状（如出血、瘀点），或出现贫血和/或白细胞减少带来的症状（如乏力、呼吸急促、感染）。肝脏疾病导致肝脏合成功能严重受损时，TPO水平下降，则可导致血小板减少症。

### （二）血小板破坏/消耗

血小板可在循环中生存8～10日，此后由网状内皮系统（如肝脏和脾脏）的单核细胞或巨噬细胞清除。肝脏中Ashwell Morell受体参与血小板的清除，该受体可识别血小板表面聚糖模式的改变。抗体介导的清除会加速血小板的破坏，并可能加速巨核细胞的破坏。原发性和继发性特发性血小板减少性紫癜患者体内均可出现抗血小板抗体；继发性特发性血小板减少性紫癜是在另一种自身免疫性综合征（如SLE）基础上出现的血小板减少症。

### （三）血液稀释

另一种机制是稀释性血小板减少，可发生在大量液体复苏或大量输血而不按比例输注血小板的情况下。血小板计数的下降与24小时内输注的红细胞单位数量成比例。

### （四）重新分布/脾功能亢进

在脾功能正常的个体中，约1/3的血小板分布在脾脏，与循环池中的血小板平衡。导致脾增大和/或门静脉高压导致脾瘀血的疾病（如肝硬化、酒精性肝病）也可降低血小板计数，而不改变体内血小板总量。

血小板减少症的潜在原因随其发生的临床背景的不同而异。无症状的单纯性血小板减少症患者更可能存在ITP；而在发生了血小板减少症的病情危急患者中，更可能存在的是血小板消耗、稀释、脓毒症/感染所致的骨髓抑制，或药物诱导的血小板减少。在这两者之间常见的是自身免疫性疾病、营养素缺乏、血栓性微血管病或感染，根据基础疾病的严重程度可出现一系列不同的表现。

血小板减少症的常见原因、可导致血小板计数减少的常见药物见表32-3-1、表32-3-2。

表32-3-1　血小板减少症的常见原因

| 类别 | 病因分类 |
| --- | --- |
| 假性血小板减少症 | 乙二胺四乙酸（EDTA）诱导的假性血小板减少症 |
| 血小板扣留 | 脾大 |
| 骨髓生成减少 | 骨髓衰竭综合征（再生障碍性贫血、范科尼贫血等）<br>血液系统恶性肿瘤、骨髓增生异常综合征、实体肿瘤骨髓浸润<br>感染（EB病毒、巨细胞病毒、肝炎病毒、人类免疫缺陷病毒、微小病毒B19、幽门螺杆菌等）<br>治疗/药物相关（抗生素、化疗、放疗、酒精等）<br>营养不良（叶酸、维生素$B_{12}$等）、肝病<br>遗传性血小板减少症（巨大血小板综合征、灰色血小板综合征等） |
| 血小板破坏/消耗增加 | 原发免疫性血小板减少症、血栓性血小板减少性紫癜等<br>药物诱导的免疫性血小板减少弥散性血管内凝血<br>输血后紫癜、自身免疫性血小板减少（系统性红斑狼疮、抗磷脂综合征、甲状腺疾病等）、机械性破坏（体外循环、主动脉内球囊反搏术等） |

表32-3-2　可导致血小板计数减少的常见药物

| 类别 | 病因分类 |
| --- | --- |
| 镇静催眠药 | 地西泮、芬太尼 |
| 非甾体抗炎药 | 布洛芬、对乙酰氨基酚、阿司匹林、美沙拉秦、塞来昔布氨 |
| 抗精神病药 | 喹硫平 |
| 钙通道阻滞剂 | 氯地平 |

| 类别 | 病因分类 |
|---|---|
| β受体阻滞剂 | 普萘洛尔 |
| 利尿药 | 呋塞米、噻嗪类利尿剂 |
| 抗凝药 | 肝素、低分子量肝素 |
| 抗血小板药 | 血小板糖蛋白Ⅱb/Ⅲa拮抗剂（阿昔单抗、替罗非班、依替非巴肽）、氯吡格雷 |
| 降血糖药 | 格列齐特、甲苯磺丁脲 |
| 抗甲状腺功能亢进药 | 甲巯咪唑 |
| 抗菌药 | 利奈唑胺、头孢曲松、头孢他啶、头孢唑肟、头孢吡肟、万古霉素、替考拉宁、磺胺甲噁唑/甲氧苄啶、亚胺培南、美罗培南、环丙沙星、磺胺异唑、氨曲南、氯霉素 |
| 抗病毒药 | 更昔洛韦 |
| 影响免疫功能的药 | 干扰素-α、他克莫司、甲氨蝶呤、硫唑嘌呤 |
| 抗肿瘤药 | 绝大多数，特别是吉西他滨和铂类药物（如奥沙利铂）、三氧化二砷、贝沙罗汀、他莫昔芬利妥昔单抗、曲妥珠单抗、硼替佐米、贝伐珠单抗、瑞戈非尼、卡博替尼 |

### 三、血小板减少症的评估方法

1. 问诊　老年患者常合并多种疾病，在确定患者是否存在其他情况可解释血小板减少时，需要进行详尽的病史回顾。病史问诊内容主要包括：

（1）应尽可能询问患者之前的血小板计数。如有血小板计数进行性降低，需要警惕并进一步检查寻找病因。

（2）详细询问患者出血性疾病和/或血小板减少症的家族史。重要的是，患者无阳性家族史也不能排除遗传性疾病的可能性，因为一些家族性血小板疾病患者到成年期仍未获得充分诊断。

（3）出血病史：如瘀点、瘀斑、鼻出血、牙龈出血、呕血、黑便。

（4）药物暴露史：确定患者是否有相关药物暴露。了解患者近期有可能应用的新处方药、间歇应用的药物、非处方药等，如阿司匹林、其他非甾体抗炎药、中药。还应特别关注近期由于疾病可能使用肝素等情况。

（5）感染暴露，包括近期感染（病毒、细菌、立克次体）或接种活病毒疫苗；询问是否去过疟疾、登革病毒、钩端螺旋体病、脑膜炎球菌血症、鼠咬热、立克次体感染、汉坦病毒等疫区，以及是否存在HIV感染的危险因素。

（6）可导致营养素缺乏的饮食习惯，如绝对素食主义、素食主义或锌过量摄入。

（7）其他医学情况，包括血液系统疾病、风湿性疾病、减重手术或营养状况差、血制品输注或器官移植。

详尽而有针对性的病史询问和检查有助于提示血小板减少症的病因。询问病史时，除应明确血小板减少症病程、程度、出血倾向等，还应重点关注患者有无血栓栓塞和Hp感染，对于既往史、用药史、酗酒史、妊娠史、家族史等信息，也应仔细询问，以收集可提示病因的重要线索。

2. 查体　包括血压、脉搏、呼吸和体温等基本生命体征，有无出血征象以及淋巴结或肝脾大等体征。

3. 辅助检查　血小板减少症常规的辅助检查包括血常规、网织红细胞、血涂片、凝血功能（包括D-二聚体）、肝肾功能等。外周血的血小板计数应注意排除假象。骨髓检查适用于病因不明或疑有原发性血液系统疾病的患者。

### 四、血小板减少症的防治

1. 疾病预防　加强营养保健，少饮酒，注意叶酸、维生素$B_{12}$等成分的补充；减少或尽早停止影响血小板药物（如非甾体抗炎药）的使用；积极治疗感染、骨髓增生异常综合征、再生障碍性贫血等原发疾病。

2. 限制活动　是否需要限制活动需个体化考虑。患者其他方面健康且没有瘀点和紫癜表现，可能无须限制活动。如患者有中度至重度血小板减少（血小板计数$<50 \times 10^9$/L），一般不应参加剧烈体育运动，如拳击、橄榄球类运动和武术，日常活动或低冲击运动无须受限。

3. 抗凝和抗血小板药物治疗　老年患者多合并各种慢性病，如冠状动脉粥样硬化性心脏病、心房颤动等，需要服用抗凝和抗血小板药物。当此类患者出现血小板减少时，要权衡其停药风险（临床适应证、停药后血栓形成风险）与出血风险（血小板减少相关出血风险、继续抗凝和/或抗血小板药物治疗的出血风险），应建议患者向开具上述药物的专科医生和/或血液专科医生寻求帮助。

4. 对于侵入性操作安全的血小板计数　大多数用于侵入性操作的血小板计数阈值的根据都是等级较弱的观察性证据。一般而言，出血风险越大的操作，所需的血小板计数值就越高。

### 五、转诊建议

#### （一）常规转诊

1. 经询问病史及查体，无明显出血征象，怀疑患者为药物所致血小板减少，可先停用可疑药物，观察一段时间后复查血常规（观察时间可根据药物半衰期决定），如血小板仍进行性下降，或观察期间出现出血症状，转诊至血液内科进一步治疗。

2. 全科医生在常规检查和随访后，仍不能明确病因，患者病情迁延，长期存在血小板减少，但血小板计数大于$50 \times 10^9$/L时，无出血症状和体征，建议首先转诊血液专科进一步查找原因。

#### （二）紧急转诊

需紧急处理并立即转诊：有临床意义的出血和/或血小板计数$<20 \times 10^9$/L的患者；无

论有何种基础疾病，重度血小板减少且有严重出血的患者。

有临床意义的出血为计时起点起24小时内需要2U或更多的输血，并且在计时起点时收缩压低于100mmHg，体位性收缩压变化>20mmHg，和/或脉率>100次/min。

### （三）双向转诊

严重血小板减少患者经专科或上级医院治疗后，无明显出血倾向，原发疾病也得到控制和缓解，经上级医院评估病情稳定情况下可转回至全科继续予以治疗和管理。

## 六、全程管理

### （一）三级预防

1. 一级预防 以社区为单位，加强血小板减少症知识的普及宣教，告知可引起血小板减少的药物，尤其是需要服用抗凝和/或抗血小板药物的心脑血管等疾病的老年患者。对老年患者加强营养保健的宣教，劝阻其饮酒。对老年患者定期检查，发现并治疗感染、肿瘤等疾病。

2. 二级预防 早发现、早诊断、早治疗，争取疾病的早期缓解，减少疾病复发。梳理患者服用药物情况，早期发现影响血小板药物。向老年人及家属广泛宣传血小板减少症的有关知识，增加患者的家庭支持。

3. 三级预防 血小板减少症是多种疾病的主要临床表现或常见并发症，因积极寻找原发病，控制血小板减少，最大限度促进患者生理、心理、社会功能的恢复，降低出血发作。

### （二）随访管理

制定干预管理计划，通过发送健康教育处方、健康生活干预、定期随访、复诊评估、规范药物治疗，促进患者康复。尤其是每次复诊时，均应详细评估症状体征的变化、是否好转或进展，并进行必要的辅助检查，如血小板计数、凝血功能等，再制定下一次随访计划。

# 第四节 老年人易栓症

## 一、概述

血液在血管内流动的维持依赖于完整的血管内皮和能使血小板处于静止状态、凝血系统处于休眠状态的一系列复杂的调控系统。易栓症（thrombophilia）是指因各种遗传性或获得性因素导致容易发生血栓形成和血栓栓塞的病理状态。易栓症的主要临床表现是静脉血栓栓塞（venous thromboembolism，VTE），如深静脉血栓、肺栓塞、颅内静脉血栓形成、门静脉血栓形成、肠系膜静脉血栓形成等；动脉血栓可致急性冠脉综合征、缺血性卒中等。易栓症导致的血栓事件显著增加了患者的致残率和致死率，严重危及人类健康。

## 二、发病机制

1. 血栓形成　与血管壁因素（内皮细胞损伤）、血流淤滞、血液成分异常（血小板、凝血因子、抗凝蛋白、纤维蛋白溶解系统、炎症因子等）三要素有关。直接或间接影响这三个基本环节的各种病理生理变化都可导致易栓症的发生，通常主要因凝血-抗凝血、纤溶-抗纤溶失衡引起的血液高凝状态所致。

2. 易栓症可分为遗传性和获得性　遗传性易栓症常见于生理性抗凝蛋白，如抗凝血酶（$AT$）、蛋白C（$PC$）、蛋白S（$PS$）等基因突变导致蛋白抗凝血功能缺失，或促凝蛋白，如凝血因子V Leiden突变、凝血酶原$G20210A$基因突变等导致蛋白促凝功能增强，最终引起血栓栓塞。获得性易栓症主要发生于各种获得性疾病或具有获得性危险因素的患者，常见的获得性疾病/获得性危险因素包括抗磷脂综合征、自身免疫性疾病、恶性肿瘤、急性卒中、慢性心肺疾病、慢性肾脏病、高龄、肥胖、手术、肢体制动或长期卧床、多发性外伤、骨折等。遗传性和获得性易栓因素存在交互作用，当二者同时存在时，血栓栓塞性疾病更易发生。

## 三、评估方法

易栓症常合并一种或多种基础疾病，必须将既往史及临床表现综合进行分析，并结合D-二聚体和影像学检查等资料才能得出正确结论。

1. 病史　根据易栓症常见病因询问既往有无基础疾病：VTE病史、手术、外伤、感染、充血性心力衰竭、自身免疫疾病、慢性呼吸系统疾病、血液系统疾病及实体肿瘤等；询问患者有无口服避孕药、雌激素类药物、化疗、靶向药、免疫调节剂等用药史；是否正在妊娠、近期分娩或剖宫产、既往有无不良妊娠史等；了解患者的近亲有无VTE相关病史，父母有无近亲结婚情况、遗传性疾病等。

2. 症状及体征　根据栓塞部位不同而有差异。

下肢深静脉血栓（deep vein thrombosis，DVT）：表现为下肢不对称肿胀、疼痛和浅静脉曲张，疼痛性质多为钝痛或胀痛，根据下肢肿胀的平面可初步估计静脉血栓形成的部位。

肺栓塞（pulmonary embolism，PE）：表现多为急性发病，临床表现多样、缺乏特异性，可出现胸痛、咯血、呼吸困难、气促、心悸、晕厥等，严重时可发生低血压性休克甚至猝死。

颅内静脉血栓形成（intracranial venous thrombosis，CVT）：可急性、亚急性或慢性起病，根据血栓形成的部位、性质、范围以及继发性脑损害的程度等临床症状不一。常表现为头痛、视力障碍、视神经乳头水肿、呕吐等颅内高压症状，严重时出现意识障碍、脑疝危及生命。部分患者可有局灶性脑损害、痫性发作以及搏动性耳鸣。约30%的慢性期患者可有不同程度的认知障碍。

门静脉血栓（portal vein thrombosis，PVT）：最常见的临床表现为腹痛和消化道出血（呕血、黑便或鲜血便）；可出现胆管病变或肠缺血症状（发热、黄疸、皮肤瘙痒、腹痛、腹水等）；门静脉高压时可出现食管-胃底静脉曲张和脾大。部分PVT患者无血栓相关症状。

肠系膜静脉血栓形成（mesenteric venous thrombosis，MVT）：急性期为持续数小时至数周、与腹部体征不相称的脐周绞痛，呈持续性钝痛，可阵发加重，伴恶心和呕吐。亚急性期或慢性期疼痛逐渐减轻。患者通常无腹膜炎征象，但肠扩张进展时可出现肠缺血坏死，肠鸣音消失，并出现压痛反跳痛等。

3. 检查　包括实验室检查及影像学检查，其确诊主要依赖于影像学检查。

实验室检查：血常规及网织红细胞计数、尿常规、大便常规、肝肾功能、血脂、乳酸脱氢酶、血型、血糖、同型半胱氨酸、凝血检查［包括内外源性凝血因子水平、血管性血友病因子（vWF）水平、抗凝血酶活性、蛋白C活性、蛋白S游离抗原］、红细胞沉降率、C反应蛋白、免疫功能、易栓症的高通量基因测序等。

影像学检查：静脉超声、CT/CTV和MRI/MRV。其中，CTV方便快捷，MRV为无创性，能准确诊断大多数CVT。

## 四、防治

动脉和静脉血栓都含有血小板和纤维蛋白，但其成分的比例不同。用于防治不同血栓成分的药物，称之为抗栓药物，包括抑制血小板的抗血小板药物、抑制凝血和诱导纤维蛋白降解的溶栓剂和抗凝药物。静脉血栓的主要成分是纤维蛋白，所以抗凝药物是防治静脉血栓的主要措施。由于静脉血栓所含血小板有限，因此抗血小板药物的作用不及抗凝药物。部分静脉血栓栓塞患者应用溶栓疗法有效，如大面积或次大面积肺栓塞患者用全身或导管导向的溶栓疗法比单纯应用抗凝治疗获得更快的肺血流再通。

### （一）抗血小板药物

常用的抗血小板药物包括阿司匹林、氯吡格雷、普拉格雷、双嘧达莫和GPⅡb/Ⅲa拮抗剂，有明确的作用靶点。

全球应用最广泛的抗血小板药物是阿司匹林。作为一个价廉且有效的药物，阿司匹林是大多数抗血小板治疗的基础用药。

### （二）抗凝药物

抗凝药物有肠外和口服抗凝剂。目前可用的肠外抗凝药包括肝素、低分子量肝素和磺达肝葵钠（一种合成的戊糖）。国内常用口服抗凝药有华法林（维生素K拮抗剂）、达比加群酯、利伐沙班等。

## 五、转诊建议

### （一）常规转诊

经询问病史及查体、实验室及影像检查，患者出现血栓栓塞，栓塞部位为肢体远端，且血流动力学稳定，应尽快转诊至血液内科或栓塞部位相关科室进一步治疗。

### （二）紧急转诊

患者出现或怀疑为深静脉、肺部、颅内、门静脉、肠系膜静脉、冠状动脉等部位血栓栓塞，或就诊时有下肢不对称肿胀及疼痛、胸痛、咯血、呼吸困难、头痛、视力障碍、呕吐、癫痫、腹痛、消化道出血、发热、黄疸、腹痛、脐周绞痛、肠鸣音消失、腹部压痛反跳痛等急性症状，或出现晕厥、血压降低至休克等急危重症情况，应予以建立静脉通道、对症支持，同时紧急转诊。

### （三）双向转诊

经专科或上级医院治疗后患者病情稳定，栓塞部位病灶无新增，血小板计数、纤维蛋白原含量以及其他凝血功能和实验室指标恢复。全身并发症得到控制，经专科或上级医院治疗评估稳定，可转回至全科继续予以治疗和管理。

## 六、全程管理

### （一）三级预防

1. 一级预防　以社区为单位，加强易栓症知识的普及。适当运动、减轻体重、避免受伤。对于有自身免疫性疾病、恶性肿瘤、血液病、制动或长期卧床等危险因素的患者，向其宣传易栓症发生的风险，针对相关疾病治疗，嘱患者主动或被动活动肢体。

2. 二级预防　向老年人及家属广泛宣传易栓症的有关知识，早发现、早诊断、早治疗，争取疾病的早期缓解，减少疾病复发。对部分患者需进行易栓症病因筛查：无明显诱因的特发性VTE患者；有明确家族史的VTE患者；复发性VTE患者；少见部位（脾静脉、颅内静脉、门静脉、肠系膜静脉、肝静脉、肾静脉、上肢深静脉）的VTE或多部位、累及范围广的VTE患者；标准方案抗栓过程中出现皮肤坏死、血栓加重或复发的患者。

3. 三级预防　减少并发症，最大限度促进患者生理、心理、社会功能的恢复，降低出血、栓塞等风险。

### （二）随访管理

做好定期随访工作，制定干预管理计划，通过发送健康教育处方、定期门诊健康指导、进行健康生活干预及规律药物治疗，定期复诊评估，全面促进健康。每次复诊时应询问患者近期用药、体重、活动情况，有无新发内分泌、免疫、实体肿瘤、血液系统肿瘤等疾病，有无肢体肿胀疼痛、胸痛、头痛、腹痛等不适。还应进行全面而有重点的检测，包括血压、脉搏、呼吸和体温等基本生命体征；四肢有无肿胀，肢体有无皮温升高、压痛；实验室检查血小板、凝血功能等指标变化，患者复诊时应记录药物调整、症状、体征、疾病等变化。长期随访管理的主要目标为预防血栓事件复发，根据专科制定的抗凝计划对患者进行随访管理，定期、规律监测血常规、肝肾功能、凝血功能、D-二聚体、抗凝血参数、血栓影像学，评估预防效果和出血风险。

## 全科医生在老年血液系统疾病诊治中的关注点

1. 系统全面的病史采集十分重要，问诊需关注患者既往史、用药史、酗酒史、家族史及是否长期居住在高海拔地区等，以收集可提示病因的重要线索。

2. 全科医生接触老年贫血、血小板减少症、易栓症患者机会最多，在开展日常随访活动或患者主动就诊时，需通过详细的问诊、查体以及适当的辅助检查，评估患者的健康状况及并发症。发现患者有转诊指征时应及时转诊。

3. 对血小板减少症患者有针对性地检查有助于提示病因；重点检查皮肤有无出血、紫癜，肝脾有无肿大和压痛。任何原因导致的脾大（如肝病、淋巴瘤或其他血液系统疾病）都可能引起轻度血小板减少。全科医生应结合老年人的原发病及其他基础疾病分析血小板减少的原因。

4. 全科医生应了解用于防治不同血栓成分的药物，包括抑制血小板的抗血小板药物、抑制凝血和诱导纤维蛋白降解的溶栓剂和抗凝药物。静脉血栓的主要成分是纤维蛋白，抗凝药物是防治静脉血栓的主要措施。

## 【拓展内容】

1. 血制品分类与选择　浓缩红细胞由全血分离去除大部分血浆所得，可以快速提升血液携氧能力，用于急性失血、慢性贫血心力衰竭。去白红细胞由全血分离去除白细胞所得，可以减少白细胞输血相关不良反应，适用于器官移植、反复输血。悬浮红细胞是将分离后的红细胞加入保存液，特点是黏度低、易输注、易保存，运用范围广，如手术失血。辐照红细胞由射线辐照灭活淋巴细胞，适用于器官移植、异基因造血干细胞移植（预防输血相关移植物抗宿主病）。洗涤红细胞由反复生理盐水洗涤红细胞，去除大部分血浆（抗体、补体）、白细胞等，适用于器官移植（移植后）、过敏（去除血浆）、肾功能衰竭等。

2. 单采血小板特点　单采血小板是用血液成分单采机采集一个献血者血液中的血小板，其中血小板数量至少在$2.5 \times 10^{11}$以上。每份单采血小板所含血小板数量约相当于8～10袋常规浓缩血小板的总量。输注单采血小板时，受血者只需要接受一个献血者的血小板，降低了发生HLA同种免疫反应和输血传染病的风险概率。健康人体内血小板数量充裕，捐出的血小板在48～72小时内可以恢复到捐献前的水平，比捐献全血的恢复时间更短。

3. CT血管成像在易栓症中的应用　易栓症患者易形成静脉血栓栓塞，如肺栓塞及深静脉血栓，其诊断首选的影像学检查方法是CT血管成像。CT血管成像能够正确提示栓子的急性、慢性，为临床制定治疗方案提供参考。CT血管成像可推测血栓形成时间，如急性肺栓塞表现为肺动脉血管内充盈缺损，血管部分或完全闭塞，血管管腔扩大；特异性的征象为充盈缺损与血管壁形成锐角。急性深静脉血栓表现为相应的血管壁强化，血栓所在处可见血管扩张及静脉周围软组织肿胀、侧支循环的形成等；慢性深静脉血栓表现为栓子及相应的血管壁钙化、静脉变细及侧支静脉血管形成等。

【思考题】

1. 简述老年血液疾病表现特点。
2. 简述老年贫血的诊断、分类及防治要点。
3. 简述老年血小板减少症的诊断、病因及防治要点。
4. 简述老年易栓症的评估方法。

（廖晓阳）

# 第三十三章　骨骼肌肉系统疾病

骨骼肌肉系统疾病

## 第一节　概　　述

骨骼肌肉系统包括骨骼、骨骼肌、软骨组织（关节软骨、椎间盘、半月板）、肌腱、韧带和关节囊的纤维组织以及脂肪。随着年龄的增长，以及各种原因造成的身体活动量下降，骨骼肌肉可发生相应的退行性改变，引起骨骼形状、密度和细胞成分的改变，出现骨量丢失、骨骼肌质量和强度的下降，引起骨质疏松和肌肉萎缩，增加跌倒和骨折的风险。发生于关节和脊柱的退行性变，还可以引起老年人关节与肢体的疼痛、功能障碍，甚至残疾，从而损害老年人的日常生活活动能力。目前骨骼肌肉系统疾病已经成为老年人群的一个主要公共卫生问题，常伴发心理障碍，在全球非传染性疾病导致失能调整生命年（DALY）的病因中排第五位，是伤残引起健康生命损失年的首要病因。2019年中国60～79岁骨骼肌肉系统DALY为6.49%，死亡率为0.17%；≥80岁DALY为2.89%，死亡率为0.16%。虽然骨骼肌肉系统疾病造成的病死率对比心血管疾病、恶性肿瘤等相对较低，但应该引起人们足够的重视。

### 一、衰老对骨骼肌肉系统的影响

#### （一）骨骼的变化

随着年龄的增长，成骨细胞增殖、分化和随后的骨基质矿化减少，破骨细胞数量相对增加，骨形成少于骨吸收（负骨平衡），导致骨量丢失。通常骨量在30岁达到峰值，40岁开始每年缓慢损失约0.5%。绝经期后女性骨量下降大于男性。增龄导致皮质骨变薄、孔隙增大，对抗剪切力、扭力和折弯能力变弱。松质骨内的水平骨小梁数量减少，垂直骨小梁变得稀疏，骨密度降低。以上生理改变使老年人脆性骨折风险增加。

#### （二）肌肉的变化

随着年龄的增长，肌肉被脂肪浸润，胶原蛋白沉积，运动单位去神经支配，快速Ⅱ

型肌纤维转化为慢速Ⅰ型纤维，这些变化导致肌肉质量、肌肉力量下降，肌肉功能减退。腿部肌肉质量的损失大于手臂。Ⅱ型肌纤维减少导致最大摄氧量和收缩力降低，身体活动能力和日常生活出现问题。肌肉质量从50岁开始每年下降1%～2%，肌肉力量从50岁起每年下降1.5%，60以后每年下降3%。肌肉质量和力量的下降也会对骨密度产生负面影响。

### （三）软骨组织变化

关节软骨：随着年龄的增长，关节软骨变薄、软骨含水量减少，软骨的拉伸刚度以及抗疲劳性降低。软骨细胞维持并修复组织能力下降。

椎间盘：正常的椎间盘富有弹性和韧性，具有强大的抗压能力。增龄导致椎间盘退变，髓核的含水量逐渐减少，椎间盘的弹性和抗负荷能力也随之减退。

### （四）纤维组织的变化

肌腱与韧带：肌腱结构随年龄增加的变化包括纤维尺寸减小、胶原密度降低和胶原纤维结构紊乱，肌腱含水量减少、蛋白聚糖减少、钙化增加、脂质积累和交联增加。这些变化共同导致其拉伸刚度增加和拉伸强度降低。韧带通过将骨骼连接到骨骼来稳定、限制和引导关节运动。随着年龄增加，韧带显示出胶原定向丢失增加、细胞外基质组成和细胞结构的变化、新陈代谢减少和细胞凋亡增加。机械感受器的数量和形态的变化也减少，导致本体感觉缺陷，灵活性下降。肌腱与韧带更容易撕裂，愈合能力下降。

关节囊：随着年龄的增长，关节软骨附近区域的细胞减少、透明化、软骨化生和局灶性黏液样退行性变，以及滑膜层的绒毛状结构增加，并出现相关的血管丧失和钙化区域形成。

## 二、老年骨骼肌肉系统疾病表现特点

骨骼肌肉系统疾病造成老年人躯体疼痛和身体功能障碍，多病共存，使病情复杂而严重。

### （一）疼痛

因为人口老龄化和各种创伤增多等因素，老年人慢性肌肉骨骼疼痛（CMPE）发病率逐年增加，包括韧带损伤、慢性关节痛、颈肩痛、腰背痛、肢体疼痛、脊柱相关疼痛、纤维肌痛及肌筋膜炎等。我国CMPE患病率从高到低依次为腰背痛（48.0%）、膝关节痛（31.0%）、颈痛（22.5%）以及髋关节痛（8.9%），女性各部位疼痛的患病率比男性均高出1倍。CMPE常导致老年人日常活动减少、平衡协调功能下降、行动缓慢、身体衰弱、睡眠障碍、跌倒高风险。迁延不愈的疼痛同时影响生活质量，易并发心理障碍和增加其他慢性病风险。

### （二）身体失能

由于年龄相关的肌肉力量损失、骨质疏松骨脆性的增加，以及部分年龄相关的跌倒增加，骨折发生率随之增加。特别是髋部骨折患者，大部分将无法恢复到骨折前的功能水平。此外，脊柱和外周关节的运动范围减小，以及由于平衡受损造成的关节本体感觉缺失，引起身体失能。70岁以上老人多数存在始动困难及僵硬。

### （三）骨骼与肌肉共病

骨骼与肌肉并不是孤立地发挥作用，而是形成功能单元——肌肉骨骼单元。骨质疏松症和肌少症经常出现在同一患者身上。肌少症可导致骨量减少。异常肌肉和骨骼之间形成螺旋式下降，导致生活质量恶化并缩短生存期。脂肪浸润是骨骼和肌肉老化的共同特征。再生能力降低、女性雌激素减少是肌少症和骨质疏松症的共同机制。

### （四）多病共存与多重用药

老年人慢性病患病率高达76%～89%，常出现多病共存。骨骼肌肉系统疾病导致的功能障碍与残疾进一步限制活动，会促进亚临床疾病的进展，如向心性肥胖、糖耐量减低、骨质疏松、高血压、血脂异常、冠心病、下肢静脉血栓形成等，导致恶性循环发生。由于多病共存、脏器功能障碍，老年人多重用药非常普遍，药物相互作用风险加大，又因老年人代谢水平下降，出现药物不良反应的概率也大大增加。

## 三、骨骼肌肉系统疾病的基础管理

老年人骨骼肌肉系统疾病主要包括骨关节炎、颈椎病、腰椎管狭窄、腰腿痛、骨质疏松症、髋骨骨折、纤维肌痛与肌筋膜疼痛、肌腱病和腱鞘炎等，需要综合评估及随访管理；全科医生需要以人为中心，采取以防为主，防治结合的方法，对疾病进行早期干预。早期识别危险因素（表33-1-1）及生活方式干预是全科医生工作的重要基础。

表33-1-1　骨骼肌肉系统疾病主要危险因素

| 分类 | 危险因素 |
| --- | --- |
| 体质因素 | 女性[①] |
|  | 年龄[③] |
|  | 黄色或白色人种[①] |
|  | 性激素缺乏[③] |
|  | 早期生活环境[③] |
|  | 多病共存[③] |
|  | 遗传因素[③] |
|  | 既往脆性骨折[①] |
|  | 脆性骨折家族史[①] |
| 生活方式 | 低体重[③] |
|  | 吸烟[③] |
|  | 过量饮酒[③] |
|  | 长时间制动[③] |
|  | 膳食钙摄入量低[①] |
|  | 蛋白质摄入量低[②] |
|  | 维生素D缺乏[③] |
|  | ACEI的使用[②] |
|  | 使用类固醇[③] |
|  | 生长激素水平低[②] |

注：①骨骼老化的危险因素；②肌肉老化的危险因素，③骨骼和肌肉老化的共同危险因素。ACEI，血管紧张素转换酶抑制药。

（一）均衡膳食

富含钙和适量蛋白质的均衡膳食，有利于维持老年人的肌肉质量，防治骨质疏松。健康老年人的最佳蛋白质摄入建议为每日1.0～1.2g/kg，优先选择动物性蛋白。钙剂：绝经后妇女和老年人群建议1 000mg/d。维生素D 400～800U/d。如果患者高龄、有肾功能不全或合并1α-羟化酶缺乏，则推荐使用活性维生素D（α-骨化醇或骨化三醇）制剂。

（二）戒烟

吸烟可导致肌肉组织的氧气量减少，降低运动耐量，还导致骨折愈合延迟以及绝经后妇女骨密度降低。吸烟者和既往吸烟者的背部、颈部和腿部疼痛增加了60%，致残性下背部疼痛增加了114%。对有戒烟意愿者可以采取"5A"技术帮助患者戒烟，尚无戒烟意愿者采取"5R"技术协助患者戒烟。

（三）管理体重

肥胖患者慢性腰背、颈部和肩部疼痛的风险增加20%；严重的肥胖会显著影响髋关节、膝关节和踝关节等负重关节，增加受伤的风险。所以应尽量保持理想的体重（BMI 20.0～23.9kg/m$^2$）。

（四）运动

老年人运动有助于预防跌倒和跌倒相关的伤害，减少骨量下降与失能。有氧运动对老年人有心血管和肌肉骨骼益处，抗阻运动的主要目的是增加肌肉的强度、耐力、力量，提高最大有氧运动能力。平衡和本体感觉训练可以改善身体动态稳定性，应该成为老年人预防跌倒的常规运动。柔韧性练习可改善和维持老年人的关节活动范围。运动的进展应因人而异，并根据个人的爱好和可耐受程度进行调整。

运动目标设定：在开出运动处方之前，医生应让患者了解体育锻炼的益处，并以相关的个人目标激励他，如改善身体功能或体能、体重管理、预防跌倒。一旦患者准备好开始一项体育锻炼计划，医生应帮助患者设定可实现的目标（如目标是每周快走50分钟）。运动的四个主要类别是有氧运动、抗阻运动、平衡训练和柔韧性训练。

有氧运动：一般每周3～7日，每日20～60分钟。内容有跳舞、骑车、徒步、慢跑、游泳等，建议保持心率在最大运动心率（最大运动心率=220 年龄）55%～70%。

抗阻运动：一般建议每周2～3日、每日1～3组、每组8～10次主要肌群的锻炼。锻炼内容包括关节抬升、卧推、深蹲、伸膝、屈膝、握力和足部抗阻运动等。建议低强度开始，渐进式加强。

平衡训练：建议每周1～7次均可，每次1～2组不同的动态或静态平衡练习。内容有太极、立式瑜伽、舞蹈、单腿站立、脚跟对脚尖站立等。平衡运动宜作为有氧运动前的辅助锻炼，但部分较困难的平衡运动建议密切监督，做好防护。

柔韧性训练：在轻度至中度有氧或抗阻运动之后进行柔韧性运动最为有效。每周2～3次，每日练习获益更大。内容：拉伸大腿后侧肌群、小腿肌群、肱三头肌。近期有关节损伤或手术的患者在进行柔韧性训练前应咨询专科医生，以免损伤加重或影响手术伤口的愈合。

**（五）心理平衡**

患有抑郁症的人患背痛的风险更大，同时1/3骨骼肌肉系统疾病的老年人存在焦虑，约1/5有持续的抑郁问题。保持心理平衡有助于骨骼肌肉系统疾病的预防与康复。

**（六）充足睡眠**

严重的骨骼肌肉系统疾病近1/7出现严重的失眠。失眠本身及部分治疗药物（苯二氮䓬类）均增加跌倒风险。需要对疼痛及原发病进行管理，建议保持每晚7～8小时良好睡眠。

# 第二节　骨　关　节　炎

## 一、概述

骨关节炎（osteoarthritis，OA）是一种常见且致残的中老年关节退行性疾病。年龄、肥胖、炎症、创伤等原因可引起关节软骨纤维化、龟裂、溃疡、脱失，进而导致骨关节炎。它以关节疼痛为主要症状，女性比男性好发。OA好发于膝、髋、手和足部关节。原发性OA无确切的病因。继发性OA可继发于创伤、先天性关节畸形、炎症、非特异性炎症（类风湿关节炎、强直性脊柱炎）、代谢性疾病（痛风、假性痛风、肥胖）、关节不稳定、积累性劳损等。原发性OA患病率60～69岁为62.2%，70岁以上为62.1%。OA还显著增加心血管事件、下肢深静脉血栓栓塞、髋部骨折及全因死亡率的风险。

## 二、临床特点

**（一）关节疼痛及压痛**

关节疼痛及压痛是OA最为常见的临床表现，发生率为36.8%～60.7%，各个关节均可出现，以膝、髋及指间关节最为常见。早期疼痛为间断性隐痛，活动时加重，休息后缓解。晚期可出现持续性疼痛或夜间痛。疼痛常在寒冷、潮湿等天气时加重。OA关节局部可有压痛，在伴有关节肿胀时更加明显。

**（二）关节活动受限**

关节活动受限常见于髋、膝关节，可出现关节僵硬及发紧感，患者多报告晚间僵硬，通常在活动后加重。个别出现晨僵，往往持续不超过几分钟。关节活动受限早期表现为关节活动不灵活，以后关节活动范围逐渐缩小，中期可出现关节交锁，晚期关节活动受限加重，最终导致残疾。

**（三）关节畸形**

关节肿大以手关节OA最常见，而且明显，可出现赫伯登结节（Heberden node）和布夏尔结节（Bouchard node）。关节软骨的破坏、骨赘形成或滑膜炎症积液可造成膝关节肿大以及内外翻畸形。

**（四）骨摩擦音（感）**

常见于膝关节OA。由于关节软骨破坏，关节面不平整，活动时可以出现骨摩擦音（感）。

**（五）肌肉萎缩和无力**

关节肿痛和活动减少导致受累关节周围肌肉萎缩，关节无力，常见于膝关节OA。

1. 膝关节OA　临床上最为常见。发病时出现膝关节疼痛，初期、早期的日常活动正常或基本正常，随着疾病进展，常于起立、下蹲或者上下楼梯时疼痛，休息后缓解。中晚期关节肿胀，日常活动因疼痛受限；可出现膝关节内翻或者外翻畸形。活动时有关节摩擦音。X线片显示，严重的关节间隙狭窄，大量骨赘形成，明显的软骨下骨硬化，明显的膝关节骨性畸形。

2. 髋关节OA　表现为患侧髋关节间断性钝痛，逐步发展为持续性疼痛，伴活动受限，尤其是内收、外旋和伸展功能受限，早期即可出现。髋部疼痛常位于腹股沟区、大腿前内侧和/或臀部，晚期髋关节OA常伴有屈髋、外旋畸形，患肢短缩，导致步态异常。

3. 指间关节OA　经常手部疼痛或僵硬，远侧指间关节和第1腕掌关节较易受累。可出现赫伯登结节，显示远端指间关节伸侧面的两侧骨性膨大；以及布夏尔结节，表现近端指间关节伸侧结节状骨赘（图33-2-1）。结节局部可出现轻度红肿、疼痛和压痛。晚期出现关节畸形和屈伸活动受限。

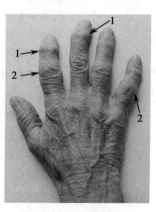

1. 赫伯登结节；2. 布夏尔结节。
图33-2-1　手关节畸形

4. 脊柱小关节OA　主要发生于腰椎及颈椎。其中腰椎好发节段为$L_4 \sim L_5$、$L_5 \sim S_1$，其次为$L_3 \sim L_4$；而颈椎主要发生于$C_3 \sim C_5$。早期表现为受累区域的隐痛、酸胀不适、颈部或腰部僵硬，卧床或弯腰缓解，伸展或旋转加重；后期可出现持续性酸胀或剧痛，活动受限，影响生活和睡眠；合并（或不合并）脊髓或神经根压迫或椎管狭窄造成肢体放射性疼痛或间歇性跛行等症状。脊柱小关节OA没有特异性体格检查方法。常见体征包括颈腰椎局部压痛，颈腰椎过伸、伸展-旋转及屈曲位活动至中立位时疼痛加重。该体征敏感性高，特异性低。

## 三、评估方法

**（一）问诊**

新诊断患有OA的老年人需要进行问诊评估。重点询问疼痛、对日常活动的影响和生活质量，对病变具体位置、疼痛、关节功能、合并疾病、环境心理和风险进行评估。全科医生特别需要询问患者的生活方式、心理状态、多重用药、家庭与社会支持、经济等状况，了解患者对治疗的偏好和信念，以共同决策诊疗方案。老年人OA问诊评估见表33-2-1。

**表33-2-1 评估老年人骨关节炎相关问题**

| 项目 | 内容 |
| --- | --- |
| 问诊要点 | （1）分别问诊患者及家属（看护人）<br>（2）社会人口资料，包括个人基本信息、婚姻状况、教育程度、宗教信仰、职业、生活状况、收入来源、家庭类别、社会关系等<br>（3）疾病表现：受累关节，诱因、症状起始时间、持续时间、疼痛程度、加重及缓解方式，伴随症状及功能受限程度。一般状况，如精神、睡眠、体重变化等<br>（4）就诊史，发病以来就诊经过、诊疗疗效等<br>（5）既往史：是否合并心血管疾病、静脉血栓栓塞疾病、肥胖、营养不良、糖尿病；过敏史、外伤史、传染病史、家族史<br>（6）个人史：工作条件、烟酒嗜好（包括戒断症状的评估）、多重用药（包括药量、服药方式）；月经史（绝经年龄）、婚姻史、家族史等<br>（7）听力、视力损害情况，日常生活活动能力评估（如自主吃饭、行走、平衡等），生活质量评估 |
| 危险因素 | 年龄、肥胖、炎症、创伤、女性、相关部位骨关节炎家族史、长期从事特殊职业（如负重或手部劳动）。此外，各关节发生骨关节炎的危险因素：膝关节：膝关节周围肌肉萎缩、位于高风险地区或肠道菌群紊乱等；髋关节：存在髋臼发育不良、股骨颈凸轮样畸形；手关节：处于围绝经期或肠道菌群紊乱等 |
| 环境心理评估 | 社交状态、患者预期、睡眠状况、焦虑、抑郁 |
| 风险评估 | 跌倒风险、心血管风险、胃肠道风险 |

**（二）体格检查**

OA早期可以没有阳性体征。压痛和关节畸形是手部和膝关节OA最常见体征；骨摩擦音（感）和肌肉萎缩常见于膝关节OA；关节肿大以指间关节OA最为常见且明显。中到重度髋、膝关节OA患者也可能出现步态异常，可通过观察患者的步态和姿势来了解肌肉强度和平衡能力。

**（三）量表评估**

1. 视觉模拟评分法（visual analogue scale，VAS） 对OA的疼痛程度进行评估，有助于了解疼痛对日常生活、睡眠的影响及药物需求。在纸上画一条10cm横线，横线的一端为0，另一端为10，共11个数字，表示不同程度的疼痛，患者根据自身疼痛程度挑选相应的数字。0分，无疼痛；3分以下，有轻微的疼痛，患者能忍受；4～6分：患者疼痛并影响睡眠，尚能忍受，应给予临床处置；7～10分：患者有渐强烈的疼痛，疼痛剧烈或难忍。老年人可以使用脸谱评估（图33-2-2）。

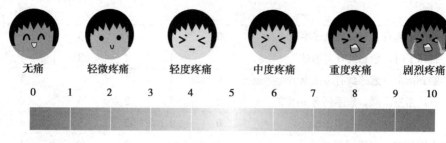

无痛　　轻微疼痛　　轻度疼痛　　中度疼痛　　重度疼痛　　剧烈疼痛

图33-2-2　视觉模拟评分法

2. 膝关节功能评估　西安大略和麦克马斯特大学骨关节炎指数评分（WOMAC骨关节炎指数评分）从疼痛、僵硬和躯体功能三大方面评价膝关节的结构和功能，评分越高表明疼痛、僵硬和功能受限越严重（表33-2-2）。

### 表33-2-2　WOMAC 骨关节炎指数评分

| 关节疼痛程度（总分24分） | 一直 | 每日 | 每周 | 每月 | 完全不痛 |
|---|---|---|---|---|---|
| 您的关节感到疼痛的频率是多久 | 0 | 1 | 2 | 3 | 4 |
| 在过去一周，当您从事下列活动时有哪些项目会使您的关节感到疼痛 | 非常严重的痛 | 严重的痛 | 中度的痛 | 轻微的痛 | 完全不痛 |
| 1. 走在平坦的路上，您的关节有多痛 | 0 | 1 | 2 | 3 | 4 |
| 2. 上下楼梯时，您的关节有多痛 | 0 | 1 | 2 | 3 | 4 |
| 3. 晚上睡觉时，您的关节有多痛 | 0 | 1 | 2 | 3 | 4 |
| 4. 坐位或躺下，您的关节有多痛 | 0 | 1 | 2 | 3 | 4 |
| 5. 笔直站立时，您的关节有多痛 | 0 | 1 | 2 | 3 | 4 |
| 关节僵硬程度（总分8分） | 非常严重僵硬 | 严重僵硬 | 中度僵硬 | 轻微僵硬 | 完全不僵硬 |
| 1. 早晨刚起床时，您的关节有多僵硬 | 0 | 1 | 2 | 3 | 4 |
| 2. 傍晚时候，如果坐一下、躺一下或休息一下之后，您的关节有多僵硬 | 0 | 1 | 2 | 3 | 4 |
| 身体功能（总分68分）<br>在过去一周，您因关节炎而导致活动的程度 | 困难到极点 | 相当困难 | 中度困难 | 有一点困难 | 完全不困难 |
| 1. 下楼时，您感到有多困难 | 0 | 1 | 2 | 3 | 4 |
| 2. 上楼时，您感到有多困难 | 0 | 1 | 2 | 3 | 4 |
| 3. 从椅子上站起来时，您感到有多困难 | 0 | 1 | 2 | 3 | 4 |
| 4. 站的时候，您感到有多困难 | 0 | 1 | 2 | 3 | 4 |
| 5. 弯腰时，您感到有多困难 | 0 | 1 | 2 | 3 | 4 |
| 6. 走在平路上，您感到有多困难 | 0 | 1 | 2 | 3 | 4 |
| 7. 上下车时，您感到有多困难 | 0 | 1 | 2 | 3 | 4 |
| 8. 逛街买东西时，您感到有多困难 | 0 | 1 | 2 | 3 | 4 |
| 9. 穿袜子时，您感到有多困难 | 0 | 1 | 2 | 3 | 4 |

续表

| | | | | |
|---|---|---|---|---|
| 10. 从床上起身，您感到有多困难 | 0 | 1 | 2 | 3 | 4 |
| 11. 脱袜子时，您感到有多困难 | 0 | 1 | 2 | 3 | 4 |
| 12. 躺到床上，您感到有多困难 | 0 | 1 | 2 | 3 | 4 |
| 13. 进出浴室洗澡，您感到有多困难 | 0 | 1 | 2 | 3 | 4 |
| 14. 坐下时，您感到有多困难 | 0 | 1 | 2 | 3 | 4 |
| 15. 上厕所时，您感到有多困难 | 0 | 1 | 2 | 3 | 4 |
| 16. 做粗重家事时，您感到有多困难 | 0 | 1 | 2 | 3 | 4 |
| 17. 做简单家事时，您感到有多困难 | 0 | 1 | 2 | 3 | 4 |

### （四）辅助检查

1. 实验室检查　目前，OA缺乏特异性的实验室检查指标。白细胞计数、红细胞沉降率和C反应蛋白，可以用来排除炎症性关节炎。类风湿关节炎、强直性脊椎炎、痛风、关节损伤等，可出现与原发病相关的实验室检查异常。

2. 影像学检查　普通X线片是确认OA最便宜和最容易获得的成像方法，OA检查具有3个重要特征：骨赘形成、非对称性关节间隙变窄、软骨下骨硬化和/或囊性变。严重时关节变形及半脱位，是OA诊断的重要依据。MRI对OA的早期诊断有一定价值，表现为受累关节的软骨厚度变薄、缺损，骨髓水肿、半月板损伤及变性、关节积液及腘窝囊肿。目前主要用于OA的鉴别诊断。

### （五）诊断与鉴别诊断

1. 诊断　中华医学会骨科学分会关节外科学组参照美国风湿病学会和欧洲抗风湿联盟制定的标准，并经部分骨科专家讨论，制定OA诊断标准，主要结合症状、体征、实验室或X线检查结果综合判断（表33-2-3）。

表33-2-3　OA的诊断标准

| 髋关节OA | 膝关节OA | 指间关节OA |
|---|---|---|
| 1. 近一个月内反复的髋关节疼痛 | 1. 近一个月内反复的膝关节疼痛 | 1. 指间关节疼痛、发酸、发僵 |
| 2. 红细胞沉降率≤20mm/h | 2. X线片（站立位或负重位）显示关节间隙变窄、软骨下骨硬化和/或囊性变、关节边缘骨赘形成 | 2. 10个指间关节中有骨性膨大的关节≥2个 |
| 3. X线片显示骨赘形成，髋臼边缘增生 | 3. 年龄≥50岁 | 3. 远端指间关节骨性膨大≥2个 |
| 4. X线片显示髋关节间隙变窄 | 4. 晨僵时间≤30分钟 | 4. 掌指关节肿胀<3个 |
| 注：满足1+2+3条或1+3+4条可诊断髋关节OA | 5. 活动时有骨摩擦音（感） | 5. 10个指间关节中有畸形的关节≥1个 |
| | 注：满足1+（2、3、4、5条中的任意2条）可诊断膝关节OA | 注：满足1+（2、3、4、5条中的任意3条）可诊断指间关节OA。10个指间关节为双侧示、中指远端及近端指间关节，双侧第一腕掌关节 |

2. 鉴别诊断

（1）类风湿关节炎（rheumatoid arthritis，RA）：如果手部受累，OA最初会与RA混淆。RA多为对称性小关节炎，以近端指间关节和掌指关节及腕关节受累为主，晨僵明显，关节肿胀柔软、温热、囊性且有压痛。可有皮下结节，类风湿因子（RF）阳性、抗环瓜氨酸肽（CCP）抗体阳性。

（2）痛风性关节炎：第一跖趾关节和跗骨关节最常累及，也可侵犯膝、踝、肘、腕及手关节，发作时出现关节红、肿、热和剧烈疼痛，血尿酸水平多升高，滑液中可查到尿酸盐结晶。慢性者可伴发肾损害，在关节周围和耳郭等部位可出现痛风石。

（3）银屑病关节炎（psoriatic arthritis）：好发于中年人，起病较缓慢，以远端指/趾间关节、掌指关节、跖关节及膝和腕关节等四肢关节受累为主，关节病变非对称性，可有关节畸形。病程中可出现银屑病的皮肤和指/趾甲异常（如凹陷、纵嵴、横沟等）。

3. 强直性脊柱炎（ankylosing spondylitis，AS） 好发于青年男性。主要侵犯骶髂关节和脊柱，炎症性背痛是标志性的临床特征；也可以累及膝、踝、髋关节，常伴有肌腱端炎。晨僵明显，患者常同时有炎性下腰痛，放射学检查显示骶髂关节炎，常有HLA-B27（+）。

## 四、防治

OA的治疗目的在于改善症状，阻止和延缓疾病进展，保护关节功能，防治并发症，改善生活质量。OA的总体治疗原则应依据患者年龄、体重指数（BMI）、自身危险因素、病变部位及程度、炎症情况、合并疾病、治疗意愿等选择阶梯化治疗，方案应个体化。治疗应以健康教育与自我管理、运动治疗、体重管理、物理治疗、行动辅助支持等基础治疗和药物治疗为主，必要时手术治疗。

### （一）基础治疗

对病变较轻的OA患者首选基础治疗。

1. 健康教育与自我管理　全科医生应对患者进行OA的知识宣教，帮助患者自我管理、增加对疾病的了解，消除误解，建立长期的评估机制。根据日常活动情况，改变其不良的生活及工作习惯、避免长时间跑、跳、蹲，同时减少或避免爬楼梯、爬山等。腰椎、髋或膝关节OA的患者应避免使用软椅或卧椅，睡有床板的平板床，使用前倾且设计舒适的汽车座位，进行身体姿势训练，穿合适的鞋子或运动鞋等。

2. 运动治疗与体重管理　运动是核心治疗，须在医生的指导下选择正确的运动方式，制定个体化方案。推荐患者每周定期锻炼2~3次，逐渐养成规律运动习惯。有氧运动和水上运动可改善髋、膝关节OA患者的疼痛和功能。手部运动锻炼能缓解手部OA患者的疼痛和关节僵硬。对于超重或肥胖者，减轻体重不但可以改善关节功能，而且可减轻关节疼痛，特别是BMI>28kg/m$^2$的膝关节OA患者。

（1）膝关节OA：推荐以有氧运动（如漫步）、肌肉力量锻炼和水上运动（游泳、水中步行训练）为主的运动锻炼。

（2）髋关节或多关节OA：推荐以瑜伽、太极等身心运动和水上运动为主的运动锻炼。

（3）指间关节OA：推荐手部运动疗法，但证据较为有限，旨在提高肌肉力量、关节灵活性和/或关节稳定性。

3. **物理治疗** 通过促进局部循环、减轻炎症反应，减轻关节疼痛。膝关节OA患者可采用干扰电流电刺激、脉冲超声等疗法缓解疼痛，水疗、冷疗、热疗、泥浴疗法等物理治疗方法治疗OA有一定效果。

4. **行动辅助支持** 主要推荐髋、膝关节OA患者在日常生活中采用行动辅助支持，可以减少受累关节负重，进一步减轻疼痛，但收效不一；应在医生指导下选择，如手杖、拐杖、助行器、关节支具等，也可选择平底、厚实、柔软、宽松的鞋具辅助行走，慎选外侧楔形鞋垫。

## （二）药物治疗

药物是OA治疗、疼痛管理的重要手段之一，包括外用与口服NSAID、其他镇痛药物、抗焦虑药物、中医中药、关节腔注射药物等。应根据OA病变部位及程度，内外结合，进行个体化、阶梯化的药物治疗。用药原则：①用药前进行危险因素评估，关注潜在内科疾病风险；②表现剂量个体化；③尽量使用最低有效剂量，避免过量用药及同类药物重复或叠加使用；④用药3个月后，根据病情选择相应的实验室检查。

1. **NSAID** 对于轻中度OA患者，特别是膝关节OA，首选外用NSAID（包括凝胶贴膏、乳胶剂、膏剂、贴剂等，如氟比洛芬凝胶贴膏），尤其是合并胃肠道、心血管疾病及年老虚弱的患者。疼痛症状持续或中重度疼痛的OA患者，选择口服NSAID，包括非选择性NSAID和选择性环氧合酶2（COX-2）抑制剂。但需警惕胃肠道和心血管不良事件。上消化道不良反应风险较高者，可使用COX-2抑制剂或非选择性NSAID类药物同时加用质子泵抑制剂或米索前列醇等胃黏膜保护剂。较高心血管疾病风险者，应慎用所有NSAID，使用风险评估见表33-2-4。

表33-2-4 NSAID使用风险评估表

| 分类 | 风险因素 |
| --- | --- |
| 上消化道不良反应高危患者 | 年龄>65岁 |
| | 长期使用NSAID |
| | 口服糖皮质激素 |
| | 上消化道出血、溃疡病史 |
| | 使用抗凝药 |
| | 酗酒史 |
| 心、脑、肾不良反应高危患者 | 年龄>65岁 |
| | 脑血管病史（有过卒中史或者目前一过性脑缺血发作） |
| | 心血管疾病史 |
| | 肾脏病史 |
| | 同时使用血管紧张素转换酶抑制药和利尿剂 |
| | 冠状动脉搭桥术围手术期（慎用NSAID） |

2. **其他镇痛药物** 对NSAID无效或不耐受者，可使用非NSAID、阿片类镇痛剂、对乙酰氨基酚与阿片类药物的复方制剂。但是弱阿片类药物曲马多可显著升高OA患者全因死亡率、心肌梗死发生率及髋部骨折发生率，所以应谨慎使用。强阿片类的不良反应和成瘾性发生率较高，不推荐使用强阿片类进行镇痛治疗。

3. **抗焦虑药物** 对于长期、慢性、广泛性疼痛和/或伴有抑郁的OA患者，可以使用度洛西汀等抗焦虑药物。需要注意度洛西汀的不良反应，包括口干、胃肠道反应等。

4. **关节腔注射药物** 该方法可能增加关节感染风险，应谨慎应用，并严格无菌操作。糖皮质激素适用于膝关节疼痛急性加重，尤其是伴有积液的膝关节OA，一般不用于手部OA。反复多次注射糖皮质激素，存在加速关节软骨量丢失的风险。每年最多不超过2～3次，注射间隔不应短于3～6个月。糖尿病患者关节腔注射糖皮质激素有暂时升高血糖风险，建议在注射后3日内监测血糖。关节腔注射玻璃酸钠，可短期缓解疼痛、改善关节功能并减少镇痛药物用量，安全性较高。

5. **中医中药** 中成药可缓解OA疼痛、改善关节功能，安全性高。外用中成药具有镇痛、抗炎、改善循环等作用，但仍需预防皮肤过敏。剂型有贴膏或药膏，消痛贴膏、复方南星止痛膏等具有较强证据。口服中成药具有剂型稳定、服用方便等优势，不良反应主要为胃肠道反应。中医中药种类较多，临床可根据中医相关指南，结合具体病情酌情选用。针灸可有效改善OA患者的关节疼痛和功能，且安全性较高，可以有条件地应用于髋、膝关节OA患者。

### （三）手术治疗

OA的外科手术治疗包括关节软骨修复术、关节镜下清理手术、截骨术、关节融合术及人工关节置换术，适用于非手术治疗无效、影响正常生活的患者，手术的目的是减轻或消除患者疼痛症状、改善关节功能和矫正畸形。

## 五、转诊建议

1. 体重管理困难者。

2. 对药物治疗疗效差或存在严重不良反应者。

3. 经综合保守治疗仍持续有症状，且OA对生活质量有显著影响的患者，应考虑转诊手术。

## 六、全程管理

### （一）三级预防

1. **一级预防** 以社区为单位，加强OA相关知识的健康教育，指导正确运动，训练神经肌肉和本体感觉，预防膝关节损伤，减少跌倒风险，维持正常体重。干预肠道菌群紊乱等OA危险因素。

2. **二级预防** 需要早发现、早诊断、早治疗，进行自我管理（健康教育、控制体重和个体化运动），改善关节稳定性和减轻疼痛，减少并发症的出现，促进心理健康。

3. 三级预防　预防OA进展、残疾或过早死亡。策略包括自我管理、家庭帮助计划、认知行为干预、康复服务以及药物或手术治疗。

（二）随访管理

做好定期随访工作，制定管理计划，进行健康教育、生活方式指导、心理干预及规律药物治疗，定期复诊评估。

# 第三节　骨质疏松症

## 一、概述

骨质疏松症（osteoporosis，OP）是一种以骨量低、骨组织微结构损坏，导致骨脆性增加、易发生骨折为特征的全身性、代谢性骨病。典型症状为骨痛、肌无力、脊柱变形、身高缩短及骨折等。骨质疏松症按病因分为原发性和继发性两大类，可发于任何年龄。原发性骨质疏松症包括绝经后骨质疏松症（Ⅰ型）、老年性骨质疏松症（Ⅱ型）和特发性骨质疏松症（包括青少年型）。绝经后骨质疏松症一般发生在女性绝经后5～10年；老年性骨质疏松症一般指70岁以后发生的骨质疏松；特发性骨质疏松症主要发生在青少年，病因未明。继发性骨质疏松症指由任何影响骨代谢的疾病和/或药物及其他明确病因导致的骨质疏松。本节主要讲述原发性骨质疏松症。

骨质疏松症是最常见的骨骼疾病，可发生于任何年龄，但多见于绝经后女性和老年男性。早期流行病学调查显示：我国50岁以上人群骨质疏松症患病率女性为20.7%，男性为14.4%，60岁及以上人群骨质疏松症患病率明显增高。临床上诊断原发性骨质疏松症应包括两方面，确定是否为骨质疏松症和排除继发性骨质疏松症。诊断标准主要基于骨密度测量结果和/或脆性骨折。治疗的主要目标为预防骨折。补充钙剂和维生素D为骨质疏松症防治的基础，抗骨质疏松药物是骨质疏松症治疗的重要环节，常需要足疗程。

## 二、临床特点

骨质疏松症初期通常没有明显的临床表现，但随着病情进展，患者会出现骨痛、脊柱变形，甚至发生脆性骨折等后果。

1. 脆性骨折　又称骨质疏松性骨折，指受到轻微创伤或在日常生活中发生的骨折，如从不高于站立的高度跌倒而导致的骨折，是骨强度下降的最终体现，多发部位为椎体、髋部、前臂远端、肱骨近端，椎体是最常见的部位，胸腰段占90%，$T_{12}$发病率最高。髋部骨折是最严重的脆性骨折。脊柱压缩性骨折的突出表现为身高缩短，有时出现突发性腰痛，卧床而取被动体位。

2. 骨痛及乏力　轻者无症状，较重患者常诉腰痛、乏力或全身骨痛，常在翻身时、起坐时以及长时间行走后出现，夜间加重，负荷增加时加重甚至活动受限。骨痛通常为弥漫性，无固定部位。不明原因的慢性腰背痛为诊断骨质疏松症的重要线索。

3. **身材变矮或脊柱畸形** 常见于椎体压缩性骨折，严重骨质疏松症患者可有身高缩短和驼背等脊柱畸形。脊柱畸形会使身体负重力线改变，从而加重脊柱、下肢关节疼痛。随着骨量丢失，脊柱椎体高度丢失，椎间盘退变，整个脊柱缩短5～10cm不等，从而导致身长缩短。胸腰椎脆性骨折或身高减低3cm（或1年内身高减低2cm）或驼背的老年患者，可作为诊断骨质疏松症的重要依据。

4. **并发症** 驼背和胸廓畸形者常伴胸闷、气短、呼吸困难等。髋部骨折者常因感染、心血管疾病或慢性器官衰竭而死亡；长期卧床加重骨丢失，并常因感染等使骨折极难愈合。

5. **心理异常和低生存质量** 骨质疏松症患者可出现恐惧、焦虑、抑郁、自信心丧失等心理异常，生活自理能力下降，这对患者的生命质量有很大的影响。

## 三、评估方法

### （一）问诊

问诊过程中应采用开放式，避免封闭性及诱导性问诊。除了关注患者的疾病史，还应了解患者的家庭环境、社会背景、心理状态。老年人骨质疏松症相关问题评估见表33-3-1。

表33-3-1 评估老年人骨质疏松症相关问题

| 项目 | 内容 |
|---|---|
| 问诊要点 | （1）分别问诊患者及家属（看护人）<br>（2）社会人口资料，包括个人基本信息、婚姻状况、教育程度、宗教信仰、职业、生活状况、收入来源、家庭类别、社会关系等<br>（3）疾病表现：起病时间、起病方式、持续时间、发作频率、诱因、进展转归等；伴随症状<br>（4）就诊史，发病以来就诊经过、诊疗疗效等<br>（5）既往史：骨质疏松相关疾病史、过敏史、外伤史、家族史（一级亲属是否有骨代谢疾病或脆性骨折史）<br>（6）个人史：工作条件、烟酒嗜好（包括戒断症状的评估）、多重用药（包括药量、服药方式），月经史（绝经年龄），婚育史，家族史等<br>（7）听力、视力损害情况，日常生活活动能力评估（如自主吃饭、行走、平衡等），生活质量评估 |
| 危险因素 | 吸烟、大量饮酒[①]、低钙或低维生素D饮食、很少或没有运动、卧床、身材矮小或瘦弱、甲状腺功能亢进、甲状旁腺功能亢进症、糖尿病、服用糖皮质激素、绝经后或绝经前切除卵巢、跌倒史、脆性骨折史、骨质疏松家族史 |
| 环境心理评估 | 心理状态、社交状态、睡眠状况 |
| 风险评估 | 跌倒风险、骨折风险 |

注：①指男性每日饮40度白酒88ml或者葡萄酒296ml或啤酒710ml；女性各减半。

## （二）风险评估

**1. 跌倒及其危险因素**　跌倒是脆性骨折的独立危险因素。

（1）环境因素：光线昏暗、路面湿滑、障碍物、地毯松动、卫生间未安装扶手等。

（2）自身因素：包括增龄、缺乏运动、平衡能力差、既往跌倒史、肌少症、视觉异常、感觉迟钝、神经肌肉疾病、步态异常、心脏疾病、直立性低血压、抑郁症、精神和认知疾患、药物（如催眠药、抗癫痫药及治疗精神疾病药物）等。

**2. 骨质疏松症风险评估工具**　骨质疏松症受多方面因素影响，对个体进行骨质疏松症风险评估，有利于对疾病进行早期防治。

（1）国际骨质疏松基金会（IOF）骨质疏松风险一分钟测试题：根据患者的简单病史，由患者判断是与否，初步筛选出可能具有骨质疏松风险的患者（表33-3-2）。其仅能初步筛查疾病风险，不能用于骨质疏松症的诊断。

表33-3-2　国际骨质疏松基金会骨质疏松风险一分钟测试题

| 因素 | | 问题 | 回答 | |
|---|---|---|---|---|
| 不可控因素 | 1 | 父母曾被诊断有骨质疏松症或曾在摔倒后骨折吗 | 是 | 否 |
| | 2 | 父母中一人有驼背吗 | 是 | 否 |
| | 3 | 实际年龄超过40岁吗 | 是 | 否 |
| | 4 | 成年后是否因为轻摔发生骨折 | 是 | 否 |
| | 5 | 是否经常摔倒（去年超过一次）或因为身体较虚弱而担心摔倒 | 是 | 否 |
| | 6 | 40岁以后的身高是否减少超过3cm以上 | 是 | 否 |
| | 7 | 是否体重过轻（BMI<19kg/m$^2$） | 是 | 否 |
| | 8 | 是否曾服用糖皮质激素（如可的松、泼尼松）连续超过3个月 | 是 | 否 |
| | 9 | 是否患有类风湿关节炎 | 是 | 否 |
| | 10 | 是否被诊断出有甲状腺功能亢进或甲状旁腺功能亢进、1型糖尿病、克罗恩病或乳糜泻等胃肠疾病或营养不良 | 是 | 否 |
| | 11 | 女士回答：您是否在45岁之前就绝经了 | 是 | 否 |
| | 12 | 女士回答：除了妊娠、绝经或子宫切除外，是否曾停经超过12个月 | 是 | 否 |
| | 13 | 女士回答：是否在50岁前切除卵巢又没有服用雌/孕激素补充剂 | 是 | 否 |
| | 14 | 男士回答：是否出现过勃起功能障碍、性欲减退或其他雄激素过低的相关症状 | 是 | 否 |

| 因素 | | 问题 | 回答 | |
|---|---|---|---|---|
| 生活方式（可控因素） | 15 | 是否经常大量饮酒（每日饮用超过两单位的酒精，相当于啤酒500ml、葡萄酒150ml或烈酒50ml） | 是 | 否 |
| | 16 | 是否目前习惯吸烟或曾经吸烟 | 是 | 否 |
| | 17 | 是否每日运动量少于30min | 是 | 否 |
| | 18 | 是否不能食用乳制品，又没有服用钙片 | 是 | 否 |
| | 19 | 每日从事户外活动时间是否少于10min，又没有服用维生素D | 是 | 否 |
| 结果判读 | | 上述问题，只要其中有一题回答结果为"是"，即为阳性，提示存在骨质疏松症风险，建议进行骨密度检查或骨折风险评估（FRAX®）。 | | |

注：BMI，体重指数；FRAX®，骨折风险预测工具。

（2）亚洲人骨质疏松自我筛查工具（OSTA）：OSTA指数=［体重（kg）-年龄（岁）］× 0.2，指数>-1为低风险，-1～-4为中风险，<-4为高风险。OSTA所选用的指标过少，特异性不高，需结合其他危险因素进行判断，且仅适用于绝经后妇女。

3. 脆性骨折的风险预测 骨折风险预测工具（FRAX®）是WHO推荐的风险预测工具，根据患者的临床危险因素及股骨颈骨密度建立模型，用于评估患者未来10年发生髋部骨折及主要脆性骨折（椎体、前臂、髋部、肩部）的概率。针对中国人群的FRAX®可通过网络获得。

（1）需要FRAX®评估者：具有一个或多个脆性骨折临床危险因素，未发生骨折、骨量减少者（-2.5<T值≤-1）。对于FRAX®评估阈值为骨折高风险者，建议进行骨密度测量，并考虑给予治疗。

（2）不需FRAX®评估者：临床上已诊断骨质疏松症（即T值≤-2.5）或已发生脆性骨折者。FRAX®工具不适于已接受有效抗骨质疏松药物治疗的人群。

（3）结果判读：FRAX®预测的髋部骨折风险≥3%或主要脆性骨折概率风险≥20%时，为脆性骨折高风险，建议给予治疗；FRAX®预测的主要脆性骨折风险为10%～20%时，为脆性骨折中风险；FRAX®预测的任何主要脆性骨折风险<10%时，为脆性骨折低风险。

（三）辅助检查

1. 骨密度测定 骨密度指单位体积（体积密度）或单位面积（面积密度）所含的骨量。双能X射线吸收法（DXA）是临床最常用的骨密度测量方法。DXA骨密度测量可用于骨质疏松症的诊断、骨折风险预测和药物疗效评估，也是流行病学研究常用的骨骼评估方法。其主要测量部位为中轴骨，包括腰椎和股骨近端，对腰椎和股骨近端测量受限者可选择测量非优势侧桡骨远端1/3。

符合以下任何一条者，临床上建议行骨密度测定：①女性≥65岁，男性≥70岁；②女性<65岁，男性<70岁，有≥1个骨质疏松危险因素者；③有脆性骨折家族史的成年人；④各种原因引起性激素水平低下的成年人；⑤X线已有骨质疏松改变者；⑥接受骨

质疏松治疗、进行疗效监测者；⑦患有影响骨代谢的疾病或有使用影响骨代谢药物史者；⑧IOF骨质疏松风险一分钟测试题回答结果阳性者；⑨OSTA结果≤-1者。

2. 胸腰椎X线侧位片　椎体骨折常因无明显临床症状被漏诊，需要在脆性骨折的危险人群中开展椎体骨折的筛查。胸腰椎X线侧位片可作为骨质疏松性椎体压缩性骨折及其程度判定的首选方法。但其对骨质疏松的敏感性和准确性较低，只有当骨量丢失达30%以上时，X线片才能有阳性所见。常规胸腰椎X线侧位片的范围应分别包括$T_4\sim L_1$和$T_{12}\sim L_5$椎体。在以下任一情况时，建议行胸腰椎X线侧位片以了解是否存在椎体骨折：①女性≥70岁，男性≥80岁，椎体、全髋或股骨颈骨密度T值≤-1.0。②女性65～69岁，男性70～79岁，椎体、全髋或股骨颈骨密度T值≤-1.5。③绝经后女性及>50岁的男性，具有以下任一特殊危险因素：成年期（≥50岁）非暴力性骨折；较年轻时最高身高缩短≥4cm；1年内身高进行性缩短≥2cm；近期或正在使用长程（>3个月）糖皮质激素治疗。

3. 骨转换标志物　骨转换标志物是骨组织本身的代谢产物，简称骨标志物，可分为骨形成标志物和骨吸收标志物，前者反映成骨细胞活性及骨形成状态，主要有血清碱性磷酸酶、骨钙素、血清I型原胶原C-端前肽（P1CP）、血清I型原胶原N-端前肽（P1NP）、血清骨特异性碱性磷酸酶（BALP）等，后者代表破骨细胞活性及骨吸收水平，主要有空腹2小时尿钙/肌酐比值（UCa/Cr）、血清I型胶原C-末端肽交联（S-CTX）等。其中，空腹血清P1NP和空腹血清S-CTX是分别反映骨形成和骨吸收敏感性较高的标志物。原发性骨质疏松症患者的骨转换标志物水平往往正常或轻度升高。这些标志物的测定有助于鉴别原发性和继发性骨质疏松症、判断早期疗效及依从性、选择干预措施等。

4. 骨骼X线片　由于基层医院骨密度检测并未普及，X线片仍是一种诊断骨质疏松症的常用的检查方法。但只有在骨量丢失超过30%时X线片才会出现骨质疏松症征象。同时，X线片所示的骨质密度不易量化评估，只能定性，故X线片不用于骨质疏松症的早期诊断。根据临床症状和体征选择性进行相关部位的骨骼X线检查，可反映骨骼的病理变化，为骨质疏松症的诊断和鉴别诊断提供依据。

5. 定量CT（QCT）检测骨密度　能分别测量松质骨和密质骨的体积密度，可以较早反映早期骨质疏松的松质骨丢失，并能避免腰椎骨质增生等原因引起的DXA测量误差，具有一定技术优势。QCT诊断骨质疏松只需做一个部位即可，根据临床需要选择做脊柱或髋部。

6. 定量超声（QUS）检测骨密度　通常测量部位为跟骨、桡骨远端，可用于基层骨质疏松症筛查和脆性骨折的风险预测。

（四）诊断与鉴别诊断

1. 骨质疏松症的诊断　主要基于DXA骨密度测量结果和/或脆性骨折。详细的病史和查体是临床诊断的基本依据。临床上，凡存在骨质疏松症家族史、骨质疏松症脆性骨折史、消瘦、闭经、绝经、慢性病、长期营养不良、长期卧床或长期服用致骨质丢失药物者均要考虑到本病可能。

（1）基于DXA测量的骨密度的诊断：是目前通用的骨质疏松症诊断指标。对于绝经后女性、年龄≥50岁的男性，骨密度通常用T值表示，T值＝（实测值－同种族同性别健康青年人峰值骨密度）/同种族同性别健康青年人峰值骨密度的标准差。建议参照WHO推荐的诊断标准（表33-3-3），髋部、股骨颈或脊柱骨密度作为诊断标准，三者中取最低值，在无法检查髋部和脊柱骨密度时，建议检测前臂骨密度（桡骨前1/3）作为诊断标准。

表33-3-3 基于DXA检测骨密度的分类诊断标准

| 分类 | T值 |
| --- | --- |
| 骨量正常 | T值≥-1.0 |
| 低骨量 | -2.5<T值<-1.0 |
| 骨质疏松 | T值≤-2.5 |
| 严重骨质疏松 | T值≤-2.5+脆性骨折 |

对于儿童、绝经前女性和小于50岁的男性，其骨密度水平的判断建议用Z值表示，Z值＝（骨密度测定值－同种族同性别同龄人骨密度均值）/同种族同性别同龄人骨密度标准差。Z值≤-2.0为"低于同年龄段预期范围"或低骨量。

（2）基于脆性骨折的诊断：凡发生过脆性骨折即可临床诊断为骨质疏松症，包括绝经后妇女或老年男性在无外伤情况下发现的椎体压缩性骨折；或骨密度测量符合低骨量（-2.5<T值<-1.0），合并肱骨近端、骨盆或前臂远端脆性骨折者也可诊断骨质疏松。

2. 鉴别诊断　详细了解病史，分析病因，重视和排除其他影响骨代谢的疾病。需鉴别的疾病主要包括：内分泌疾病如甲状旁腺疾病、性腺疾病、肾上腺疾病和甲状腺疾病等，类风湿关节炎等结缔组织疾病，神经肌肉疾病，影响钙和维生素D吸收和代谢的消化系统和肾脏疾病，多种先天和获得性骨代谢异常疾病，多发性骨髓瘤等恶性疾病，长期服用糖皮质激素或其他影响骨代谢的药物等。

对于怀疑骨质疏松症和已确诊为骨质疏松症的患者，需要针对性选择合理的实验室检查，以利于明确诊断和鉴别诊断，如血常规、尿常规、肝功能、肾功能、血钙、血磷、碱性磷酸酶、骨转换标志物、尿钙、尿钠、尿肌酐、红细胞沉降率、性腺激素、25-羟维生素D、甲状旁腺激素、甲状腺功能、血清催乳素、血清蛋白电泳、血气分析等。原发性骨质疏松症患者通常血钙、磷和碱性磷酸酶水平在正常范围，当有骨折时血清碱性磷酸酶水平可有轻度升高。如以上检查结果异常，需转诊作进一步检查及鉴别诊断。

## 四、防治

骨质疏松症的防治是一个长期、规范的过程，需要药物、运动等综合措施，目的为改善骨骼生长发育，促进成年期达到理想的峰值骨量；维持骨质量，增加骨密度，预防、减缓骨丢失；避免跌倒和脆性骨折。

### （一）调整生活方式

1. 科学膳食　富含钙和维生素D、低盐、适量蛋白质的均衡饮食，戒烟限酒，避免过量饮用咖啡和碳酸饮料。

2. 充足日照 选择阳光较为柔和的时间段，将面部及双臂皮肤暴露照射13～30分钟即能满足。

3. 合理运动 中老年人日常运动应以负重阻力运动和平衡训练为主。中年人以有氧运动为基础，配合全身肌肉力量训练，每周3～7次，运动量逐渐增加；老年人可选择散步、慢跑、跳舞、骑车等中强度训练，以及哑铃、太极拳、五禽戏、八段锦等力量训练。

4. 预防跌倒 提高防护意识、安装夜灯、铺防滑垫、使用拐杖或助步器。

### （二）骨健康基本补充剂

1. 钙剂 充足的钙摄入可获得理想骨峰值、减缓骨丢失、改善骨矿化。我国营养协会推荐，成人每日钙推荐摄入量800mg（元素钙）时可获得理想骨峰值，是维护骨骼健康的适宜剂量，50岁及以上人群每日钙推荐摄入量通常为1 000mg，我国居民平均每日钙摄入量400～500mg。高钙血症、高钙尿症时应避免使用钙剂。长期或大剂量使用钙剂应定期监测血钙及尿钙水平，同时高尿酸血症患者补钙时应多饮水、多运动，防止肾结石形成。

2. 维生素D 用于防治骨质疏松症时，剂量为800～1 200U/d。但应定期监测血钙和尿钙浓度，防止发生高钙血症和高磷血症。

### （三）抗骨质疏松药物

抗骨质疏松药物按作用机制可分为骨吸收抑制剂、骨形成促进剂及其他机制类药物。

1. 药物治疗适应证

（1）经DXA检测骨密度确诊为骨质疏松症的患者。

（2）已经发生过椎体或髋部脆性骨折者。

（3）低骨量但具有高骨折风险或发生过某些部位（肱骨上段、前臂远端或骨盆）脆性骨折的患者。

2. 骨吸收抑制剂 包括双膦酸盐类、降钙素类、性激素、选择性雌激素受体调节剂。

（1）双膦酸盐类：是目前临床上应用最为广泛的抗骨质疏松药物。双膦酸盐能够特异性结合到骨重建活跃的骨表面，抑制破骨细胞，从而抑制骨吸收。双膦酸盐类药物主要包括阿仑膦酸钠、唑来膦酸、利塞膦酸钠等。常用口服制剂阿仑膦酸钠片，每次70mg，每周1次；或每次10mg，每日1次。空腹服用，服药后30分钟保持坐位或站位，避免进食。静脉用药如唑来膦酸静脉注射剂，5mg，静脉滴注，至少15分钟以上，每年1次，药物使用前应充分水化。用药前低钙血症者需服用足量的钙和维生素D。

双膦酸盐类药物总体安全性较好，但需注意可能会出现一些不良反应，如胃肠道反应、一过性"流感样"症状、肾脏毒性［eGFR<35ml/（min·1.73m$^2$）患者禁用］、非典型股骨骨折、下颌骨坏死、心房颤动。

（2）降钙素类：降钙素能抑制破骨细胞的活性、减少破骨细胞数量，减少骨量丢失并增加骨量。降钙素类药物的另一突出特点是能明显缓解骨痛，对骨质疏松症及其骨折、骨肿瘤等引起的骨痛有效，尤其适合有骨痛的骨质疏松症患者。目前应用于临床的降钙素类制剂有鳗鱼降钙素类似物和鲑鱼降钙素，总体安全性良好，少数患者可有面部潮红、恶心等不良反应，偶有过敏现象，可按照药物说明书确定是否在治疗前做皮试。

（3）性激素：能抑制骨转换、减少骨丢失，降低骨质疏松性椎体、非椎体骨折的风险，是防治绝经后骨质疏松症的有效措施。绝对禁忌证：雌激素依赖性肿瘤（如乳腺癌、子宫内膜癌），血栓性疾病，不明原因阴道出血，活动性肝病，结缔组织病。子宫肌瘤、子宫内膜异位症、乳腺癌家族史、胆囊疾病和垂体催乳素瘤者慎用。建议性激素补充治疗遵循以下原则：明确治疗的利与弊；应用最低有效剂量；绝经早期（<60岁）开始使用收益更大。治疗方案个体化；定期（每年）随访和安全性检测（尤其是乳腺和子宫），每年进行利弊评估。

（4）选择性雌激素受体调节剂（SERM）：SERM不是雌激素，其特点为选择性地作用于雌激素靶器官，与不同的雌激素受体结合后，发生不同的生物效应。如雷洛昔芬在骨骼上与雌激素受体结合，抑制骨吸收，而在乳腺和子宫上，则表现为抗雌激素的活性，因而不刺激乳腺和子宫，降低雌激素受体阳性浸润性乳癌的发生率。可用于治疗绝经后骨质疏松症。少数患者服药期间可出现潮热和下肢痉挛。潮热症状严重的围绝经期妇女暂不宜使用，深静脉血栓/肺动脉栓塞、胆汁淤积、子宫内膜癌或未确诊的阴道出血不宜使用。

3. 骨形成促进剂　甲状旁腺激素类似物——特立帕肽，已被批准用于治疗男性和女性严重骨质疏松，用于其他治疗药物无效或有禁忌的脆性骨折史患者。间断小剂量使用能刺激成骨细胞活性，促进骨形成，增加骨密度，降低椎体和非椎体骨折的发生。常见的不良反应为恶心、肢体疼痛、头痛和眩晕；用药期间要监测血钙；疗程不应超过2年，停药后应序贯使用抗骨吸收药物治疗。

4. 其他机制类药物　包括活性维生素D及其类似物、维生素$K_2$类、锶盐等，其中最常用的为活性维生素D及其类似物。

活性维生素D及其类似物更适用于老年人、肾功能减退以及$1\alpha$-羟化酶缺乏或减少的患者，具有提高骨密度，减少跌倒，降低骨折风险的作用。目前有$1\alpha$-羟维生素$D_3$（$\alpha$-骨化醇）和1，25-二羟维生素$D_3$（骨化三醇）两种，$\alpha$-骨化醇适用于肝功能正常的患者。$\alpha$-骨化醇胶囊，口服每次$0.25\sim1.00\mu g$、1次/d。骨化三醇，口服每次$0.25\mu g$、1次/d，或每次$0.50\mu g$、1次/d。治疗骨质疏松症时，应用上述剂量的活性维生素D总体是安全的。宜同时补充较大剂量的钙剂，并建议定期检测患者血钙和尿钙水平。在治疗骨质疏松症时，可与其他抗骨质疏松药物联合应用。

（四）抗骨质疏松药物的临床关注问题

（1）疗程：抗骨质疏松症药物疗程应个体化，所有治疗应至少坚持1年，一般为3～5年。建议双膦酸盐治疗3～5年后需考虑药物假期。目前建议口服双膦酸盐治疗5年，静脉双膦酸盐治疗3年，应对骨折风险进行评估，如为低风险，可考虑实施药物假期停用双膦酸盐；如骨折风险仍高，可以继续使用双膦酸盐或换用其他抗骨质疏松症药物。特立帕肽疗程不应超过2年。降钙素连续使用时间一般不超过3个月。

（2）骨折后用药：脆性骨折后应积极予抗骨质疏松药物治疗，包括骨吸收抑制剂或骨形成促进剂等。

## （五）男性骨质疏松

目前只有双膦酸盐和特立帕肽推荐用于男性骨质疏松症。

## （六）中医中药治疗

根据中医药"肾主骨""脾主肌肉"及"气血不通则痛"的理论，骨质疏松症以补肾益精、健脾益气、活血化瘀为基本治法，可能改善本病证候且药物有效成分较明确的中成药主要包括骨碎补总黄酮、淫羊藿苷、人工虎骨粉。

## （七）康复治疗

1. 运动疗法 运动疗法简单实用，不仅可增强肌力与肌耐力，改善平衡、协调性与步行能力，还可改善骨密度、维持骨结构，降低跌倒与脆性骨折风险等。运动疗法需遵循个体化、循序渐进、长期坚持的原则。对骨质疏松症有治疗效果的运动方式有：

（1）有氧运动，如慢跑、游泳等。

（2）肌力训练，以较轻承重为主的渐进抗阻运动（适于无骨折的骨质疏松症患者），如负重练习。

（3）冲击性运动，如体操、跳绳等。

（4）平衡和灵活性训练，如太极拳、舞蹈等。

（5）振动运动，如全身性振动训练。但要注意少做躯干屈曲、旋转动作。

2. 物理因子疗法 脉冲电磁场、全身振动、体外冲击波、紫外线等物理因子治疗可增加骨量；超短波、微波、经皮神经电刺激、中频脉冲等治疗可减轻疼痛；对脆性骨折或者骨折延迟愈合可选择低强度脉冲超声波、体外冲击波等治疗以促进骨折愈合。

3. 作业治疗 主要以康复宣教为主，例如指导患者正确的姿势，改变不良生活习惯，提高安全性。

4. 康复工程 行动不便者可选用拐杖、助行架等辅助器具，以减少跌倒发生。此外，可进行适当的环境改造，如将楼梯改为坡道、浴室增加扶手等以增加安全性。

## （八）骨折的处理

影像学检查确诊脆性骨折后，基层医疗卫生机构可根据实际条件灵活处理，制动休息、包扎固定后转诊专科治疗。

## 五、转诊

1. 首次发现骨质疏松症，病因和分类未明者，或疑似继发性骨质疏松症者。

2. 重度骨质疏松症者或伴全身疼痛症状明显者。

3. 骨质疏松症诊断明确，经规范治疗后症状无明显改善，或病情控制中出现需上级医院诊疗的新情况。

4. 有骨质疏松症相关症状，但不能明确诊断者，转上级医院明确诊断，确定治疗方案及随诊。

5. 骨质疏松症伴有严重并发症者。

6. 绝经前女性发生骨质疏松症。

## 六、全程管理

### （一）三级预防

1. **一级预防**　是防病发生，加强骨质疏松症相关知识的宣传，如增加户外活动、接受合理阳光照射、科学健身、进行适应不同年龄段的承重运动；培养和坚持良好的生活习惯，合理膳食、均衡营养，增加钙的足够摄入，戒烟、限酒等。

2. **二级预防**　早发现、早诊断、早治疗，通过骨质疏松风险评估发现高危人群，通过骨密度检查早诊断，防止或延缓其发展为骨质疏松症。

3. **三级预防**　对已经诊断骨质疏松症的患者进行康复治疗，预防脆性骨折和再发骨折，减少致残率。

### （二）随访管理

抗骨质疏松症治疗的长期性决定了其治疗监测和疗效评估的艰巨性，做好定期随访工作，制定干预管理计划，健康教育、生活方式指导、心理干预、规律用药指导，定期复诊评估。

# 第四节　肌腱病与腱鞘炎

## 一、概述

随着人口老龄化，老年人参与运动增多，以及手机、电脑等使用频率的增加，肌腱组织发生退变，血供减少，肌腱更容易受损伤，肌腱病与腱鞘炎的患病率也在增加。肌腱病（tendinopathy）是指由于反复的机械负荷（过度使用）引起的退行性疾病，以持续性局部肌腱疼痛和功能丧失为特征的临床综合征。肌腱炎（tendinitis）一般反映急性肌腱损伤，与炎症有关。大多数涉及肌腱的病理疾病主要是肌腱病，所以"肌腱病"这一术语更普遍被使用。肌腱病就诊比例占骨骼肌肉系统疾病的30%，肩袖、臀肌肌腱、胫骨后肌腱、髌腱和跟腱容易发生病变，女性比男性更易患病。肩袖肌腱病是导致肩部疼痛的最常见原因，老年人患病率5%～7%，臀肌肌腱病则是导致大多数侧髋疼痛（62.5%）的原因，久坐不动的人易发。

腱鞘炎（tenosynovitis）（图33-4-1）是指腱鞘因机械性摩擦而引起的慢性无菌性炎症改变。这种机械性刺激可使腱鞘在早期发生充血、水肿、渗出等，反复创伤或迁延后，则发生慢性纤维结缔组织增生、肥厚、粘连等变化；可分为感染性、非感染炎症性及狭窄性腱鞘炎。手指和手腕的肌腱通常受到影响。狭窄性腱鞘炎（特发性）最常见，普通人群发病率1.7%～2.6%，糖尿病患者发病率增加到10%～20%。

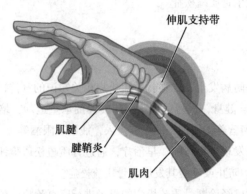

图33-4-1　腱鞘炎

## 二、临床特点

### （一）肌腱病临床特点

肌腱病患者的病史因特定部位而异。常见的临床表现为肌腱周围局部烧灼痛和肿胀、运动时或运动后疼痛加剧、关节僵硬、关节运动受限、长时间持续疼痛。触诊时肌腱肿胀、局部压痛。浅表肌腱（如跟腱）的肌腱病表现为肌腱明显增厚，非浅表肌腱的增厚往往不明显。跟腱和髌腱肌腱病会延迟出现较严重的疼痛，称为"潜伏期"，表现为在肌腱负荷期间，如跑步起始肌腱疼痛短暂加重，随着继续运动疼痛减轻。但在锻炼后数小时或第二日出现更为严重的疼痛。其他肌腱病变也可能出现潜伏期。

### （二）腱鞘炎临床特点

因病因不同、发病部位不一，临床表现各异。部分有外伤、慢性劳损（尤其是手及手指）、糖尿病病史，类风湿关节炎可有晨僵感。腱鞘炎多为局部症状，主要表现：局部疼痛、肿胀、压痛、受累关节活动受限，化脓性可出现局部溃疡或化脓。部分患者还伴有放射痛，即自腱鞘病变处向肢体末端放射。弹响指和弹响拇是狭窄性腱鞘炎的特征性表现。急性化脓性腱鞘炎常有伴有全身症状，如发热、关节炎等。

### （三）常见肌腱病与腱鞘炎

1. 肩袖肌腱病（rotator cuff tendinopathy，RCTP）　是肩痛最常见的原因，80岁以上人群中患病率达62%。冈上肌腱最常受累，肩胛下肌次之。表现为需要举手过顶的运动时出现肩痛，如日常穿衬衫或梳头等。常诉夜间肩痛，患侧肩侧卧时明显。查体可发现冈上肌和冈下肌萎缩，相应肩胛窝有明显凹陷；与健侧肩胛骨相比，患侧可能出现外观和运动异常。受累肌肉压痛。肩关节主动外展40°～120°的弧度和内旋会导致疼痛。被动外展可减轻疼痛，但抵抗阻力的外展会增加疼痛。冈上肌功能的Jobe试验（倒罐头试验）（图33-4-2）：臂部外展90°前屈30°拇指向下，检查者用力向下按压上肢，患者抵抗，与对侧相比力量减弱或出现疼痛提示肩袖病变、冈上肌腱病变或者撕裂。Hawkins试验（图33-4-3）、Neer试验（图33-4-4）阳性有助于诊断。Hawkins试验：检查者立于患者背后，患者肩关节前屈90°屈肘90°，前臂保持水平，肩关节内旋出现疼痛为撞击征阳性。Neer试验：患者取坐位，检查者稳住肩胛骨的同时，将患肩大幅前举，导致大结节与肩峰相撞击。提示肩袖损伤，尤其是冈上肌损伤往往伴有肩峰下撞击征阳性表现（疼痛弧60°～120°）。

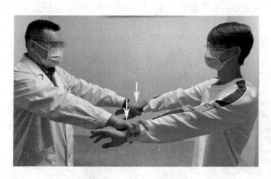

图33-4-2　Jobe试验

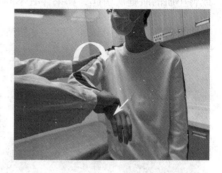

图33-4-3　Hawkins试验

2. 臀肌肌腱病（gluteal tendinopathy，GTP）　GTP的特征是股骨大转子上的疼痛和压痛，可以延伸到大腿外侧，随着活动（如步行和其他负重活动）和患侧侧卧而加重。绝经后妇女多见，发病率女性：男性为（2.44～4）∶1。本病常影响睡眠。GTP主要体征是大转子处压痛，包括单腿站立（SLS）试验和抵抗内外侧旋转和外展试验。单腿站立试验（图33-4-5）阳性对诊断GTP特异性较高：患者侧立于墙边，外侧腿单腿站立，用一根手指支在墙上保持平衡，持续30秒，出现大转子疼痛发作为阳性。另外，Ober试验

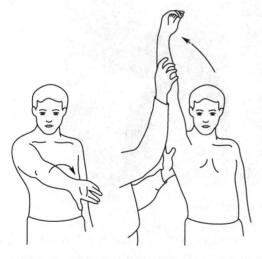

图33-4-4　Neer试验

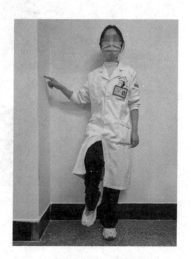

图33-4-5　单腿站立测试

（图33-4-6）、FABER（图33-4-7）试验阳性有助于GTP诊断。Ober试验：健侧卧位，健侧下方的大腿呈最大屈曲姿势；健侧屈髋屈膝，检查者一手固定骨盆，一手握踝，屈患髋膝达90°后，外展大腿并伸直患膝，大腿不能自然下落，并可于大腿外侧触及条索样物；或患侧主动内收，足尖不能触及床面，为阳性，也是髂胫束紧张的体征。FABER试验：又称"4"字或Patrick试验，检查时患者仰卧，患肢屈髋膝，并外展外旋，外踝置于对侧大腿上，两腿相交成"4"字，检查者一手固定骨盆，一手于膝内侧向下压，诱发骶髂关节疼痛为阳性，提示骶髂关节劳损、类风湿关节炎、结核、致密性骨炎。由臀中肌或臀小肌的肌腱病引起，如果伴有不同程度的局部滑囊炎，称为大转子疼痛综合征。

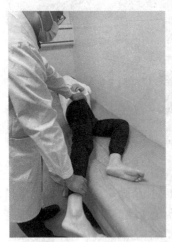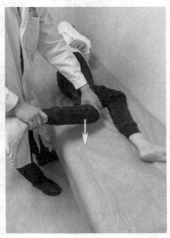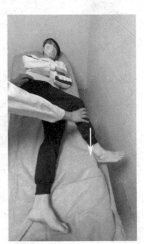

图33-4-6　Ober试验

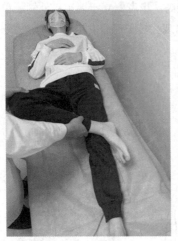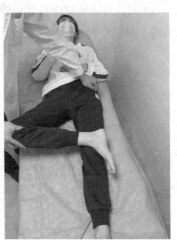

图33-4-7　FABER试验

3. 狭窄性屈肌腱鞘炎（stenosing tenosynovitis，STS）　又称弹响指、扳机指，是由于屈肌腱在第一环状（A1）滑车处与包绕其上的支持带滑车系统大小不一致，腱鞘容量相对减少，当屈肌腱试图滑过相对狭窄的腱鞘时出现卡锁，导致手指不能平滑地完成屈伸活动。本病是成人手部疼痛最常见的原因之一。糖尿病、类风湿关节炎、痛风等增加STS风险。临床表现为一个或多个手指在屈曲时发生无痛性弹响、卡锁或交锁；逐步进展为疼痛性发作，发作时患者难以自主伸展患指；晚期出现近端指间关节继发性挛缩。查体时可让患者掌心向上，并嘱其主动屈曲和伸展手指，以尝试引出手指交锁或卡锁（图33-4-8）。如果无以上体征，检查者可握住患者的近端指间关节，同时嘱患者主动屈曲和伸展手指，观察手指活动是否不顺畅或有无咔嗒作响的感觉。

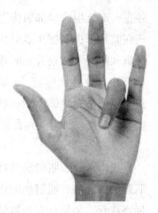

图33-4-8 弹响指

## 三、评估方法

### （一）问诊评估

对患有肌腱病或腱鞘炎的老年人需要进行问诊评估，包括完整的病史（表33-4-1）。重点询问职业、惯用手、疼痛位置、关节功能、运动方式、长期用药史。全科医生特别需要询问患者的生活方式、心理状态、多重用药、家庭与社会支持、经济等状况，了解对患者生活质量的影响。

表33-4-1 老年人肌腱病与腱鞘炎的相关问题评估

| 项目 | 内容 |
| --- | --- |
| 问诊要点 | （1）分别问诊患者本人及家属（看护人） |
| | （2）社会人口资料，包括个人基本信息、婚姻状况、教育程度、宗教信仰、职业、生活状况、收入来源、家庭类别等 |
| | （3）疾病表现：发病情况、疼痛性质、时刻、持续时间、缓解/诱发因素、位置、放射痛等，伴随症状 |
| | （4）既往史、外伤史、全身性疾病、家族史 |
| | （5）就诊史，需详细采集就诊过程、诊疗疗效等 |
| | （6）听力、视力损害情况，日常生活活动能力评估 |
| | （7）烟酒史，包括戒断症状的评估；长期用药史，包括药量、服药方式 |
| 危险因素 | 年龄；女性；肌腱过度使用；外伤；糖尿病；类风湿关节炎；银屑病；痛风；氟喹诺酮类抗生素、糖皮质激素和芳香酶抑制剂；感染 |
| 心理背景 | 心理状态、社交状态、睡眠状况 |
| 家庭背景 | |

### （二）体格检查

体格检查结果因病因、病变部位、病变程度而异。视诊可发现肌腱、腱鞘受累部位肿胀，部分疾病局部肌肉萎缩。同时观察步态、姿势等。触诊受累部位出现压痛，髌腱病在髌骨下极髌腱止点处压痛；跟腱病在足跟跟腱止点近端约6cm处压痛；踝关节跖屈受阻和踝关节被动背屈时疼痛，重症病例可触及摩擦感；肩袖肌腱病在冈上肌腱肱骨大结节止点处触诊疼痛，Jobe试验（＋）、Hawkins试验（＋）、Neer试验（＋）；臀肌肌腱病进行单腿站立测试、Ober试验、FABER试验阳性。还需要检查动力链中其他改变，包括关节活动度、肌力、异常运动模式等。

（三）辅助检查

超声是诊断肌腱病常规临床评估最合适和最有利的成像方式。肌腱病变早期表现为肌腱增厚，随着肌腱病的进展，纤维状结构紊乱，可见肌腱局部或弥漫性肿胀引起的低回声变化。如果存在严重的肌腱病，应进行动态评估以排除肌腱撕裂。腱鞘炎可在肌腱周围产生低回声水肿、积液或滑膜炎，且通常在肌腱（如跟腱和肩袖）异常之前就发生。MRI对评估骨骼病变及肌腱部分撕裂更有帮助。

类风湿关节炎、化脓性腱鞘炎等需要进行相应的检查以鉴别，如进行血常规、红细胞沉降率、C反应蛋白、类风湿因子、滑液细菌培养等检测。

（四）鉴别诊断

1. 肩袖肌腱病鉴别诊断（表33-4-2）。

表33-4-2　肩袖肌腱病鉴别诊断

| 危险因素和病史 | 体征 | 可能的诊断 |
| --- | --- | --- |
| 常见于中老年<br>疼痛随着伸手而加重<br>夜间患侧疼痛<br>存在无力 | 主动疼痛弧试验阳性<br>落臂试验阳性（不能平稳地控制肩内收）<br>外旋无力 | 肩袖撕裂 |
| 既往肩袖肌腱病、糖尿病或任何原因不能活动病史<br>抱怨运动减少，伴或不伴肩痛 | 主动和被动运动范围显著减小 | 粘连性关节囊炎 |
| 肘部弯曲搬运物品（如购物袋）或举过头顶时疼痛加剧 | 肱二头肌沟压痛<br>肘部屈曲或旋后受阻时疼痛 | 肱二头肌肌腱病 |
| "大力水手"畸形（即同侧远端肱二头肌突出）导致肩部疼痛突然加剧 | 明显的肱二头肌畸形<br>肘部屈曲或旋后受阻时疼痛 | 肱二头肌肌腱断裂 |
| 近期无创伤的局灶性肩锁关节痛 | 肩锁关节压痛<br>受伤手臂内收疼痛 | 肩锁关节骨关节炎 |
| 肌肉发育不良、频繁重复来回运动（如熨烫）和直接压力（如背包） | 肩胛上内侧缘压痛（同侧手臂内收） | 肩胛下滑囊炎 |

2. 臀肌肌腱病鉴别诊断（表33-4-3）。

表33-4-3 臀肌肌腱病鉴别诊断

| 危险因素和病史 | 体征 | 可能的诊断 |
| --- | --- | --- |
| 癌症病史（有时不一定）<br>特征：深部持续性疼痛<br>夜间疼痛加重<br>不明原因的体重减轻<br>出现骨质疏松 | 可能因骨骼的机械应力疼痛加重<br>可出现骨折体征 | 骨转移，最常见的是乳腺、前列腺、肾、肺和甲状腺肿瘤 |
| 女性、骨质疏松、跌倒史、使用类固醇、吸烟者<br>深部牵涉痛，负重疼痛 | 移动患肢疼痛，大转子触诊疼痛 | 股骨颈骨折 |
| 臀部外伤、局部注射药物等<br>臀、腿部酸胀、疼痛、麻木<br>臀深部疼痛，可向下肢放射 | 梨状肌投影区可触及索条状或块状物<br>直腿抬高试验可呈阳性，但直腿抬高60°以上疼痛减轻<br>FABER试验予以外力拮抗可加重或诱发坐骨神经痛，臀部压痛处Tinel征阳性 | 梨状肌综合征 |
| 增龄、髋关节过度劳损、股骨头坏死、肥胖、髋臼发育不良等<br>髋部深沉的疼痛和僵硬<br>负重疼痛，休息缓解 | 髋关节内旋<15°，屈曲<115° | 髋关节骨关节炎 |

3. 狭窄性屈肌腱鞘炎鉴别诊断　主要应该排除化脓性屈肌腱鞘炎，该病多数患者会在数小时至数天出现手指疼痛、发红和肿胀；存在近期手掌侧穿刺伤或撕裂伤。表现部分或全部四个Kanavel体征：屈肌腱鞘紧张、周围肿胀（腊肠指）、被动牵拉疼痛、手指屈曲位。

## 四、防治

需要依据肌腱病与腱鞘炎的急性、慢性期针对性处置。除了健康教育外，急性期重在休息、缓解疼痛、治疗炎症，慢性期需要纠正潜在的生物力学缺陷、进行主动康复治疗、恢复关节活动度，减少失能。肌腱病的慢性损伤，往往需要数个月才能痊愈，需要保持足够的耐心。

### （一）急性期处理

1. 休息与体位　上肢肌腱病、腱鞘炎，可用支具（夹板和可拆卸支架）或石膏固定于合适的功能位，避免增加疼痛或局部肿胀；膝部病变，可将患腿抬高至心脏水平以上以减少肿胀。老年人下肢制动需要预防血栓栓塞风险。

2. 冰敷　对受伤部位进行冰敷（如冰袋），每日3～5次，每次20分钟，可减轻疼痛、肌肉痉挛和肿胀。

3. NSAID　口服制剂，如布洛芬200～400mg口服，每4～6小时1次；双氯芬酸钠75mg，1～2次/d，洛索洛芬钠60mg，2次/d；塞来昔布200mg，2次/d，老年人使用需要注意肝肾损害、消化道出血风险，一般使用5～10日。如果高剂量NSAID无效，需考虑部分肌腱撕裂或炎性关节病。避免长期使用NSAID治疗肌腱病。NSAID凝胶等外用疗法对短期疼痛控制有效，副作用更小。

4. 糖皮质激素　肌腱病患者急性期NSAID无效时，可局部单次注射糖皮质激素，有助于缓解疼痛，如肩峰下注射糖皮质激素治疗肩袖肌腱病。离子透入疗法给予糖皮质激素，可改善病程小于3个月的跟腱病患者的疼痛和僵硬。

（二）慢性期处理

1. 体位和运动疗法　①建议GTP患者避免髋内收体位，肩袖肌腱病患者避免外展时肩部没有支撑的持续工作姿势。②对仍然从事刺激性肌腱负荷活动的患者，需要考虑调整工作。③慢性肌腱病与腱鞘炎患者应该使用符合人体工程学的设备与工具，如符合生物力学的键盘。同时进行生物力学评估，指导运动康复。④对大部分肌腱病患者（包括跟腱病、髌腱病和外上髁肌腱病），采取相对重负荷的缓慢、可控、渐进性抗阻训练是治疗的根本，如离心型运动可促进肩袖肌腱病的康复。

2. 热敷　急性期过后，在肌腱病发生部位，以温湿的毛巾敷盖，接着覆上一塑胶袋，继以热敷垫，最后再以弹性绷带将所有东西固定；维持2～6小时；应谨防烫伤。

3. 糖皮质激素　肌腱病慢性期不主张局部注射。腱鞘炎慢性期疼痛严重，通常建议鞘内注射类固醇皮质激素，注射的体积根据位置而不同，如倍他米松6mg/ml、甲泼尼龙20～40mg/ml，一般注射量0.3～1ml，可通过同一针头注射等量或双倍量的局部麻醉剂（例如1%～2%的利多卡因）。以上仅适用于感染以外的患者。应注意不要注射到肌腱（可通过明显的注射阻力来识别），以免增加肌腱断裂的风险。

4. 局部用硝酸甘油　对于接受理疗或其他保守治疗失败的患者，可将其作为肌腱病的辅助治疗。硝酸甘油透皮贴，持续贴24小时。需要注意低血压、头痛等不良反应。

5. 物理治疗　疼痛肌腱的按摩、推拿是肌腱病的重要疗法，可以增加肌腱成纤维细胞的活性。聚焦冲击波、径向压力波治疗可有效减轻髋关节肌腱病以及肩袖肌腱病引起的疼痛，前者可能更有效。体外冲击波疗法也有效，但对钙化性肩袖肌腱病效果较差。

6. 增生疗法　通常是在肌腱内注射葡萄糖和利多卡因，以激发修复反应。小型随机对照试验发现增生疗法对慢性上髁疼痛、慢性跟腱病、慢性肩袖肌腱病可改善疼痛，仍需要随机、大样本研究进一步研究证实。

7. 针灸　小样本研究发现针灸对缓解慢性跟腱病的疼痛有一定益处。

8. 社会心理问题　应进行干预，帮助患者解决社会心理问题。

9. 其他　富含血小板的血浆注射可能在临床上有益于臀肌腱病患者。

（三）肌腱病与腱鞘炎的预防

康复完成后需要继续运动，以预防复发及维持健康。

1. 健康教育　加强肌腱病、腱鞘炎风险管理，控制氟喹诺酮类、糖皮质激素等药物的使用。

2. 运动指导　改掉不良习惯，如长时间抱小孩、持物、拧衣服、打字及其他重复性活动，定期休息；伸展肌腱，以增加其运动范围和灵活性，并促进循环；按摩患处，促进血液循环；加强肌腱周围肌肉的锻炼，以减少对受伤肌腱的压力。酷爱运动及肥胖的老年人建议找专家进行运动生物力学评估，以减少肌腱损伤风险。运动时感到疼痛，应停止活动。跟腱病患者应使用视觉模拟量表调整日常活动。

## 五、转诊建议

1. 感染导致腱鞘炎，需要紧急转诊手术。

2. 慢性肌腱病经过理疗加药物等方法治疗6个月仍无改善者，需要转诊外科。

3. 腱鞘炎导致持续性疼痛或功能不断恶化需要转诊专科治疗。

## 六、全程管理

（一）三级预防

1. 一级预防　以社区、养老机构为单位，进行肌腱病与腱鞘炎健康知识教育。保持良好生活方式。避免重复性动作与不恰当姿势，加强锻炼。使用合理的运动装备，避免损伤。避免不恰当地使用药物。

2. 二级预防　早发现、早诊断、早治疗，缓解症状，控制炎症。

3. 三级预防　对肌腱病、腱鞘炎患者积极治疗。做好康复训练，促进患者生理、社会功能、心理状态的恢复，减少致残率。

（二）随访管理

做好定期随访工作，制定干预管理计划，通过健康教育、运动处方、心理健康指导及规律药物治疗、理疗等，促进身心健康。

---

### 全科医生在老年骨骼肌肉系统疾病诊治中的关注点

运用全科医学的理念及整体方法针对常见骨骼肌肉系统疾病进行详细评估：

1. 系统全面的病史采集十分重要，问诊需关注患者家族史、既往史、多重用药、生活方式、饮食习惯、家庭与社会支持、经济状况等。对老年OA患者需要重点询问疼痛及其对日常活动和生活质量的影响；还需要对环境心理、跌倒风险、心血管风险、胃肠道风险进行评估。对肌腱病及腱鞘炎患者，问诊需关注职业、优势手、症状与活动的关系、外伤史。

2. 肌腱病及腱鞘炎检查，沿着肌腱、腱鞘路线疼痛、压痛和肿胀最明显。大多数患者通过肌腱特异性检查、超声检查可确诊。

3. 运动是OA治疗的核心，特别是体重管理。部分患者需要与专科医生共同制定个体化运动方案。OA患者疼痛首选外用NSAID，其次是口服NSAID，一般不选择阿片类镇痛药；中医中药安全性高；合并焦虑、抑郁状态可使用度洛西汀；关节腔注射药物需谨慎使用。

4. 应根据骨质疏松症患者性别、年龄、药物疗效、适应证及禁忌证，选择合适的药物。

5. 肌腱病及腱鞘炎的治疗主要为休息、冷敷或热敷、理疗、运动康复、使用NSAID，有时可注射糖皮质激素。注意不要将激素注射到肌腱中，可能增加肌腱断裂的风险。

6. 全科医生应该对患者进行健康教育，使其了解疾病自然病程，消除心理负担，促进患者自我管理。

7. 需要充分发挥基层作用，了解老年骨骼肌肉系统常见疾病危险因素，做好预防工作，全程随访管理。

## 【拓展内容】

1. 骨关节炎的治疗进展　骨关节炎的治疗包括降解软骨的胶原酶和聚集蛋白聚糖酶的抑制剂，以及细胞因子和趋化因子的抑制剂，这些抑制剂是结构修饰疗法的潜在靶点。另外，基础研究表明，关节中的衰老细胞通过释放促炎介质和基质降解酶促进OA，用选择性杀死衰老细胞的药物靶向治疗有一定价值。多项试验还显示，静脉注射抗神经生长因子抗体可缓解疼痛。

2. 骨质疏松的治疗　近年国内上市了地舒单抗（denosumab），它是一种人源化的单克隆抗体类生物制剂——RANKL（破骨细胞分化因子受体）单克隆抗体；每6个月60mg皮下注射1次，能够降低破骨细胞活性和抑制骨吸收；可用于有双膦酸盐使用禁忌或不能耐受的绝经后女性、严重的骨质疏松症、肾衰竭患者。在治疗前应注意先纠正低钙血症，副作用为可能会引起颌骨骨坏死、感染。

3. 慢性肌腱病的硬化疗法　慢性肌腱病伴有受累肌腱的新生血管形成。一些关于慢性中段跟腱病和髌腱病的小型临床试验显示，注射致硬化物质（如聚桂醇400）有希望减少新生血管形成。通过超声引导下靶向治疗，对于桡骨茎突狭窄性腱鞘炎、尺侧腕屈肌肌腱病、冈上肌肌腱病和附着点跟腱病患者有一定疗效。

## 【思考题】

1. 衰老对骨骼肌肉系统有何影响？

2. 骨关节炎的临床特点是什么？

3. 如何对OA进行诊断与鉴别诊断？

4. 简述骨质疏松症的定义。

5. 对骨质疏松症患者如何进行防治？

6. Jobe试验、Ober试验如何操作？

7. 老年人肌腱病与腱鞘炎的危险因素有哪些？

（徐国焱）

# 第三十四章　泌尿生殖系统疾病

泌尿生殖系统疾病

**重要知识点**　1. 老年人常见泌尿生殖系统疾病的临床特点

2. 老年人常见泌尿生殖系统疾病的评估与诊断思维

3. 老年人常见泌尿生殖系统疾病的预防和治疗

## 第一节　概　　述

泌尿生殖系统作为人体器官功能的重要组成部分，对维持身体健康发挥了很重要的作用。慢性肾脏病（chronic kidney disease，CKD）是心血管疾病的重要危险因素，随着高血压、糖尿病患病率的增加，以及人口老龄化的加剧，CKD已经成为重要的公共卫生问题，60岁及以上老年人群患病率达19.25%。良性前列腺增生（benign prostatic hyperplasia，BPH）是老年男性引起下尿路症状的主要原因，60岁男性的发病率大于50%，80岁达83%。BPH明显影响生活质量，增加个人与社会经济负担。尿路感染在老年人感染性疾病中仅次于呼吸系统感染。这三种疾病都是老年人常见的泌尿生殖系统疾病，全科医生需要加以关注，及时发现并酌情诊疗或转诊给专科医生，维持老年患者更好的生活质量。

### 一、衰老对泌尿生殖系统结构与功能的影响

#### （一）老年肾脏形态学改变

40岁以后，肾脏开始逐渐萎缩，重量减轻，到80～90岁重量减少20%～30%，主要是肾皮质减少。60岁后肾脏体积每10年减少约16cm$^3$。

#### （二）老年肾脏的组织学改变

1. 肾小球　随着年龄的增加，硬化性肾小球数量逐渐增多，60～69岁老年人硬化的肾小球比例可达10%，80岁以上增加至25%。

2. 肾小管　40岁以后，功能性肾小管组织以每年1%的速度递减，近曲小管体积明显缩小；远曲小管管腔扩张，憩室或囊肿逐渐形成；肾小管萎缩，肾小管上皮细胞出现凋亡或空泡样变性。

3. 肾间质　间质纤维化逐渐增加，特别是60～70岁以后，髓质和乳头区域胶原纤维明显增多。

4. 肾血管　可同时出现血管内膜的玻璃样变和动脉粥样硬化。

### （三）老年肾脏的功能学改变

1. 肾血流　40岁后肾血流以约每年10%的速度进行性减少，90岁老年人的肾血流可能不及年轻人的一半。肾血流量减少的原因主要有：肾动脉硬化导致肾血管床的减少、老年人心排血量减少。

2. 肾小球滤过率（glomerular filtration rate，GFR）　40岁后GFR以约每10年10%的速度进行性减少。但是，约1/3的患者随着年龄的增长，GFR不发生明显的改变。GFR的评估方法：一是通过测定菊粉清除率或碘海醇清除率，但实际操作过于烦琐。二是测量血液循环中的标志物，最常用的是血肌酐和胱抑素C。临床上常用内生肌酐清除率估算GFR，但因影响内生肌酐的检测因素众多，易出现偏差。三是使用估算的肾小球滤过率（eGFR），即将肌酐和/或胱抑素C、性别、年龄等代入公式计算出来的GFR。

3. 肾小管功能　老年人肾小管功能随着年龄的增加呈下降趋势，钠离子重吸收减少，钾离子的排泌下降。

4. 浓缩稀释功能　老年人肾小管浓缩功能明显减退。尿最大浓缩功能在50岁以后每10年约下降5%，往往表现为夜尿增多，甚至可超过白天的尿量。同样，尿稀释功能也明显减退，老年人大量饮水后在单位时间内排出水量仅为青年人的1/3。

5. 酸化功能　健康老年人的血pH、$PCO_2$和碳酸氢盐含量与青年人并无差异，但酸负荷后老年人肾小管代偿作用不足，因此65岁及以上的老年人排酸能力比青年人低约40%，易发生酸中毒。

6. 内分泌功能　随着肾功能下降，贫血患病率增加，可能与促红细胞生成素（EPO）的产生减少有关。1α-羟化酶活力下降导致活性$D_3$的生成明显减少，钙吸收不足，骨质丢失，而致骨质疏松、代谢性骨病及病理性骨折。此外，胰岛素清除率也下降。

### （四）老年男性前列腺改变

前列腺为单一的实质性器官，形如栗子，重约20g，位于膀胱与尿道生殖膈之间，包绕前列腺部尿道。老年男性因激素失衡引起前列腺增生，常发生于前列腺移行带，腺体组织、结缔组织以及平滑肌组织增生导致前列腺增生，压迫尿道引起排尿困难等症状。

### （五）其他

随着老龄化，老年人因膀胱收缩力下降、顺应性减退，出现排尿困难、尿流率降低、膀胱容量缩小、夜尿增多、残余尿量增加。老年男性因为前列腺的影响表现更为复杂。老年女性可因尿道黏膜脱垂、盆底肌功能减退，引起排尿困难和尿失禁。

## 二、老年泌尿生殖系统疾病表现特点

### （一）老年综合征共存

尿失禁常与痴呆、衰弱、跌倒、焦虑、抑郁等伴发。

### （二）多病共存，互为因果

前列腺增生、尿路感染与高血压、糖尿病等基础疾病共存，肾功能易受损，CKD加重高血压、糖尿病的心血管疾病风险。泌尿系梗阻、异物、感染可促进尿石形成，尿石又可以是感染与梗阻的原因。

### （三）症状不典型

由于老年人感觉迟钝、表达能力下降，因此发生尿路感染时仅少数患者表现为典型的尿路刺激症状（尿频、尿急、尿痛），大多数患者则表现为肾外的非特异性症状，如发热、下腹不适、腰骶部酸痛、食欲减退、恶心呕吐、精神萎靡等；有些老年人仅表现为乏力、头晕，少数表现为谵妄或意识障碍；如果没有及时诊断和治疗，会造成菌血症、脓毒症休克、肾衰竭甚至死亡等；感染易复发、迁延。

### （四）并发症多

老年人肾功能生理性减退，治疗过程易出现水钠潴留、电解质紊乱、酸碱平衡失调。输液过程更易出现心力衰竭。

## 三、泌尿生殖系统疾病的基础管理

老年人泌尿生殖系统疾病主要包括CKD、尿路感染、BPH、泌尿系结石、肿瘤等，需要综合评估及随访管理。全科医生需要运用以人为中心的理念，重心前移，防治结合，对疾病早期进行干预，其中早期识别危险因素是全科医生工作的重要基础。

### （一）主要危险因素及影响

老年人肾功能随着年龄增加而减退，调节内环境稳定性变差，一旦有应激情况，如大手术、出血、休克、感染等，易出现肾衰竭。泌尿生殖系统疾病常见危险因素及其影响见表34-1-1。

表34-1-1　泌尿生殖系统疾病常见危险因素及其影响

| 危险因素 | 影响 |
| --- | --- |
| 吸烟 | 吸烟增加34%CKD风险 |
| 脱水 | 增加泌尿系结石风险 |
| 肥胖 | 肥胖增加肾结石发病率，加重高血压或糖尿病的肾损害；增加BPH风险 |
| 长年高蛋白饮食 | 食物蛋白超过每日推荐的补给量0.8g/kg，增加肾小球硬化风险；高动物蛋白、低水果和蔬菜的饮食增加泌尿系结石风险 |
| 糖尿病 | 2型糖尿病是CKD的主要危险因素之一，二者共同促进ASCVD进展，CKD是糖尿病的主要并发症；增加BPH、下尿路症状风险 |
| 高血压 | 高血压是CKD的主要危险因素，CKD加重血压的控制难度，共同促进ASCVD进程 |
| 动脉粥样硬化 | 随着肾动脉硬化加重，肾血流减少，促进肾功能减退，严重时致血压升高 |
| 痛风 | 增加泌尿系结石、CKD风险 |

| 危险因素 | 影响 |
|---|---|
| 下尿道的解剖异常 | 老年男性易出现前列腺增生，严重者引起梗阻性肾病，使肾功能丧失；老年女性出现骨盆与尿道肌肉松弛、膀胱脱垂或憩室等，增加尿路感染及其复发风险 |
| 肾毒性药物 | 如NSAID加重肾损害，由于药物的吸收、分布、代谢及排泄等发生变化，甚至在血浓度较低的情况下出现肾毒性 |
| 憋尿 | 增加尿路感染与BPH风险 |
| 绝经 | 更年期的女性尿路感染风险增加 |
| 导尿管留置 | 增加尿路感染风险，20%的医院获得性菌血症来自泌尿道 |

注：CKD，慢性肾脏病；NSAID，非甾体抗炎药；BPH，良性前列腺增生；ASCVD，动脉粥样硬化性心血管疾病。

### （二）泌尿生殖系统疾病的防治原则

1. 一般治疗　健康的生活方式：合理饮食、戒烟、限酒、适量运动、保持心情愉悦、充足的睡眠等。肾脏疾病饮食治疗方案涉及蛋白质、水、钠、钾、磷、脂肪、糖类和嘌呤等多种物质摄入的调整和控制。因老年人蛋白摄入量与衰弱的关系密切，建议对老年CKD患者实施低蛋白饮食前应进行充分的营养评估，不建议老年CKD患者过度限制蛋白摄入，注意防止营养不良的发生。个性化制定不同患者的饮食方案。

2. 针对病因和发病机制的治疗　因发病机制不同，治疗方案包括免疫抑制剂的治疗、抗感染治疗、降糖、降压、降尿酸、去除梗阻等。老年人因多病共存，病情复杂，治疗时需全面评估利弊后选择最适合的个体化治疗方案。

3. 合并症的管理　老年慢性肾脏病常常合并心血管疾病、糖尿病等，多发合并症与CKD常常相互促进。综合管理、各项指标控制达标是泌尿生殖系统疾病有效治疗的基础。老年患者因衰老、合并症多等特殊性，控制目标必须结合病情个体化考虑。全科医生应发挥社区连续性照护的优势，做好连续全面的管理。

## 第二节　良性前列腺增生

### 一、概述

良性前列腺增生（benign prostatic hyperplasia，BPH）是一种组织学诊断，主要指前列腺的移行区和尿道周围腺体组织及间质的良性增生。它是引起中老年男性排尿障碍最为常见的一种良性疾病，也是引起下尿路症状（lower urinary tract symptoms，LUTS）的最常见原因。其患病率随着年龄的增长而上升，BPH发生的病因尚不明确，但目前普遍认为其发展主要依赖于有功能的睾丸及年龄因素的共同作用，并且与雄激素、生长因子等引起的前列腺上皮和间质细胞增殖凋亡的平衡性被破坏有关。睾酮在前列腺内 $5\alpha$-还原酶的作用下转化为双氢睾酮，双氢睾酮是雄激素依赖性基因转录和蛋白质合成的重要驱动因子，可驱动细胞增殖，与BPH的发生关系密切。其他发病因素还包括：代谢综合征引发的机体代谢紊乱、性生活不规律、重盐重油食物、烟酒嗜好、久坐、缺乏体育锻炼、经常性憋尿、情绪不畅等。

## 二、临床特点

BPH的临床表现是由前列腺的逐渐增大压迫尿道及膀胱出口而产生，主要包括膀胱刺激症状和排尿梗阻症状，但症状与前列腺的体积大小并不成正比。

1. 尿频、尿急　尿频是BPH的早期症状，以夜尿次数增多更有临床意义，且逐渐加重。尿频早期是膀胱颈部充血导致膀胱逼尿肌兴奋性升高，后期是前列腺增生引起尿道梗阻，使膀胱内残余尿增多而膀胱有效容量减少导致。

2. 进行性排尿困难　排尿困难是BPH的最主要的临床症状，主要表现为起尿缓慢、排尿费力、排尿时间延长、射程变短、尿线变细、尿流中断及排尿淋漓不尽等。随着病情的发展，患者可出现尿潴留、尿路感染等。由于长期排尿困难，患者需多次借助腹压排尿，还会引起痔疮、脱肛、便血、疝等并发症。排尿困难与前列腺组织增生压迫及交感神经兴奋有关。

3. 尿潴留　BPH患者如遇寒、饮酒、疲劳、性交、憋尿、服用某些药物、上呼吸道感染或其他诱因引发交感神经兴奋时，腺体及膀胱颈部可出现充血水肿、急性梗阻，从而导致急性尿潴留。

4. 尿失禁　晚期BPH患者膀胱内积聚大量残余尿，膀胱内压力增高超过尿道阻力后尿液可随时自行溢出，称为充盈性尿失禁。夜间熟睡时盆底肌松弛，更易使尿液自行流出而发生遗尿。

5. 血尿　前列腺黏膜上的毛细血管充血、扩张，膀胱收缩时，血管牵拉破裂出血，可引起肉眼或镜下血尿。

6. 尿路感染　尿潴留可导致尿路感染，表现为尿频、尿急、尿痛等，继发上尿路感染时还会出现腰痛、发热等全身症状。

7. 肾功能不全　晚期由于长期尿路梗阻而导致肾功能减退，甚至尿毒症，表现为食欲不振、恶心、呕吐及贫血、高血压、意识障碍及氮质血症等。

8. 其他症状　老年BPH患者往往合并其他慢性病，如高血压、糖尿病、血脂异常及其他心脑血管疾病等，且合并的慢性病越多者其下尿路症状越重。此外，因夜尿增多患者失眠、跌倒风险增加，还可能出现性功能障碍以及焦虑、抑郁等心理问题，严重影响患者生活质量。

## 三、评估方法

### （一）问诊评估

问诊时应重点询问患者BPH的症状，包括储尿期、排尿期、排尿后症状，以及伴随症状。还需向患者询问相关既往史，包括性病、糖尿病、盆腔及脊椎外伤史和手术史，以及神经系统疾病史（如帕金森病、脑血管意外等）。此外，还应了解用药史，包括治疗良性前列腺增生的药物及可能影响排尿的药物。

全科医生在问诊过程中应采用开放式问诊方法，将"全人理念"贯穿于问诊过程中，除了患者的疾病之外，还需关注患者的家庭社会关系、心理问题等。BPH的问诊评估见表34-2-1。

表34-2-1　良性前列腺增生的问诊评估

| 项目 | 内容 |
|------|------|
| 问诊要点 | （1）问诊患者本人及家属（看护人）<br>（2）社会人口资料，包括个人基本信息、婚姻状况、教育程度、宗教信仰、职业属性、生活状况、收入来源、家庭类别等<br>（3）疾病表现<br>储尿期：尿频、夜尿增多，尿急、尿失禁；排尿期：排尿起始延缓，排尿费力，尿流射程短，尿线细，断续或滴沥；排尿后：不能排尽膀胱内的尿液；加重因素、伴随症状<br>（4）既往史、全身性疾病、过敏史、外伤史、手术史、家族史<br>（5）就诊史，需详细采集就诊过程、诊疗疗效等<br>（6）听力、视力损害情况，认知状态及日常生活活动能力评估（如自主吃饭、行走、大小便情况等）<br>（7）吸烟、饮酒史，包括戒断症状的评估；长期药物史，包括药量、服药方式 |
| 危险因素 | 年龄、良性前列腺增生家族史、肥胖、糖尿病 |
| 心理背景 | 心理状态、个性特征 |
| 家庭背景 | 家庭环境情况、家庭支持度、社会支持度等 |

### （二）量表评估

1. 国际前列腺症状评分　　国际前列腺症状评分（international prostate symptom score，IPSS）是目前国际公认的判断前列腺增生患者症状严重程度的最佳手段，包含对尿频、夜尿、尿流变细、尿等待、间歇性排尿、膀胱排空不完全和尿急7种症状问题的描述，其结果与残余尿量、前列腺体积、最大尿流率无明显相关性。

（1）评定标准：IPSS所有项目采用0～5分的6级评分法（表34-2-2）。

（2）结果解读：总分0～7分，轻度症状；8～19分，中度症状；20～35分，重度症状。IPSS对预测BPH临床进展有一定的价值，IPSS>7分的患者发生急性尿潴留的风险是IPSS<7分患者的4倍。

表34-2-2 国际前列腺症状评分（IPSS） 单位：分

| 在最近一个月里，你是否有以下症状 | 无 | 少于一次 | 少于半数 | 大约半数 | 多于半数 | 几乎每次 | 症状评分 |
|---|---|---|---|---|---|---|---|
| 1. 是否经常有尿不尽感 | 0 | 1 | 2 | 3 | 4 | 5 | |
| 2. 两次排尿间是否经常小于2小时 | 0 | 1 | 2 | 3 | 4 | 5 | |
| 3. 是否曾经有间断性排尿 | 0 | 1 | 2 | 3 | 4 | 5 | |
| 4. 是否有排尿不能等待的现象 | 0 | 1 | 2 | 3 | 4 | 5 | |
| 5. 是否有尿线变细现象 | 0 | 1 | 2 | 3 | 4 | 5 | |
| 6. 是否需要用力及使劲才能开始排尿 | 0 | 1 | 2 | 3 | 4 | 5 | |
| 7. 从入睡到早起一般需要起来排尿几次 | 0 | 1 | 2 | 3 | 4 | 5 | |

2. 生命质量评分表 生命质量（quality of life，QOL）评分表，是了解患者受下尿路症状困扰的程度及是否可以忍受，侧重于评估患者下尿路症状对生活质量的影响，临床中经常同IPSS一起使用（表34-2-3）。

（1）评定标准：生命质量评分表包含患者对下尿路症状的主观感受，评分如下：0分，高兴；1分，满意；2分，大致满意；3分，还可以；4分，不太满意；5分，苦恼；6分，很糟。

表34-2-3 生命质量（QOL）评分表 单位：分

| 项目 | 高兴 | 满意 | 大致满意 | 还可以 | 不太满意 | 苦恼 | 很糟 |
|---|---|---|---|---|---|---|---|
| 如果在您今后的生活中始终伴有现在的排尿症状，您认为如何 | 0 | 1 | 2 | 3 | 4 | 5 | 6 |

（2）结果解读：QOL评分分数越高，代表下尿路症状对患者生命质量影响越大。

（三）体格检查

1. 直肠指检（digital rectal examination，DRE） 直肠指检是BPH患者简单而重要检查项目之一，对前列腺增生与前列腺癌的鉴别诊断有一定帮助。直肠指检需在膀胱排空后进行。50岁以上有下尿路症状的患者应常规进行直肠指检。直肠指检可以了解前列腺的大小、形态、质地、有无结节及压痛、中央沟是否变浅或消失以及肛门括约肌张力情况，但直肠指检对前列腺体积的判断不够精确。

2. 腹部检查 了解患者是否存在慢性尿潴留，应注意能否触及充盈的膀胱、在耻骨上区能否叩到浊音。一般膀胱内尿液>400ml时，可在耻骨上区叩出浊音。

3. 外生殖器检查 注意患者有无包茎、尿道外口狭窄或畸形等。

4. 局部神经系统检查 包括运动和感觉检查；可行踝反射、跖反射、提睾反射、球海绵体反射、肛反射、腹壁反射、鞍区及下肢感觉、下肢运动等检查；这些检查有助于鉴别良性前列腺增生和神经系统疾病引起的神经源性膀胱功能障碍。

（四）辅助检查

1. 血清前列腺特异性抗原（prostate specific antigen，PSA） 主要用于前列腺癌的筛查，50岁以上的有下尿路症状的男性或有前列腺癌家族史的患者应常规行PSA检查，正常参考值为0～4ng/ml。PSA检测应在前列腺按摩后1周、直肠指检/膀胱镜检查/导尿等操作48小时后、射精24小时后、前列腺穿刺活检1个月后进行。PSA数值可出现一定的波动，且PSA升高的原因很多，如良性前列腺增生、前列腺炎、前列腺癌、前列腺穿刺、直肠指检、急性尿潴留、前列腺按摩、留置导尿管等，口服5α-还原酶抑制剂6个月以上的患者PSA降低40%～50%，故PSA升高需结合临床症状及病史综合分析。

2. 尿常规 了解是否存在血尿、蛋白尿、脓尿及尿糖异常等伴随疾病。

3. 肾功能检查 BPH患者若合并慢性尿潴留、肾盂积水、输尿管扩张反流等，或怀疑有肾功能不全时应进行该项检查。

4. 排尿日记（voiding diary） 记录患者连续3～5日昼夜饮水量和排尿量，有助于鉴别夜间多尿和饮水过量，以夜尿或尿频为主的下尿路症状的患者应记录排尿日记。由于国际前列腺症状评分低估了夜尿的普遍性，排尿日记是对夜尿的判断最为有效的一项客观工具（表34-2-4）。

表34-2-4 排尿日记

| 时间 | 液体摄入量<br>（饮水或食物） | 排尿量 | 有无尿急 | 有无尿失禁 |
|------|------|------|------|------|
|  |  |  |  |  |

5. 前列腺超声检查 是诊断BPH最常用的方法，可以了解前列腺形态、大小、有无异常回声、突入膀胱的程度、残余尿量，有助于全科医生了解疾病的严重程度、鉴别前列腺良恶性疾病、选择合理的治疗方案及评估治疗后的恢复情况。超声检查可分为经腹超声检查和经直肠超声两类。经腹超声简单无创，临床应用更为广泛。经直肠超声可以更为精确地测量前列腺体积（计算公式：0.52×前后径×左右径×上下径），对前列腺的异常结节的发现率高于经腹超声。

6. 尿流率检查 是指单位时间内排出的尿量，有两项主要指标，即最大尿流率（Qmax）和尿量，以Qmax更为重要，因为它客观地反映了患者的排尿状况，还可预测BPH患者发生急性尿潴留的风险及临床疾病进展的可能性，是确定手术指征和评价术后恢复情况的重要客观指标。Qmax存在容量依赖性，尿量在150～200ml时检查较为准确。当Qmax<15ml/s提示排尿不畅，<10ml/s则提示排尿严重不畅。但Qmax下降不能区分梗阻和逼尿肌收缩力减低，因此必要时需进行尿动力学相关检查协助评估。

7. 静脉尿路造影 患者如果出现反复尿路感染、镜下或肉眼血尿、怀疑肾积水或者输尿管扩张反流、泌尿系结石，应行静脉尿路造影检查。对造影剂过敏或是肾功能不全的患者禁行此项检查。

8. 尿动力学检查　可以反映膀胱功能、下尿路梗阻部位及程度，尤其在判断逼尿肌功能方面更具优势。对最大尿流率明显降低，但病因不能完全用BPH解释或怀疑，存在膀胱逼尿肌收缩功能障碍者，建议进行此项检查。

9. 尿道膀胱镜检查　患者伴有肉眼血尿时，或怀疑合并尿道狭窄、膀胱内占位性病变等建议行此项检查，可直接观察膀胱、膀胱颈及尿道。

（五）诊断与鉴别诊断

1. 诊断　BPH的临床诊断基于临床症状、体征及辅助检查，并排除其他可能引起类似症状和体征的原因。BPH诊断流程见图34-2-1。

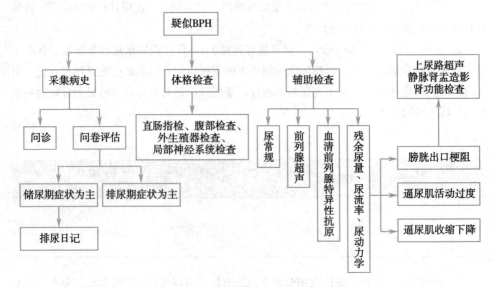

图34-2-1　良性前列腺增生（BPH）诊断流程图

2. 鉴别诊断

（1）膀胱颈挛缩：由于慢性炎症或膀胱前列腺手术造成膀胱颈部平滑肌被结缔组织所代替，引起膀胱颈梗阻，临床表现类似良性前列腺增生，可以通过膀胱镜检鉴别诊断。

（2）前列腺癌：初期通常无症状，随疾病进展可出现肿瘤压迫症状如排尿困难、尿频、尿急等。前列腺癌易发生骨转移，引发骨痛或病理性骨折。直肠指检前列腺表面不光滑，可触及质硬、不规则结节，血清PSA可升高，前列腺MRI、CT等影像学检查提示前列腺占位性病变，前列腺穿刺活检可明确诊断。需注意的是，BPH与前列腺癌可以同时存在。

（3）神经源性膀胱：由中枢神经病变（如帕金森病、多发性硬化等）及周围神经病变（如糖尿病、酒精性神经病变等）引起，可出现类似BPH症状，如排尿困难、尿潴留，甚至继发尿路感染、肾盂积水和膀胱结石等，但患者多有较为明确的神经系统病史及体征，尿动力学检查如充盈性膀胱测压、尿道压力图等可协助鉴别，神经源性膀胱患者膀胱逼尿肌压力显著降低而无膀胱出口梗阻。

（4）尿道狭窄：患者多有尿道外伤、尿道炎症或尿道器械检查损伤，尿道造影可见狭窄段尿道僵直变细。

（5）膀胱肿瘤：位于膀胱颈附近的膀胱肿瘤可造成膀胱出口梗阻，表现为排尿末期阻塞感及血尿，通过膀胱镜检查可明确诊断。

（6）尿路感染、急性前列腺炎：可出现发热、排尿困难、耻骨上或腰痛，血常规、炎症指标多升高，尿常规及尿培养可加以鉴别。

## 四、防治

BPH治疗目的在于改善症状，延缓疾病进展，防治并发症。主要的治疗方法包括观察等待、药物治疗和外科手术。全科医生应根据患者症状的严重程度、不同治疗方案的适应证及副作用等选择合适的治疗方案。

### （一）观察等待

观察等待适用于有轻度下尿路症状（IPSS≤7分）且无明显生活质量影响的患者，通过教育、改变生活习惯、定期就诊等措施来治疗BPH。观察等待的内容如下：

1. 患者宣教　告知患者BPH相关防治知识，进行适当心理疏导，缓解患者焦虑情绪，并要求患者定期前往医院随访，根据其IPSS、前列腺超声、尿流率以及残余尿量变化情况来判断BPH的进展情况。

2. 指导患者改变生活习惯　如规律作息，戒烟戒酒，适当进行体育锻炼，避免或减少咖啡因、酒精等具有利尿和刺激性食物的摄入，避免服用可能加重BPH症状的药物如抗组胺药、阿片类药物、三环类抗抑郁药，调整饮水时间，在外出和入睡之前限制饮水量，有助减少日间和夜间排尿次数。

3. 排尿训练　①在出现尿意时，转移注意力以减少排尿次数；②在出现尿急症状时，做提肛动作以收缩尿道括约肌从而延迟排尿时间。如伴有尿不尽症状，可以采用放松排尿、二次排尿和尿后尿道挤压等措施。

### （二）药物治疗

药物治疗适用于观察等待无效或暂无须手术的中重度LUTS的患者，主要包括α受体阻滞剂、5α-还原酶抑制剂、M受体拮抗剂、$β_3$受体激动剂、磷酸二酯酶-5抑制剂、植物制剂和中草药，以及联合治疗。老年患者常合并多种躯体疾病，需服用多种药物，故全科医生选用BPH相关药物时需慎重选择，注意兼顾与其他药物共用的有效性及安全性。

1. α受体阻滞剂　适用于存在中重度LUTS的BPH患者，能显著改善患者的症状、提高Qmax，是治疗BPH相关症状的一线药物。α受体阻滞剂通过阻滞分布在前列腺和膀胱颈部平滑肌表面的肾上腺素受体，松弛平滑肌，降低后尿道压力及排尿阻力，缓解梗阻和下尿路刺激症状。由于前列腺及膀胱颈部组织内以$α_1$（特别是$α_{1A}$）受体为主，故目前多选用$α_1$受体阻滞剂，常用的药物包括多沙唑嗪、特拉唑嗪、坦索罗辛等。

约50%的男性在治疗开始后的48小时到1周内症状有所改善。长期研究表明，$\alpha_1$受体阻滞剂对前列腺体积较小（<40ml）的男性比腺体较大的男性更有效。但是，$\alpha_1$受体阻滞剂不能缩小前列腺体积或延缓BPH病变的进展，也无法降低急性尿潴留和手术干预的风险。若连续使用1个月下尿路症状仍无明显改善，则不推荐继续使用$\alpha_1$受体阻滞剂。

$\alpha_1$受体阻滞剂的常见不良反应包括直立性低血压、头晕、头痛、乏力、异常射精等。老年合并心血管疾病或同时服用血管活性药物的患者更易发生直立性低血压。服用$\alpha_1$受体阻滞剂的患者接受白内障手术时可能出现虹膜松弛综合征，尤其是坦索罗辛，因此建议在白内障手术前停用$\alpha_1$受体阻滞剂。

2. 5α-还原酶抑制剂 适用于治疗前列腺体积增大同时伴有中重度LUTS的BPH患者，通过选择性地抑制5α-还原酶，抑制患者体内睾酮向双氢睾酮的转化，降低前列腺内双氢睾酮的含量，缩小前列腺体积、改善下尿路症状。常用的药物包括非那雄胺、度他雄胺、爱普列特等。5α-还原酶抑制剂能够缩小前列腺体积、提高Qmax，显著降低BPH继发下尿路症状的进展，减少与此相关的急性尿潴留和手术风险。服药6个月以上可使PSA水平减低50%左右。同时，5α-还原酶抑制剂还可用于继发于BPH的难治性血尿，减少前列腺切除术中的出血量。

5α-还原酶抑制剂的起效时间相对较慢，一般在使用6～12个月后获得最大疗效。该药的主要不良反应包括性功能减退（性欲下降、勃起功能障碍和射精障碍）、男性乳腺发育、头晕、皮疹。绝大多数患者能够很好地耐受上述不良反应。

3. M受体拮抗剂 适用于经$\alpha_1$受体阻滞剂治疗后仍合并尿频、尿急、夜尿多等症状的患者，通过阻断膀胱毒蕈碱受体（M受体），减少膀胱逼尿肌的过度收缩，从而改善患者的尿路刺激症状。常用药有酒石酸托特罗定和盐酸索利那新。

M受体拮抗剂的不良反应包括口干、便秘、头晕、心动过速和视物模糊等，还可能引起残余尿量增加，严重时甚至引发急性尿潴留，故初次使用M受体拮抗剂时建议评估基线膀胱残余尿量，对于存在明显膀胱出口梗阻或患者残余尿量>200ml时选用M受体拮抗剂应慎重。患有尿潴留、胃潴留、未经控制的闭角型青光眼的患者禁用M受体拮抗剂。

4. $\beta_3$受体激动剂 逼尿肌表达$\beta_3$受体，后者兴奋后可以导致逼尿肌舒张。米拉贝隆是首个被FDA批准用于治疗膀胱过度活动症的$\beta_3$受体激动剂，它可以在不增加急性尿潴留风险的前提下，显著改善患者尿频、尿急及急迫性尿失禁等储尿期症状。

5. 磷酸二酯酶-5抑制剂 磷酸二酯酶-5抑制剂（PDE-5i）通过阻止磷酸二酯酶将环磷酸鸟苷分解为单磷酸环鸟苷（GMP），增加细胞内GMP，从而降低逼尿肌、前列腺和尿道平滑肌张力。几项随机对照研究发现，他达拉非5mg，每日1次，最具效益风险比，可减少IPSS、储尿和排尿期LUTS，但对Qmax没有作用。PDE-5i可能增强硝酸盐的作用并导致危及生命的低血压。此外，75岁以上的男性使用PDE-5i引起腹泻和头晕的发生率高，所以在老年人中使用需谨慎。

6. 植物制剂和中草药 常见的品种包括花粉提取剂、锯叶棕的果实、非洲李子树皮以及荨麻根的提取物。有研究显示，植物制剂可一定程度上缓解下尿路症状、增加Qmax

且不良反应发生率低。但是植物制剂的作用机制复杂，目前其生物成分及疗效尚缺乏完善的研究。

7. 联合治疗 ①α₁受体阻滞剂联合5α-还原酶抑制剂：主要用于中重度LUTS和疾病进展风险较高（年龄较大、前列腺体积较大、PSA水平较高）的患者。只有超过12个月联合应用才能显示其治疗效果。②α₁受体阻滞剂联合M受体拮抗剂：适用于以储尿期症状为主的中重度LUTS患者，多数研究建议联合的疗程为4～12周，联合治疗前后必须监测残余尿量的变化，对于既往有急性尿潴留病史或急性尿潴留高风险的患者应慎用。③α₁受体阻滞剂联合PDE-5i：对中重度LUTS的BPH患者，可以改善LUTS症状。但是非选择性α受体阻滞剂与PDE-5i联合时需考虑个体差异性，并充分权衡直立性低血压及跌倒等不良反应的风险。

### （三）手术治疗

手术治疗适用于具有中重度下尿路症状且已明显影响生活质量、药物治疗效果不佳或拒绝接受药物治疗的患者。当患者出现某些并发症如复发或难治性尿潴留、反复血尿、反复尿路感染、膀胱结石和继发性肾功能不全、合并腹股沟疝、严重的痔疮或脱肛等，也应当考虑手术治疗。

1. 经尿道前列腺切除术（transurethral resection of prostate，TURP） 是良性前列腺增生外科治疗的"金标准"，主要适用于治疗前列腺体积在80ml以下的BPH患者，可显著改善最大尿流率、平均残余尿量及IPSS。其禁忌证主要是严重的尿道狭窄。

2. 开放性前列腺摘除术 主要适用于前列腺体积在80ml以上、合并膀胱结石、膀胱憩室者。

3. 微创治疗 如激光、射频、前列腺支架等，可减少术中出血量、缩短住院时间。

## 五、转诊建议

1. 当患者出现肉眼血尿、尿失禁、尿潴留、PSA异常，或直肠指检提示前列腺硬而不规则或其他恶性征象，或怀疑合并泌尿道梗阻、尿路感染时，建议转诊泌尿外科专科。

2. 病情迁延不愈，或出现严重药物不良反应，甚至病情有加重时，建议转诊泌尿外科专科。

3. 患者合并其他躯体疾病且躯体疾病严重或极复杂，不适合在全科诊疗时，需将患者转诊至各专科进行诊治。

4. 当患者因排尿困难出现急性尿潴留时，应及时置入导尿管引流尿液，留置导尿时注意控制引流尿液速度不宜过快，防止膀胱内压下降过快而致膀胱内出血。

## 六、全程管理

### （一）三级预防

1. 一级预防 以社区为单位，加强前列腺增生相关知识的宣教，指导中老年男性养成良好的生活习惯，预防前列腺增生的发生，如避免进食辛辣刺激性食物、戒烟酒、避免久坐及憋尿、注意防寒保暖、适当加强体育锻炼、保持心情舒畅。

2. 二级预防 早发现、早诊断、早治疗，争取疾病的早期缓解，延缓疾病进展，减少疾病并发症及后遗症的出现。重视高危人群的筛查，鼓励50岁以上有下尿路症状的男性每年行常规体检。

3. 三级预防 针对已诊断BPH患者的系统管理，维护正常肾功能，降低疾病的复发率。

### （二）随访管理

做好定期随访工作，制定干预管理计划，进行健康教育、生活习惯指导、心理干预及规律药物治疗，定期复诊评估。

## 第三节 尿 路 感 染

### 一、概述

#### （一）定义

尿路感染（urinary tract infection，UTI）是指细菌、真菌、支原体、衣原体等病原微生物在尿路异常繁殖所致的炎症性疾病。老年人机体自然衰退、基础疾病多、免疫功能减退，并常伴有前列腺增生、尿路结石、肿瘤等导致尿路不畅的原因，因此成为UTI高发人群，且随着年龄增加，其发生率明显升高，仅次于呼吸系统感染。50岁以后UTI的发病率逐渐增加，65～70岁的男性和女性UTI的发病率分别为2%～4%和20%，75岁以后男女UTI的发病率无明显差异，为20%～22%。UTI已成为影响老年人健康和生活质量的重要原因之一，因此，这也是全科医生日常诊疗和全程管理工作中的重点。

#### （二）分类

根据病变部位不同UTI分为上尿路和下尿路感染，前者为肾盂肾炎，后者为膀胱炎；根据尿路有无结构和功能异常或并发症，UTI分为复杂性及非复杂性；根据初发还是复发，分为初发性UTI和复发性UTI（6个月UTI发作≥2次，或1年内≥3次）。复发性UTI最强和最一致的危险因素，即既往UTI，对所有年龄组都很常见。与没有既往史的人相比，具有既往症状性UTI的个体未来发生UTI的风险高4～7倍。

### 二、发病机制

#### （一）上行性感染

约95%的UTI是由于致病菌经尿道上行至膀胱、输尿管乃至肾盂引起的。主要致病菌株以革兰氏阴性菌为主，其中以大肠埃希菌最为常见，占发病患者总数的80%～90%，其次有变形杆菌、克雷伯菌、铜绿假单胞菌、肠球菌（如粪肠球菌、尿肠球菌）等。通常整个尿路黏膜是无菌的，仅在尿道口周围存在细菌，当机体抵抗力降低或尿道黏膜损伤时，细菌易进入膀胱，并上行至输尿管、肾盂。女性尿道短而宽，尿道口较接近肛门和阴道，更易受粪便和阴道分泌物污染，因此上行性感染更为多见。

### （二）血行性感染

血行性感染仅占UTI的3%。金黄色葡萄球菌、沙门菌、铜绿假单胞菌和假丝酵母菌是主要致病菌。当其他感染灶引起败血症或菌血症时，细菌容易到达肾皮质，引起肾盂肾炎或肾脓肿，如合并糖尿病、多囊肾、缺血性肾病等疾病时，肾组织易感性增加。血行性感染较少引起膀胱炎。

### （三）直接感染

泌尿系统周围器官、组织发生感染时，病原菌偶可直接侵入到泌尿系统导致感染。

### （四）经淋巴管感染

少部分患者因腹盆腔邻近器官感染，细菌经淋巴管进入肾脏或膀胱。

## 三、临床特点

### （一）膀胱炎

1. 急性膀胱炎　多为上行性感染所致，主要表现为膀胱刺激征，即尿频、尿急、尿痛，可有血尿，甚至肉眼血尿；无明显全身症状；老年患者有时仅表现为腹部不适感。

2. 慢性膀胱炎　由于急性膀胱炎治疗不彻底，或反复多次急性感染，导致尿中白细胞持续或反复出现，或尿培养阳性，但老年患者尿路刺激症状不明显，常表现为无症状性细菌尿。

### （二）肾盂肾炎

1. 急性肾盂肾炎　典型表现为发热、畏冷、寒战、腰痛、肉眼血尿、尿路刺激症状，可有肾区叩痛。但老年患者可能仅表现为精神错乱或谵妄、嗜睡、发热、反应迟钝、新发尿失禁和厌食。临床表现与感染程度可能不相符，容易继发菌血症、脓毒症或感染性休克，极易漏诊误诊，需注意识别。

2. 慢性肾盂肾炎　临床表现各种各样，有轻有重。症状反复发作超过半年，同时有下列情况之一者，可诊断为慢性肾盂肾炎：

（1）在静脉肾盂造影片上可见肾盂肾盏变形、缩窄。

（2）肾外形凹凸不平，且两肾大小不等。

（3）肾小管功能持续性损害。当慢性肾盂肾炎导致肾功能不全时，可出现腰酸、水肿、夜尿增多、乏力、高血压等症状。

### （三）无症状性细菌尿

无症状性细菌尿指患者有真性细菌尿，而无尿路感染的症状，或仅有腹部不适。无症状性细菌尿在留置导尿管的老年人中最常见，此外，合并糖尿病的老年女性、合并前列腺增生的老年男性、脊髓受损患者及血液透析患者都是无症状性细菌尿的好发人群。

不同方式收集的尿标本诊断阈值不同。男性以单次清洁方式收集的排尿标本中分离出一种菌落定量计数≥$10^5$CFU/ml的微生物，而女性则需连续2次分离出相同的微生物且菌落定量计数≥$10^5$CFU/ml。在接受导尿的无症状性男性或女性中，细菌尿被美国感染性疾病学会（IDSA）指南定义为单次导尿标本中分离出一种菌落计数≥$10^4$CFU/ml的微生物。

### （四）导管相关性UTI

导管相关性UTI为患者当前已置入导尿管或者拔除导尿管48小时内发生的UTI。导管相关性UTI的症状千变万化，发热是最常见的症状，老年患者导尿后新出现发热、寒战或发热、寒战加重，精神状态的改变和淡漠而没有其他明确的病因，查体侧腰或耻骨上、脊肋角压痛，则应考虑该病。此外，相当部分老年人患者，仅表现为腹部不适或无症状性细菌尿，此时应细心观察病情变化，避免漏诊或延误病情。

### （五）复杂性UTI

泌尿道有结构异常或功能异常，使细菌易侵入，而且致病菌比单纯性尿路感染更为广泛，耐药性更常见。复杂性UTI的临床表现比较顽固，常有反复发作的发热、寒战、腰痛，可出现严重的并发症而危及生命。

老年患者尿检异常并伴以下表现，也可以诊断UTI：发热或寒战，排尿次数增加，新出现的腰痛或耻骨上方紧张，尿液性质的改变、功能性或精神状态的恶化，新出现的尿失禁或加重。

## 四、评估方法

### （一）问诊评估

老年UTI临床表现千变万化，因此，全科医生在问诊过程中，不能局限于泌尿系统症状，还需密切关注全身状态，进行整体评估。老年人UTI多在基础疾病上反复发作及重新感染，问诊时要注意询问既往史及基础疾病，对其进行有效治疗及后期预防管理。具体问诊内容见表34-3-1，要注意了解患者及家人对疾病的认知，了解家庭环境、平日护理、社会背景等。

表34-3-1 评估老年人尿路感染的相关问题

| 项目 | 内容 |
| --- | --- |
| 问诊要点 | （1）问诊患者本人及家属（看护人） |
| | （2）社会人口资料：包括个人基本信息、婚姻状况、教育程度、宗教信仰、职业属性、生活状况、收入来源、家庭类别等 |
| | （3）疾病表现：主要症状、起病时间、起病方式、持续时间、发作频率、诱因、进展转归、伴随症状 |
| | （4）既往史、全身性疾病、感染接触史、过敏史、外伤史、家族史 |
| | （5）就诊史，需详细采集就诊过程、诊疗疗效等 |
| | （6）听力、视力损害情况，认知状态及日常生活活动能力评估（如自主吃饭、行走、大小便、憋尿情况等） |
| | （7）吸烟、饮酒史，包括戒断症状的评估；长期药物史，包括药量、服药方式 |

| 项目 | 内容 |
| --- | --- |
| 危险因素 | 尿路感染史、留置导尿管、尿失禁、尿潴留、绝经、盆腔脱垂、肾结石、前列腺增生、泌尿外科手术或涉及医疗器械的泌尿道检查、重度痴呆 |
| 心理背景 | 心理状态、个性特征 |
| 家庭背景 | 家庭环境情况、家庭支持度、社会支持度等 |

### （二）体格检查

1. 全身评估　体温、心率、血压、神志、水肿情况等。

2. 局部评估　尿道口有无红肿或异常分泌物、膀胱区有无压痛、输尿管点有无压痛、肾区有无压痛、叩痛等。

### （三）辅助检查

1. 尿液检查

（1）尿液常规检查：急性期尿白细胞显著增多，达中量或大量，每高倍视野下超过5个白细胞称为脓尿，可伴血尿或镜下血尿，慢性期尿中如有白细胞管型，尿比重降低，尿渗透压降低，支持肾盂肾炎诊断。

（2）尿液细菌检查：是诊断UTI的关键，尿标本可取自清洁中段尿，导尿管导尿和膀胱穿刺尿。尿液细菌培养阳性时，必须根据细菌数判断是否有尿路感染。检出同一种细菌时，革兰氏阴性菌≥$10^5$CFU/ml时可认为是病原菌；革兰氏阳性球菌≥$10^4$CFU/ml则可视为病原菌。在严格无菌操作下培养时，无论细菌数多少，均应视作病原菌。

菌落计数不高的原因有：①尿频、尿急等刺激症状使尿液在膀胱内逗留的时间太短，不利于细菌的繁殖；②大量饮水尿液稀释；③已使用抗菌药物；④有尿路梗阻（如结石并感染），细菌尿排泄受限；⑤病原体为厌氧菌，不能被常规培养基培养出来；⑥革兰氏阳性菌分裂慢，菌落计数偏低。

（3）硝酸盐还原试验：该方法为UTI的筛查试验。其原理为大肠埃希菌等革兰氏阴性菌可使尿中硝酸盐还原为亚硝酸盐，敏感性为70%以上，特异性为90%以上，但应满足致病菌含硝酸盐还原酶、体内有适量硝酸盐存在、尿液在膀胱内有足够的停留时间（>4小时）等条件，否则易出现假阴性。

（4）尿酶学检查：尿溶菌酶阳性为肾盂肾炎，膀胱炎尿白细胞多时会有假阳性。

（5）尿$β_2$微球蛋白测定：肾盂肾炎均增高，膀胱炎一般正常。

（6）尿抗体包裹细菌检查（尿ACB检查）：阳性，不是单纯性膀胱炎，而是肾盂肾炎、前列腺炎或结石、肿瘤并发的膀胱炎和出血性膀胱炎。阴性多属单纯性膀胱炎。

（7）留置导尿的尿液收集：应在更换或拔除导尿管后收集中段尿。若要在不拔除导管的情况下收集样本，则应从引流系统的端口收集尿液。引流袋中尿液的培养结果对治疗没有指导意义。

2. 血液检查

（1）血常规：急性肾盂肾炎时血白细胞常升高，中性粒细胞增多，核左移。红细胞沉降率可增快。

（2）肾功能：慢性肾盂肾炎肾功能受损时可出现肾小球滤过率下降，血肌酐升高等。

（3）C反应蛋白：肾盂肾炎患者C反应蛋白水平持续升高，急性膀胱炎患者C反应蛋白水平大多正常。

3. 影像学检查

（1）超声：是目前应用最广泛、最简便的方法。早期肾脏形态无改变，晚期可呈现双肾大小不一，表面凹凸不平，皮质髓质分界不清。有助于排除肾结石、肿瘤、肾脏先天畸形、肾盂积水、膀胱尿潴留或膀胱残余尿增多。

（2）腹部X线片及静脉肾盂造影：①明确是否存在需要外科处理的泌尿系统异常；②了解肾脏、肾盂形态变化，评估是否已发展成为慢性肾盂肾炎。尿路感染急性期不宜做静脉肾盂造影。

## 五、诊断与鉴别诊断

### （一）诊断

尿路感染的诊断包括以下3个方面：

1. 是否为尿路感染　尿常规是必做的项目。为了确诊尿路感染并指导治疗，尿培养和菌落计数是很重要。当患者满足下列条件者，可确诊为尿路感染：①正规清洁中段尿细菌定量培养，菌落数≥$10^5$CFU/ml。②清洁离心中段尿沉渣白细胞数>10/HP，有尿路感染症状。具备上①、②两项可以确诊。如无②项，则应再作尿菌计数复查，如仍≥$10^5$CFU/ml，且两次的细菌相同者，可以确诊。③作膀胱穿刺尿培养，细菌阳性（不论细菌数多少），亦可确诊。④作尿菌培养计数有困难者，可用治疗前清晨清洁中段尿（尿停留于膀胱4～6小时以上），正规方法的离心尿沉渣革兰氏染色找细菌，如细菌>1/油镜视野，结合临床尿感症状，亦可确诊。⑤尿细菌数在$10^4$～$10^5$CFU/ml之间者，应复查，如仍为$10^4$～$10^5$CFU/ml，需结合临床表现来诊断或作膀胱穿刺尿培养来确诊。如果细菌为革兰氏阴性菌，标准为$10^5$CFU/ml。如果细菌为革兰氏阳性菌，标准为$10^4$CFU/ml。

导管相关性尿路感染的诊断依据：留置导尿管或者拔除导尿管48小时内的患者，具有符合尿路感染或全身感染且无法用其他原因解释的症状及体征，并发现尿细菌菌落计数>$10^3$CFU/ml，也考虑为导管相关性尿路感染。

2. 是上尿路感染还是下尿路感染　患者的临床症状有助于定位诊断，如有寒战、发热（体温>38.5℃）、腰痛，肾区叩痛和/或压痛等症状者常为急性肾盂肾炎的特征。此外，在临床治愈后，重新感染者，常为膀胱炎；复发者，则常为肾盂肾炎。上尿路感染和下尿路感染的临床症状多有重叠。上尿路感染与下尿路感染的鉴别要点见表34-3-2。

3. 是复杂性尿路感染还是非复杂性尿路感染　结合患者临床表现以及相关辅助检查（如超声和影像学结果）区分二者。

表34-3-2　上尿路感染与下尿路感染的鉴别要点

| 项目 | 上尿路感染 | 下尿路感染 |
|---|---|---|
| 尿路刺激征 | 有或没有均可以 | 有 |
| 全身症状 | 明显 | 不明显 |
| 腰痛 | 明显 | 不明显 |
| 肾区叩击痛 | 有 | 无 |
| 尿白细胞管型 | 可有 | 无 |
| 尿浓缩功能减退 | 有 | 无 |
| 尿溶菌酶 | 升高 | 多为正常 |

**（二）鉴别诊断**

1. 肾结核　以血尿为主要表现，膀胱刺激征明显。晨尿结核分枝杆菌培养可阳性，而普通细菌培养阴性，尿沉渣可找到抗酸杆菌，静脉肾盂造影可发现肾结核X线征，部分患者可有肺、生殖器等肾外结核病灶。

2. 前列腺炎　也常表现为尿频、尿痛，可伴畏寒、发热、腰骶部和会阴部疼痛，通过前列腺液检查和前列腺超声，有助于鉴别诊断。

3. 肾小管间质性肾炎　与应用药物、接触毒物或放射性相关，可引起白细胞尿，但属于无菌性脓尿，细菌培养阴性。仔细询问病史，尿常规检查和尿培养有助于诊断。

4. 尿道综合征　部分老年患者有尿路刺激症状，而无脓尿及细菌尿。其病因尚不明了，可能与尿路局部刺激或过敏有关，也可能是尿路动力学功能异常，逼尿肌和括约肌的共济失调引起。

5. 发热性疾病　当急性尿路感染发热等全身感染症状较突出，尿路局部症状不明显时，易与其他发热性疾病混淆，通过详细询问病史，注意尿路感染的局部症状，并作尿沉渣和细菌学检查，鉴别诊断不难。

6. 腹部邻近器官炎症　若急性胃肠炎、阑尾炎、女性附件炎、盆腔炎等邻近脏器感染导致炎性腹腔积液，则可能继发尿路刺激症状。通过详细询问病史，及时作尿常规和尿细菌学检查，则可鉴别。

**（三）诊断需注意的问题**

老年人的白细胞尿、细菌尿与尿路感染的症状体征可以不平行，特别是老年女性。有效的细菌学检查是诊断尿路感染的关键。由于老年人常存在尿路梗阻而造成尿路感染难治、易复发，故对老年人尿路感染应常规进行泌尿系超声检查。

## 六、防治

中国全国细菌耐药监测网2022年数据显示，急性单纯性上、下尿路感染病原菌80%以上为大肠埃希菌，而复杂性尿路感染的病原菌仍以大肠埃希菌多见（30%～50%），其次为屎肠球菌、肺炎克雷伯菌和粪肠球菌，也可为铜绿假单胞菌、奇异变形杆菌、无乳链球菌、阴沟肠杆菌、鲍曼不动杆菌、金黄色葡萄球菌等。治疗原则如下：

1. 抗菌药物品种　有条件情况下，给予抗菌药物前留取清洁中段尿作病原菌培养及药敏试验，在怀疑存在血流感染时留取血标本送病原学检测。对于临床考虑为细菌性感染者，在未获得病原菌药敏试验结果前，可根据患者的感染部位（上尿路还是下尿路）、发病情况、发病场所（医院感染还是社区感染）、抗菌药物在靶器官浓度、患者近3～6个月抗菌药物使用情况及其治疗反应等推测可能的病原体，结合当地细菌谱及耐药数据，先给予抗菌药物经验性治疗。获知病原菌及药敏试验结果后，根据经验性治疗效果及药敏试验结果酌情调整。

2. 抗菌药物剂量　按各种抗菌药物的治疗剂量范围给药。治疗上尿路感染，尤其是严重感染时，剂量宜较大（治疗剂量范围高限）；而治疗单纯性下尿路感染时，则可应用较小剂量（治疗剂量范围低限）。老年患者要根据肝肾功能情况调整给药剂量。

3. 给药途径　对于下尿路感染的患者，应予口服治疗，选取口服吸收良好的抗菌药物品种，不必采用静脉或肌内注射给药。仅在以下情况才考虑先予静脉给药：不能耐受口服（如吞咽困难者）、存在可能明显影响口服吸收的情况（如呕吐、严重腹泻、胃肠道吸收功能障碍等）、无口服剂型等。对于上尿路感染，初始治疗多选用静脉用药，热退后可改为口服给药。

4. 给药次数　为保证药物在体内能发挥最大药效，杀灭感染灶病原菌，应根据药动学/药效学原理、患者病情严重程度和肝肾功能状况等决定给药次数。时间依赖性抗菌药物大多每日多次给药；浓度依赖性抗菌药物大多每日一次给药。

5. 疗程　抗菌药物疗程因感染不同而异。女性急性单纯性下尿路感染，疗程通常为3～5日；对于有尿路感染症状的男性，需要使用渗透到前列腺组织的抗菌药物治疗至少7日。急性肾盂肾炎疗程一般2周。反复发作性肾盂肾炎患者疗程需更长。

6. 抗菌药物无效　应全面进行泌尿系统检查，若发现存在尿路结石、尿路解剖畸形或功能异常等复杂因素者，应予以矫正或相应处理。

7. 导尿管相关尿路感染　应尽早拔除或更换导尿管。合并糖尿病患者应积极控制血糖。脊髓损伤或长期卧床患者应配合康复锻炼，提高自理能力。

8. 绝经后妇女反复尿路感染　应注意是否与妇科疾患相关，酌情请妇科协助治疗。

（一）一般措施

1. 休息　急性期应卧床休息，尿路刺激症状减轻、体温下降、无肉眼血尿，方可下床活动。慢性期应避免劳累。加强营养，提高机体免疫力。

2. 多饮水、勤排尿　冲洗尿道黏膜细菌，减少细菌的生长繁殖。女性应在性生活后排尿，以减少尿道感染机会。

3. 其他非药物治疗　①激素替代：对绝经后妇女使用阴道雌激素替代疗法可以预防复发性尿路感染；②免疫活性预防：OM-89（Uro-Vaxom）疫苗，研究证实其可以明显减少疾病反复发作；③益生菌：鼠李糖乳杆菌GR 1、罗伊氏乳杆菌B 54和RC 14、干酪乳杆菌或卷曲乳杆菌CTV 05的益生菌可有效恢复阴道菌群，预防女性复发性尿路感染；

④甘露糖：可显著减少尿路感染的发作次数；⑤膀胱灌注：膀胱灌注糖胺聚糖（CAG）层衍生物，可以减少患者每年的尿路感染次数，并延长复发尿路感染之间的发作间期；⑥蔓越莓产品：已被发现具有抑制大肠埃希菌黏附的作用，用于预防女性尿路感染。

### （二）抗菌药物治疗

区分老年患者的症状性尿路感染与无症状性细菌尿可能很困难，但它对于确保适当使用抗微生物药物至关重要。抗菌药物管理可以降低老年人获得多药耐药菌的风险，并避免常见的抗菌药物治疗后遗症。

常用药物有诺酮类、头孢霉素类、磺胺类、合成青霉素类抗菌药物，具体用药应根据尿细菌培养结果及个体药物过敏情况、药物副作用、相互作用、生理因素等选用。尿路感染的经验治疗和病原治疗药物选择见表34-3-3、表34-3-4。

表34-3-3　尿路感染的经验治疗药物选择

| 疾病 | 可能的病原菌 | 宜选药物 | 可选药物 | 备注 |
|---|---|---|---|---|
| 膀胱炎 | 大肠埃希菌<br>腐生葡萄球菌<br>肠球菌属 | 磺胺甲噁唑/甲氧苄啶或呋喃妥因或磷霉素氨丁三醇或阿莫西林/克拉维酸 | 头孢氨苄或头孢拉定 | |
| 急性肾盂肾炎 | 大肠埃希菌等肠杆菌科细菌<br>腐生葡萄球菌<br>肠球菌属 | 氨苄西林或阿莫西林或第一、二、三代头孢菌素 | 哌拉西林/他唑巴坦或氨苄西林/舒巴坦或阿莫西林/克拉维酸或氟喹诺酮类[1]或碳青霉烯类 | |
| 反复发作尿路感染 | 大肠埃希菌等肠杆菌科细菌<br>腐生葡萄球菌<br>肠球菌属 | 哌拉西林/他唑巴坦或氨苄西林/舒巴坦或阿莫西林/克拉维酸 | 呋喃妥因或磷霉素或氟喹诺酮类[1]或碳青霉烯类 | 碳青霉烯类用于重症或伴有血流感染者 |

注：①大肠埃希菌对氟喹诺酮类耐药率达50%以上。

表34-3-4　尿路感染的病原治疗药物选择

| 疾病 | 病原菌 | 宜选药物 | 可选药物 | 备注 |
|---|---|---|---|---|
| 特异性尿道炎 | 淋病奈瑟菌<br>沙眼衣原体 | 头孢曲松或头孢克肟<br>阿奇霉素 | 头孢噻肟或头孢唑肟<br>多西环素或米诺环素 | 应筛查梅毒<br>同时检查性伴侣 |
| 膀胱炎 | 大肠埃希菌（ESBL阴性） | 呋喃妥因或磷霉素氨丁三醇或磺胺甲噁唑/甲氧苄啶 | 头孢氨苄或头孢拉定 | |
| | 腐生葡萄球菌 | 苯唑西林或氯唑西林或磺胺甲噁唑/甲氧苄啶 | 第一、二代头孢菌素或磷霉素 | |

续表

| 疾病 | 病原菌 | 宜选药物 | 可选药物 | 备注 |
|---|---|---|---|---|
| | 肠球菌属 | 氨苄西林或阿莫西林阿莫西林/克拉维酸 | 呋喃妥因、糖肽类或磷霉素氨丁三醇 | |
| 肾盂肾炎 | 大肠埃希菌、克雷伯菌属等肠杆菌科细菌（ESBL阴性） | 第二代或第三代头孢菌素 | 氟喹诺酮类[①]或氨苄西林、舒巴坦或阿莫西林/克拉维酸 | |
| | 腐生葡萄球菌（非MRS） | 苯唑西林氯唑西林 | 第一、二代头孢菌素或氟喹诺酮类 | |
| | 肠球菌属 | 氨苄西林、阿莫西林阿莫西林/克拉维酸 | 糖肽类 | 重症者可联合氨基糖苷类 |
| | 铜绿假单胞菌 | 头孢他啶或头孢吡肟±氨基糖苷类 | 环丙沙星或哌拉西林/他唑巴坦±氨基糖苷类或亚胺培南、美罗培南 | |
| | 念珠菌属 | 氟康唑 | 两性霉素B | |

注：①我国大肠埃希菌等对氟喹诺酮类耐药率达50%以上，选用该类药物治疗应参照药敏结果。ESBL，超广谱β-内酰胺酶；MRS，耐甲氧西林。

（三）无症状性细菌尿

2022年欧洲泌尿外科协会（EAU）泌尿系统感染指南建议，仅对有症状的尿路感染进行抗菌治疗。对无危险因素的女性、血糖调节良好的糖尿病患者、绝经后妇女、住院的老年患者、下尿路功能障碍和/或重建的患者、肾移植患者、关节置换手术前的患者治疗无益。治疗无症状性细菌尿对复发性尿路感染患者有害。

（四）其他

1. 碱化尿液　可予碳酸氢钠片，每次1～2片，每日3次。

2. 减轻尿痛、尿频症状　可予酒石酸托特罗定片，每次2mg，每日2次；盐酸黄酮哌酯片，每次0.2g，每日3次。

3. 中成药　如金水宝、三金片、尿感宁冲剂等亦可用于慢性期治疗。

4. 如发展到严重肾功能不全、尿毒症期，应行肾脏替代治疗，如腹膜透析、血液透析。

（五）疗效评定

1. 治愈　症状消失，尿菌阴性，疗程结束后2周、6周复查尿菌仍阴性。

2. 治疗失败　治疗后尿菌阳性，或治疗尿菌阴性，但2周或6周复查尿菌转为阳性，且为同一种菌株。

七、转诊及紧急处理

1. 建议转诊至专科诊治　治疗疗效欠佳；出现耐药（如大肠埃希菌、克雷伯菌属产超广谱β-内酰胺酶，耐甲氧西林金黄色葡萄球菌）菌株；产生严重药物不良反应；复杂性尿路感染者。

2. 当病情严重可能进展成菌血症或脓毒症，甚至危及生命，需维持生命征稳定，尽快转诊至专科进行诊治。

## 八、全程管理

### （一）三级预防

1. 一级预防　及早识别并干预尿路感染危险因素，以社区、养老机构为单位，加强预防尿路感染知识的宣传教育。

2. 二级预防　早发现、早诊断、早治疗，争取疾病的早期缓解，减少疾病复发。定期为老年人提供免费尿常规检查，有条件者可进行泌尿系超声检查；提高全科医生早期识别尿路感染的能力，及早从各种不典型的表现中鉴别出尿路感染。

3. 三级预防　保持对已诊断尿路感染患者的连续管理，最大限度减轻症状，促进功能恢复，消除尿路病原体，预防长期并发症，降低疾病的复发率，减少医疗费用，避免药物副作用。

### （二）随访管理

做好定期随访工作，制定干预管理计划，避免危险因素，如及时处理残余尿过多的情况等。通过心理辅导、行为治疗等健康指导，降低社区内老年人尿路感染的发病率与复发率，全程促进老年人健康。

# 第四节　慢性肾脏病

## 一、概述

慢性肾脏病（chronic kidney disease，CKD）指出现肾脏结构或功能异常且对健康有影响的状况≥3个月。具体包括：

出现≥1项肾脏损伤标志：①白蛋白尿［尿白蛋白排泄率（UAER）≥30mg/24h，尿白蛋白/尿肌酐（UACR）≥30mg/g］；②尿沉渣异常；③肾小管病变引起的电解质紊乱和其他异常；④影像学检查的肾结构异常；⑤肾脏病理异常；⑥肾移植病史。

和/或肾小球滤过率下降［eGFR<60ml/（min・1.73m²）］。

当CKD进行性进展，引起肾单位和肾功能不可逆的丧失，临床出现以代谢产物潴留，水、电解质、酸碱平衡失调，全身各系统受累为主要表现的综合征，称为慢性肾衰竭（chronic renal failure，CRF），CRF经常发展为终末期肾病（end-stage renal disease，ESRD），CRF晚期称为尿毒症。

老年人CKD的危险因素：①可改变的传统危险因素为高血压、糖尿病、肥胖、蛋白尿、高脂血症、心血管疾病、肾小球和小管间质疾病、代谢性酸中毒、吸烟、高蛋白饮食；②可改变的非传统危险因素为贫血、高尿酸血症、肾毒性草药、非甾体抗炎药、抗生素、间质磷酸钙沉积、高磷血症、高钙血症；③不可干预的危险因素为老年、民族、性别、低出生体重、家族史。

老年人是CKD占比最大和增长最快的人群，我国60～79岁老年人CKD患病率为16.3%，≥80岁CKD患病率可高达64.1%。自然衰老过程中GFR逐渐降低，导致储备功能减少，个体更容易受到高血压、糖尿病、心血管疾病和药物毒性的伤害性影响。尽管65岁及以上人群的CKD疾病谱与年轻人群相同，但是这两个年龄组之间某些肾病的发生频率存在一些明显差异。老年人群的CKD常常叠加与衰老相关的病变，使临床情况更加复杂，诊断也更具挑战性，而且合并症的高发病率和药物代谢异常的情况也必须在个体化的治疗策略中加以考虑。

## 二、临床特点

老年人慢性肾衰竭常常起病隐匿、临床表现不典型、进展缓慢，容易漏诊、误诊或延误诊断。虽然老年人随着年龄增加而出现肾功能下降，但由于老年人活动度降低、饮食摄入减少，因此降低的肾功能常常仍能满足老年人的日常生活，不出现明显的临床症状。慢性肾衰竭引起的腰酸、水肿、乏力、夜尿增多等早期症状不具备特异性，而且老年人常患有多种基础疾病，因此早期临床症状常常被肾外基础疾病所掩盖。老年慢性肾衰竭可以任何系统的症状为首发表现，其中神经精神症状常较明显，心血管损害往往较重，贫血较重，营养状况较差，且易出现水电解质紊乱。

### （一）病史

有CKD病史，如慢性肾炎、糖尿病肾病、高血压肾病等。

### （二）症状

早期患者可能仅有原发病症状，或仅有轻度乏力、腰酸、夜尿增多等轻度不适，少数可有食欲减退、代谢性酸中毒及轻度贫血。到尿毒症期则可累及全身各个系统，出现相应的症状体征。

1. 消化系统　厌食、恶心、呕吐，口有尿味。晚期可出现消化道出血，发生率比正常人明显增高，多是由于胃黏膜糜烂或消化道溃疡所致。

2. 循环系统　心血管病变是CKD患者常见的并发症和最主要死因。当进入终末期肾脏病阶段，心血管事件及ASCVD的发生比普通人群升高15～20倍，死亡率进一步增高（占尿毒症死因45%～60%）；常见疾病有高血压、左心室肥厚、心力衰竭、尿毒症性心肌病、心包炎、血管钙化和动脉粥样硬化等。

3. 呼吸系统　如肺水肿、胸腔积液等。

4. 血液系统　常见贫血和出血倾向，后者可表现鼻出血、经量增多、术后伤口出血、胃肠道出血等。

5. 神经系统　早期可有乏力、失眠、注意力不集中，其后可出现性格改变、抑郁、记忆力减退、判断力降低。尿毒症时常有反应淡漠、谵妄、惊厥、幻觉、昏迷、精神异常等表现。周围神经病变也很常见，最常见为肢端袜套样感觉丧失，也可有肢体麻木、烧灼感或疼痛感、深反射迟钝或消失，并可出现神经肌肉兴奋性增加（如肌肉震颤、痉挛），以及肌萎缩、肌无力等。

6. 内分泌失调　肾脏对胰岛素的清除减少，外周组织特别是肌肉组织的胰岛素抵抗导致糖利用障碍。CKD晚期常出现甲状腺功能减退、低$T_3$综合征；还存在高甲状旁腺激素（PTH）、高催乳素血症、性激素紊乱等内分泌失调。

7. 运动骨骼系统　CKD患者存在钙、磷等矿物质代谢及内分泌功能紊乱［如PTH升高、1，25-（OH）$_2D_3$不足等］，导致矿物质异常、骨病、血管钙化等临床综合征，称之为慢性肾脏病-矿物质和骨异常（CKD-MBD）。可出现远端肌无力和骨营养不良，骨营养不良表现为骨痛、骨质疏松、病理性骨折等。

8. 水、电解质、酸碱平衡紊乱　尿液浓缩稀释功能障碍时常表现多尿、夜尿。晚期大量肾单位毁损，过量饮水导致水肿和/或体腔积液。出现容量性高血压、心力衰竭、脑水肿。另一方面，需要警惕老年人因急症、精神障碍等出现饮水量下降，以及发热、呕吐、腹泻等失水增加，加重肾损害。慢性肾衰竭时由于肾小管产氨、泌$NH_4^+$功能低下，每日有$20\sim40mmol\ H^+$潴留体内，引起代谢性酸中毒，长期酸中毒加重CKD的营养不良、肾性骨病及心血管并发症，甚至致死。电解质紊乱常见高钾、低钙、高磷等。

## （三）体征

尿毒症面容（面色苍白、萎黄、暗灰、颜面水肿），皮肤干燥，皮疹、色素沉着、鳞屑及紫癜等，全身水肿，高血压等。

# 三、评估方法

## （一）问诊评估

肾脏疾病的诊断应尽可能作出病因诊断、病理诊断、功能诊断和并发症诊断，全科医生需全面问诊，全面评估，为接下来连续性照护、慢性病的管理打下基础。具体问诊内容见表34-4-1，注意了解患者对疾病的认知、担忧和困惑等心理问题，了解患者的家庭环境和社会背景。

表34-4-1　评估老年人慢性肾衰竭的相关问题

| 项目 | 内容 |
| --- | --- |
| 问诊要点 | （1）同时问诊患者本人及家属（看护人）<br>（2）社会人口资料，包括个人基本信息、婚姻状况、教育程度、宗教信仰、职业属性、生活状况、收入来源、家庭类别等<br>（3）疾病表现：起病时间、起病方式、持续时间、发作频率、诱因、进展转归、伴随症状 |

| 项目 | 内容 |
|------|------|
| | （4）既往史、全身性疾病、感染接触史、过敏史、外伤史、家族史 |
| | （5）就诊史，需详细采集就诊过程、诊疗疗效等 |
| | （6）听力、视力损害情况，日常生活活动能力评估（如自主吃饭、行走等），饮食习惯 |
| | （7）吸烟、饮酒史，包括戒断症状的评估；长期药物史，包括药量、服药方式 |
| 危险因素 | 慢性肾衰竭渐进性发展的危险因素：高血糖、高血压、蛋白尿、低蛋白血症、吸烟等。慢性肾衰竭急性加重的危险因素：累及肾脏的疾病复发或加重、有效血容量不足、肾脏局部血供急剧减少、严重高血压未能控制、肾毒性药物、泌尿道梗阻、其他（如严重感染、高钙血症、肝衰竭、心力衰竭等） |
| 心理背景 | 心理状态、个性特征 |
| 家庭背景 | 家庭环境情况、家庭经济情况、家庭支持度等 |

### （二）辅助检查

肾脏疾病的诊断包括病因诊断、病理诊断、功能诊断和并发症诊断，因此需要完善相关的辅助检查，当部分检查社区无法完成时需转诊上级医院进行评估，全科医生需对慢性肾衰竭患者进行全程管理。

1. 基础检查

（1）肾功能：血尿素氮（BUN）、血肌酐（Cr）、血尿酸（Ua）升高，内生肌酐清除率下降。推荐使用CKD流行病学合作组公式（CKD-EPI）或基于血肌酐和胱抑素C的联合公式估算老年人的GFR，不推荐单独使用血肌酐值评价老年人肾功能。因肌酐受年龄、性别、种族和肌肉容积、肉类食物摄入量、整体健康状况及某些药物影响，同时也受肾小管分泌量的影响，特别是CKD人群。导致以肌酐为基础的eGFR公式偏倚较大。

（2）血常规：正细胞正色素性贫血，血细胞比容下降，血小板可能减少。

（3）尿常规：血尿、蛋白尿、管型尿或低比重尿。

（4）尿白蛋白/尿肌酐（UACR）：常升高。

（5）电解质：高钾、低钙、高磷、二氧化碳结合力降低。

（6）超声：多数可见双肾缩小，糖尿病肾病导致的肾衰竭可能出现肾脏不缩小或增大。

2. 病因等相关检查　如免疫指标、肾脏病理等（必要时转诊至上级医院完善）。

3. 并发症相关检查　如心脏超声、下肢血管超声、眼底检查、肌电图等。

### （三）量表评估

1. CKD分期　根据eGFR分为5期（表34-4-2）。

2. CKD危险分层　CKD根据eGFR分期和白蛋白尿分级进行危险分层，分为低危、中危、高危和极高危（表34-4-3）。

表34-4-2 基于估算的肾小球滤过率的CKD分期

| 分期 | eGFR/ [ ml/ ( min · 1.73m$^2$ ) ] | 描述 |
|---|---|---|
| 1期 | ≥90 | 肾脏功能正常或升高 |
| 2期 | 60～89 | 肾脏功能轻度下降 |
| 3a期 | 45～59 | 肾脏功能轻至中度下降 |
| 3b期 | 30～44 | 肾脏功能中至重度下降 |
| 4期 | 15～29 | 肾脏功能重度下降 |
| 5期 | <15 | 肾衰竭 |

表34-4-3 CKD危险分层

| 分期 | 肾功能 | eGFR/ [ ml/ ( min · 1.73m$^2$ ) ] | 尿微量白蛋白 / 肌酐 / ( mg · g ) | | |
|---|---|---|---|---|---|
| | | | A1 正常～轻度增加 <30 | A2 中度增加 30～300 | A3 显著增加 >300 |
| 1期 | 正常或高 | ≥90 | 低危 | 中危 | 高危 |
| 2期 | 轻度减退 | 60～89 | 低危 | 中危 | 高危 |
| 3a期 | 轻度-中度减退 | 45～59 | 中危 | 高危 | 极高危 |
| 3b期 | 中度-重度减退 | 30～44 | 高危 | 极高危 | 极高危 |
| 4期 | 重度减退 | 15～29 | 极高危 | 极高危 | 极高危 |
| 5期 | 肾衰竭 | <15 | 极高危 | 极高危 | 极高危 |

## 四、防治

CRF防治的基础是早诊断，针对原发疾病的有效治疗，以及祛除肾功能恶化的危险因素，这也是保护肾功能和延缓慢性肾脏病进展的关键。

### （一）CKD的早期筛查

CKD因起病隐匿，患者长期处于无症状阶段，导致该病知晓率低。当CKD发展至3期时，患者发生并发症风险和进展至终末期肾病（ESRD）的风险显著增高；如果在3期前能得到早发现、有效治疗，病情可得到良好控制，甚至可能发生逆转，所以筛查CKD意义重大。无论有无危险因素都要进行筛查，建议每年进行一次白蛋白尿和血肌酐的检测。对于慢性肾脏病高风险人群，如肾脏病家族史、糖尿病、高血压、高尿酸血症、>65岁及肥胖等，应开展一级预防，每半年开展一次慢性肾脏病防治知识宣教，每年至少进行一次UACR和血肌酐的检测以估算GFR。

### （二）生活方式干预

1. 体育锻炼　推荐CRF患者在医师指导下参加可以耐受的体育锻炼（每周至少5次，每次30分钟）。

2. 保持健康体重　维持BMI 18.5～24.0kg/m$^2$。

3. 戒烟

4. 其他 规律作息，避免疲劳；防止呼吸道感染的发生；放松心情，避免情绪紧张。

### （三）CKD营养治疗

1. 蛋白质及热量摄入

（1）非糖尿病肾病

CKD 1～2期：应避免高蛋白饮食>1.3g/（kg·d）；非持续性大量蛋白尿的CKD推荐蛋白摄入量0.8g/（kg·d）；对大量蛋白尿的CKD建议蛋白摄入量0.7g/（kg·d），同时加用酮酸治疗。建议保证足够热量摄入，同时维持健康体重的稳定。

CKD 3～5期：低蛋白饮食，推荐蛋白质摄入量0.6g/（kg·d）或极低蛋白饮食0.3g/（kg·d），联合补充酮酸制剂。同时热量摄入维持在30～35kcal/（kg·d）。

（2）糖尿病肾病

CKD 1～2期：应避免高蛋白饮食>1.3g/（kg·d），推荐蛋白摄入量0.8g/（kg·d）；热量摄入为30～35kcal/（kg·d），肥胖患者建议减少热量摄入至1 500kcal/d；老年患者可考虑减少至30kcal/（kg·d）。

CKD 3～5期：代谢稳定的患者推荐蛋白质摄入量为0.6g/（kg·d），并补充酮酸制剂0.12g/（kg·d）。平衡饮食蛋白结构，适量增加植物蛋白质摄入比例（动物蛋白占35%，豆类蛋白占35%和蔬菜蛋白占30%）可显著降低糖尿病肾病患者的蛋白尿水平。实施低蛋白饮食治疗时，患者的热量摄入与非糖尿病CKD患者相似。

老年CKD患者需要根据体力活动、身体成分、目标体重、是否衰弱等制定个体化营养方案。

2. 盐摄入 钠摄入量宜<90mmol/d（氯化钠5g/d）。

3. 其他营养物质摄入 调整饮食中钾的摄入，以保证血钾在正常范围。摄入适量新鲜水果和蔬菜，以减少净产酸量。CKD 3～5期患者限制饮食中磷的摄入以维持血磷在正常范围，应用维生素$D_2$或维生素$D_3$，纠正25（OH）D缺乏。CKD 3～4期未服用活性维生素D类似物的患者，总的元素钙（包括食物来源钙、钙片、含钙的磷结合剂）摄入量800～1 000mg/d，以维持钙平衡。CKD 3～5期非糖尿病患者通过补充碳酸氢钠减少机体净产酸量，以延缓残肾功能的下降。叶酸、维生素C、铁等缺乏者可给予适当的补充。

### （四）CKD血压管理

1. 血压起始干预值与控制目标值（表34-4-4） 建议血液透析患者血压控制目标为诊室透析前血压：60岁以下<140/90mmHg，60岁及以上<160/90mmHg。

表34-4-4 CKD患者血压起始干预值与控制目标值

| 蛋白尿 | 年龄 | 血压起始干预值 | 血压控制目标值 | 干预措施 |
| --- | --- | --- | --- | --- |
| UAER<30mg/24h | <80岁 | SBP≥140mmHg 和/或DBP>90mmHg | <140/90mmHg | 生活方式干预基础上应用降压药物 |

| 蛋白尿 | 年龄 | 血压起始干预值 | 血压控制目标值 | 干预措施 |
|---|---|---|---|---|
| UAER≥30mg/24h | <65岁 | SBP≥130mmHg和/或DBP≥80mmHg | <130/80mmHg | 生活方式干预基础上应用降压药物 |
| | 65～79岁 | SBP≥140mmHg和/或DBP≥90mmHg | <130/80mmHg | |
| 不考虑蛋白尿水平 | >80岁 | SBP≥150mmHg和/或DBP≥90mmHg | <150/90mmHg,可耐受者进一步降至<140/90mmHg | 生活方式干预基础上应用降压药物 |

注：UAER，尿白蛋白排泄率；SBP，收缩压；DBP，舒张压。

2. 血压控制措施　非药物治疗对控制血压有举足轻重的作用。使用降压药物推荐从标准剂量起始，老年人需选择较小的有效剂量。并根据血压分级和心血管风险分层决定起始药物选择单药或联合治疗，优先使用长效降压药物，结合患者个人意愿或长期承受能力，个体化用药。对于CKD合并高血压，钙通道阻滞剂、RAS阻滞剂（ACEI/ARB）、血管紧张素受体脑啡肽酶抑制剂（ARNI）、β受体阻滞剂、利尿剂都可以作为初始选择药物。在排除禁忌证（双侧肾动脉狭窄、孤立肾伴肾动脉狭窄、高钾血症、妊娠等）后，初始降压方案应选择ACEI或ARB单独或联合其他降压药，但不建议ACEI和ARB两药联合应用。eGFR<45ml/（min·1.73m²）者RAS阻滞剂宜从小剂量开始，初始应用或加量时，在1～2周监测GFR和血清钾浓度，血肌酐较基础值升高<30%时仍可谨慎使用，超过30%时减量或停药，并寻找原因。

血清钾高时加用利尿剂或口服降钾剂。eGFR<30ml/（min·1.73m²）时仍具有肾脏保护作用，不一定需要停药。血管紧张素受体脑啡肽酶抑制剂（ARNI）沙库巴曲/缬沙坦对CKD合并高血压、心力衰竭的患者具有良好的降压和心肾保护作用，注意事项同ACEI/ARB，从ACEI更换为ARNI应停服ACEI 36小时后再用。二氢吡啶类和非二氢吡啶类CCB都可以应用，其肾脏保护能力主要依赖其降压作用。β受体阻滞剂可以对抗交感神经系统的过度激活而发挥降压作用，α/β受体阻滞剂具有较好的优势，发挥心肾保护作用，可应用于不同时期CKD患者的降压治疗。噻嗪类利尿剂在CKD 1～3期仍有效，CKD 4～5期可用袢利尿剂。注意利尿剂应使用低剂量，避免因血容量不足出现低血压或肾功能下降。醛固酮拮抗剂与ACEI或ARB联用可能加速肾功能恶化和增加高钾血症风险。其他降压药，如α₁受体阻滞剂、中枢α受体激动剂，均可酌情与其他降压药物联用。严重高血压患者可选择2种或2种以上的降压药联合治疗。老年患者应密切关注降压治疗的相关不良事件，如跌倒、直立性低血压、电解质紊乱、急性肾损伤等。衰弱患者，降压更应个体化。

3. 血糖管理

（1）血糖控制目标：HbA1c目标值为7.0%；糖尿病患病时间短、预期寿命长、无心血管并发症并能很好耐受治疗者，可更加严格控制HbA1c（<6.5%）；预期寿命较短、存

在合并症或低血糖风险者，HbA1c目标值可放宽至8.0%。

（2）血糖控制措施：钠-葡萄糖共转运蛋白2（SGLT2）抑制剂及胰高血糖素样肽-1受体激动剂（GLP-1RA）均可降低心血管事件，并具有降糖以外的肾脏保护作用。对于2型糖尿病合并CKD，当eGFR≥45ml/（min·1.73m²）时，推荐二甲双胍联合SGLT2抑制剂作为一线降糖方案。当血糖未能达标或不宜使用SGLT2抑制剂时，建议加用（GLP-1RA）。其他种类降糖药物的选择应基于血糖控制情况、合并症及药物费用等，注意根据eGFR水平调整降糖药物的剂量（表34-4-5）和种类，以防止低血糖及其他不良反应的发生。eGFR为10~50ml/（min·1.73m²）时胰岛素用量宜减少25%，eGFR<10ml/（min·1.73m²）时，胰岛素用量应减少50%。

表34-4-5 根据慢性肾脏病（CKD）分期调整降血糖药物

| 抗高血糖药物 | CKD分期 [eGFR, ml/（min·1.73m²）] | | | |
| --- | --- | --- | --- | --- |
| | 45~59 | 30~44 | 15~29 | <15 |
| **双胍类** | | | | |
| 二甲双胍 | ○ | ◁ | ⊗ | |
| 胰岛素 | ◁ | | | |
| **SGLT2抑制剂** | | | | |
| 卡格列净 | ○ | ◁ | ⊗ | |
| 达格列净 | ○ | | ⊗ | |
| 恩格列净 | ○ | | | ⊗ |
| **GLP-1RA** | | | | |
| 利拉鲁肽 | ○ | | | |
| 度拉糖肽 | ○ | | | |
| 司美格鲁肽 | ○ | | | |
| 利司那肽 | ○ | | | ⊗ |
| **DPP-4抑制剂** | | | | |
| 西格列汀 | ○ | ▷ | | |
| 沙格列汀 | ○ | ▷ | | |
| 利格列汀 | ○ | | | |
| **磺脲类** | | | | |
| 格列本脲 | ⊗ | | | |
| 格列美脲 | ◁ | | ⊗ | |
| 格列吡嗪 | ○ | | ⊗ | |
| 格列齐特 | ○ | | ⊗ | |
| 格列喹酮 | ○ | | ⊗ | |

| 抗高血糖药物 | CKD 分期 [eGFR, ml/ (min·1.73m$^2$)] | | | |
| --- | --- | --- | --- | --- |
| | 45～59 | 30～44 | 15～29 | <15 |
| **噻唑烷二酮** | | | | |
| 吡格列酮 | ○ | | ⊗ | |
| 罗格列酮 | ○ | | | |
| **格列奈类** | | | | |
| 那格列奈 | ○ | | | ⊗ |
| 瑞格列奈 | ○ | | ◺ | ⊗ |
| **α- 糖苷酶抑制剂** | | | | |
| 阿卡波糖 | ○ | | ⊗ | |
| 伏格列波糖 | ○ | | ⊗ | |

注：eGFR，估算的肾小球滤过率；DPP-4，二肽基肽酶 4；GLP-1RA，胰高血糖素样肽 -1 受体激动剂；SGLT2：钠 - 葡萄糖共转运蛋白 2；○正常剂量使用；◺减量使用；⊗不推荐使用。

4. 血脂管理

（1）控制目标：应根据疾病的风险评估（CKD 分期、患者年龄、是否透析、有无肾移植、冠心病、糖尿病、缺血性卒中病史）来确定治疗措施，而不能单纯依据血浆胆固醇、低密度脂蛋白胆固醇（LDL-C）的水平。有 ASCVD 病史或 eGFR<60ml/ (min·1.73m$^2$) 等极高危患者的 LDL-C 水平应<1.8mmol/L，其他患者 LDL-C 水平应<2.6mmol/L。

（2）控制措施：他汀类或胆固醇吸收抑制剂适用于 50 岁以上的 CKD 未透析（1～5 期）患者、成人肾移植和开始透析时已经使用这类药物的患者。对未透析肾移植患者，他汀类药物用于有以下 1 项或以上者：ASCVD（包括急性冠脉综合征、稳定型冠心病、血运重建术后、缺血性心肌病、缺血性卒中、短暂性脑缺血发作、外周动脉粥样硬化病等）、糖尿病、10 年心血管事件风险大于 10%。注意部分他汀类药物要根据 eGFR 调整剂量。对使用他汀类药物已达最大可耐受剂量，LDL-C 仍无法达标者，推荐使用前蛋白转化酶枯草杆菌蛋白酶/kexin 9 型（PCSK9）抑制剂：如依洛尤单抗（evolocumab）。PCSK9 siRNA 药物英克西兰（inclisiran）通过进入肝细胞后催化降解编码 PCSK9 的 mRNA，从而抑制 PCSK9 的产生，达到降低 LDL-C 水平的效果。以上两种药物对 CKD 患者无须调整剂量。高三酰甘油血症患者，建议改变生活方式治疗，包括饮食、运动。

5. 尿酸管理

（1）控制目标值：尿酸性肾病患者，血尿酸<360μmol/L；对于有痛风发作的患者，血尿酸<300μmol/L。CKD 继发高尿酸血症患者，当血尿酸大于 480μmol/L 时应干预治疗。

（2）控制措施：低嘌呤饮食，尿量正常者多饮水，适当碱化尿液，避免长期使用可能引起尿酸升高的药物（噻嗪类利尿剂及袢利尿剂、烟酸、小剂量阿司匹林等）。降低尿酸的药物包括抑制尿酸合成的药物（别嘌呤醇、非布司他等）和增加尿酸排泄的药物（苯溴马隆），根据患者高尿酸血症的分型及 eGFR 水平选择药物、调整用量。CKD 3 期患者别嘌呤醇应减量，5期患者尽量避免使用；非布司他轻中度肾功能不全无须调整剂量；当eGFR<20ml/（min·1.73m²）应避免使用苯溴马隆。CKD继发高尿酸血症患者应积极治疗慢性肾脏病，降低尿酸的药物是否可延缓CKD病情进展尚存争议。

6. 蛋白尿管理

（1）定义：每日尿蛋白量>150mg或UACR>30mg/g称为蛋白尿。UACR在30～300mg/g之间称为微量白蛋白尿，>300mg/g称为大量白蛋白尿。

（2）控制目标：糖尿病肾病患者蛋白尿目标值应控制在UACR<30mg/d，非糖尿病患者，蛋白尿目标值应控制在UACR<300mg/d。

（3）控制蛋白尿措施

①RAS阻滞剂：ACEI、ARB或盐皮质激素受体拮抗剂（MRA）都具有降压及独立于降压之外的肾脏保护作用。UACR在30～300mg/g的糖尿病患者推荐使用ACEI、ARB或MRA；UACR>300mg/g时，无论是否存在糖尿病，均推荐使用ACEI或ARB。目前不建议联合应用ACEI和ARB延缓慢性肾脏病的进展。

②糖皮质激素及免疫抑制剂：应用时应根据病理类型和蛋白尿程度，并结合患者性别、年龄、体重、有无相关药物使用禁忌证及个人意愿等，个体化地制定治疗方案。注意监测和防治相关药物的副作用。

（五）慢性肾脏病患者药物的调整

注意应根据eGFR调整慢性肾脏病患者的用药剂量（表34-4-6）。eGFR<45ml/（min·1.73m²）患者在一些药物诱导下发生急性肾损伤（AKI）风险增高时，应暂停有潜在肾毒性和经肾排泄的药物，如RAS阻滞剂、利尿剂、非甾体抗炎药、二甲双胍、地高辛等。慢性肾脏病患者应在医生或药师的指导下使用非处方药或蛋白营养品。

eGFR<45ml/（min·1.73m²）患者行静脉内含碘造影剂造影时应坚持以下原则：①避免使用高渗造影剂；②尽可能使用最低剂量；③检查前后暂停具有潜在肾毒性的药物；④检查前、检查中和检查后充分水化；⑤检查后48～96小时检测eGFR。对于含钆造影剂，eGFR<30ml/（min·1.73m²）患者不建议使用。

表34-4-6 慢性肾脏病患者的药物调整

| 药物 | 注意事项 |
| --- | --- |
| 1. 降压/心血管药物 | |
| RAS阻滞剂 | eGFR<45ml/（min·1.73m²）患者宜从小剂量开始 |
| | eGFR<30ml/（min·1.73m²）仍有肾脏保护作用，不一定要终止用药 |
| β受体阻滞剂 | eGFR<30ml/（min·1.73m²），剂量减少50% |
| 地高辛 | 根据血药浓度减少剂量 |
| 2. 镇痛药 | |
| NSAID | eGFR<30ml/（min·1.73m²），避免使用 |
| | eGFR<60ml/（min·1.73m²），不推荐长期使用，避免与RAS阻滞剂、锂剂合用 |

| 药物 | 注意事项 |
|---|---|
| 3. 抗生素 | |
| 青霉素 | eGFR<15ml/（min·1.73m$^2$），大量使用可致尿结晶 |
| | eGFR<15ml/（min·1.73m$^2$），大量使用苄基青霉素可增加神经毒性 |
| 氨基糖苷类 | eGFR<60ml/（min·1.73m$^2$），应减少剂量或延长间隔时间避免与耳毒性药物（如呋塞米）合用 |
| 大环内酯类 | eGFR<30ml/（min·1.73m$^2$），剂量减少50%（地红霉素无须减量） |
| 氟喹诺酮类 | eGFR<15ml/（min·1.73m$^2$），剂量减少50% |
| 抗真菌类 | eGFR<60ml/（min·1.73m$^2$），避免使用两性霉素B |
| | eGFR<45ml/（min·1.73m$^2$），氟康唑维持量减少50% |
| | eGFR<60ml/（min·1.73m$^2$），减少氟胞嘧啶用量 |
| 4. 降糖药 | 见表34-4-5 |
| 5. 抗凝药 | |
| 低分子量肝素 | eGFR<30ml/（min·1.73m$^2$）时无须调整剂量 |
| 华法林 | eGFR<30ml/（min·1.73m$^2$）时增加出血风险，应减量并严密监测 |

### （六）CKD并发症防治

1. 贫血　以下患者应行贫血评估：1～2期，存在贫血症状；3a～3b期，至少每年检测1次；4～5期，至少每年检测2次。多数CKD贫血患者需要使用红细胞生成刺激剂（ESA）治疗，治疗4周后开始调整剂量，调整幅度在25%。同时应对铁状态进行评估（主要指标包括铁蛋白和转铁蛋白饱和度）。对于非透析CKD贫血成人患者未给予铁剂治疗者，如转铁蛋白饱和度≤30%、铁蛋白≤500g/L，建议给予1～3个月口服铁剂治疗。

ESA治疗贫血过程中应注意以下3点：①血红蛋白水平低于100g/L的非透析CKD患者，建议根据其血红蛋白下降程度、先前对铁剂治疗的反应、ESA治疗的风险和贫血合并症状等，决定是否开始ESA治疗。②大多数CKD患者应用ESA时，血红蛋白维持在100～120g/L，不宜超过130g/L。③不推荐将ESA用于活动性恶性肿瘤或近期有恶性肿瘤病史者。

2. 心血管疾病　CKD患者心血管疾病（CVD）风险增高，且两者相互促进，CVD的有效管理将延缓CKD进展。对于潜在心血管疾病筛查，同非CKD患者一致；存在动脉粥样硬化风险的CKD患者，除非出血风险大于心血管获益，应给予抗血小板药物治疗；CKD并发心力衰竭者，在治疗措施调整和/或临床症状恶化时，应加强eGFR和血清钾浓度的监测。此外应注意，脑钠肽在3a～5期患者中诊断心力衰竭和评估容量负荷的可靠性相应降低；不存在急性冠脉综合征（ACS）的CKD患者血肌钙蛋白也可升高，肌钙蛋白用于诊断CKD患者ACS时需慎重。

3. 慢性肾脏病-矿物质-骨代谢异常　CKD患者定期检测血磷、钙、碱性磷酸酶

（ALP）、全段甲状旁腺素（iPTH）和25-羟维生素$D_3$。对于3期患者应限制磷摄入量为800～1 000mg/d，若血磷水平仍高于目标值，应服用肠道磷结合剂。血钙浓度应维持在正常范围内。iPTH建议控制在正常值上限2～5倍。

4. 酸中毒 当CKD患者血$HCO_3^-$浓度小于22mmol/L时，应口服碳酸氢钠等碱制剂，使血$HCO_3^-$浓度维持在正常水平。

5. 感染 CKD患者感染风险是正常人的3～4倍，防治感染可有效减少CKD肾功能急剧恶化的风险，延缓CKD进展。平时应注意预防上呼吸道和泌尿道等部位各种感染，建议采用疫苗预防感染。除非有禁忌证，所有CKD成人宜每年接种流感疫苗；4～5期患者和肺炎高危人群（如肾病综合征、糖尿病或接受免疫抑制剂治疗者）应接种多价肺炎疫苗，并在5年内复种；4～5期患者应接种乙型肝炎疫苗。注意在使用活疫苗之前应充分评估患者的免疫状态，遵守相关接种要求。

### （七）替代治疗

肾脏替代治疗方式包括透析（血液透析和腹膜透析）和肾移植。由于肾脏供体缺乏，目前大多数终末期肾病患者需要透析以维持生命。

1. 透析的一般指征 有尿毒症临床表现和体征，eGFR下降至5～8ml/（min·1.73m$^2$）时应开始透析治疗。

2. 紧急透析指征 ①药物不能控制的高钾血症：血钾>6.5mmol/L；②水钠潴留、少尿、无尿、高度水肿伴有心力衰竭、肺水肿、高血压；③严重代谢性酸中毒：pH<7.2；④并发尿毒症性心包炎、胸膜炎、中枢神经系统症状（如神志恍惚、嗜睡、昏迷、抽搐、精神症状等）。

3. 透析模式的选择 一般从患者病情、经济条件及医疗设备综合考虑选择透析方式。相对血液透析，腹膜透析更适合于心功能差、有缺血性心脏病、常规血液透析易出现低血压或血压控制不满意、伴活动性出血等；建立血管通路有困难；想要更多行动自由；要求在家透析，而不具备家庭血液透析条件的患者；糖尿病患者。

4. 透析的禁忌证 血液透析和腹膜透析都无绝对禁忌证，相对禁忌证包括：①血液透析：休克或低血压，严重心肌病变导致的肺水肿、心力衰竭，严重心律失常，严重出血倾向或脑出血，晚期恶性肿瘤，极度衰竭患者，精神病不合作患者。②腹膜透析：各种原因引起腹膜有效面积低于正常50%，腹壁感染，腹腔、盆腔感染或肠造瘘术后有腹部引流者，慢性阻塞性肺疾病、呼吸功能不全者，中晚期妊娠或腹内巨大肿瘤，肠梗阻、肠粘连、肠麻痹等，腹腔手术后3日内，各种腹部疝未经修补者，严重腹部皮肤感染，严重高分解代谢者，过度肥胖，严重营养不良不能补充足够蛋白与热量者，晚期恶性肿瘤，精神病不合作患者，肝硬化腹水、多囊肾病患者一般腹透也不作为首选。

## 五、转诊建议

1. 慢性肾衰竭出现消化道出血、脑病、急性左心衰竭、顽固性高血压、严重骨痛。

2. 严重酸中毒、电解质紊乱。

3. 慢性肾衰竭急剧加重出现尿毒症症状者。

4. 尿毒症需替代治疗者。

## 六、全程管理

### （一）三级预防

1. **一级预防** 以社区为单位，加强慢性肾脏病、慢性肾衰竭知识的普及，定期对社区居民进行尿常规、肾功能检查，对于有危险因素的老人，定期筛查，连续性照护，全程管理。

2. **二级预防** 早发现、早诊断、早治疗，慢性肾脏病患者的连续性照护延缓其发展至慢性肾衰竭。

3. **三级预防** 保持对已诊断慢性肾衰竭患者的连续性照护，综合管理，减少慢性肾衰竭的并发症与死亡率。

### （二）随访管理

做好定期随访工作，制定干预管理计划，通过发放健康教育处方、定期门诊筛查进行慢性病管理及规律药物治疗，定期复诊评估。

---

### 全科医生在老年泌尿生殖系统疾病诊治中的关注点

运用全科医学的理念及整体方法针对常见泌尿生殖系统疾病进行详细评估：

1. 系统全面的病史采集十分重要，问诊需关注既往史、生活方式、用药史。良性前列腺增生、尿路感染还要关注排尿习惯。

2. 良性前列腺增生的诊断需注意与可能引起类似症状的疾病鉴别；上尿路感染需要和下尿路感染相鉴别。

3. 全科医生应根据疾病的严重程度、药物的适应证及禁忌证等选择合适的治疗方案。尿路感染患者可在药敏试验结果报告前根据指南及常见病原菌，经验性选择抗生素。eGFR<60ml/（min·1.73m$^2$）的CKD患者需调整药物剂量。

4. 掌握转诊指征，做到上下联动。

5. 疾病的三级预防亦不可忽视，应发挥基层社区作用，做好预防及全程随访管理工作。

---

## 【拓展内容】

1. **良性前列腺增生的治疗进展** 给表现BPH及膀胱出口梗阻的老年小鼠（≥24个月），每日口饲维立西呱（一种可溶性鸟苷酸环化酶激动剂），10mg/kg，治疗2周。结果发现，维立西呱能够减少BPH导致的膀胱出口梗阻及其继发的对膀胱功能的影响，安全性好，而且可能适用于PDE5抑制剂治疗无效者，是潜在的新型BPH治疗药物。

2.　尿脓毒血症　复杂性UTI可发展为尿脓毒血症。早期的全身炎症性反应，如发热或体温过低、呼吸心跳急促、低血压、少尿及白细胞减少等，可认为是多器官衰竭的征兆。除了相应的抗生素治疗，还需联合重症监护专家对患者进行维持生命治疗。注意必须解除任何的泌尿道梗阻。

3.　CKD的诊治进展　CKD患者进行营养管理不仅可以控制尿毒症症状，还可延缓肾功能衰竭的进展，因此CKD患者的营养评估与干预应该是全科医生的关注重点。可根据患者肾功能、蛋白尿等情况，结合人体测量（BMI、皮褶厚度和上臂肌围）、饮食调查（饮食记录）、生化指标（前白蛋白、胆固醇、三酰甘油、水电解质水平等）、主观综合营养评估、人体成分分析和炎症指标的结果，全面评估患者的营养状况，调整营养治疗方案。具体评估方法与诊疗方案可参考《中国慢性肾脏病营养治疗临床实践指南（2021版）》。

【思考题】

1. 老年人的肾脏发生哪些功能变化？
2. 如何对良性前列腺增生患者进行问诊评估？
3. 血清前列腺特异性抗原升高需要关注哪些影响因素？
4. 良性前列腺增生患者如何进行药物治疗？
5. 老年人尿路感染的临床特点有哪些？
6. 如何对老年人尿路感染进行问诊评估？
7. 简述慢性肾脏病的诊断标准。
8. 如何根据eGFR分期和白蛋白尿分级对CKD进行危险分层？
9. 如何对CKD患者进行血压、血糖管理？

（徐国焱）

# 第三十五章 老年肿瘤患者的照护与姑息治疗

---

**重要知识点**
1. 老年肿瘤的特点与防治
2. 老年肿瘤的综合评估
3. 老年肿瘤患者的照护内容
4. 姑息治疗的特点与应用

---

## 第一节 概　　述

目前全球人口老龄化已是一个发展趋势，而肿瘤尤其是恶性肿瘤的发生和年龄有密切的关系，在老年人群中高发，是老年人的常见病，也是主要的死亡原因。而且，老年肿瘤兼具肿瘤患者和老年人的双重特点，是人数众多的群体，在治疗、照护方面也有其特殊性。

### 一、肿瘤流行病学

伴随着老龄化的加剧，世界范围内癌症患者的数量开始不断增加。作为世界上的人口大国，中国不论是癌症新发人数还是死亡人数，都位居全球第一。WHO国际癌症研究机构（IARC）发布的2020年全球最新癌症负担数据显示：2020年全球新发癌症病例1 929万例，其中中国新发癌症457万人，占全球23.7%，癌症新发人数远超世界其他国家；全球癌症死亡病例996万例，中国癌症死亡人数300万，占癌症死亡总人数30%。2020年中国癌症新发病例数前十的癌症分别是：肺癌、结直肠癌、胃癌、乳腺癌、肝癌、食管癌、甲状腺癌、胰腺癌、前列腺癌、宫颈癌，这十种癌症占新发癌症数的78%。

同时，癌症已经成为我国老年人常见死亡病因。2022年发布的中国癌症数据显示，2016年我国共新发约406.4万恶性肿瘤病例，241.35万因恶性肿瘤死亡的病例。癌症的发病率和死亡率都随着年龄的增长而增加，分别在80～84岁和85岁以上的年龄段达到高峰。60～64岁和50～54岁年龄段的恶性肿瘤病例数最多，其中男性60～64岁和女性75～79岁年龄段的恶性肿瘤死亡人数最多。

## 二、肿瘤与衰老的关系

衰老是生物在生命过程中整个机体形态、结构和功能逐渐衰退的综合现象。衰老对于肿瘤是一把双刃剑，细胞衰老既可以作为一种肿瘤抑制机制，也可能阻止肿瘤的发展；但更多的研究证实，随着年龄的增长，细胞衰老可促进肿瘤的形成（图35-1-1）。

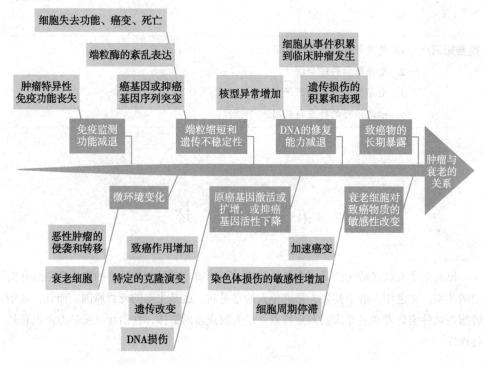

图35-1-1　肿瘤与衰老的关系

### （一）致癌物的长期暴露

衰老过程可能给予了细胞从事件积累到临床肿瘤发生的必要时间，而且，遗传损伤的积累和表现与年龄相关。

### （二）衰老细胞对致癌物质的敏感性改变

细胞周期停滞及染色体损伤的敏感性增加与年龄有关。另外，致癌物质的体内代谢也可能随着年龄增长而改变。

### （三）DNA的修复能力减退

在衰老的细胞中，DNA损伤一旦启动，就很难修复，修复失败表现在衰老的正常细胞以及老年肿瘤患者的核型异常增加。

### （四）原癌基因激活或扩增，或抑癌基因活性下降

体外衰老的成纤维细胞中的原癌基因扩增及其产物增加，导致致癌作用增加或特定的克隆演变。另外，遗传改变或DNA损伤等因素导致抑癌基因的失活。

（五）端粒缩短和遗传不稳定性

端粒和端粒酶的作用似乎与衰老和瘤样病变进程密切相关，导致癌基因或抑癌基因序列突变，细胞会失去功能、癌变，甚至死亡。

（六）微环境变化

肿瘤微环境的许多因素对于肿瘤的恶性表型，尤其是侵袭和转移的发展至关重要。衰老细胞可以减弱组织的更新能力，并分泌多种因子打破组织的自我平衡，促进恶性肿瘤产生。

（七）免疫功能减退

随着年龄的增长，肿瘤特异性免疫功能丧失，免疫监视或免疫功能减退，大大增加了恶性肿瘤的发生率。

## 三、老年肿瘤的特点

（一）老年肿瘤的年龄界定

不同国家和地区对老年期的划分标准有所不同，中国以60岁为界的，国际上定为65岁。由于70岁以上的肿瘤患者和60~70岁的患者相比较，对肿瘤治疗的耐受性和毒副作用明显不同，因此，近年来的研究将老年肿瘤年龄划定为70岁及以上。

（二）老年肿瘤的特点

1. 发病隐匿  老年人感觉相对迟钝，且老年恶性肿瘤的倍增时间随年龄老化而延长，肿瘤发展速度相对缓慢，因此容易忽略一些不典型的症状，导致肿瘤发现时多数已属于中晚期。

2. 惰性增加  肿瘤侵袭性可能随着衰老而下降，表现为老年人所患肿瘤通常惰性居多，治疗后的生存期相对较长。

3. 合并症多  老年肿瘤患者往往同时还患有多种慢性病，伴发疾病不仅可直接影响老年患者的治疗决策，也会使其在接受常规肿瘤治疗后，不良反应的发生率和严重程度均明显增高。

4. 多原发癌（重复癌）  癌的转移机会比年轻人少，即发现肿瘤时已经转移到身体其他部位的比较少，这是老年肿瘤的又一特征，其治疗不同于转移性癌。

5. 异质性大  在遗传背景及身体经受的创伤均不同的前提下，老年个体老化的程度不同，年龄相同的人有不同的环境适应性、伴发疾病以及生活预期，许多情况（如合并症、体力状况、心理状况、社会经济因素等）都会对老年肿瘤患者的病程、预后产生影响，并可能改变治疗决策。

6. 恶病质多  多由肿瘤和其他严重慢性病引起，且老年患者最终死亡原因常常是因慢性病导致多脏器衰竭而并不全是肿瘤。

7. 对治疗耐受性低  由于衰老导致老年人生理功能的下降，可以引起药动学及药效学的变化，从而影响老年患者对肿瘤治疗的耐受性。

8. 对"延长生存期"的期望低  老年肿瘤患者求医时的主要目的已不是根治或治

愈，而是在保证一定生活质量的前提下，适当地延长生存期即可，对治愈肿瘤缺乏信心。

9. **循证医学数据少** 老年肿瘤患者大多被临床试验排除在外，在新的肿瘤治疗临床试验中的疗效并未得到充分评估。

## 四、老年肿瘤的防治

### （一）老年肿瘤的预防

对于恶性肿瘤来说，预防胜于治疗。对于肿瘤的三级预防来说，应该更注重一级预防和二级预防，这是最有效地提高老年肿瘤患者生存期、降低发病率和死亡率的方法，同时也可降低治疗成本。

1. **一级预防** 指癌症的病因学预防，是对于健康人群消除或降低致癌因素、促进健康、防患于未然的预防措施，包括戒烟限酒、合理饮食、免疫接种、防治职业肿瘤以及健康教育与健康促进等。

2. **二级预防** 指对于特定高危人群筛检癌前病变或早期肿瘤的发现，从而能够早期发现、早期诊断、早期治疗，其措施包括各类癌症的筛查和干预试验；同时，应重视肿瘤发生的危险信号以及经常性的自查。

3. **三级预防** 即对已确诊的肿瘤患者进行积极的临床治疗、康复和姑息治疗，减少其并发症，防止伤残，提高生存率和康复率，防止肿瘤复发，提高生活质量以及减轻老年患者的痛苦等。

### （二）老年肿瘤的治疗策略

由于老年肿瘤患者的特殊性，治疗上应更注重个性化和人性化。在治疗手段上应注重局部治疗微创化和全身治疗精准化，同时辅以对症、支持、中医中药等综合治疗手段，并加大患者的社会家庭支持，在保证患者生活质量的前提下，使老年肿瘤患者带瘤生存期延长。

1. **局部治疗**

（1）手术：外科手术作为肿瘤局部治疗的主要手段，目前仍被认为是实体肿瘤根治的唯一方法，但术前需全面评估老年患者的生理状况。同时，需注意肿瘤的根治性手术也有一定的局限性，不能彻底消除体内全部的肿瘤细胞，残留的肿瘤细胞的最佳转归是逐渐被机体的免疫系统识别、杀灭。

（2）放射治疗：简称"放疗"，是利用一种或多种电离辐射对恶性肿瘤进行的治疗，也是老年肿瘤局部治疗的第二大手段。较之于外科的"全或无"现象，放疗效果更多受到细胞的氧合作用、肿瘤的类型与细胞修复、人体正常组织的保护等因素的影响。

（3）微创治疗：是一种现代高科技微创性治疗，在医学影像设备的引导下，通过微小的创口将特定器械导入人体病变部位进行治疗。肿瘤的微创治疗技术作为传统外科手术的补充和延伸，更适合于非早期的肿瘤患者和老年肿瘤患者的治疗。

2. **全身治疗**

（1）化学治疗：简称"化疗"，是利用化学药物阻止癌细胞的增殖、浸润、转移，直至最终杀灭癌细胞的一种治疗方式。老年患者化疗方案的选择须慎重，既要考虑药物剂量、疗程、疗效，也要注意预防和处理化疗毒性反应。特别是使用具有肝、肾脏毒性的药物必须评估肝肾功能，密切监视不良事件并及时干预。另外，70岁以上老年患者，可酌情降低化疗剂量或者延长化疗间期。

（2）生物治疗：是利用生物制剂来直接或间接地修饰宿主和肿瘤的相互关系，从而改变宿主对肿瘤细胞的生物学应答而起抗瘤效应，其前沿技术包括免疫检查点抑制治疗、生物细胞免疫治疗、基因治疗和肿瘤干细胞靶向治疗等，与传统治疗手段具有协同作用，在老年肿瘤治疗中的作用日益重要。

（3）姑息及其他治疗：姑息、营养、心理及康复等其他治疗手段也是老年肿瘤综合治疗的一部分，其治疗目的不是杀死肿瘤而是如何有效地控制症状、改善老年患者生活质量，增强机体抗瘤能力，延长带瘤生存时间。

（4）中医中药治疗：中医中药的辨证论治和扶正祛邪的观点与施治，能配合手术、放疗、化疗，增强老年患者体质，减少其他治疗的毒性和副作用，在肿瘤治疗中主要发挥缓解症状的作用。

# 第二节　老年肿瘤患者的评估

老年肿瘤患者常多病共存，并有不同程度的功能障碍和心理情感问题，衰老过程中的异质性又进一步增加了病情的复杂性，为了给这些患者提供合理的诊疗，需要对患者进行全面的分析，并用恰当的方法对影响其预期寿命和治疗耐受性的因素进行评估，这是制定合理治疗方案的前提。

## 一、老年肿瘤临床诊断

全科医生全面的病史询问和细致的体格检查可发现恶性肿瘤的征象，配合必要的辅助检查可确诊。

（一）采集临床资料

1. 询问病史

（1）肿瘤相关的全身症状：无原因可以解释的消瘦、食欲减退、乏力、贫血、发热等非特异性症状，应该高度警惕潜在的恶性肿瘤。

（2）肿瘤的局部症状：肿瘤因其细胞成分、发生部位和发展程度不同，可呈现多种局部表现，概括起来主要有以下几方面的症状。

1）肿块：为最常见的局部症状，肿瘤细胞不断增殖形成，是老年患者就诊的主要原因，也是诊断肿瘤的重要依据。

2）疼痛：为恶性肿瘤发展后的常见症状之一，也是促使老年患者就医的主要原因。开始时多为隐痛、钝痛，常以夜间明显，逐渐加重。

3）病理性分泌物：发生于口、鼻、鼻咽腔、消化道、呼吸道及泌尿生殖器官的肿瘤，一旦肿瘤向腔内溃破或并发感染时，可有血性，黏液血性或腐臭的分泌物由腔道排出。

4）溃疡：为恶性肿瘤表面组织坏死所形成，常溃破渗血，且不易愈合，部分血性分泌物有恶臭。

5）出血：来自溃疡或肿瘤破裂。体表肿瘤出血可直接发现，体内肿瘤少量出血表现为血痰、黏液血便或血性白带；大量出血表现为呕血、咯血或便血等。

6）梗阻：良性和恶性肿瘤都可能影响呼吸道、胃肠道、胆道或泌尿道的通畅性，引起呼吸困难、腹胀、呕吐、黄疸或尿潴留等。

7）其他：如肺癌可引起胸腔积液，胃癌和肝癌可引起腹水，骨肿瘤可引起病理性骨折等。

（3）肿瘤伴随综合征：一些恶性肿瘤除肿瘤的原发症状、转移症状及全身表现外，还可因肿瘤产生异常生物活性物质等原因引起多系统器官或组织发生病变，出现相应的临床症状，包括皮肌炎、黑棘皮病、皮质醇增多症等。

（4）易混淆的肿瘤症状（表35-2-1）：老年人对"肿瘤信号"的含义及恶性肿瘤症状缺乏认识，导致肿瘤发现延误。另外，由于肿瘤症状的复杂性，随着年龄的变化，肿瘤的症状很容易出现变化，从而被老年患者忽视。

表35-2-1　易混淆的肿瘤症状

| 症状或信号 | 可能的恶性肿瘤 | 机体衰老"解释" |
| --- | --- | --- |
| 皮肤色素增加 | 黑色素瘤、扁平细胞癌 | "老年斑" |
| 直肠出血 | 直肠、结肠癌 | 痔 |
| 便秘 | 直肠癌 | "高龄" |
| 呼吸困难 | 肺癌 | 年龄增长，胸廓形状改变 |
| 排尿困难 | 前列腺癌 | 良性前列腺增生 |
| 乳房外形改变 | 乳腺癌 | "正常"的乳腺纤维化 |
| 疲劳 | 转移癌或其他恶性肿瘤 | "年龄增长"而精力不足 |
| 骨痛 | 转移癌或其他恶性肿瘤 | 关节炎："年龄增大而导致关节疼痛" |

（5）既往史：癌前疾病及相关疾病史，如慢性乙型肝炎病毒携带与肝癌相关，慢性萎缩性胃炎、胃息肉是胃癌的癌前疾病。

（6）家族史：许多肿瘤常有家族聚集倾向，如先天性家族性结直肠多发性息肉、乳腺癌、胃癌、食管癌、视网膜母细胞瘤等。

（7）生活习惯：有些肿瘤的发生与特定的生活习惯相关，如吸烟与肺癌、高脂饮食与结肠癌及乳腺癌、咀嚼槟榔和烟草与口腔癌的关系均已得到证实。

（8）女性患者的婚育史：早婚早育是宫颈癌的高危因素，而晚婚晚育则是乳腺癌及卵巢癌的高危因素，妊娠流产史则可为滋养细胞肿瘤的诊断提供线索。

（9）职业环境因素：有些肿瘤的发生与患者特定的职业环境相关，如矿工的肺癌、石棉工人的胸膜间皮瘤、苯胺印染工人的膀胱癌、长期接触苯人群的白血病的发病率都较一般人群高。

2. **体格检查**　应在全面、系统的全身检查基础上，再结合病史进行重点器官的局部检查。

（1）全身检查：一般情况、精神心理状态、全身浅表淋巴结等。

（2）局部检查：肿瘤部位、形态、硬度、活动度以及肿瘤与周围组织的关系等。

3. **辅助检查**

（1）实验室检查

1）常规项目：如血、尿、便常规，肝肾功能等。

2）肿瘤标志物：肿瘤细胞的代谢产物渗入血液、体液和排泄物中，可检出特异性肿瘤标志物，年轻人和老年人的肿瘤标志物没有差异性。常见的肿瘤标志物如下：

①癌胚抗原（CEA）：部分直肠癌、胰腺癌、胃癌、肺癌、乳腺癌、胆管细胞癌及甲状腺癌等患者，都可出现CEA升高。

②甲胎蛋白（AFP）：原发性肝细胞癌诊断标准之一。AFP升高，不仅仅见于肝癌，还见于性腺来源的肿瘤。

③消化道肿瘤常见肿瘤标志物：CA19-9升高常见在胰腺癌、胆囊癌、结肠癌、肺癌和胃癌；CA24-2在胰腺癌、胃癌、结直肠癌、肺癌等肿瘤中升高；CA72-4在胃癌中多见升高。

④肺癌常见肿瘤标志物：CA21-1增高常见于肺鳞癌、肺腺癌和大细胞肺癌；鳞癌抗原（SCC）升高常见于肺鳞癌、宫颈癌、食管鳞癌以及头颈部鳞癌；神经元特异性烯醇化酶（NSE）是小细胞肺癌及神经内分泌肿瘤的特征性标志物。

⑤女性肿瘤（乳腺癌、卵巢癌）常见肿瘤标志物：CA12-5明显升高通常见于上皮性卵巢癌，CA15-3升高常见于乳腺癌。

⑥前列腺特异性抗原（PSA）：明显升高见于前列腺癌。

（2）影像学检查

1）超声检查：包括超声腹部检查、妇科检查、泌尿系检查、体表肿物及病变、心脏及四肢血管等检查。超声能做初步的筛查，可以找到异常回声位置、阴影或其他异常发现，以及大小尺寸的测量。因检查安全无创，可以作为某些部位肿瘤的首选检查方法，例如：乳腺、肝脏。

2）X线检查：如胸部X线、钼靶X线片，造影检查如胃肠道钡剂造影和选择性动脉造影等，目前仍在临床发挥重要作用，乳腺钼靶X线是女性乳腺病变的首选检查方法之一。

3）CT：检查简单、迅速、安全、无痛苦，病变显示良好。头颈部、胸部、腹部、四肢部肿瘤都可行CT，对发现的可疑部位，增强CT在静脉注射造影剂后有重点地进行检查，从而提高诊断准确率。

4）MRI：无电离辐射，无创伤，有利于显示肿瘤的范围和来源。用不同的脉冲程序或改变成像方法能够得到反映不同侧重点的加权图像，特别有利于清楚地显示肿瘤组织。MRI对于血管、软组织的分辨强。

5）PET/CT：将PET与CT完美融为一体，能早期诊断肿瘤等疾病，检查安全无创、检查结果更准确。

（3）内镜检查：有支气管镜、胃镜、肠镜、腹腔镜、膀胱镜等，可直接观察病变部位、形态，并取组织进行病理学检查，有利于发现早期恶性肿瘤、评价肿瘤分期和引导微创治疗。

（4）病理学检查：对可疑病变的组织或细胞，进行形态学、免疫学、细胞遗传学及分子病理学等检查，是确诊肿瘤的"金标准"。

（二）确立临床诊断

全科医生在系统、细致地掌握患者病史的基础上，结合对患者所做的体格检查及辅助检查，并在专科医生的指导配合下，确定肿瘤的原发部位（定位）、病理诊断（定性）、临床分期（定量）等，才能作出准确诊断。

肿瘤临床分期对确定治疗方案有重要意义，目前通用的是国际抗癌联盟（UICC）和美国癌症联合委员会（AJCC）共同修订和更新的TNM分期系统（表35-2-2），T为肿瘤的局部生长、N为淋巴结转移、M为远处转移。常用的TNM分类有临床分类（TNM或cTNM）、病理分类（pTNM）、复发分类（rTNM）和尸检分类（aTNM）。

表35-2-2　TNM分期系统

| 分期 | 意义 |
| --- | --- |
| T | 代表原发肿瘤本身的情况 |
| $T_X$ | 无法评估原发肿瘤 |
| $T_0$ | 未发现原发肿瘤的证据 |
| $T_{is}$ | 原位癌 |
| $T_{1\sim4}$ | 原发肿瘤大小和/或局部侵及范围（随数字增加而递增） |
| N | 代表引流淋巴结的受侵情况 |
| $N_x$ | 无法评估区域淋巴结情况 |
| $N_0$ | 未出现区域淋巴结转移 |
| $N_{1\sim3}$ | 区域淋巴结受累范围（随数字增加而递增） |
| M | 代表远处转移情况 |
| $M_X$ | 无法评估远处转移情况 |
| $M_0$ | 未出现远处转移 |
| $M_1$ | 发生远处转移 |

通过对T、N、M的分级，可进一步将T、N、M组合后可得到肿瘤的相应分期，即Ⅰ期、Ⅱ期、Ⅲ期和Ⅳ期，当肿瘤越大或侵犯的程度越广，淋巴结转移越多，期数就越高。但不同肿瘤因T和N的级别界定标准不同，肿瘤的分期原则也有各自的具体界定方法。

## 二、老年肿瘤评估

老年肿瘤患者的治疗反应会随年龄增长不断变化，而且患者的生理状况、伴发疾病以及治疗意愿都会影响抗肿瘤治疗的选择和耐受性。因此，在治疗前必须进行充分的评估，了解患者是否能够承受拟定的治疗方案并从中获益，同时，治疗过程中也需及时评估抗肿瘤治疗的疗效及其不良反应，及时调整治疗方案。

### （一）肿瘤患者的功能状态评估

美国东部肿瘤协作组（Eastern Cooperative Oncology Group，ECOG）评分和卡诺夫斯凯计分（Kanofsky performance score，KPS）是目前广泛应用的对肿瘤患者体力状况进行全面评估的方法（表35-2-3）。百分制的KPS从100分到0分为11个等级，而5分制的ECOG评分则从0级到5级为6个等级。这两个评分虽简便、易行，但尚无法对老年肿瘤患者治疗的耐受性以及预后作出评估。

表35-2-3　肿瘤患者体力状况评分表

| 美国东部肿瘤协作组（ECGO）评分 | | 卡诺夫斯凯计分（KPS） | |
| --- | --- | --- | --- |
| 分级/级 | 功能状态 | 评分/分 | 功能状态 |
| 0 | 胜任一般的体力活动 | 100 | 正常，无疾病的主诉和表现 |
| | | 90 | 有轻微的疾病症状和表现，但能承担日常活动 |
| 1 | 有症状，但可自由活动 | 80 | 能正常活动但需要帮助，疾病症状表现较明显 |
| | | 70 | 生活能自理，但不能工作或承担其他正常活动 |
| 2 | <50%的时间卧床 | 60 | 大部分生活能自理，偶尔需要帮助 |
| | | 50 | 经常需要帮助和医疗措施，有一部分生活自理 |
| 3 | >50%的时间卧床 | 40 | 无活动能力，需特殊照护与帮助 |
| | | 30 | 严重无活动能力，需住院，不会因疾病即将死亡 |
| 4 | 100%的时间卧床 | 20 | 病危，需要支持治疗及住院治疗 |
| | | 10 | 即将死亡 |
| 5 | 死亡 | 0 | 死亡 |

### （二）老年综合评估

理想的老年肿瘤评估方法应包括躯体、精神、社会以及肿瘤4个方面，但目前尚无标准的老年肿瘤患者综合评估工具。2011年，美国国立综合癌症网络（NCCN）老年肿瘤临床指南和国际老年肿瘤协会一致推荐老年综合评估（CGA）用于评估老年肿瘤患者，并指出CGA是老年肿瘤患者评估的核心，建议65岁及以上肿瘤患者应常规进行CGA。目前，CGA已在国际上被广泛认可并应用，但由于CGA评估过程费时费力，并非所有老年患者都能获益。因此，急危重症患者或慢性病终末期患者如肿瘤晚期、严重痴呆、功能完全丧失的长期卧床患者不宜进行CGA。

### （三）肿瘤治疗的疗效评估

肿瘤治疗后的疗效评估是更改治疗方案的依据，也是比较各种治疗方案效果的客观指标。目前，实体瘤疗效评估标准（RECIST）已成为国际肿瘤界通用的疗效评价标准。

1. 肿瘤的测量　分为可测量和不可测量两种。

（1）可测量病灶：至少有一条可以精确测量的径线的病灶。

1）CT上≥10mm（CT扫描层厚建议不超过5mm）。

2）体格检查时用卡尺测量≥10mm。

3）在胸部X线上≥20mm。

4）恶性淋巴结：单个淋巴结的短径在CT上须≥15mm（CT扫描层厚建议不超过5mm）。

（2）不可测量病灶：指可测量病灶以外的其他病灶。

1）小病灶：即肿瘤病灶最长径<10mm或者病理性淋巴结短径≥10mm至<15mm。

2）真正无法测量的病灶：包括成骨性病灶、脑膜疾病、腹水、胸膜及心包积液、炎性乳腺癌、皮肤或肺的癌性淋巴管炎、影像学不能确诊和随访的腹部包块等。

2. 肿瘤的疗效评估　分为靶病灶（疗效评估时需要追踪测量和记录的可测量病灶）的评估和非靶病灶（除靶病灶外，其余所有的病灶）的评估。

（1）靶病灶的评估

1）完全缓解（complete response，CR）：所有靶病灶消失，全部病理淋巴结短直径必须减少至<10mm。

2）部分缓解（partial response，PR）：靶病灶直径之和减少至少30%（以基线水平为参照）。

3）疾病进展（progressive disease，PD）：靶病灶直径之和相对增加至少20%（以整个治疗过程中所有测量的靶病灶直径之和的最小值为参照）；除此之外，必须满足直径之和的绝对值增加至少5mm（注：出现新病灶也视为疾病进展）。

4）疾病稳定（stable disease，SD）：靶病灶直径减少的程度未达到PR，或增加的程度未达到PD。

（2）非靶病灶的评估

1）完全缓解（CR）：所有非靶病灶消失，且肿瘤标志物恢复至正常水平，所有淋巴结为非病理尺寸（短径<10mm）。

2）非完全缓解或非疾病进展：存在一个或多个非靶病灶和/或持续存在肿瘤标志物水平超出正常水平。

3）疾病进展（PD）：已存在的非靶病灶出现明确进展（注：出现新病灶也视为疾病进展）。

（3）总的疗效评价：根据靶病灶、非靶病灶的变化情况及有无新病灶综合得出，按照有无靶病灶分为两种情况（表35-2-4、表35-2-5）。

表35-2-4  总的疗效评价（适用于有靶病灶者）

| 靶病灶 | 非靶病灶 | 新病灶 | 总缓解 |
| --- | --- | --- | --- |
| CR | CR | 非 | CR |
| CR | 非CR/非PD | 非 | PR |
| CR | 不能评估 | 非 | PR |
| PR | 非PD或者不能完全评估 | 非 | PR |
| SD | 非PD或者不能完全评估 | 非 | SD |
| 不能完全评估 | 非PD | 非 | NE |
| PD | 任何情况 | 有或无 | PD |
| 任何情况 | PD | 有或无 | PD |
| 任何情况 | 任何情况 | 有 | PD |

注：CR，完全缓解；PR，部分缓解；PD，疾病进展；SD，疾病稳定；NE，不能评估。

表35-2-5  总的疗效评价（适用于仅有非靶病灶者）

| 非靶病灶 | 新病灶 | 总缓解 |
| --- | --- | --- |
| CR | 无 | CR |
| 非CR或非PD | 无 | 非CR或非PD |
| 不能完全评估 | 无 | NE |
| 不能明确的PD | 有或无 | PD |
| 任何情况 | 有 | PD |

注：CR，完全缓解；PR，部分缓解；PD，疾病进展；SD，疾病稳定；NE，不能评估。

# 第三节　老年肿瘤患者的照护

疾病本身、合并症、衰老以及部分抗肿瘤治疗引起的不良反应和毒性反应，给老年肿瘤患者造成很大的痛苦，医生需要与患者共同制定可接受的、个体化的医疗照护。而且，即便获得早期诊断，甚至手术治疗成功，对老年患者来说，其身体和心理仍需进行康复治疗，还需防止复发和转移，医学照护需要陪伴终身。

## 一、症状照护

### （一）疼痛

疼痛是老年恶性肿瘤常见的症状之一，全科医生应掌握三阶梯镇痛方案的基本原则和有关麻醉镇痛的理论知识，认真评估患者的疼痛和镇痛效果，制定或修订镇痛计划的参考。同时可配合非药物性镇痛方法，包括转移或分散注意力、放松疗法、针灸等，以缓解恶性肿瘤患者的疼痛。

1. 药物治疗　急性疼痛多采用短程药物治疗，而慢性疼痛可能需要长效药物或其他的干预方法。全科医生要合理选择非甾体抗炎药、阿片类药物和抗惊厥、抗抑郁、糖皮质激素等辅助镇痛药，掌握药物的剂量、给药途径和给药时间，防治不良反应等。常用的给药方式有口服、舌下含化、直肠给药、经皮用药，皮下、肌内、静脉、患者自控给药等。

2. 非药物治疗　作为药物镇痛治疗的补充，非药物治疗能增加疼痛治疗的效果，可贯穿应用于整个治疗过程。常见的方法有介入治疗、姑息放疗、针灸和经皮穴位刺激等物理治疗、认知行为训练及社会心理支持治疗等。

### （二）疲乏

疲乏是老年肿瘤患者最常见的主观症状之一，可表现为虚弱、懒散、冷漠、思想不集中等形式，尤其是晚期恶性肿瘤患者的慢性疲乏不易消除，严重影响患者的自理能力和生存质量，具有能量消耗大，持续时间长，休息后很难缓解的特点。疲乏目前尚无特效药物，但可以采取以下照护措施。

1. 积极处理可治疗的疲乏相关因素　包括癌性疼痛、贫血、抑郁、睡眠障碍、营养不良和其他并发症。

2. 一般性干预处理　根据患者的体力状况，制定相应日常能量储备计划，维持休息与活动的能量平衡，并通过娱乐活动分散注意力。

3. 特殊干预处理

（1）非药物治疗：增加活动、康复治疗、认知行为疗法、营养咨询、睡眠治疗、家庭支持及心理治疗。

（2）药物治疗：中枢兴奋剂、治疗疲乏相关因素（如镇痛治疗、纠正贫血、恶病质治疗等）、糖皮质激素、中药等。

## （三）消化系统症状

老年肿瘤患者，由于瘤组织迅速发展、代谢异常、肿瘤的放化疗反应、药物作用等，可出现一系列的消化道症状，如恶心、呕吐、腹泻、便秘、食欲下降等。

1. 呕吐　寻找引发的诱因及病因，有针对性的综合治疗优于单一方法治疗；对于化疗及阿片类药物相关性呕吐，预防性用药更重要；对于抗肿瘤药诱发的恶心呕吐，应根据相关指南采取不同级别的止吐治疗方案。

（1）寻找引发呕吐的可能原因并针对原发病进行治疗。

（2）药物治疗：胃动力药、5-HT$_3$受体拮抗剂、NK1受体拮抗剂、抗精神病药、抗组胺类和激素类药物等。

（3）非药物治疗：提供安静舒适环境；避免接触诱发呕吐的食物；少量进食，避免进食大量液体性食物；音乐、心理放松治疗；中医及针灸治疗；姜；柑橘气味等。

2. 腹泻　感染、药物、肿瘤等各种因素均可引起腹泻，大多数腹泻呈自限性，但严重时可出现血性腹泻，引起脱水、电解质紊乱，危及生命。强调个体化的综合治疗，以缓解症状、恢复正常排便为治疗目标。

（1）寻找腹泻原因，针对病因进行治疗。

（2）药物治疗：止泻药、阿片及其衍生物制剂、吸附剂、蒙脱石散、抗抑郁焦虑药物、肠道益生菌等药物的综合使用。同时维持水电解的平衡。

（3）非药物治疗：调整饮食、睡眠等生活方式，同时对患者进行认知治疗。

3. 便秘　癌症及抗癌治疗所致运动少、进食少、饮水少、食物纤维摄入少；阿片类、5-HT$_3$受体拮抗剂等药物因素；肠梗阻、截瘫、高钙血症等肿瘤因素；痔疮、肛裂、排便环境的改变等均可引起便秘。严重便秘可能引起疼痛、粪便嵌塞性梗阻、食欲下降等。

（1）灌肠导泻：用于粪便嵌塞的急救处理。

（2）药物治疗：包括硫酸镁、甲基纤维素等容积性泻药；乳果糖、聚乙二醇、甘油等渗透性泻药；多库酯钠、泊洛沙姆、矿物油等粪便软化剂；番泻叶、比沙可啶等刺激性泻药；中成药等。可根据患者便秘原因及病情选择。

（3）非药物治疗：适当活动，增加食物纤维素摄入，纠正不良排便习惯。

## （四）呼吸系统症状

1. 咳嗽、咳痰　肿瘤浸润或阻塞、胸腔积液或心包积液、感染、胃食管反流、慢性阻塞性肺疾病（COPD）或心力衰竭、药物等各种原因引起。

（1）一般治疗：给予合适的营养支持方式，嘱患者多次少量饮水。

（2）对因治疗：激素及支气管扩张剂治疗哮喘，利尿剂治疗心力衰竭，抗生素治疗感染，质子泵抑制剂及促动力剂治疗胃食管反流，抗胆碱药物治疗唾液过多误吸，调整血管紧张素转换酶抑制药等。

（3）对症治疗：中枢性镇咳和外周性镇咳药；祛痰药，如愈创木酚甘油醚、桃金娘油、氨溴索、乙酰半胱氨酸、羧甲司坦等；局部雾化治疗；在原发病不能控制的情况下，阿片类药物治疗有效。

2. 咯血　咯血的病因和过程涉及许多复杂的因素，需评估患者咯血的情况、生命体征、意识状态、是否存在大咯血的风险以及个人史和疾病史等，再根据患者病情严重程度确定相应的治疗措施。

（1）卧床：对于咯血患者要尽可能卧床，对于大咯血患者要绝对卧床，采取合适的体位。

（2）药物治疗：积极控制少量咯血，预防再次咯血。垂体后叶素、酚妥拉明、6-氨基己酸、氨甲苯酸等。

（3）其他治疗方式：如输血、气管插管、介入、手术等治疗措施。

### （五）骨髓抑制

是细胞毒类药物化疗或放疗的常见不良反应，也是其主要剂量限制性毒性。细胞因子、肿瘤骨髓转移、某些感染及营养不良等因素也会引起或加重老年肿瘤患者骨髓抑制。

1. 白细胞减少症　根据病情可使用粒细胞集落刺激因子（G-CSF）和粒细胞-巨噬细胞集落刺激因子（CM-CSF）。同时还要注意预防和控制感染，严重白细胞减少及粒细胞减少症患者，应予以保护性隔离，避免或减少医源性感染。

2. 贫血　纠正贫血病因，加强营养，应用促细胞生长因子，红细胞成分输血。

3. 血小板减少症　出血是血小板减少症的严重并发症。治疗可选择促血小板生长因子或白细胞介素-11。必要时，可考虑血小板成分输血，但应注意诱发抗血小板抗体生成风险。

### （六）感染

感染是老年肿瘤患者的常见并发症之一，也常是患者最后的致死原因。由于免疫功能低下，或肿瘤直接侵犯对机体起防卫作用的淋巴造血细胞，增加了老年患者的易感性，具体照护措施如下。

1. 一般治疗　加强营养，提高患者的自身抵抗力。

2. 药物治疗　根据病原学检查，对病原微生物进行抗感染治疗。

3. 预防　保持病室内环境清洁，防止肺部感染以及局部并发症的发生，如压力性损伤等。

### （七）口腔溃疡

老年肿瘤患者行姑息性放疗或化疗，可引起口腔黏膜充血、水肿，以至发展成溃疡，疼痛剧烈。极度衰弱的患者免疫功能低下，易发生口腔感染。

1. 一般治疗　饮食宜软食，少食多餐，忌食过硬、过粗、过冷、过热和辛辣食物。

2. 药物治疗　锡类散或双料喉风散外敷，疼痛剧烈可用2%利多卡因喷雾或制成混悬液含漱。如出现真菌感染，可用苏打水和制霉菌素含漱。

3. 非药物治疗　每日早晚及饭后使用软毛牙刷刷牙，用过氧化氢或中药金银花液漱口，保护口腔清洁，同时治疗牙疾。

## 二、心理照护

肿瘤的诊断、治疗及预后都会对老年患者的生理及心理造成严重的影响，患者的心理反应不仅与肿瘤治疗、疾病预后有密切的关系，还会因年龄、民族、职业、职位、社会阅历、文化层次、生活方式、心理素质等的差异，表现出不同的疾病的态度和承受力。大部分老年肿瘤患者可能存在恐惧、抑郁、焦虑、悲观、愤怒、怀疑与希望并存等心理特点，此时，全科医生借助心理支持技巧，为患者提供心理支持，能够明显提高患者及其家庭的生活质量。

### （一）确定科学的心理照护对策

找出老年肿瘤患者多种心理现象的内在联系，发现引起患者心理变化的内在因素，掌握患者心理变化的规律，建立系统的心理照护档案，根据不同的心理问题和不同的相关因素制定相应的对策。

### （二）心理支持与适当的心理治疗

1. 倾听与交流　创造良好心理环境与患者建立信赖关系，全科医生要用心与患者交流，学会耐心倾听患者的诉说，了解其心理感受。

2. 鼓励与支持　根据不同文化层次的需要，做好心理照护，全科医生要表明与患者共同对抗疾病的意志。

3. 尊重老年患者　深入了解患者的性格特点，保护老年患者的自尊心，尊重其需要。

4. 心理疏导与药物治疗　当患者出现心理障碍时，应进行心理疏导，必要时给予药物治疗。

5. 提高患者社会支持的利用度　动员亲属给予患者精神和生活上的大力支持，参加肿瘤患者座谈会等活动；建立病友俱乐部，让老年肿瘤患者在娱乐、交流、锻炼中相互支持、相互鼓励。

## 三、康复照护

老年肿瘤康复的宗旨是提高生活质量，需要集全科、老年科、肿瘤科、康复科、营养科、心理科、中医科等多学科团队协作管理，主要包括躯体功能康复、心理功能康复和社会功能康复。从生物-心理-社会-环境全面关心老年患者，以期延缓其病情进展、延长预期寿命、增加治疗依从性、改善生活质量、降低并发症和猝死的风险等，从而缓解家庭和社会负担。

### （一）制定康复目标

制定阶段性目标，以使老年患者的不适症状在短期内得以改善，从而提高后续治疗的依从性。

## （二）及时动态评估

评估患者躯体、心理及社会学功能，掌握患者的康复治疗需求并尽可能早期及时有效地给予缓解或控制。

## （三）进展期康复

随着肿瘤进行性发展，康复的目标分为重建、支持、姑息和预防。重建康复是使患者的功能达到或基本达到疾病前的水平；支持康复是使患者的功能障碍减少、永久性畸形得到代偿；姑息康复用于去除或减轻晚期患者的并发症，特别是疼痛；预防康复是指肿瘤治疗前及治疗过程中，应尽可能预防或减轻肿瘤及其治疗而导致的功能障碍。

## （四）预期寿命与康复

对于预期寿命较短的部分老年肿瘤患者，康复治疗的目标应反复权衡，以使患者最大程度临床获益，即如何在短期内采取有效治疗措施以改善患者躯体功能、舒缓不良情绪，使患者的生活质量在有限生存期内得到切实提高。

## 四、安宁疗护

详见第十三章。

# 第四节　姑息治疗

姑息治疗是一种以患者及家属为中心的医疗服务，其重点是在对疼痛和其他痛苦症状进行有效处理的同时，根据患者及家属的需求、价值观、信仰和文化背景给予社会心理和精神上的治疗。

## 一、姑息治疗的相关概念

### （一）定义

世界卫生组织（WHO）将患有现代医学尚无法治愈的、各种严重的、致命性疾病的患者，通过早期识别、全面评估和治疗躯体症状、精神心理症状并提供多学科团队协作（multiple disciplinary team，MDT）模式的整体帮助，以提高患者生活质量，同时为患者的家庭成员和照护者提供整体关怀的专业定义为姑息治疗。

2014年世界卫生大会表决了一项里程碑意义的决议，即强调姑息治疗应该作为卫生与医疗的一项伦理学的责任，号召各个国家和WHO采取积极的行动，以便在全球范围内改善姑息治疗的服务。

（二）特点

1. 提供缓解疼痛及控制其他痛苦症状的临床医疗服务。

2. 尊重生命，将死亡视为生命的自然过程。

3. 既不加速死亡，也不拖延死亡。

4. 对患者的精神心理、心灵层面提供全方位照护。

5. 提供系统支持，尽可能地帮助患者改善生活质量，直至离世。

6. 提供系统支持，帮助患者和家庭应对面临死亡的危机。

7. 采用团队协作模式，处理患者及其家庭的需求，包括在必要情况下提供居丧辅导。

8. 提高生命质量，并有效地干预疾病的过程。

9. 有时也适用于疾病早期，包括联合应用其他延长生命的治疗，如放化疗；还包括疾病所需要的进一步理化检查，以便于较好地评估和治疗各种引起痛苦的临床并发症。

（三）服务宗旨与方式

姑息治疗的宗旨是为个人和家庭提供全面照护，而非单纯的疾病治疗，关注的中心是人而不只是疾病本身，职责侧重于症状控制和提高患者的生活质量。

姑息治疗的服务方式不以患者的年龄、性别、器官和系统界定，遵循"整体照护"的服务模式，涉及医学技术及与之相关的各个领域，如行为科学、社会学、人类学、伦理学等。姑息治疗除去提供改善患者躯体和精神心理症状的技术关怀，同时也要注重提供服务对象体验感的人文关怀。

（四）姑息治疗的指征

1. 难以控制的症状。

2. 与癌症诊断和治疗相关的中重度心理痛苦。

3. 伴随严重的躯体、精神和社会心理疾病。

4. 患者/家属/照护者担心疾病病程和难以作出治疗决策。

5. 患者/家属/照护者有姑息治疗的需求。

6. 转移性实体肿瘤和难治的恶性血液病。

7. 使预后变差的证据　①体能状态差，ECOG≥3级或KPS≤50分；②持续性高钙血症；③脑或脑脊液转移；④谵妄；⑤恶性肠梗阻；⑥上腔静脉综合；⑦脊髓压迫；⑧恶病质；⑨恶性胸腔积液；⑩需要姑息性放置支架或行姑息性胃造瘘术。

8. 寿命可能有限的疾病。

（五）全科医生提供姑息治疗应具备的核心能力

1. 识别早期的各种痛苦。

2. 预防和处理最常见的症状　如疼痛、呼吸困难、疲乏/虚弱、恶心/呕吐、腹泻、便秘、嘴唇干燥、瘙痒、出血、伤口、焦虑、抑郁、精神错乱、痴呆。

3. 能够判断转诊到更高级别照护的时机。

4. 提供精神支持和预立医疗计划。

## 二、肿瘤姑息治疗

肿瘤姑息治疗是肿瘤综合治疗的重要组成部分，是WHO全球癌症防治策略四大战略目标之一，能够有效改善患者生存质量，尽早将姑息治疗纳入肿瘤治疗全程管理，有利于延长患者的生存时间。

（一）肿瘤姑息治疗目的

1. 缓解症状或减症治疗，减轻患者痛苦，改善其生活质量。

2. 控制肿瘤或减负治疗，延长患者存活时间。

3. 减少无效抗肿瘤治疗。

4. 提高患者和家属的满意度。

5. 减轻家属和照护者的负担。

6. 更恰当地安排安宁护理。

7. 减轻患者家庭的经济负担。

（二）肿瘤姑息治疗标准

1. 积极将姑息治疗整合到恶性肿瘤治疗中，既要成为肿瘤常规治疗的一部分，又要为患者提供专业的、必需的姑息治疗。

2. 在初始就诊时应该对所有恶性肿瘤患者进行姑息治疗筛查，当有临床指征时，应进行充分的干预。

3. 应该告知患者和家属，姑息治疗是肿瘤综合治疗的一个不可分割的部分。

4. 应该给所有医疗专业人员和受训者提供教育计划，以便他们能够掌握有效的姑息治疗知识和技能。

5. 多学科姑息治疗团队包括姑息治疗内科医生、经过高级培训的护士、内科医师助手、心理咨询师、社会工作者和药剂师，给患者和家属提供他们需求的专业知识，并进行咨询和指导。

6. 应该通过制度性质量改进方案对姑息治疗质量进行监控。

（三）肿瘤姑息治疗方法

1. 缓解症状的对症支持治疗　能积极缓解癌症患者的躯体和心理症状，有效改善患者生活质量。

（1）药物治疗：是缓解症状的基本方法。WHO委托国际临终关怀与姑息治疗学会，于2007年制定姑息治疗基本药物目录。2017年，WHO更新了该目录，推荐了40种姑息治疗基本药物，用于缓解疼痛、厌食、恶心呕吐、便秘、腹泻、失眠、抑郁、焦虑、谵妄、临终躁动、呼吸困难和临终呼吸道阻塞等症状。我国指南推荐了23种姑息治疗药物，包括对乙酰氨基酚、布洛芬、吗啡、阿米替林、呋塞米、地塞米松、氯化钠、东莨菪碱、可待因、羧甲司坦、氨甲环酸、毛果芸香碱、甲氧氯普胺、昂丹司琼、洛哌丁胺、番泻叶、酚磺乙胺、唑吡坦、哌甲酯、劳拉西泮、氟西汀、氟哌啶醇、咪达唑仑。

（2）非药物治疗：包括放松、暗示、催眠、语言和音乐等心理治疗方法，以及作业治疗、物理治疗和社会支持等其他治疗方法。心理和社会支持治疗也为家属和照护者提供支持帮助。

2. 姑息性抗肿瘤治疗　需要权衡利弊、审慎考虑，个体化选择合适的方法和应用时机。对于积极抗癌治疗无获益，尤其是无法耐受的终末期肿瘤患者，应与患者及家属一起讨论治疗计划。

（1）姑息性手术：属解除症状而非根治性手术，能解除患者痛苦，改善患者生存质量，包括姑息性肿瘤切除术、转流术、造口术、导管引流术和介入术等，主要用于出血、梗阻、穿孔等危重症的急救治疗。

（2）姑息性放疗：指应用放疗治疗晚期肿瘤或复发、转移灶，或许可以延长生存期，其目的是改善患者存活时的生活质量。常用于缓解癌症疼痛、止血、梗阻、控制局部肿瘤进展等。姑息性放疗又分高度姑息和低度姑息。高度姑息用于一般状况尚好的患者，所给剂量为根治量或接近根治量，以改善症状、延长生命，个别患者可获治愈。低度姑息用于一般状况较差或已到了晚期，剂量仅为根治量的1/2或1/3，起缓解痛苦的作用。

（3）姑息性化疗：对于术后复发、转移或就诊时已没有手术切除指征的肿瘤患者，目前的化疗并不能使之治愈，也不一定能延长生存期。化疗的目的是使肿瘤缩小、稳定，以争取长期维持，这时的化疗被称为"姑息性化疗"。姑息性化疗不必过分强调治疗的彻底性，应以反应小、痛苦小的治疗为选择。其临床应用方式包括全身化疗、局部化疗（腔内化疗、鞘内化疗、介入化疗、瘤体内注射药物和膀胱灌注化疗等）。

（4）姑息性抗肿瘤药：包括内分泌治疗、分子靶向药物治疗、免疫治疗等，可能改善患者带瘤生存状况。

（5）姑息性减症治疗：是指通过药物、手术、物理及化学等方法减轻肿瘤所致的一系列症状，如肿瘤压迫所致疼痛、梗阻和出血等，减轻肿瘤带来的痛苦症状、延长患者生命及提高生活质量的治疗方法。

（6）姑息性减负治疗：是指通过全身或局部介入、化疗、放疗和靶向治疗等方式减轻肿瘤局部负荷，使肿瘤变小、改善症状、延长生命，并提高生活质量的一种治疗方法。

**（四）老年肿瘤患者姑息治疗的应用原则**

1. 综合评估　综合评估病情是合理制定方案、实施个体化姑息治疗的前提条件，要遵循全面、动态、准确三原则。

（1）全面评估：对老年肿瘤患者病情和全身情况进行综合分析，对威胁患者生存及生活质量的主要症状、预后与转归、患者可能获得的医疗及社会资源支持等进行多方面评估。

（2）动态评估：老年肿瘤患者躯体和心理病情复杂多变，不同个体对治疗的反应差异明显，诊疗过程中应多次动态评估患者躯体和心理状况。

（3）准确评估：合理应用各种量表，量化评估症状和生活质量。

2. 恰当治疗　为老年肿瘤患者提供高品质的姑息治疗，需要遵循全程、全人、全体、全家和全社会的"五全原则"。

（1）全程原则：姑息治疗应贯穿老年肿瘤患者诊治全过程，大致分为三个阶段。第一阶段，在早中期患者接受根治性抗肿瘤治疗的同时，为其提供积极的对症支持治疗，用于缓解肿瘤及抗肿瘤治疗所致症状。第二阶段，在晚期老年肿瘤患者接受姑息性抗癌治疗的同时，将姑息治疗放在更重要的位置，积极缓解症状，减轻痛苦，改善生活质量。第三阶段，为预期生存时间仅几周至几天的终末期老年肿瘤患者和居丧期的家属及照护者提供安宁疗护。

（2）全人原则：姑息治疗应该全面重视和改善老年肿瘤患者躯体与心理痛苦。

（3）全体原则：姑息治疗将老年肿瘤患者及其家属视为整体，在为患者提供医疗服务的同时，为患者家属提供帮助。

（4）全家原则：协助妥善解决家属心理的负担及实际照护患者的工作。

（5）全社会原则：结合社会资源，为老年肿瘤患者提供更完善的照护。

---

### 全科医生在老年肿瘤患者照护中的关注点

1. 老年肿瘤患者因衰老等因素，临床表现与年轻肿瘤患者存在差异。全科医生须充分了解老年肿瘤的特点，对肿瘤患者进行老年综合评估。

2. 从症状着手对老年肿瘤患者开展症状照护，同时注重心理照护、康复照护以及安宁疗护，目的是提高老年肿瘤患者的生活质量。

3. 肿瘤姑息治疗是肿瘤综合治疗的重要组成部分，应贯穿老年肿瘤患者诊治全过程，能够有效改善患者生存质量，有利于延长患者的生存时间。

---

## 【拓展内容】

1. 研究进展　特瑞普利单抗是我国自主研发的首个获批上市的国产PD-1抑制剂，基于其良好的疗效及安全性，该药于2018年获得国家药品监督管理局批准上市，用于既往接受标准治疗失败的局部进展或转移性黑色素瘤的治疗。此外，特瑞普利单抗在鼻咽癌、尿路上皮癌和非小细胞肺癌等多种实体瘤中的临床试验也相继开展并取得喜人的疗效。

2. 研究方向

（1）新型免疫检查点抑制剂（ICIs）不断被研发并拓展于临床实践中，为老年肿瘤患者的治疗带来新的契机。

（2）中医适宜技术及中医药在老年肿瘤患者的照护及姑息治疗中的潜在作用。

**【思考题】**

1. 老年肿瘤患者的特点有哪些？
2. 全科医生提供姑息治疗应具备怎样的核心能力？

张　静

# 中英文名词对照索引

## Z

# 推荐阅读文献

［1］巴瑞·M·金斯布朗.生命末期关怀和治疗护理实用指导.孙静平，杨兴生，秦速励，译.北京：人民卫生出版社，2017.

［2］鲍勇，张勘，陈碧华.国家单病种双向转诊指南手册.上海：上海交通大学出版社，2019.

［3］杜雪平.全科医生基层实践.3版.北京：人民卫生出版社，2023.

［4］方力争.全科医生手册.3版.北京：人民卫生出版社，2023.

［5］李小鹰，何仲.社区养老服务指导.北京：人民卫生出版社，2018.

［6］李小鹰，郑秋甫.老年医学与保健：内科卷.北京：人民军医出版社，2013.

［7］李小鹰.老年医学.北京：人民卫生出版社，2015.

［8］李小鹰.老年医学高级教程.北京：中华医学电子音像出版社，2019.

［9］李小鹰.中华老年医学.北京：人民卫生出版社，2016.

［10］刘晓红，陈彪.老年医学.3版.北京：人民卫生出版社，2020.

［11］刘治军，韩红蕾.药物相互作用基础与临床.3版.北京：人民卫生出版社，2019.

［12］万学红，卢雪峰.诊断学.9版.北京：人民卫生出版社，2018.

［13］汪耀.实用老年病学.北京：人民卫生出版社，2014.

［14］王吉耀，葛均波，邹和建.实用内科学.15版.北京：人民卫生出版社，2022.

［15］王建业.老年医学.2版.北京：人民卫生出版社，2021.

［16］吴毅，谢欲晓.社区康复适宜技术.北京：人民卫生出版社，2019.

［17］殷立新，张力辉.老年人用药指导.北京：人民卫生出版社，2012.

［18］于普林.老年医学.3版.北京：人民卫生出版社，2023.

［19］于晓松，路孝琴.全科医学概论.5版.北京：人民卫生出版社，2018.

［20］祝墡珠，王永晨，江孙芳.全科医生临床实践.3版.北京：人民卫生出版社，2023.